# ENCYCLOPÉDIE FAMILIALE DE LA SANTÉ

## comprendre, prévenir, soigner

QUÉBEC AMÉRIQUE

# REMERCIEMENTS

Le présent ouvrage est l'œuvre d'une équipe d'illustrateurs médicaux, de graphistes et de rédacteurs chevronnés et passionnés. Il a été élaboré en fonction des besoins du grand public à partir d'un ouvrage initial validé par près de 300 professionnels du domaine de la santé, spécialistes en cardiologie, oncologie, génétique, obstétrique, pédiatrie, immunologie, neurologie, chirurgie, urologie, nutrition, psychologie, rhumatologie, toxicologie, pneumologie, hépatologie, orthopédie, traumatologie, gastroentérologie, ophtalmologie et autres sciences de la vie. Les Éditions Québec Amérique tiennent à remercier ces médecins, professeurs et chercheurs rattachés à des institutions nord-américaines et européennes.

Une reconnaissance toute particulière va au docteur Éric Philippe, professeur titulaire de la Faculté de médecine de l'Université Laval, qui a révisé l'*Encyclopédie familiale de la santé* dans sa forme actuelle et qui s'est assuré que nous y présentions avec rigueur et clarté les différents systèmes et appareils du corps humain, ainsi que les maladies qui peuvent l'affecter et les traitements qu'elles requièrent. Son concours ainsi que celui des différents réviseurs techniques font de ce livre une référence essentielle pour toute la famille.

Pour consulter la liste complète des experts consultés et de leurs domaines de spécialité, consultez le site : www.encyclopediefamilialedelasante.com

## AVERTISSEMENT

Le contenu de cet ouvrage n'est offert qu'à des fins strictement informatives et ne peut se substituer aux avis et conseils de votre médecin ou d'un professionnel de la santé. Par conséquent, les renseignements fournis ici ne remplacent pas une consultation médicale.

Toutes les données ont été soigneusement vérifiées. Si, malgré les précautions prises et le soin apporté dans la préparation et la rédaction de cette encyclopédie familiale de la santé, quelques erreurs s'y trouvaient, elles ne sauraient engager la responsabilité de l'éditeur et des nombreux collaborateurs associés.

L'*Encyclopédie familiale de la santé* a été créée et conçue par
QA International, une division de
Les Éditions Québec Amérique inc.
329, rue de la Commune Ouest, 3e étage
Montréal (Québec) H2Y 2E1 Canada
T : 514.499.3000 F : 514.499.3010

**www.quebec-amerique.com**



Nous reconnaissons l'aide financière du gouvernement du Canada par l'entremise du Fonds du livre du Canada pour nos activités d'édition.

Les Éditions Québec Amérique inc. tiennent également à remercier l'organisme suivant pour son appui financier :

Gouvernement du Québec — Programme de crédits d'impôts pour l'édition de livres — Gestion SODEC.

Imprimé et relié à Singapour.
11 10 9 8 7 6 5 4 3 2    14 13 12 11 10
PO 432, Version 1.0

**www.encyclopediefamilialedelasante.com**

**Catalogage avant publication de Bibliothèque et Archives nationales du Québec et Bibliothèque et Archives Canada**

Vedette principale au titre :

Encyclopédie familiale de la santé : comprendre, prévenir, soigner

Comprend un index.

ISBN 978-2-7644-0865-0

1. Santé - Encyclopédies. 2. Maladies - Encyclopédies.
3. Corps humain - Encyclopédies. 4. Médecine préventive - Encyclopédies.
5. Médecine - Ouvrages de vulgarisation.

RA776.E52 2010    613.03    C2009-941663-8

Dépôt légal : 2010
Bibliothèque nationale du Québec
Bibliothèque nationale du Canada

**ÉDITEUR**

QA International, une division de
Les Éditions Québec Amérique

Président : Jacques Fortin
Vice-présidente : Caroline Fortin

**DIRECTION ÉDITORIALE**

Martine Podesto

**RÉDACTION EN CHEF**

Marie-Anne Legault
Stéphane Batigne

**RÉDACTION**

Mathieu Burgard
Myriam Caron Belzile
Julie Cailliau
Ophélie Delaunay
Claire de Guillebon
Christine Leroy
Jean-François Noulin
Aurélie Olivier
Olivier Peyronnet
Rose-Hélène Philippot

**CONCEPTION GRAPHIQUE**

Mélanie Giguère-Gilbert

**DESIGN GRAPHIQUE**

Johanne Plante

**INFOGRAPHIE**

Julien Brisebois
Émilie Corriveau
Pascal Goyette
Caroline Grégoire
François Hénault
Karine Lévesque
Cécile Lalonde
Danielle Quinty
Shadia Toumani

**ILLUSTRATION**

Danielle Bader
Manuela Bertoni
Jocelyn Gardner
Mélanie Giguère-Gilbert
Alain Lemire
Raymond Martin
Émilie Mc Mahon
Anouk Noël

Sous la direction de Sylvain Bélanger,
spécialiste en illustration médicale

**RECHERCHE PHOTOGRAPHIQUE**

Olivier Delorme
Gilles Vézina

**DIRECTION INFORMATIQUE**

Martin Lemieux

**PROGRAMMATION**

Éric Gagnon
Gabriel Trudeau-St-Hilaire

**GESTION DE PROJET**

Véronique Loranger
Nathalie Fréchette

**RÉVISION SCIENTIFIQUE DE CETTE ÉDITION**

Réviseur principal : Dr Éric Philippe, Ph. D.

Ambulance Saint-Jean du Canada (*Premiers soins*)
Extenso - Centre de référence en nutrition de l'Université de Montréal, www.extenso.org (*L'appareil digestif — La santé de l'appareil digestif* ; *L'enfance et l'adolescence — La diversification alimentaire* ; *La prévention — La nutrition*)
Dre Isabelle Arsenault (*L'appareil reproducteur — Les infections transmissibles sexuellement*)
Christina Blais, M.Sc., diététiste professionnelle (*Les sens — L'olfaction, Le goût*)
Dr Pierre Blondeau (*Les sens — Les maladies de l'œil*)
Dr Olivier Deguine (*Les sens — Les troubles de l'équilibre*)
Dr Louis-Gilles Durand (*Le système cardiovasculaire*)
Dr Daniel Grenier (*L'appareil digestif — Les maladies de la bouche, Les caries*)
Dr Sylvain Ladouceur (*Répertoire des symptômes*)
Dr Bernard Lambert (*L'appareil reproducteur — Les maladies propres à la femme*)
Dr Robert Patenaude (*Répertoire des symptômes*)
Dr Claude Poirier (*L'appareil respiratoire*)
Dr Claude Rouillard (*Le système nerveux — La toxicomanie*)
Dr Julio Soto (*Le système immunitaire — p. 292 à 301, 380, 381*)
Dre Julie Thibault (*Répertoire des symptômes*)
Dre Catherine Vincent (*L'appareil digestif — Les hépatites*)

**RÉVISION LINGUISTIQUE**

Claude Frappier

**INDEXATION**

François Trahan

**PRODUCTION IMPRIMÉE**

Salvatore Parisi

**CONTRIBUTIONS**

**Québec Amérique remercie les personnes suivantes pour leur contribution au présent ouvrage :**

Émilie Bellemare, Dr Vincent Bernier, Pascal Bilodeau, Sonia Charette, Mathieu Douville, François Fortin, Véronique Gosselin, Dr Claude Lamarche, Pascal Laniel, Samuel Larochelle, Benoit Nantais, Josée Noiseux, Odile Perpillou, Serge Robert, Anne Rouleau, Sylvain Simard, Kien Tang et Anne Tremblay.

# COMMENT UTILISER CE LIVRE

L'*Encyclopédie familiale de la santé* est divisée en 20 thèmes qui correspondent le plus souvent à un appareil ou à un système du corps humain. Les thèmes se divisent en sous-thèmes, puis en sujets qui décrivent l'anatomie, le fonctionnement et les maladies associées à un groupe d'organes. On peut accéder au contenu de l'encyclopédie de plusieurs façons :

- à partir de la table des matières, qui expose le plan détaillé de l'ouvrage ;
- à partir de l'index, qui regroupe les mots clés de l'ouvrage et permet de trouver rapidement l'information requise sur un sujet particulier ;
- à partir du répertoire des symptômes, qui permet de déterminer, à partir d'un symptôme, une maladie susceptible de lui être rattachée et la page qui traite de celle-ci.

**Sujet**
Les sujets qui traitent de maladies sont repérables par leur encadrement coloré.

**Introduction**
Le texte d'introduction expose les bases du sujet et est complété par des articles.

**Article**

**Renvoi**
Le renvoi dirige le lecteur vers une page de l'ouvrage qui contient de l'information complémentaire.

**Sous-thème**

**Thème**
Chaque thème se distingue par une couleur particulière.

**Terme du glossaire**
Les termes grisés sont définis dans le glossaire.

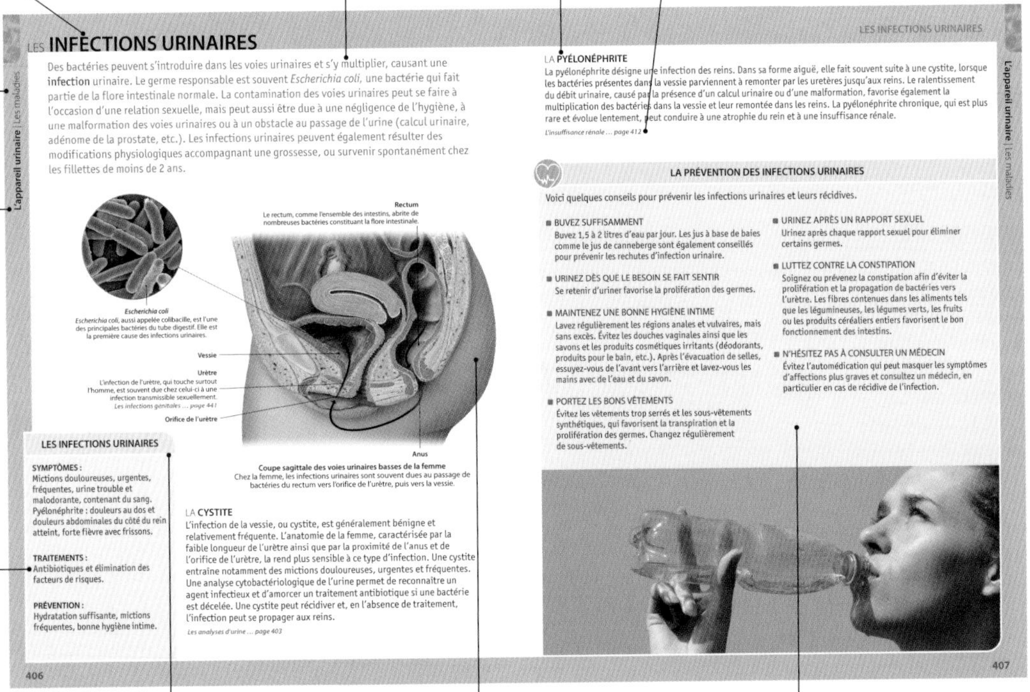
L'appareil urinaire | Les maladies

LES **INFECTIONS URINAIRES**

Des bactéries peuvent s'introduire dans les voies urinaires et s'y multiplier, causant une **infection** urinaire. Le germe responsable est souvent *Escherichia coli*, une bactérie qui fait partie de la flore intestinale normale. La contamination des voies urinaires peut se faire à l'occasion d'une relation sexuelle, mais peut aussi être due à une négligence de l'hygiène, à une malformation des voies urinaires ou à un obstacle au passage de l'urine (calcul urinaire, adénome de la prostate, etc.). Les infections urinaires peuvent également résulter des modifications physiologiques accompagnant une grossesse, ou survenir spontanément chez les fillettes de moins de 2 ans.

***Escherichia coli***
*Escherichia coli*, aussi appelée colibacille, est l'une des principales bactéries du tube digestif. Elle est la première cause des infections urinaires.

**Rectum**
Le rectum, comme l'ensemble des intestins, abrite de nombreuses bactéries constituant la flore intestinale.

**Vessie**

**Urètre**
L'infection de l'urètre, qui touche surtout l'homme, est souvent due chez celui-ci à une infection transmissible sexuellement.
*Les infections génitales ... page 441*

**Orifice de l'urètre**

**Anus**

**Coupe sagittale des voies urinaires basses de la femme**
Chez la femme, les infections urinaires sont souvent dues au passage de bactéries du rectum vers l'orifice de l'urètre, puis vers la vessie.

**LES INFECTIONS URINAIRES**

**SYMPTÔMES :**
Mictions douloureuses, urgentes, fréquentes, urine trouble et malodorante, contenant du sang. Pyélonéphrite : douleurs au dos et douleurs abdominales du côté du rein atteint, forte fièvre avec frissons.

**TRAITEMENTS :**
Antibiotiques et élimination des facteurs de risques.

**PRÉVENTION :**
Hydratation suffisante, mictions fréquentes, bonne hygiène intime.

LA **CYSTITE**
L'infection de la vessie, ou cystite, est généralement bénigne et relativement fréquente. L'anatomie de la femme, caractérisée par la faible longueur de l'urètre ainsi que par la proximité de l'anus et de l'orifice de l'urètre, la rend plus sensible à ce type d'infection. Une cystite entraîne notamment des mictions douloureuses, urgentes et fréquentes. Une analyse cytobactériologique de l'urine permet de reconnaître un agent infectieux et d'amorcer un traitement antibiotique si une bactérie est décelée. Une cystite peut récidiver et, en l'absence de traitement, l'infection peut se propager aux reins.
*Les analyses d'urine ... page 403*

406

LES INFECTIONS URINAIRES

LA **PYÉLONÉPHRITE**
La pyélonéphrite désigne une infection des reins. Dans sa forme aiguë, elle fait souvent suite à une cystite, lorsque les bactéries présentes dans la vessie parviennent à remonter par les uretères jusqu'aux reins. Le ralentissement du débit urinaire, causé par la présence d'un calcul urinaire ou d'une malformation, favorise également la multiplication des bactéries dans la vessie et leur remontée dans les reins. La pyélonéphrite chronique, qui est plus rare et évolue lentement, peut conduire à une atrophie du rein et à une insuffisance rénale.
*L'insuffisance rénale ... page 412*

**LA PRÉVENTION DES INFECTIONS URINAIRES**

Voici quelques conseils pour prévenir les infections urinaires et leurs récidives.

- BUVEZ SUFFISAMMENT
  Buvez 1,5 à 2 litres d'eau par jour. Les jus à base de baies comme le jus de canneberge sont également conseillés pour prévenir les rechutes d'infection urinaire.
- URINEZ DÈS QUE LE BESOIN SE FAIT SENTIR
  Se retenir d'uriner favorise la prolifération des germes.
- MAINTENEZ UNE BONNE HYGIÈNE INTIME
  Lavez régulièrement les régions anales et vulvaires, mais sans excès. Évitez les douches vaginales ainsi que les savons et les produits cosmétiques irritants (déodorants, produits pour le bain, etc.). Après l'évacuation de selles, essuyez-vous de l'avant vers l'arrière et lavez-vous les mains avec de l'eau et du savon.
- PORTEZ LES BONS VÊTEMENTS
  Évitez les vêtements trop serrés et les sous-vêtements synthétiques, qui favorisent la transpiration et la prolifération des germes. Changez régulièrement de sous-vêtements.
- URINEZ APRÈS UN RAPPORT SEXUEL
  Urinez après chaque rapport sexuel pour éliminer certains germes.
- LUTTEZ CONTRE LA CONSTIPATION
  Soignez ou prévenez la constipation afin d'éviter la prolifération et la propagation de bactéries vers l'urètre. Les fibres contenues dans les aliments tels que les légumineuses, les légumes verts, les fruits ou les produits céréaliers entiers favorisent le bon fonctionnement des intestins.
- N'HÉSITEZ PAS À CONSULTER UN MÉDECIN
  Évitez l'automédication qui peut masquer les symptômes d'affections plus graves et consultez un médecin, en particulier en cas de récidive de l'infection.

L'appareil urinaire | Les maladies

407

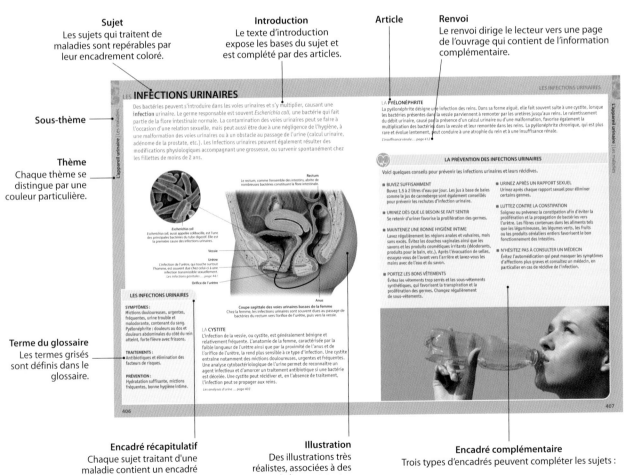

**Encadré récapitulatif**
Chaque sujet traitant d'une maladie contient un encadré récapitulatif qui présente de façon synthétique les symptômes, les traitements et les modes de prévention qui lui sont associés.

**Illustration**
Des illustrations très réalistes, associées à des termes et à de courts textes complémentaires, aident à la compréhension du sujet.

**Encadré complémentaire**
Trois types d'encadrés peuvent compléter les sujets :

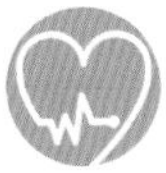
L'encadré marqué d'un cœur traite des habitudes de vie à adopter pour prévenir ou soigner une maladie.

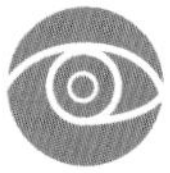
L'encadré marqué d'un œil offre des informations étonnantes liées à un sujet.

L'encadré marqué d'une coupure de presse traite de questions d'actualité liées à un sujet et qui suscitent des débats.

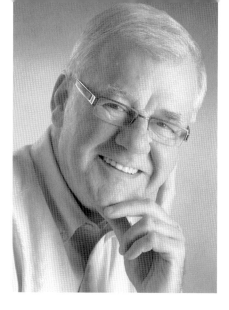

# PRÉFACE

À l'heure où les urgences débordent et où le système de santé a toutes les difficultés à répondre à la demande, il peut s'avérer utile d'avoir sous la main un livre qui touche tous les aspects de la santé et de la maladie.

La promotion de la santé passe d'abord par la prévention et par une bonne connaissance de son corps et de son fonctionnement. À cet effet, l'*Encyclopédie familiale de la santé* fourmille de conseils que chacun peut mettre en pratique afin d'améliorer sa santé et prévenir la maladie. Elle comprend également des illustrations d'une qualité extraordinaire, produites par des illustrateurs médicaux d'expérience, et des textes de qualité, concis, simples à comprendre et surtout, revus par une équipe d'experts chevronnés. En outre, une part importante de l'encyclopédie est consacrée à la description des diverses maladies : grippe, maladie coronarienne, asthme, diabète, cancers, etc. Cela permet notamment au lecteur de reconnaître les premiers symptômes d'une maladie et, lorsqu'elle frappe, de consulter plus tôt son médecin et d'obtenir un meilleur pronostic. L'ouvrage comprend, de surcroît, un répertoire des symptômes ainsi qu'un chapitre portant sur les premiers soins, revu et approuvé par Ambulance Saint-Jean.

Trois mots résument parfaitement cette encyclopédie : COMPRENDRE, PRÉVENIR, SOIGNER.

Bravo !

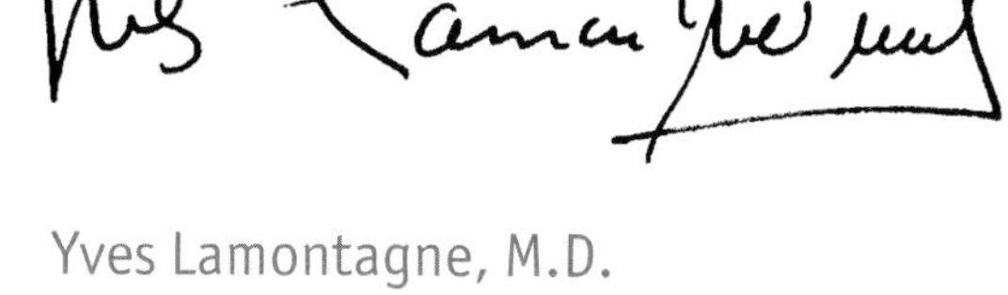

Yves Lamontagne, M.D.
Président-directeur général
Collège des médecins du Québec

# TABLE DES MATIÈRES

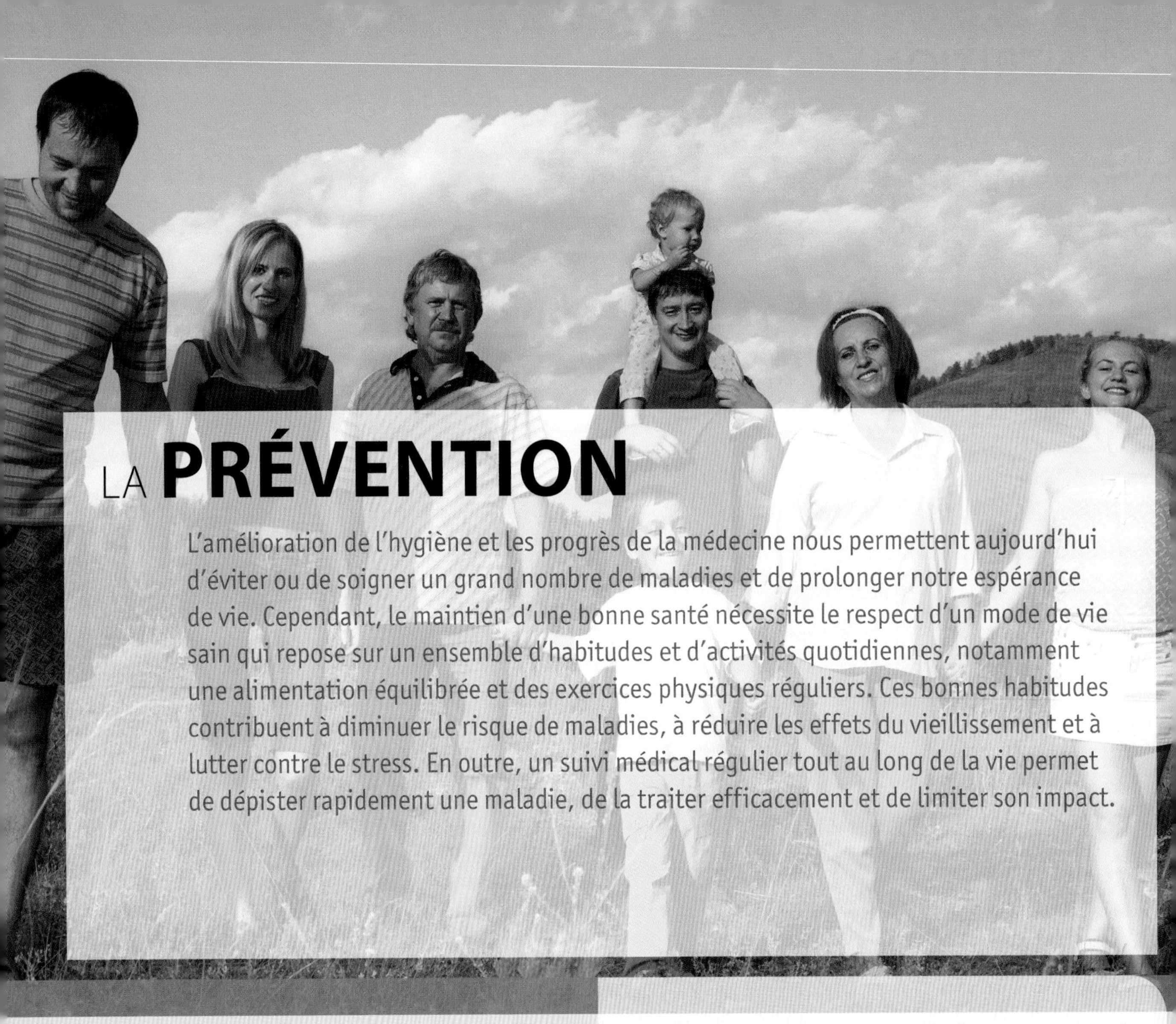

# LA PRÉVENTION

L'amélioration de l'hygiène et les progrès de la médecine nous permettent aujourd'hui d'éviter ou de soigner un grand nombre de maladies et de prolonger notre espérance de vie. Cependant, le maintien d'une bonne santé nécessite le respect d'un mode de vie sain qui repose sur un ensemble d'habitudes et d'activités quotidiennes, notamment une alimentation équilibrée et des exercices physiques réguliers. Ces bonnes habitudes contribuent à diminuer le risque de maladies, à réduire les effets du vieillissement et à lutter contre le stress. En outre, un suivi médical régulier tout au long de la vie permet de dépister rapidement une maladie, de la traiter efficacement et de limiter son impact.

**LA PRÉVENTION**

# LA NUTRITION

La nutrition est l'ensemble des mécanismes qui assurent la transformation des aliments en nutriments, des substances assimilées par l'organisme et indispensables à son fonctionnement. Les glucides, les protéines, les lipides, les minéraux, les vitamines et l'eau sont des nutriments. Chacun d'entre eux doit être apporté par des repas réguliers, dans les proportions correspondant aux besoins de l'organisme. Une fois ingérés, ils sont absorbés par l'appareil digestif (digestion) puis convertis pour produire, entre autres, de l'énergie. Les nutriments dont l'apport est supérieur aux besoins sont mis en réserve dans les tissus adipeux, les muscles et le foie. Une alimentation diversifiée et équilibrée est indispensable au maintien d'une bonne santé.

## UNE ALIMENTATION ÉQUILIBRÉE

Une alimentation équilibrée apporte quotidiennement tous les nutriments et toute l'énergie dont le corps a besoin, sans carence ni excès. L'apport énergétique quotidien recommandé pour un adulte moyen est d'environ 2 000 à 2 500 kilocalories pour un homme et de 1 800 à 2 000 kilocalories pour une femme. Cependant, les besoins varient en fonction de l'âge, de la taille, du poids, du type de profession, de l'activité physique et de certaines circonstances (grossesse, allaitement, maladie). Le régime alimentaire doit être adapté dans les cas d'hypertension artérielle, de diabète, d'intolérances alimentaires ou d'autres conditions particulières.

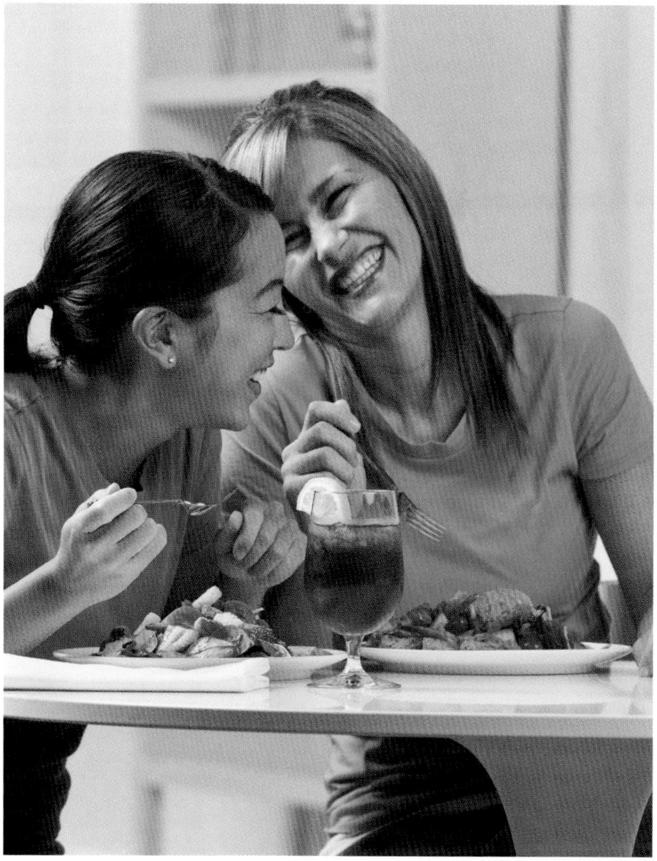

### LES CALORIES

La calorie (cal) est l'unité de mesure de l'énergie qui est absorbée sous la forme d'aliment ou dépensée par l'organisme. En nutrition, on utilise principalement son multiple, la kilocalorie (kcal) ou Calorie (Cal), égale à 1 000 calories. L'étiquetage des aliments utilise parfois une autre unité, le joule (J), avec la correspondance : 1 kcal = 4,1855 kJ.

## L'EAU

L'eau, qui représente environ 60 % de la masse corporelle (sang, lymphe, etc.) est la substance chimique la plus abondante du corps humain. Ses propriétés en font un nutriment essentiel pour le transport des composés chimiques dans l'organisme : hormones, nutriments, déchets du **métabolisme**, gaz respiratoires, etc. L'eau possède d'autres fonctions importantes, dont la régulation thermique et la protection des organes contre les chocs. Son apport quotidien, fourni par les boissons et les aliments, doit être d'environ 2,5 litres, dont au moins 1,5 litre d'eau. Les besoins peuvent augmenter dans certaines conditions (forte chaleur, activité physique). Une carence en eau entraîne rapidement la déshydratation, puis le décès après seulement deux à trois jours de privation.

## LE GUIDE ALIMENTAIRE

Les divers nutriments (glucides, protéines, lipides, minéraux, vitamines) sont répartis dans quatre grands groupes alimentaires : les produits céréaliers, les légumes et fruits, le lait et substituts ainsi que les viandes et substituts. Le guide alimentaire précise les portions recommandées quotidiennement pour chacun de ces groupes. D'un pays à l'autre, le guide varie légèrement (au niveau des portions recommandées par exemple), mais l'ordre d'importance de chaque groupe reste le même. Ainsi, on recommande de manger des quantités importantes de produits céréaliers, de légumes et de fruits. Les produits laitiers et les viandes sont à consommer avec plus de modération. Enfin, les portions recommandées varient en fonction de l'âge, de la taille, du sexe, du poids et du niveau d'activité physique.

### LES PORTIONS RECOMMANDÉES QUOTIDIENNEMENT SELON LE GUIDE ALIMENTAIRE CANADIEN

| | Enfants | | | Adolescents | | Adultes | | | |
|---|---|---|---|---|---|---|---|---|---|
| **Âge (ans)** | **2-3** | **4-8** | **9-13** | **14-18** | | **19-50** | | **51 +** | |
| **Sexe** | **Filles et garçons** | | | **Filles** | **Garçons** | **Femmes** | **Hommes** | **Femmes** | **Hommes** |
| **Légumes et fruits** | 4 | 5 | 6 | 7 | 8 | 7-8 | 8-10 | 7 | 7 |
| **Produits céréaliers** | 3 | 4 | 6 | 6 | 7 | 6-7 | 8 | 6 | 7 |
| **Lait et substituts** | 2 | 2 | 3-4 | 3-4 | 3-4 | 2 | 2 | 3 | 3 |
| **Viandes et substituts** | 1 | 1 | 1-2 | 2 | 3 | 2 | 3 | 2 | 3 |

*Source : D'après les données du Guide alimentaire canadien, http://www.hc-sc.gc.ca/fn-an/food-guide-aliment/index-fra.php.*

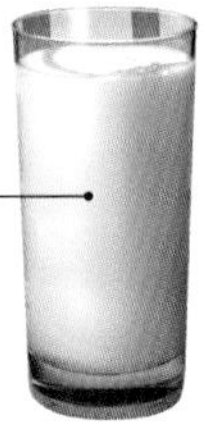

**Lait et substituts**
1 portion équivaut à 1 tasse (250 ml) de lait ou de boisson de soja enrichie ; 50 g de fromage ; ¾ tasse (175 g) de yaourt (yogourt).

**Fruits et légumes**
1 portion équivaut à 1 fruit de grosseur moyenne ; ½ tasse de fruits ou de légumes frais, surgelés ou en conserve ; ½ tasse de jus ; 1 tasse de salade (légumes feuillus crus).

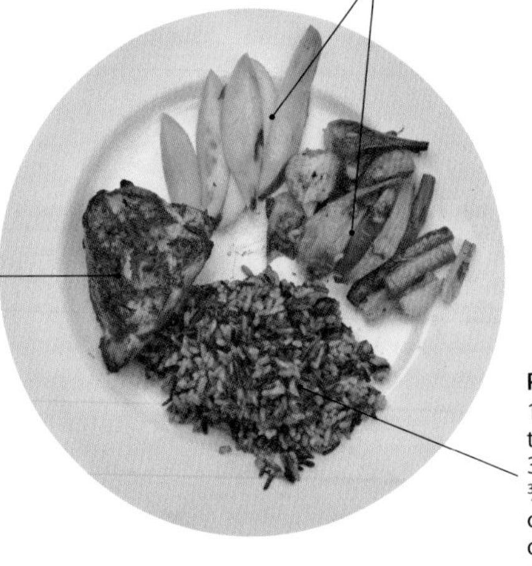

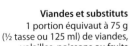

**Viandes et substituts**
1 portion équivaut à 75 g (½ tasse ou 125 ml) de viandes, volailles, poissons ou fruits de mer ; ¾ tasse (175 ml) de légumineuses cuites ; 2 œufs ; 150 g (¾ tasse ou 175 ml) de tofu ; ¼ tasse (60 ml) de noix ou graines écalées ; 2 c. à table (30 ml) de beurre d'arachide ou de beurre de noix.

**Produits céréaliers**
1 portion équivaut à une tranche de pain (35 g) ; 30 g de céréales froides ; ¾ tasse (175 ml) de céréales chaudes ; ½ tasse (125 ml) de riz, de couscous ou de pâtes alimentaires.

### LA FEMME ENCEINTE OU QUI ALLAITE

Les besoins énergétiques de la femme enceinte ou qui allaite sont plus importants. Au Canada, par exemple, le guide alimentaire lui recommande quotidiennement deux à trois portions supplémentaires appartenant à n'importe quel groupe alimentaire. Afin de prévenir les anomalies fœtales et l'**anémie**, il lui recommande également de prendre chaque jour un complément vitaminique contenant de l'acide folique et du fer.

## LES **GLUCIDES**

Les glucides (aussi appelés hydrates de carbone) constituent la principale source d'énergie de l'organisme. Ils devraient constituer à eux seuls plus de la moitié de l'apport calorique recommandé quotidiennement. Les glucides sont surtout présents dans les aliments d'origine végétale comme les produits céréaliers, les légumineuses, les légumes et les fruits. On distingue les glucides simples, les glucides complexes et les fibres alimentaires. Les glucides complexes et les fibres alimentaires sont particulièrement bénéfiques pour l'organisme et devraient donc être privilégiés dans une alimentation équilibrée.

### LES GLUCIDES SIMPLES

Les glucides simples sont assimilés par l'organisme en peu de temps puisqu'ils sont digérés rapidement. Ils constituent donc une source d'énergie utilisable sans délai et sont particulièrement efficaces dans le contexte d'un effort intense. Toutefois, certains glucides simples, comme le sucrose (ou saccharose) devraient être consommés avec modération car les excès favorisent l'obésité et le diabète de type 2. Les principaux glucides simples sont le glucose, le fructose, le sucrose, le lactose et le galactose. Ils sont présents dans le lait, le maïs, le miel, les fruits, mais surtout (et en quantité souvent excessive) dans les pâtisseries, les friandises, les jus de fruits et les boissons gazeuses, sous forme de sucre blanc, de sucre brun, de cassonade, de sirop de maïs ou de mélasse.

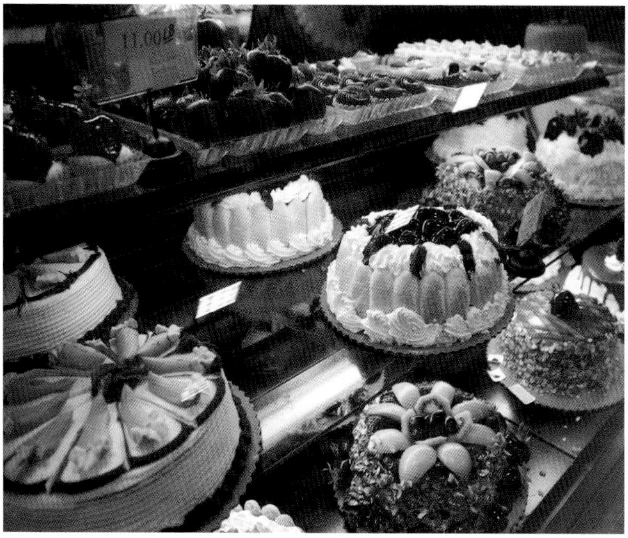

### LES GLUCIDES COMPLEXES

Les glucides complexes, aussi appelés polysaccharides, sont formés d'un assemblage de glucides simples. Ils sont assimilés plus lentement par l'organisme et ont moins d'effets pernicieux sur la santé que les glucides simples. Les principaux glucides complexes assimilables sont l'amidon et le glycogène. L'amidon, d'origine végétale, est apporté par les féculents dont les céréales, le pain, les pâtes, le riz, le maïs, les légumineuses et la pomme de terre. Le glycogène, d'origine animale, est présent sous forme de traces dans la viande rouge.

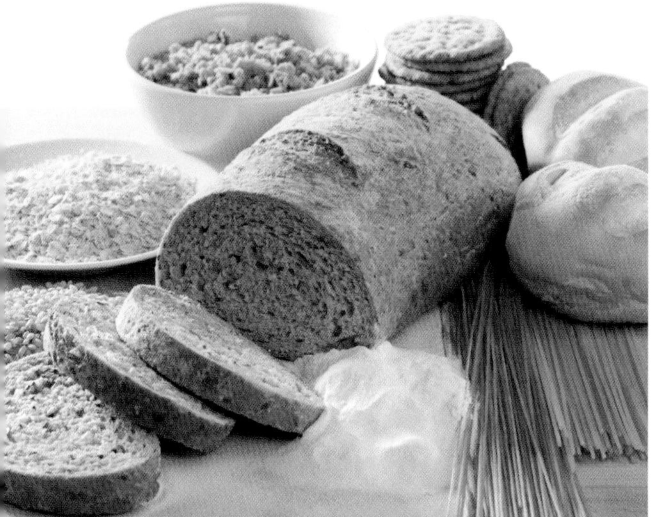

### LES FIBRES ALIMENTAIRES

Les fibres alimentaires sont des glucides complexes d'origine végétale qui sont non assimilables, c'est-à-dire qui ne peuvent pas être digérés. La cellulose, l'hémicellulose, la pectine et le mucilage sont les principales fibres alimentaires. Elles sont apportées par les grains entiers, les légumineuses, les légumes et les fruits. Les fibres alimentaires sont particulièrement bénéfiques pour la santé puisqu'elles forment un réseau qui retient l'eau. Les fibres limitent l'absorption de certaines substances telles que le cholestérol et procurent un effet rassasiant, contribuant ainsi à lutter contre l'obésité et certaines maladies cardiovasculaires. Elles augmentent également le volume des matières fécales et les ramollissent, ce qui facilite leur transit et réduit les risques d'hémorroïdes, de fissures anales, de diverticulose et de cancer colorectal.

## LES LIPIDES

Les lipides sont représentés notamment par les acides gras et le cholestérol. Les premiers sont présents dans de nombreux aliments tels que les huiles, le beurre, la margarine, la viande, le poisson, les œufs, les produits laitiers, les noix et les graines, alors que le cholestérol est présent uniquement dans les produits d'origine animale. Les lipides sont stockés dans le tissu adipeux, où ils jouent un rôle de réserve énergétique et d'isolant thermique. Certains lipides alimentaires augmentent les risques de développer une maladie cardiovasculaire ou un cancer, d'autres jouent un rôle protecteur.

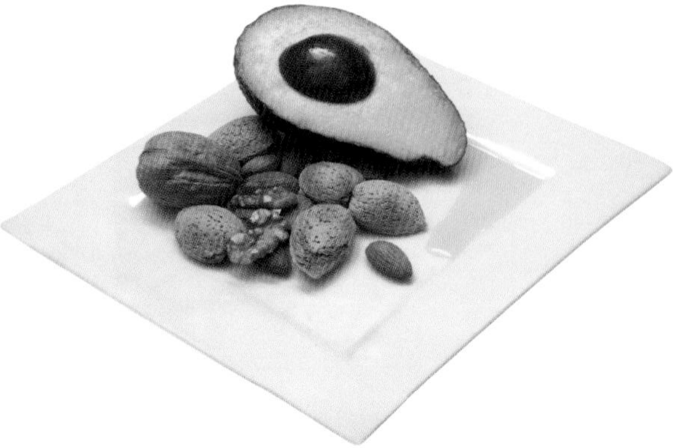

**Acides gras insaturés**
Les acides gras insaturés sont présents dans les huiles végétales (huile d'olive, de canola, de maïs, de tournesol, de noix, de soja, etc.), les avocats, les poissons gras (saumon, maquereau, éperlan, hareng et truite) ainsi que dans les graines et les noix (lin, tournesol, noix, cajous, pacanes, amandes, arachides, etc.).

### LES ACIDES GRAS

On distingue les acides gras saturés et insaturés. Les acides gras insaturés sont apportés principalement par les graisses végétales. Si on évite les excès, ils ont généralement un effet bénéfique sur la santé en diminuant le taux de cholestérol sanguin. Quant aux acides gras saturés, ils sont apportés principalement par les graisses animales (beurre, œuf, viande, charcuterie, poisson, lait, fromage). Certaines huiles végétales en contiennent aussi comme les huiles de palme et de noix de coco. Consommés en excès, les acides gras saturés augmentent le taux de cholestérol sanguin et les risques de maladies cardiovasculaires, tout comme les acides gras trans, une catégorie d'acides gras insaturés présents essentiellement dans les aliments industriels (pâtisseries, fritures).

### LE CHOLESTÉROL

Le cholestérol est un lipide naturellement produit par l'organisme, notamment par le foie. Il entre dans la composition des membranes cellulaires et de plusieurs hormones. Son transport du foie aux cellules est assuré par des protéines du sang. Le cholestérol apporté par l'alimentation peut, dans certains cas, s'ajouter à celui qui est produit par l'organisme et contribuer à augmenter le taux de cholestérol sanguin. L'excès de cholestérol a tendance à se déposer sur la paroi des artères, augmentant ainsi les risques de maladie cardiovasculaire.

*La maladie coronarienne ... page 256*
*Le bon et le mauvais cholestérol ... page 258*

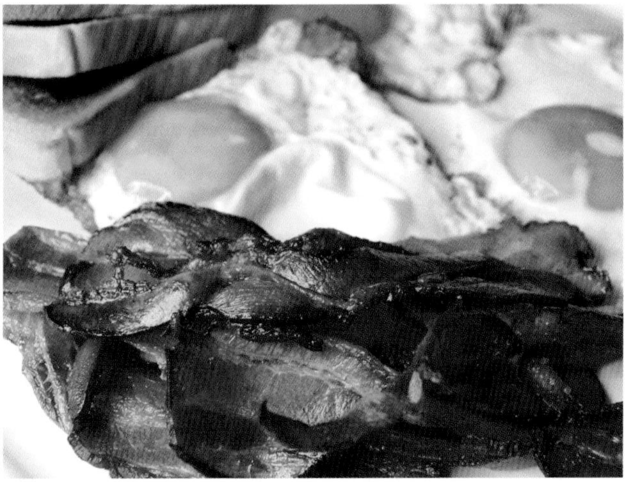

### LES OMÉGA 3

Les oméga 3 sont des acides gras insaturés essentiels qui ont un effet protecteur contre les maladies cardiovasculaires et les maladies inflammatoires comme l'arthrite. Ils auraient également un rôle à jouer dans le bon fonctionnement du système nerveux, notamment du cerveau. Les oméga 3 sont présents dans certaines huiles (canola, germe de blé, soja), les noix et les graines (lin, chanvre, citrouille). Ils sont également présents dans les algues et les poissons gras (saumon, hareng, sardine, maquereau, anchois) et leur consommation est particulièrement bénéfique. En raison de nos habitudes alimentaires, les apports minimaux quotidiens recommandés sont rarement atteints.

## LES **VITAMINES**

Les vitamines, au nombre de 13, sont présentes en très faible quantité dans l'organisme, mais elles sont indispensables à son fonctionnement. Elles interviennent dans de nombreuses fonctions : **métabolisme**, division cellulaire, croissance, coagulation, etc. À l'exception des vitamines B3 et D, qui peuvent être synthétisées par l'organisme dans certaines conditions, les vitamines doivent être apportées par l'alimentation. Toute carence entraîne des problèmes de santé parfois sévères.

### LES 13 VITAMINES

| | Autre nom | Rôle | Source | Carence |
|---|---|---|---|---|
| A | Rétinol | Vision, croissance, immunité, protection des tissus, antioxydant | Œufs, produits laitiers, fruits et légumes de couleur jaune, orange et vert foncé, foie | Baisse de la vision nocturne, xérophtalmie, cécité, sensibilité aux **infections** |
| B1 | Thiamine | Métabolisme, fonctionnement du système nerveux | Viande (porc), poissons, œufs, légumineuses, céréales complètes, noix, graines, germe de blé | Béribéri (insuffisance cardiaque et troubles neurologiques) |
| B2 | Riboflavine | Métabolisme, réparation du tissu musculaire | Produits laitiers, œufs, viandes, poissons, céréales complètes, légumineuses, noix et graines | Retard de croissance, dermatose |
| B3 | Nicotinamide, vitamine PP | Métabolisme, fonctionnement du système nerveux, synthèse des hormones, transport de l'oxygène dans le sang | Viandes (volaille, lapin), poissons, légumineuses, noix et graines | Pellagre, fourmillements dans les mains et les pieds, fatigue, céphalées, vertiges |
| B5 | Acide pantothénique | Métabolisme, régénération de la peau et des muqueuses | Viandes, poissons, œufs, céréales complètes, légumineuses, champignons | Fatigue et dépression, insomnie, crampes dans les jambes |
| B6 | Pyridoxine | Métabolisme, formation des globules rouges, immunité, régulation de la glycémie | Céréales enrichies, légumineuses, fruits et légumes, viandes | Dermatose, **anémie**, irritabilité |
| B8 | Biotine | Métabolisme | Viandes (volaille), légumes crus, légumineuses, œufs, céréales complètes | Troubles neurologiques, perte de cheveux |
| B9 | Acide folique, folate | Synthèse d'ADN et d'ARN, formation des globules rouges | Légumes verts, légumineuses, foie, céréales enrichies | Anémie, perte d'appétit, irritabilité, spina bifida (fœtus) |
| B12 | Cobalamine | Synthèse d'ADN et d'ARN, formation des globules rouges, système nerveux | Poissons, viandes, produits laitiers, œufs, boissons de soja enrichies | Anémie, fatigue, faiblesse |
| C | Acide ascorbique | Antioxydant, synthèse du collagène, absorption du fer, immunité | Fruits et légumes (dont poivron rouge, kiwi, orange, brocoli, fraise) | Scorbut, fatigue intense, douleurs aux articulations |
| D | Calciférol | Absorption du calcium, minéralisation des os, croissance | Poissons gras, jaune d'œuf, produits laitiers enrichis | Rachitisme, affaiblissement des muscles et des os, ostéoporose |
| E | Tocophérol | Antioxydant, protection des tissus | Huiles végétales, noix et graines, légumes verts et orangés | Fragilité des globules rouges, troubles du développement nerveux (enfant) |
| K | Phylloquinone, ménaquinone | Coagulation du sang, formation des os | Légumes verts, huiles végétales, tofu, margarine | Hémorragies (nouveau-né) |

## LES **MINÉRAUX**

Les minéraux sont des éléments chimiques inorganiques indispensables à l'organisme. Selon la quantité normalement présente dans le corps, on distingue les macroéléments et les oligoéléments.

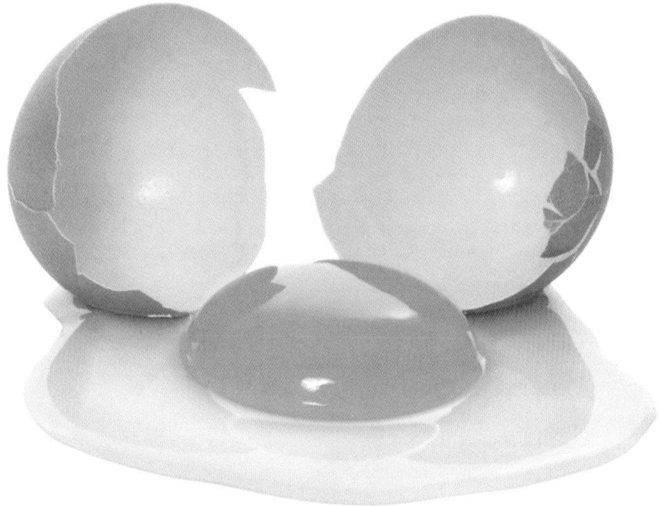

### LES MACROÉLÉMENTS

Un macroélément est un minéral présent en quantité relativement grande dans le corps (plus de 5 g pour un homme de 70 kg). On en dénombre sept : le phosphore, le potassium, le calcium, le magnésium, le sodium, le chlore et le soufre. Les macroéléments entrent dans la composition de certains tissus (os, dents) et liquides (sang, salive, larmes, sueur, urine). Ils sont à la base de la conduction de l'influx nerveux et de la contraction musculaire, et participent à de nombreuses réactions du **métabolisme**.

**LES MINÉRAUX (MACROÉLÉMENTS)**

| Macroélément | Rôle | Source | Carence |
|---|---|---|---|
| **Phosphore** | Composition des os et des dents, maintien de l'acidité normale du sang | Viandes, poissons, lait, céréales, œufs, noix, graines, légumineuses | Déminéralisation osseuse, troubles de la sensibilité (fourmillements, picotements), troubles cardiaques, respiratoires et neurologiques |
| **Potassium** | Métabolisme, régulation de la pression artérielle, conduction nerveuse, contraction musculaire | Légumes, fruits, produits laitiers, légumineuses | Troubles neuromusculaires et cardiaques, confusion |
| **Calcium** | Composition des os, contraction musculaire, conduction nerveuse, coagulation sanguine | Produits laitiers, poissons en conserve, légumes feuilles | Tétanie, troubles neurologiques, ostéoporose |
| **Magnésium** | Métabolisme, contraction musculaire, coagulation sanguine, santé des os et des dents | Céréales entières, légumineuses, noix, artichaut | Dépression, confusion, crampes, engourdissement, troubles cardiaques, perte d'appétit, tétanie |
| **Sodium** | Composition des liquides (plasma, larmes, sueur), conduction nerveuse | Sel de table, sauce de soja | Troubles digestifs et neurologiques, crampes musculaires |
| **Chlore** | Composition du suc gastrique | Sel de table | Troubles digestifs, crampes musculaires, apathie |
| **Soufre** | Métabolisme, système immunitaire, composition des os et des dents | Céréales, lait, œufs, légumineuses | Troubles du métabolisme, vulnérabilité aux infections |

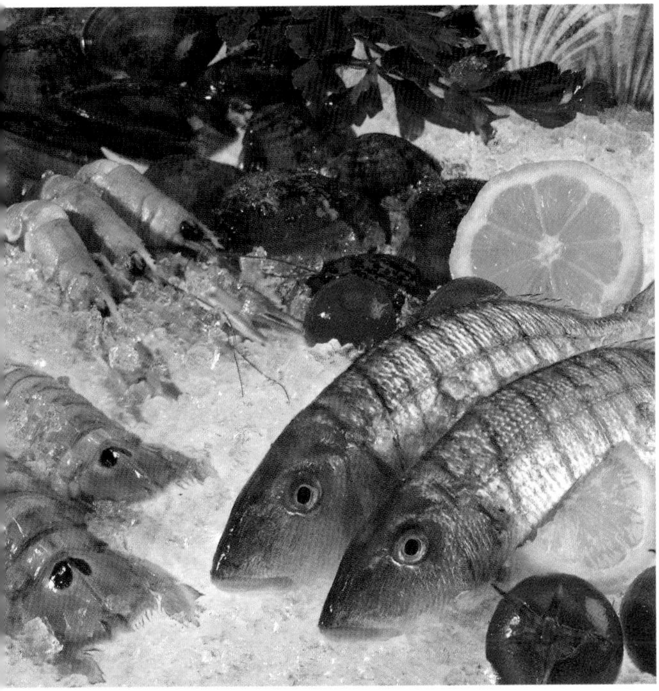

LES OLIGOÉLÉMENTS

Un oligoélément est un minéral présent dans l'organisme en très faible quantité et indispensable à son fonctionnement. Les plus importants sont le fer, l'iode, le fluor, le cobalt, le chrome, le sélénium, le zinc, le cuivre et le manganèse.

LES ANTIOXYDANTS

Les antioxydants sont des substances capables de neutraliser l'excès de radicaux libres produits par le **métabolisme**. Ces radicaux libres contribueraient à l'accélération du vieillissement et à des maladies telles que le cancer, certains troubles cardiovasculaires, la démence sénile et d'autres maladies liées au vieillissement. Les principaux antioxydants sont les composés phénoliques (des substances produites par les plantes), les vitamines A, C et E, le sélénium et le zinc.

LES MINÉRAUX (OLIGOÉLÉMENTS)

| Oligoélément | Rôle | Source | Carence |
|---|---|---|---|
| **Fer** | Composition de l'hémoglobine, métabolisme | Viandes rouges, foie, fruits de mer, jaune d'œuf, légumes verts, céréales enrichies, lentilles | Anémie |
| **Iode** | Synthèse des hormones stéroïdiennes | Sel de mer et sel de table iodé, poissons, fruits de mer, algues | Insuffisance thyroïdienne, retard mental (nourrisson) |
| **Fluor** | Composition des dents et des os | Eau fluorée, suppléments | Augmentation de la sensibilité aux caries |
| **Cobalt** | Maturation des globules rouges | Viandes, poissons, lait, légumineuses, céréales complètes | Anémie |
| **Chrome** | Régulation du glucose sanguin et du cholestérol | Céréales complètes, foie, légumes verts | Augmentation du taux de cholestérol sanguin et du risque de diabète |
| **Sélénium** | Antioxydant | Viandes, fruits de mer, poissons, céréales complètes, œufs | Douleur musculaire, augmentation de la sensibilité aux infections |
| **Zinc** | Métabolisme, antioxydant | Fruits de mer, poissons, céréales complètes, noix | Fatigue, trouble du goût et de l'odorat, retard de croissance, baisse de l'immunité |
| **Cuivre** | Métabolisme, immunité, santé des os et des cartilages | Fruits de mer, céréales complètes, légumineuses, foie, noix | Anémie, ostéoporose |
| **Manganèse** | Métabolisme | Céréales complètes, noix, légumineuses, légumes verts, fruits | Augmentation du taux de cholestérol, intolérance au glucose |

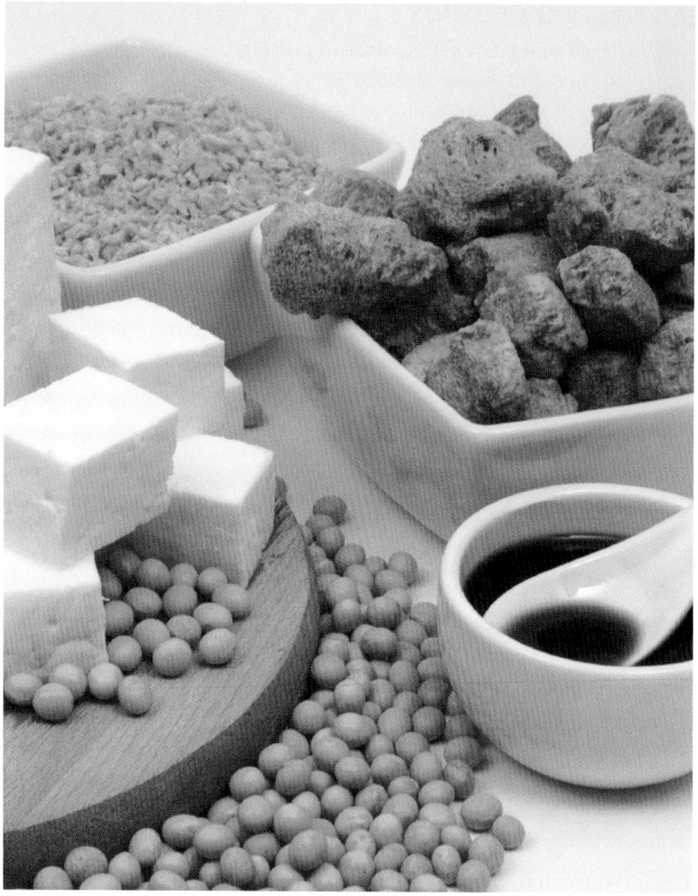

## LES **PROTÉINES**

Les protéines, aussi appelées protides, sont des substances complexes formées de chaînes d'acides aminés. Elles sont extrêmement diversifiées tant dans leur composition que dans leur forme et leur rôle. Certaines interviennent dans la structure de l'organisme, comme le collagène. D'autres participent à son fonctionnement en intervenant, par exemple, dans la contraction musculaire, la conduction nerveuse et l'immunité. Les protéines de l'organisme sont fabriquées à partir des acides aminés issus en grande partie de la digestion des protéines contenues dans les aliments. La viande, le poisson, les œufs et les produits laitiers constituent les principales sources de protéines animales. Les produits céréaliers (pain, riz, céréales, etc.), les noix, les graines et les légumineuses (dont le soja) sont des sources de protéines végétales. Un apport insuffisant en protéines peut causer des troubles de croissance chez l'enfant, un affaiblissement général, une atrophie des muscles et une plus grande sensibilité aux **infections**. Un excès de protéines, en particulier d'origine animale, peut constituer un facteur de risque d'obésité et augmente les risques de maladie cardiovasculaire et de cancer.

## LE **CAFÉ** ET LE **THÉ**

Le café et le thé sont des boissons non caloriques, à condition de ne pas ajouter de sucre, de lait ou de crème. Ces deux boissons contiennent de la caféine, une substance stimulante qui augmente temporairement la vigilance, la pression artérielle et la fréquence cardiaque. Les effets, variables selon la sensibilité des personnes, augmentent avec la quantité absorbée. La limite recommandée pour un adulte en bonne santé est de 400 mg par jour, soit 3 à 4 tasses de café filtre ou 9 à 12 tasses de thé. Elle diminue à 300 mg par jour pour une femme enceinte ou qui allaite. Les personnes souffrant d'hypertension, de maladies cardiovasculaires ou de troubles du sommeil devraient également diminuer leur consommation. À trop forte dose, la caféine peut provoquer de l'irritabilité, de l'angoisse, des tremblements, des palpitations et des brûlures d'estomac. Des études récentes attribuent au thé vert des effets bénéfiques dans la prévention du cancer grâce à sa teneur en antioxydants.

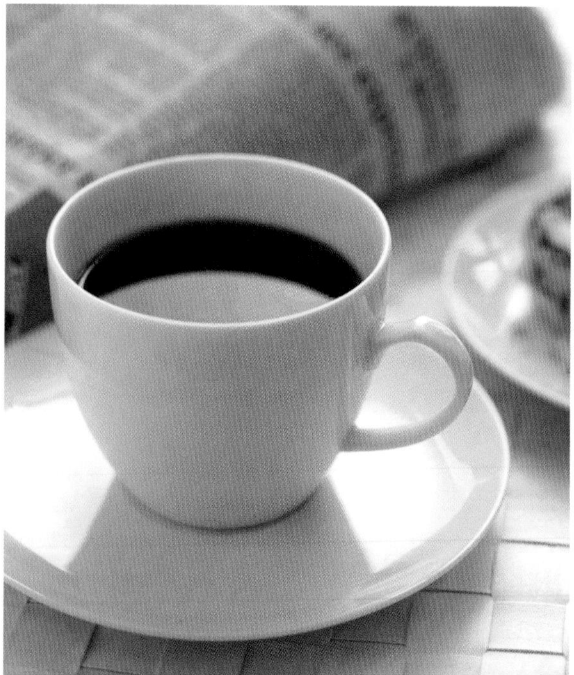

## LES RÈGLES D'UNE BONNE ALIMENTATION

Bien que plusieurs aliments présentent une étiquette détaillée, il est inutile de tenter de maîtriser parfaitement les quantités des divers nutriments absorbés quotidiennement. Il suffit d'observer les recommandations du guide alimentaire pour les quatre grands groupes d'aliments et de suivre quelques règles d'or.

- Prenez les trois repas principaux chaque jour et complétez-les au besoin par une ou deux collations.
- Mangez des fruits, des légumes et des produits céréaliers à grains entiers à chaque repas. Ils constituent d'excellentes sources de vitamines, de minéraux, de fibres et d'antioxydants.
- Les noix et les graines sont excellentes. Elles constituent des sources de protéines, de bons lipides (acides gras insaturés) et d'antioxydants.
- Limitez les graisses, particulièrement celles qui sont utilisées pour la cuisson et les assaisonnements et celles qui sont cachées dans les pâtisseries, les croustilles, etc.
- Cuisez vos légumes à la vapeur et vos viandes et poissons au gril, au four, à la poêle, etc., en ajoutant peu ou pas de gras. Évitez les fritures.
- Préférez l'huile d'olive et l'huile de canola. Elles contiennent de bons lipides.
- Limitez les sucreries, pâtisseries, boissons gazeuses, etc.
- Buvez beaucoup d'eau, au moins 1,5 à 2 litres par jour, et réduisez votre consommation d'alcool, au besoin.
  *La consommation d'alcool, quelques repères ... page 26*
- Limitez votre consommation de viande et remplacez-la régulièrement par du poisson, des légumineuses ou des aliments à base de soja. Préférez la viande maigre, notamment la volaille et le porc.
- Réduisez votre consommation de sel. Assaisonnez plutôt vos plats avec des épices et des fines herbes et limitez votre consommation d'aliments transformés du commerce.
- Gardez le contrôle sur votre alimentation en réduisant le nombre de repas au restaurant et l'achat de plats préparés (qui contiennent souvent trop de sucres, de sel ou de gras).
- Prenez le temps de savourer les aliments et d'apprécier l'heure du repas. Mangez de tout et n'abusez de rien !

### L'**ÉTIQUETAGE** DES **ALIMENTS**

L'étiquetage des aliments emballés permet à chacun de connaître l'apport nutritionnel de son alimentation. La première ligne d'une étiquette indique la portion pour laquelle sont fournies les données nutritionnelles. Pour comparer deux marques différentes, il faut comparer des portions identiques. Sont ensuite mentionnées la quantité de calories et la teneur en divers éléments nutritifs dans cette portion. Les quantités sont généralement données en milligrammes (mg) ou en grammes (g), et en pourcentage de la valeur recommandée pour une journée. Lorsque le pourcentage d'un élément nutritif est inférieur à 5 %, on considère que son apport alimentaire est faible. Au-dessus de 20 %, il est élevé. Au moment de faire un choix, préférez les produits faibles en sucres, en sodium (sel) et en acides gras saturés et trans.

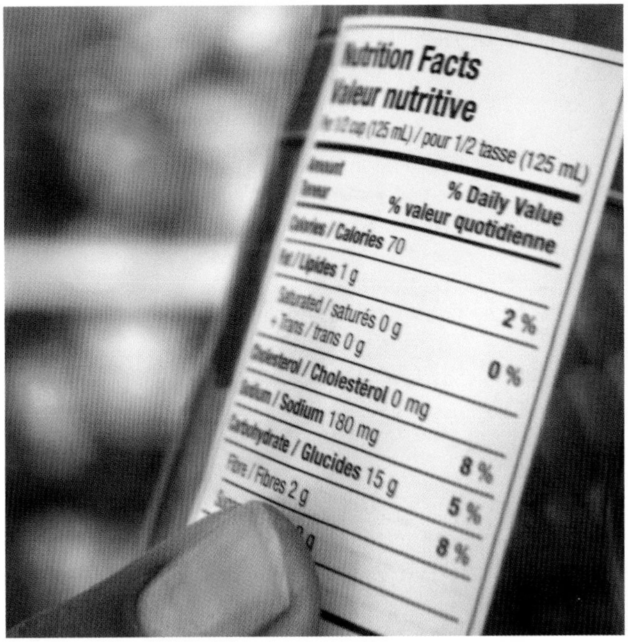
Nutrition Facts
Valeur nutritive
pour 1/2 tasse (125 mL)
% Daily Value
% valeur quotidienne
Calories 70
Lipides 1 g
saturés 0 g
trans 0 g
2 %
Cholesterol / Cholestérol 0 mg
0 %
Sodium / Sodium 180 mg
Carbohydrate / Glucides 15 g
8 %
Fibres 2 g
5 %
8 %

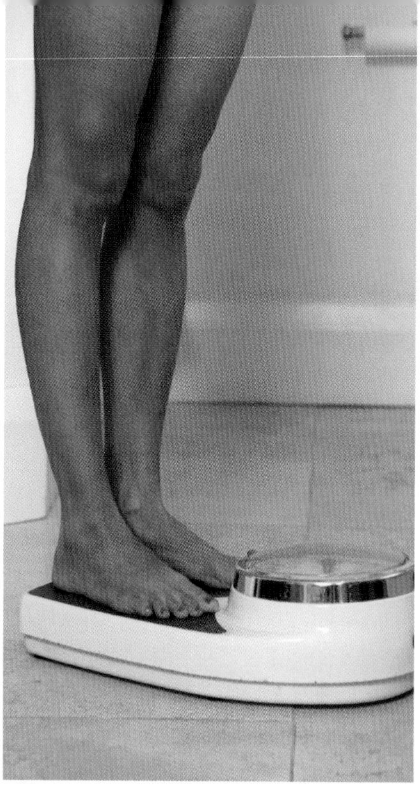

# LE POIDS SANTÉ

Le poids santé, ou poids idéal, est un intervalle à l'intérieur duquel les variations de poids n'ont pas de répercussions sur l'état de santé. Il est propre à chaque individu et dépend, entre autres, de la taille, de l'âge et du sexe. Lorsque le poids s'écarte de sa valeur idéale, le risque de développer certaines maladies augmente. Le danger est d'autant plus grand que l'écart est prononcé. Un excès de poids augmente le risque d'hypertension, de maladies coronariennes, d'accident vasculaire cérébral, de diabète de type 2, d'apnée du sommeil, d'arthrose et de cancer colorectal. À l'inverse, une perte de poids excessive peut entraîner des carences alimentaires et un arrêt des règles chez la femme. Elle favorise également l'ostéoporose après la ménopause.

## L'INDICE DE MASSE CORPORELLE

L'indice de masse corporelle (IMC) permet d'estimer la masse de gras (en kg/m$^2$), ainsi que le risque de maladies qui lui est associé. L'IMC d'une personne s'obtient en divisant son poids (en kilogrammes) par le carré de sa taille (en mètres). Ainsi, l'IMC d'un individu pesant 75 kg et mesurant 1,75 m sera égal à 75 ÷ (1,75 x 1,75), soit 24,5. Un indice de masse corporelle compris entre 18,5 et 25 correspond à un poids santé. Les catégories d'IMC s'appliquent aux adultes âgés de 18 à 65 ans et ne sont pas valides pour les enfants, les femmes enceintes ou qui allaitent, les sportifs de haut niveau et les personnes âgées ou gravement malades. Par ailleurs, la quantité de tissus adipeux peut être surévaluée chez les personnes trapues ou sportives et sous-estimée chez les individus ayant une plus faible masse osseuse.

### LE CALCUL DE SON POIDS SANTÉ

Le poids et l'indice de masse corporelle (IMC) sont liés par la même formule. Ainsi, le poids d'une personne (en kilogrammes) est égal à l'IMC multiplié par le carré de la taille (en mètres). Sachant que le poids santé correspond à un indice de masse corporelle compris entre 18,5 et 25, il est facile de calculer l'intervalle correspondant à son poids idéal. Par exemple, le poids santé d'une femme de 1,70 mètre se situe entre 53,5 kg (18,5 x 1,70 x 1,70) et 72 kg (25 x 1,70 x 1,70).

*L'obésité ... page 355*

### L'IMC ET LES RISQUES POUR LA SANTÉ

| Catégorie | IMC en kg/m$^2$ | Risque |
|---|---|---|
| **Maigreur** | Moins de 18,5 | + |
| **Poids santé** | De 18,5 à 24,9 | - |
| **Embonpoint** | De 25 à 29,9 | + |
| **Obésité de classe I** | De 30 à 34,9 | ++ |
| **Obésité de classe II** | De 35 à 39,9 | +++ |
| **Obésité de classe III** (obésité morbide) | 40 et + | ++++ |

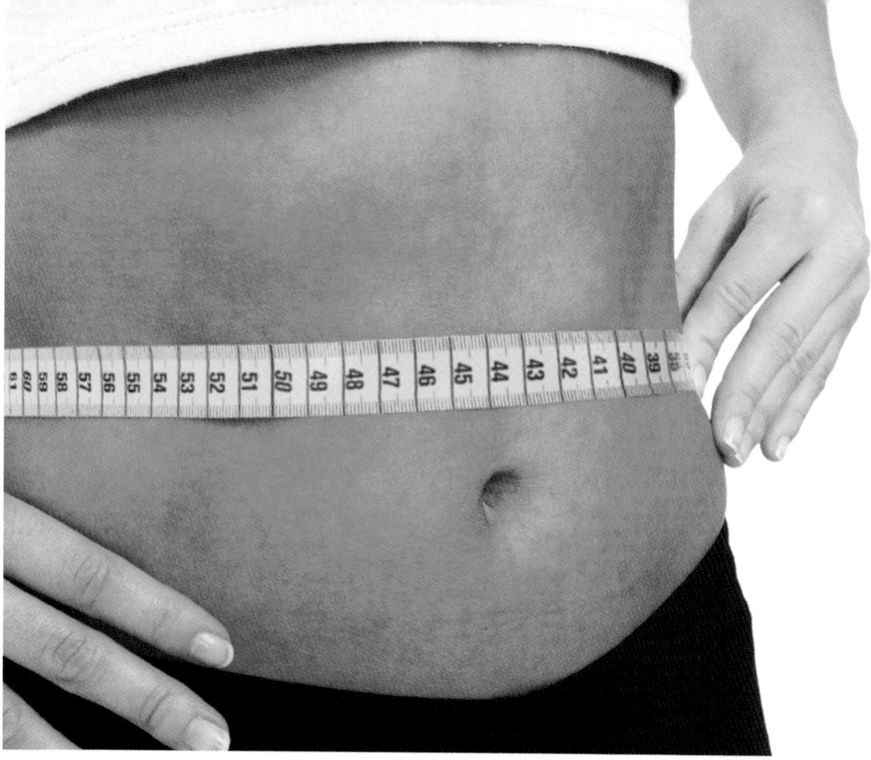

## LE TOUR DE TAILLE

Le tour de taille est un indicateur additionnel des risques de maladies associés à l'excès de poids. Il doit être mesuré à mi-chemin entre la côte la plus basse et la pointe supérieure de l'os de la hanche. Les valeurs supérieures ou égales à 102 cm chez les hommes et à 88 cm chez les femmes exposent la personne à un plus grand risque de maladies (hypertension, maladies coronariennes et diabète de type 2, notamment).

### LE TOUR DE TAILLE, L'IMC ET LES RISQUES POUR LA SANTÉ

| IMC / Tour de taille | Normal | Embonpoint | Obésité |
|---|---|---|---|
| **Inférieur à 102 cm (hommes)<br>Inférieur à 88 cm (femmes)** | Moindre risque | Risque accru | Risque élevé |
| **Supérieur ou égal à 102 cm (hommes)<br>Supérieur ou égal à 88 cm (femmes)** | Risque accru | Risque élevé | Risque très élevé |

## LE MAINTIEN DE SON POIDS SANTÉ

Chez un adulte en santé, les fluctuations de poids sont principalement dues au gain ou à la perte de la masse de tissu adipeux. Comme ces variations sont directement influencées par l'alimentation et par l'activité physique, il est possible pour chacun d'exercer un contrôle sur son poids en ayant un régime alimentaire équilibré et en pratiquant une activité physique régulière. L'alimentation doit contenir peu de graisses d'origine animale, présentes en particulier dans les viandes rouges. Elle ne doit pas non plus contenir trop de sucres, notamment les sucres simples contenus dans les sucreries, les pâtisseries, les boissons gazeuses, etc. L'alcool est également une substance calorique et sa consommation doit être limitée. L'activité physique doit être journalière, progressive et adaptée à chaque personne. Une demi-heure d'activité par jour est suffisante pour commencer à en tirer un bénéfice pour sa santé.

### LA PERTE DE POIDS

Pour être durable, la perte du poids excédentaire doit se faire progressivement, à raison d'environ 500 grammes (0,5 kg) par semaine. Une perte de poids trop rapide est néfaste pour l'organisme. Elle se solde généralement par une reprise, voire un dépassement du poids initial, causés par le stockage réflexe des calories par l'organisme pour compenser la privation. C'est l'effet yo-yo induit par les régimes amaigrissants rapides, basés sur une diminution brusque de l'apport alimentaire en calories, sans changement profond des habitudes de vie.

# L'EXERCICE

L'exercice physique régulier et adapté est bénéfique pour la santé. Il diminue les effets du vieillissement et le risque de certaines maladies. Les personnes ayant une activité physique régulière, même modérée, voient leur espérance de vie augmenter comparativement aux personnes sédentaires de la même tranche d'âge. Un programme d'exercice complet comprend des exercices d'assouplissement, de musculation et d'endurance. L'intensité et la durée de ceux-ci doivent être ajustées pour chaque personne afin d'éviter les blessures.

## LES EXERCICES D'ASSOUPLISSEMENT

Les exercices d'assouplissement, aussi appelés « stretching », étirent et détendent les muscles afin d'augmenter l'amplitude des mouvements. Toute séance d'exercices physiques devrait débuter et se terminer par une série d'étirements (flexions, extensions) afin de prévenir l'apparition de courbatures ou d'en limiter l'intensité. Les exercices d'assouplissement facilitent les gestes du quotidien, entretiennent l'élasticité du corps, éliminent les tensions des muscles et des tendons accumulées pendant la journée (port de charges lourdes, travail devant l'ordinateur, etc.) et prolongent l'autonomie des personnes âgées. Des activités comme le taï chi, le yoga et la danse constituent d'excellents exercices d'assouplissement.

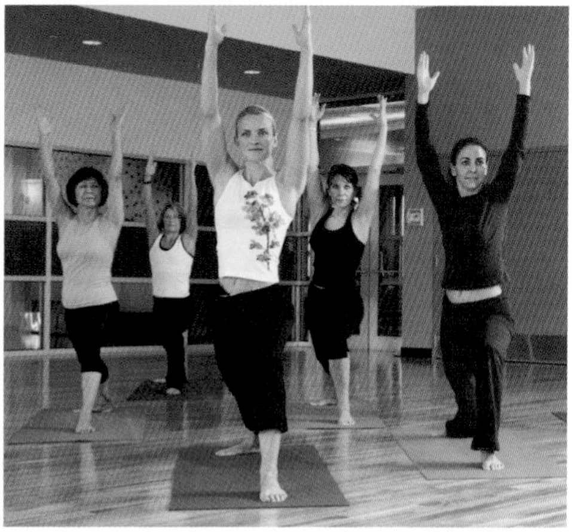

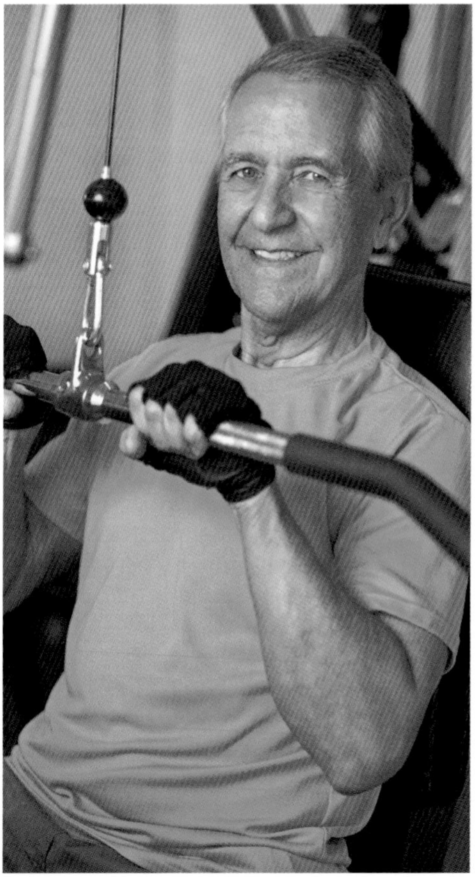

## LES EXERCICES DE MUSCULATION

La musculation consiste à opposer une résistance au mouvement commandé par un groupe de muscles. Cette résistance, adaptée à chaque personne, peut être obtenue par le soulèvement de poids, par le maniement d'appareils de musculation ou simplement en utilisant son propre poids (pompes, redressements, etc.). Au cours de l'exercice, des séries d'une dizaine de mouvements identiques sont répétées de deux à quatre fois, en respectant une pause entre chaque série pour permettre aux muscles de se reposer et pour éviter les contractures ou les déchirures musculaires. Contrairement aux exercices d'endurance, l'effort demandé est intense mais de courte durée.

### LES BIENFAITS DE LA MUSCULATION

Les exercices de musculation, lorsqu'ils sont pratiqués de façon régulière, entraînent la formation de nouvelles fibres musculaires, ce qui augmente la force et le volume des muscles. Les capillaires sanguins se développent pour assurer une meilleure oxygénation de la masse musculaire. L'augmentation de la force musculaire, qui s'exerce sur les os par l'intermédiaire des tendons, stimule aussi la formation du tissu osseux. Elle ralentit donc l'ostéoporose et réduit ainsi le risque de fracture chez les personnes âgées. La musculation aide aussi à contrôler le poids en réduisant la masse de tissu adipeux. Elle diminue les risques de diabète de type 2 et d'hypercholestérolémie. Enfin, elle améliore la coordination des mouvements et contribue à réduire les symptômes du mal de dos.

## LES **EXERCICES** D'**ENDURANCE**

L'endurance physique est la capacité de l'organisme à maintenir un effort pendant plusieurs minutes sans ressentir de signes de fatigue (diminution de la force, crampes, essoufflement). Elle peut être renforcée par des activités physiques appropriées et pratiquées de façon régulière : marche, natation, bicyclette, jogging, etc. Les bénéfices des exercices d'endurance sont importants et variés : renforcement des muscles squelettiques et du cœur, amélioration de la respiration, de l'oxygénation des organes et de la circulation sanguine. En favorisant l'utilisation des réserves de lipides par les muscles, les exercices d'endurance aident à contrôler les problèmes de surpoids. Ils améliorent également la sensation de bien-être et contribuent à combattre le stress et l'anxiété.

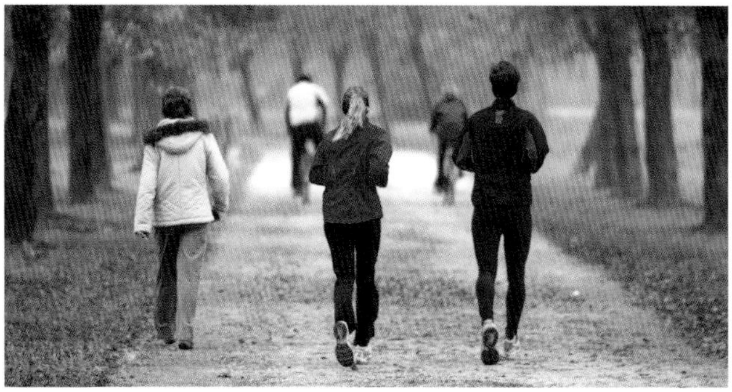

**Marche et jogging**
La marche peut être pratiquée partout, sans équipement. Elle représente une dépense énergétique d'environ 300 calories par heure et constitue un bon exercice de musculation des jambes. La marche doit être relativement rapide et durer au moins 30 minutes par jour. Le jogging est plus intense que la marche. Une heure de jogging à un rythme de 12 km/h permet de dépenser environ 900 calories. Il doit être pratiqué avec des chaussures appropriées pour réduire le risque de **traumatisme** articulaire au niveau des genoux et des chevilles.

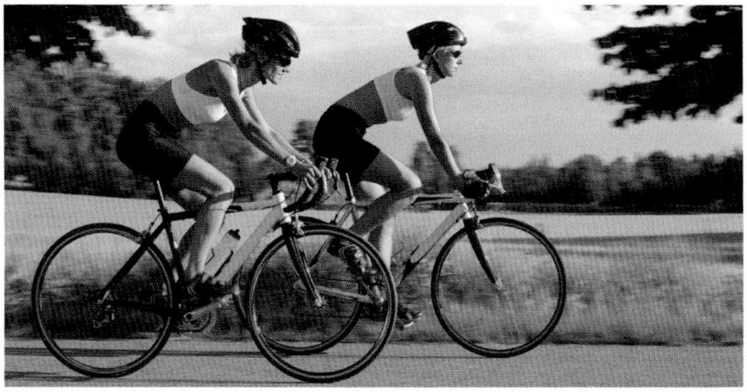

**Bicyclette**
En plus de constituer un moyen de transport écologique, la bicyclette est un excellent exercice d'endurance et de musculation des jambes et du dos. Une distance d'environ 20 kilomètres parcourue en une heure peut équivaloir à une dépense de 500 calories.

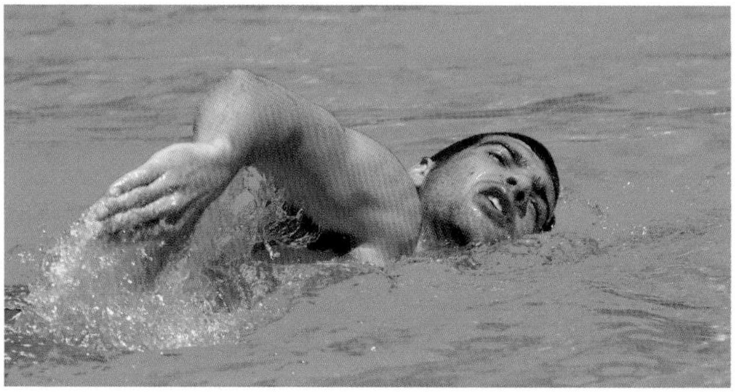

**Natation**
La natation est une activité cardiovasculaire, mais aussi un exercice de musculation complet, particulièrement recommandé aux personnes qui souffrent de maux de dos. Une heure de natation équivaut à une dépense de 600 calories.

## L'**ÉCHAUFFEMENT**

Tout exercice physique doit débuter par un échauffement d'une dizaine de minutes. L'échauffement est constitué d'exercices doux et progressifs, qui permettent à l'organisme de s'adapter à l'effort. Au cours de l'échauffement, la température corporelle s'élève légèrement, ce qui accroît l'efficacité du métabolisme pour produire de l'énergie. Le rythme cardiaque s'accélère progressivement pour adapter le transport d'oxygène aux besoins. L'élasticité des muscles, des tendons et des ligaments augmente et la lubrification des articulations est stimulée. L'échauffement comprend des étirements (flexions, extensions), des rotations articulaires, des exercices musculaires (redressements assis, pompes, etc.) et des exercices cardiovasculaires (course sur place, marche rapide, etc.). En l'absence d'échauffement, le passage brutal de l'état de repos à l'effort peut provoquer des arythmies cardiaques, des déchirures musculaires et des traumatismes articulaires.

## LES **BIENFAITS PHYSIQUES** DE L'**EXERCICE**

L'exercice physique a de nombreux effets bénéfiques sur le corps. L'un des principaux est la réduction des risques de maladies cardiovasculaires grâce au renforcement des muscles du système cardiovasculaire, à une meilleure oxygénation des tissus, à une diminution de la pression artérielle et à la réduction du « mauvais cholestérol » responsable de l'athérosclérose. Associé à une alimentation équilibrée, l'exercice physique stimule le **métabolisme** et élimine les calories excédentaires, ce qui permet un meilleur contrôle du poids et une réduction des risques d'obésité et de diabète de type 2. Il diminue également le risque de cancer colorectal et de cancer du sein, possiblement aussi le risque de cancer de la prostate et de l'endomètre (utérus). L'activité physique stimule le système immunitaire et protège des **infections**, notamment celles du système respiratoire (rhume, grippe, etc.). Chez les femmes ménopausées et les personnes âgées, l'exercice physique ralentit la perte de masse musculaire, permet de maintenir la souplesse des articulations et de lutter contre l'ostéoporose. Il contribue ainsi à réduire les chutes et le risque de fractures.

## LES **BIENFAITS PSYCHOLOGIQUES**

En stimulant la libération de morphines naturelles (endorphines) par le cerveau, l'exercice physique aide à réduire le stress, la fatigue mentale et l'anxiété. Il procure une sensation de plaisir et aide à lutter contre la dépression. L'activité physique aide également à réduire les symptômes du syndrome prémenstruel. Elle améliore le sommeil et augmente l'énergie.

## LES **COURBATURES**

Les courbatures sont la manifestation douloureuse de microdéchirures des fibres musculaires, le plus souvent causées par un effort musculaire intense ou inhabituel. Ces déchirures microscopiques entraînent une inflammation localisée et temporaire. En règle générale, les courbatures disparaissent spontanément au bout de quelques jours.

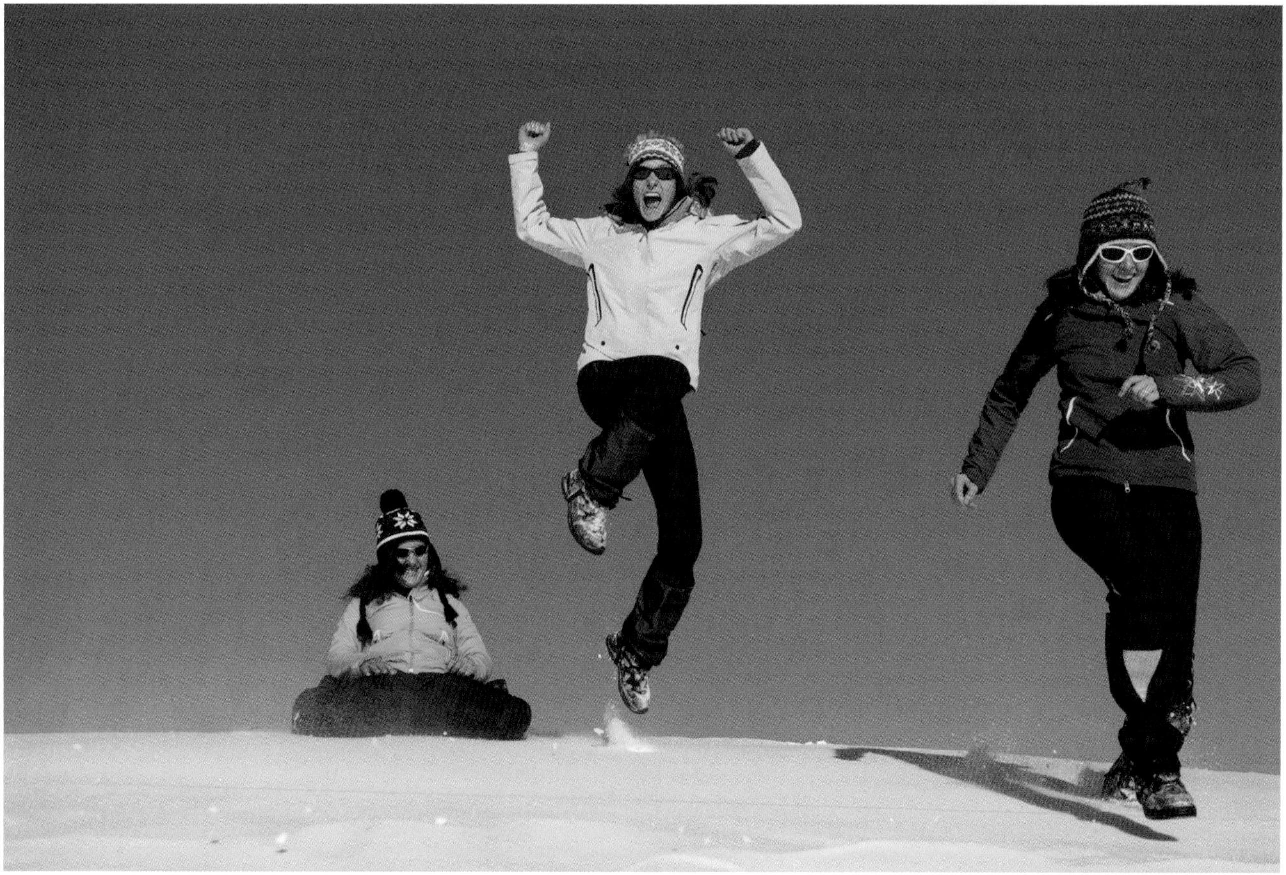

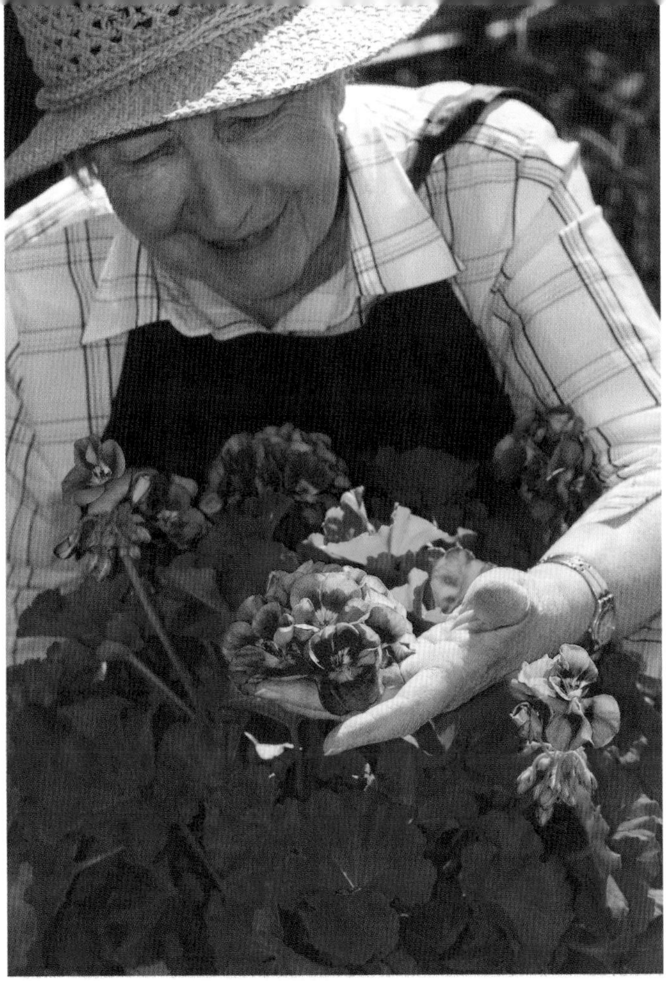

## LE **CHANGEMENT** DE SES **HABITUDES** DE **VIE**

La vie quotidienne est remplie d'occasions de faire de l'exercice. Ces exercices de tous les jours offrent l'avantage d'être économiques et bénéfiques pour notre environnement. Ainsi, l'utilisation des transports en commun au lieu de la voiture permet d'augmenter le temps consacré à la marche, un exercice naturel qui devrait être pratiqué au moins 30 minutes par jour. La bicyclette est un autre moyen de transport à privilégier pour les trajets courts. Au travail ou dans les édifices publics, prendre les escaliers plutôt que les ascenseurs ou les escaliers automatiques est un excellent exercice de musculation des jambes et d'endurance. À la maison, la tondeuse à gazon manuelle est un meilleur choix que la tondeuse à moteur pour la musculation des bras. D'une manière générale, le jardinage est une activité qui améliore l'assouplissement et la relaxation. Quand vient le temps de déneiger, la pelle est un instrument d'exercice cardiovasculaire et de musculation plus efficace que la souffleuse, à condition de ne pas l'utiliser sans échauffement et de respecter ses limites.

## UN **PROGRAMME HEBDOMADAIRE**

Un programme d'exercice complet comprend des séances régulières d'exercices d'assouplissement, de musculation et d'endurance. Chaque séance d'exercices doit débuter par une période d'échauffement (étirements, rotation des articulations, course sur place, etc.) et se terminer par une série d'étirements, notamment après la pratique d'un exercice intense (musculation, endurance) afin d'éviter les blessures et les courbatures.

Exemple :

- **Jour 1 :** 30 à 60 minutes d'endurance en augmentant progressivement l'intensité de l'effort ;
- **Jour 2 :** 15 à 30 minutes de musculation (pompes, redressements, poids ou appareils) ;
- **Jour 3 :** 30 minutes d'assouplissement (yoga, taï chi, etc.) ;
- **Jour 4 :** 30 à 60 minutes d'endurance en augmentant progressivement l'intensité de l'effort ;
- **Jour 5 :** 15 à 30 minutes de musculation (pompes, redressements, poids ou appareils) ;
- **Jour 6 :** 30 minutes d'assouplissement (yoga, taï chi, etc.) ;
- **Jour 7 :** 30 à 60 minutes d'endurance en augmentant progressivement l'intensité de l'effort.

# LE TABAC, L'ALCOOL ET LES DROGUES

Certaines substances, qu'elles soient légales (tabac, alcool, tranquillisants, etc.) ou illégales (cannabis, héroïne, cocaïne, etc.), entraînent à plus ou moins long terme une dépendance qui se traduit par une consommation abusive et nocive pour la santé.

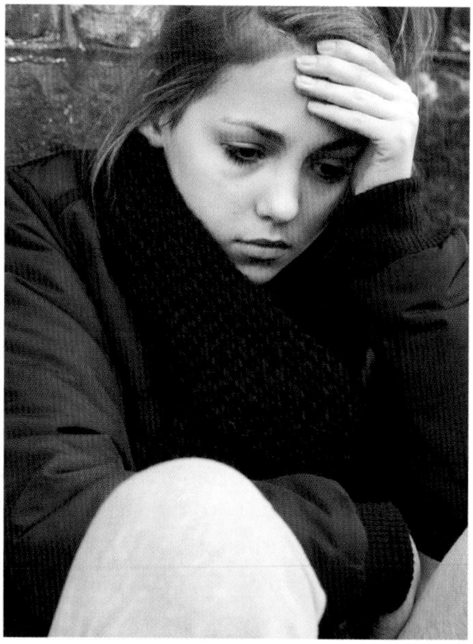

## DE L'USAGE OCCASIONNEL À LA DÉPENDANCE

S'il est possible de diagnostiquer un état de dépendance, il est beaucoup plus difficile de définir les limites de consommation qui l'induisent. Celles-ci dépendent de nombreux facteurs : la composition chimique de la drogue, ses effets sur l'organisme, sa voie d'absorption, sa dose, sa fréquence d'utilisation, ainsi que la sensibilité de l'utilisateur (sa prédisposition **génétique**, son exposition à des substances pendant la vie fœtale, ses antécédents personnels et familiaux, sa situation personnelle psychologique et sociale).

## LES SIGNES DE LA DÉPENDANCE

L'apparition d'une dépendance peut être reconnue à plusieurs signes : désir impérieux de consommer, difficulté à contrôler la quantité consommée, symptômes physiques ou psychiques après un temps d'abstinence (palpitations, transpiration, nervosité, irritabilité, etc.), nécessité d'augmenter la dose pour obtenir un effet, perte d'intérêt pour d'autres plaisirs, interférence avec les activités quotidiennes, poursuite de la consommation en dépit de ses effets nocifs, etc.

## LA CONSOMMATION D'ALCOOL, QUELQUES REPÈRES

Selon l'Organisation mondiale de la santé (OMS), un usage régulier inférieur à trois verres standards par jour pour un homme ou à deux verres par jour pour une femme ne présente que des risques minimes, individuellement et socialement acceptables. Ces seuils doivent être abaissés selon les situations (grossesse, conduite d'un véhicule, situation exigeant de la vigilance, suivi d'un traitement ou état de santé particulier). L'OMS recommande également, en cas d'usage régulier, de respecter un jour d'abstinence par semaine. Enfin, il est préférable de consommer l'alcool en mangeant. Le verre d'alcool standard défini par l'OMS correspond à 10 grammes d'alcool pur, soit :

- Une coupe ou 100 ml de vin ou de champagne (degré alcool : 11°-13°)
- Un verre ou 250 ml de bière (degré alcool : 5°)
- 70 à 85 ml d'apéritif (degré alcool : 18°-20°)
- 30 ml de digestif (degré alcool : 40°-45°)
- Deux coupes ou 250 ml de cidre (degré alcool : 6°)

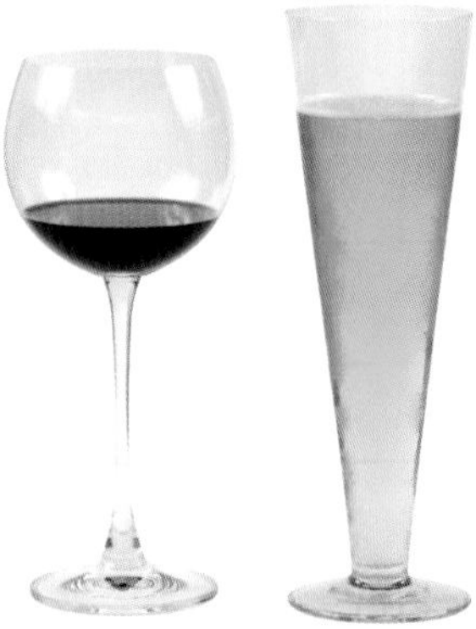

## LES DANGERS DES DROGUES

Le tabagisme tue des millions de personnes dans le monde chaque année et constitue, de loin, la première cause de cancer du poumon. L'alcoolisme est souvent responsable des cancers de l'œsophage et du foie, des cirrhoses du foie, des épilepsies, des homicides et des accidents de véhicules à moteur. L'alcoolisme et la toxicomanie ont des répercussions sociales et économiques importantes : infractions à la loi, actes de violence contre la personne, **traumatismes** accidentels, absentéisme professionnel, détérioration de la vie sociale et familiale. Enfin, la consommation de drogues pendant la grossesse peut provoquer une fausse couche ou une naissance prématurée. Elle a également des conséquences sur le développement du fœtus et de l'enfant : faible poids à la naissance, retard de croissance, retard intellectuel, malformations, décès.

## LA PRÉVENTION DE LA DÉPENDANCE

Les campagnes de sensibilisation et d'information contribuent à la prévention de la toxicomanie auprès de la population et des groupes à risques comme les adolescents. Toutefois, l'entourage et la famille demeurent les intervenants les plus efficaces dans le dépistage d'une consommation à risque.

- Informez-vous sur les dangers de la consommation d'une substance susceptible de créer une dépendance.
- Demandez à votre entourage ce qu'il pense de votre consommation. Analysez les circonstances entourant une consommation abusive et évitez de vous retrouver dans une situation propice à l'abus. Changez au besoin vos habitudes et vos loisirs. Ne vous isolez pas ; au contraire, gardez ou renouez contact avec votre famille et vos amis.
- Si vous estimez que la consommation d'un proche présente un risque, maintenez le dialogue avec celui-ci, sans le juger. Suggérez à la personne de chercher de l'aide (centre spécialisé, ligne téléphonique, psychologue, etc.) et accompagnez-la dans ses démarches.

## LE SEVRAGE DU TABAC ET SES BÉNÉFICES

| Temps écoulé depuis la dernière cigarette | Effets sur l'organisme |
|---|---|
| **20 minutes** | Retour à la normale de la pression sanguine, du pouls et de la température des pieds et des mains. |
| **8 heures** | Retour à la normale de l'oxygénation des cellules. Diminution de moitié du taux de monoxyde de carbone dans le sang. |
| **1 jour** | Élimination complète du monoxyde de carbone. Début du rejet par les poumons des résidus de combustion. Début de la réduction des risques d'infarctus. |
| **2 jours** | Élimination complète de la nicotine. Début de l'amélioration du goût et de l'odorat. |
| **3 jours** | Dilatation des bronches. Début de l'amélioration de la capacité pulmonaire. Atténuation de la fatigue et regain d'énergie. |
| **2 semaines à 3 mois** | Amélioration de la circulation sanguine. Plus grande facilité à fournir un effort physique. Diminution de la toux causée par le tabagisme. Retour à la normale du goût et de l'odorat. Amélioration de la qualité du sommeil. |
| **1 à 9 mois** | Éclaircissement de la voix. Diminution de l'essoufflement à l'effort et de la congestion nasale. Début de la régénération des cils présents dans les bronches. Moins grande sensibilité aux infections des voies respiratoires. |
| **1 an** | Diminution de moitié du risque de maladies cardiovasculaires. Retour à la normale du risque de cancer du col de l'utérus. |
| **5 ans** | Diminution de moitié du risque de cancer de la bouche, de la gorge, de l'œsophage et des poumons. Réduction de moitié des risques de mortalité due au tabac. |
| **10 ans** | Retour à la normale du risque d'accident vasculaire cérébral. Retour à la normale du taux de mortalité par cancer du poumon. Forte diminution des risques de cancer de la bouche, de la gorge, de l'œsophage, de la vessie et du pancréas. |
| **15 ans** | Retour à la normale du risque de maladies coronariennes. |

# LE CONTRÔLE DU STRESS

Le stress est un mal de plus en plus répandu, dû en grande partie à notre style de vie. Longtemps sous-estimées, ses répercussions sur l'organisme sont maintenant reconnues et les méthodes pour le combattre sont de plus en plus populaires.

*Le stress ... page 224*

## RECONNAÎTRE LE STRESS

Le stress est une réponse physiologique de l'organisme à ce que nous percevons, consciemment ou pas, comme une agression. Il s'accompagne de symptômes physiques et psychologiques dont l'intensité varie selon les individus, mais qui s'aggravent lorsque le stress devient **chronique**. La reconnaissance des signes du stress, même si elle est souvent tardive, est une première étape vers son contrôle.

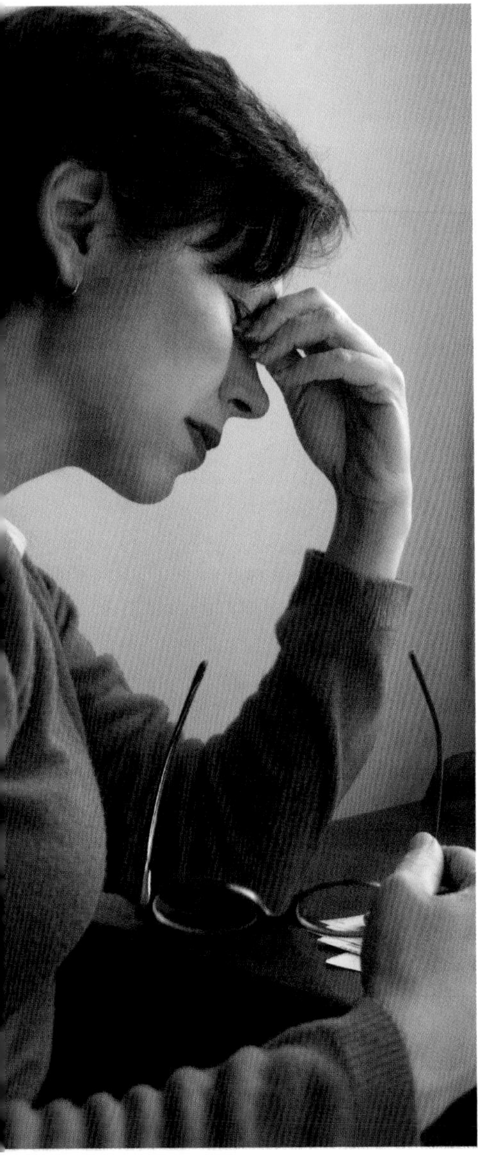

**LES SIGNES DU STRESS**

| Les signes physiques | Les signes psychologiques |
|---|---|
| • Tension musculaire : poings et mâchoires souvent serrés, contraction des épaules et du cou, difficulté à relâcher ses muscles | • Lassitude |
| • Maux de tête | • Sautes d'humeur inhabituelles ou fréquentes : agitation, nervosité, irritabilité, tristesse, mélancolie |
| • Fatigue | • Indécision |
| • Changement d'appétit | • Inquiétude, crises d'angoisse |
| • Troubles digestifs : brûlures d'estomac, ulcères, nausée, vomissements, constipation ou diarrhée | • Perte de désir |
| • Troubles cardiovasculaires : palpitations cardiaques, augmentation du rythme cardiaque, hypertension artérielle | • Mauvaise estime de soi |
| • Respiration superficielle | • Pertes de mémoire, difficulté de concentration |
| • Sensibilité aux maladies **infectieuses** : rhume, grippe, réactivation d'un herpès, zona | • Phobies |
| • Troubles du sommeil | • Dépression |
| • Dysfonction érectile | • Augmentation de la consommation de tabac, d'alcool ou de chocolat |
| • Irrégularité ou arrêt des règles | |
| • Vertiges | |

## LA **GESTION** DU **STRESS**

Pour gérer le stress, il faut d'abord reconnaître ses causes : les obligations familiales, la gestion du quotidien, l'emploi du temps surchargé, la réussite scolaire des enfants, les relations familiales ou professionnelles conflictuelles, le désir de performance, les échéanciers, la circulation automobile, la promiscuité dans les transports en commun, etc. Plusieurs approches sont ensuite possibles pour tenter d'en atténuer les effets.

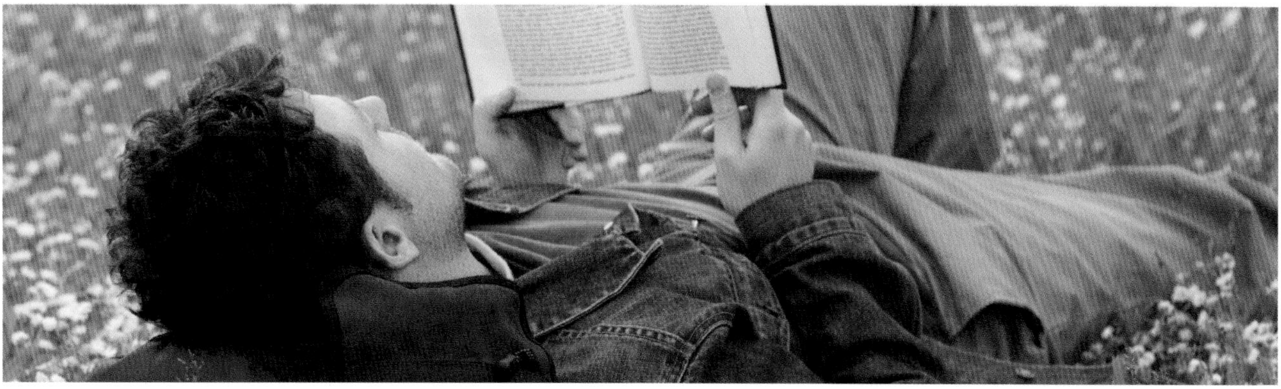

### SUPPRIMER SES CAUSES

Il est parfois possible d'écarter certaines sources de stress en modifiant ses habitudes : changement d'horaire de travail, de trajet ou de moyen de transport, mutation de service, meilleur partage des tâches ménagères, recours à une aide ménagère, etc. Lorsque le stress est causé par des mauvaises relations avec l'entourage, l'échange des points de vue ou le recours à un médiateur permettent souvent de trouver une solution. Des vacances peuvent être aussi un bon moyen de briser le rythme du quotidien et de prendre du recul par rapport à une situation.

### COMBATTRE SES EFFETS

Une autre approche de la gestion du stress consiste à évacuer la tension nerveuse ou à en combattre les effets. Il existe plusieurs techniques spécifiques de relaxation (yoga, méditation, taï chi, massage, etc.), mais toutes les activités procurant du plaisir contribuent à chasser le stress : lecture, spectacle, marche dans la nature, jardinage, rencontres et activités sociales. La pratique d'un sport est aussi un excellent moyen d'évacuer le stress.

*L'exercice ... page 22*

### CHANGER D'ATTITUDE

Certaines personnes envisageront une situation problématique comme un défi à relever, d'autres, comme une montagne à déplacer. Cette perception des événements et la réaction qu'ils suscitent sont des composantes personnelles du stress. Plusieurs méthodes proposent de modifier sa façon d'envisager les problèmes afin de les aborder plus positivement, par l'apprentissage de techniques de gestion du stress, de croissance ou de développement personnel, de visualisation, de sophrologie, etc. Lorsque le stress devient envahissant et perturbe le quotidien, il peut être nécessaire de demander l'aide d'un spécialiste (psychologue, psychanalyste, psychiatre, etc.) qui pourra orienter la personne vers une thérapie appropriée.

### DES TRUCS ANTI-STRESS

- Ayez une alimentation équilibrée.
- Réduisez votre consommation de café, surtout dans l'après-midi.
- Faites régulièrement de l'exercice physique.
- Dormez le temps qu'il faut en vous couchant plus tôt.
- Accordez-vous des pauses dans la journée, même brèves.
- Sachez refuser un travail ou déléguer.
- Lâchez prise et acceptez l'opinion d'autrui à l'occasion.
- Ne cédez pas à la colère.
- Isolez-vous et respirez profondément pendant trois à cinq minutes en concentrant votre attention sur votre respiration.
- Parlez de vos problèmes à vos proches.

# L'HYGIÈNE ET LA PRÉVENTION DES INFECTIONS

Certains changements dans les modes de vie comme l'accroissement des échanges internationaux, le développement des services de transport en commun et de garderie ainsi que l'utilisation accrue des **antibiotiques** facilitent et accélèrent la dissémination des agents **infectieux.** Face à cette augmentation des risques d'infection, les mesures d'hygiène élémentaires demeurent le moyen de lutte préventive le plus efficace.

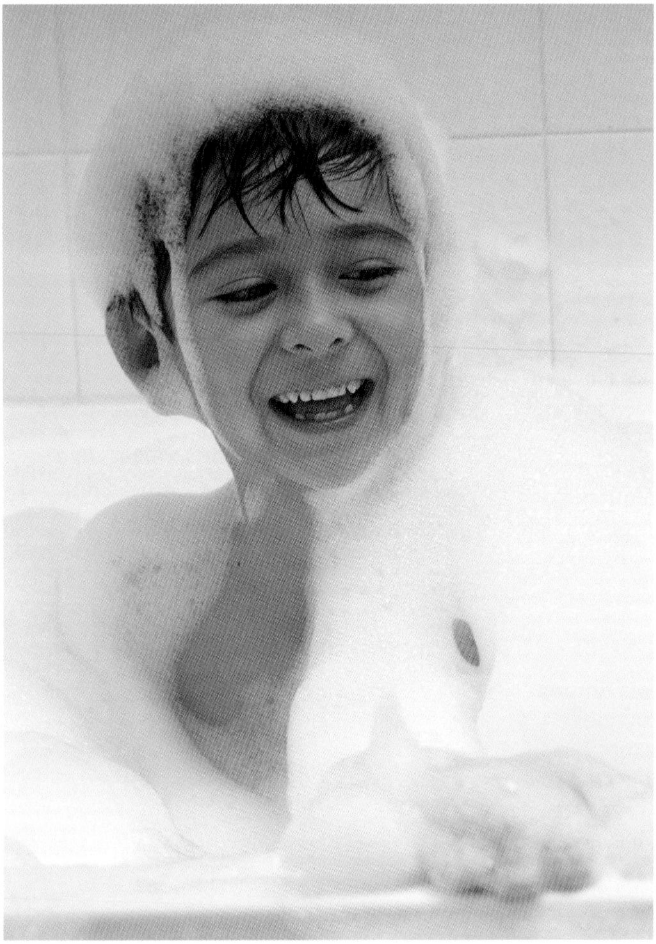

## L'HYGIÈNE CORPORELLE

En évitant la prolifération des agents pathogènes (bactéries, virus, champignons et parasites) à la surface de la peau et des muqueuses, l'hygiène corporelle contribue à nous préserver des infections. Une bonne hygiène consiste en des gestes simples tels que :

- Se laver les mains après avoir touché un animal ou un objet sale, après avoir été aux toilettes, avant de toucher des aliments, avant de manger et avant de toucher une personne sensible aux infections (nouveau-né, personne âgée ou **immunodéprimée**) ;
- Faire une toilette quotidienne (en particulier entre les doigts et les orteils, le nombril, les aisselles et les parties intimes) ;
- Se laver les cheveux une fois par semaine (ou plus selon les besoins) ;
- Se brosser les dents après chaque repas ou au moins deux fois par jour et utiliser de la soie dentaire au moins une fois par jour ;
- Changer de sous-vêtements quotidiennement.

## LA LUTTE CONTRE LA PROPAGATION DES INFECTIONS

Lorsqu'une personne est atteinte d'une maladie infectieuse des voies respiratoires, comme un rhume, elle peut éviter la dissémination de l'infection en toussant ou en éternuant dans un mouchoir ou au creux de son coude. Elle doit également se moucher et se laver les mains plus souvent et reporter autant que possible sa visite à des personnes fragiles (nouveau-né, personne âgée ou immunodéprimée). Chez les enfants, il est préférable d'éviter les échanges de vêtements comme les bonnets et les écharpes, propices à la transmission de poux et à la propagation des infections respiratoires.

*Les infections respiratoires ... page 318*
*La grippe ... page 320*

## L'HYGIÈNE DOMESTIQUE

Dans la maison, les lieux de passage et d'entreposage des aliments ainsi que les endroits humides sont propices à la prolifération des bactéries et des champignons. Ainsi, la cuisine, la salle de bains et les toilettes réclament une aération et un nettoyage particuliers. La douche, les cuvettes, la robinetterie et les poignées de porte doivent être désinfectées régulièrement, tout comme l'évier, le réfrigérateur, le plan de travail et la poubelle de la cuisine. Les serviettes, les linges et les torchons doivent être séchés rapidement et nettoyés fréquemment. La literie des chambres ainsi que les planchers de la maison doivent aussi être lavés périodiquement. Le calendrier de vaccination des animaux domestiques doit être respecté. En outre, il faut interdire à ceux-ci, autant que possible, l'accès à la literie, à la table de la cuisine, au plan de travail et à la nourriture qui n'est pas la leur. Les objets ou les endroits qu'ils affectionnent doivent être nettoyés régulièrement.

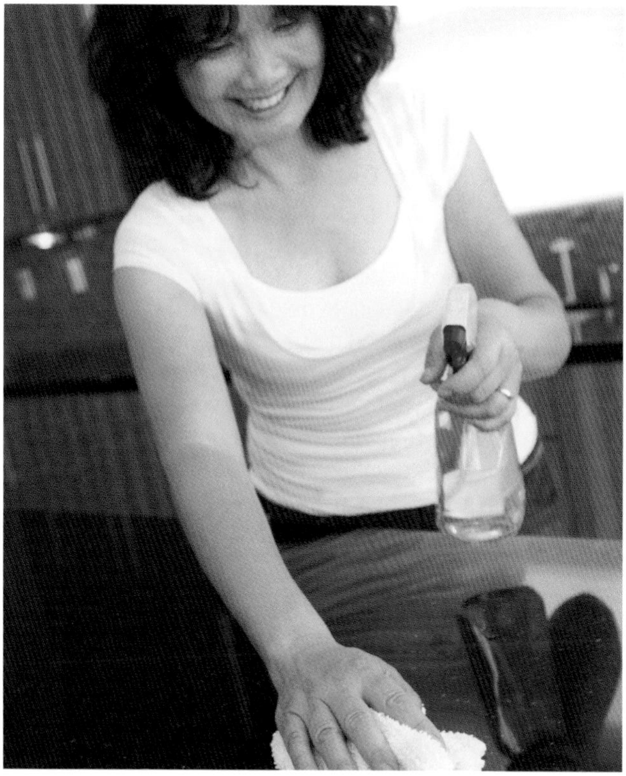

## LA PRÉVENTION DES GASTROENTÉRITES ET DES INTOXICATIONS ALIMENTAIRES

Au Canada, près de la moitié des gastroentérites alimentaires et des intoxications alimentaires ont lieu à la maison. Elles sont dues à une cuisson insuffisante des aliments, à une contamination au moment de leur manipulation ou de leur production (mauvaise hygiène, lavage avec de l'eau contaminée, etc.) ou à leur mauvais entreposage qui est soit trop long, soit fait à une température inadéquate. La contamination, le plus souvent par la salmonelle et par *Escherichia coli*, plus rarement par la bactérie Listeria, affecte notamment la volaille et les viandes, et en second lieu les poissons et les fruits de mer. Pour éviter une intoxication par un aliment contaminé, certaines règles doivent être respectées :

- Assurez-vous, au moment de l'achat, de la provenance des aliments et vérifiez leur date de péremption ;
- Lorsque vous faites vos courses, achetez en dernier lieu les aliments réfrigérés ou congelés. Rangez-les immédiatement une fois de retour à la maison. Transportez-les dans des sacs isothermes, notamment si le temps est chaud et si le transport est long ;
- Lavez-vous les mains avant de manipuler les aliments et lavez les fruits et les légumes avant de les consommer ;
- Lavez à l'eau et au savon les ustensiles et les plans de travail qui ont été en contact avec de la viande crue avant de vous en servir pour d'autres aliment ;
- Placez les aliments qui doivent être conservés au froid au bon endroit dans le réfrigérateur. Séparez les aliments crus des aliments cuits. Afin de laisser circuler l'air, ne remplissez pas trop le réfrigérateur. Maintenez la température de celui-ci entre 0 °C et 4 °C ;
- Ne recongelez pas un aliment décongelé.

# LE CONTRÔLE DE L'ENVIRONNEMENT

Une bonne connaissance des risques liés à notre environnement, aussi bien à la maison qu'au travail ou dans la pratique des loisirs, permet de prévenir de nombreux accidents.

## UNE MAISON SANS DANGER

La maison doit être aménagée de façon sécuritaire pour chacun de ses résidants, du nouveau-né à la personne âgée. Elle doit être pourvue d'un extincteur et d'au moins un détecteur de fumée et un détecteur de monoxyde de carbone, dont les piles sont changées tous les ans. En outre, il est important de se renseigner sur la toxicité des matériaux utilisés pour la construction (tuyauterie, isolation, etc.). La maison doit également être correctement et régulièrement aérée afin d'éviter la formation de moisissures ou l'accumulation de polluants et ainsi de minimiser les risques de maladies respiratoires.

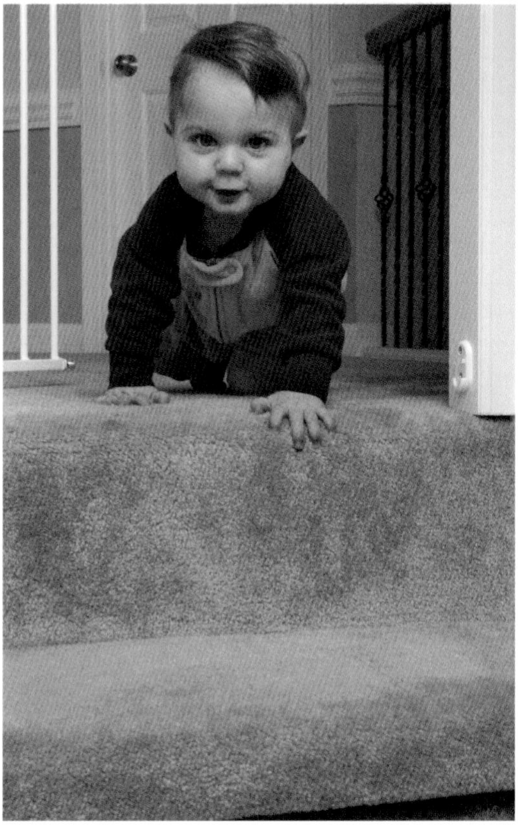

### LA SÉCURITÉ DES ENFANTS

Les dangers que courent les enfants varient selon leur degré d'autonomie. Un enfant de moins de 10 ans ne doit jamais être laissé seul à la maison. Lorsque l'enfant a moins de 1 an, les principaux risques sont l'étouffement et la chute. Pour minimiser ceux-ci, il faut :

- Maintenir la température de la chambre du nourrisson autour de 19 °C. Il ne faut pas trop couvrir l'enfant ;
- Vérifier la stabilité du berceau ou du lit. Les barreaux doivent être espacés de 45 à 65 mm ;
- Éviter les rideaux munis de cordons et les bijoux autour du cou du bébé ;
- Éviter de laisser dormir le nourrisson avec des peluches ou des animaux domestiques.

À partir de 1 an, l'enfant devient plus autonome et les dangers se multiplient. Il faut :

- Équiper les fenêtres de crochets ou d'entrebâilleurs et les balcons d'une protection. L'accès aux escaliers doit être bloqué ;
- Poser des adhésifs antidérapants au fond du bain et de la douche ;
- Obturer les prises de courant ;
- Éviter de laisser dépasser les poignées de casserole de la cuisinière ou de laisser traîner les fils électriques ;
- Placer hors de la portée de l'enfants les objets tranchants, les sacs en plastique, les allumettes, les briquets, les produits domestiques, les médicaments, les boissons alcoolisées et les plantes toxiques.

### LA SÉCURITÉ DES AÎNÉS

La mobilité réduite d'une personne âgée augmente les risques de chutes et de traumatismes. Pour éviter les accidents, il faut :

- Éliminer les obstacles (meubles bas, plantes, fils électriques, etc.) dans les lieux de passage ;
- Recouvrir les surfaces glissantes de matériaux antidérapants ;
- Multiplier les points d'appuis : rampes d'escalier, barres de soutien autour des toilettes, du bain et de la douche ;
- Surélever le siège des toilettes et ajuster la hauteur du lit ;
- Garder un téléphone sans fil à portée de la main.

## LES **LOISIRS** EN **TOUTE TRANQUILLITÉ**

Pour rester une source de plaisir et d'épanouissement, les activités de loisirs doivent être pratiquées en prenant quelques précautions. Il faut :

- Se renseigner sur les conditions météorologiques avant de pratiquer une activité de plein air ;
- Se protéger du soleil (crème, lunettes, chapeau) et prévoir des vêtements pour affronter le froid ou la pluie ;
- Emporter suffisamment d'eau ainsi que de la nourriture et une trousse de premiers soins dans les cas de longue randonnée ;
- Se protéger contre les piqûres d'insectes ;
- Éviter de nourrir ou d'approcher les animaux sauvages, même s'ils semblent inoffensifs, et faire du bruit pour ne pas les surprendre (en cas de face à face, s'éloigner sans regarder l'animal dans les yeux et sans courir ni lui tourner le dos) ;
- Vérifier l'état du matériel de plein air avant son utilisation ;
- Porter un casque pour pratiquer un sport où les risques de choc à la tête sont importants (vélo, ski, etc.) ;
- Porter un gilet de sauvetage pour les activités nautiques ;
- Surveiller en tout temps les enfants à proximité d'une étendue d'eau ;
- Interdire l'accès de la piscine aux enfants en l'absence d'un adulte (toute piscine doit être entourée d'une clôture) ;
- Entrer progressivement dans l'eau par temps chaud afin d'éviter l'hydrocution (choc thermique) ;
- S'échauffer avant de pratiquer une activité physique ;
- Éviter de partir seul, sans prévenir qui que ce soit.

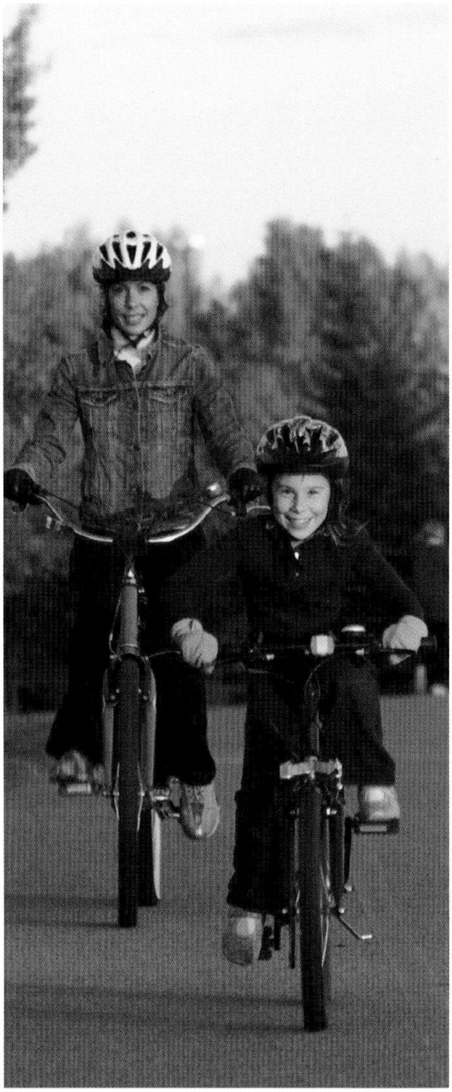

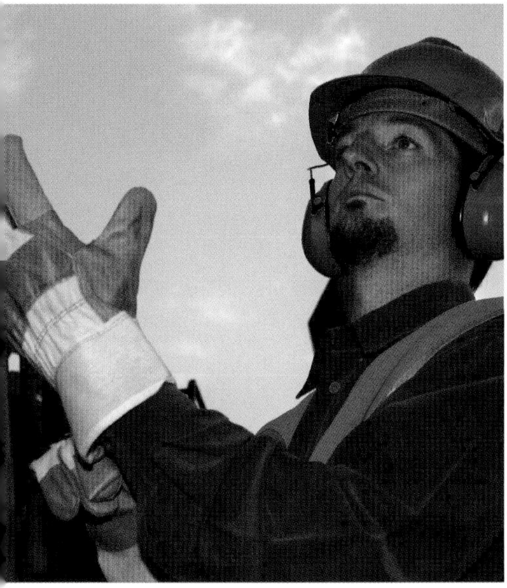

## LA **SÉCURITÉ** AU **TRAVAIL**

Le travail ne devrait pas être à l'origine de problèmes de santé. Une mauvaise position, des gestes inadéquats et un poste de travail mal organisé ou inadapté à la physionomie de la personne peuvent créer, à plus ou moins long terme, des troubles articulaires et musculaires douloureux. Ces derniers peuvent être prévenus en faisant appel à des spécialistes en **ergonomie**. Réduire les accidents et les maladies causées par l'exercice d'une profession est une responsabilité collective. L'employeur doit non seulement appliquer les normes et les règlements en matière de sécurité, il doit aussi les promouvoir auprès de ses employés et tenir compte des améliorations que ceux-ci lui proposent. L'employé, quant à lui, a le devoir de connaître et d'appliquer les mesures de sécurité, de les promouvoir auprès de ses collègues et de proposer des améliorations. Quand la situation l'exige, il est particulièrement important de porter un équipement de protection. Il faut également connaître les plans d'évacuation en cas d'incendie.

# LES EXAMENS MÉDICAUX

Nos antécédents familiaux, notre âge et notre mode de vie nous prédisposent à certaines maladies qui, dans la plupart des cas, peuvent être soignées à condition qu'elles soient diagnostiquées et traitées de façon précoce. Il est donc très souvent recommandé de subir un examen médical périodique.

## LE SUIVI MÉDICAL DE LA GROSSESSE

Le suivi de la grossesse consiste en une série de visites médicales, ponctuées de prises de sang, d'analyses d'urine et de tests de dépistage afin de s'assurer de la santé de la mère et du fœtus tout au long de la grossesse. Le premier rendez-vous se situe généralement entre la 8e et la 12e semaine suivant les dernières règles. Au cours de ce premier examen, le médecin établit habituellement le bilan de santé de la mère à l'aide d'un questionnaire, d'un examen physique complet et d'un examen gynécologique. Il lui fait généralement passer un test de dépistage du cancer du col de l'utérus (test PAP) et lui prescrit une analyse de sang afin de déterminer son groupe sanguin, de vérifier si elle est **anémique**, de contrôler sa **glycémie** et de dépister certaines maladies infectieuses (gonorrhée, chlamydia, syphilis, sida, hépatite B, rubéole, toxoplasmose). Une analyse d'urine permet aussi de savoir si elle souffre d'une infection urinaire. D'autres visites suivront, habituellement une fois par mois jusqu'à la 32e semaine, puis une fois par semaine pendant le dernier mois, afin de surveiller entre autres le poids de la mère, sa tension artérielle, la hauteur et la position de son utérus et le rythme cardiaque du fœtus. Ces examens sont complétés par les **échographies**, normalement réalisées aux environs des 12e, 22e et 32e semaines d'**aménorrhée**. Celles-ci permettent de déterminer la date de fécondation, le sexe du fœtus et la position du placenta, ainsi que de déceler d'éventuelles anomalies.

D'autres tests peuvent éventuellement être proposés au cours de la grossesse, notamment :

- Le prélèvement et l'analyse de liquide amniotique (**amniocentèse**), entre la 14e et la 18e semaine d'aménorrhée, lorsqu'un trouble chromosomique, une maladie héréditaire ou **infectieuse**, ou encore une malformation du fœtus est soupçonné ;
- Le dépistage du diabète gestationnel entre la 24e et la 28e semaine d'aménorrhée ;
- Le dépistage du streptocoque de groupe B, entre la 34e et la 37e semaine d'aménorrhée.

*Les examens prénataux ... page 468*

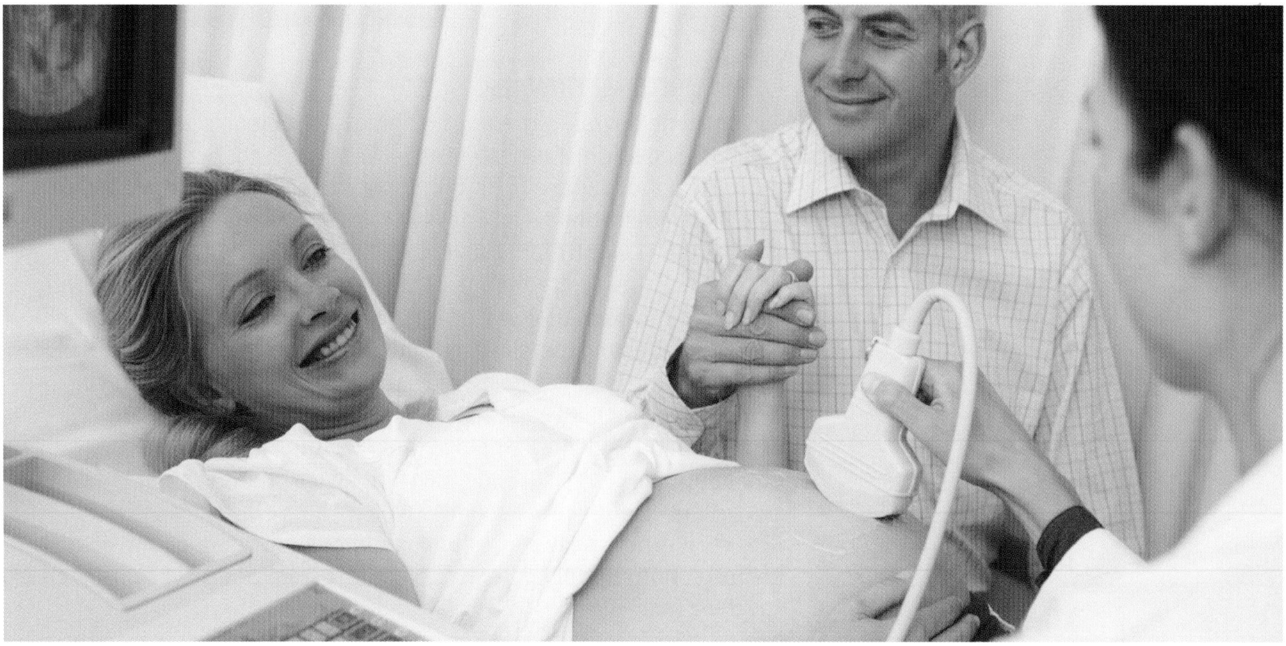

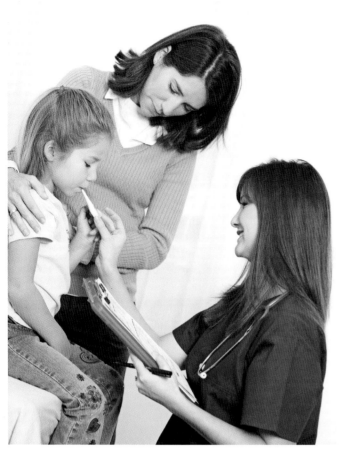

## LE **SUIVI MÉDICAL** DES **ENFANTS**

À la naissance, le nouveau-né subit une analyse de sang permettant de dépister certaines maladies **métaboliques** héréditaires. Ce dépistage peut être complété par une analyse d'urine qui permet de détecter d'autres anomalies, si les parents le demandent. Un examen médical périodique est ensuite conseillé pour le suivi médical de l'enfant.

Il importe de :

- Respecter le calendrier des **vaccinations** ;
- Être attentif au poids, à la taille et aux étapes du développement **psychomoteur** de l'enfant : parole, mobilité, attention, comportement, etc. ;
- Faire examiner ses dents régulièrement. Un premier rendez-vous chez le dentiste est conseillé dans les mois suivant la percée de la première dent ;
- Faire examiner son enfant par un optométriste ou un ophtalmologiste à 3 mois, à 1 an et entre 3 et 5 ans. Plus tard, il est recommandé d'effectuer un examen visuel tous les 2 ans jusqu'à 10 ans et tous les 3 ans jusqu'à 18 ans.

## LE **SUIVI MÉDICAL** DES **ADULTES**

Chaque adulte en bonne santé devrait passer chaque année un examen médical. Effectué de préférence par un médecin de famille qui connaît le dossier médical de son patient, ses antécédents familiaux et ses habitudes de vie, cet examen permet de suivre l'évolution de son état de santé et de dépister d'éventuelles maladies.

À surveiller :

- L'examen dentaire, tous les ans ;
- Le bilan lipidique, tous les 5 ans, à partir de 40 ans pour les hommes et de 50 ans pour les femmes ;
- L'indice de masse corporelle, tous les ans ;
- L'hypertension, chaque année, par la prise de la pression artérielle ;
- Le cancer colorectal, à partir de 50 ans, tous les 1 à 2 ans par le dépistage de sang dans les selles (test hemocult) ou tous les 5 ans par sigmoïdoscopie ou **coloscopie** ;
- Le cancer du sein, par un examen clinique annuel dès 25 ans et par une mammographie tous les 2 ans pour les femmes de 50 ans et plus (dès 40 ans s'il y a des antécédents familiaux) ;
- Le cancer du col de l'utérus, par une cytologie gynécologique (test PAP) annuelle jusqu'à 30 ans, répétée tous les 3 ans par la suite ;
- Le cancer de la prostate, tous les ans à partir de 50 ans.

# LA SANTÉ EN VOYAGE

Le climat et les modes de vie, mais aussi l'organisation des soins et les troubles de santé (notamment les maladies **infectieuses**) peuvent être très différents d'une région du globe à l'autre. La planification d'un voyage doit tenir compte des risques pour la santé qu'un changement d'environnement, parfois brutal, fait courir.

## AVANT DE PARTIR

Quatre à huit semaines avant de partir, il est important de consulter un médecin ou une clinique voyage-santé afin de se renseigner sur les traitements de prévention (antipaludéens), les **vaccinations** et les précautions à prendre selon la destination. Certains pays exigent un carnet de vaccination international et une vaccination à jour contre la fièvre jaune. Voici d'autres précautions à prendre avant le départ :

- Contracter une bonne assurance voyage et apporter une liste de personnes à contacter en cas de besoin, incluant le médecin ;
- Se constituer une pharmacie qui pourra contenir, selon les besoins, des médicaments **antipyrétiques** (réduction de la fièvre), des **anti-inflammatoires**, des **antalgiques** (apaisement de la douleur), des **antihistaminiques** (traitement des allergies), des médicaments contre la diarrhée du voyageur, un produit pour désinfecter l'eau, de la crème solaire avec un indice de protection élevé, un insectifuge et des préservatifs ;
- Les personnes souffrant d'une maladie **chronique** doivent emporter suffisamment de médicaments et de seringues pour suffire à leurs besoins pendant le séjour ainsi qu'un certificat médical justifiant leur utilisation. Le renouvellement de prescription doit indiquer le nom du composé actif plutôt que celui de la marque.

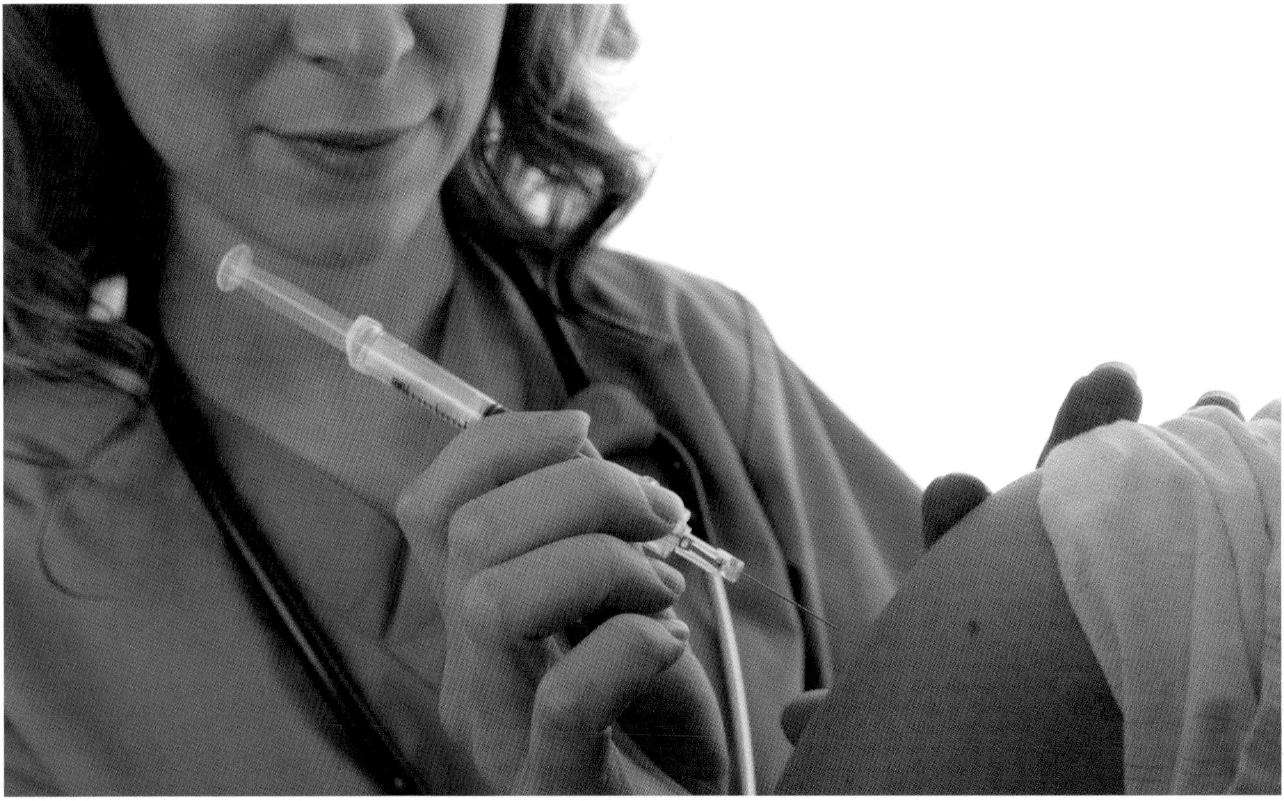

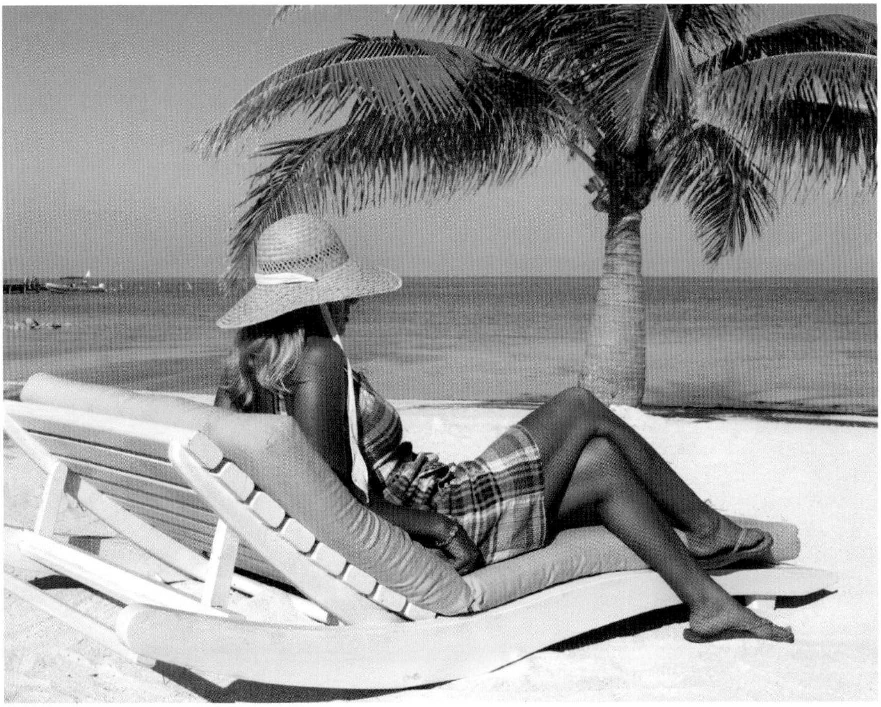

## À **DESTINATION**

Dans les pays chauds, le soleil représente l'un des principaux dangers. Il faut éviter les activités pendant les heures les plus ensoleillées (entre 10 h et 15 h), se protéger en portant des lunettes de soleil, un chapeau et des vêtements à manches longues (les vêtements foncés et épais protègent mieux des ultraviolets), s'hydrater en buvant régulièrement sans attendre d'avoir soif. Se doucher ou s'éponger permet également de lutter contre la chaleur.

Voici d'autres précautions qui permettront d'éviter blessures et contaminations, notamment dans les pays tropicaux :

- Ne boire que de l'eau purifiée, c'est-à-dire qui a été filtrée adéquatement, bouillie ou traitée avec un désinfectant ou qui est vendue en contenant scellé ;
- Se laver les mains avant de manger (mais éviter de s'essuyer les mains avec une serviette publique) ;
- Consommer uniquement des plats cuits (correctement et récemment) et manger de préférence des produits laitiers pasteurisés ;
- Éplucher les légumes et les fruits ;
- Ne pas consommer d'eau du robinet (même pour se laver les dents), de glaçons, d'aliments réchauffés ou d'aliments crus comme des salades, des légumes, des fruits de mer ou des poissons ;
- Éviter de marcher nu-pieds afin d'éviter les blessures ou les piqûres par des animaux venimeux ou encore une **infection** par des parasites qui peuvent traverser la peau ;
- Éviter tout contact direct de la peau avec le sol (utiliser des chaises longues pour se faire bronzer) ;
- Éviter de se baigner en eau douce ou de marcher dans la boue et les flaques d'eau.

## AU **RETOUR**

Au retour d'un pays à risque pour le paludisme, le traitement prescrit doit être poursuivi jusqu'à sa fin. Il est inutile de consulter un médecin sauf si la personne qui revient de voyage souffre d'une maladie **chronique**, a consulté un médecin pendant son séjour ou présente des symptômes particuliers apparus pendant son voyage et qui persistent au retour : fièvre, maux de tête, douleurs dans la nuque, diarrhée persistante, problèmes de peau, problèmes urinaires ou génitaux, toux ou douleurs thoraciques.

# LES **APPAREILS** ET LES **SYSTÈMES**

Chaque **appareil**, chaque **système** du corps humain est composé d'un ensemble d'organes partageant une fonction commune. Ainsi, les organes de l'appareil digestif (estomac, foie, intestin, etc.) sont principalement chargés de rendre les aliments assimilables par l'organisme. Bien que chacun soit responsable d'une fonction spécifique, les appareils et les systèmes coopèrent étroitement les uns avec les autres pour assurer le bon fonctionnement général du corps humain.

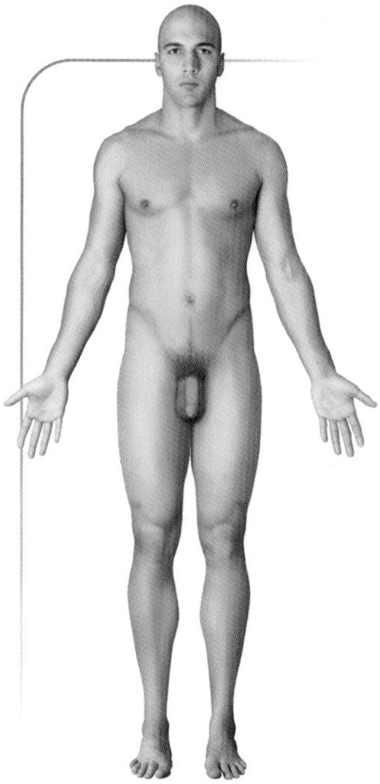

**Le système tégumentaire**
Le système tégumentaire comprend la peau, les cheveux, les poils, les ongles, ainsi que les glandes sébacées et sudoripares. Il participe à la protection de l'organisme contre les agressions du milieu environnant.
*La peau … page 62*

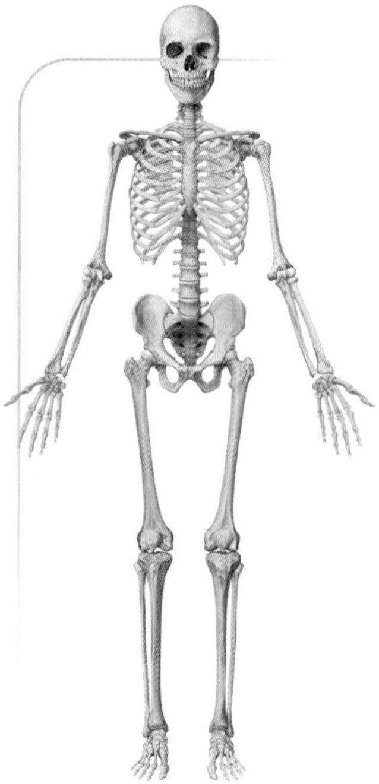

**Le squelette**
Le squelette est constitué de l'ensemble des os. Il supporte l'organisme, protège les organes vitaux et participe aux mouvements du corps.
*Les os, les articulations et les muscles … page 9*

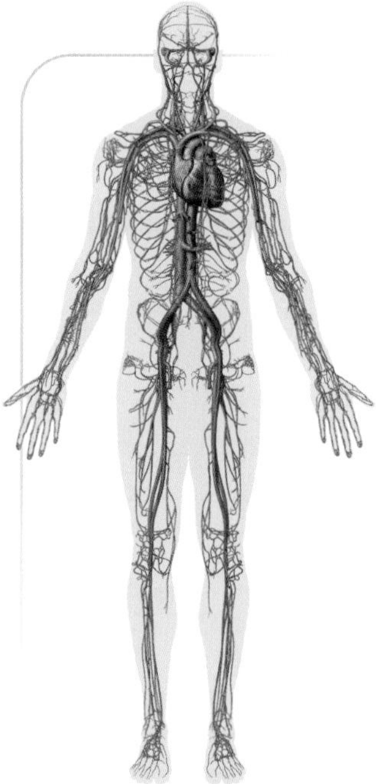

**Le système cardiovasculaire**
Le système cardiovasculaire, composé du cœur et des vaisseaux sanguins, assure l'irrigation sanguine de l'organisme et l'oxygénation du sang dans les poumons.
*Le système cardiovasculaire … page 246*

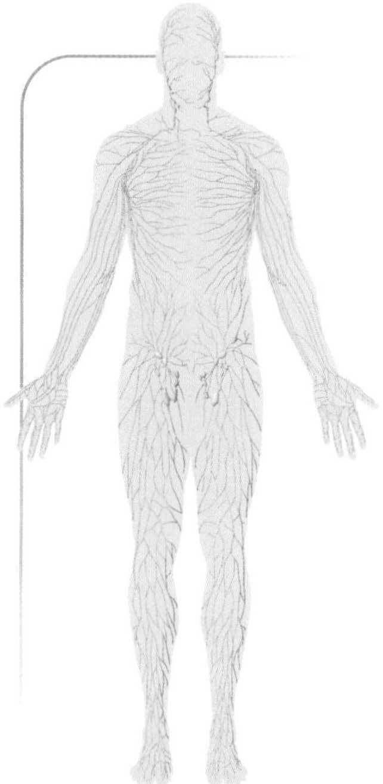

**Le système lymphatique**
Le système lymphatique comprend l'ensemble des ganglions et des vaisseaux lymphatiques qui assurent le drainage de la lymphe vers la circulation sanguine et participent à la protection immunitaire de l'organisme.
*Le système immunitaire … page 276*

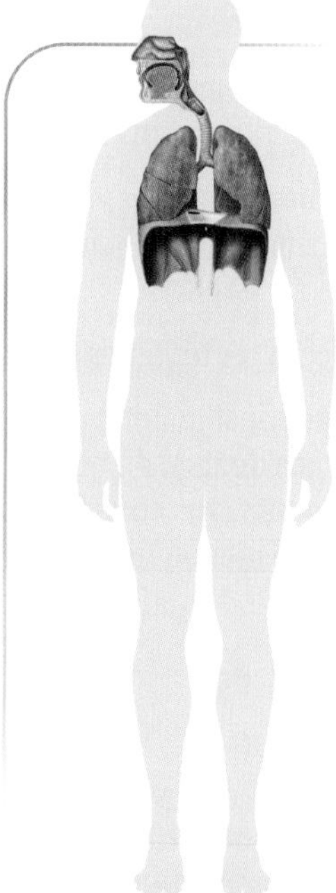

**L'appareil respiratoire**
Les structures qui composent l'appareil respiratoire (cavité nasale, larynx, pharynx, poumons, etc.) fournissent l'oxygène nécessaire à l'organisme tout en éliminant le gaz carbonique qu'il produit.
*L'appareil respiratoire … page 308*

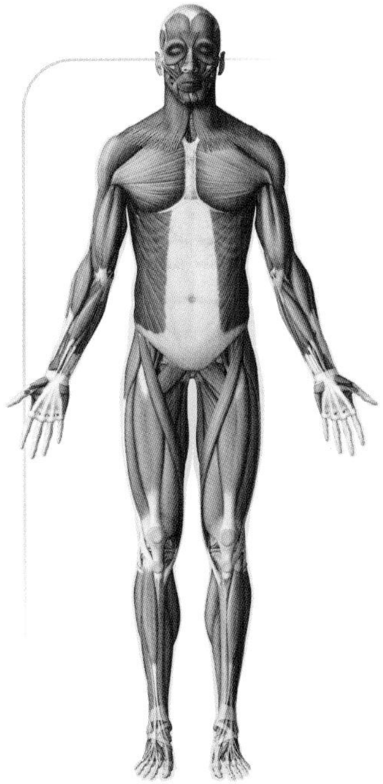

**Les muscles**
Les muscles assurent les contractions involontaires des vaisseaux sanguins et des organes creux, ainsi que les mouvements volontaires.
*Les os, les articulations et les muscles … page 92*

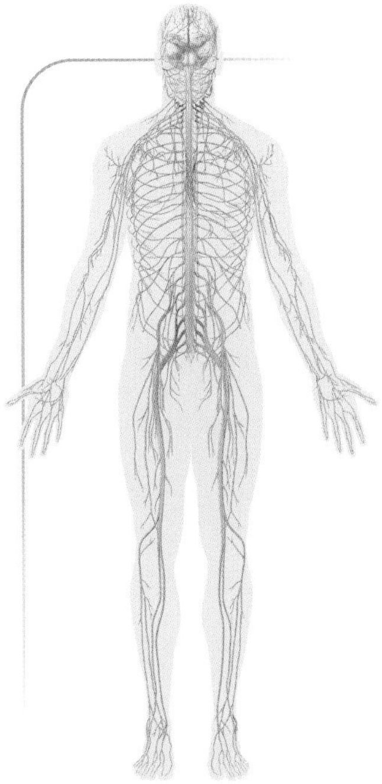

**Le système nerveux**
Le système nerveux, composé de l'encéphale, de la moelle épinière et des nerfs, permet à l'organisme de percevoir des sensations, de penser et d'effectuer tous les mouvements.
*Le système nerveux … page 132*

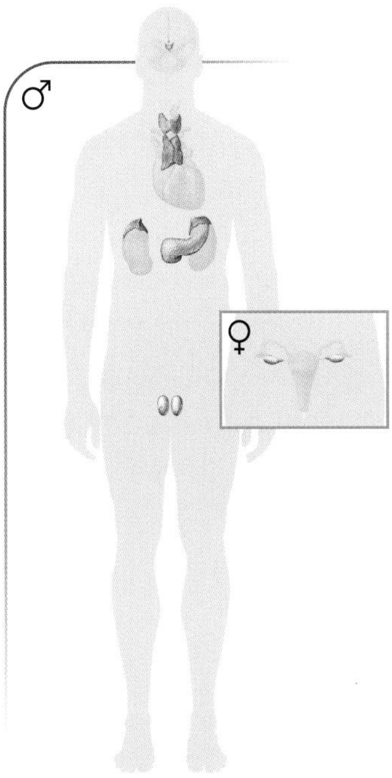
♂
♀

**Le système endocrinien**
Le système endocrinien comprend un ensemble de cellules et de glandes endocrines qui régulent certaines fonctions de l'organisme en libérant des hormones dans le sang.
*Le système endocrinien … page 218*

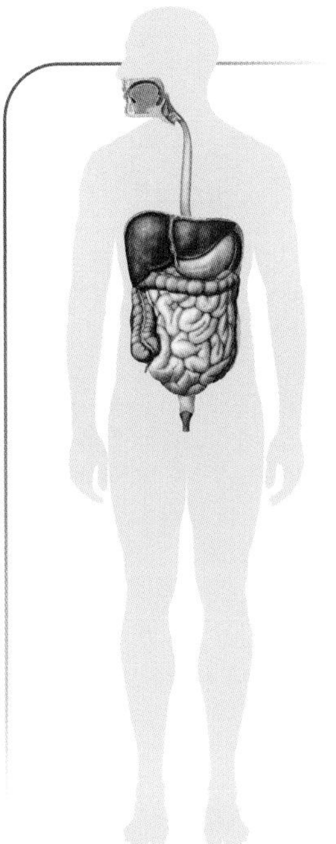

**L'appareil digestif**
L'appareil digestif, formé de la bouche, du tube digestif et de glandes annexes, transforme les aliments en éléments assimilables par l'organisme.
*L'appareil digestif … page 340*

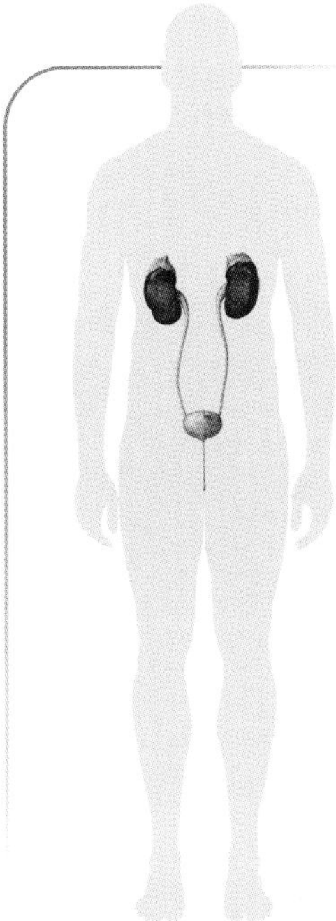

**L'appareil urinaire**
L'appareil urinaire est composé des reins, des uretères, de la vessie et de l'urètre. Il élabore l'urine, la véhicule, l'emmagasine et l'évacue hors de l'organisme.
*L'appareil urinaire … page 398*

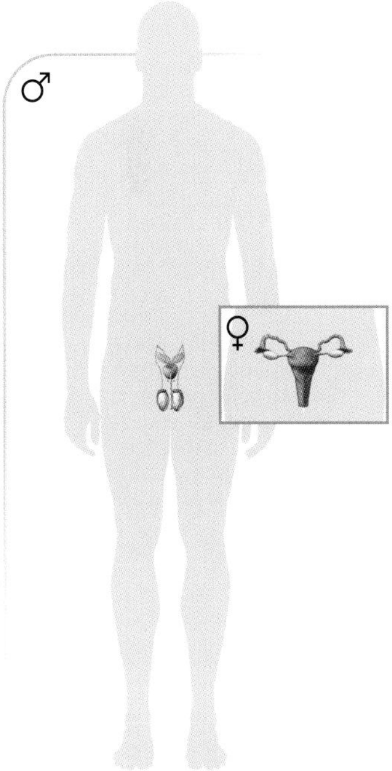
♂
♀

**L'appareil reproducteur**
L'appareil reproducteur assure les fonctions de reproduction à l'aide d'un ensemble d'organes (glandes sexuelles, voies génitales, organes externes, etc.).
*L'appareil reproducteur … page 414*

# L'ANATOMIE GÉNÉRALE DU CORPS HUMAIN

L'anatomie est la science qui étudie la forme et la structure des organes ainsi que les relations qu'ils entretiennent entre eux. Elle est très liée à la physiologie, qui s'intéresse au fonctionnement des organes. Le vocabulaire anatomique permet de nommer chaque partie du corps et de la situer par rapport à l'ensemble. Le corps humain est divisé en quatre grandes régions anatomiques : la tête, le tronc, les membres supérieurs et les membres inférieurs. Ces régions sont elles-mêmes divisées en de multiples sous-régions. Les unes et les autres sont reliées entre elles par des articulations complexes leur permettant de bouger de façon indépendante.

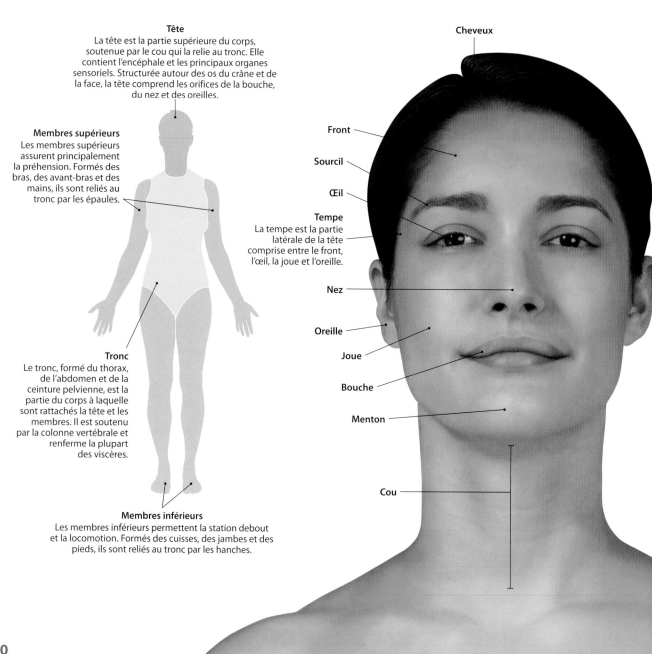

**Tête**
La tête est la partie supérieure du corps, soutenue par le cou qui la relie au tronc. Elle contient l'encéphale et les principaux organes sensoriels. Structurée autour des os du crâne et de la face, la tête comprend les orifices de la bouche, du nez et des oreilles.

**Membres supérieurs**
Les membres supérieurs assurent principalement la préhension. Formés des bras, des avant-bras et des mains, ils sont reliés au tronc par les épaules.

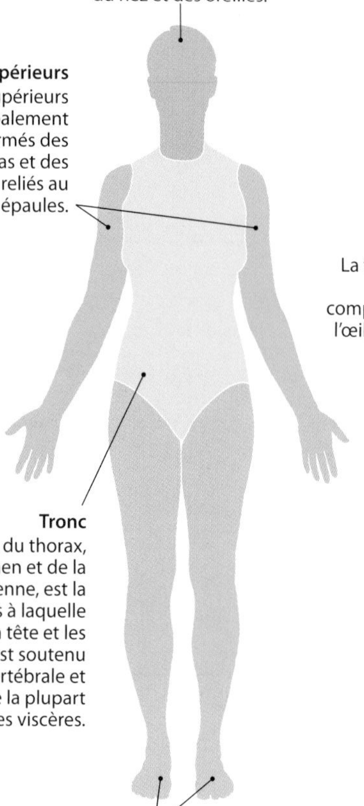

**Tronc**
Le tronc, formé du thorax, de l'abdomen et de la ceinture pelvienne, est la partie du corps à laquelle sont rattachés la tête et les membres. Il est soutenu par la colonne vertébrale et renferme la plupart des viscères.

**Membres inférieurs**
Les membres inférieurs permettent la station debout et la locomotion. Formés des cuisses, des jambes et des pieds, ils sont reliés au tronc par les hanches.

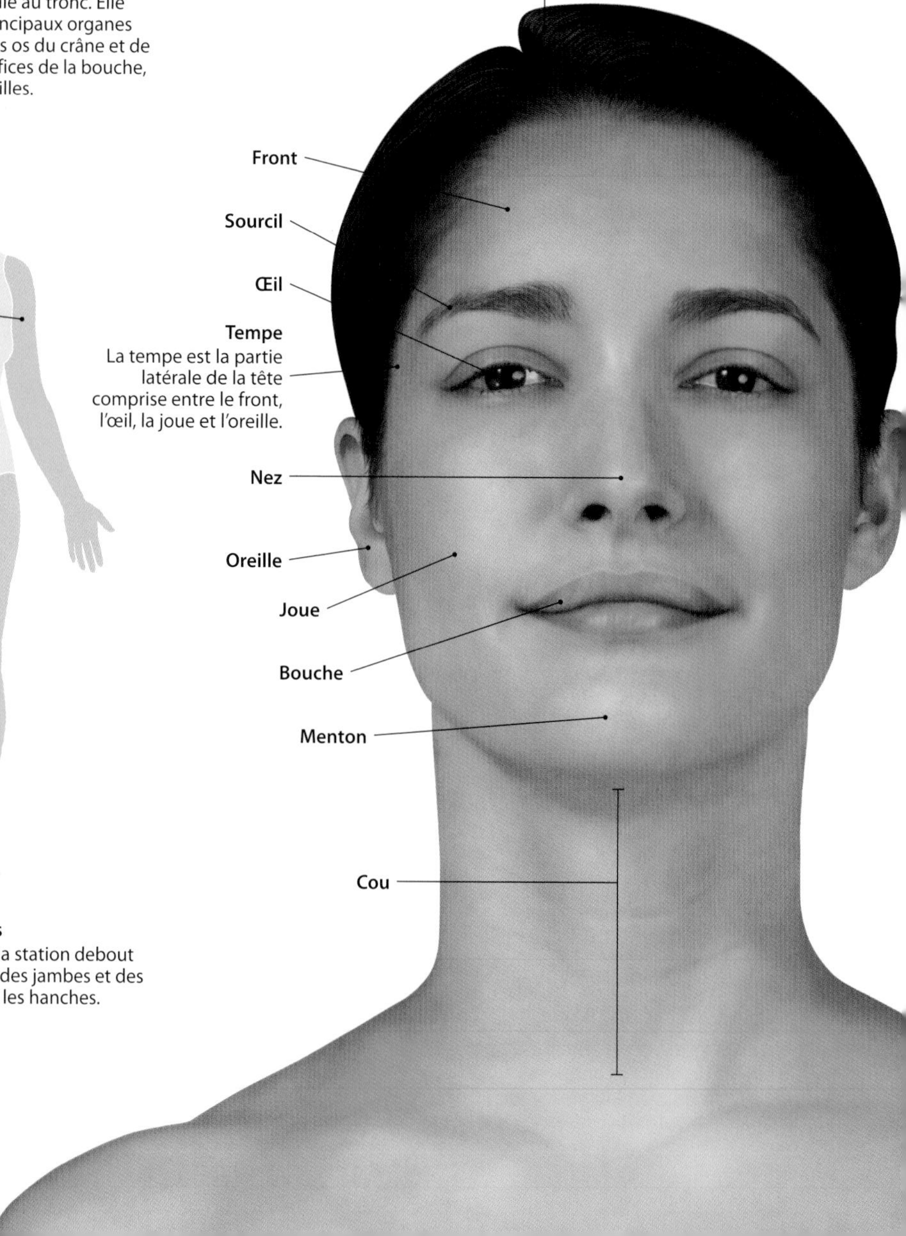
Cheveux
Front
Sourcil
Œil
Nez
Oreille
Joue
Bouche
Menton
Cou

**Tempe**
La tempe est la partie latérale de la tête comprise entre le front, l'œil, la joue et l'oreille.

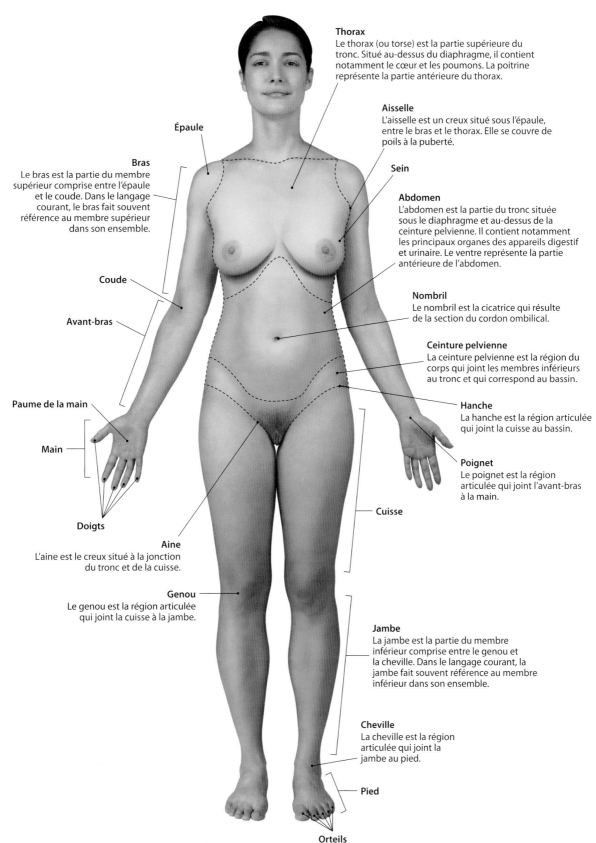

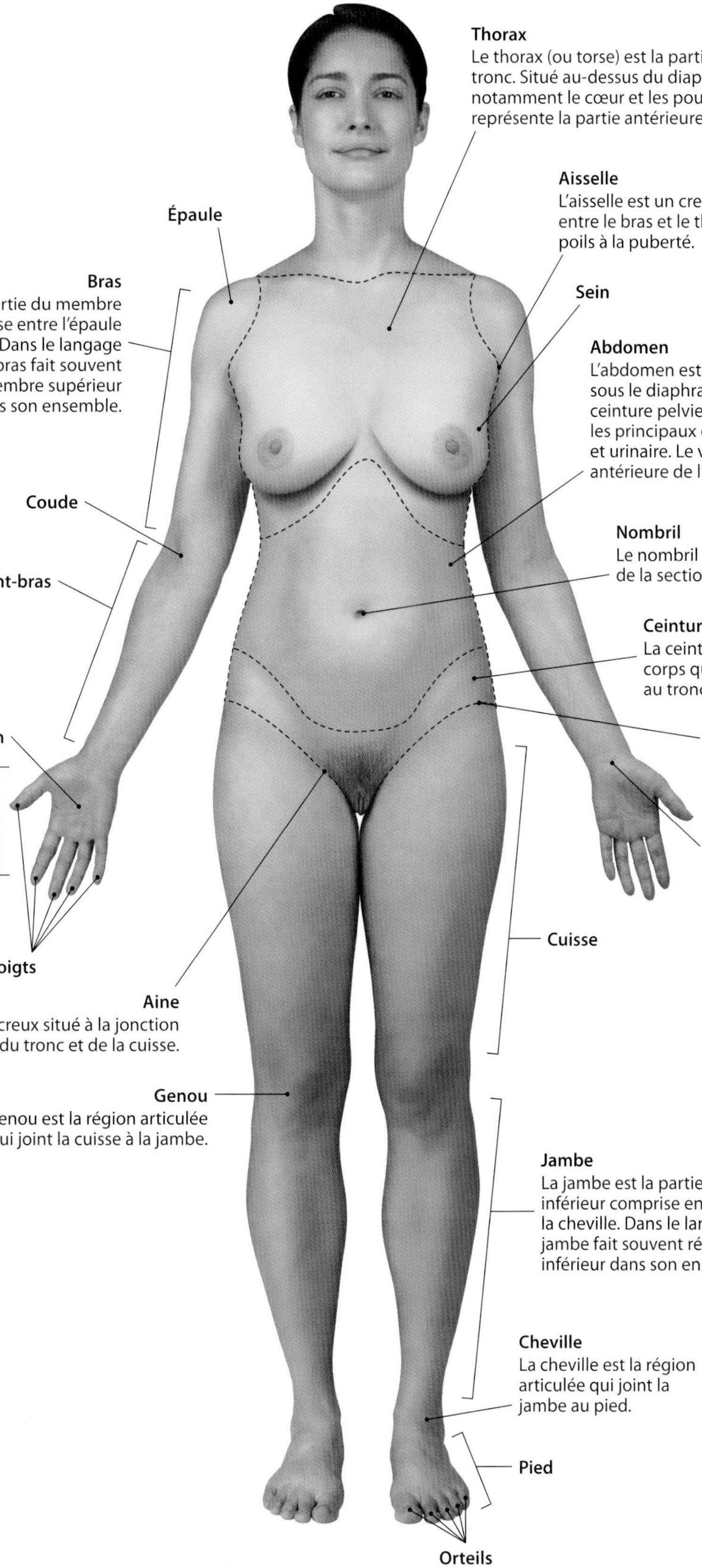
**Thorax**
Le thorax (ou torse) est la partie supérieure du tronc. Situé au-dessus du diaphragme, il contient notamment le cœur et les poumons. La poitrine représente la partie antérieure du thorax.
**Aisselle**
L'aisselle est un creux situé sous l'épaule, entre le bras et le thorax. Elle se couvre de poils à la puberté.
**Épaule**
**Bras**
Le bras est la partie du membre supérieur comprise entre l'épaule et le coude. Dans le langage courant, le bras fait souvent référence au membre supérieur dans son ensemble.
**Sein**
**Abdomen**
L'abdomen est la partie du tronc située sous le diaphragme et au-dessus de la ceinture pelvienne. Il contient notamment les principaux organes des appareils digestif et urinaire. Le ventre représente la partie antérieure de l'abdomen.
**Coude**
**Nombril**
Le nombril est la cicatrice qui résulte de la section du cordon ombilical.
**Avant-bras**
**Ceinture pelvienne**
La ceinture pelvienne est la région du corps qui joint les membres inférieurs au tronc et qui correspond au bassin.
**Paume de la main**
**Hanche**
La hanche est la région articulée qui joint la cuisse au bassin.
**Main**
**Poignet**
Le poignet est la région articulée qui joint l'avant-bras à la main.
**Cuisse**
**Doigts**
**Aine**
L'aine est le creux situé à la jonction du tronc et de la cuisse.
**Genou**
Le genou est la région articulée qui joint la cuisse à la jambe.
**Jambe**
La jambe est la partie du membre inférieur comprise entre le genou et la cheville. Dans le langage courant, la jambe fait souvent référence au membre inférieur dans son ensemble.
**Cheville**
La cheville est la région articulée qui joint la jambe au pied.
**Pied**
**Orteils**

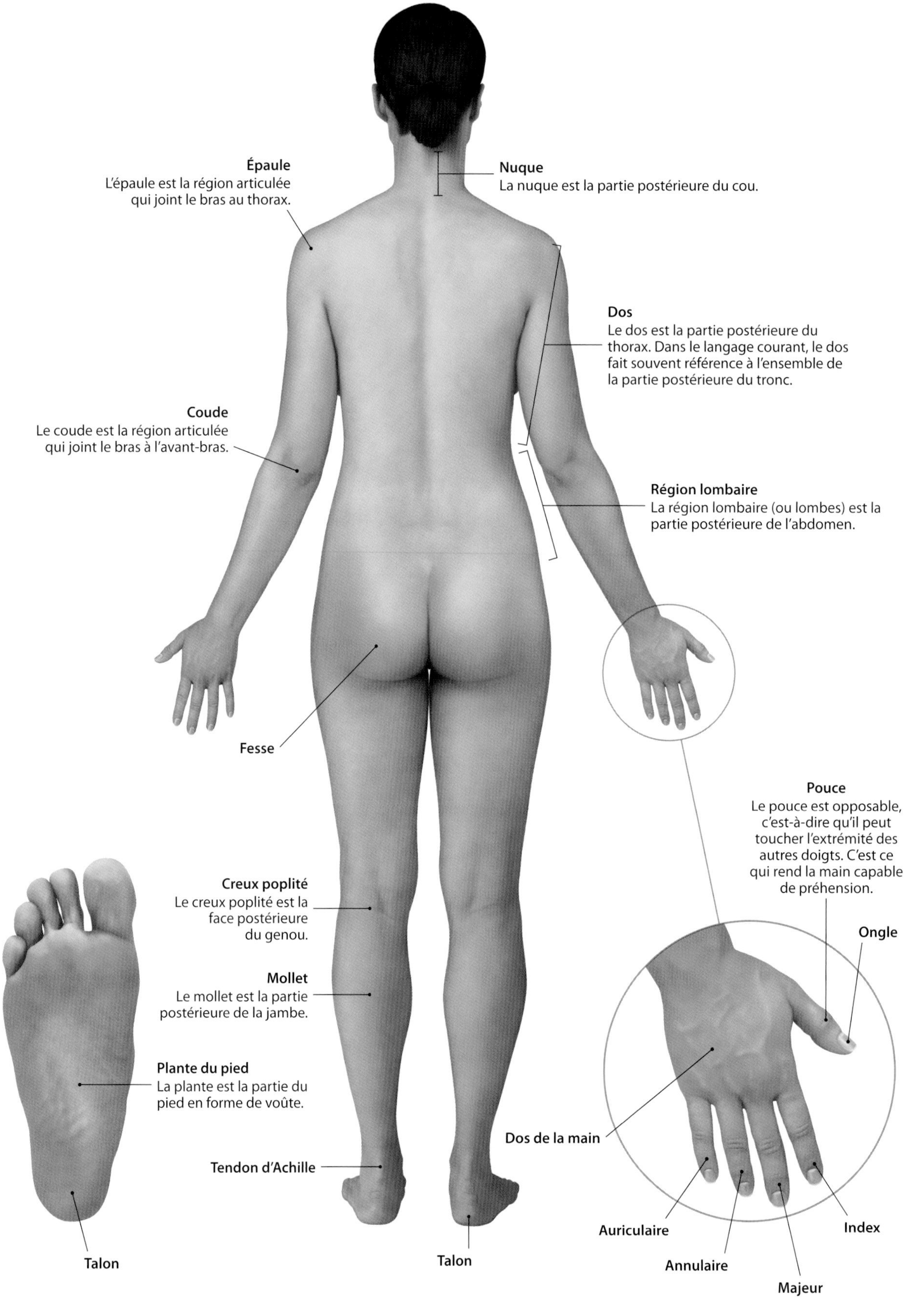

Épaule
L'épaule est la région articulée qui joint le bras au thorax.
Nuque
La nuque est la partie postérieure du cou.
Dos
Le dos est la partie postérieure du thorax. Dans le langage courant, le dos fait souvent référence à l'ensemble de la partie postérieure du tronc.
Coude
Le coude est la région articulée qui joint le bras à l'avant-bras.
Région lombaire
La région lombaire (ou lombes) est la partie postérieure de l'abdomen.
Fesse
Pouce
Le pouce est opposable, c'est-à-dire qu'il peut toucher l'extrémité des autres doigts. C'est ce qui rend la main capable de préhension.
Ongle
Creux poplité
Le creux poplité est la face postérieure du genou.
Mollet
Le mollet est la partie postérieure de la jambe.
Plante du pied
La plante est la partie du pied en forme de voûte.
Dos de la main
Tendon d'Achille
Auriculaire
Index
Annulaire
Majeur
Talon
Talon

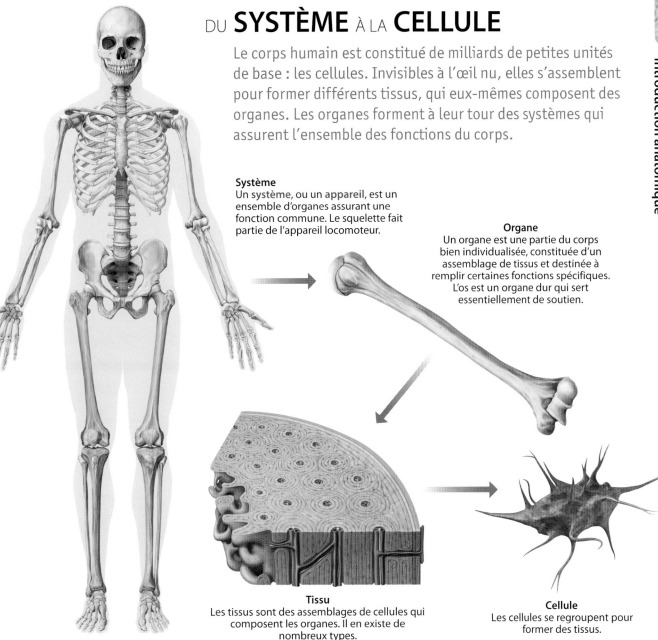

# DU **SYSTÈME** À LA **CELLULE**

Le corps humain est constitué de milliards de petites unités de base : les cellules. Invisibles à l'œil nu, elles s'assemblent pour former différents tissus, qui eux-mêmes composent des organes. Les organes forment à leur tour des systèmes qui assurent l'ensemble des fonctions du corps.

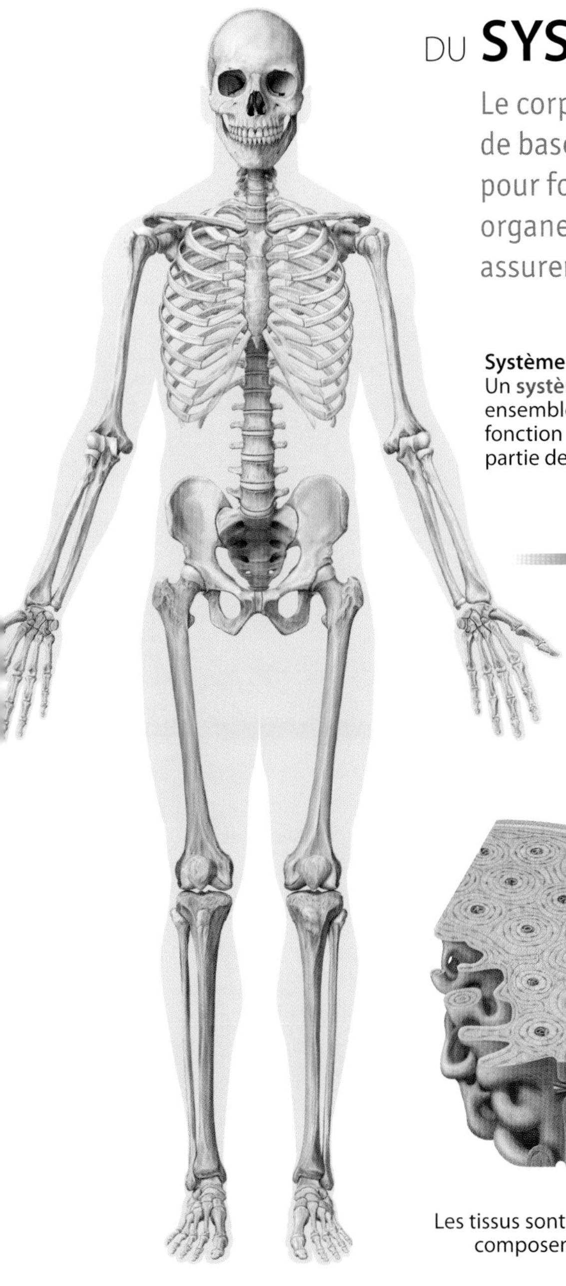

**Système**
Un **système**, ou un **appareil**, est un ensemble d'organes assurant une fonction commune. Le squelette fait partie de l'appareil locomoteur.

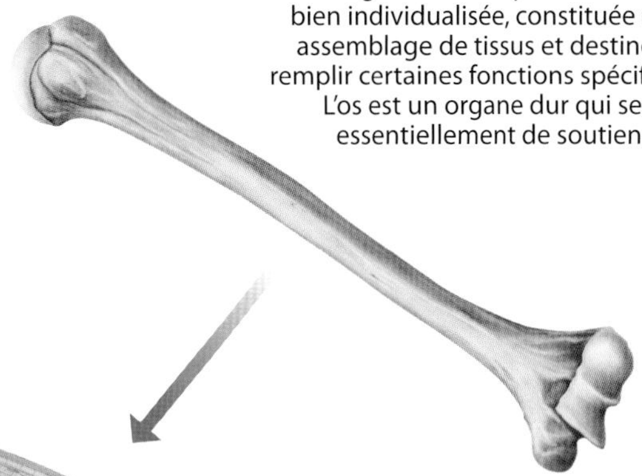

**Organe**
Un organe est une partie du corps bien individualisée, constituée d'un assemblage de tissus et destinée à remplir certaines fonctions spécifiques. L'os est un organe dur qui sert essentiellement de soutien.

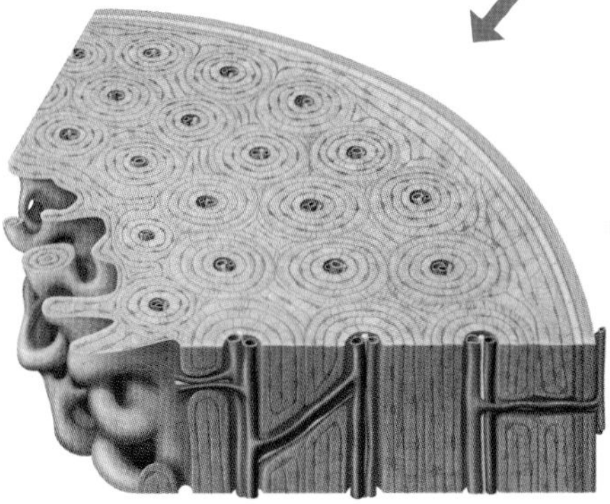

**Tissu**
Les tissus sont des assemblages de cellules qui composent les organes. Il en existe de nombreux types.

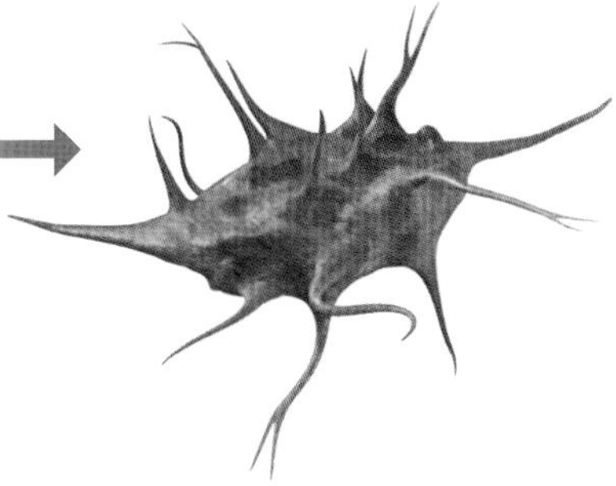

**Cellule**
Les cellules se regroupent pour former des tissus.

## LES **TISSUS**

Un tissu est un ensemble de cellules qui possèdent une structure semblable et qui remplissent une fonction commune. Ainsi, les cellules musculaires, qui forment le tissu musculaire, ont la capacité de se contracter, engendrant les différents mouvements du corps. Quatre types de tissus primaires constituent l'ensemble de l'organisme : le tissu épithélial, le tissu conjonctif, le tissu musculaire et le tissu nerveux. Le tissu épithélial, dont fait partie la couche superficielle de la peau, a une fonction de revêtement et de sécrétion. Il recouvre et protège l'extérieur du corps et ses cavités internes, en plus de constituer les glandes. Le tissu conjonctif soutient et relie les divers tissus et organes du corps. Il se subdivise en plusieurs variétés, dont le tissu osseux, le cartilage, le sang, le tissu adipeux (graisse) et le tissu fibreux (qui forme la couche profonde de la peau, les tendons et les ligaments).

*Les tissus osseux … page 95*
*Le tissu musculaire … page 99*

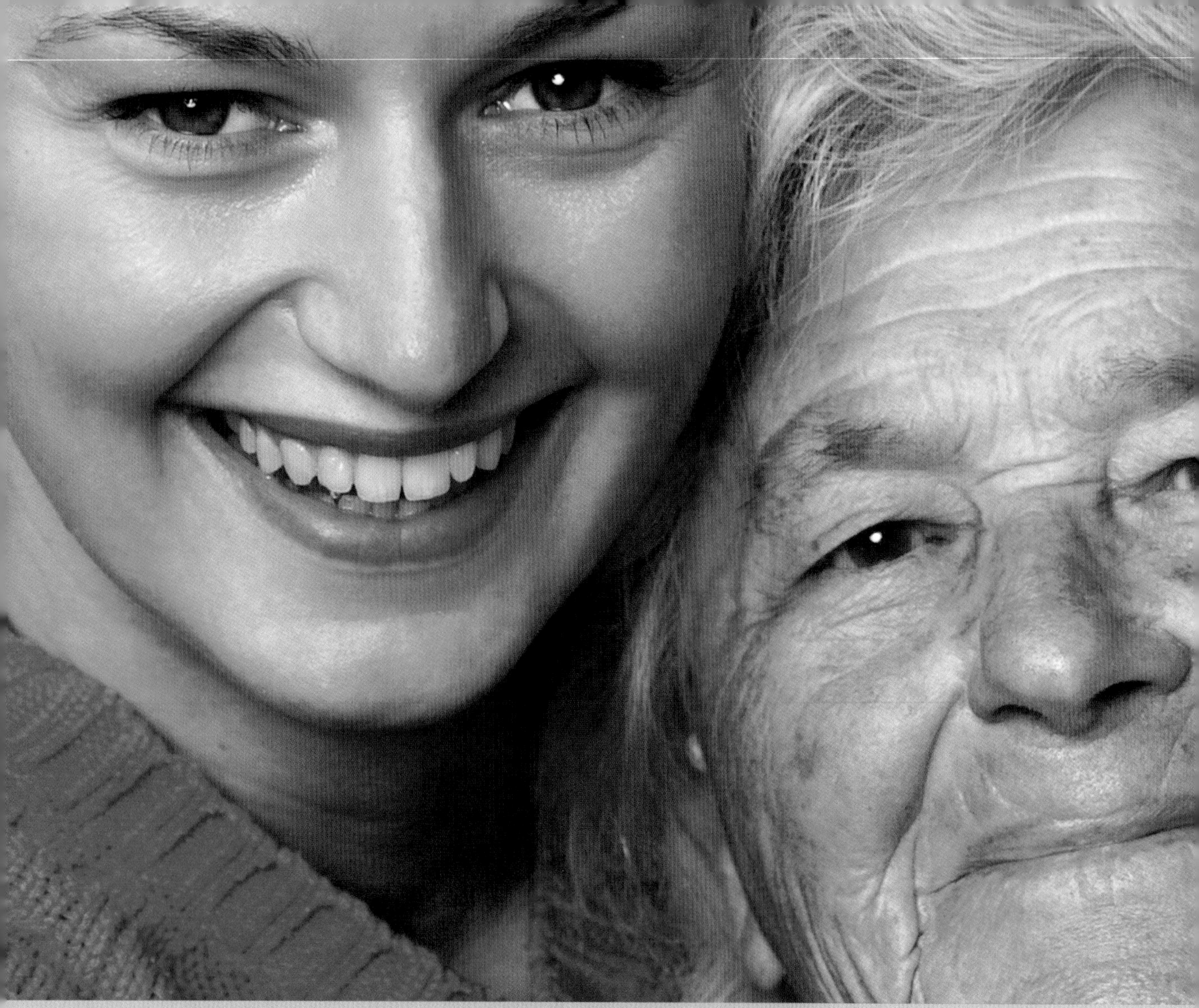

# LES CELLULES

L'ensemble de notre corps est constitué de milliards de cellules. Ces dernières forment les tissus qui eux-mêmes constituent les organes. Malgré leur diversité, toutes les cellules de notre organisme sont issues de la division d'une seule et même cellule, formée par la réunion d'un ovule et d'un spermatozoïde. La plupart des cellules se renouvellent par division cellulaire. Elles ont, entre autres fonctions, la propriété d'élaborer des protéines qui permettent à notre corps de bien fonctionner. Elles conservent aussi au sein de leur noyau le matériel **génétique** qui nous est propre.

Certaines maladies sont le résultat d'un dysfonctionnement des cellules ou des tissus qu'elles composent. Lorsqu'un tissu n'est pas suffisamment alimenté par la circulation sanguine, il meurt par **nécrose** (ou gangrène). Si un tissu retient une quantité excessive de liquides, il se forme un **œdème**. Il arrive également que des cellules se mettent à se multiplier de façon anormale, entraînant le développement d'un kyste ou d'une tumeur. Une tumeur maligne, ou cancer, est constituée de cellules anormales qui envahissent un tissu puis migrent à différents endroits de l'organisme. Certains dysfonctionnements cellulaires, présents dès la formation de l'embryon, sont la cause de maladies génétiques ou chromosomiques incurables, comme les trisomies.

**LE CORPS**



**LES MALADIES**

# LA CELLULE HUMAINE

La cellule est l'unité de base qui compose l'ensemble des tissus du corps humain. Ce dernier est constitué de 60 000 milliards de cellules. Leur diamètre ne dépasse généralement pas quelques centièmes de millimètre, ce qui les rend invisibles à l'œil nu. Malgré leur petite taille, les cellules sont des éléments vivants et organisés qui naissent, se nourrissent, se multiplient et meurent. Le corps humain en comprend environ 200 types. Bien qu'elles aient des particularités et des aspects très divers selon les fonctions qu'elles exercent dans l'organisme, les cellules présentent presque toutes la même structure générale.

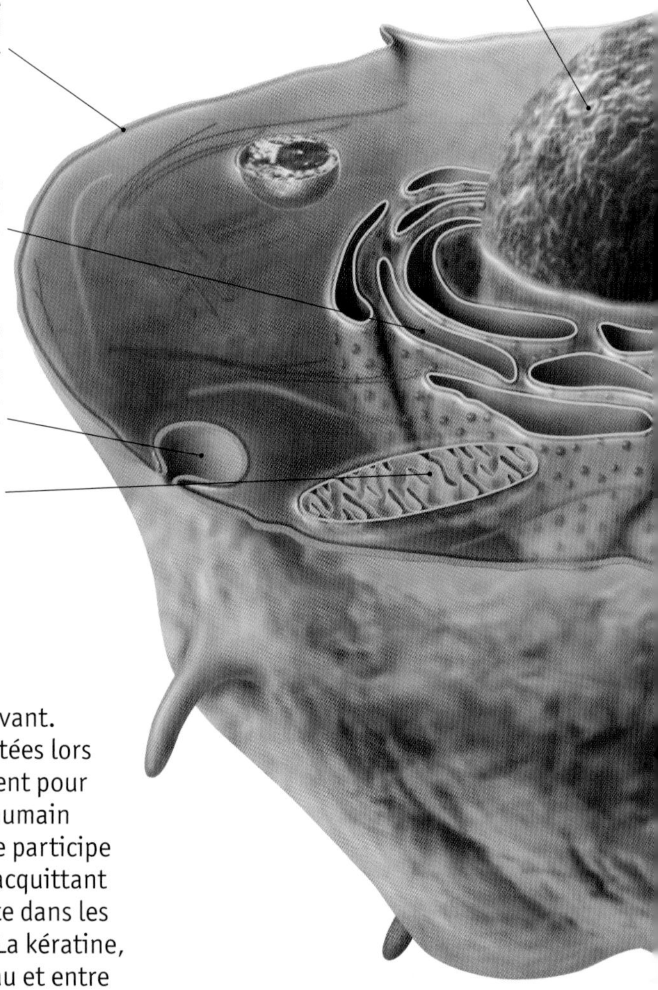
**Noyau cellulaire**
Le noyau cellulaire contient le matériel **génétique** et commande la fabrication des protéines.
**Membrane cellulaire**
La membrane cellulaire forme la limite extérieure de la cellule. Elle contrôle ce qui entre et sort de la cellule.
**Réticulum endoplasmique**
Le réticulum endoplasmique participe à la fabrication des protéines.
**Vacuole**
Les vacuoles sont des petites cavités de la cellule qui contiennent des substances destinées à être stockées ou évacuées. Leur nombre est variable.
**Mitochondrie**
Les mitochondries, présentes en nombre variable, assurent la production et le stockage de l'énergie nécessaire au fonctionnement de la cellule.

## LES **PROTÉINES**

Les protéines entrent dans la constitution de tout être vivant. Celles qui sont présentes dans les aliments sont fragmentées lors de la digestion et absorbées par les cellules qui les utilisent pour fabriquer leurs propres protéines. Les cellules du corps humain fabriquent des milliers de protéines différentes. Chacune participe à la structure et au fonctionnement de l'organisme en s'acquittant d'une tâche précise. Par exemple, l'hémoglobine présente dans les globules rouges transporte l'oxygène à travers le corps. La kératine, une autre protéine, est produite par les cellules de la peau et entre dans la fabrication des ongles et des cheveux.

## LA LONGÉVITÉ DES CELLULES

Certaines cellules, comme les globules blancs, peuvent mourir quelques heures seulement après leur naissance. D'autres vivent des mois et même des années. Les neurones, qui sont incapables de se reproduire, détiennent le record de longévité : leur durée de vie peut équilavoir à celle de l'organisme, soit plus de cent ans !

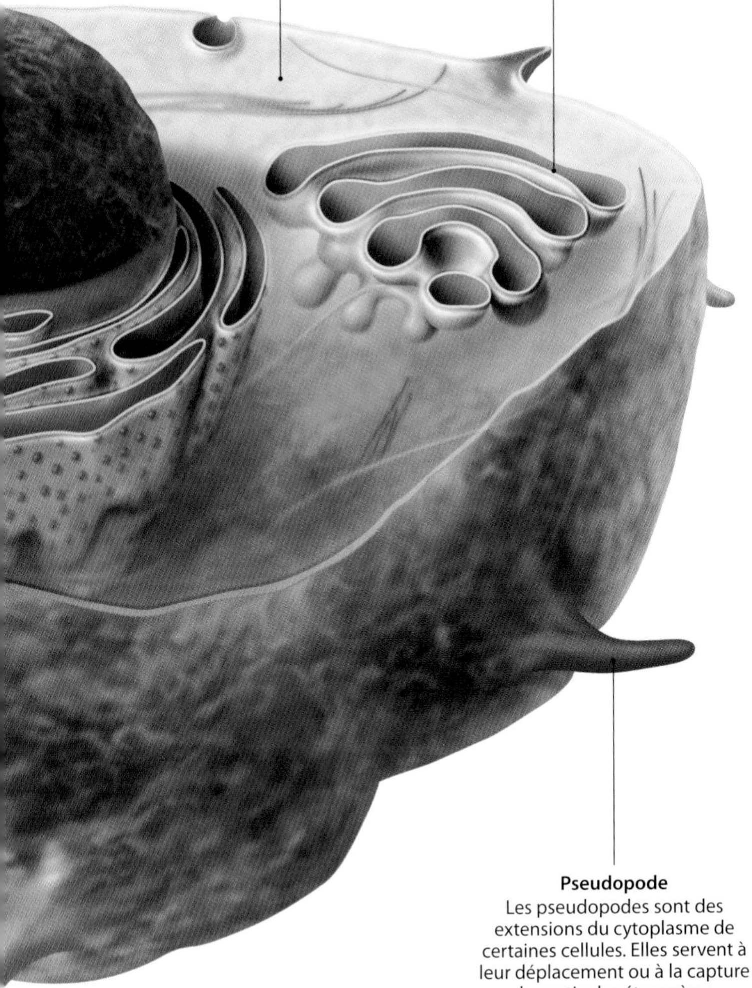

**Cytoplasme**
Le cytoplasme est une substance gélatineuse dans laquelle baignent les organites (les organes microscopiques de la cellule).

**Appareil de Golgi**
L'appareil de Golgi participe à la maturation et au transport des protéines dans la cellule.

**Pseudopode**
Les pseudopodes sont des extensions du cytoplasme de certaines cellules. Elles servent à leur déplacement ou à la capture de particules étrangères.

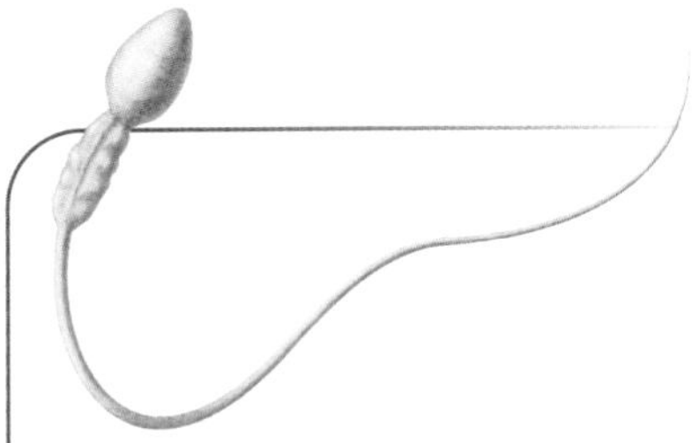

**Spermatozoïde**
Les spermatozoïdes sont les seules cellules qui possèdent un flagelle leur permettant de se propulser.

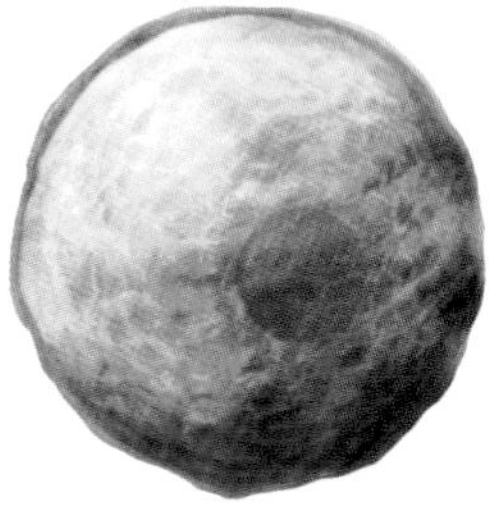

**Ovule**
L'ovule est la plus grosse cellule de l'organisme.

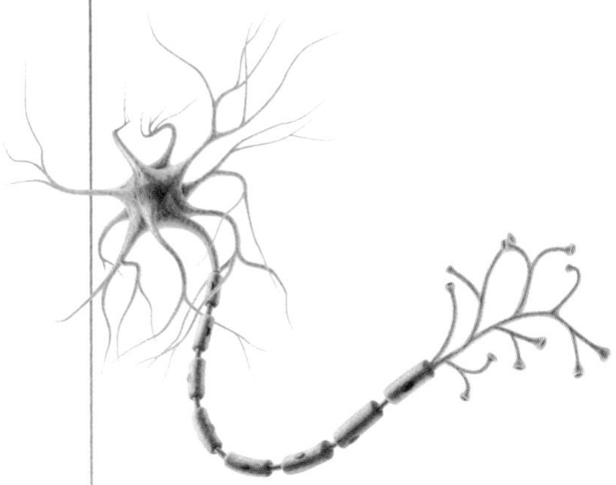

**Neurone**
Les neurones sont des cellules nerveuses dont la longueur peut atteindre un mètre.

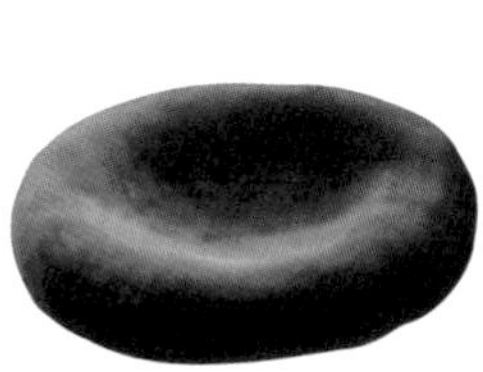

**Globule rouge**
Les globules rouges du sang sont des cellules pouvant se déformer pour passer dans les vaisseaux sanguins les plus étroits.

# L'ADN ET LES GÈNES

C'est au cœur des cellules que sont inscrites les informations **génétiques** qui déterminent le caractère unique de chaque personne. Ces informations sont portées par les gènes, réunis en une grosse molécule : l'acide désoxyribonucléique, ou ADN. L'ADN est présent dans le noyau des cellules sous forme de longs filaments enchevêtrés, la chromatine. Au cours du processus de division cellulaire, la chromatine se condense pour former 46 petits bâtonnets en X, les chromosomes. Qu'il soit sous forme de chromatine ou de chromosomes, l'ADN est composé d'environ 25 000 gènes qui constituent le patrimoine génétique humain.

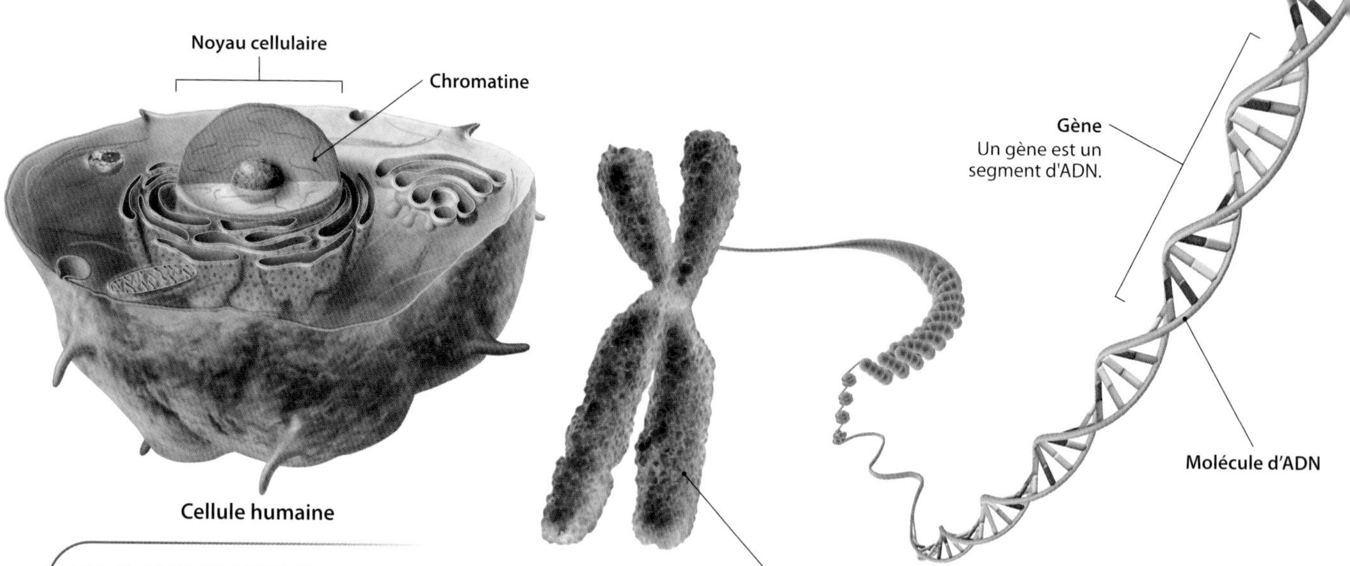

Noyau cellulaire
Chromatine
Cellule humaine
Chromosome
Gène
Un gène est un segment d'ADN.
Molécule d'ADN


## LES CHROMOSOMES HUMAINS

La cellule humaine contient 23 paires de chromosomes. Les chromosomes d'une même paire sont hérités de chacun des parents au moment de la fécondation. On compte 22 paires d'autosomes et une paire de chromosomes sexuels. Les autosomes sont les chromosomes portant les caractères héréditaires qui ne sont pas liés au sexe. Les chromosomes sexuels sont responsables de la détermination du sexe. Ils sont identiques chez la femme (deux X) et différents chez l'homme (un X et un Y, qui est plus petit).

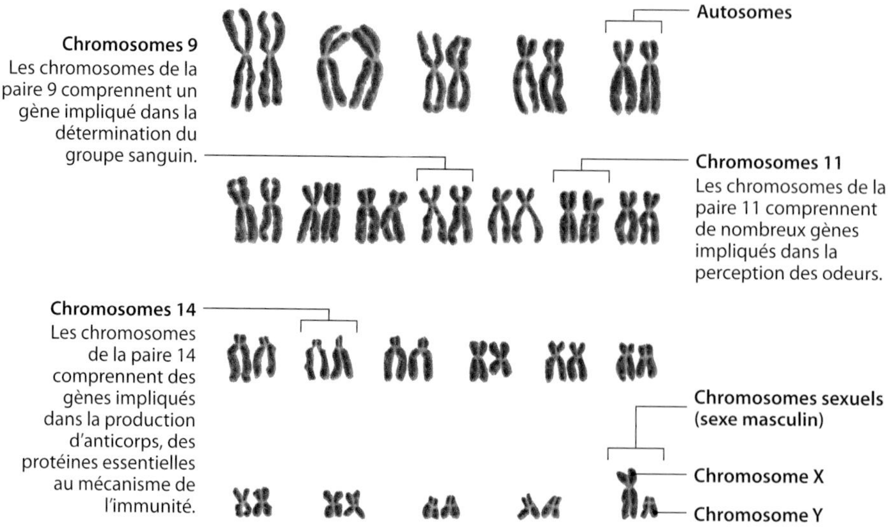

Autosomes
Chromosomes 9
Les chromosomes de la paire 9 comprennent un gène impliqué dans la détermination du groupe sanguin.
Chromosomes 11
Les chromosomes de la paire 11 comprennent de nombreux gènes impliqués dans la perception des odeurs.
Chromosomes 14
Les chromosomes de la paire 14 comprennent des gènes impliqués dans la production d'anticorps, des protéines essentielles au mécanisme de l'immunité.
Chromosomes sexuels (sexe masculin)
Chromosome X
Chromosome Y


Les 23 paires de chromosomes humains

# LA DIVISION CELLULAIRE

Chaque jour, des cellules se renouvellent par division à un rythme ininterrompu. Il en meurt des milliards qui sont remplacées par autant de nouvelles cellules. La division cellulaire est la formation de deux cellules filles identiques à partir d'une cellule mère. Au cours de ce processus, le matériel **génétique**, ou l'ADN, est reproduit à l'identique. Les cellules filles se divisent à leur tour et ainsi de suite. La division cellulaire permet la cicatrisation et la régénération des tissus. Elle permet aussi le développement et la croissance de l'organisme, de l'embryon jusqu'à l'âge adulte.

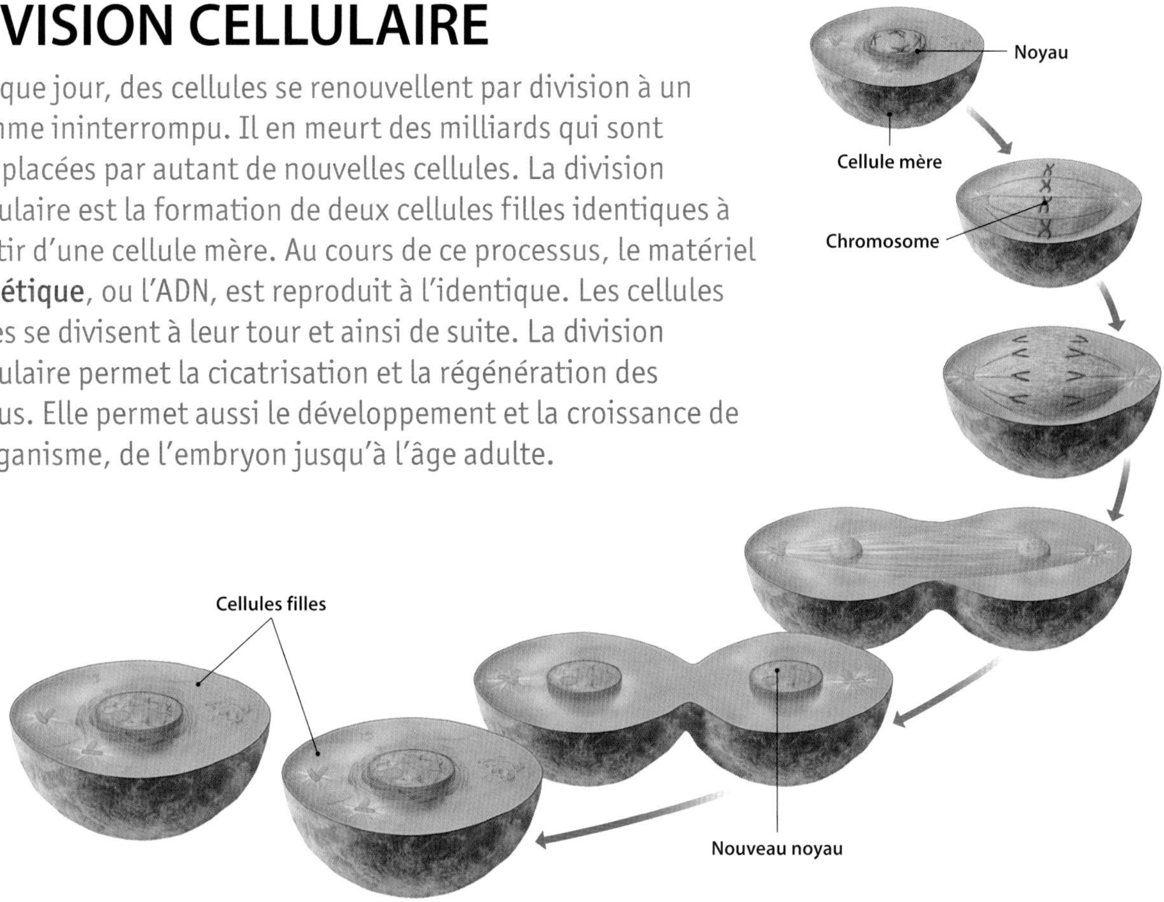
Noyau
Cellule mère
Chromosome
Cellules filles
Nouveau noyau

## LES CELLULES SOUCHES

Une cellule souche est une cellule capable, par division cellulaire, de donner naissance à différents types de cellules, plus spécialisées. Les cellules souches de la moelle osseuse, par exemple, sont à l'origine de toutes les cellules sanguines. Plus remarquables encore sont les cellules souches qui constituent un embryon humain de quelques jours. En peu de temps, celles-ci peuvent donner naissance à pratiquement tous les tissus et organes du corps.

En médecine, des cellules souches peuvent être introduites dans un organe malade afin d'en régénérer les tissus. Depuis quelques décennies déjà, des cellules souches prélevées dans la moelle osseuse sont utilisées pour traiter des pathologies sanguines, comme la leucémie. Des expérimentations sur des cellules souches provenant d'embryons humains ont débuté en 1998, soulevant la controverse pour des raisons éthiques. Les défenseurs de ces recherches soutiennent qu'elles pourraient permettre le traitement d'une multitude d'affections : cancers, maladie de Parkinson, maladie d'Alzheimer, paralysie, infarctus du myocarde, etc. Les opposants affirment que ces expérimentations promeuvent la destruction d'embryons humains.

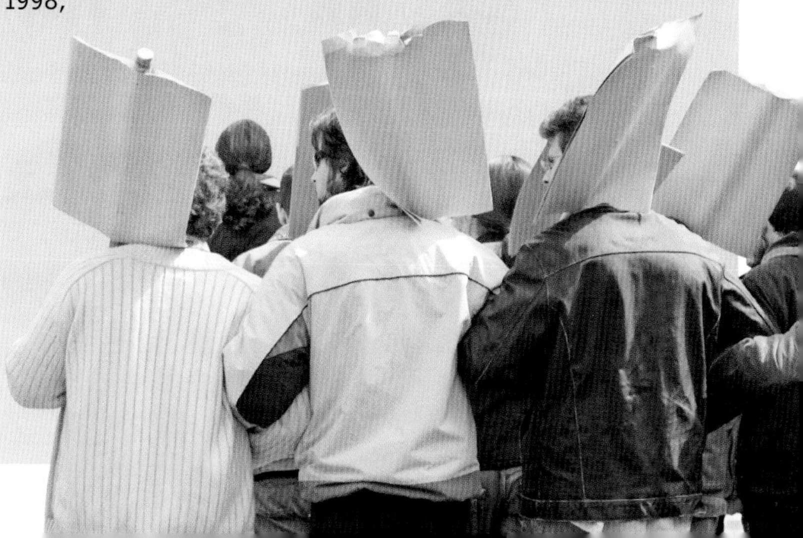

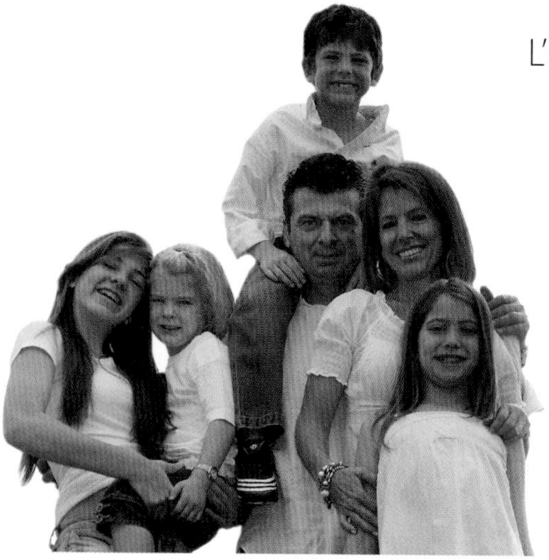

# L'HÉRÉDITÉ

La couleur des cheveux, des yeux et de la peau, la forme du nez ou la prédisposition à certaines maladies sont autant de caractères héréditaires, c'est-à-dire transmis d'une génération à l'autre, d'un individu à ses descendants. Lors de la fécondation, les gènes des deux parents se combinent de manière aléatoire pour former le patrimoine **génétique** de l'enfant.

## GÈNES DOMINANTS ET GÈNES RÉCESSIFS

Un caractère héréditaire, par exemple la couleur des cheveux, est l'expression d'un gène. Chaque individu possède deux exemplaires de chaque gène, l'un venant de son père, l'autre de sa mère. Ces exemplaires sont situés au même niveau sur chacun des chromosomes d'une paire. Les gènes sont dits dominants ou récessifs, selon leur mode d'expression. Un gène dominant est un caractère héréditaire qui s'exprime en étant présent sur un seul des chromosomes d'une paire. Les cheveux de couleur sombre, par exemple, sont codés par un gène dominant. Un gène récessif est un caractère héréditaire qui doit être présent sur les deux chromosomes d'une paire pour s'exprimer. Les cheveux blonds sont codés par un gène récessif. Lors de la fécondation, il existe quatre possibilités de combinaison génétique pour chaque caractère héréditaire, selon l'ovule et le spermatozoïde en présence.

### LES MALADIES CHROMOSOMIQUES ET GÉNÉTIQUES

Une maladie chromosomique est causée par une anomalie dans la structure d'un chromosome (une cassure par exemple) ou dans le nombre des chromosomes : présence d'un chromosome supplémentaire (trisomie) ou absence d'un chromosome (monosomie) dans l'une des paires. Une maladie génétique est une maladie causée par un gène anormal. Lorsqu'elle est transmise à la descendance, cette maladie est dite héréditaire.

*L'ADN et les gènes ... page 48*

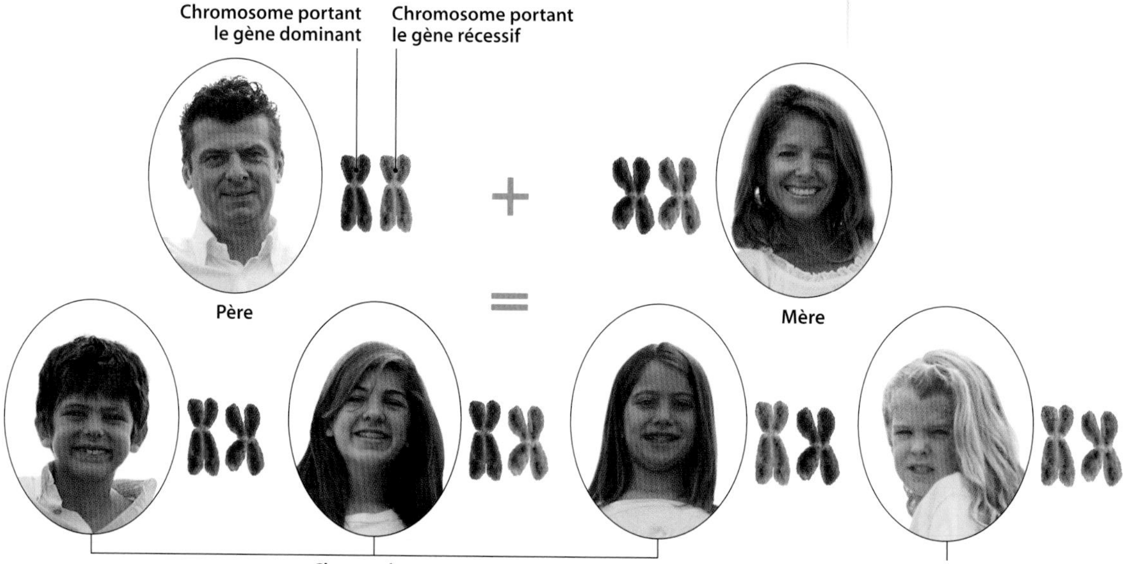
Chromosome portant le gène dominant
Chromosome portant le gène récessif
+
Père
=
Mère

**Cheveux bruns**
Une personne aux cheveux bruns possède, sur au moins un chromosome, le gène dominant « cheveux bruns » qui s'exprime. Elle peut aussi posséder un gène récessif « cheveux blonds » qui ne s'exprime pas, mais qu'elle pourra transmettre à sa descendance.

**Cheveux blonds**
Une personne aux cheveux blonds doit nécessairement avoir reçu le gène « cheveux blonds » de ses deux parents.

# LES **TRISOMIES**

Les trisomies sont des maladies chromosomiques caractérisées par la présence d'un chromosome excédentaire dans les cellules de l'organisme. La plupart des trisomies aboutissent à un avortement spontané ou entraînent le décès du nourrisson au bout de quelques jours. Autrement, les personnes trisomiques présentent des symptômes et des complications plus ou moins importants, qui réduisent leur espérance de vie. Les trisomies sont souvent désignées par le numéro de la paire de chromosomes anormale. La trisomie 21 est la plus fréquente : elle touche en moyenne 1 enfant sur 700, sans distinction de sexe.

## LA **TRISOMIE 21**

La trisomie 21, ou syndrome de Down, est caractérisée par la présence d'un chromosome excédentaire dans la paire 21. Outre un retard mental et **psychomoteur**, les enfants atteints de trisomie 21 présentent plusieurs caractères morphologiques typiques, un déficit immunitaire, des malformations anatomiques et des désordres **métaboliques** qui réduisent leur espérance de vie à 50 ans. L'incidence de la maladie augmente avec l'âge de la mère, car l'anomalie chromosomique survient généralement lors de la formation des ovules. Dans certains pays, un test de dépistage prénatal (**amniocentèse**) est préconisé chez les femmes enceintes de plus de 35 ans.

*Les examens prénataux ... page 468*

## LES **TRISOMIES 13** ET **18**

Plus rares que la trisomie 21, la trisomie 13 et la trisomie 18 entraînent un retard mental sévère, en plus de multiples malformations réduisant grandement l'espérance de vie de l'enfant. Dans le cas de la trisomie 18, diagnostiquée chez 1 nouveau-né sur 10 000, le taux de survie à la première année est inférieur à 10 %.

### LES TRISOMIES

**SYMPTÔMES :**
Trisomie 21 : caractéristiques morphologiques particulières, retard mental et psychomoteur, malformations cardiaques, désordres métaboliques.

**TRAITEMENTS :**
Les trisomies sont des maladies incurables. Trisomie 21 : la chirurgie permet de corriger certaines malformations cardiaques.

**PRÉVENTION :**
Dépistage prénatal (amniocentèse, échographie du premier trimestre).

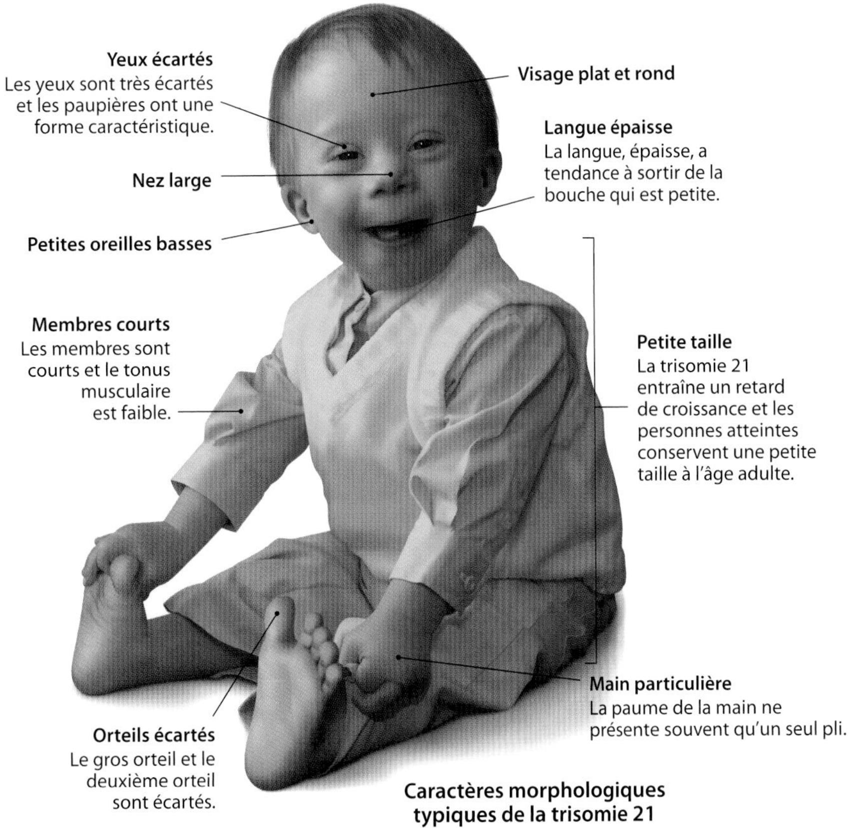
Yeux écartés
Les yeux sont très écartés et les paupières ont une forme caractéristique.
Nez large
Petites oreilles basses
Membres courts
Les membres sont courts et le tonus musculaire est faible.
Orteils écartés
Le gros orteil et le deuxième orteil sont écartés.
Visage plat et rond
Langue épaisse
La langue, épaisse, a tendance à sortir de la bouche qui est petite.
Petite taille
La trisomie 21 entraîne un retard de croissance et les personnes atteintes conservent une petite taille à l'âge adulte.
Main particulière
La paume de la main ne présente souvent qu'un seul pli.

**Caractères morphologiques typiques de la trisomie 21**

# LA GANGRÈNE

La gangrène est la mort d'un tissu, généralement provoquée par une interruption locale de la circulation sanguine. Cette interruption peut être générée par une maladie, comme le diabète. Elle peut aussi être d'origine externe (gelure, compression prolongée). Les cellules de la région affectée sont insuffisamment oxygénées et meurent, ce qui provoque la destruction des tissus. Une **infection** bactérienne peut se développer sur les tissus gangrenés et se propager aux tissus voisins, augmentant la gravité de l'affection.

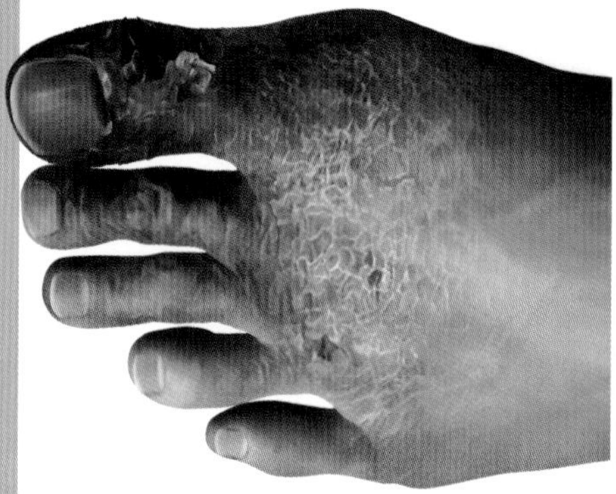

**Tissus gangrenés**
Les tissus qui ne sont plus alimentés par le sang sont d'abord douloureux et violacés. En mourant, ils deviennent insensibles et noircissent. En cas d'infection, les tissus rougissent, gonflent et suintent.

### LA GANGRÈNE

**SYMPTÔMES :**
Noircissement progressif des tissus avec cloques et suintements en cas d'infection. Insensibilité des tissus gangrenés.

**TRAITEMENTS :**
Rétablissement de la circulation sanguine et ablation des tissus atteints. **Antibiotiques** en cas d'infection. Amputation lorsqu'un membre entier est touché ou pour arrêter la propagation d'une infection. **Oxygénothérapie** hyperbare.

**PRÉVENTION :**
Éviter une longue exposition au froid et une compression prolongée. Traiter les maladies pouvant causer une interruption de la circulation sanguine. Nettoyer et désinfecter les plaies.

# LES KYSTES

Un kyste est une cavité anormale remplie d'une substance liquide, semi-liquide ou gazeuse, qui se forme dans un tissu ou un organe et qui est délimitée par une paroi qui lui est propre. Les kystes peuvent apparaître dans n'importe quelle partie du corps. Leur taille varie et la plupart sont sans gravité. Les kystes sébacés sont des accumulations indolores de sébum sous la peau. Ils sont susceptibles de s'infecter et deviennent alors rouges et douloureux. Les kystes synoviaux se développent au niveau des articulations, en particulier au niveau du genou et du poignet. Certains kystes, comme les kystes ovariens ou rénaux, sont susceptibles de perturber le bon fonctionnement de l'organe affecté.

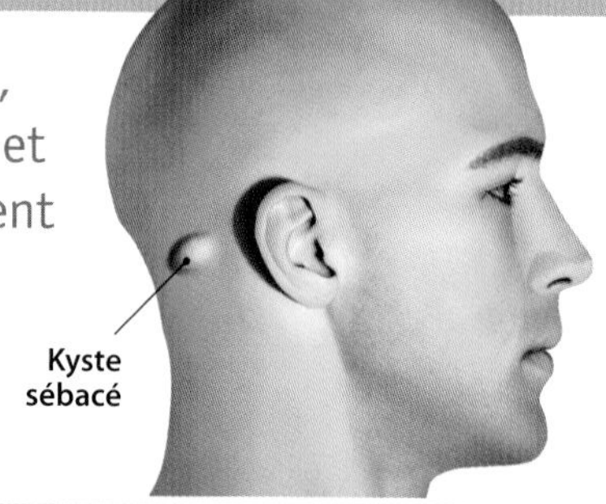
Kyste sébacé

### LES KYSTES

**SYMPTÔMES :**
Excroissance plus ou moins volumineuse, sensation de compression, douleur, gêne fonctionnelle. Certains kystes n'entraînent aucun symptôme.

**TRAITEMENTS :**
Ponction du kyste ou ablation chirurgicale. Des traitements hormonaux peuvent résorber certains kystes (seins, ovaires). Les kystes disparaissent parfois spontanément.

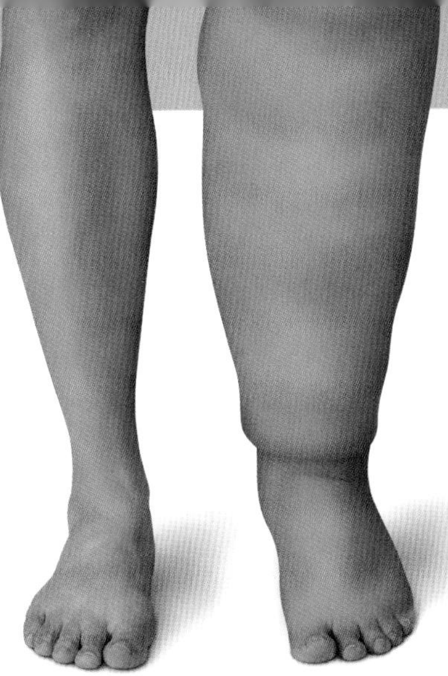

Œdème affectant une seule jambe

# L'ŒDÈME

L'**œdème** est une accumulation de liquide séreux dans les tissus. Il se traduit par un gonflement, parfois très localisé (piqûre d'insecte), parfois étendu à un organe, à un membre, voire au corps entier. L'œdème est souvent causé par une mauvaise circulation du sang ou de la lymphe. Il peut aussi être provoqué par un déséquilibre sanguin dû à une maladie des reins ou du foie, par une réaction **inflammatoire** (piqûre, allergie) ou par la prise de certains médicaments. Lorsqu'il affecte des organes vitaux, comme les poumons, les voies respiratoires ou le cerveau, un œdème peut être fatal.

*Le système lymphatique ... page 281*

## L'ŒDÈME DES MEMBRES INFÉRIEURS

Les œdèmes les plus fréquents touchent les membres inférieurs. Lorsque l'œdème n'affecte qu'une seule jambe, sa cause principale est un ralentissement de la circulation veineuse par une phlébite ou des varices. Lorsqu'il touche les deux jambes, il peut être causé par une insuffisance cardiaque ou rénale ou par une cirrhose du foie.

## L'ŒDÈME

**SYMPTÔMES :**
Gonflement plus ou moins important, prise de poids, douleur, difficulté de mouvement, sensation de chaleur et de compression.

**TRAITEMENTS :**
Traitements stimulant la circulation sanguine (**cardiotoniques**, **vasodilatateurs**, **veinotoniques**, **anticoagulants**) ou l'élimination des déchets organiques (**diurétiques**, drainage lymphatique). Port de bas de contention, chirurgie, régime pauvre en sel.

**PRÉVENTION :**
Traiter les maladies qui peuvent causer des œdèmes.

## L'ŒDÈME PENDANT LA GROSSESSE

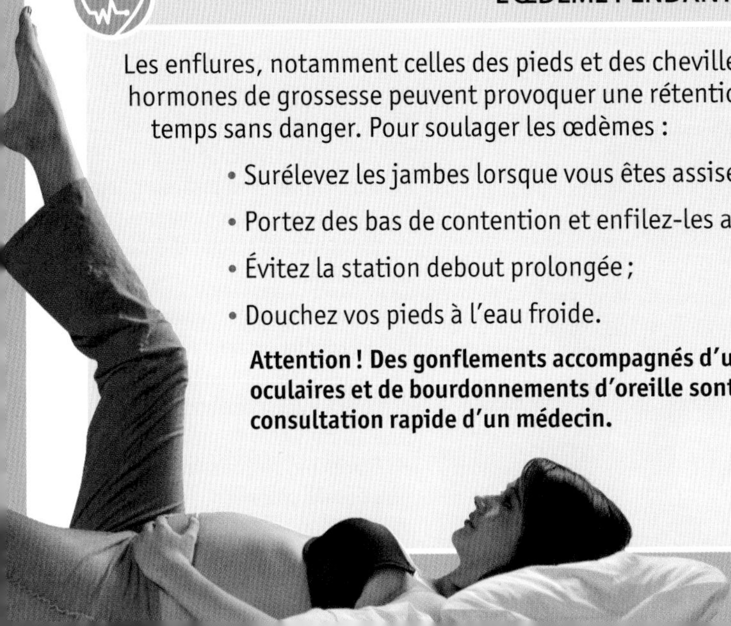

Les enflures, notamment celles des pieds et des chevilles, sont fréquentes chez la femme enceinte, dont les hormones de grossesse peuvent provoquer une rétention d'eau. Ces œdèmes sont courants et la plupart du temps sans danger. Pour soulager les œdèmes :

- Surélevez les jambes lorsque vous êtes assise ou allongée ;
- Portez des bas de contention et enfilez-les avant de vous lever ;
- Évitez la station debout prolongée ;
- Douchez vos pieds à l'eau froide.

**Attention ! Des gonflements accompagnés d'une prise de poids élevée, de maux de tête, de troubles oculaires et de bourdonnements d'oreille sont des signes de pré-éclampsie qui nécessitent la consultation rapide d'un médecin.**

# LES TUMEURS BÉNIGNES

Une tumeur est une augmentation localisée du volume d'un tissu. Elle est causée par la prolifération de nouvelles cellules qui ressemblent aux cellules du tissu affecté. Une tumeur peut être bénigne ou maligne (cancer). Une tumeur bénigne se développe lentement, sans envahir les tissus voisins. Les cellules qui la composent ne comportent pas d'anomalie morphologique. De façon générale, ce type de tumeur ne met pas la vie de la personne en danger. Une tumeur bénigne peut néanmoins empêcher l'organe affecté de fonctionner correctement et certaines d'entre elles sont susceptibles de dégénérer en cancer. On distingue plusieurs types de tumeurs bénignes, selon le tissu où elles se développent.

## LES ADÉNOMES

Les adénomes sont des tumeurs qui se développent essentiellement sur les glandes. Les principales glandes touchées sont la prostate, l'hypophyse, la thyroïde, les glandes parathyroïdiennes et surrénales. Les adénomes peuvent aussi toucher certains types de muqueuse, comme celles du côlon ou de l'utérus.

## LES FIBROMES

Les fibromes sont des tumeurs plus rares qui se forment dans les tissus fibreux, en particulier ceux de la peau, des os, des reins, des ovaires, des vaisseaux sanguins et de la bouche. Le fibrome utérin est en réalité un myome car il affecte le tissu musculaire de l'utérus.

## LES LIPOMES

Les lipomes sont des tumeurs qui apparaissent dans les tissus graisseux du corps, surtout sous la peau, où ils forment une masse indolore, molle et mobile.

## LES MYOMES

Les myomes sont des tumeurs qui affectent le tissu musculaire, comme celui de l'utérus, et qui touchent surtout les adultes de 25 à 40 ans.

## LES POLYPES

Les polypes sont des tumeurs qui se développent sur une muqueuse, notamment les muqueuses de l'utérus, du tube digestif (estomac, côlon, rectum) et des voies respiratoires supérieures (fosses nasales, cordes vocales) où ils peuvent gêner la respiration ou l'audition, ou encore modifier la voix. Ils sont souvent pédiculés, c'est-à-dire qu'un pied (pédicule) relie la muqueuse et le polype. Certains polypes présentent un fort risque d'évolution cancéreuse, en particulier les polypes du côlon. Ils doivent être retirés et analysés.

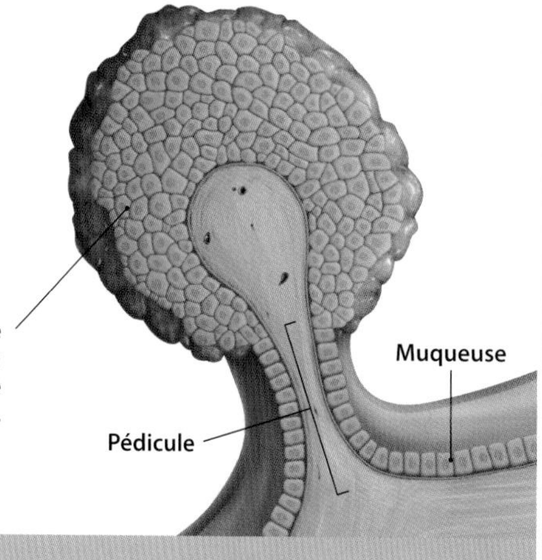
Tête du polype
La tête du polype, de forme arrondie ou ovoïde, est constituée de cellules qui se sont multipliées.
Muqueuse
Pédicule

### LES TUMEURS BÉNIGNES

**SYMPTÔMES :**
Masse palpable ou visible à la radiographie, entraînant des troubles divers. Certaines tumeurs sont asymptomatiques.

**TRAITEMENTS :**
Ablation chirurgicale ou par **cryothérapie**, si la tumeur gêne le fonctionnement de l'organe concerné ou présente un risque d'évolution cancéreuse.

**PRÉVENTION :**
Éviter le tabac et l'exposition prolongée au soleil sans protection. Une alimentation équilibrée et riche en fibres réduirait la formation de polypes du côlon.

# LES **CANCERS**

Chaque année, plus de 10 millions de nouveaux cas de cancer sont répertoriés dans le monde. Le cancer est l'une des principales causes de mortalité dans les pays occidentaux, où il est responsable d'environ un décès sur quatre. Un cancer (tumeur maligne) est caractérisé par la prolifération de cellules anormales. Celles-ci envahissent les tissus voisins et, en l'absence d'un diagnostic et d'un traitement précoces, peuvent se disséminer dans tout l'organisme. Le cancer peut toucher n'importe quel tissu du corps. Cependant, les cellules qui se reproduisent très peu, comme les fibres musculaires et les neurones, sont très rarement affectées par la maladie. Certains types de cancers, comme le cancer du sein ou du côlon, sont favorisés par des prédispositions familiales. Toutefois, on estime que 90 % des cancers sont dus à des facteurs extérieurs, dont 80 % pourraient être liés au mode de vie de chacun. Le tabac, les mauvaises habitudes alimentaires, les virus, les substances chimiques et les rayonnements figurent parmi les principales causes du cancer.

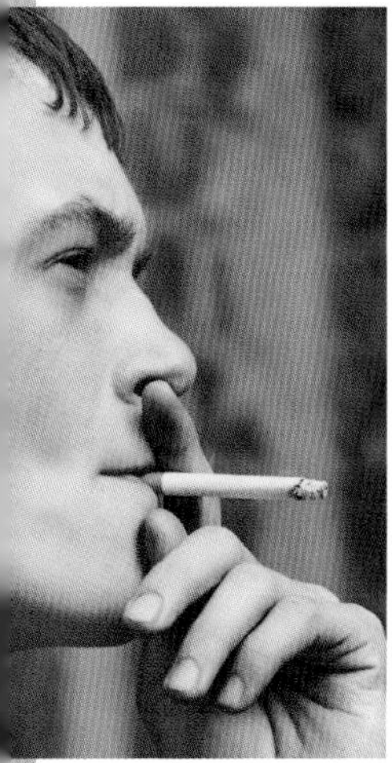

## LE **TABAC**

Entre 80 % et 90 % des cancers du poumon sont dus au tabac, qui dégage des substances toxiques en se consumant. Le tabac est également responsable de cancers de la bouche et du larynx et il favorise de nombreux autres cancers (vessie, œsophage, etc.). L'effet cancérigène du tabac est multiplié lorsqu'il est associé à l'alcool.

## LES **MAUVAISES HABITUDES ALIMENTAIRES**

Il existe des corrélations entre certaines habitudes alimentaires et certains cancers, en particulier la surconsommation de graisses et le manque de fibres (cancer du côlon) ou de vitamines. L'alcool est un facteur de risque pour le cancer du foie, de la cavité buccale, du pharynx et de l'œsophage.

## LES **SUBSTANCES CHIMIQUES**

Plusieurs substances chimiques ont été reconnues comme cancérigènes, c'est-à-dire susceptibles de provoquer un cancer : le goudron, l'amiante, les métaux lourds, les solvants à peinture, les pesticides, etc.

## LES **VIRUS**

Certains virus peuvent favoriser les modifications génétiques des cellules qu'ils infectent. Ainsi, le virus de l'hépatite B peut provoquer un cancer du foie. Certains types de papillomavirus, qui sont sexuellement transmissibles, peuvent causer le cancer du col de l'utérus. Par ailleurs, un virus entraîne un affaiblissement du système immunitaire qui peut empêcher l'organisme de lutter efficacement contre l'apparition de cellules anormales.

## LES **RAYONNEMENTS**

Les radiations auxquelles l'individu est exposé peuvent être naturelles (rayons du soleil) ou artificielles (examens radiologiques, essais nucléaires, lampes de bronzage, etc.). Leurs effets cancérigènes sont observés à partir d'une certaine dose, qui peut être différente selon les individus.

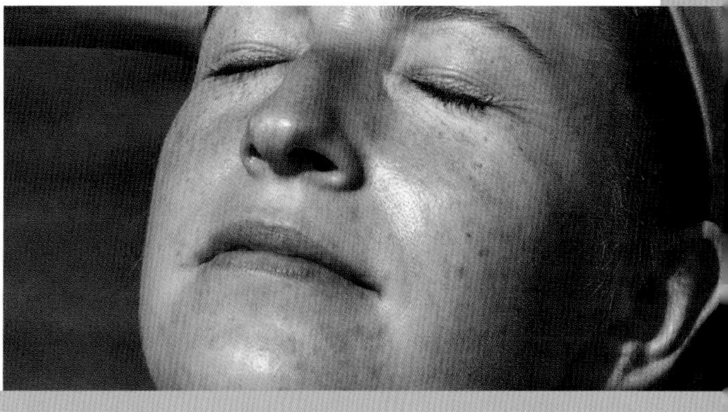

## LA PRÉVENTION DES CANCERS

Certains cancers sont causés par des facteurs hors de notre contrôle, mais pour la majorité d'entre eux, leur apparition peut être évitée par la modification de nos habitudes de vie. Voici quelques précautions à prendre pour réduire les risques de développer un cancer ou pour freiner rapidement sa progression.

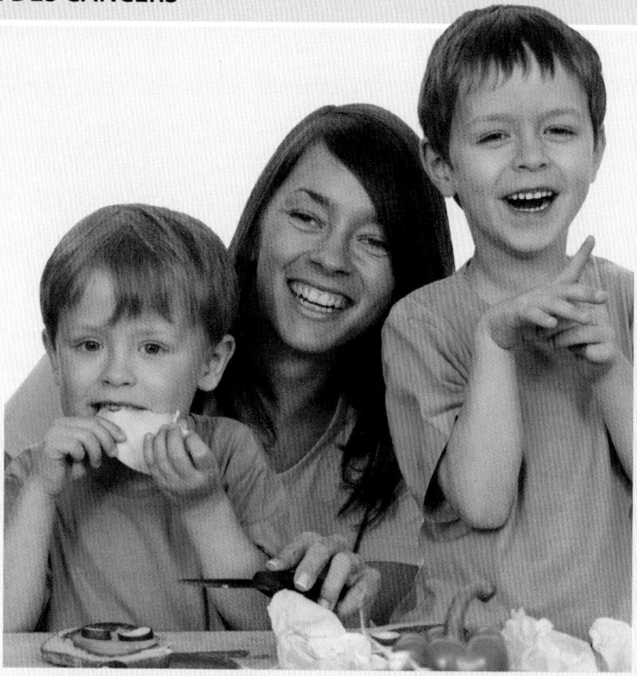

### PRÊTEZ ATTENTION AUX SIGNES D'ALERTE

Les cancers ne se manifestent pas toujours par des signes précis, mais certains symptômes qui perdurent ou qui s'intensifient méritent une attention particulière, surtout si vous faites partie des personnes à risque (fumeurs, alcooliques, personnes ayant des antécédents familiaux de cancers). Consultez un médecin si vous ressentez un des symptômes suivants :

- Fatigue inhabituelle, durable et croissante ;
- Perte d'appétit ou de poids importante ;
- Fièvre résistante ;
- Douleurs à un point précis, permanentes et qui s'intensifient ;
- Saignements anormaux ;
- **Infections** à répétition ;
- Nodule ou durcissement, douloureux ou non, au niveau de la peau, d'un muscle, d'un sein ou d'un testicule ;
- Lésion qui ne cicatrise pas et qui s'étend ;
- Verrue ou grain de beauté dont l'aspect se modifie : épaississement, changement de couleur, saignement.

### EFFECTUEZ DES EXAMENS DE DÉPISTAGE RÉGULIERS

Le dépistage précoce du cancer grâce à différents examens permet de mettre en place un traitement plus rapide et plus léger, ce qui augmente sensiblement les chances de guérison. Vous devriez, dans la mesure du possible, vous soumettre régulièrement à ces examens, surtout si vous faites partie des personnes à risque : la mammographie à partir de 40 ans pour le cancer du sein, le frottis cervical pour le cancer du col de l'utérus, la **coloscopie** pour le cancer du côlon et du rectum, le toucher rectal pour le cancer de la prostate, les auto-examens pour les cancers de la peau, du testicule, du sein, etc.

### ADOPTEZ UNE ALIMENTATION SAINE ET ÉQUILIBRÉE

Une alimentation variée et équilibrée est la clé d'une bonne santé et permet de prévenir des cancers. Il est important de limiter votre consommation d'aliments riches en sel, en calories ou en matières grasses animales comme la viande rouge, la charcuterie, les plats préparés ou les boissons gazeuses. Il est également recommandé de consommer de 5 à 10 portions de fruits et de légumes par jour. Favorisez les aliments riches en fibres, en vitamines et en antioxydants tels que les céréales complètes, les noix, les huiles végétales, les fruits rouges, les légumes verts, les tomates, le chou-fleur et les poissons.

*La nutrition ... page 11*

### MAINTENEZ UN POIDS SANTÉ

Le surpoids est un facteur aggravant de certains cancers, comme les cancers du poumon, de l'utérus et du côlon. Pour maintenir un poids santé, adoptez une diète équilibrée et faites de l'exercice régulièrement.

*Le poids santé ... page 20*

### CONSOMMEZ DE L'ALCOOL AVEC MODÉRATION

La consommation excessive d'alcool favorise l'apparition de lésions pouvant causer des cancers du foie, de l'œsophage, de la bouche et de la gorge. Le risque est accru si vous associez la consommation d'alcool à la cigarette.

## LA PRÉVENTION DES CANCERS

### ■ ÉVITEZ DE FUMER

Le tabagisme est la première cause de cancer du poumon, mais il peut aussi causer d'autres cancers (bouche, larynx, foie, œsophage, etc.). L'absorption de fumée secondaire est également un facteur de risque non négligeable.

### ■ PRATIQUEZ DES EXERCICES RÉGULIERS

L'activité physique diminuerait les risques de cancer en stimulant le système immunitaire. Faites régulièrement des exercices d'endurance, d'assouplissement et de renforcement des muscles.

*L'exercice ... page 22*

### ■ PROTÉGEZ-VOUS CONTRE LES INFECTIONS TRANSMISSIBLES SEXUELLEMENT

À moins d'avoir une relation stable avec votre partenaire, utilisez un préservatif lors de chaque rapport sexuel. Certains virus transmissibles sexuellement comme le papillomavirus humain peuvent entraîner un cancer (col de l'utérus).

### ■ PROTÉGEZ VOTRE PEAU DU SOLEIL

L'exposition intensive aux rayons du soleil peut provoquer l'apparition de cancers de la peau, et ce, même plusieurs années après l'exposition. Protégez-vous du soleil et évitez l'utilisation des lits ou des lampes de bronzage.

### ■ SOIGNEZ ET PRÉVENEZ LES MALADIES SUSCEPTIBLES D'ENTRAÎNER DES CANCERS

Certaines maladies, comme l'hépatite B, peuvent provoquer des cancers. Il est important de les soigner ou de s'en protéger par la vaccination.

### ■ MANIPULEZ LES PRODUITS DANGEREUX AVEC PRUDENCE

Certaines substances ou produits chimiques comme l'amiante, les pesticides ou la peinture contiennent des éléments dangereux susceptibles de provoquer des cancers. Pour vous en protéger, évitez-les, ou utilisez-les avec précaution : travaillez dans un milieu aéré, portez des vêtements protecteurs, un masque, etc.

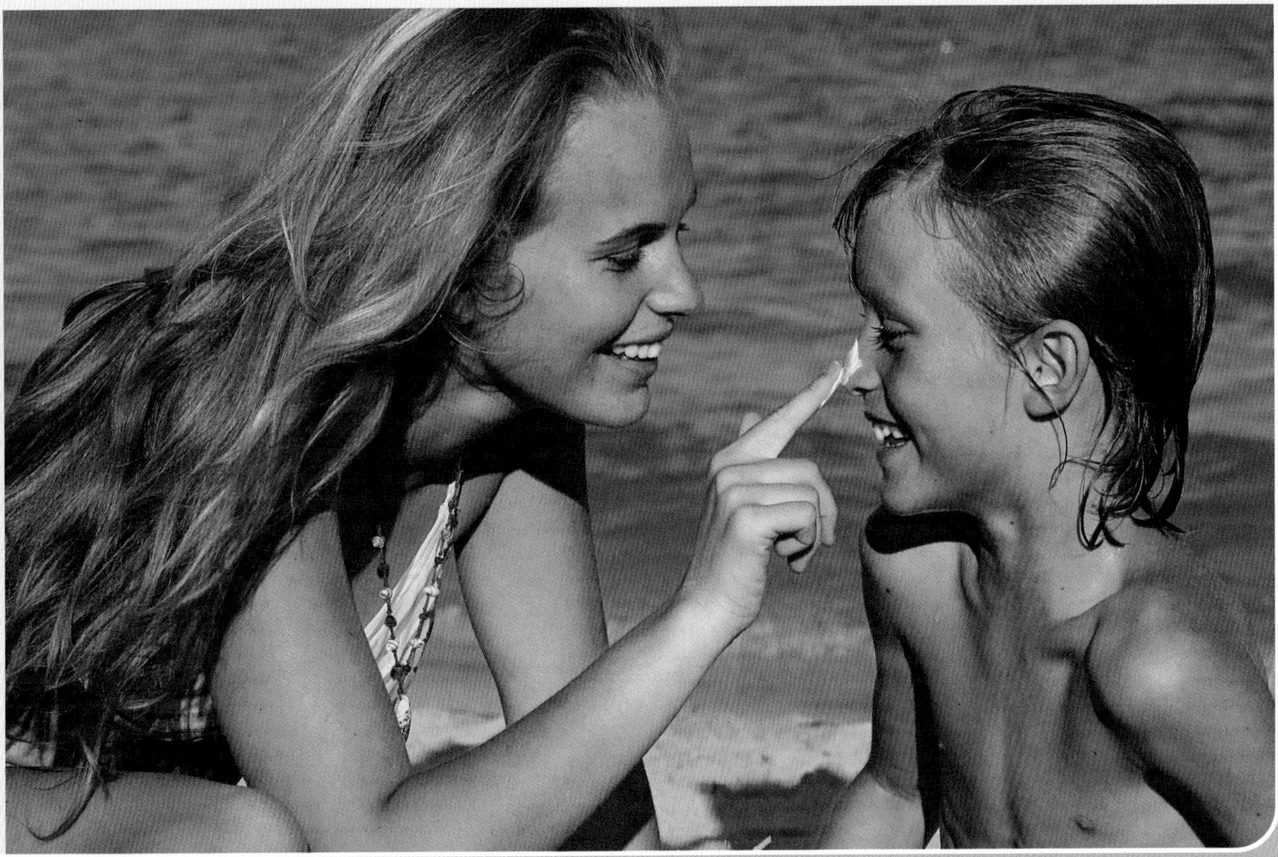

## LA FORMATION ET L'ÉVOLUTION DES CANCERS

Le cancer évolue en suivant différentes étapes. Le processus débute par des mutations **génétiques** dans une cellule, souvent sous l'effet d'un facteur cancérigène extérieur (tabac, alimentation, rayonnements, virus, etc.). Cette cellule se multiplie en transmettant l'anomalie génétique à ses descendantes, qui subissent alors de nouvelles altérations rendant le cancer plus agressif. Les cellules cancéreuses prolifèrent et forment une tumeur maligne dans le tissu où elles sont implantées. Lorsque l'extension d'une tumeur est limitée à son tissu d'origine, le cancer est dit « in situ ». Traitée à ce stade initial, la maladie présente de grandes chances de guérison. Lorsque la tumeur s'est propagée aux tissus voisins, le cancer est qualifié d'invasif et devient plus difficile à soigner. Certaines cellules cancéreuses se détachent et se déplacent par l'intermédiaire des vaisseaux lymphatiques et sanguins. Généralement, elles vont d'abord se fixer dans les ganglions lymphatiques, provoquant parfois leur gonflement. Elles migrent ensuite vers d'autres organes où elles forment des tumeurs appelées métastases. L'apparition de métastases caractérise les cancers au stade le plus avancé (cancer généralisé).

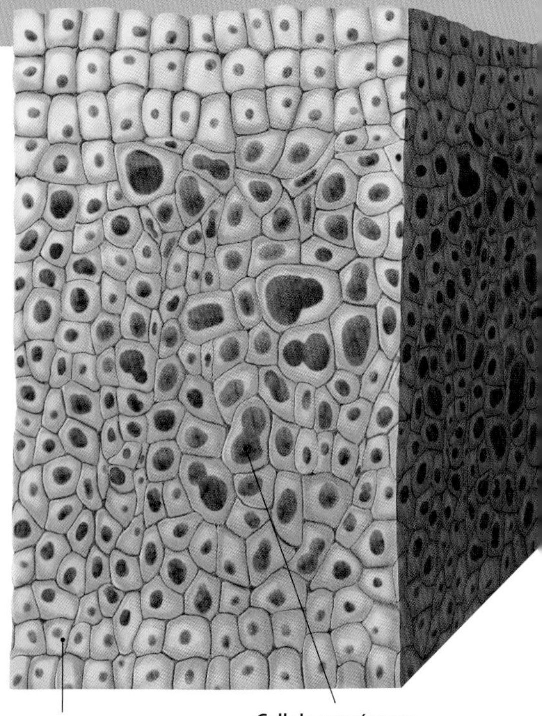

**Cellule normale**

**Cellule cancéreuse**
La morphologie des cellules cancéreuses est plus ou moins anormale selon le degré d'agressivité du cancer : taille et forme différentes, noyau très volumineux contenant souvent un nombre anormal de chromosomes.

## LE GRADE ET LE STADE D'UN CANCER

Une tumeur maligne s'étend et devient de plus en plus agressive. Cette double évolution est exprimée par deux échelles : le grade (qui reflète son degré d'agressivité) et le stade (indicateur de l'extension de la tumeur). Généralement, les grades d'un cancer varient de 1 à 4 : le grade 1 correspond à des cellules peu anormales qui ressemblent beaucoup à celles du tissu d'origine, tandis que le grade 4 correspond à des cellules très anormales. La classification TNM (de l'anglais Tumor Node Metastasis, signifiant Tumeur Ganglion Métastase) est la plus fréquemment utilisée pour décrire le stade d'un cancer.

### LA CLASSIFICATION TNM DU STADE D'UN CANCER

| T (taille et propagation dans les tissus voisins) | | N (propagation aux ganglions lymphatiques) | | M (métastases) | |
|---|---|---|---|---|---|
| **T1** | In situ de petite taille | **N0** | Absence | **M0** | Absence |
| **T2** | In situ de moyenne taille | **N1** | Cancer présent dans quelques ganglions proches de la tumeur | **M1** | Présence |
| **T3** | In situ de taille importante | **N2** | Envahissement ganglionnaire moyen | – | – |
| **T4** | Cancer invasif | **N3** | Cancer présent dans de nombreux ganglions ou dans des ganglions éloignés | – | – |

### LES MÉTASTASES

Les métastases sont les foyers secondaires d'un cancer. Elles peuvent se développer dans la plupart des organes, mais les plus fréquemment touchés sont le foie, les poumons, les os et le cerveau. Les cellules cancéreuses qui composent une métastase conservent les caractéristiques de leur tissu d'origine, ce qui permet de reconnaître et de localiser le cancer primitif. Le traitement des métastases est difficile et les récidives sont fréquentes.

## LES **TYPES** DE **CANCERS**

L'incidence des différents types de cancers dans une population varie en fonction de son niveau de développement, de son mode de vie et de facteurs **génétiques**. Le cancer du poumon est l'un des plus fréquents et des plus meurtriers dans le monde, essentiellement en raison de l'usage répandu du tabac. Les cancers déclenchés par des **infections** virales ou bactériennes sont plus répandus dans les pays pauvres de l'Asie, de l'Afrique et de l'Amérique latine. Ils touchent surtout le foie (virus de l'hépatite B), le col de l'utérus (papillomavirus humain) et l'estomac (bactérie *Helicobacter pylori*). Les cancers de la prostate, du sein et du côlon sont plus fréquents dans les pays riches. Ils sont en partie attribuables à l'excès de poids, à l'inactivité physique et à une alimentation riche en gras et pauvre en fruits et en légumes frais.

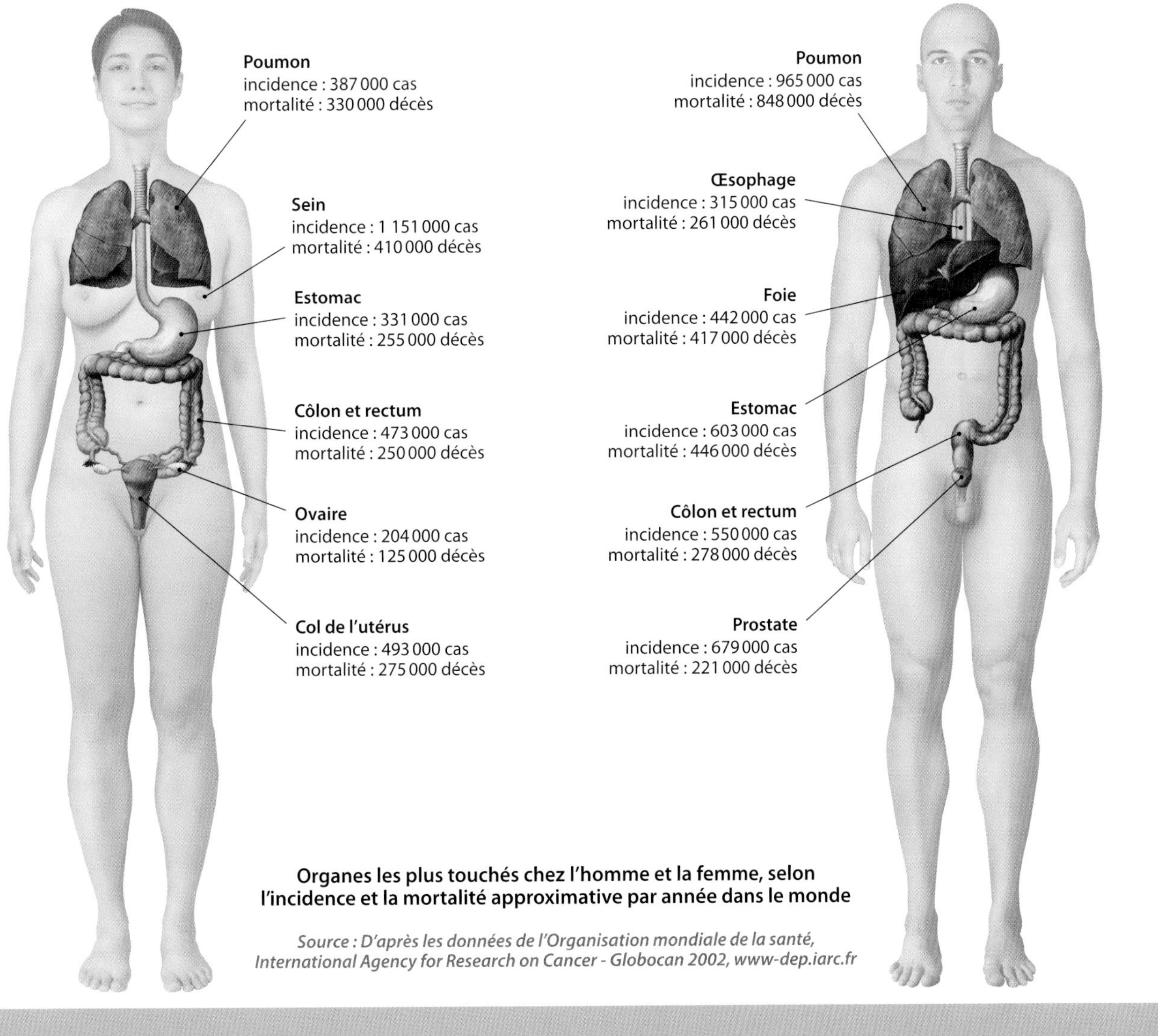
Poumon
incidence : 387 000 cas
mortalité : 330 000 décès
Sein
incidence : 1 151 000 cas
mortalité : 410 000 décès
Estomac
incidence : 331 000 cas
mortalité : 255 000 décès
Côlon et rectum
incidence : 473 000 cas
mortalité : 250 000 décès
Ovaire
incidence : 204 000 cas
mortalité : 125 000 décès
Col de l'utérus
incidence : 493 000 cas
mortalité : 275 000 décès
Poumon
incidence : 965 000 cas
mortalité : 848 000 décès
Œsophage
incidence : 315 000 cas
mortalité : 261 000 décès
Foie
incidence : 442 000 cas
mortalité : 417 000 décès
Estomac
incidence : 603 000 cas
mortalité : 446 000 décès
Côlon et rectum
incidence : 550 000 cas
mortalité : 278 000 décès
Prostate
incidence : 679 000 cas
mortalité : 221 000 décès

**Organes les plus touchés chez l'homme et la femme, selon l'incidence et la mortalité approximative par année dans le monde**

*Source : D'après les données de l'Organisation mondiale de la santé, International Agency for Research on Cancer - Globocan 2002, www-dep.iarc.fr*

## LES TRAITEMENTS DES CANCERS

L'efficacité des traitements des cancers dépend essentiellement de la rapidité du diagnostic et du stade de la maladie. Plus un cancer est avancé (invasif), plus il est compliqué à soigner. L'ablation de la tumeur par chirurgie constitue le principal traitement, mais celui-ci est souvent associé à des séances de **chimiothérapie**, de **radiothérapie** ou d'**hormonothérapie**. La guérison survient souvent après plusieurs années de rémission car des métastases peuvent se développer après un premier traitement. Si la maladie est incurable, des soins **palliatifs** sont mis en place.

### LES TRAITEMENTS CHIRURGICAUX DES CANCERS

La chirurgie vise à pratiquer l'ablation de la tumeur, voire de la totalité de l'organe touché. L'ablation des ganglions lymphatiques proches de la tumeur primitive est souvent pratiquée de manière préventive. Elle permet d'éliminer les foyers cancéreux secondaires et de diminuer le risque de voir la maladie réapparaître. Les métastases sont également retirées lorsque leur emplacement et leur taille le permettent.

### LA CHIMIOTHÉRAPIE ANTICANCÉREUSE

La chimiothérapie anticancéreuse vise à détruire les cellules cancéreuses ou à les empêcher de se développer, à l'aide de médicaments. Ceux-ci sont administrés au patient, souvent par injection intraveineuse, à un rythme dépendant de l'état du malade et de sa maladie. Très fatigantes, les cures de chimiothérapie sont suivies de périodes de repos. Comme elle agit sans distinction sur toutes les cellules qui se développent rapidement (notamment les cellules sanguines, digestives et épithéliales), la chimiothérapie a de nombreux effets secondaires : nausée, aphtes, diarrhée, constipation, chute temporaire des cheveux (partielle ou totale), sensibilité accrue aux **infections**, **anémie**, saignements (nez, gencives), etc.

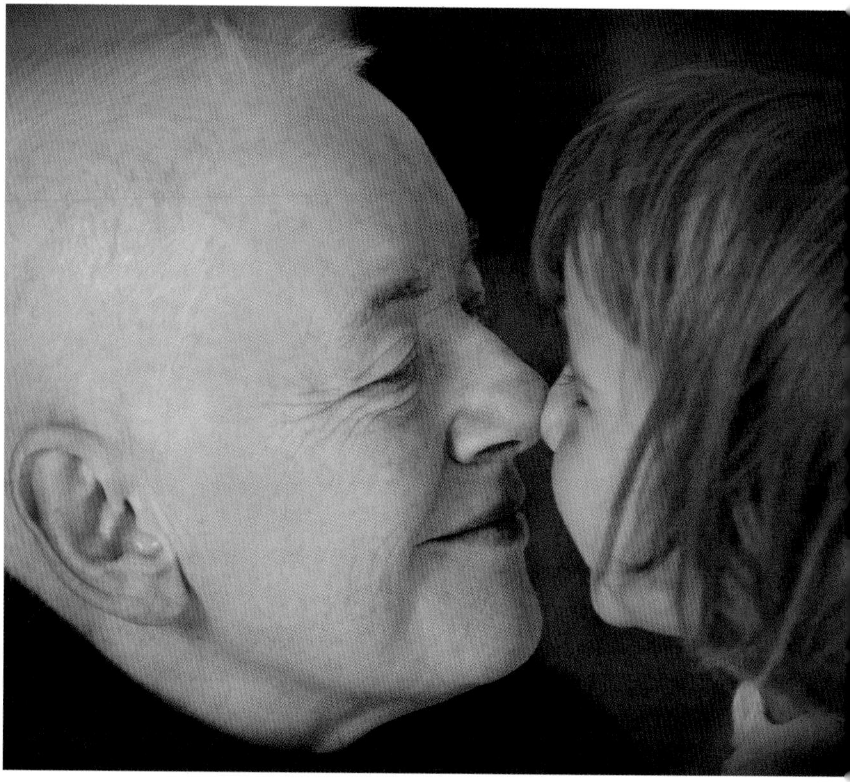

### L'HORMONOTHÉRAPIE ANTICANCÉREUSE

L'hormonothérapie anticancéreuse permet de freiner la croissance de certaines tumeurs hormonodépendantes, c'est-à-dire dont l'apparition et l'évolution sont favorisées par des hormones sexuelles (cancers du sein, de la prostate, de l'endomètre). Elle fait appel à différentes techniques visant à supprimer les effets de ces hormones sur la tumeur. La castration chirurgicale consiste à pratiquer l'ablation d'une glande produisant les hormones (testicules ou ovaires). C'est une opération définitive. Au contraire, la castration chimique est réversible : elle consiste à administrer des médicaments qui bloquent la production des hormones par les glandes. Une autre technique d'hormonothérapie vise à administrer des molécules qui bloquent l'action des hormones sur les récepteurs hormonaux des cellules cancéreuses.

## LES CANCERS

**SYMPTÔMES :**
Fatigue intense, amaigrissement important, douleurs diverses, saignements, masse palpable augmentant de volume, infections à répétition, dysfonctionnements liés à l'organe affecté. Certains cancers sont asymptomatiques pendant une longue période.

**TRAITEMENTS :**
Chirurgie (ablation de la tumeur ou de l'organe touché), radiothérapie, chimiothérapie, immunothérapie, hormonothérapie.

**PRÉVENTION :**
Éviter l'exposition non protégée au soleil, ne pas fumer, adopter une alimentation équilibrée, se protéger contre les infections transmissibles sexuellement. Dépistage (mammographie, toucher rectal, coloscopie, etc.), notamment pour les personnes à risque. Vaccination antipapillomavirus.

### LA RADIOTHÉRAPIE

La radiothérapie repose sur l'administration de rayons particuliers, dits ionisants. Ceux-ci provoquent des lésions de l'ADN susceptibles d'entraîner la mort des cellules. Elle se déroule sous forme de séances quotidiennes de quelques minutes, pendant plusieurs semaines. L'objectif de la radiothérapie est de détruire les cellules cancéreuses. Des lésions, réversibles ou non, peuvent néanmoins apparaître dans les tissus sains environnants. Lorsqu'elle est possible, la curiethérapie permet d'éviter certains de ces effets secondaires. Cette technique de radiothérapie consiste à introduire une substance radioactive dans une tumeur cancéreuse ou dans un organe creux affecté par un cancer. Elle permet de concentrer les émissions radioactives sur la tumeur à détruire, en limitant les effets secondaires sur les tissus voisins.

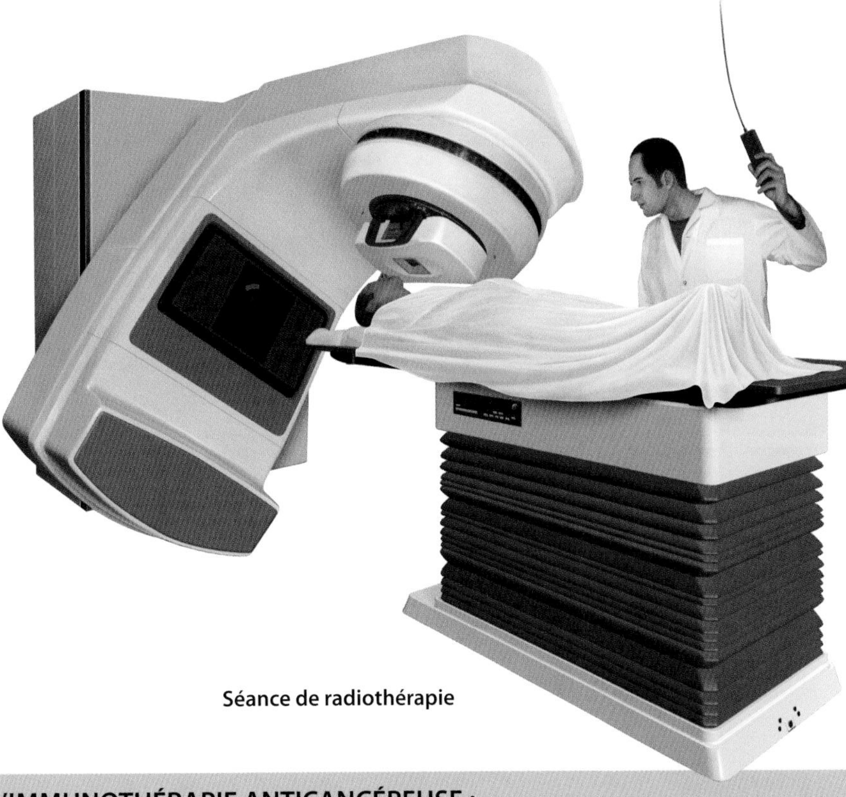

Séance de radiothérapie

## L'IMMUNOTHÉRAPIE ANTICANCÉREUSE : UNE APPROCHE PROMETTEUSE

L'immunothérapie consiste à stimuler le système immunitaire de l'organisme afin qu'il puisse déceler correctement les cellules cancéreuses et les détruire. Cette stimulation est actuellement obtenue par l'administration d'antigènes artificiels ou de cytokines. Les antigènes permettent la formation d'anticorps qui détruisent les cellules cancéreuses, tandis que la cytokine, une substance naturellement présente dans l'organisme, joue un rôle majeur dans les réactions de défense. Encore au stade expérimental, ces procédés ouvrent des perspectives optimistes pour le traitement et la guérison du cancer, notamment parce que l'immunothérapie permet de détruire les cellules cancéreuses sans atteindre les cellules saines. Elle pourrait même mener à la mise au point d'un vaccin contre le cancer.

*Le système immunitaire ... page 278*

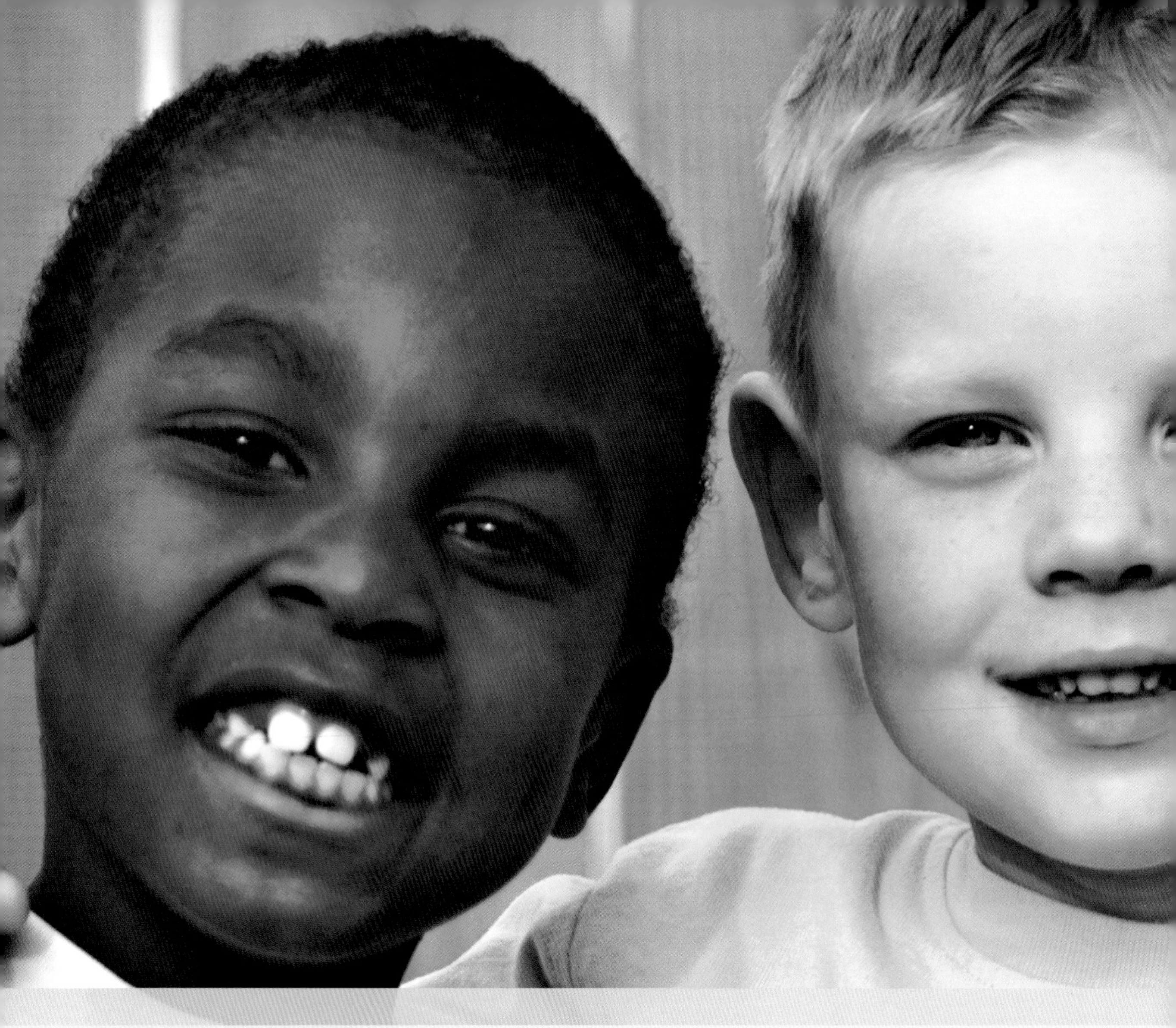

# LA **PEAU**

La peau est un organe qui recouvre l'ensemble de notre corps et qui représente environ 7 % de sa masse corporelle. Avec les ongles et les poils, elle constitue le système tégumentaire. Souple, élastique et de couleur variable, la peau est aussi très résistante. Elle constitue une véritable carapace protectrice contre les éléments extérieurs nocifs tels que les rayons ultraviolets ou les **infections**. Notre peau contient des cellules, des fibres et des structures spécialisées qui permettent, en plus de protéger l'organisme, de participer à la régulation de la température corporelle et de percevoir le monde par le toucher.

Malgré sa grande résistance, la peau peut subir des lésions variées à la suite de **traumatismes** (coupures, brûlures, etc.) ou de maladies (**inflammations**, infections bactériennes, virales ou fongiques). Elle peut aussi être affectée par des tumeurs et des parasites tels que les poux. Néanmoins, sa grande capacité de régénération lui permet souvent de rétablir son intégrité, notamment par le processus de cicatrisation.

**LE CORPS**



**LES MALADIES**

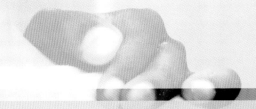

# LA STRUCTURE DE LA PEAU

La peau est un organe souple et résistant qui recouvre l'ensemble du corps et qui joue un rôle de protection contre les agressions physiques, chimiques et biologiques du milieu environnant. Son épaisseur totale varie entre 1,5 et 4 mm, selon les parties du corps et les individus. La peau est constituée de trois couches superposées : l'épiderme, le derme et l'hypoderme.

### FAIRE PEAU NEUVE

Chaque année, de 3 à 4 kg de peau usée se détachent de la surface du corps. L'épiderme se renouvelle complètement tous les 35 à 45 jours.

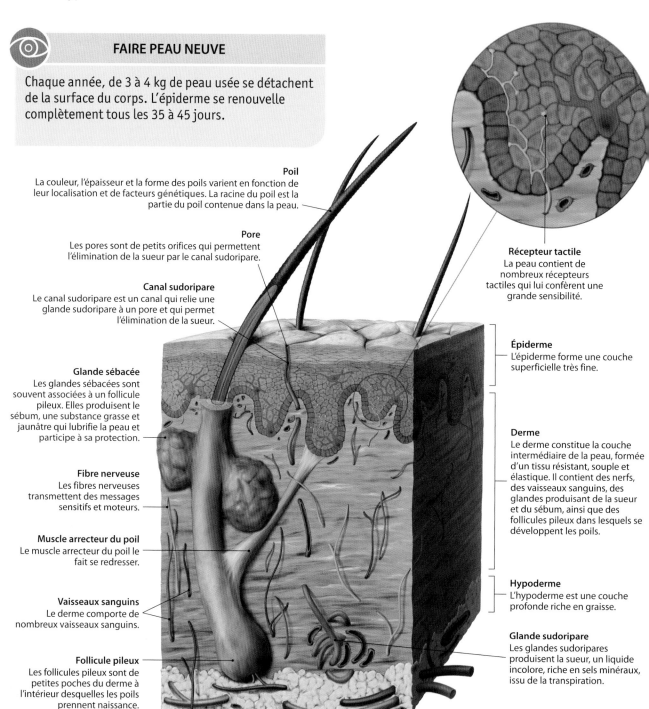

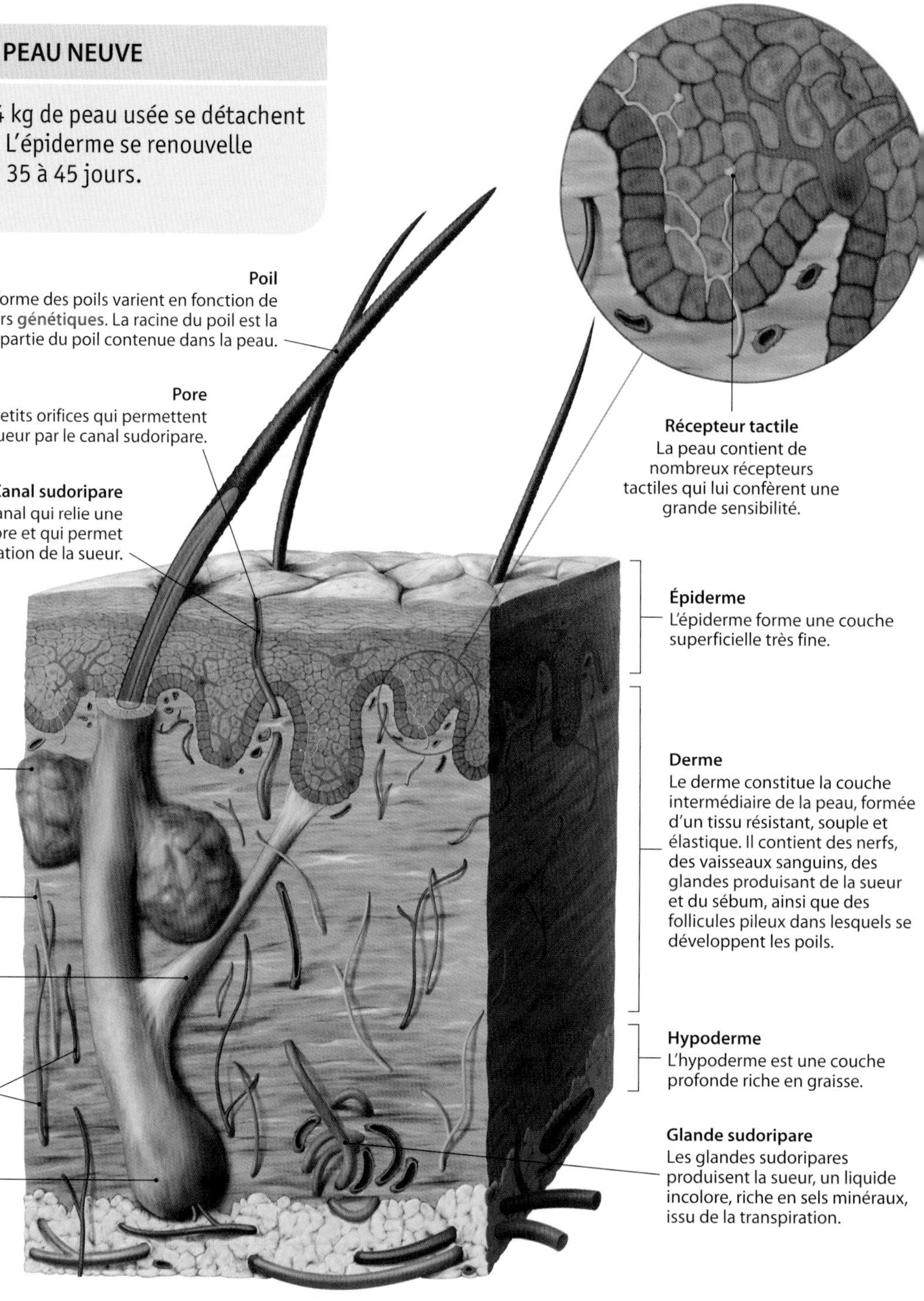
**Poil**
La couleur, l'épaisseur et la forme des poils varient en fonction de leur localisation et de facteurs **génétiques**. La racine du poil est la partie du poil contenue dans la peau.
**Pore**
Les pores sont de petits orifices qui permettent l'élimination de la sueur par le canal sudoripare.
**Canal sudoripare**
Le canal sudoripare est un canal qui relie une glande sudoripare à un pore et qui permet l'élimination de la sueur.
**Glande sébacée**
Les glandes sébacées sont souvent associées à un follicule pileux. Elles produisent le sébum, une substance grasse et jaunâtre qui lubrifie la peau et participe à sa protection.
**Fibre nerveuse**
Les fibres nerveuses transmettent des messages sensitifs et moteurs.
**Muscle arrecteur du poil**
Le muscle arrecteur du poil le fait se redresser.
**Vaisseaux sanguins**
Le derme comporte de nombreux vaisseaux sanguins.
**Follicule pileux**
Les follicules pileux sont de petites poches du derme à l'intérieur desquelles les poils prennent naissance.
**Récepteur tactile**
La peau contient de nombreux récepteurs tactiles qui lui confèrent une grande sensibilité.
**Épiderme**
L'épiderme forme une couche superficielle très fine.
**Derme**
Le derme constitue la couche intermédiaire de la peau, formée d'un tissu résistant, souple et élastique. Il contient des nerfs, des vaisseaux sanguins, des glandes produisant de la sueur et du sébum, ainsi que des follicules pileux dans lesquels se développent les poils.
**Hypoderme**
L'hypoderme est une couche profonde riche en graisse.
**Glande sudoripare**
Les glandes sudoripares produisent la sueur, un liquide incolore, riche en sels minéraux, issu de la transpiration.

**Coupe de la peau**

## L'ÉPIDERME

L'épiderme a une épaisseur généralement inférieure à 1 mm. Il est constitué de plusieurs couches de cellules vivantes et d'une couche de cellules mortes appelée couche cornée. L'épiderme contient essentiellement deux types de cellules : les mélanocytes et les kératinocytes. Les mélanocytes produisent des pigments de mélanine, responsables notamment de la coloration de la peau. Les kératinocytes permettent le renouvellement permanent de l'épiderme en migrant constamment des couches profondes vers la surface de la peau. Ces cellules ont également pour rôle de fabriquer et d'accumuler la kératine, une protéine abondante dans la couche cornée, les ongles et les poils. La kératine limite la déshydratation de la peau et forme une barrière contre les agents **infectieux** extérieurs.

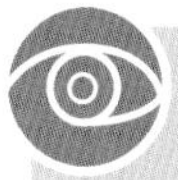

### L'ORGANE LE PLUS GRAND

Avec une superficie approximative de 2 $m^2$ et un poids d'environ 5 kg, la peau est l'organe le plus grand et le plus lourd du corps.

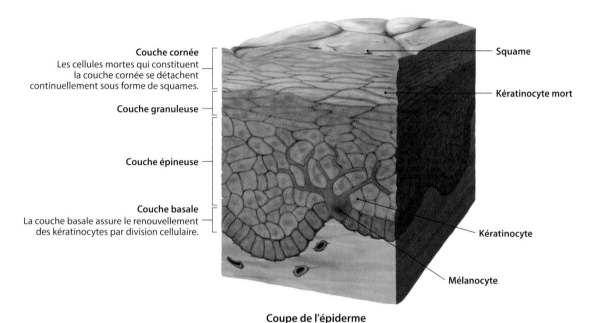

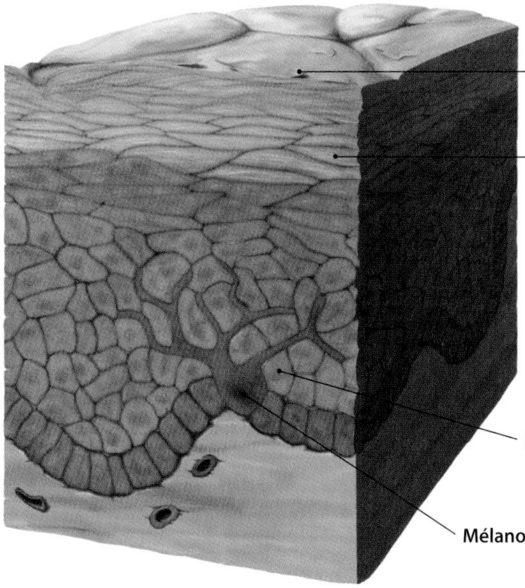
Couche cornée
Les cellules mortes qui constituent la couche cornée se détachent continuellement sous forme de squames.
Couche granuleuse
Couche épineuse
Couche basale
La couche basale assure le renouvellement des kératinocytes par division cellulaire.
Squame
Kératinocyte mort
Kératinocyte
Mélanocyte

Coupe de l'épiderme

## LA TRANSPIRATION

La transpiration est l'évacuation de la sueur par les pores de la peau. Ce phénomène participe notamment à la régulation de la température du corps : en s'évaporant, la sueur évacue la chaleur, ce qui rafraîchit l'organisme. La transpiration est favorisée par les températures ambiantes élevées, par l'élévation de la température corporelle interne (activité physique, fièvre) et par des facteurs comme les émotions ou le stress. Une transpiration anormalement abondante et généralisée peut être le symptôme de maladies telles que l'hyperthyroïdie ou le diabète.

## LES RIDES

Avec l'âge, l'élasticité du derme diminue et des sillons apparaissent sur la peau. Ce sont les rides. Ces dernières sont surtout présentes sur le visage, où elles sont modelées par les expressions faciales.
Leur apparition est favorisée par l'exposition prolongée au soleil, la sécheresse, le tabagisme et certains facteurs hormonaux. L'application de crèmes et certaines techniques de chirurgie esthétique peuvent les atténuer.

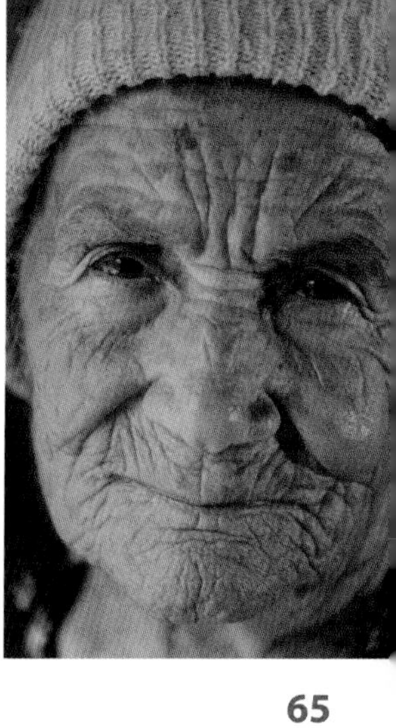

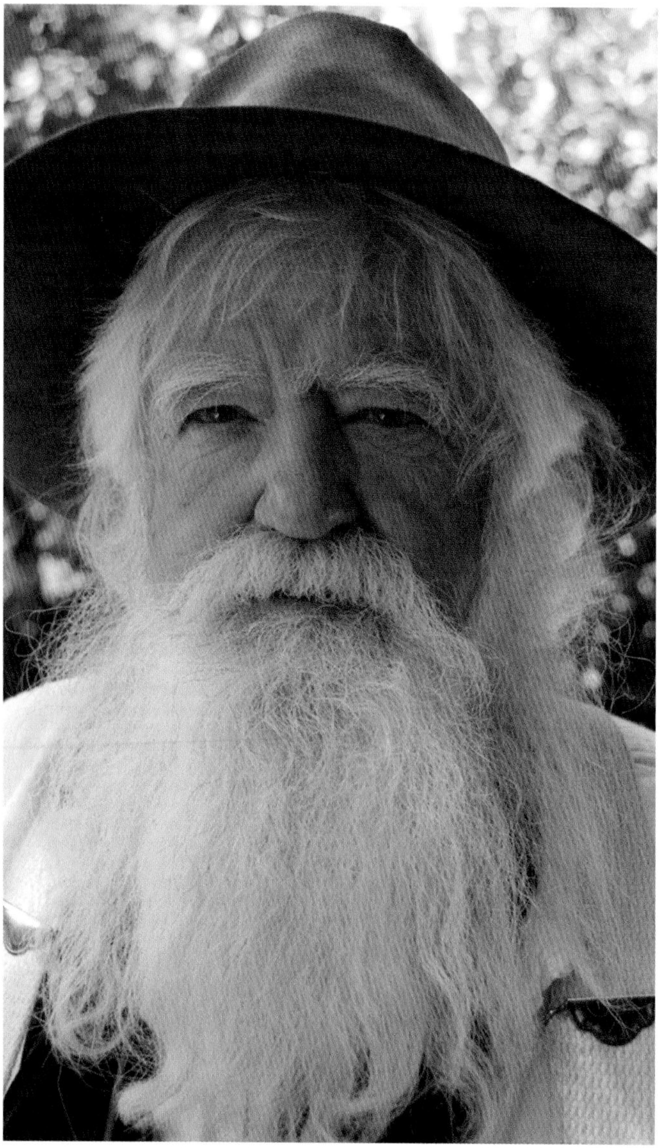

## LES **POILS**

Les poils sont des structures annexes de la peau, fines, flexibles, résistantes et riches en kératine. Ils sont présents sur presque toute la surface du corps, en particulier au niveau de la tête (cheveux, barbe, moustache, sourcils) et du bas-ventre (poils pubiens). La couleur des poils est déterminée par les pigments de mélanine qu'ils contiennent. La production de poils, qui s'accentue à la puberté, est liée à des facteurs hormonaux, **métaboliques** et héréditaires. La chute partielle ou totale des poils et des cheveux peut avoir des causes mécaniques, physiologiques (calvitie), pathologiques (troubles de la glande thyroïde, choc psychologique, teigne) ou médicamenteuses (**chimiothérapie** anticancéreuse).

### LA CHAIR DE POULE

Le phénomène de hérissement des poils, appelé chair de poule, est une réaction automatique du corps au froid ou à la peur. Les muscles situés à la base des poils se contractent, ce qui fait apparaître de petites aspérités cutanées. Chez les animaux à poils ou à plumes, ce mécanisme permet normalement d'emprisonner une couche d'air isolante près de la peau afin de la protéger du froid. Il permet également d'augmenter le volume d'un animal afin qu'il paraisse plus impressionnant aux yeux d'un prédateur. Ce réflexe est devenu archaïque chez les humains, aujourd'hui moins velus que leurs ancêtres.

### LA CALVITIE

La chute progressive et définitive des cheveux, appelée calvitie, affecte plus souvent et plus fortement les hommes que les femmes. Liée à la production d'hormones (androgènes), la calvitie est également influencée par des facteurs héréditaires. Elle débute entre 20 et 50 ans et peut mener à la perte totale des cheveux. Certaines lotions peuvent freiner la chute des cheveux et parfois favoriser leur repousse. La calvitie peut également être traitée chirurgicalement par différentes techniques de greffe.

### LES CHEVEUX EN CHIFFRES

Entre 100 000 et 150 000 cheveux recouvrent généralement la tête d'un être humain. Ceux-ci poussent à une vitesse d'environ 1 cm à 1,5 cm par mois et demeurent accrochés au cuir chevelu pendant 3 à 6 ans. De 50 à 100 cheveux tombent chaque jour, mais sont normalement remplacés par des repousses. Ainsi, quelque 3 000 000 de cheveux peuvent pousser au cours d'une vie.

## LES **ONGLES**

Chacun des dix doigts et des dix orteils est doté d'un ongle, une lame transparente, dense et flexible, très riche en kératine. Les ongles résultent d'une modification des couches superficielles de l'épiderme. En plus de protéger les extrémités des doigts et des orteils, ils permettent de saisir de petits objets et de gratter. Les ongles sont sujets à diverses maladies, en particulier des mycoses (champignons).

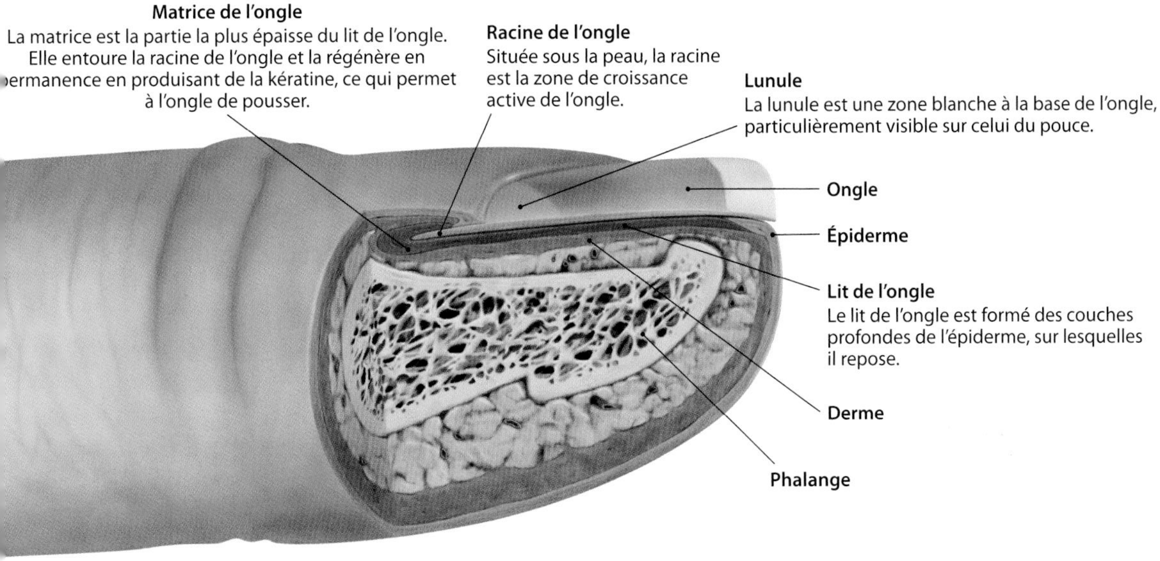
Matrice de l'ongle
La matrice est la partie la plus épaisse du lit de l'ongle. Elle entoure la racine de l'ongle et la régénère en permanence en produisant de la kératine, ce qui permet à l'ongle de pousser.
Racine de l'ongle
Située sous la peau, la racine est la zone de croissance active de l'ongle.
Lunule
La lunule est une zone blanche à la base de l'ongle, particulièrement visible sur celui du pouce.
Ongle
Épiderme
Lit de l'ongle
Le lit de l'ongle est formé des couches profondes de l'épiderme, sur lesquelles il repose.
Derme
Phalange

**Coupe du pouce**

## LES ONGLES, REFLET DE LA SANTÉ

L'apparence des ongles révèle parfois un problème de santé. Ainsi, des ongles violacés peuvent être dus à une oxygénation insuffisante du sang (insuffisance respiratoire). Des ongles ou des doigts pâles sont parfois le signe d'une **anémie** ou d'une mauvaise circulation sanguine (maladie de Raynaud), tandis que des ongles bombés peuvent résulter d'une maladie **chronique** touchant les poumons ou le cœur. Une **infection** des ongles par un champignon microscopique (onychomycose) peut provoquer leur jaunissement, leur épaississement et parfois aussi l'apparition de taches blanches.

*Les mycoses cutanées ... page 84*

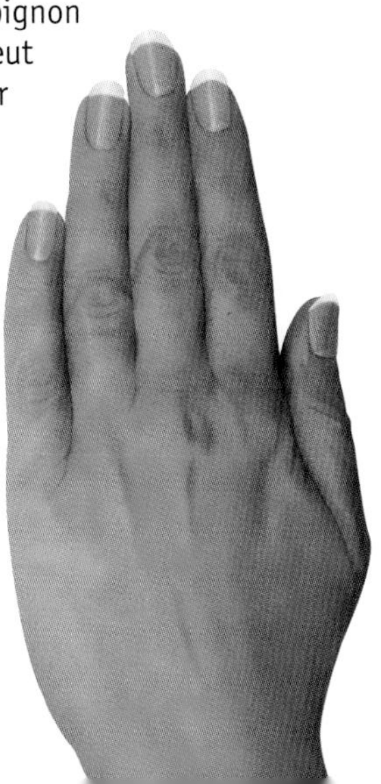

### UNE CROISSANCE CONTINUE

Les ongles poussent continuellement au cours d'une vie, au rythme moyen de 3 à 4 mm par mois.

## LES **EMPREINTES DIGITALES**

Les empreintes digitales sont des sillons dessinant des motifs sur la peau des doigts. Elles donneraient une meilleure adhérence des mains sur les objets, un peu comme les rainures d'un pneu ou d'une chaussure sur le sol. Les empreintes digitales de chaque individu sont uniques, tant et si bien que sur la scène d'un crime, elles permettent d'identifier les coupables.

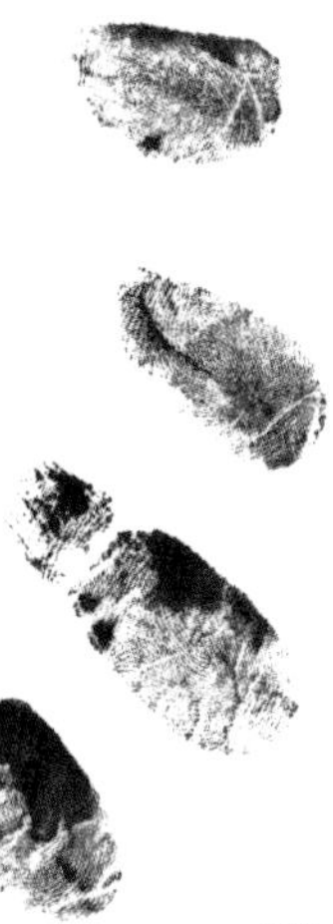

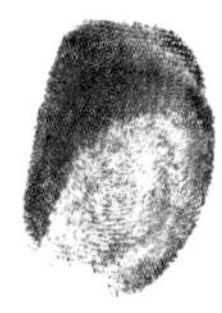

# LA COULEUR DE LA PEAU

Déterminée génétiquement, la couleur de la peau est principalement due à la présence d'un pigment, la mélanine. Celle-ci est produite par des cellules spécialisées de l'épiderme (les mélanocytes) et joue un rôle essentiel dans la protection de la peau contre les rayons ultraviolets du soleil. Les peaux blanches, moins riches en mélanine, sont plus sujettes aux coups de soleil et aux cancers de la peau. La mélanine est également responsable de la coloration des poils, des cheveux et de l'iris de l'œil.

## LES PHOTOTYPES

Un phototype est un type de pigmentation naturelle de la peau, des poils et des yeux, caractérisé par le niveau de réactivité de la peau au soleil. On distingue six phototypes, déterminés par la quantité de mélanine et sa couleur (jaune, rouge, brune ou noire). La protection solaire doit être adaptée au phototype auquel on appartient.

## LES PIGMENTS DE MÉLANINE

Produits par les mélanocytes, les pigments de mélanine sont présents dans la peau sous forme de granules. Celles-ci sont de couleur jaune ou rouge pour les peaux claires, de couleur brune ou noire pour les peaux sombres.

*La structure de la peau ... page 64*

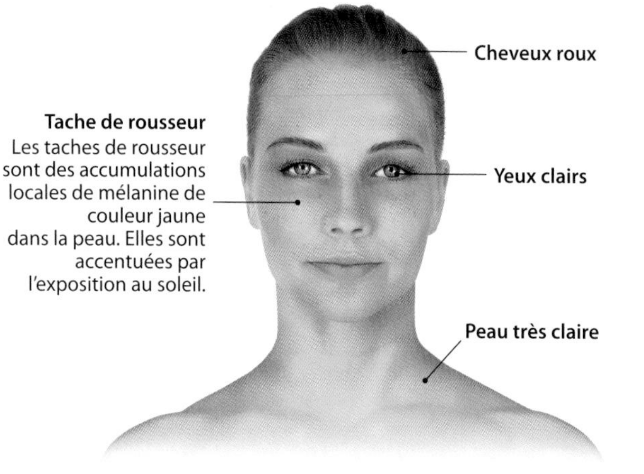
Cheveux roux
Tache de rousseur
Les taches de rousseur sont des accumulations locales de mélanine de couleur jaune dans la peau. Elles sont accentuées par l'exposition au soleil.
Yeux clairs
Peau très claire

**Phototype 1**
Le phototype 1 se caractérise par une peau très claire qui présente de nombreuses taches de rousseur et ne bronze jamais. C'est le phototype le plus sujet aux coups de soleil.

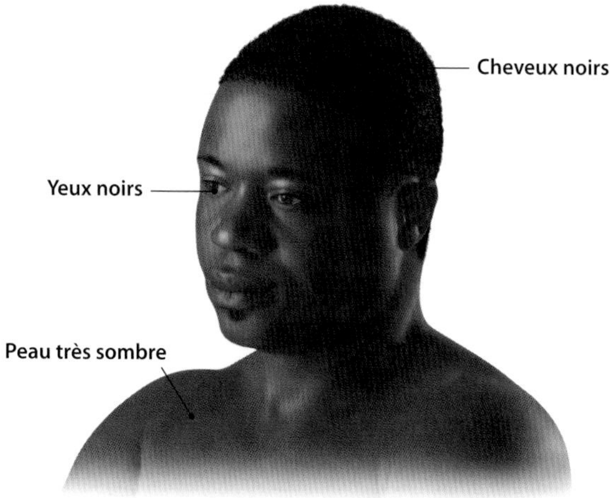
Cheveux noirs
Yeux noirs
Peau très sombre

**Phototype 6**
Le phototype 6 se distingue par une peau très sombre et très résistante aux coups de soleil. La mélanine, de couleur noire, est produite en grande quantité.

## LE BRONZAGE

Sous l'action des rayons ultraviolets, les mélanocytes se multiplient dans l'épiderme et accroissent leur production de mélanine. Ce processus, appelé bronzage, se traduit par une coloration brune plus ou moins durable de la peau qui augmente la résistance de celle-ci aux coups de soleil. Cependant, une exposition trop importante et fréquente au soleil est un facteur majeur de cancer de la peau.

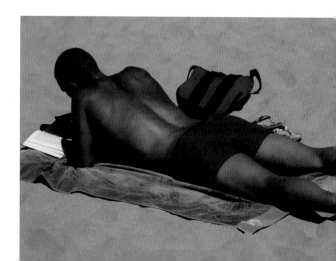

# LA CICATRISATION

La cicatrisation est un processus physiologique destiné à réparer une lésion dans un tissu, en particulier la peau. Elle aboutit généralement à la formation d'une cicatrice. La cicatrisation peut être provoquée par une blessure, une brûlure, une incision chirurgicale ou par une lésion due à une maladie.

## LES **ÉTAPES** DE LA **CICATRISATION**

La cicatrisation d'une plaie superficielle se déroule en plusieurs étapes, plus ou moins rapides selon l'aspect et la gravité de la lésion.

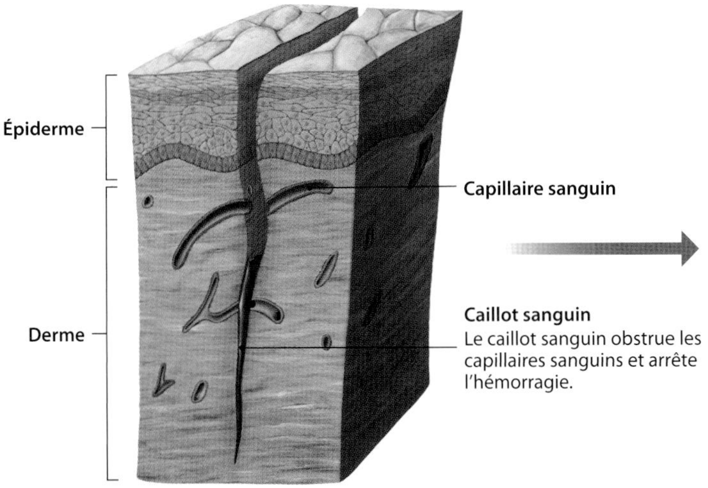
Épiderme
Derme
Capillaire sanguin
Caillot sanguin
Le caillot sanguin obstrue les capillaires sanguins et arrête l'hémorragie.

**1. Arrêt de l'hémorragie (caillot sanguin)**
Lorsqu'une blessure atteint le derme, les capillaires sanguins qu'il contient se rompent, ce qui provoque une hémorragie. Un caillot sanguin se forme au fond de la plaie.

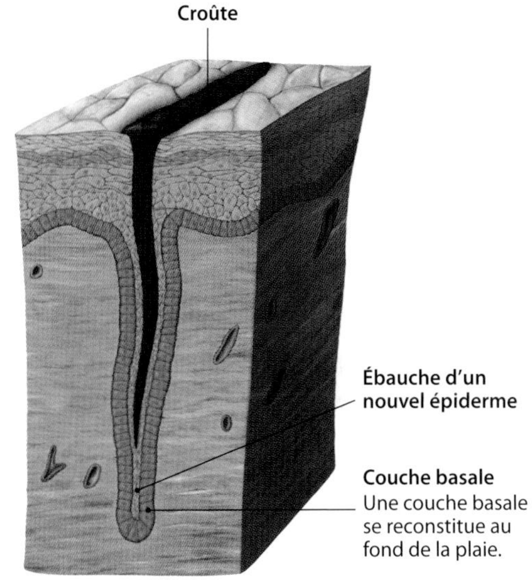
Croûte
Ébauche d'un nouvel épiderme
Couche basale
Une couche basale se reconstitue au fond de la plaie.

**2. Formation d'une croûte protectrice**
Le caillot sanguin se transforme en une croûte qui protège les tissus lésés des **infections** et empêche leur déshydratation.

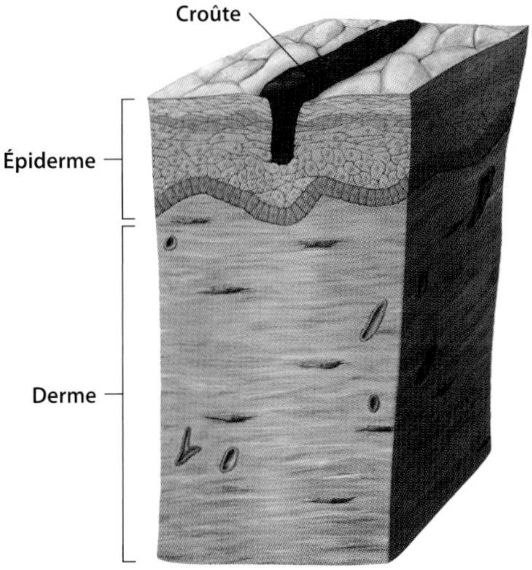
Croûte
Épiderme
Derme

**3. Apparition d'un nouveau tissu**
Les cellules du derme et des capillaires sanguins se multiplient pour former un nouveau tissu qui repousse la croûte vers la surface de l'épiderme. Lorsque la cicatrisation est terminée, la croûte tombe et laisse place à une cicatrice.

### LA SUTURE

La suture est une opération chirurgicale qui consiste à rapprocher les bords d'une plaie (blessure ou incision chirurgicale), afin d'en accélérer ou d'en faciliter la cicatrisation. La suture est réalisée à l'aide de bandelettes adhésives ou de fils qui sont retirés une fois la cicatrisation obtenue. Toutefois, certains fils se désagrègent spontanément après plusieurs semaines ou plusieurs mois et n'ont pas besoin d'être retirés.

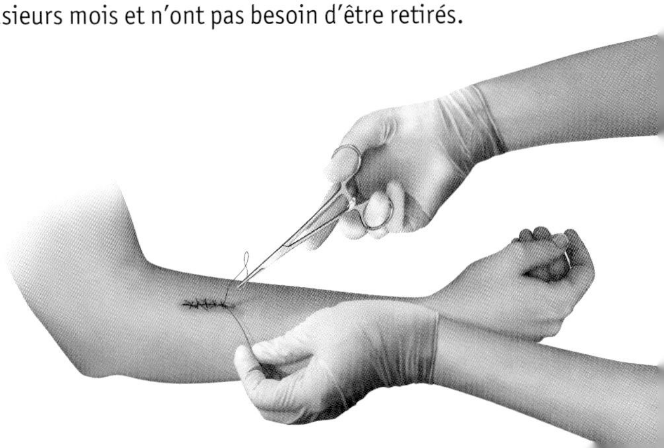

# LES **LÉSIONS** DE LA **PEAU**



La peau peut être lésée à la suite d'un **traumatisme** : coupure, brûlure, éraflure, piqûre, frottement, incision chirurgicale, etc. Elle peut également être endommagée par une maladie **infectieuse** ou par une **inflammation**. Les lésions de la peau présentent un aspect et une étendue très variables. Certaines apparaissent de manière isolée, tandis que d'autres se manifestent par bouquets ou par plaques. Les lésions telles que les érythèmes, les papules, les bulles, les pustules, les macules ou les nodules constituent la première manifestation d'une maladie de la peau ou d'un traumatisme.

## L'**ÉRYTHÈME**

Un érythème est une rougeur de la peau qui disparaît à la pression. Ce symptôme, dû à la dilatation des capillaires sanguins, est commun à de nombreuses affections comme l'eczéma ou le coup de soleil. Souvent associé à d'autres lésions (papules, bulles), l'érythème peut s'accompagner d'une sensation de brûlure ou de démangeaisons.

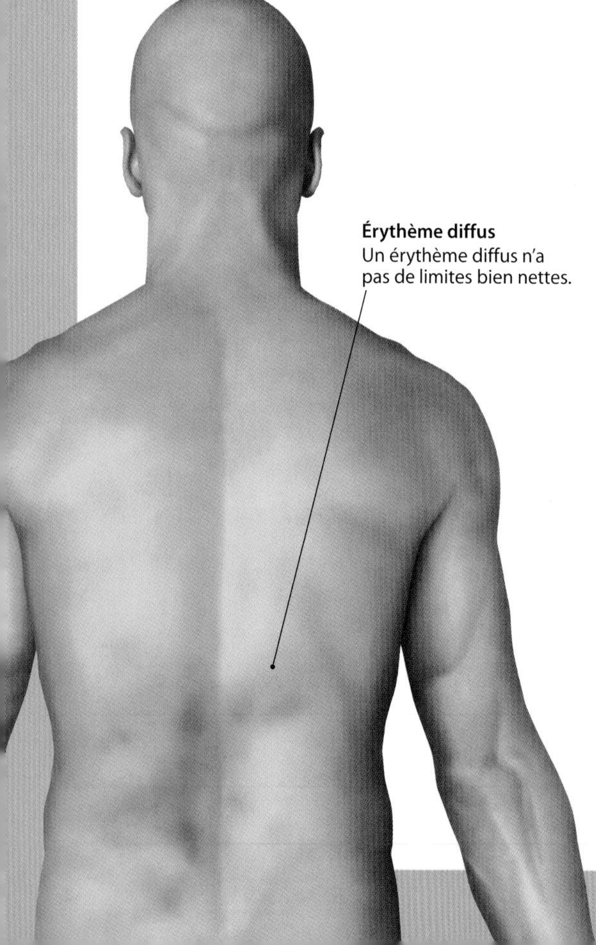

**Érythème diffus**
Un érythème diffus n'a pas de limites bien nettes.

## LES **CALLOSITÉS**

Une pression ou un frottement répété peut provoquer un durcissement et un épaississement localisés des couches les plus externes de la peau. Ces callosités, ou cals, affectent principalement les pieds. Elles sont appelées cors sur les orteils, durillons sur la plante et oignons à la base du gros orteil. Il s'agit de lésions bénignes qui peuvent entraîner des douleurs et parfois favoriser les infections. Les callosités se soignent par une bonne hygiène des pieds, un ponçage régulier, le port de chaussures confortables ou adaptées, l'application d'un coussinet sur la zone sensible ou encore par un traitement à l'acide salicylique.

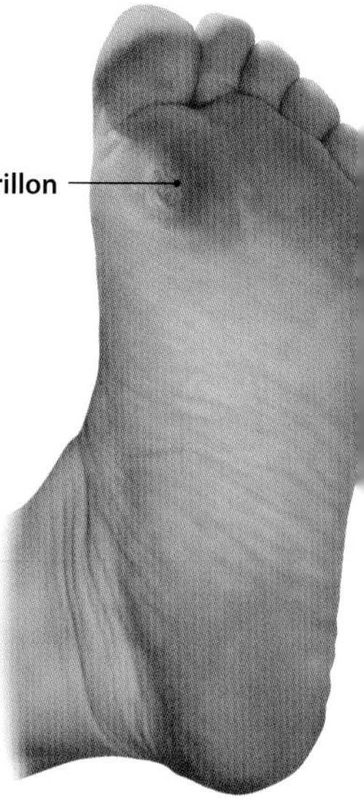
Durillon

## LA **PLAIE**

Une plaie est une ouverture dans un tissu causée par une blessure (écorchure, coupure, entaille, piqûre, morsure) ou par une opération chirurgicale. Les plaies superficielles affectent la peau et les tissus sous-jacents. Les plaies profondes atteignent les organes internes. Les plaies doivent être soigneusement nettoyées et traitées à l'aide d'un **antiseptique**. L'usage d'un antiseptique et d'une protection stérile permet de limiter les risques d'infection et favorise le processus de cicatrisation. Une plaie profonde, longue ou large, ou encore une plaie qui saigne abondamment, qui guérit très lentement ou qui présente des risques ou des signes d'infection, nécessite la consultation d'un médecin. Ce dernier déterminera si des points de suture, un **vaccin** antitétanique ou des **antibiotiques** sont nécessaires.
Un examen médical est également recommandé si la plaie est localisée sur le visage, les articulations ou la zone génitale.

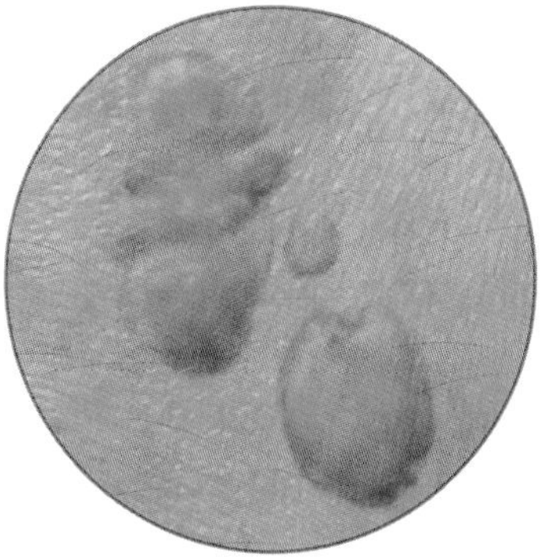

**Le papule**
Une papule mesure quelques millimètres de diamètre et est bien délimitée, saillante et ferme. Plusieurs papules juxtaposées forment une plaque. Leur apparition peut être un symptôme d'urticaire ou de lichen plan.

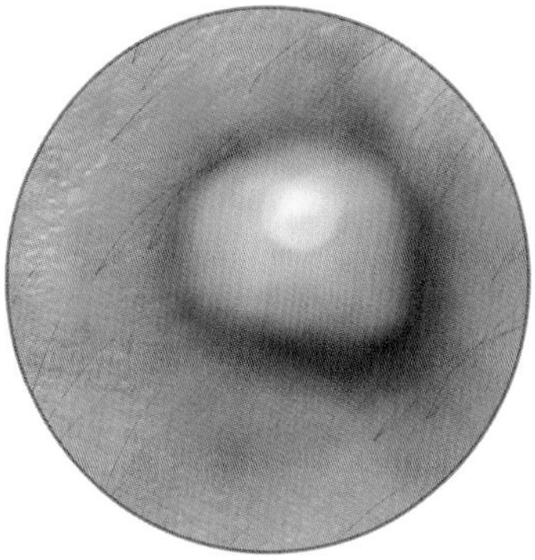

**Le pustule**
Une pustule est un soulèvement de l'épiderme bien délimité et contenant du pus. Il peut s'agir, par exemple, d'un furoncle ou d'un bouton d'acné.

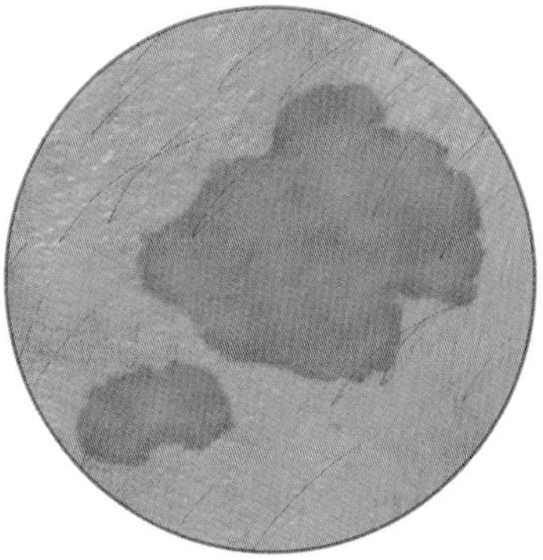

**Le macule**
Une macule est une tache de la peau, non saillante, de couleur et de taille variables. Elle peut avoir différentes origines, par exemple une anomalie de la pigmentation ou un érythème.

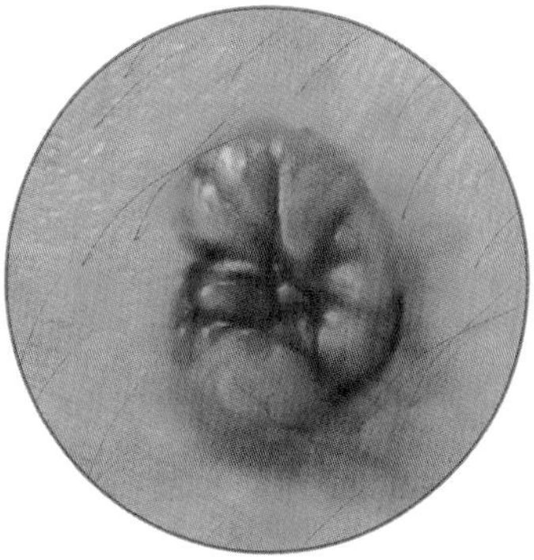

**Le nodule**
Un nodule est une lésion de la peau ou d'une muqueuse de forme arrondie, aux contours bien définis et plus ou moins dure au toucher.

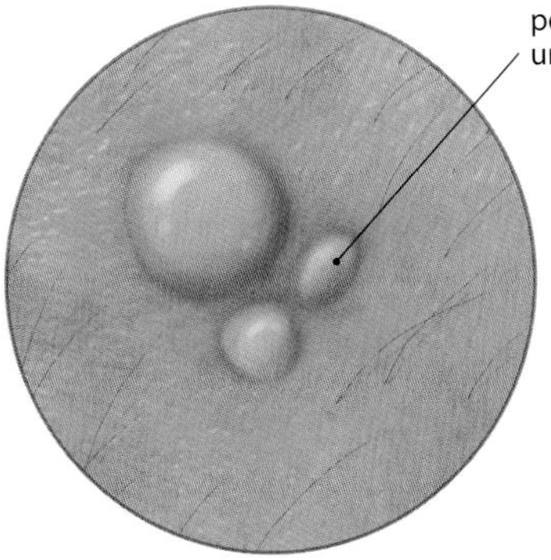
Vésicule
Une vésicule est une bulle sur la peau dont le diamètre est inférieur à un centimètre.

**La bulle**
Une bulle est un soulèvement de l'épiderme contenant un liquide clair (sérosité). On distingue la vésicule, qui est de petite taille, et la cloque, qui est de taille plus importante. Les bulles sont causées par une brûlure, un frottement répétitif (ampoule) ou par des maladies de la peau telles que l'herpès labial et l'eczéma.

## L'ONGLE INCARNÉ

Un ongle incarné est une **inflammation** de l'orteil, en particulier le gros orteil, provoquée par la pénétration progressive des bords de l'ongle dans la chair adjacente. Celle-ci enfle, rougit et peut s'infecter si la lésion n'est pas soignée. Les ongles incarnés sont plus fréquents chez les hommes que chez les femmes. Ils peuvent être évités en portant des chaussures qui ne compriment pas les orteils et en coupant les ongles d'orteils bien droit et pas trop courts. Ils sont soignés par des **anti-inflammatoires**, des **antiseptiques** ou par chirurgie.

# LES BRÛLURES

Les brûlures sont des lésions plus ou moins profondes de la peau ou des muqueuses causées par la chaleur, une substance corrosive, des radiations ou un courant électrique. La gravité des brûlures dépend de la surface de peau atteinte et de la profondeur de la lésion. On les classe selon trois degrés. Les brûlures du premier degré et les brûlures superficielles du deuxième degré sont généralement bénignes, sauf si elles touchent une grande partie du corps. Les brûlures profondes du deuxième et du troisième degré, beaucoup plus graves, peuvent menacer les fonctions vitales et nécessitent une hospitalisation d'urgence.

*Premiers soins : Les brûlures et l'électrocution ... page 557*

## LE **COUP** DE **SOLEIL**

Un coup de soleil est une brûlure de l'épiderme provoquée par une exposition aux rayons ultraviolets du soleil supérieure à la résistance de la peau. Il s'agit le plus souvent d'une brûlure du premier degré qui provoque une rougeur, suivie quelques jours plus tard par la desquamation de la région brûlée. Les personnes à la peau claire peuvent être sujettes à des brûlures du deuxième degré, qui se traduisent par l'apparition rapide de cloques. Les coups de soleil répétés, en particulier chez ces personnes, augmentent le risque d'apparition d'un cancer de la peau et accélèrent le vieillissement cutané.

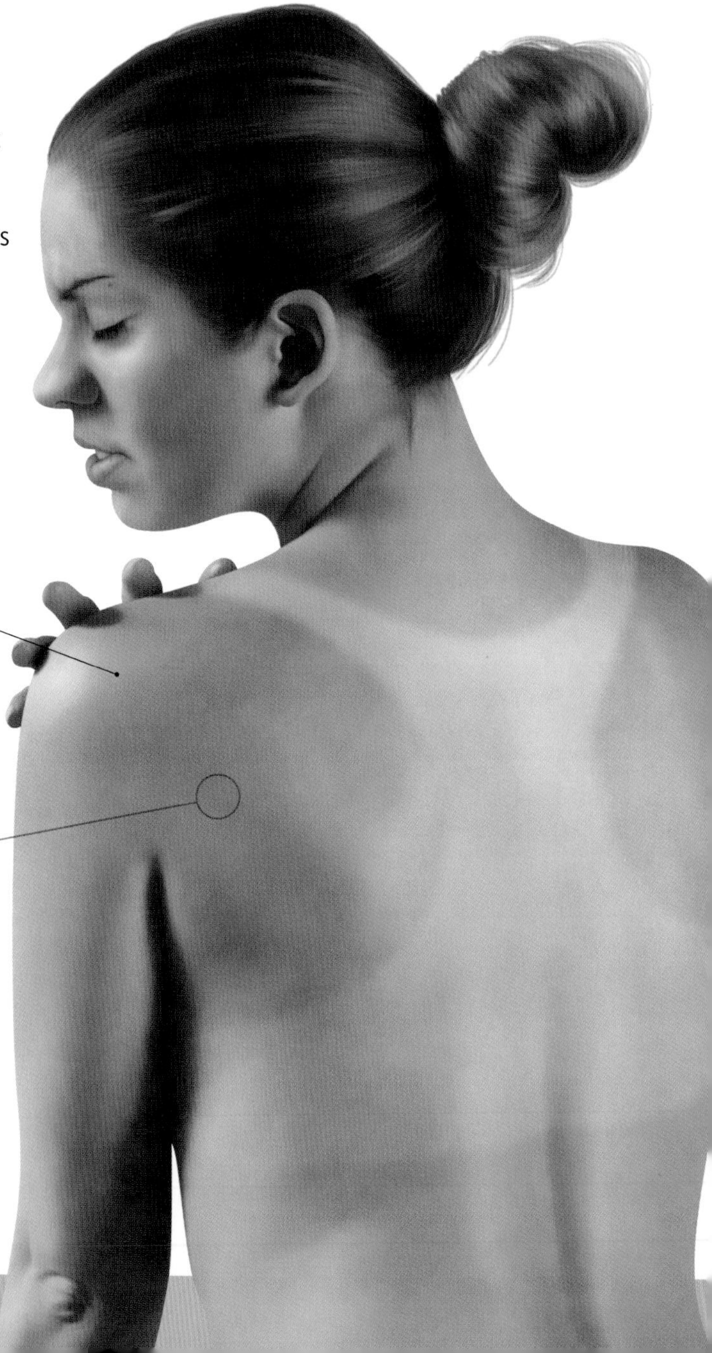
**Érythème**
Les coups de soleil se manifestent par un érythème (rougeur) et une chaleur localisés au niveau de la région exposée.

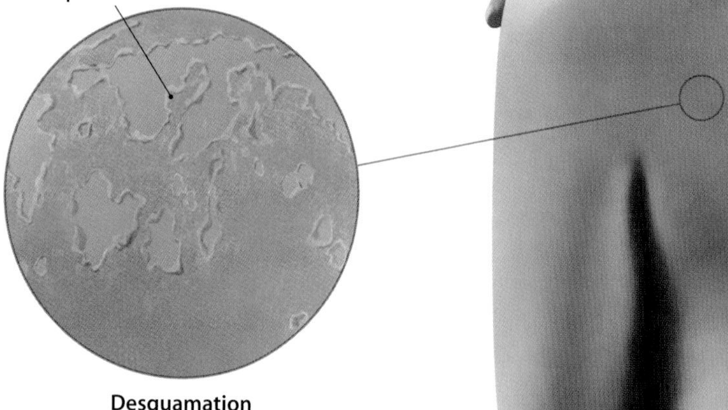
**Squame**
**Desquamation**
La desquamation est l'élimination de la couche cornée (couche morte) de l'épiderme sous forme de squames. Elle peut être normale ou pathologique (survenir après un coup de soleil, par exemple).

## LA **BRÛLURE** DU **PREMIER DEGRÉ**

Une brûlure du premier degré est limitée à l'épiderme, la couche superficielle de la peau. Elle se traduit par une rougeur, ou érythème. Celui-ci est parfois accompagné d'un léger gonflement (**œdème**) et de démangeaisons. Il est suivi, au bout de quelques jours, d'une desquamation. La brûlure du premier degré est une lésion bénigne, quoique douloureuse, qui guérit spontanément en quelques jours et ne laisse aucune séquelle.

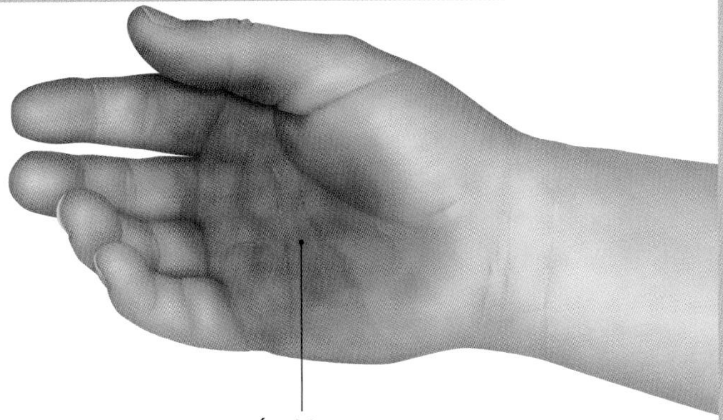

**Érythème**
La brûlure du premier degré est caractérisée par l'apparition d'un érythème.

## LA **BRÛLURE** DU **DEUXIÈME DEGRÉ**

Une brûlure du deuxième degré touche l'épiderme et une partie plus ou moins importante du derme (couche intermédiaire de la peau). Elle se traduit par la formation d'une cloque. Lorsque la lésion ne dépasse pas les couches superficielles du derme, elle guérit en deux ou trois semaines, sans laisser de cicatrice. Plus l'atteinte du derme est profonde, plus la cicatrisation est longue et la cicatrice visible. La brûlure du deuxième degré devrait être examinée par un médecin lorsque les couches plus profondes du derme sont détruites, lorsqu'elle est d'origine chimique ou électrique, ou lorsque la surface brûlée est plus grande qu'une paume de main ou se situe au niveau du visage, du cou, de la région génitale ou des articulations. Une greffe de peau peut être nécessaire.

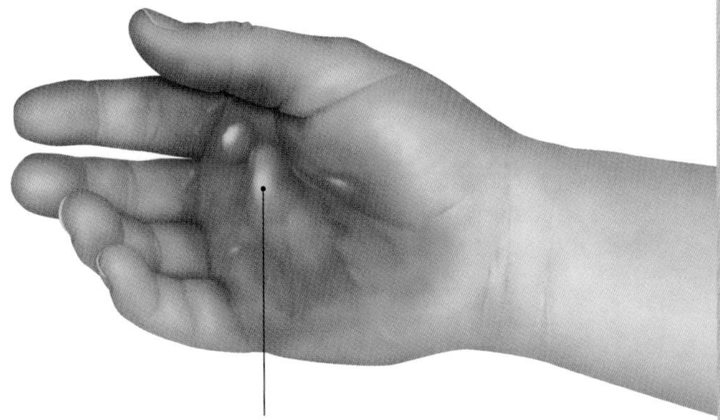

**Cloque**
Les tissus brûlés se décollent des tissus sains en formant une cloque, une petite poche remplie de liquide clair (sérosité). Lorsque la cloque éclate, le derme est à nu et les risques d'**infection** sont importants.

## LA **BRÛLURE** DU **TROISIÈME DEGRÉ**

Une brûlure du troisième degré est une brûlure profonde caractérisée par la destruction complète de la peau et parfois des tissus sous-jacents (muscle). Il s'agit d'une lésion très grave qui ne cicatrise pas spontanément. Lorsque la brûlure est étendue, elle peut mettre la vie de la victime en danger et nécessiter une hospitalisation d'urgence, une réhydratation par perfusion, ainsi qu'une greffe de peau. Les infections sont très fréquentes et l'infection généralisée (**septicémie**) est à craindre. La peau brûlée au troisième degré n'est pas sensible à la douleur, car les récepteurs tactiles du derme sont détruits, mais le pourtour en est très douloureux.

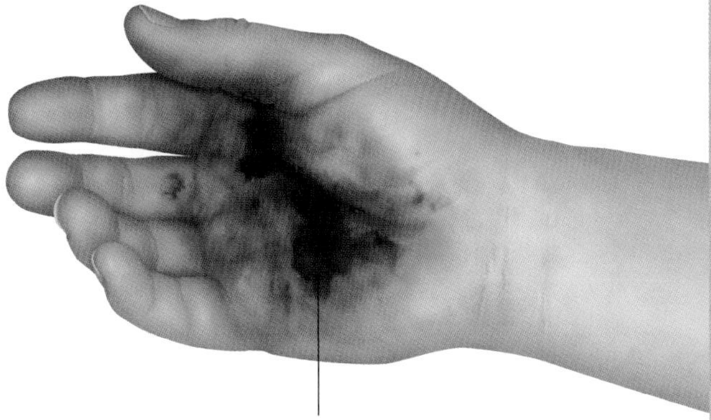

**Peau brûlée**
La peau brûlée présente une surface rigide et irrégulière, d'aspect cireux et de couleur brune ou blanchâtre.

## LA PROTECTION SOLAIRE

Une bonne protection solaire permet de limiter considérablement les effets néfastes du soleil sur la peau (brûlures, cancers, vieillissement cutané), en particulier chez les enfants et les personnes à la peau claire. Voici quelques conseils à suivre, notamment au cours des périodes les plus chaudes de l'année et lors d'un voyage en montagne ou dans un pays tropical. Ces précautions sont valables même lorsque le temps est couvert car les rayons ultraviolets traversent la couche nuageuse.

- **NE VOUS EXPOSEZ PAS EN MILIEU DE JOURNÉE**

  C'est lorsque le soleil est à son zénith (entre 10 et 15 heures) que son rayonnement est le plus fort. La meilleure protection contre le soleil est donc d'éviter de vous y exposer au cours de cette période. Sinon, il est impératif de vous en protéger au maximum.

- **COUVREZ-VOUS**

  Pour protéger efficacement votre corps des rayons du soleil, portez un chapeau, des lunettes de soleil ainsi que des vêtements longs. Les vêtements de couleurs sombres bloquent mieux les rayons ultraviolets que les vêtements de couleurs claires.

- **METTEZ DE LA CRÈME SOLAIRE**

  Appliquez de la crème solaire sur les parties exposées et sensibles de votre corps (en particulier le visage, le cou, les oreilles). Préférez une crème à indice de protection élevé et appliquez-la au minimum 20 minutes avant de vous exposer. En cas d'exposition prolongée, renouvelez l'application au moins toutes les deux heures, en particulier après la baignade.

- **N'EXPOSEZ PAS LES NOURRISSONS**

  Les bébés de moins de 6 mois ne doivent pas être exposés directement aux rayons solaires.

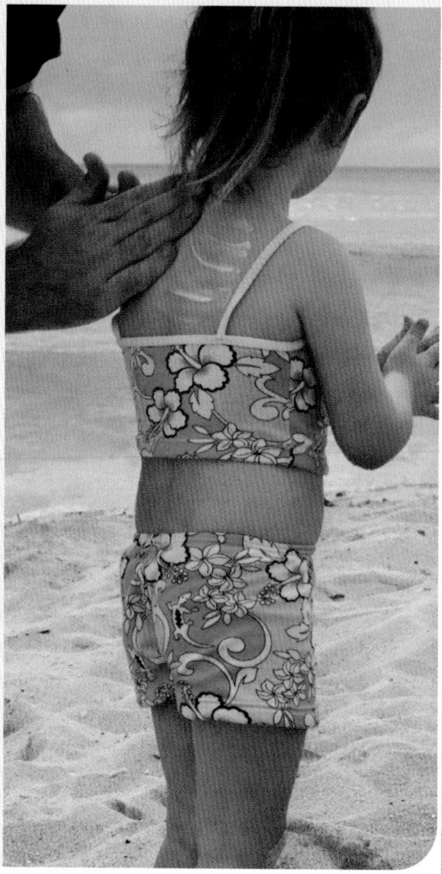

### LA **GREFFE** DE **PEAU**

La greffe de peau est une opération chirurgicale qui consiste à transférer un fragment de peau sur une lésion cutanée. Elle est pratiquée lorsque la cicatrisation est difficile ou impossible, notamment dans les cas de brûlures profondes. Afin de limiter les risques de rejet, la peau utilisée lors d'une greffe est le plus souvent prélevée sur le patient lui-même, dans une région peu visible. Lorsque la brûlure est étendue, la peau peut aussi provenir d'un donneur ou être développée en laboratoire.

## LES BRÛLURES

**SYMPTÔMES :**

Premier degré : érythème, douleurs. Deuxième degré : cloque, douleurs. Troisième degré : destruction de la peau laissant place à des tissus bruns et blanchâtres.

**TRAITEMENTS :**

Premier degré : refroidissement, hydratation de la peau, **analgésiques**. Deuxième degré : désinfection, protection stérile, réhydratation au besoin, parfois **antibiotiques**. Troisième degré : réhydratation, ablation des tissus morts, greffe de peau, chirurgie esthétique, parfois antibiotiques, rééducation.

# LES VERRUES

Les verrues sont des excroissances de l'épiderme, plus ou moins saillantes et colorées. Elles sont causées par un virus de type papillomavirus qui est transmis par contact direct ou indirect (contact avec une surface contaminée). Les verrues sont des lésions fréquentes qui peuvent apparaître sur différentes parties du corps, isolément ou en groupe, et qui ont tendance à se multiplier. On en distingue plusieurs types, selon leur aspect et leur localisation. Les verrues vulgaires et les verrues plantaires, très contagieuses, sont les plus communes. Les verrues planes, relativement discrètes, affectent principalement les enfants, les adolescents et les personnes dont les défenses immunitaires sont affaiblies. Les condylomes génitaux, également causés par un papillomavirus, sont un autre type de verrue. Les verrues disparaissent spontanément, parfois après quelques années, mais leur élimination chirurgicale permet d'éviter leur propagation.

*Les condylomes génitaux ... page 448*

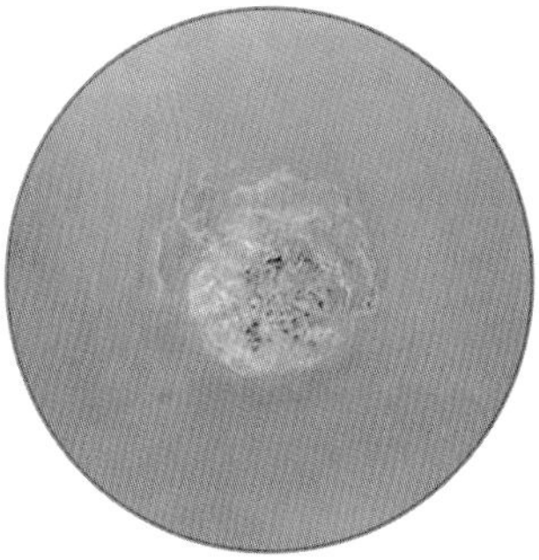

**Verrue plantaire**
Présentes sur la plante du pied, les verrues plantaires sont dures, sèches et parfois pigmentées de noir. Elles ont tendance à croître en profondeur et à être douloureuses à la pression.

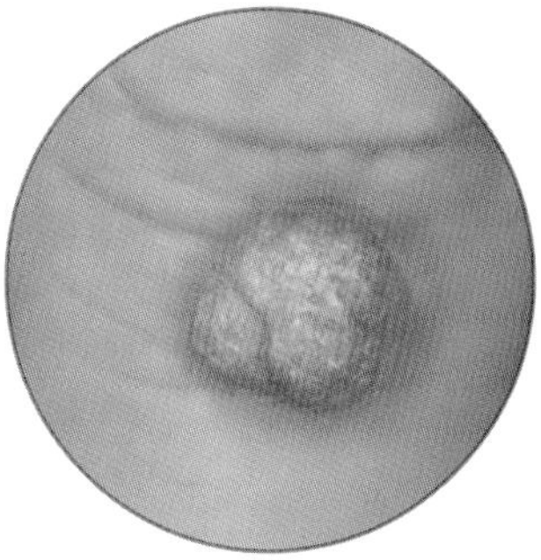

**Verrue vulgaire**
Les verrues vulgaires sont saillantes et arrondies, molles et grumeleuses, de couleur grise ou beige, parfois pigmentées de noir. Elles siègent généralement sur les mains, les genoux, les coudes ou le visage.

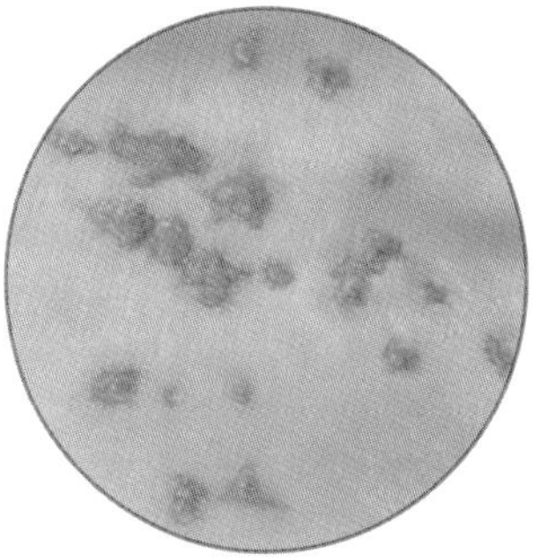

**Verrue plane**
Les verrues planes sont peu saillantes, souples et lisses, de couleur grise, rose ou brune. Elles apparaissent généralement sur le dos des mains, les bras, les jambes, le visage et le cou. Les verrues planes se disséminent souvent de façon linéaire.

## LES TRAITEMENTS DES VERRUES

Les principaux traitements utilisés contre les verrues sont chirurgicaux. La **cryothérapie** repose sur l'application d'une source de froid, généralement de l'azote liquide. Ce traitement provoque la **nécrose** de la verrue, qui se décolle des tissus sous-jacents et tombe après quelques semaines, généralement sans laisser de cicatrice visible. L'intervention peut provoquer l'apparition d'une cloque. L'électrochirurgie utilise la chaleur dégagée par un courant électrique. Elle est couramment employée pour pratiquer l'ablation de verrues ou de petites tumeurs.

## LES VERRUES

**SYMPTÔMES :**
Petite excroissance cutanée généralement indolore, lisse ou rugueuse, plus ou moins saillante et pigmentée.

**TRAITEMENTS :**
Cryothérapie, électrochirurgie, application d'acide salicylique ou de dérivés de la vitamine A (rétinoïdes).

**PRÉVENTION :**
Éviter de marcher nu-pieds dans les endroits publics (verrues plantaires). Éviter de toucher les verrues pour ne pas favoriser leur dissémination.

# LES **ULCÈRES**

L'ulcère est la destruction localisée et plus ou mois profonde des tissus de la peau ou d'une muqueuse. La lésion cicatrise difficilement et tend à devenir **chronique**. Les ulcères sont le plus souvent provoqués par un trouble de la circulation sanguine (ulcère de la jambe, escarre), une **infection**, une tumeur ou un **traumatisme**. Ils sont souvent douloureux et particulièrement sujets aux infections. Leur traitement repose sur la prise en charge des facteurs qui favorisent leur apparition et sur des soins locaux de longue durée.

## L'**ULCÈRE** DE LA **JAMBE**

L'ulcère de la jambe est une destruction de la peau chronique, due à des troubles de la circulation sanguine (insuffisance veineuse ou artérielle). Il est généralement localisé dans le tiers inférieur des jambes et sur la partie saillante des chevilles. Généralement peu douloureux, l'ulcère veineux est dû à des varices ou fait suite à une phlébite. L'ulcère artériel, douloureux, est favorisé par une tension artérielle élevée, le diabète, le tabagisme et un taux important de cholestérol dans le sang.

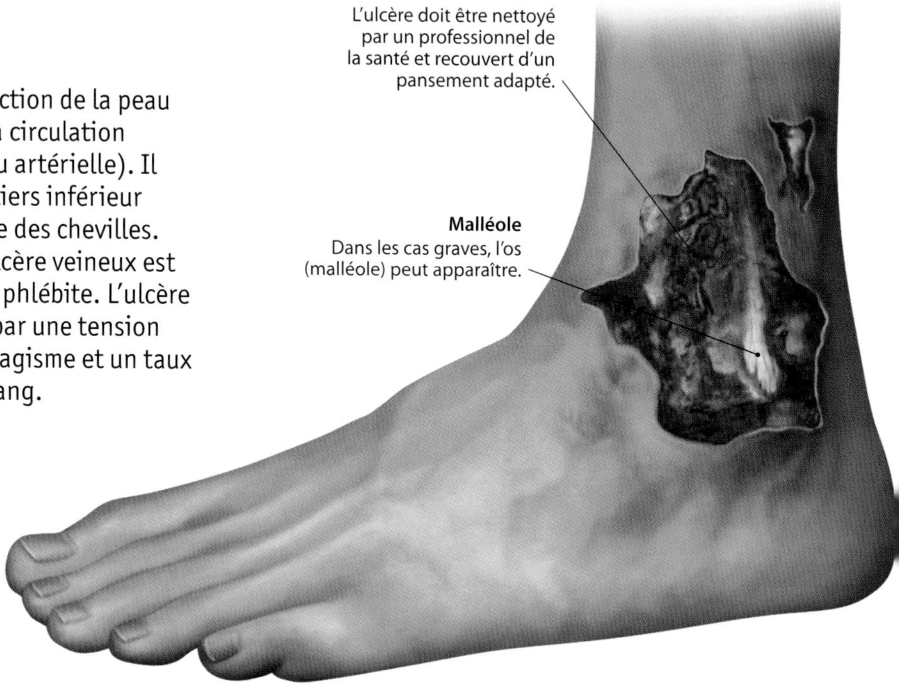
**Ulcère**
L'ulcère doit être nettoyé par un professionnel de la santé et recouvert d'un pansement adapté.
**Malléole**
Dans les cas graves, l'os (malléole) peut apparaître.

## LES **ESCARRES**

Aussi appelées plaies de lit, les escarres sont des ulcères de la peau qui affectent principalement les personnes alitées. Elles sont provoquées par un mauvais apport en sang dans les régions du corps soumises à une compression prolongée, comme les fesses, les talons et les coudes. Elles peuvent se former après quelques heures seulement, en particulier dans les cas d'immobilisation totale (coma, paralysie). Une zone rouge apparaît, puis la peau noircit et tombe. Cette **nécrose** laisse les tissus sous-jacents apparents. Les escarres sont des lésions douloureuses qui s'infectent facilement et dont la guérison est souvent longue à obtenir. Leur prévention doit être systématique en cas d'alitement.

### LES ULCÈRES

**SYMPTÔMES :**
Plaie chronique de la peau, plus ou moins douloureuse.

**TRAITEMENTS :**
Traitement des causes. Nettoyage, désinfection, pansement adapté, parfois greffe de peau.

**PRÉVENTION :**
Ulcère de la jambe : traitement des varices, réduction des facteurs de risque comme le diabète, l'hypercholestérolémie, le tabagisme, etc.
Escarres : hygiène corporelle et mobilisation régulière en cas d'alitement.

## LA PRÉVENTION DES ESCARRES

Les escarres apparaissent essentiellement chez les personnes dont la mobilité est réduite, qu'elles soient alitées ou en fauteuil. Voici quelques conseils pour prévenir leur apparition.

### SURVEILLEZ LA PEAU ET MAINTENEZ UNE BONNE HYGIÈNE

Inspectez régulièrement la peau du bout des doigts et surveillez l'apparition de rougeurs et de douleurs. Afin d'éviter l'humidité et les **infections** qui favorisent les escarres, maintenez une bonne hygiène en nettoyant délicatement la peau avec un savon doux. Hydratez-la avec des crèmes ou des huiles. Utilisez des surfaces absorbantes pour éliminer l'humidité et changez dès que possible les vêtements souillés ou humides.

### CHANGEZ LE MALADE DE POSITION RÉGULIÈREMENT

Changez le malade de position toutes les deux heures s'il est au lit et toutes les heures s'il est sur une chaise, ce qui permet de varier les zones de compression, notamment sur les parties osseuses de la peau qui sont très fragiles. En complément, vous pouvez utiliser un matelas adapté anti-escarres et placer des oreillers entre les genoux ou les chevilles, et sous les mollets.

### CORRIGEZ L'ALIMENTATION

Une alimentation équilibrée et une hydratation suffisante sont des moyens de prévenir l'apparition d'escarres.

*La nutrition ... page 11*

### LES GESTES QUE VOUS DEVEZ ÉVITER

Plusieurs pratiques autrefois utilisées sont désormais à éviter : le frictionnement ou le massage trop vigoureux des zones fragiles (préférez les massages superficiels, les effleurages), les alternances de chaud et de froid sur la peau, la position couchée sur le côté (préférez la position semi-latérale), les matelas à eau, les films protecteurs.

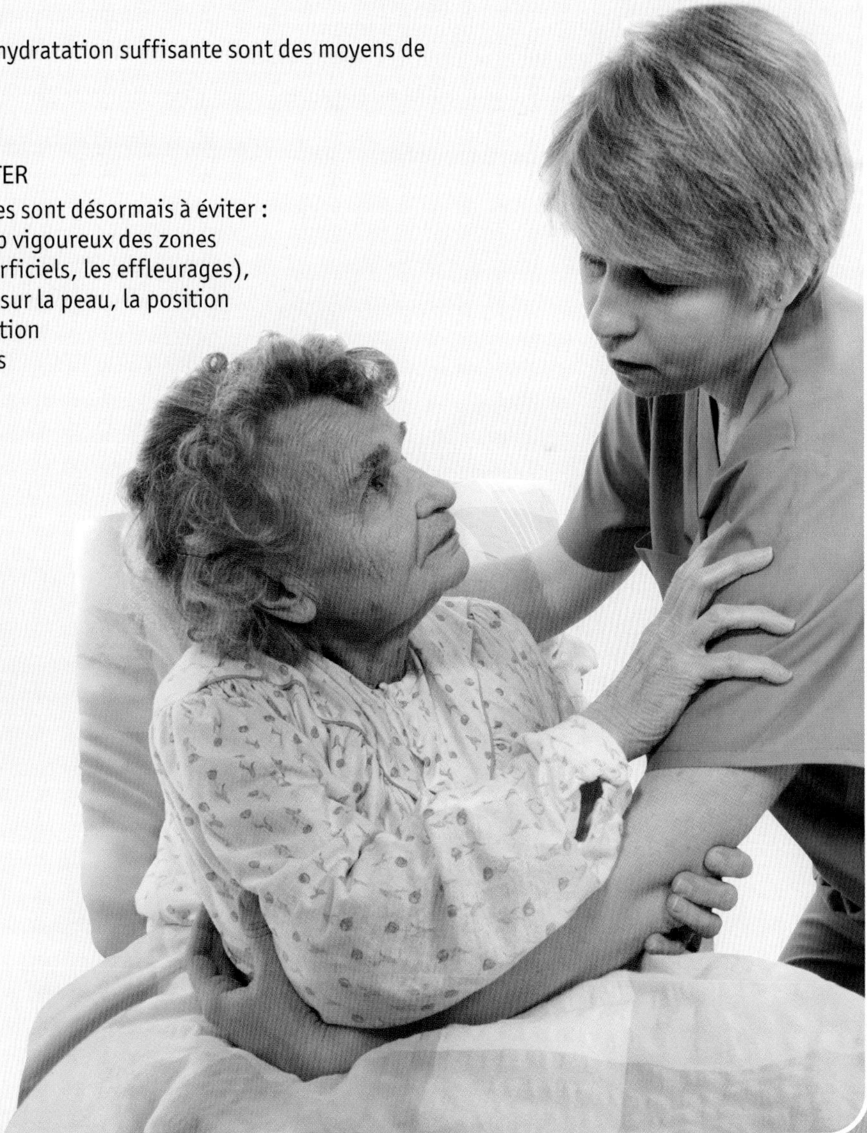

# LES DERMATITES

Une dermatite, ou dermite, est une **inflammation** de la peau. Il en existe de nombreuses formes qui se distinguent par leurs causes et par leurs symptômes. Certaines dermatites n'ont pas de cause connue. D'autres sont liées à l'assèchement de la peau, à un contact avec un allergène ou une substance irritante, à un facteur physique (eau, froid, soleil) ou psychologique (stress, **traumatisme** affectif). Le grattage ou la friction des lésions peut entraîner une surinfection ou des cicatrices.

## L'ECZÉMA

L'eczéma est une dermatite allergique caractérisée par la présence de rougeurs sur la peau, couvertes de petites vésicules. Il provoque des démangeaisons importantes. De plus en plus répandu, l'eczéma touche aujourd'hui environ 20 % de la population des pays occidentaux. Sa forme la plus fréquente, l'eczéma atopique, se développe chez les personnes prédisposées héréditairement aux allergies et apparaît souvent associé à l'asthme et à la rhinite allergique. Ce type d'eczéma peut se manifester à tout âge, mais touche surtout les nourrissons et les enfants, qui guérissent pour la plupart spontanément avant l'âge de 10 ans. Les poussées de l'eczéma atopique sont imprévisibles et ne laissent aucune séquelle.

*Les allergies ... page 288*

### L'ECZÉMA DE CONTACT

L'eczéma de contact est provoqué par le contact avec un allergène (cosmétiques, vêtements, médicaments, végétaux, métaux). Les lésions réapparaissent à chaque nouveau contact et ont tendance à s'étendre avec le temps en dehors de la zone de contact. Les peaux sèches et les peaux blanches sont plus susceptibles de développer un eczéma de contact.

## LA DERMITE ARTIFICIELLE

La dermite artificielle (ou dermite orthoergique) est une irritation de la peau provoquée par le contact cutané avec un agent chimique. Les substances irritantes peuvent être contenues dans des cosmétiques, des détergents ménagers ou des produits à usage professionnel. Ces substances provoquent des lésions **aiguës** ou **chroniques**. La forme aiguë se manifeste par l'apparition de rougeurs douloureuses qui se couvrent de cloques et qui peuvent aboutir à une destruction de la peau. La forme chronique se traduit par une peau sèche et douloureuse, parfois épaissie ou fissurée. La dermite artificielle ne doit pas être confondue avec l'eczéma de contact, provoqué par une réaction allergique.

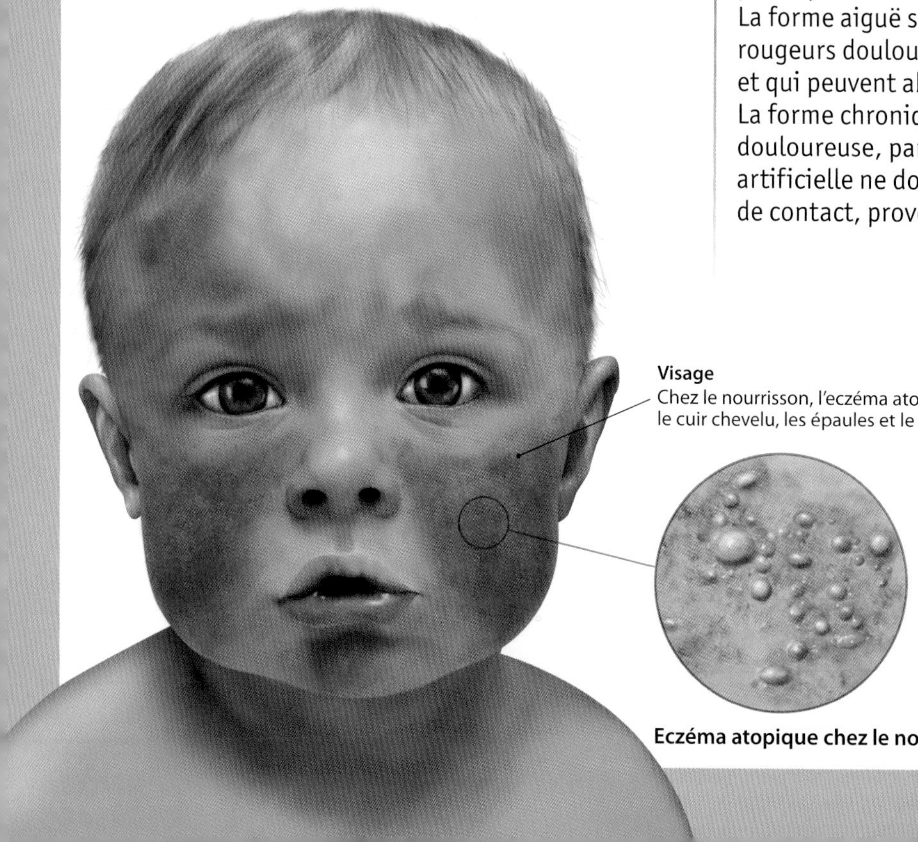
**Visage**
Chez le nourrisson, l'eczéma atopique se développe surtout sur le cuir chevelu, les épaules et le visage (joues, front, menton).
**Vésicules**
Les vésicules se rompent facilement sous l'action du grattage ou de frictions et donnent à la peau un aspect suintant. Ces zones, humides et irritées, sont susceptibles de s'infecter et de causer un impétigo.
*Les infections bactériennes de la peau ... page 82*

**Eczéma atopique chez le nourrisson**

## L'URTICAIRE

L'urticaire est caractérisée par l'éruption de papules rosées ou de plaques saillantes, accompagnées de démangeaisons intenses. Il en existe une forme **aiguë**, qui dure de quelques heures à quelques semaines, et une forme **chronique**, qui peut persister plusieurs années. L'urticaire est déclenchée par des facteurs physiques (eau, soleil, froid) ou par une allergie (piqûres d'insectes, pollens, poussières, médicaments, aliments). Elle peut également être le symptôme d'une maladie telle que l'hépatite ou la mononucléose. Dans de nombreux cas, l'origine de l'urticaire reste inconnue.

## LE LICHEN PLAN

Le lichen plan est caractérisé par des papules brillantes, formant des plaques quadrillées de filets blancs. Les papules apparaissent souvent de façon symétrique sur le corps et s'accompagnent d'intenses démangeaisons. La maladie peut aussi se manifester par un enduit blanchâtre adhérant aux muqueuses de la bouche. D'origine inconnue, le lichen plan survient généralement entre 30 et 60 ans. Les papules peuvent persister plusieurs semaines ou plusieurs mois, laissant des marques pigmentées (macules) sur la peau une fois qu'elles ont disparu.

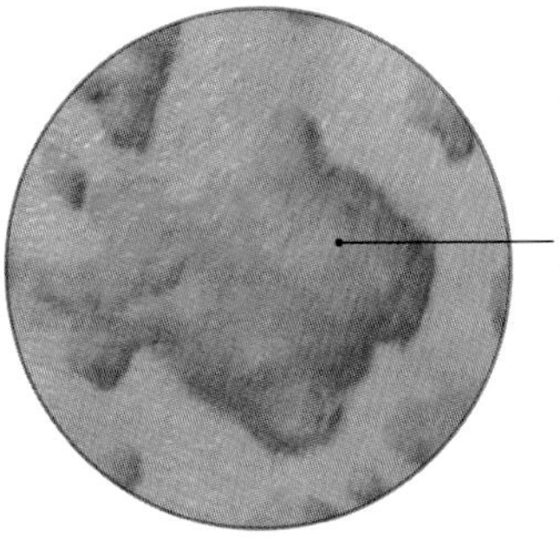

**Papule de l'urticaire**
L'urticaire forme des papules plus ou moins larges et saillantes qui disparaissent après quelques heures pour apparaître à d'autres endroits du corps.

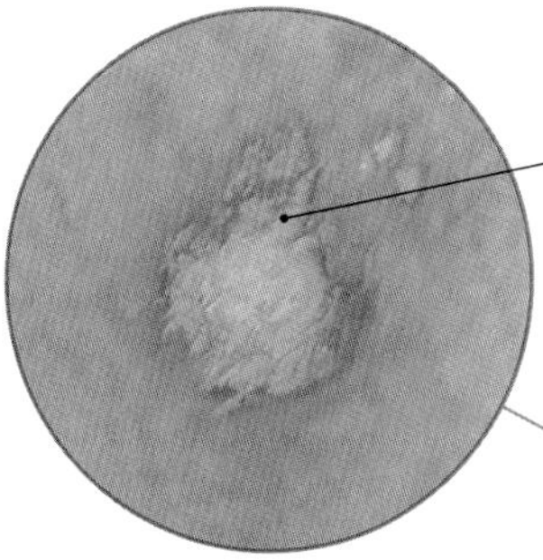

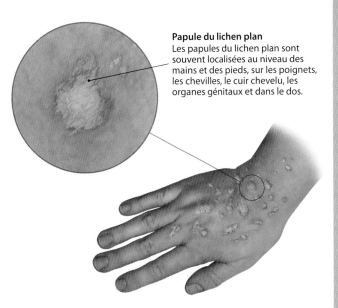

**Papule du lichen plan**
Les papules du lichen plan sont souvent localisées au niveau des mains et des pieds, sur les poignets, les chevilles, le cuir chevelu, les organes génitaux et dans le dos.

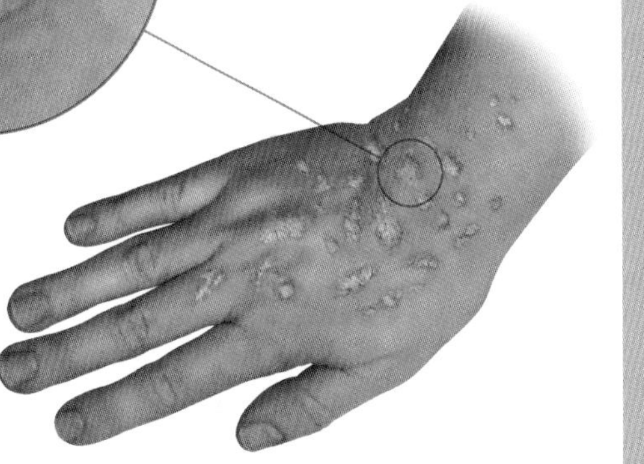

## LES DÉMANGEAISONS

La démangeaison (ou prurit) est une sensation ressentie au niveau de la peau, qui incite à se gratter. Les démangeaisons sont plus ou moins durables et peuvent affecter l'ensemble du corps ou une région distincte. Elles peuvent être causées par une maladie de la peau (psoriasis, eczéma, urticaire), par une maladie du foie ou de la vésicule biliaire (lithiase biliaire), par une maladie endocrinienne (diabète, hyperthyroïdie) ou par l'assèchement de la peau dû au vieillissement, au contact avec certains produits ou à l'exposition au froid. Des démangeaisons passagères peuvent survenir fréquemment, sans cause apparente. Elles ne présentent généralement aucune gravité.

### TROP PROPRE ?

Un nettoyage excessif de la peau, notamment avec des produits trop agressifs, enlève la couche protectrice de la peau, favorisant ainsi son assèchement et l'apparition de dermatites telles que l'eczéma atopique.

### LES DERMATITES

**SYMPTÔMES :**
Lésions de la peau (rougeurs, vésicules, papules, croûtes, squames), démangeaisons, parfois douleur ou sensation de brûlure.

**TRAITEMENTS :**
Eczéma : **corticostéroïdes**, **antiseptiques**, **antibiotiques** en cas d'infection. Urticaire : **antihistaminiques**. Lichen plan : corticostéroïdes, **anxiolytiques**, **photothérapie**. Dermite artificielle : pommades grasses riches en vitamine A.

**PRÉVENTION :**
Usage de savons doux et de crèmes hydratantes, port de sous-vêtements en coton. Éviter le contact avec les irritants et les allergènes.

# LE **PSORIASIS**

Le psoriasis est une maladie **chronique** d'origine inconnue, caractérisée par la présence sur la peau de taches rouges recouvertes de squames. Le psoriasis provoque une **inflammation** et un renouvellement accéléré de l'épiderme, ce qui entraîne une desquamation importante. Les traitements existants permettent seulement de réduire les manifestations de la maladie. Dans certains cas, le psoriasis s'accompagne d'atteintes articulaires qui peuvent être très handicapantes.

*La structure de la peau ... page 64*

## LES **SYMPTÔMES** DU **PSORIASIS**

Le psoriasis se manifeste par des taches rouges de dimension et de localisation variables, recouvertes de squames épaisses et blanchâtres. Ces lésions, qui s'accompagnent de démangeaisons, restent le plus souvent localisées et discrètes. Dans les cas les plus sévères, elles peuvent néanmoins s'étendre et recouvrir tout le corps. Le psoriasis tend à être héréditaire (un tiers des cas) et s'observe le plus souvent chez l'adulte. Il évolue par poussées imprévisibles, parfois provoquées par une **infection**, par le stress ou par certains médicaments.

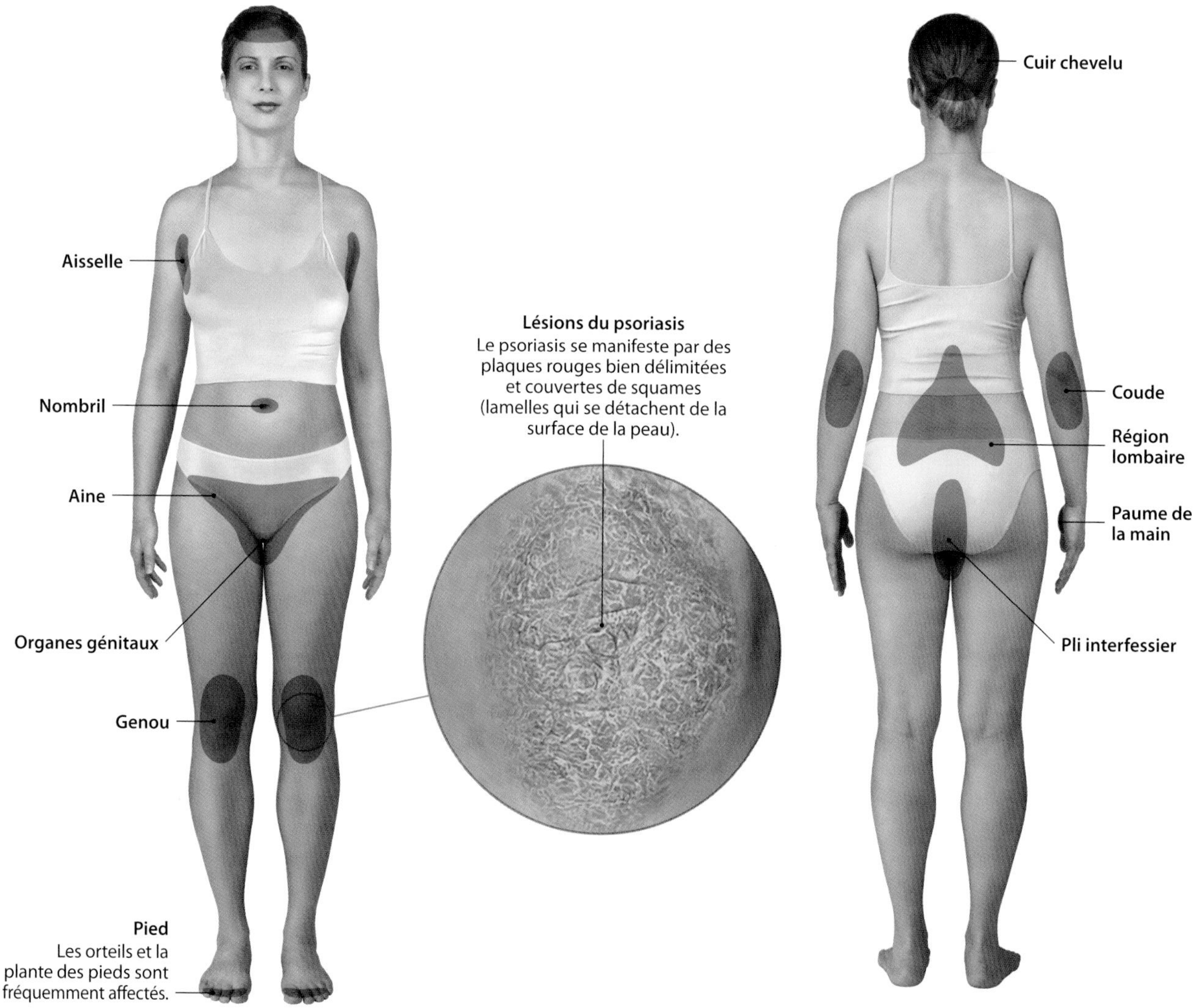
Aisselle
Nombril
Aine
Organes génitaux
Genou
Pied
Les orteils et la plante des pieds sont fréquemment affectés.
Lésions du psoriasis
Le psoriasis se manifeste par des plaques rouges bien délimitées et couvertes de squames (lamelles qui se détachent de la surface de la peau).
Cuir chevelu
Coude
Région lombaire
Paume de la main
Pli interfessier

Localisation des plaques de psoriasis

## LE RHUMATISME PSORIASIQUE

Dans environ 10 % à 20 % des cas, le psoriasis est associé à un rhumatisme psoriasique. Cette affection **inflammatoire chronique** des articulations peut survenir avant, pendant ou après l'apparition des symptômes cutanés et se manifeste par des douleurs, des déformations et une perte progressive de mobilité (ankylose). La maladie affecte surtout les articulations des membres et plus rarement la colonne vertébrale.

## LE PSORIASIS

**SYMPTÔMES :**
Plaques de dimension variable, bien délimitées, rouges et couvertes de squames blanchâtres, localisées ou généralisées. Rhumatisme psoriasique : douleurs, raideurs et déformations dans les articulations.

**TRAITEMENTS :**
Locaux : application de **corticostéroïdes**, d'acide salicylique, de dérivés de vitamines A et D, de goudrons et d'émollients. Généraux : photothérapie, corticostéroïdes, **immunosuppresseurs**. Rhumatisme psoriasique : **anti-inflammatoires non stéroïdiens**, **analgésiques**, immunosuppresseurs, **kinésithérapie**.

## UNE AFFECTION FRÉQUENTE

Le psoriasis est une des affections cutanées les plus fréquentes. Il touche environ 3 % de la population mondiale.

## LA PHOTOTHÉRAPIE

La **photothérapie** est utilisée dans le traitement de diverses affections telles que le psoriasis, le vitiligo, l'eczéma, la dépression saisonnière ou l'ictère du nouveau-né. Elle consiste à exposer la peau à la lumière ou à une partie de ses rayons (ultraviolets, infrarouges). Dans le traitement du psoriasis, les rayons ultraviolets bloquent la multiplication des cellules de la peau et réduisent l'inflammation au niveau des plaques de psoriasis. Malgré de bons résultats, ces rayons ne guérissent pas la maladie et les lésions peuvent réapparaître après quelques mois, obligeant à renouveler le traitement. Les risques de vieillissement cutané précoce et de cancers de la peau sont alors à prendre en considération.

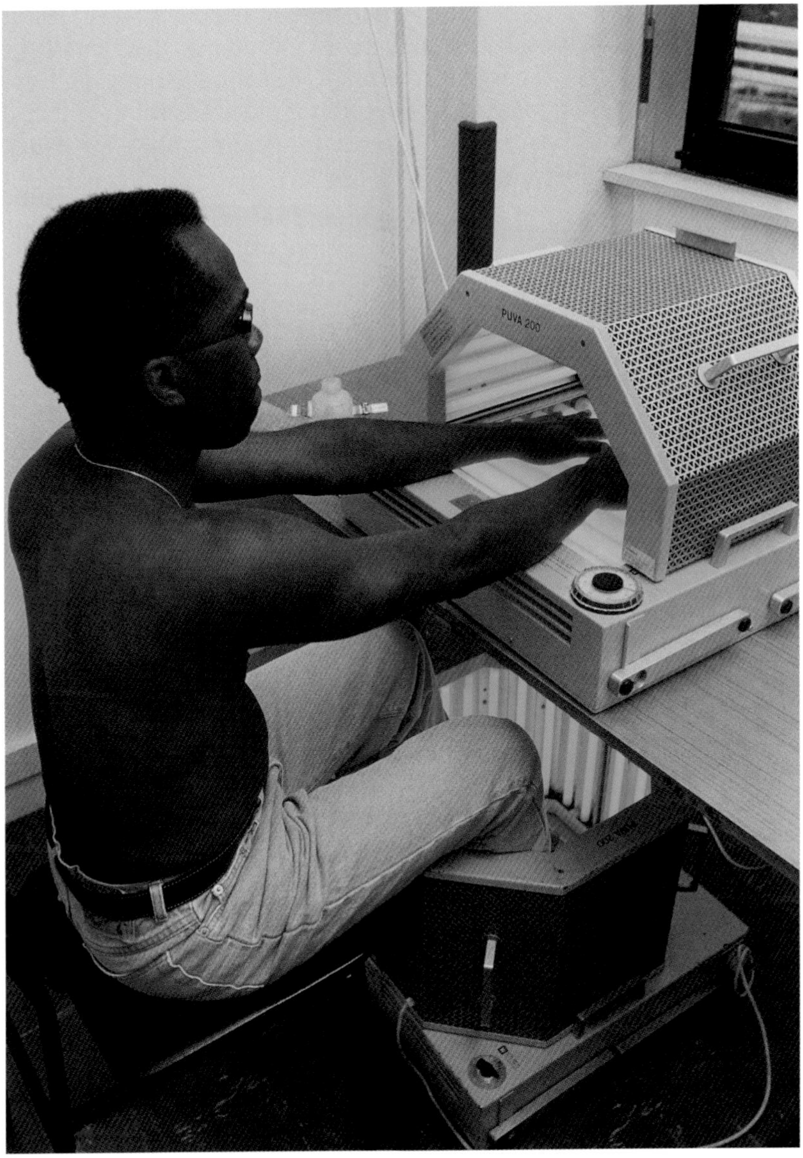
PUVA 200

Photothérapie

# LES INFECTIONS BACTÉRIENNES DE LA PEAU

Des bactéries peuvent attaquer la peau et provoquer des maladies **infectieuses**, notamment lorsque le système immunitaire est affaibli ou lorsque des lésions cutanées permettent leur entrée dans l'organisme. Ces infections, qui se caractérisent par la présence de rougeurs, de pustules ou de croûtes, sont généralement bénignes. Elles peuvent néanmoins entraîner des complications, comme la propagation de l'infection, si elles ne sont pas soignées. Le traitement des infections bactériennes repose principalement sur l'administration d'**antibiotiques** et d'**antiseptiques**.

## LA FLORE CUTANÉE

La flore cutanée est l'ensemble des microorganismes (bactéries, champignons microscopiques) présents sur la peau. La flore cutanée dite résidente est présente en permanence et sa composition varie peu. Elle joue un rôle majeur dans la défense de l'organisme contre les infections en empêchant sa colonisation par des microorganismes étrangers. La flore cutanée dite transitoire, formée de microbes issus de l'environnement, est potentiellement pathogène. Les antiseptiques ont peu d'effet sur la flore résidente, mais ils éliminent les bactéries de la flore transitoire.

## LES FOLLICULITES

Une folliculite est l'**inflammation** d'un follicule pileux (base d'un poil). Elle est souvent causée par une infection bactérienne ou, plus rarement, par des champignons microscopiques. Les folliculites superficielles sont des affections bénignes qui se manifestent par de petites pustules situées autour des poils, notamment sur le visage, les bras et les jambes. Les folliculites profondes, appelées furoncles, sont souvent dues à une infection bactérienne par le staphylocoque doré. Elles doivent être manipulées avec précaution en raison des risques de diffusion de l'infection. La présence de plusieurs furoncles à un endroit donné crée une plaque rouge, épaisse et douloureuse, l'anthrax. L'hygiène corporelle et l'application d'antiseptiques locaux permettent en général d'obtenir la guérison des folliculites.

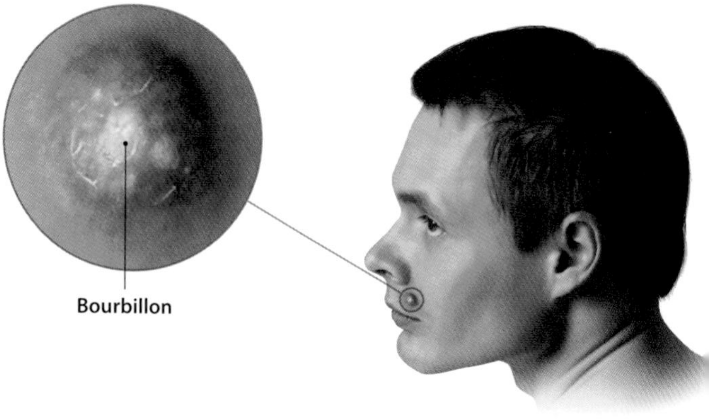
Bourbillon

**Furoncle**
Les furoncles sont généralement localisés au niveau du visage, du cuir chevelu, des aisselles et des fesses. L'accumulation de pus entraîne l'apparition d'une boursouflure chaude, épaisse et douloureuse, puis d'une pustule blanche (bourbillon). Les furoncles situés sur le visage doivent faire l'objet d'une consultation médicale rapide.

## LE PANARIS

Un panaris est une infection bactérienne **aiguë** de la peau d'un doigt, ou parfois d'un orteil, causée par le staphylocoque doré. Fréquent, il est occasionné par une blessure (plaie, piqûre, arrachement des cuticules). L'infection se manifeste par une inflammation douloureuse, généralement située au bord d'un ongle. Lorsque du pus apparaît sous l'ongle, les tissus infectés doivent être retirés chirurgicalement afin d'éviter la dissémination de l'infection.

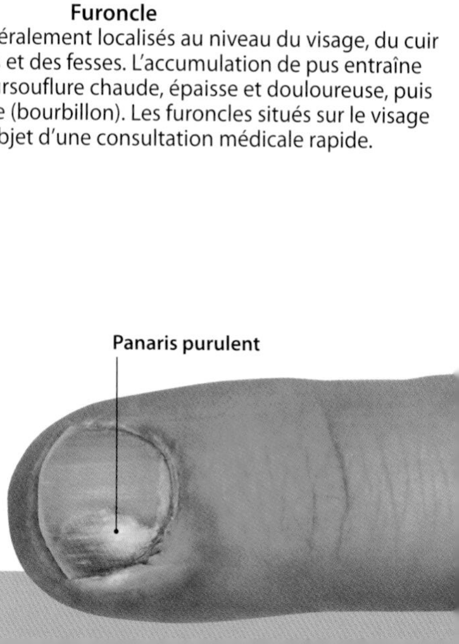
Panaris purulent

## L'IMPÉTIGO

L'impétigo est une infection bactérienne de la peau causée par le staphylocoque doré ou par un streptocoque. Il est parfois dû à une surinfection de l'eczéma. L'impétigo se manifeste par l'apparition, autour de la bouche, du nez ou des yeux, de rougeurs se couvrant de petites vésicules remplies de pus. Il s'agit d'une affection fréquente et très contagieuse, qui touche principalement les enfants de moins de 10 ans.

*L'eczéma ... page 78*

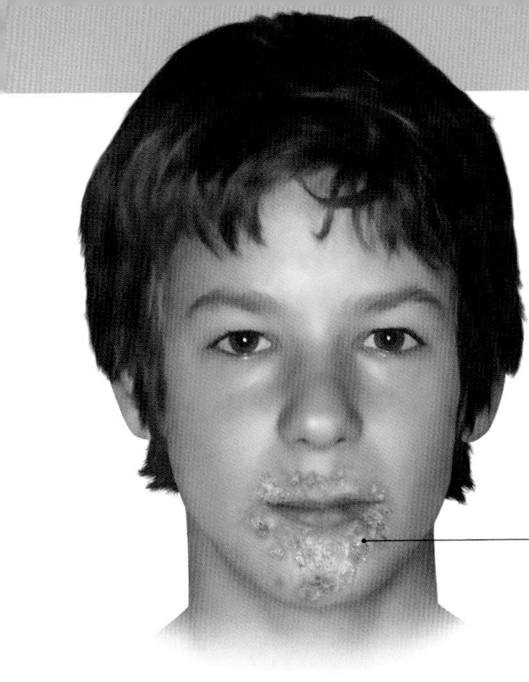
**Croûtes**
Les vésicules de l'impétigo se rompent facilement, provoquant la formation de croûtes jaunâtres dont le grattage peut favoriser l'extension des lésions et ralentir la cicatrisation.

**Impétigo**

## L'ÉRYSIPÈLE

L'érysipèle, ou érésipèle, est une maladie infectieuse aiguë de la peau, généralement due à un streptocoque. Il est caractérisé par une inflammation intense qui se manifeste par des plaques rouges et boursouflées, souvent surmontées de cloques. Les lésions, très douloureuses, sont localisées le plus souvent au niveau du visage ou des jambes. Elles s'étendent rapidement et s'accompagnent d'une forte fièvre. L'érysipèle nécessite un traitement antibiotique d'urgence. Il guérit dans la grande majorité des cas sans laisser de séquelles, mais il tend à récidiver. La maladie peut entraîner des complications au niveau de la jambe telles qu'un œdème.

### LES INFECTIONS BACTÉRIENNES DE LA PEAU

**SYMPTÔMES :**
Inflammation (rougeurs, plaques, gonflement), pustules pouvant se transformer en croûtes, douleurs, parfois démangeaisons ou fièvre.

**TRAITEMENTS :**
Antiseptiques, antibiotiques. Chirurgie pour le panaris.

**PRÉVENTION :**
Hygiène corporelle, soins de la peau et des ongles, port de gants protecteurs lors de certains travaux.

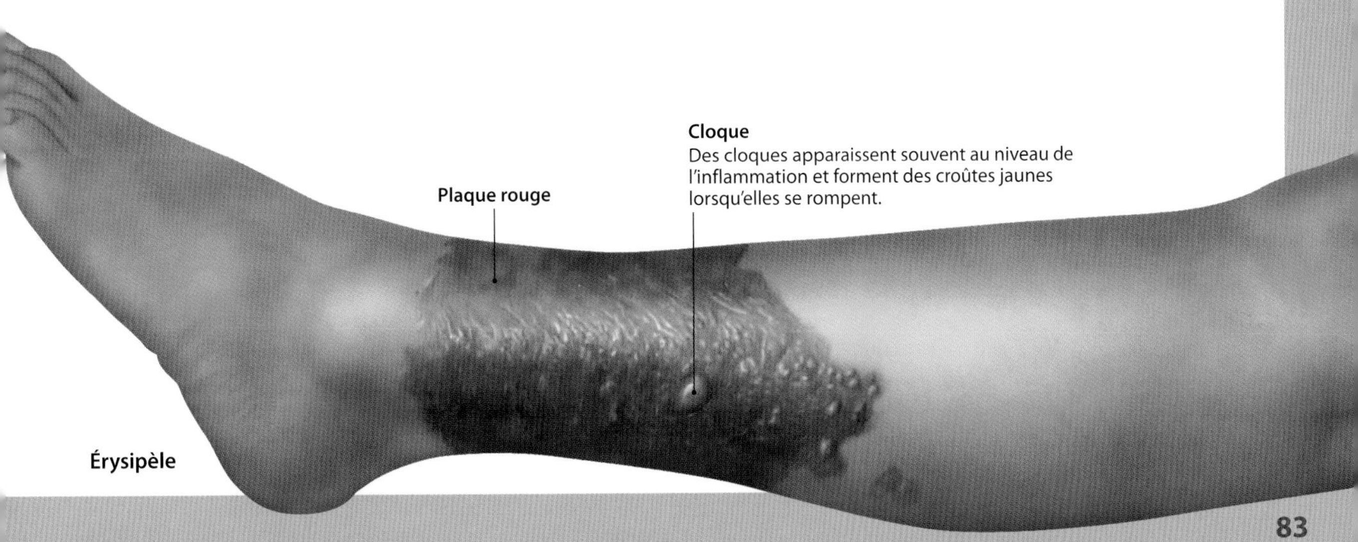
**Cloque**
Des cloques apparaissent souvent au niveau de l'inflammation et forment des croûtes jaunes lorsqu'elles se rompent.
**Plaque rouge**

**Érysipèle**

# LES MYCOSES CUTANÉES

La mycose cutanée est une **infection** de la peau, des ongles, des poils ou du cuir chevelu par un champignon microscopique présent sur la peau (flore cutanée) ou dans l'environnement. Elle se déclare souvent à la suite d'une lésion cutanée, mais elle peut aussi survenir sur une peau d'apparence saine en cas de mauvaise hygiène, d'affaiblissement du système immunitaire, de chaleur, d'humidité ou de transpiration excessives. Fréquentes et contagieuses, les mycoses cutanées sont généralement bénignes. Elles se propagent exceptionnellement aux tissus sous-jacents, ce qui peut entraîner de graves complications (infection généralisée). Leur traitement repose essentiellement sur l'administration d'**antifongiques**.

## LES **TYPES** DE **MYCOSE**

Il existe plusieurs types de mycose qui se manifestent par des lésions variées, parfois accompagnées de démangeaisons. Le pied d'athlète, l'herpès circiné et la teigne sont des affections provoquées par les dermatophytes. Ces champignons parasites se développent aux dépens de la kératine, une protéine particulièrement abondante dans la peau, les poils et les ongles. Les dermatophytes peuvent être transmis par une autre personne, par un animal domestique ou par l'intermédiaire d'eau ou d'objets contaminés. D'autres mycoses cutanées, comme l'onychomycose et l'intertrigo, peuvent être provoquées par une moisissure ou par la prolifération d'une levure du genre Candida, un champignon présent naturellement sur la peau.

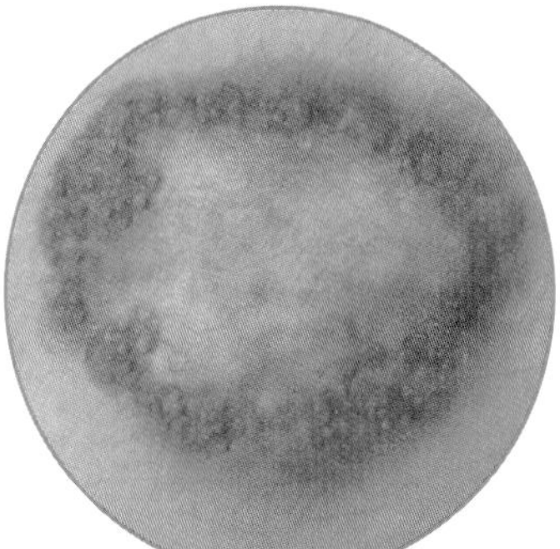

**Herpès circiné**
L'herpès circiné se manifeste par la présence sur la peau de plaques rouges arrondies et squameuses, bordées de micro-vésicules dont la rupture forme des croûtes. Les lésions s'étendent rapidement en périphérie tandis que le centre reprend progressivement un aspect normal.

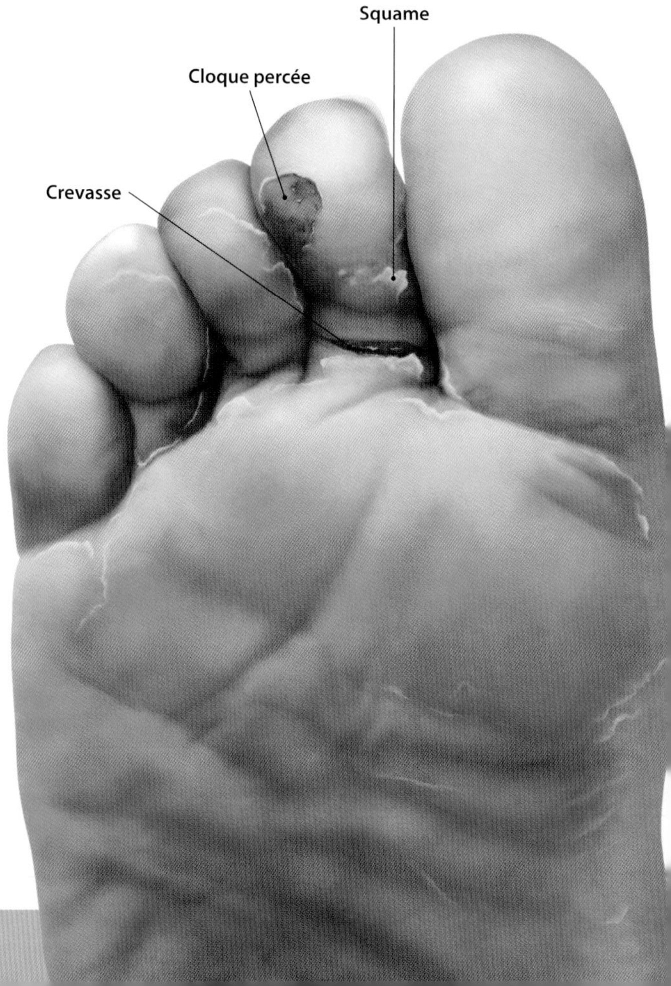
Squame
Cloque percée
Crevasse

**Pied d'athlète**
Le pied d'athlète affecte la peau située entre les orteils et se manifeste par des démangeaisons suivies de lésions plus ou moins douloureuses : rougeurs, cloques, squames, fissures. L'affection, qui touche particulièrement les sportifs, est favorisée par la transpiration et la marche nu-pieds dans les lieux publics. L'application d'antifongiques permet de guérir facilement les lésions, mais les récidives sont fréquentes. Non traitée, l'infection peut s'étendre au reste du pied ou à d'autres parties du corps (mains, aine, scrotum).

### Teigne

La teigne est une **infection** du cuir chevelu caractérisée par des plaques couvertes de pus (teigne suppurative) ou de squames (teigne tondante). La teigne affecte principalement les enfants. Son traitement repose sur le rasage de la région atteinte et l'administration d'**antifongiques**.

**Teigne tondante**
Les dermatophytes provoquent la cassure des cheveux, laissant le cuir chevelu à nu.

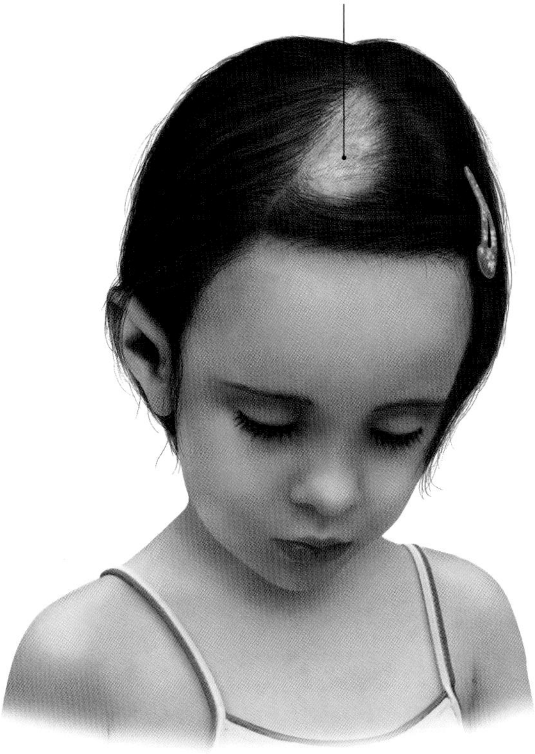

### Pellicules

Les pellicules sont des fines squames sèches ou grasses, de taille variable, qui se forment sur le cuir chevelu en réaction à la prolifération anormale d'une levure présente sur la peau. Celle-ci provoque une desquamation importante qui se manifeste par la chute spontanée des pellicules, parfois accompagnée de démangeaisons. La formation des pellicules est favorisée par plusieurs facteurs : excès de sébum, assèchement de la peau, irritation due à l'usage de cosmétiques, pollution, stress, fatigue. L'application de shampoings et de lotions antipelliculaires suffisent en général à les faire disparaître.

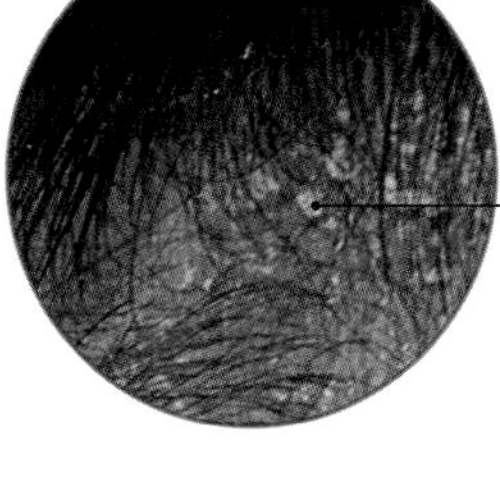

**Pellicule**

### Intertrigo

Dû à une levure du genre Candida ou à une bactérie, l'intertrigo se caractérise par une **inflammation** des plis de la peau (espace entre les doigts et les orteils, aisselles, aine, nombril, pli interfessier, dessous des seins). Il se traduit par des plaques rouges et suintantes provoquant des démangeaisons. L'intertrigo affecte notamment les nourrissons et les personnes obèses, qui sont particulièrement sujettes à la transpiration. Le traitement repose sur une bonne hygiène locale et sur des applications d'antifongiques.

*L'érythème fessier du nourrisson … page 517*

**Intertrigo**
Lorsque l'infection est provoquée par un champignon du genre Candida, les plaques présentent un pourtour blanc.

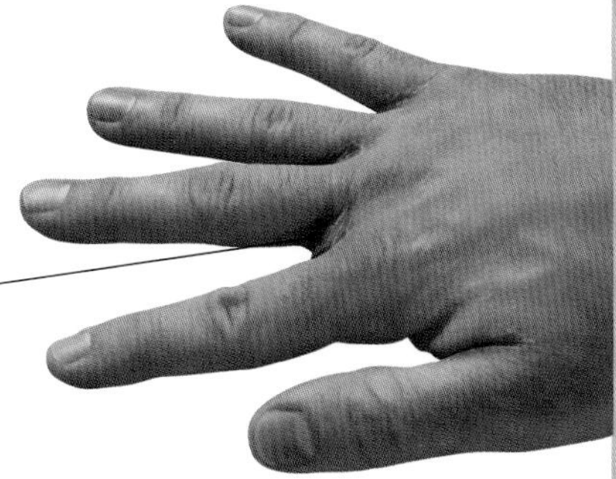

### Onychomycose

Une onychomycose est l'infection fongique d'un ongle, généralement par un dermatophyte, parfois par une levure (Candida) ou une moisissure. L'ongle s'épaissit, jaunit et peut présenter des taches blanches superficielles. Il tend à se décoller dans les stades avancés, provoquant une douleur à la pression. Les onychomycoses sont traitées par des antifongiques ou par l'abrasion ou l'ablation de la partie infectée de l'ongle. Après guérison, l'ongle repousse normalement.

**Onychomycose**
Les infections par Candida provoquent également une inflammation du pourtour de l'ongle.

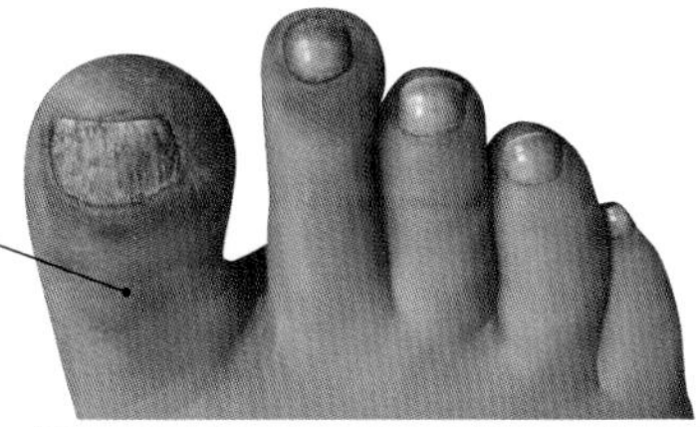

## LES MYCOSES CUTANÉES

**SYMPTÔMES :**
Inflammation (rougeur, cloque, vésicule), démangeaisons, sensation de brûlure, douleur, squames, déformation et pigmentation des ongles, altération ou cassure des cheveux.

**TRAITEMENTS :**
Antifongiques, **antiseptiques**, élimination de la partie infectée des ongles.

**PRÉVENTION :**
Hygiène corporelle. Éviter de porter des vêtements et des chaussures serrés qui favorisent la transpiration. Éviter de marcher nu-pieds dans les lieux publics. Désinfecter les instruments de manucure et de pédicure après usage.

# L'HERPÈS LABIAL

L'herpès labial, aussi appelé herpès buccal, bouton de fièvre ou feu sauvage, est une maladie **infectieuse chronique** et contagieuse, due au virus *Herpes simplex*. Il se manifeste par l'éruption récurrente de vésicules caractéristiques, généralement autour de la bouche. Le virus de l'herpès labial, légèrement différent de celui de l'herpès génital, présente toutefois le même mode d'action. Il demeure à l'état latent dans les ganglions nerveux durant toute la vie et se réactive périodiquement, provoquant la réapparition des symptômes au même endroit. Dans de rares cas, le virus peut atteindre les doigts (panaris), les yeux ou provoquer une encéphalite.

*L'herpès génital ... page 447*

## TOUS PORTEURS DU VIRUS ?

La contamination par le virus de l'herpès labial a souvent lieu pendant l'enfance, par contact direct ou indirect avec des vésicules herpétiques. Environ 9 personnes sur 10 sont porteuses du virus, mais seulement 10 % de la population développe la maladie.

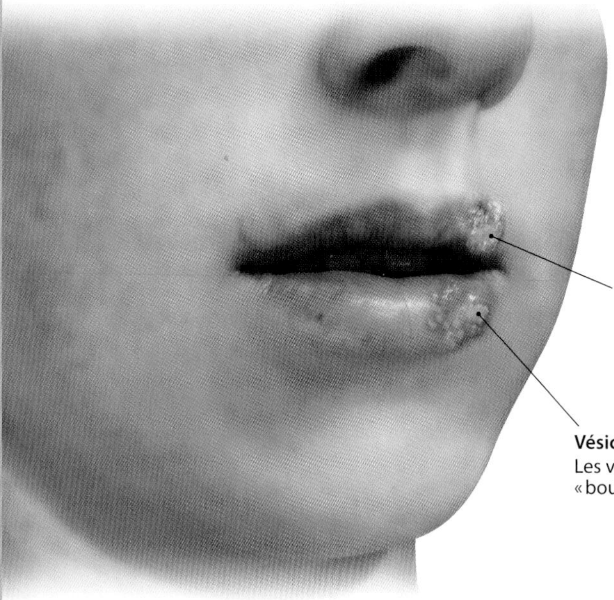

**Croûte**
Les vésicules, rapidement rompues, suintent et forment des croûtes jaunâtres en séchant. Ces croûtes tombent en moins d'une semaine, sans laisser de cicatrice visible.

**Vésicule herpétique**
Les vésicules herpétiques sont couramment appelées « boutons de fièvre ».

## LES **SYMPTÔMES** DE L'**HERPÈS LABIAL**

Le premier contact avec le virus est généralement asymptomatique. Les symptômes apparaissent ensuite, lors de poussées imprévisibles et plus ou moins fréquentes caractérisées par l'éruption de bouquets de vésicules herpétiques, le plus souvent sur les lèvres, parfois ailleurs sur le visage ou dans la bouche. L'apparition des lésions est précédée, quelques heures plus tôt, par une sensation de brûlure, des picotements et des démangeaisons suivis d'une rougeur. Les poussées d'herpès peuvent être déclenchées par divers facteurs : maladies infectieuses, stress, fatigue, **traumatisme** affectif, règles, grossesse, exposition au soleil, etc.

## L'HERPÈS LABIAL

**SYMPTÔMES :**
Sensation de brûlure, picotements, démangeaisons, vésicules herpétiques douloureuses, suintantes, qui évoluent en croûtes jaunâtres.

**TRAITEMENTS :**
Antiviral (aciclovir) et **antiseptiques** locaux visant à réduire les lésions et à accélérer leur disparition.

**PRÉVENTION :**
Éviter le contact direct ou indirect avec les vésicules des personnes ayant une poussée d'herpès. Ne pas manipuler ni gratter des lésions pour éviter la prolifération des vésicules.

# LES PARASITES DE LA PEAU

La peau peut être contaminée par des parasites très contagieux tels que le pou, le sarcopte, la tique ou la puce. Leur transmission est favorisée par la promiscuité associée à certains lieux comme les écoles, les maisons de retraite ou les prisons. Les parasites de la peau peuvent être éliminés efficacement grâce à des pesticides, dont l'usage doit être strictement respecté en raison de leur nocivité.

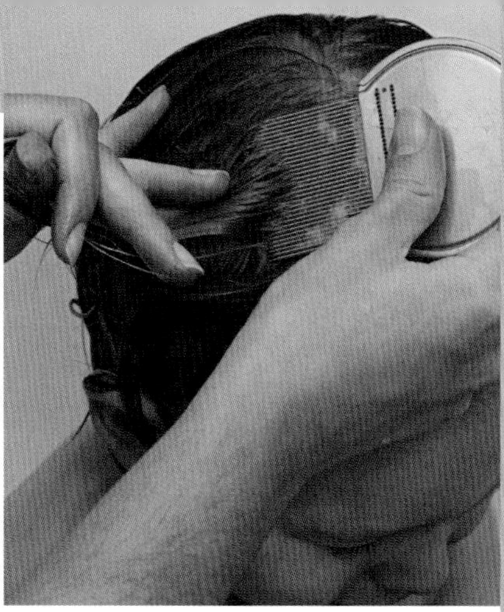

**Élimination des lentes**
Les lentes adhèrent solidement aux cheveux et aux poils. Elles peuvent être délogées à l'aide des ongles ou d'un peigne fin, glissés sur toute la longueur du cheveu, à partir de la racine.

## LES POUX

Les poux sont des insectes parasites de couleur sombre qui vivent sur la peau et se nourrissent de sang. Ils mesurent entre 1 et 3 mm de longueur et se propagent facilement par contact direct ou indirect (peignes, vêtements, literie). Ils colonisent surtout le cuir chevelu et le pubis. Leur présence est révélée par des démangeaisons intenses et par la présence de points rouges sur la peau. Le grattage peut provoquer une surinfection et la formation de croûtes. L'utilisation d'un pesticide contre les poux est nécessaire pour éliminer totalement les parasites et leurs œufs (lentes).

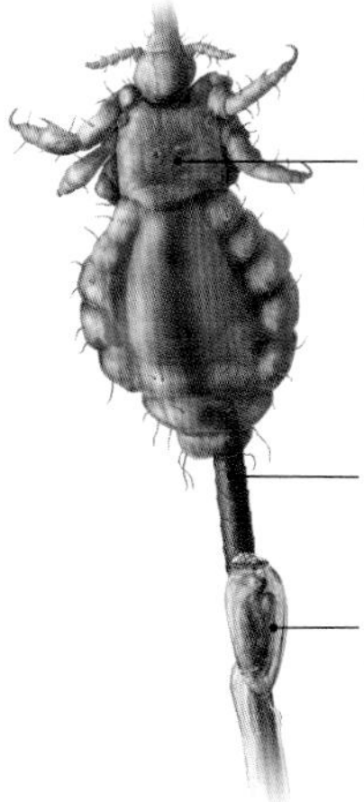

**Pou de tête**
Le pou de tête colonise le cuir chevelu. Il affecte surtout les enfants d'âge scolaire.

**Cheveu**

**Lente**
Les œufs de poux, appelés lentes, ont une couleur claire, une forme allongée et mesurent moins d'un millimètre de longueur.

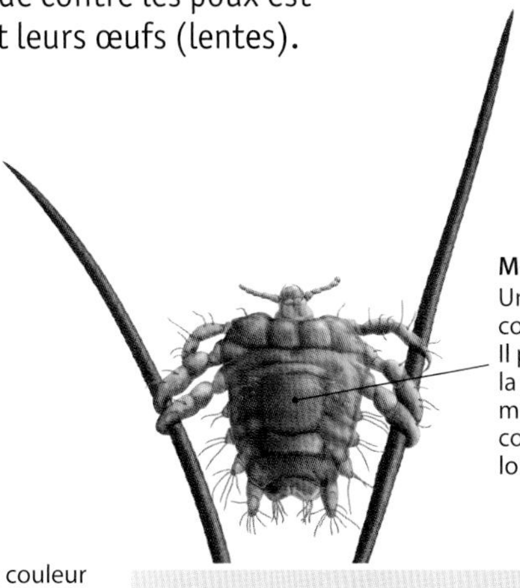

**Morpion**
Un morpion est un pou colonisant les poils pubiens. Il peut gagner les aisselles et la barbe chez l'homme. Les morpions se transmettent lors de contacts physiques, en particulier lors des rapports sexuels.

## LA GALE

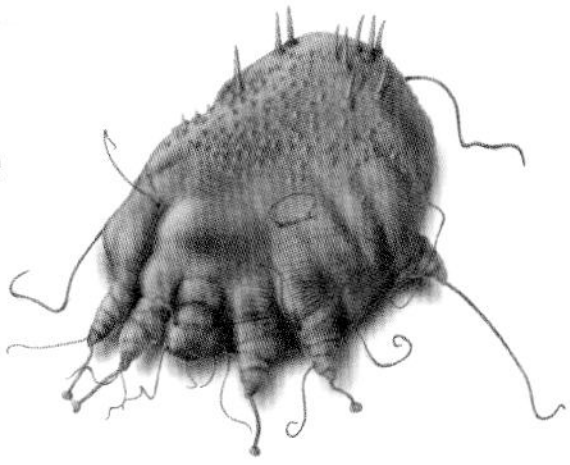

La gale est une maladie cutanée due à un acarien, le sarcopte. Elle se manifeste par la présence de petits sillons sur la peau, dans lesquels les femelles du parasite pondent leurs œufs. Ces lésions provoquent d'intenses démangeaisons (surtout nocturnes) entre les doigts, sur les poignets, les coudes et les fesses, et qui se généralisent ensuite. La gale est très contagieuse et se transmet par contact direct ou indirect (vêtements, literie).

### LES PARASITES DE LA PEAU

**SYMPTÔMES :**
Démangeaisons intenses. Points rouges (pou) ou petites lignes sombres sur la peau (gale).

**TRAITEMENTS :**
Utilisation d'un peigne fin ou des ongles, glissés sur toute la longueur du cheveu (pou, lente). Pesticides sous forme de crèmes, lotions ou aérosols, appliqués sur la peau, les cheveux, la literie et les vêtements. Antihistaminiques, corticoïdes en cas de démangeaisons persistantes.

**PRÉVENTION :**
Éviter le contact avec les personnes infestées et les échanges de vêtements. Utilisation d'un produit répulsif en cas d'épidémie.

# LES CANCERS DE LA PEAU

Les deux principaux types de cancers de la peau sont les carcinomes et les mélanomes. Ils se manifestent surtout chez l'adulte et affectent particulièrement les personnes à la peau claire. Leur incidence est en constante augmentation dans les pays industrialisés. L'exposition excessive aux rayons ultraviolets du soleil ou des salons de bronzage est un facteur de risque important des cancers de la peau. Une **biopsie** cutanée et l'analyse des cellules de la peau en laboratoire permettent d'établir un diagnostic et de distinguer un mélanome d'un grain de beauté bénin.

*Les cancers ... page 55*

## LES CARCINOMES

Les carcinomes sont les cancers de la peau les plus fréquents. Ils surviennent généralement après 40 ans et leur incidence est directement liée à l'exposition au soleil. La guérison est obtenue dans la grande majorité des cas par une ablation chirurgicale précoce de la tumeur. On distingue deux principaux types de carcinomes de la peau : le carcinome spinocellulaire, qui peut former des métastases, et le carcinome basocellulaire, qui n'en produit jamais.

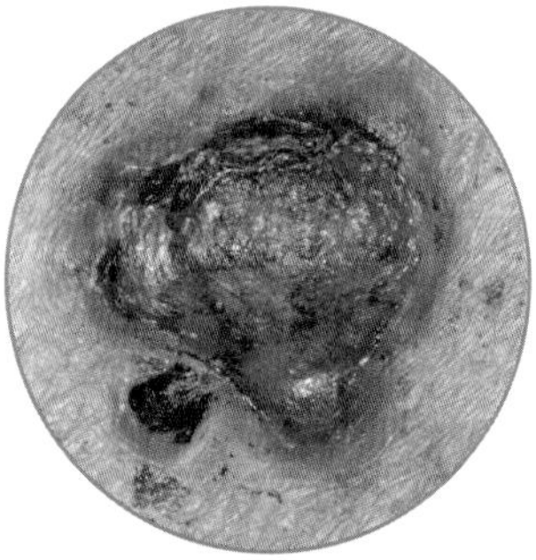

**Carcinome spinocellulaire**
Le carcinome spinocellulaire se développe à partir de cellules de la couche intermédiaire de l'épiderme. Localisé principalement sur le visage, la muqueuse buccale et les extrémités du corps, il peut se développer au niveau d'une lésion existante comme une cicatrice de brûlure. Le carcinome spinocellulaire apparaît fréquemment sur la lèvre.

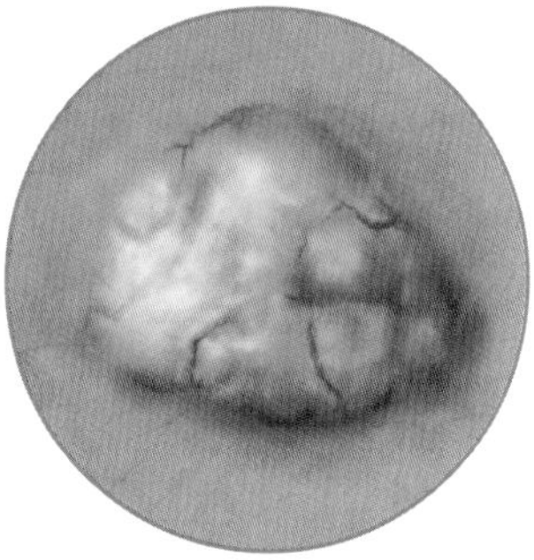

**Carcinome basocellulaire**
Le carcinome basocellulaire se développe à partir de cellules de la couche basale de l'épiderme. Il se manifeste surtout sur le visage, le cou et le thorax. Le carcinome basocellulaire ne produit pas de métastases, mais il peut engendrer un ulcère.

### LES KÉRATOSES ACTINIQUES

Les kératoses actiniques sont des petites plaques rugueuses, de couleur claire à rougeâtre, dont l'apparition est favorisée par une exposition intense et prolongée au soleil, sur plusieurs années. Les kératoses se développent surtout aux endroits exposés au soleil (visage, bras, mains). Ils peuvent se transformer en cancer.

## LE MÉLANOME

Un mélanome est un cancer de la peau qui se développe à partir de cellules responsables de la pigmentation de la peau (mélanocytes). Beaucoup plus rares que les carcinomes, les mélanomes sont aussi plus graves car ils produisent des métastases. Ils apparaissent généralement sur une peau saine, mais ils peuvent aussi résulter de la transformation d'un grain de beauté. Cette transformation peut être spontanée ou influencée par une exposition aux rayons ultraviolets. Les chances de guérison d'un mélanome sont bonnes lorsque le traitement est précoce.

*La structure de la peau ... page 64*

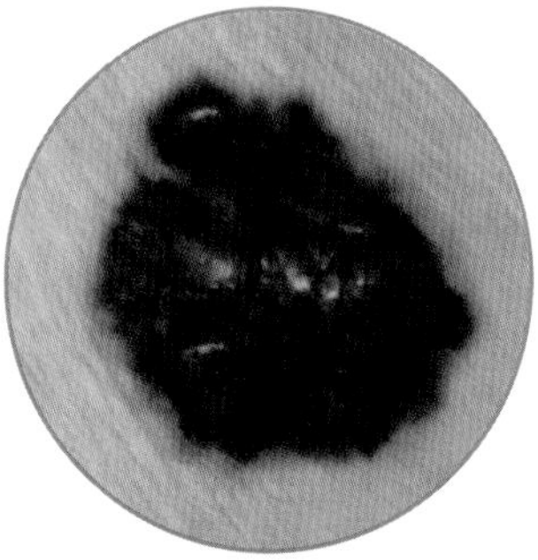

**Mélanome**
Un mélanome peut être plus ou moins saillant et rugueux. Il se caractérise par un contour mal défini et une coloration inégale.

## LE **GRAIN** DE **BEAUTÉ**

Un grain de beauté, ou naevus, est une petite tache brune plus ou moins saillante sur la peau, qui résulte d'une accumulation locale de cellules pigmentaires (mélanocytes). Les grains de beauté peuvent être **congénitaux** ou apparaître au cours de la vie. Ils présentent des aspects divers et des dimensions allant de quelques millimètres à quelques centimètres de diamètre, mais ils n'évoluent pas au fil du temps. Le changement d'aspect d'un grain de beauté, en particulier congénital et de grande taille, peut être le signe de sa transformation en mélanome et doit faire l'objet d'une consultation médicale rapide.

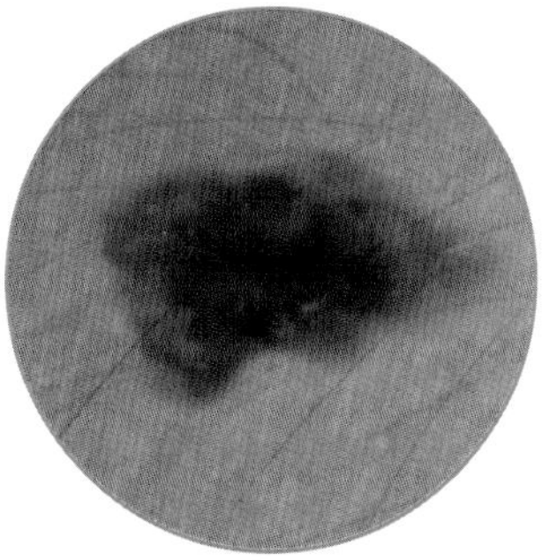

**Grain de beauté suspect**
Un grain de beauté qui s'élargit, saigne spontanément ou démange doit faire suspecter le développement d'un mélanome malin.

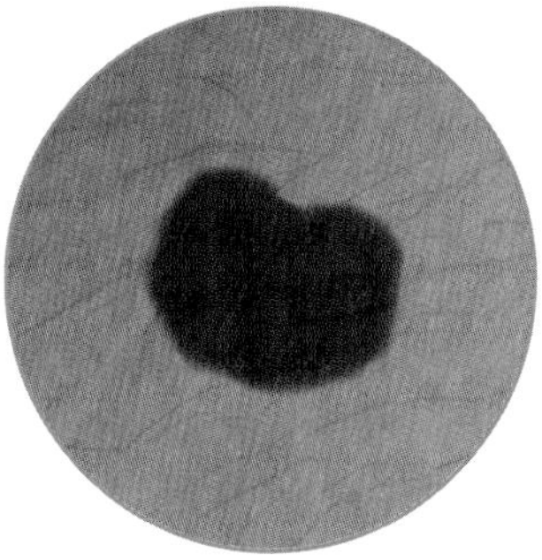

**Grain de beauté bénin**
Un grain de beauté bénin présente un pourtour bien délimité et une couleur uniforme.

## LA **BIOPSIE CUTANÉE**

Une **biopsie** cutanée consiste à prélever un échantillon de peau afin de diagnostiquer la présence d'un cancer ou d'une maladie cutanée. Cette opération chirurgicale bénigne est réalisée sous **anesthésie** locale, généralement à l'aide d'un emporte-pièce.

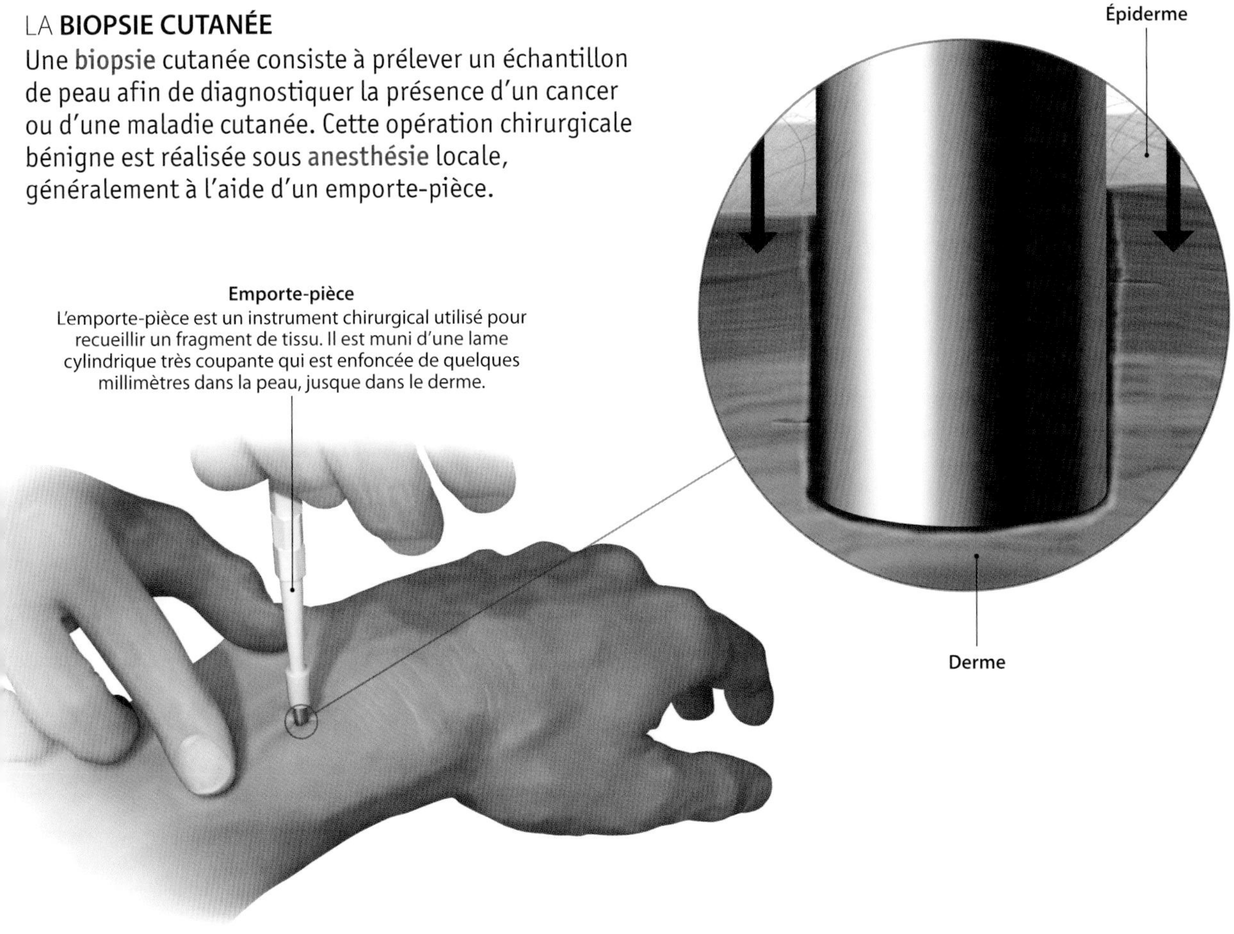
Épiderme
Emporte-pièce
L'emporte-pièce est un instrument chirurgical utilisé pour recueillir un fragment de tissu. Il est muni d'une lame cylindrique très coupante qui est enfoncée de quelques millimètres dans la peau, jusque dans le derme.
Derme

## LA PRÉVENTION DES CANCERS DE LA PEAU

La prévention des cancers de la peau repose essentiellement sur la surveillance de la peau et sa protection contre les rayons ultraviolets. Les conseils suivants s'adressent particulièrement aux personnes ayant la peau, les yeux et les cheveux clairs, celles qui sont exposées au soleil pendant de longues périodes, celles qui ont souffert de plusieurs coups de soleil au cours de l'enfance et celles qui ont des antécédents familiaux de cancer de la peau.

### PROTÉGEZ VOTRE PEAU DU SOLEIL

Prenez toutes les précautions nécessaires pour éviter les coups de soleil : port d'un chapeau et de vêtements longs et opaques, exposition limitée de la peau au soleil (particulièrement en altitude ou en mi-journée), application de crème solaire à indice de protection élevée, etc. Évitez l'utilisation de lampes à bronzer ou de produits accélérant le bronzage. Les bébés de moins de 6 mois ne devraient pas être exposés directement aux rayons solaires et les enfants ne devraient pas demeurer au soleil pour une longue période.

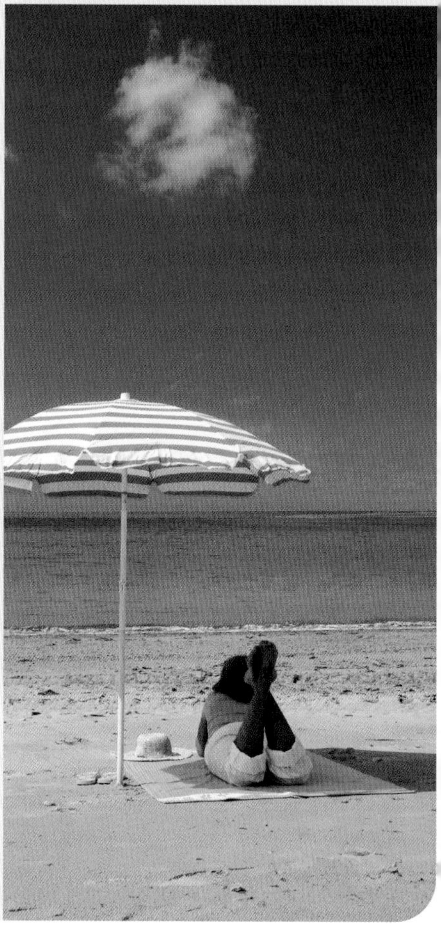

### SURVEILLEZ VOTRE PEAU

Effectuez régulièrement un examen minutieux de votre peau. Surveillez en particulier les grains de beauté, surtout ceux de plus de 6 mm de diamètre. Des saignements, des démangeaisons ou un changement de forme, de taille ou de couleur doivent être rapidement signalés à un médecin. Il en est de même pour les kératoses actiniques qui se modifient ou pour une plaie qui ne guérit pas. Plus le dépistage du cancer de la peau est précoce, plus les chances de guérison sont élevées.

### RENSEIGNEZ-VOUS SUR LES PRODUITS PHOTOSENSIBILISANTS

Il existe de nombreux produits qui rendent la peau plus sensible aux rayons ultraviolets. C'est le cas de certains cosmétiques (parfums, déodorants, shampoings), médicaments (**antibiotiques**, **psychotropes**, **antihistaminiques**) et produits naturels (produits de **phytothérapie**, huiles essentielles). Vous devriez redoubler de vigilance lorsque vous combinez une utilisation de ces produits et une exposition au soleil.

## LES CANCERS DE LA PEAU

**SYMPTÔMES :**
Carcinome : excroissance cutanée arrondie, plaie qui ne guérit pas. Mélanome : tache cutanée plus ou moins saillante, aux contours flous et à la pigmentation inégale.

**TRAITEMENTS :**
Ablation de la tumeur. En cas de métastases : ablation des ganglions lymphatiques, **chimiothérapie** et **radiothérapie**.

**PRÉVENTION :**
Protection de la peau contre les rayons ultraviolets du soleil, surtout chez les personnes à la peau claire et chez les enfants. Mélanome : surveillance des grains de beauté, ablation préventive des grains de beauté suspects.

# LES DÉFAUTS DE PIGMENTATION

La peau est fréquemment soumise à des changements temporaires de couleur. Il s'agit le plus souvent d'une réaction physiologique provoquée par une émotion (pâleur, rougeur), par des facteurs environnementaux tels que le froid, la chaleur et le soleil, ou par un problème de santé (allergie, **inflammation**, **traumatisme**). La peau est aussi sujette à des défauts permanents de pigmentation. Ceux-ci peuvent être localisés, comme le vitiligo, ou généralisés, comme l'albinisme. Les personnes qui en souffrent sont sujettes aux coups de soleil et aux cancers de la peau.

## LE VITILIGO

Le vitiligo est une maladie cutanée caractérisée par une dépigmentation localisée. Celle-ci est due à la perte de mélanocytes, les cellules de la peau qui produisent les pigments de mélanine. Le vitiligo se traduit par l'apparition de taches blanches de dimension, d'aspect et de localisation variables, qui tendent à s'agrandir avec le temps. Cette maladie **auto-immune** évolue par poussées, sous l'influence de différents facteurs comme le stress, l'anxiété, le choc psychologique ou les frottements. Elle touche environ 1 % de la population et peut survenir à tout âge. Les traitements existants se révèlent inefficaces chez la plupart des patients. L'exposition aux rayons ultraviolets sous contrôle médical permet, dans certains cas, la repigmentation des taches, mais elle peut entraîner des risques de cancer de la peau.

*La structure de la peau ... page 64*

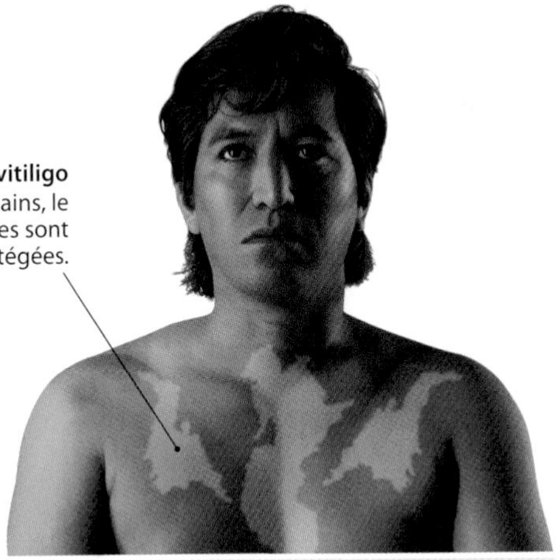

**Tache de vitiligo**
Les taches de vitiligo sont souvent situées sur le buste, les mains, le visage, les aisselles, les genoux et les chevilles. Les zones atteintes sont particulièrement sensibles aux coups de soleil et doivent être protégées.

## L'ALBINISME

L'albinisme est une maladie **génétique** récessive caractérisée par l'incapacité à produire des pigments de mélanine. Elle se traduit par l'absence de pigmentation de la peau, des poils et des iris. L'albinisme est plus fréquent chez les sujets à peau foncée. Il s'accompagne fréquemment de troubles de la vision et d'une grande sensibilité à la lumière (photophobie).

*L'hérédité ... page 50*

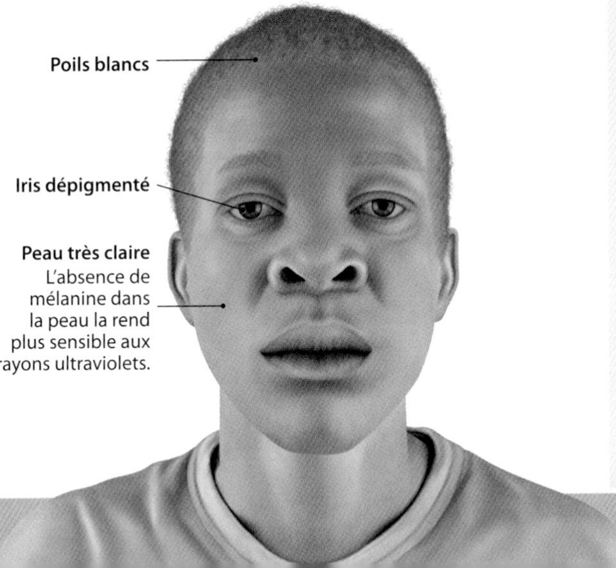

**Poils blancs**

**Iris dépigmenté**

**Peau très claire**
L'absence de mélanine dans la peau la rend plus sensible aux rayons ultraviolets.

### LES DÉFAUTS DE PIGMENTATION

**SYMPTÔMES :**
Vitiligo : taches blanches, lisses et bien délimitées, de dimension et de localisation variables, souvent grossièrement symétriques. Albinisme : poils blancs, peau très claire, iris dépigmenté.

**TRAITEMENTS :**
Vitiligo : rayons ultraviolets, chirurgie (autogreffe de peau), application locale de **corticostéroïdes**.
Albinisme : pas de traitement.

**PRÉVENTION :**
Vitiligo : Éviter les frottements sur les taches permet de limiter la propagation de la dépigmentation.

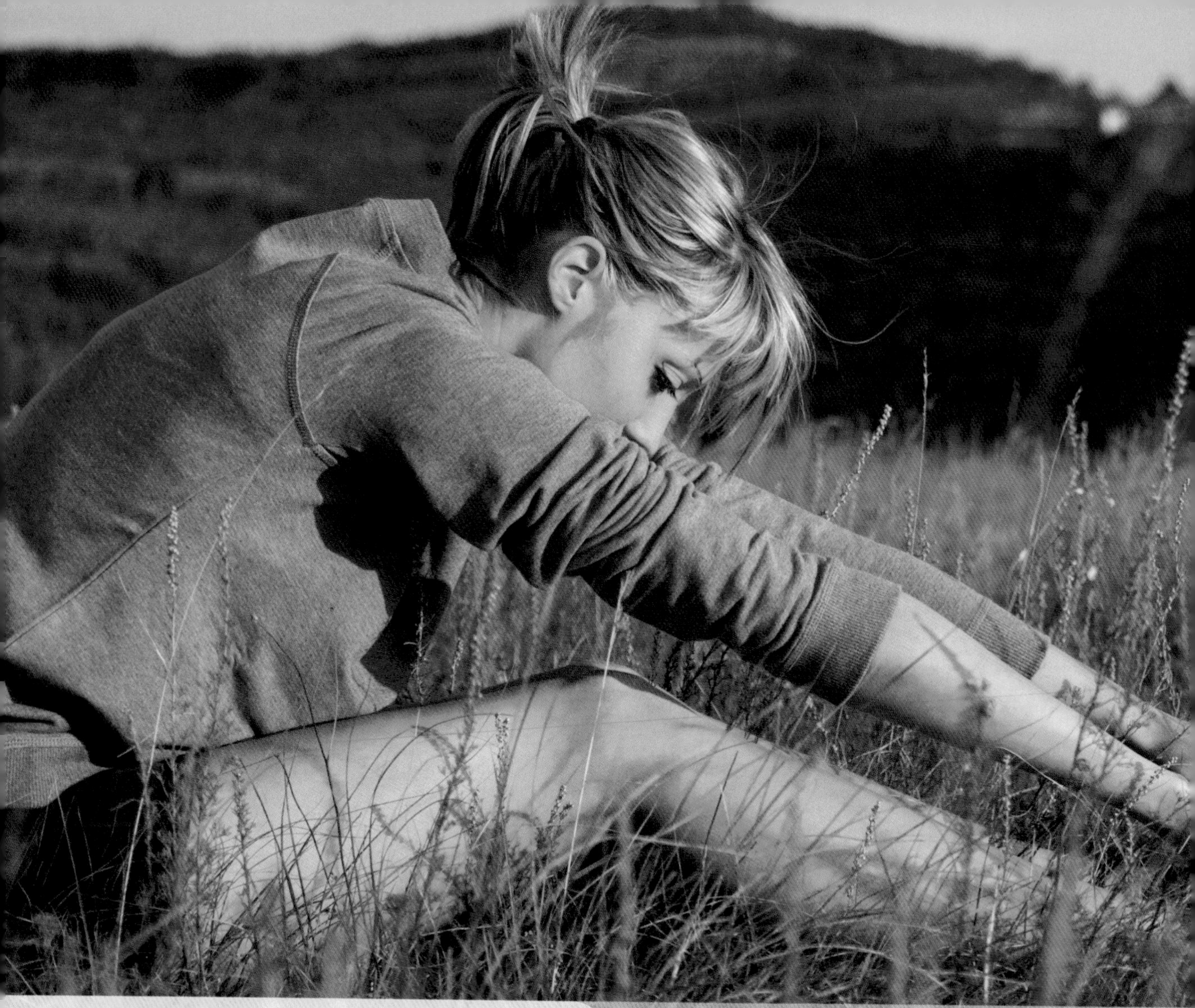

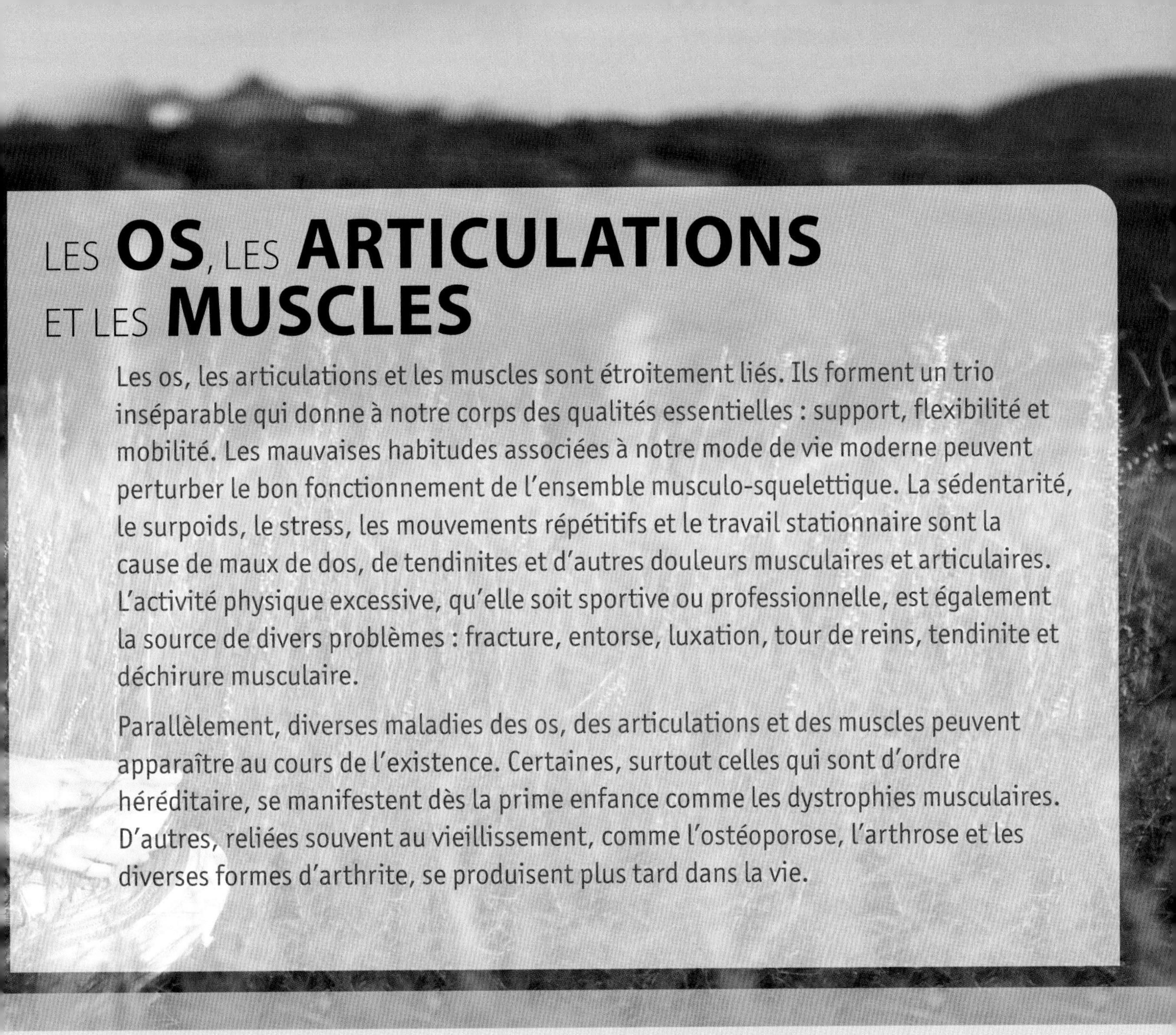

# LES **OS**, LES **ARTICULATIONS** ET LES **MUSCLES**

Les os, les articulations et les muscles sont étroitement liés. Ils forment un trio inséparable qui donne à notre corps des qualités essentielles : support, flexibilité et mobilité. Les mauvaises habitudes associées à notre mode de vie moderne peuvent perturber le bon fonctionnement de l'ensemble musculo-squelettique. La sédentarité, le surpoids, le stress, les mouvements répétitifs et le travail stationnaire sont la cause de maux de dos, de tendinites et d'autres douleurs musculaires et articulaires. L'activité physique excessive, qu'elle soit sportive ou professionnelle, est également la source de divers problèmes : fracture, entorse, luxation, tour de reins, tendinite et déchirure musculaire.

Parallèlement, diverses maladies des os, des articulations et des muscles peuvent apparaître au cours de l'existence. Certaines, surtout celles qui sont d'ordre héréditaire, se manifestent dès la prime enfance comme les dystrophies musculaires. D'autres, reliées souvent au vieillissement, comme l'ostéoporose, l'arthrose et les diverses formes d'arthrite, se produisent plus tard dans la vie.

## LES MALADIES DES ARTICULATIONS



## LES MALADIES DES MUSCLES

# LES **OS**

Les os sont les 206 organes rigides qui forment le squelette, la charpente du corps humain. En plus de jouer le rôle essentiel de support de l'organisme, les os protègent les organes vitaux comme le cerveau, les poumons et le cœur. Ils participent activement aux mouvements du corps en offrant des points d'ancrage aux muscles. Les os servent également à entreposer des minéraux et des graisses, tandis que la moelle osseuse produit la plupart des cellules du sang.

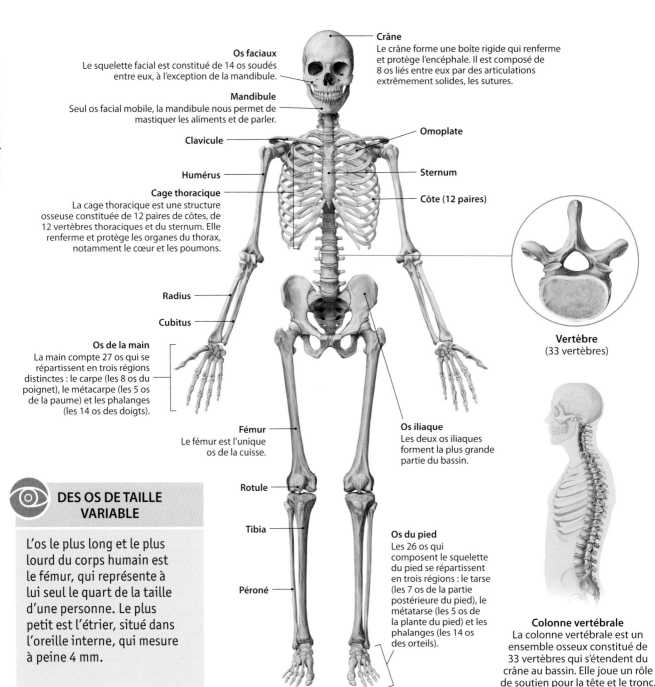

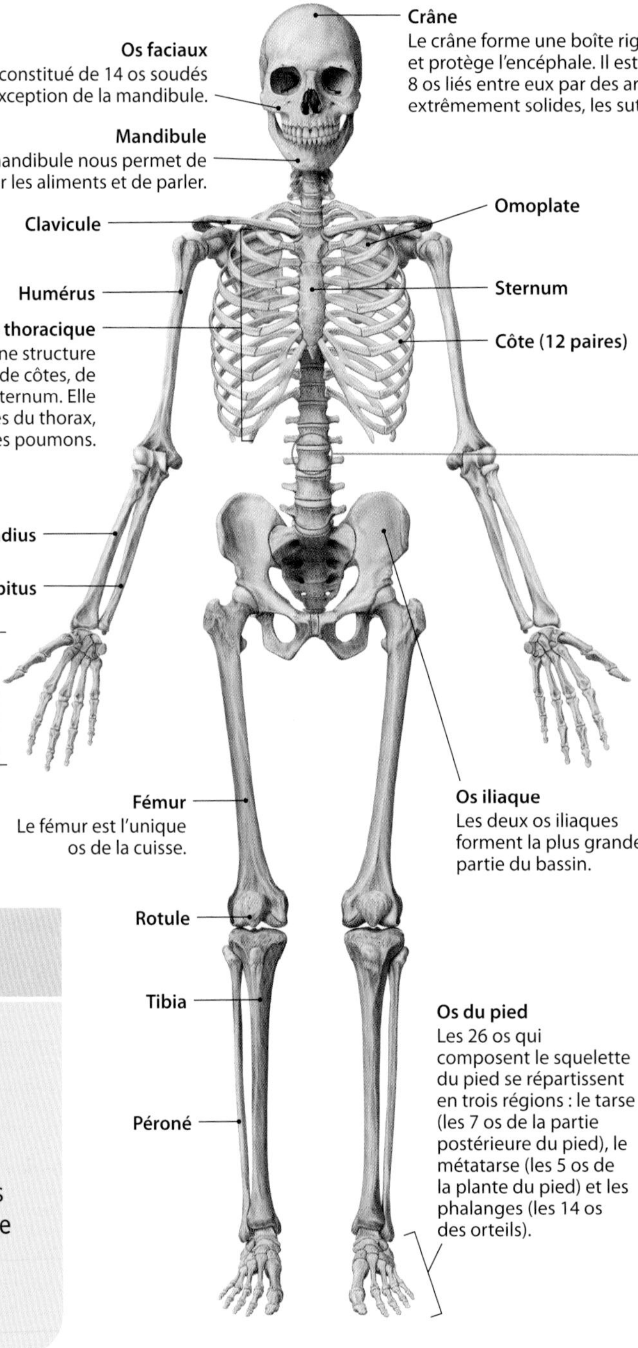
**Crâne**
Le crâne forme une boîte rigide qui renferme et protège l'encéphale. Il est composé de 8 os liés entre eux par des articulations extrêmement solides, les sutures.
**Os faciaux**
Le squelette facial est constitué de 14 os soudés entre eux, à l'exception de la mandibule.
**Mandibule**
Seul os facial mobile, la mandibule nous permet de mastiquer les aliments et de parler.
**Omoplate**
**Clavicule**
**Humérus**
**Sternum**
**Cage thoracique**
La cage thoracique est une structure osseuse constituée de 12 paires de côtes, de 12 vertèbres thoraciques et du sternum. Elle renferme et protège les organes du thorax, notamment le cœur et les poumons.
**Côte (12 paires)**
**Radius**
**Cubitus**
**Os de la main**
La main compte 27 os qui se répartissent en trois régions distinctes : le carpe (les 8 os du poignet), le métacarpe (les 5 os de la paume) et les phalanges (les 14 os des doigts).
**Fémur**
Le fémur est l'unique os de la cuisse.
**Os iliaque**
Les deux os iliaques forment la plus grande partie du bassin.
**Rotule**
**Tibia**
**Os du pied**
Les 26 os qui composent le squelette du pied se répartissent en trois régions : le tarse (les 7 os de la partie postérieure du pied), le métatarse (les 5 os de la plante du pied) et les phalanges (les 14 os des orteils).
**Péroné**

**Vue antérieure du squelette**

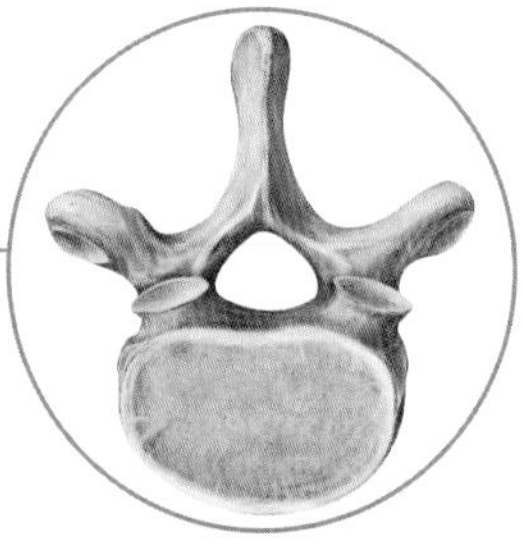

**Vertèbre**
(33 vertèbres)

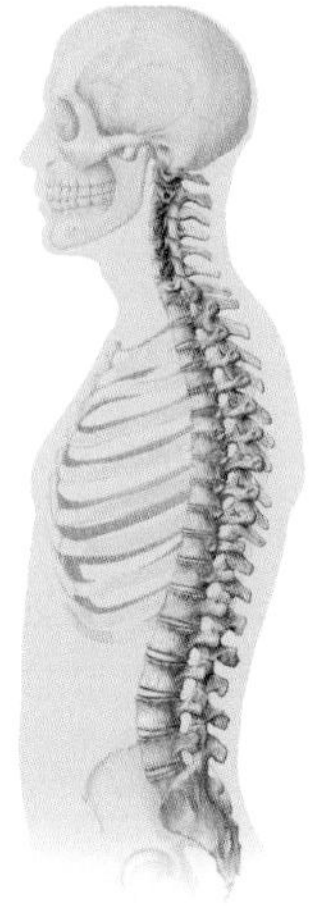

**Colonne vertébrale**
La colonne vertébrale est un ensemble osseux constitué de 33 vertèbres qui s'étendent du crâne au bassin. Elle joue un rôle de soutien pour la tête et le tronc. En outre, elle renferme et protège la moelle épinière.

### DES OS DE TAILLE VARIABLE

L'os le plus long et le plus lourd du corps humain est le fémur, qui représente à lui seul le quart de la taille d'une personne. Le plus petit est l'étrier, situé dans l'oreille interne, qui mesure à peine 4 mm.

## LES **TISSUS OSSEUX**

L'os est la substance la plus dure du corps humain, après l'émail des dents. La remarquable résistance des os provient de la nature de ses tissus. Ceux-ci sont riches en minéraux (calcium), responsables de leur solidité, et en collagène, une protéine qui leur procure la flexibilité. Le tissu osseux se renouvelle constamment grâce à un équilibre entre certaines cellules spécialisées, les ostéoblastes (qui le synthétisent) et les ostéoclastes (qui le détruisent). Les ostéoblastes sont des acteurs essentiels de la croissance et du maintien du squelette ainsi que de la réparation osseuse après une fracture.

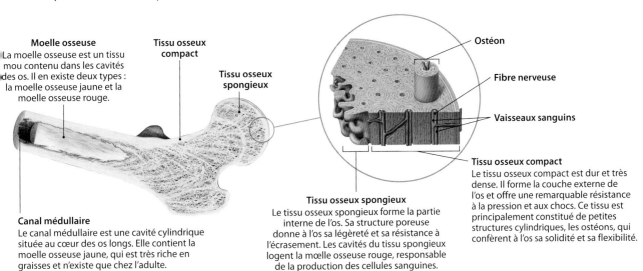

**Moelle osseuse**
La moelle osseuse est un tissu mou contenu dans les cavités des os. Il en existe deux types : la moelle osseuse jaune et la moelle osseuse rouge.

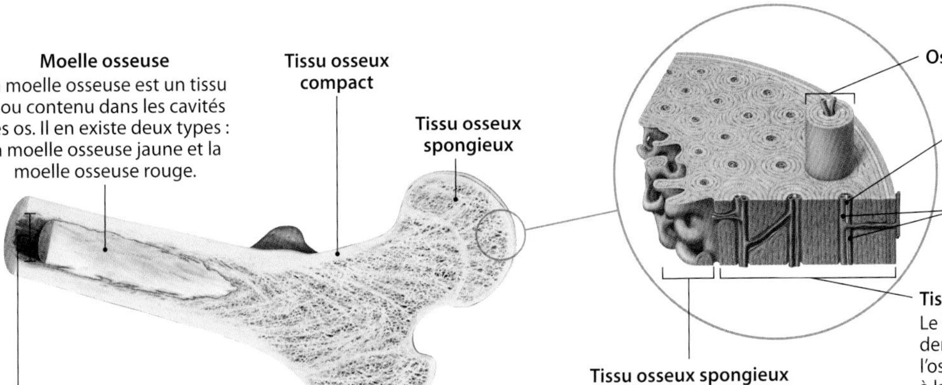
Tissu osseux compact
Tissu osseux spongieux
Ostéon
Fibre nerveuse
Vaisseaux sanguins

**Canal médullaire**
Le canal médullaire est une cavité cylindrique située au cœur des os longs. Elle contient la moelle osseuse jaune, qui est très riche en graisses et n'existe que chez l'adulte.

**Tissu osseux spongieux**
Le tissu osseux spongieux forme la partie interne de l'os. Sa structure poreuse donne à l'os sa légèreté et sa résistance à l'écrasement. Les cavités du tissu spongieux logent la mœlle osseuse rouge, responsable de la production des cellules sanguines.

**Tissu osseux compact**
Le tissu osseux compact est dur et très dense. Il forme la couche externe de l'os et offre une remarquable résistance à la pression et aux chocs. Ce tissu est principalement constitué de petites structures cylindriques, les ostéons, qui confèrent à l'os sa solidité et sa flexibilité.

## LE CALCIUM

### LES BESOINS QUOTIDIENS EN CALCIUM

| Âge | Garçons et filles |
|---|---|
| 0-6 mois | 210 mg |
| 6-12 mois | 270 mg |
| 1-3 ans | 500 mg |
| 4-8 ans | 800 mg |
| 9-18 ans | 1300 mg |
| | **Hommes et femmes** |
| 19-50 ans | 1000 mg |
| 51 ans et plus | 1200 mg |
| | **Femmes enceintes ou qui allaitent** |
| 18 ans et moins | 1300 mg |
| 19-50 ans | 1000 mg |

Stocké dans le tissu osseux, le calcium est un minéral qui donne de la résistance aux os et aux articulations. Vous pouvez maximiser vos réserves en calcium en absorbant par le biais de votre alimentation la dose recommandée quotidiennement. Vous éviterez ou retarderez ainsi l'apparition de certaines maladies comme l'ostéoporose et l'arthrose.

Une dose de 300 mg de calcium équivaut environ à :

- 1 tasse de lait, de boisson de soja enrichi ou de jus d'orange enrichi ;
- 50 grammes de fromage ;
- ¾ de tasse de yaourt (yogourt) ;
- 12 sardines ou 1 boîte de saumon en conserve ;
- 3 tasses de brocoli ou de chou frisé.

Si vous avez du mal à atteindre la dose quotidienne recommandée, consultez un médecin, qui vous indiquera si des compléments alimentaires sont appropriés pour vous.

*La santé des os, des articulations et des muscles ... page 100*

# LES ARTICULATIONS

Une articulation est une structure reliant deux ou plusieurs os. Certaines articulations possèdent peu de mobilité. C'est le cas des articulations fibreuses, comme les sutures crâniennes, et des articulations cartilagineuses, situées notamment entre les vertèbres de la colonne vertébrale. À l'inverse, les articulations synoviales, qui sont les plus nombreuses, permettent une grande variété de mouvements. On en dénombre plus d'une centaine, principalement dans les membres.



## L'ARTICULATION SYNOVIALE

L'articulation synoviale est renforcée par des ligaments et entourée de tendons, qui attachent les muscles aux os. Elle comprend, autour de l'extrémité des os, une capsule articulaire remplie d'un liquide visqueux, la synovie. La synovie lubrifie les cartilages articulaires et leur permet ainsi de glisser l'un contre l'autre.

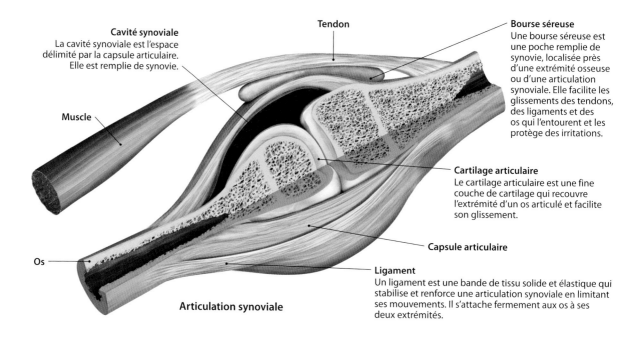

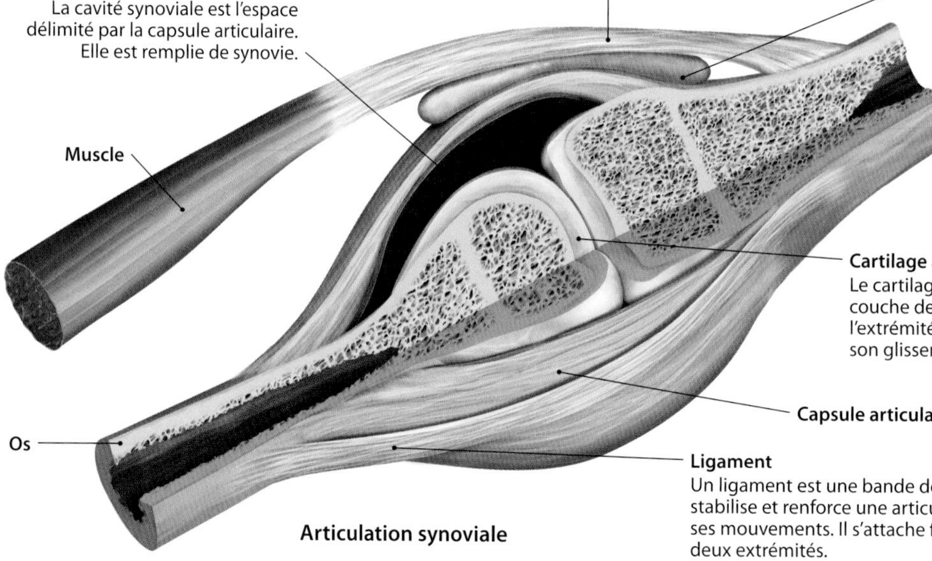
Tendon
Cavité synoviale
La cavité synoviale est l'espace délimité par la capsule articulaire. Elle est remplie de synovie.
Bourse séreuse
Une bourse séreuse est une poche remplie de synovie, localisée près d'une extrémité osseuse ou d'une articulation synoviale. Elle facilite les glissements des tendons, des ligaments et des os qui l'entourent et les protège des irritations.
Muscle
Cartilage articulaire
Le cartilage articulaire est une fine couche de cartilage qui recouvre l'extrémité d'un os articulé et facilite son glissement.
Capsule articulaire
Os
Ligament
Un ligament est une bande de tissu solide et élastique qui stabilise et renforce une articulation synoviale en limitant ses mouvements. Il s'attache fermement aux os à ses deux extrémités.

Articulation synoviale

## LE GENOU

L'articulation synoviale du genou lie le fémur au tibia, au péroné et à la rotule. Le genou désigne donc la région du corps qui joint la cuisse à la jambe. Très sollicité, il est renforcé et stabilisé par plusieurs ligaments et par les ménisques.

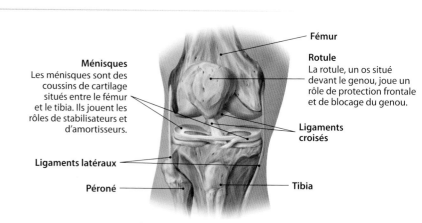

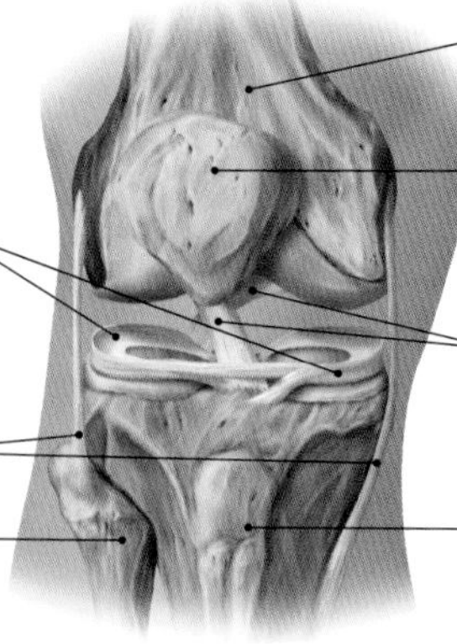
Fémur
Ménisques
Les ménisques sont des coussins de cartilage situés entre le fémur et le tibia. Ils jouent les rôles de stabilisateurs et d'amortisseurs.
Rotule
La rotule, un os situé devant le genou, joue un rôle de protection frontale et de blocage du genou.
Ligaments croisés
Ligaments latéraux
Péroné
Tibia

Vue antérieure du genou droit

## L'ARTICULATION CARTILAGINEUSE

Une articulation cartilagineuse est caractérisée par la présence d'une plaque de cartilage fusionnée avec les surfaces articulaires des os. Elle ne permet que des mouvements extrêmement limités, mais elle est plus solide et plus stable que l'articulation synoviale. Parmi les articulations cartilagineuses figure l'articulation intercorporéale de la colonne vertébrale.

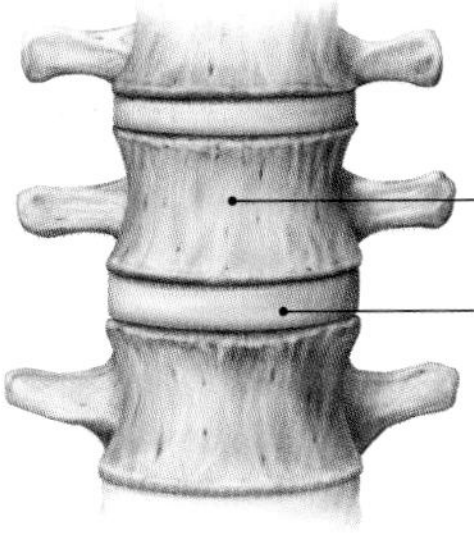
Vertèbre
Disque intervertébral (plaque de cartilage)

**Colonne vertébrale**

| Types d'articulations |
| --- |
| Articulations synoviales |
| Articulations fibreuses |
| Articulations cartilagineuses |

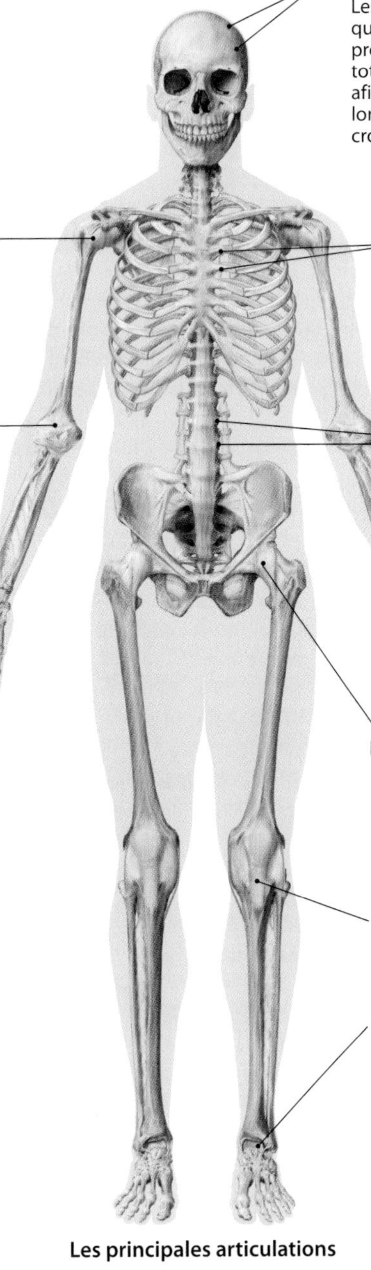

**Sutures crâniennes**
Les sutures crâniennes sont des articulations fibreuses qui sont fixes. Toutefois, à la naissance et pendant les premières années de la vie, les os du crâne ne sont pas totalement soudés. Ils conservent une certaine mobilité afin de permettre à la tête du nouveau-né de se déformer lors de l'accouchement, puis au crâne de s'adapter à la croissance du cerveau.

**Épaule**
L'épaule est la région du corps qui lie le bras au thorax. Les articulations synoviales de l'épaule joignent l'humérus, l'omoplate et la clavicule. Elles permettent des rotations complètes du bras.

**Articulations sternocostales**
Les articulations sternocostales sont les articulations cartilagineuses qui relient le sternum et les côtes (à l'exception des côtes flottantes). Elles assurent la souplesse de la cage thoracique, en particulier lors des mouvements respiratoires.

**Coude**
Le coude joint le bras à l'avant-bras et abrite une double articulation synoviale qui lie l'humérus, le radius et le cubitus. Il permet de plier l'avant-bras et de le tourner en partie autour de son axe.

**Articulations intercorporéales**
Les articulations intercorporéales sont les articulations cartilagineuses de la colonne vertébrale. Chacune d'entre elles joint deux vertèbres adjacentes par l'intermédiaire d'un coussin cartilagineux, le disque intervertébral. Les disques intervertébraux ont pour principale fonction d'amortir les chocs et de répartir la pression, en particulier pendant la marche ou la course.

**Poignet**
Le poignet est la région joignant l'avant-bras à la main. Il abrite plusieurs articulations synoviales qui lient le radius et le cubitus aux os carpiens et qui permettent principalement des mouvements de flexion et d'extension de la main.

**Hanche**
La hanche est l'articulation synoviale qui lie le fémur à l'os iliaque. Elle permet des rotations complètes de la cuisse et assure le transfert du poids du corps vers les membres inférieurs.

**Articulations interphalangiennes**
Les articulations interphalangiennes sont des articulations synoviales qui lient les phalanges des doigts ou des orteils. La grande mobilité des doigts permet de saisir des objets. Les orteils, moins mobiles, participent à la marche et à l'équilibre en station debout. Les articulations interphalangiennes sont renforcées par un important réseau de tendons et de ligaments.

**Genou**

**Cheville**
La cheville est la région joignant la jambe au pied. Elle abrite plusieurs articulations synoviales qui lient le tibia et le péroné aux os tarsiens et comprend de nombreux ligaments. La cheville permet notamment les mouvements de flexion et d'extension du pied, participant ainsi à la marche. C'est une région fragile, souvent touchée par les entorses.

**Les principales articulations**

# LES **MUSCLES**

Un muscle est un organe qui a la propriété de se contracter sous l'action d'un influx nerveux. On en distingue trois types : les muscles lisses, les muscles squelettiques et le muscle cardiaque. Les muscles lisses sont surtout localisés dans la paroi des vaisseaux sanguins et des organes creux (estomac, intestins, vessie, utérus), dont ils assurent les contractions involontaires. Les muscles squelettiques sont fixés aux os par des tendons. Ils commandent les mouvements volontaires du squelette, de la langue et du visage. Le muscle cardiaque constitue l'une des couches de la paroi du cœur et permet sa contraction régulière.

*Le système nerveux ... page 132*
*Le cœur ... page 250*

## LES **MUSCLES SQUELETTIQUES**

Alors que les mouvements des muscles lisses sont toujours involontaires, ceux des muscles squelettiques sont le plus souvent le résultat d'une commande consciente et volontaire du système nerveux central. Il arrive que les mouvements des muscles squelettiques soient involontaires, c'est-à-dire réflexes. Rapides et automatiques, ils permettent de faire face à un stimulus extérieur, comme une agression, ou de rétablir la position et l'équilibre du corps.

## LES **MUSCLES LISSES**

Les muscles lisses permettent les mouvements involontaires de certains organes, sous l'action du système nerveux autonome ou sous l'action d'hormones. Par exemple, les contractions musculaires de la paroi intestinale assurent la fragmentation et l'évacuation du contenu des intestins.

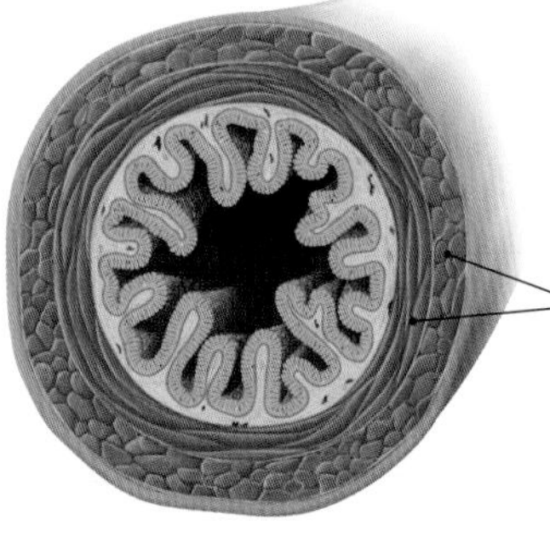
Couches musculaires

**Coupe de l'intestin grêle**

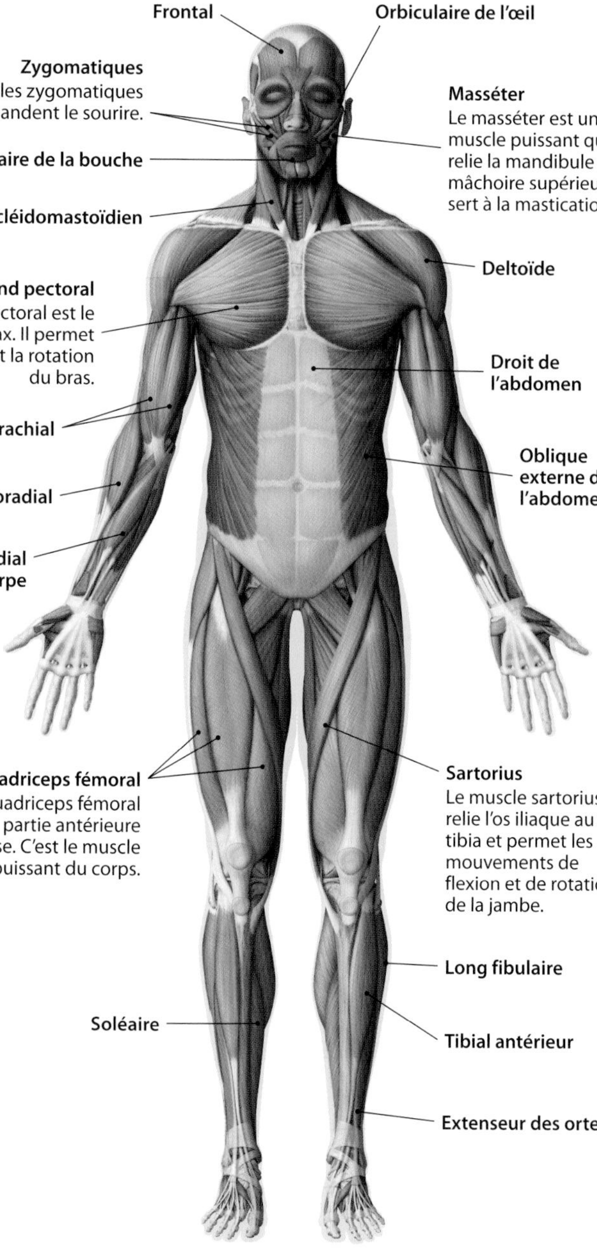
Frontal
Orbiculaire de l'œil
Zygomatiques
Les muscles zygomatiques commandent le sourire.
Masséter
Le masséter est un muscle puissant qui relie la mandibule à la mâchoire supérieure et sert à la mastication.
Orbiculaire de la bouche
Sternocléidomastoïdien
Deltoïde
Grand pectoral
Le grand pectoral est le muscle du thorax. Il permet notamment la rotation du bras.
Droit de l'abdomen
Biceps brachial
Oblique externe de l'abdomen
Brachioradial
Fléchisseur radial du carpe
Quadriceps fémoral
Le quadriceps fémoral forme la partie antérieure de la cuisse. C'est le muscle le plus puissant du corps.
Sartorius
Le muscle sartorius relie l'os iliaque au tibia et permet les mouvements de flexion et de rotation de la jambe.
Long fibulaire
Soléaire
Tibial antérieur
Extenseur des orteils

**Vue antérieure des principaux muscles squelettiques**

## LE TISSU MUSCULAIRE

Le tissu musculaire est constitué de cellules allongées, les fibres musculaires. Celles-ci contiennent de très fins filaments, les myofibrilles, qui ont la propriété de se contracter. Leur contraction résulte d'une commande du système nerveux, qui transmet un influx nerveux aux fibres musculaires par l'intermédiaire des neurones moteurs. Même au repos, les muscles squelettiques ne se relâchent pas totalement et restent dans un état de contraction modéré appelé tonus musculaire. Le tonus musculaire garde les muscles prêts à répondre à toute stimulation et assure en permanence le maintien de la posture corporelle.

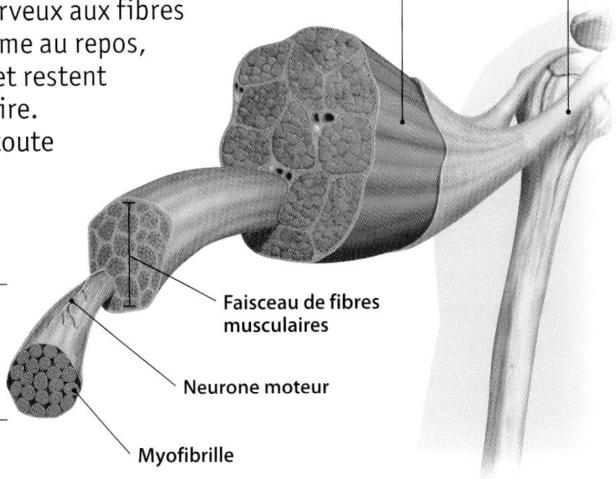

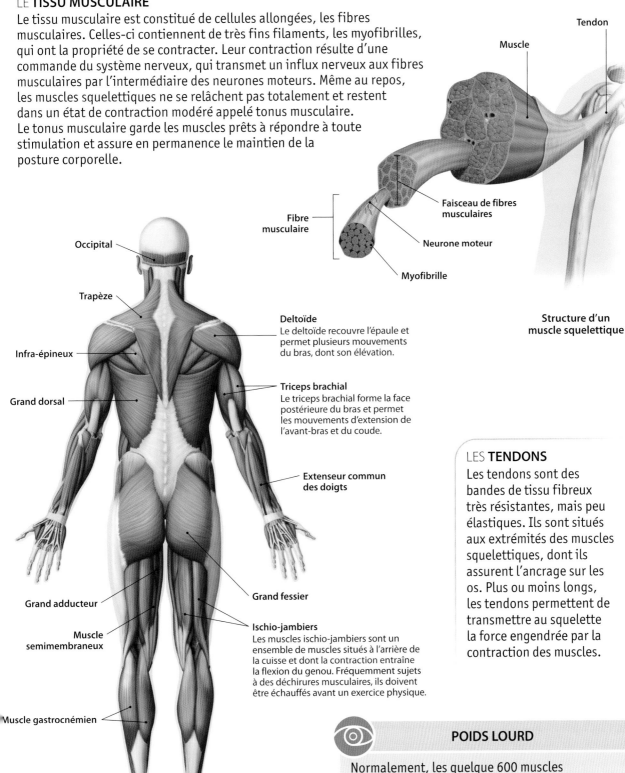

Tendon
Muscle
Faisceau de fibres musculaires
Fibre musculaire
Neurone moteur
Myofibrille


Structure d'un muscle squelettique

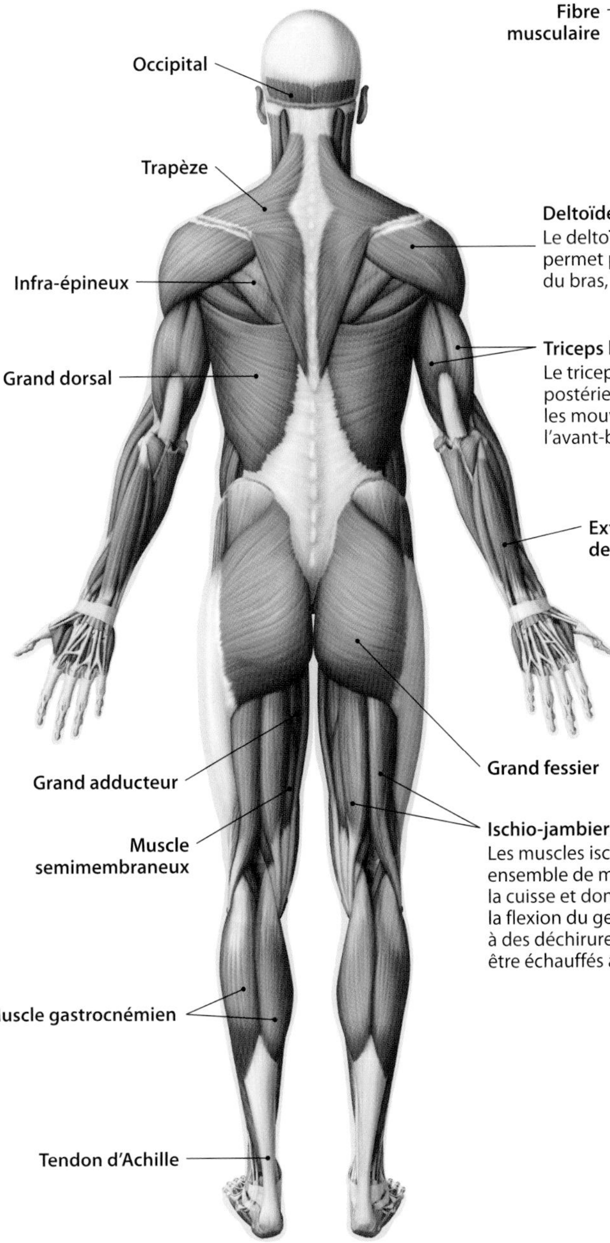

Occipital
Trapèze
Infra-épineux
Grand dorsal
Deltoïde
Le deltoïde recouvre l'épaule et permet plusieurs mouvements du bras, dont son élévation.
Triceps brachial
Le triceps brachial forme la face postérieure du bras et permet les mouvements d'extension de l'avant-bras et du coude.
Extenseur commun des doigts
Grand fessier
Grand adducteur
Muscle semimembraneux
Ischio-jambiers
Les muscles ischio-jambiers sont un ensemble de muscles situés à l'arrière de la cuisse et dont la contraction entraîne la flexion du genou. Fréquemment sujets à des déchirures musculaires, ils doivent être échauffés avant un exercice physique.
Muscle gastrocnémien
Tendon d'Achille


Vue postérieure des principaux muscles squelettiques

### LES TENDONS

Les tendons sont des bandes de tissu fibreux très résistantes, mais peu élastiques. Ils sont situés aux extrémités des muscles squelettiques, dont ils assurent l'ancrage sur les os. Plus ou moins longs, les tendons permettent de transmettre au squelette la force engendrée par la contraction des muscles.

### POIDS LOURD

Normalement, les quelque 600 muscles squelettiques du corps humain représentent environ 40 % de la masse corporelle.

# LES SANTÉ DES OS, DES ARTICULATIONS ET DES MUSCLES

Ostéoporose, rhumatismes, fracture, entorse, tour de reins... Une multitude de maux peuvent affecter vos os, vos articulations et vos muscles. Ces affections courantes peuvent être atténuées et même évitées en modifiant quelques-unes de vos habitudes de vie. Il vous sera ainsi possible de « faire de vieux os » avec un minimum d'efforts et de douleurs.

## LA PRÉVENTION DES TROUBLES MUSCULO-SQUELETTIQUES

### PRATIQUEZ DES ACTIVITÉS PHYSIQUES MODÉRÉES DE FAÇON RÉGULIÈRE

Pratiquez des exercices d'étirements et de musculation ou toute autre activité (marche, yoga, etc.) qui oblige vos muscles à porter le poids de votre corps. Les bienfaits de ces activités sont multiples. Elles renforcent vos muscles et augmentent la densité de vos os, ce qui aide à prévenir les lésions musculaires, les fractures et les maladies comme l'ostéoporose. Elles conservent également la santé de vos articulations en rendant celles-ci plus flexibles, ce qui atténue les effets de l'**inflammation** et de la **dégénérescence** articulaires (arthrite et arthrose). Ces activités accroissent aussi la résistance de votre colonne vertébrale ainsi que celle des muscles et des ligaments qui l'entourent, ce qui vous prémunit contre le mal de dos. Enfin, l'activité physique en général vous permet de maintenir un poids santé, ce qui réduit du même coup la pression sur votre dos et vos articulations, notamment vos genoux et vos hanches.

### ÉVITEZ L'ACTIVITÉ PHYSIQUE EXCESSIVE

La pratique trop intensive d'une activité physique augmente la pression sur vos os et vos muscles et malmène particulièrement vos articulations. Elle accroît ainsi les risques de fractures, d'entorses, de luxations, d'inflammation articulaire et de déchirures musculaires.

### PORTEZ UNE ATTENTION PARTICULIÈRE À VOTRE POSTURE

Gardez le dos et la tête droits. Lorsque vous êtes assis, les deux pieds doivent être à plat sur le sol (ne croisez pas les jambes). La pratique régulière d'exercices physiques modérés tels que le yoga aide à corriger votre posture et prévient ainsi les lésions qui provoquent des maux de dos.

*Les maux de dos ... page 114*

### PORTEZ DES CHAUSSURES CONFORTABLES

Les chaussures dont la semelle offre un bon amorti, notamment au niveau du talon, aident à prévenir ou à soulager les maux de dos et les douleurs articulaires. Évitez les talons hauts, dont le port régulier déforme la courbure naturelle du bas du dos et augmente les tensions articulaires au niveau du genou, en plus de causer l'apparition de cors et de douleurs articulaires aux pieds.

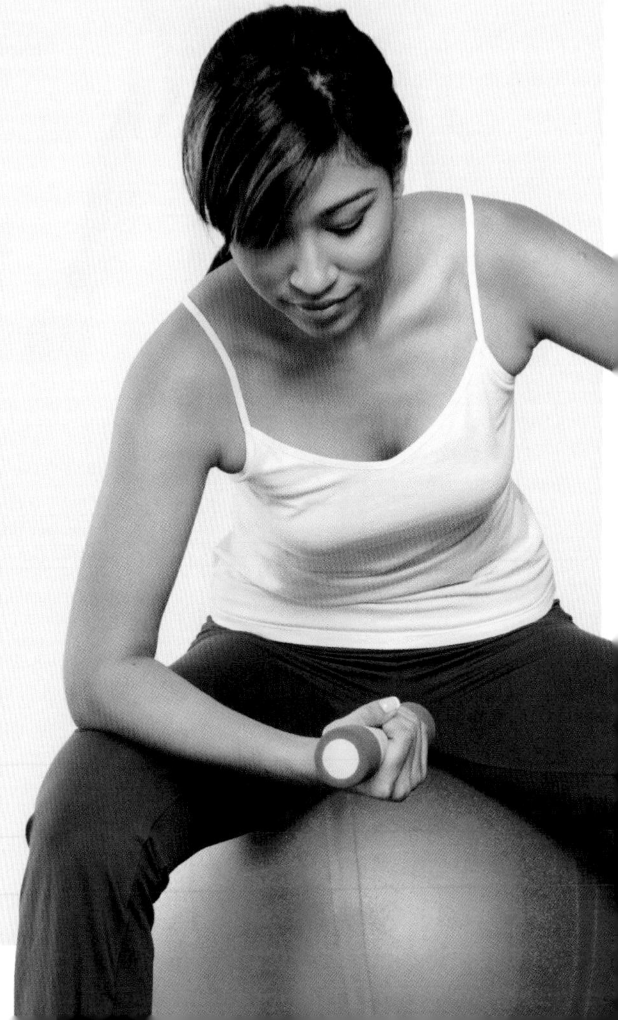

## LA PRÉVENTION DES TROUBLES MUSCULO-SQUELETTIQUES



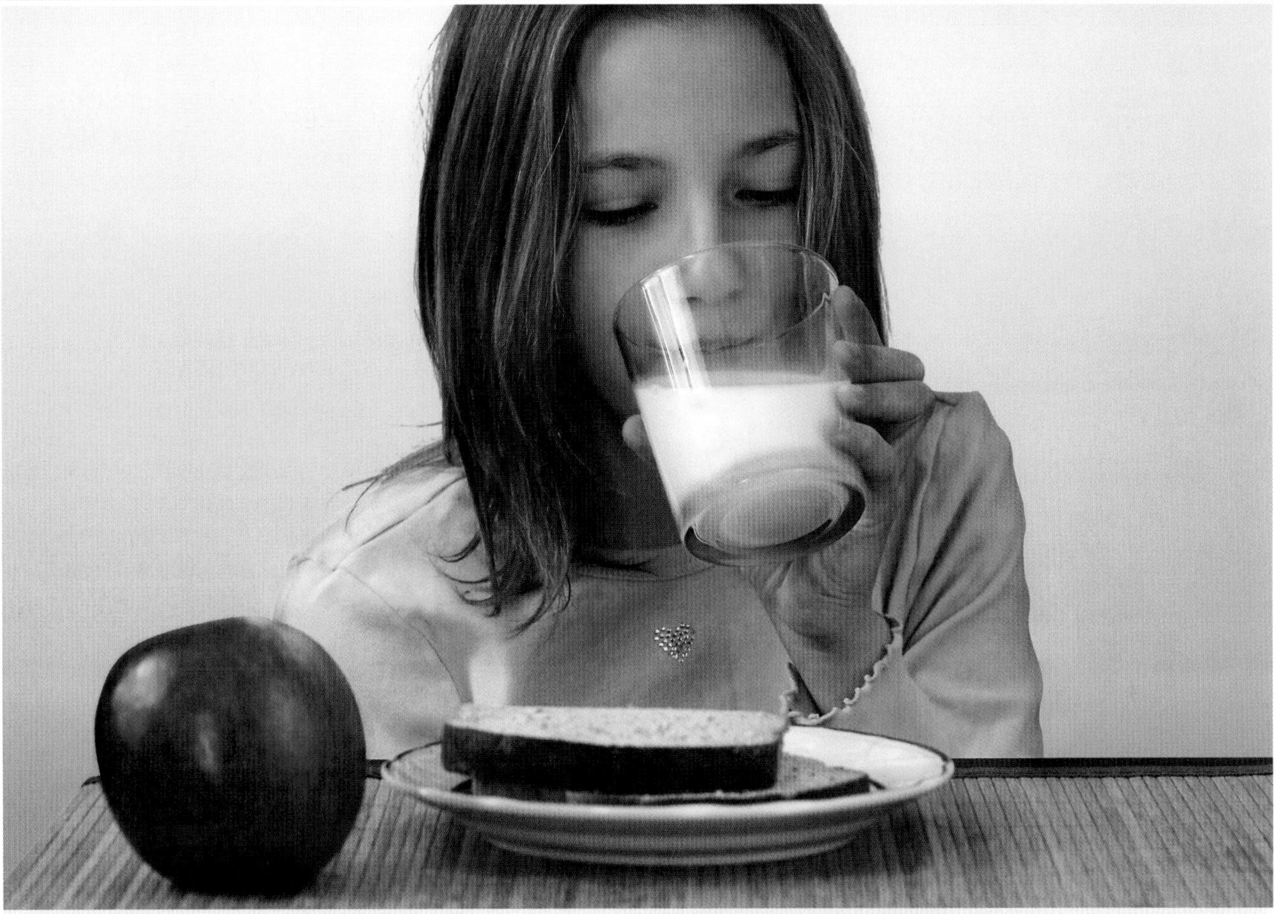

### ADOPTEZ UNE ALIMENTATION RICHE EN CALCIUM

Le calcium solidifie vos os. Il leur donne plus de densité et de résistance, ce qui aide à prévenir les maladies comme l'ostéoporose. Le calcium facilite également la contraction des muscles et garde vos articulations en santé en les protégeant contre les **inflammations** et la **dégénérescence**. Les produits laitiers, certains poissons (dont les sardines) et les légumes vert foncé sont des aliments riches en calcium.

*Le calcium ... page 95*

### RÉDUISEZ VOTRE CONSOMMATION DE BOISSONS CAFÉINÉES ET DE BOISSONS GAZEUSES

Ces types de breuvages inhibent l'absorption du calcium par l'organisme.

### PRENEZ DE LA VITAMINE D

La vitamine D accélère l'absorption du calcium par l'organisme. Le soleil, les poissons gras (comme le saumon), le lait et les boissons enrichies sont d'excellentes sources de vitamine D. La dose minimale recommandée est de 5 µg (microgrammes) par jour jusqu'à l'âge de 50 ans, de 10 µg pour les personnes de 51 à 70 ans et de 15 µg par jour après 70 ans. Consultez un médecin, qui vous indiquera si l'absorption de vitamine D sous forme de compléments alimentaires est appropriée pour vous.

### ÉVITEZ LE TABAC ET L'ABUS D'ALCOOL

L'excès d'alcool et la consommation de tabac entraînent une diminution de la masse osseuse et augmentent ainsi les risques d'ostéoporose.

# LES **FRACTURES OSSEUSES**

Malgré leur solidité, les os sont sujets aux fractures. Une fracture est la rupture, la fragmentation ou la fêlure d'un os. Elle peut résulter d'un choc ou encore d'efforts prolongés et répétés (fracture de fatigue). Elle peut aussi survenir spontanément, lorsque l'os est fragilisé par une maladie comme l'ostéoporose. Les fractures sont des lésions douloureuses, qui s'accompagnent parfois d'une hémorragie sévère, d'une **infection** ou de lésions des tissus environnants : muscles, ligaments, tendons, nerfs. Il existe différents types de fractures, identifiables par radiographie.

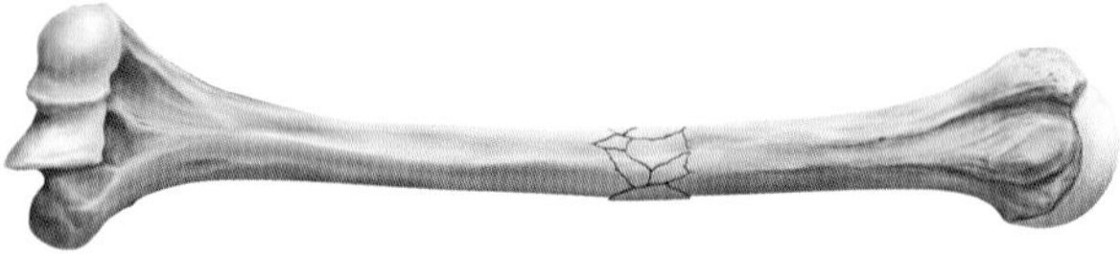

## LA **FRACTURE COMMINUTIVE**

La fracture comminutive est caractérisée par l'éclatement de l'os en plusieurs fragments. Ce type de fracture sévère est difficile à guérir. La fracture comminutive survient surtout à la suite d'un choc violent, mais se rencontre aussi chez les personnes âgées, dont les os sont plus fragiles.

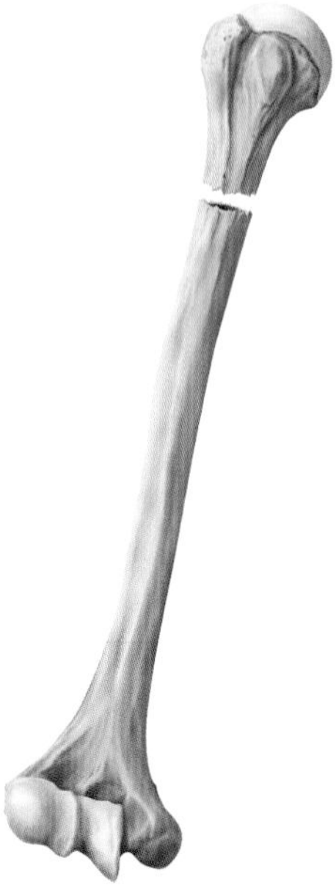

## LA **FRACTURE TRANSVERSALE**

La fracture transversale est une cassure nette de l'os d'un membre. Elle survient souvent à la suite d'un choc direct. C'est le type de fracture le plus fréquent et celui qui se soigne le plus facilement.

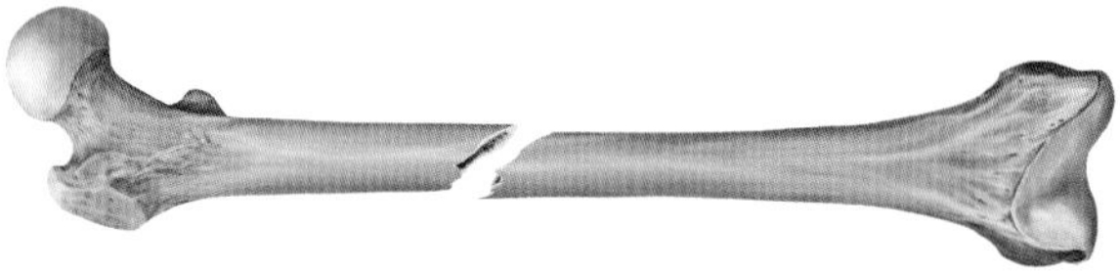

## LA **FRACTURE SPIROÏDE**

La fracture spiroïde, c'est-à-dire en forme de spirale, se rencontre surtout chez les sportifs. Elle survient lorsque l'os d'un membre est soumis à une torsion brutale.

## LA **FRACTURE** DE **FATIGUE**

La fracture de fatigue est une rupture d'un os qui résulte d'une fragilisation localisée. Elle est causée par des efforts prolongés et répétés. Ce type de fracture survient fréquemment après une activité physique intense. Le repos suffit en général à les guérir.

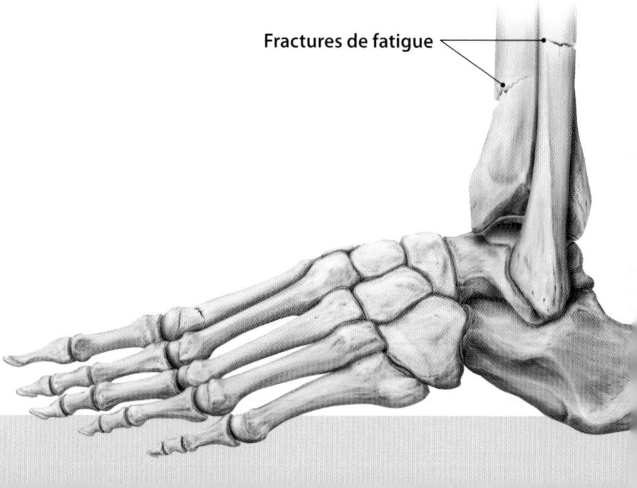
Fractures de fatigue

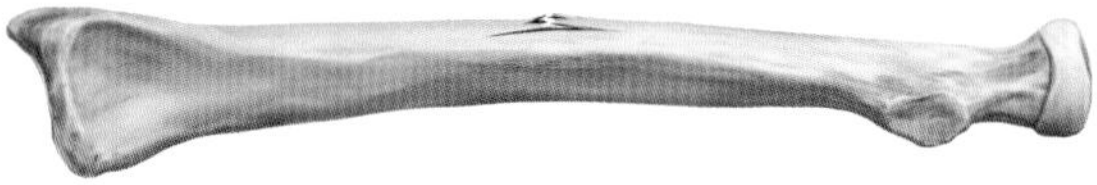

## LA **FRACTURE** EN **BOIS VERT**

Une fracture en bois vert est une rupture incomplète de l'os d'un membre. Elle s'observe chez l'enfant, dont les os sont plus souples que ceux de l'adulte.

## LA **FRACTURE** DU **COL** DU **FÉMUR**

Le col du fémur est la partie rétrécie du fémur, au niveau du bassin. Cette région du squelette est très sollicitée par le poids du corps et les mouvements de la cuisse. La fracture du col du fémur est fréquente et touche près de 1 personne sur 1 000 chaque année dans les pays occidentaux. Elle peut être causée par une chute ou par un choc apparemment anodin chez les personnes dont les os sont fragilisés par l'ostéoporose. La fracture du col du fémur entraîne une **impotence** totale. Elle peut être traitée par la pose d'une **prothèse**, qui remplace l'extrémité endommagée du fémur, ou à l'aide d'implants métalliques fixés dans l'os.

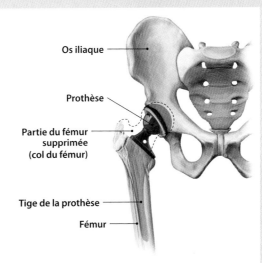

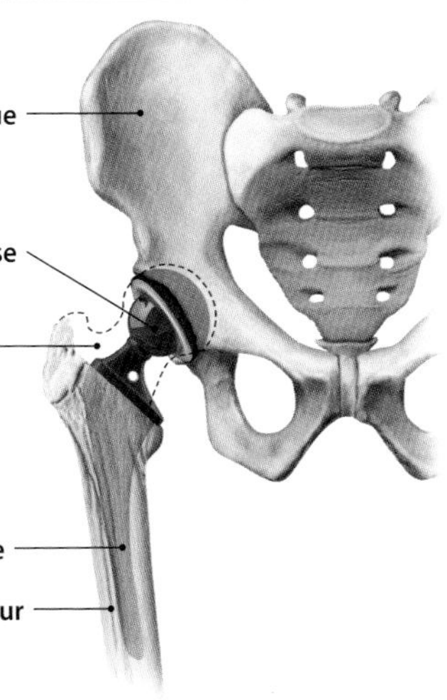
Os iliaque
Prothèse
Partie du fémur supprimée (col du fémur)
Tige de la prothèse
Fémur

**Prothèse de la hanche**

## LA **FRACTURE** DU **CRÂNE**

Lors d'un **traumatisme** crânien, les os du crâne peuvent se fracturer et s'enfoncer. Les fractures du crâne s'accompagnent souvent de lésions de l'encéphale, qui peuvent se manifester par des maux de tête, une perte de connaissance et des troubles moteurs ou sensoriels.

*Les traumatismes crâniens … page 150*

## **FRACTURE OUVERTE** OU **FRACTURE FERMÉE**

Une fracture est fermée lorsque l'os fracturé ne traverse pas la peau. C'est une fracture sans plaie. À l'inverse, une fracture est ouverte lorsque les extrémités brisées des os déchirent les tissus environnants et traversent la peau. La fracture ouverte est plus rare et plus sérieuse que la fracture fermée. Elle provoque généralement une hémorragie externe et comporte un risque important d'**infection** des tissus osseux et avoisinants.

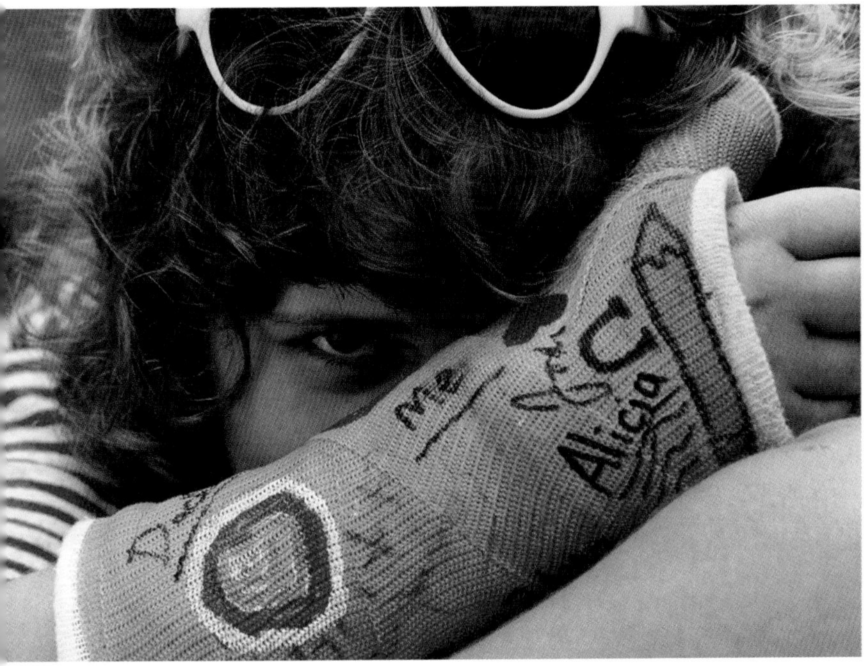
Alicia

## **FRACTURE, ENTORSE** OU **LUXATION ?**

La fracture implique le bris d'un os : la partie du corps affectée par la fracture est souvent déformée et impotente. L'entorse est la rupture ou l'étirement d'un ligament. Elle est caractérisée par un gonflement de l'articulation touchée. La luxation est le déboîtement de deux os au niveau d'une articulation, souvent accompagné d'une impotence partielle ou totale et d'une déformation de l'articulation affectée.

## LA **RADIOGRAPHIE**

Plusieurs techniques d'imagerie médicale permettent d'examiner les os. La radiographie, très couramment employée, est utile pour confirmer un diagnostic de fracture osseuse et pour évaluer sa gravité. Un faisceau de rayons X traverse le corps puis laisse son empreinte sur une plaque photographique. Les os, qui absorbent une grande partie des rayons X, forment des traces blanches, tandis que les tissus mous, moins denses et plus perméables aux rayons X, sont révélés par différents tons de gris.

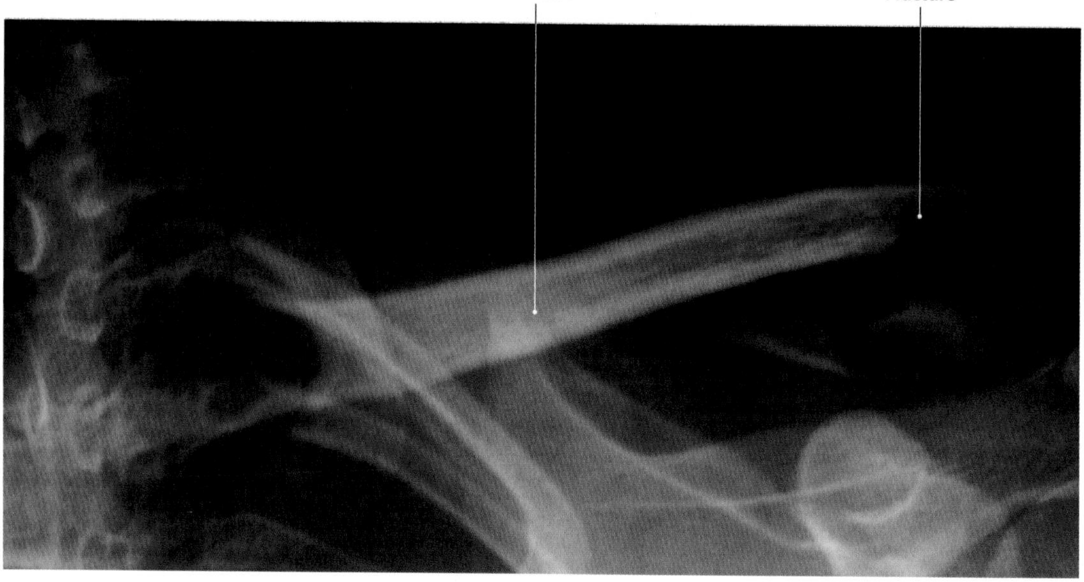
Clavicule
Fracture

**Radiographie d'une clavicule fracturée**

## LA **RÉPARATION** D'UNE **FRACTURE OSSEUSE**

Lorsqu'une fracture est révélée par radiographie, divers dispositifs peuvent être appliqués pour favoriser et accélérer sa consolidation. Généralement, un plâtre ou un autre appareil **orthopédique** sera employé pour immobiliser la région fracturée. Si les morceaux ne sont plus alignés selon l'axe normal de l'os, il peut être nécessaire d'effectuer au préalable une **réduction**, et parfois une ostéosynthèse.

### LA RÉDUCTION DE LA FRACTURE

La réduction d'une fracture est une intervention médicale ou chirurgicale qui vise à repositionner les fragments d'un os fracturé. Pour ce faire, il faut exercer une traction progressive sur l'os fracturé.

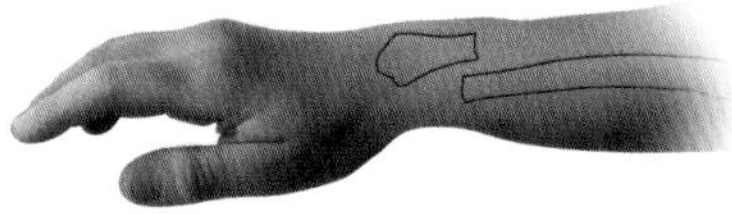

**1. Fracture du radius**

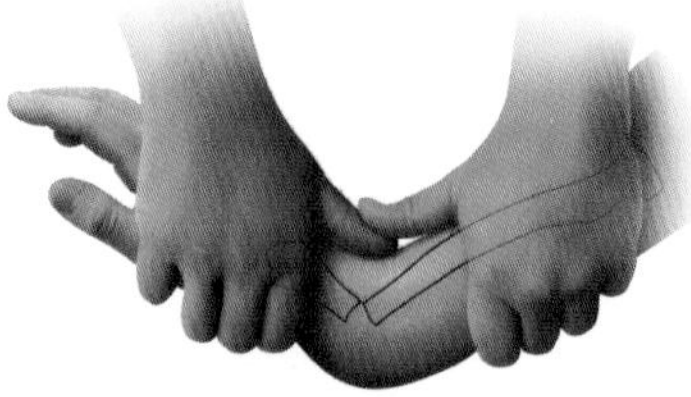

**2. Traction progressive**

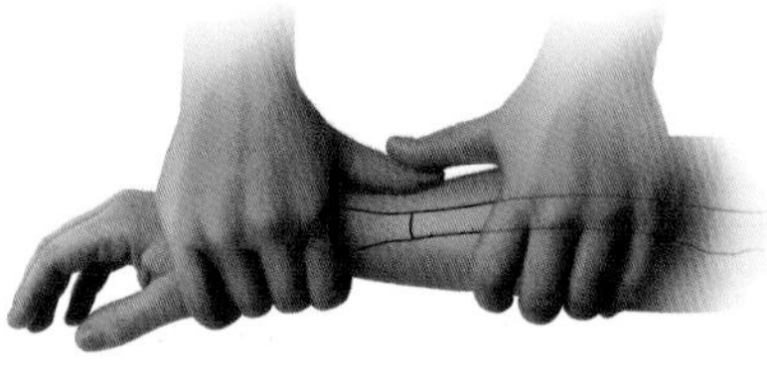

**3. Repositionnement des fragments osseux**

## L'OSTÉOSYNTHÈSE

L'ostéosynthèse est une technique chirurgicale visant à stabiliser les fractures osseuses à l'aide d'implants métalliques (plaques, vis, clous et broches) fixés dans l'os. Ces implants sont généralement retirés une fois la consolidation osseuse terminée.

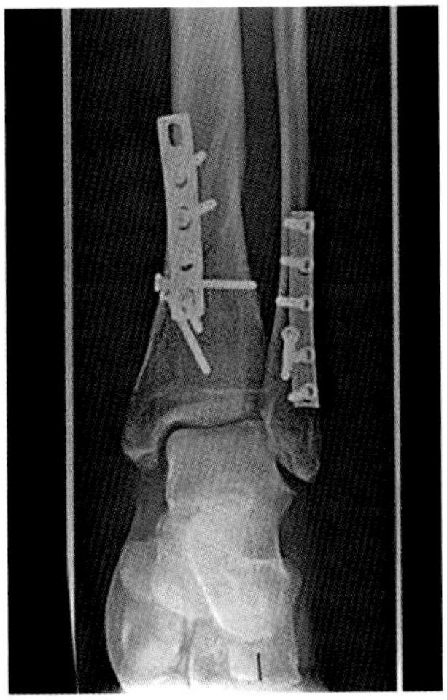

**Radiographie de la cheville (ostéosynthèse)**

## L'IMMOBILISATION

Les os fracturés sont souvent immobilisés par l'application d'un plâtre, en complément ou non d'une ostéosynthèse. Le plâtre doit être retiré une fois l'os consolidé. La surélévation du membre, en particulier la nuit, aide à la résorption de l'enflure qui accompagne la fracture.

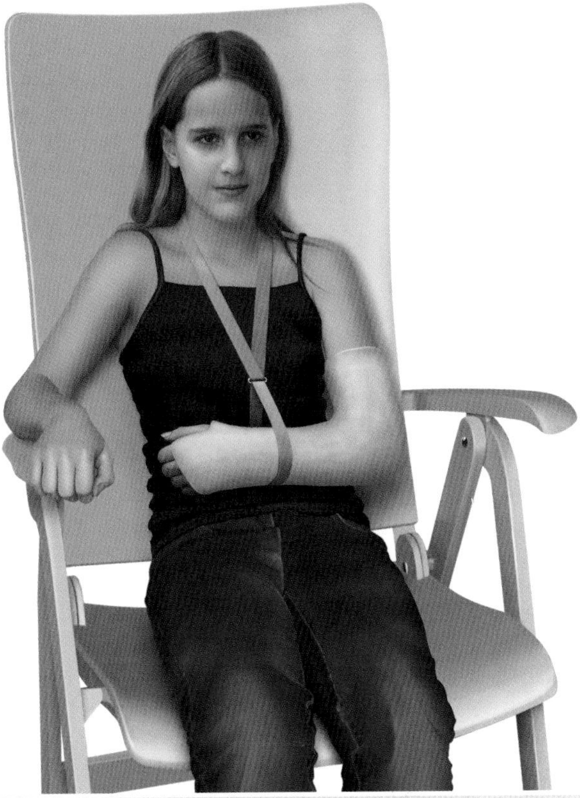

## LA CONSOLIDATION D'UNE FRACTURE

La consolidation d'une fracture est un processus physiologique qui aboutit à la soudure des fragments d'un os fracturé. Lorsqu'un os est fracturé, les vaisseaux sanguins qu'il contient se rompent, provoquant un écoulement de sang, puis la formation d'un caillot. Le caillot sanguin et les cellules osseuses mortes sont graduellement éliminés et remplacés par un tissu de régénération, le cal osseux, qui relie les parties brisées de l'os. Avec le temps, le cal se transforme en véritable tissu osseux. La consolidation peut durer de quelques semaines à quelques mois. Une fois l'os consolidé, seul un léger renflement persiste à l'endroit de la fracture.

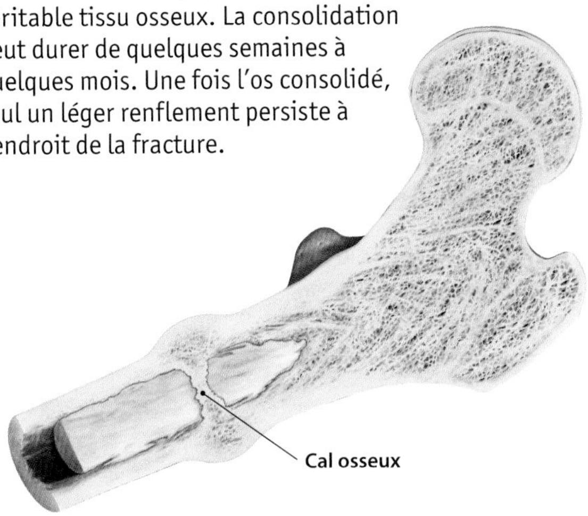
Cal osseux

## LES FRACTURES OSSEUSES

**SYMPTÔMES :**
Douleur, déformation du membre, **impotence** locale, os saillants avec hémorragie externe (fracture ouverte).

**TRAITEMENTS :**
**Réduction**, immobilisation (ostéosynthèse, plâtre), repos (fractures de fatigue), **prothèse** lorsque l'os est trop endommagé, rééducation.

*Premiers soins : Les chutes et les traumatismes ... page 552*

**PRÉVENTION :**
Pratique sportive encadrée, prévention de l'ostéoporose. Pendant le traitement d'une fracture : la surélévation du membre plâtré permet d'éviter l'apparition d'un **œdème** (gonflement).

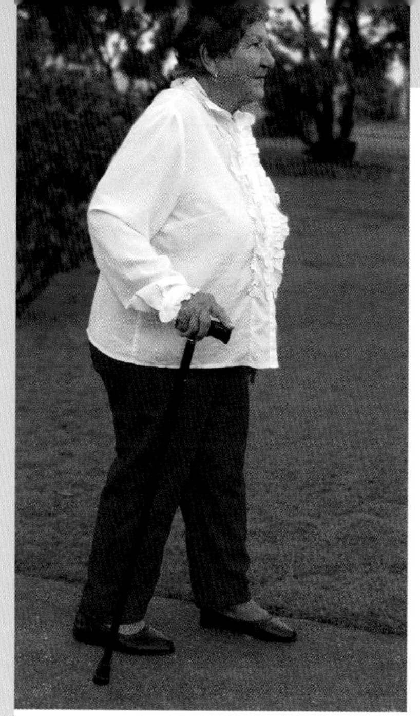

# L'OSTÉOPOROSE

L'ostéoporose est une affection répandue. On estime qu'elle touche 1 femme sur 4 après 50 ans. La maladie est caractérisée par la diminution progressive de la masse des os, qui deviennent poreux et plus vulnérables. L'ostéoporose est responsable de fractures osseuses causées par des **traumatismes** mineurs. Elle affecte surtout les femmes ménopausées, mais aussi les hommes à partir de 70 ans. Plusieurs facteurs favorisent le développement de l'ostéoporose, dont les modifications hormonales dues à la ménopause, un mode de vie sédentaire, une carence en calcium, en vitamine D et en protéines ainsi que la consommation d'alcool et de tabac.

## L'ÉVOLUTION DU SQUELETTE

Le maintien de la masse osseuse chez l'adulte résulte de l'équilibre entre la formation et la perte de tissu osseux. Cet équilibre dépend de divers facteurs, notamment hormonaux. Parmi les hormones sexuelles, les œstrogènes chez la femme et la testostérone chez l'homme limitent la perte osseuse. L'arrêt naturel de leur production avec l'âge favorise l'ostéoporose, en particulier chez la femme ménopausée.

*Les tissus osseux ... page 95*

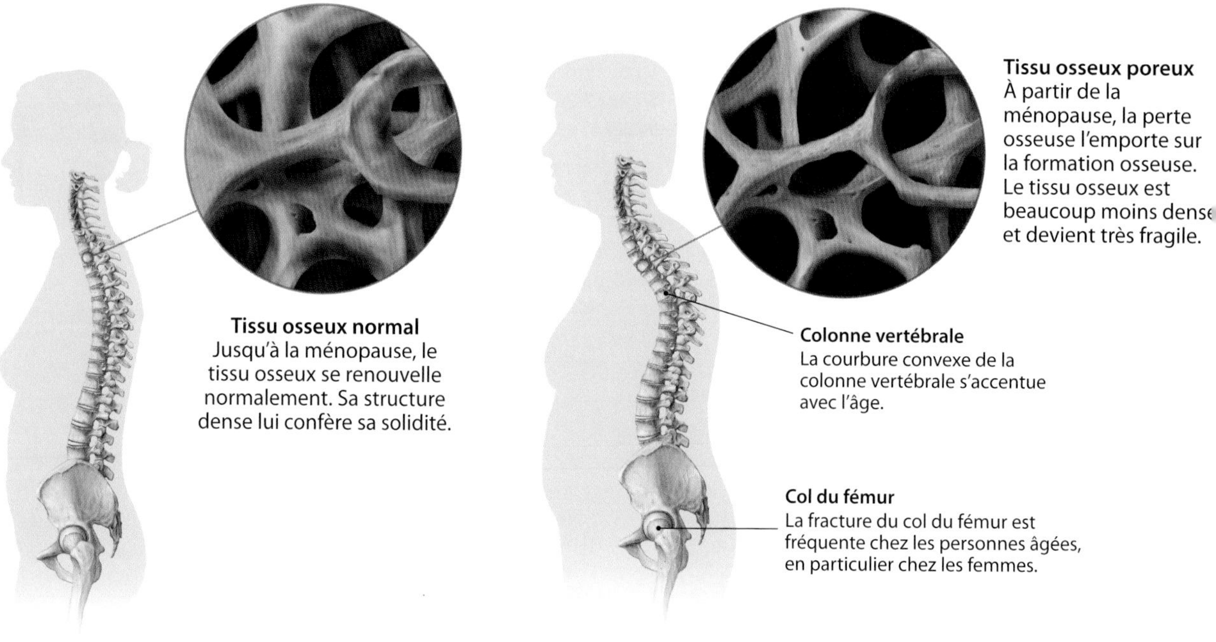
**Tissu osseux normal**
Jusqu'à la ménopause, le tissu osseux se renouvelle normalement. Sa structure dense lui confère sa solidité.
**Tissu osseux poreux**
À partir de la ménopause, la perte osseuse l'emporte sur la formation osseuse. Le tissu osseux est beaucoup moins dense et devient très fragile.
**Colonne vertébrale**
La courbure convexe de la colonne vertébrale s'accentue avec l'âge.
**Col du fémur**
La fracture du col du fémur est fréquente chez les personnes âgées, en particulier chez les femmes.

**Femme non ménopausée**
La femme non ménopausée produit des œstrogènes qui agissent comme des protecteurs des tissus osseux. Sa masse osseuse est stable.

**La femme ménopausée**
La femme ménopausée peut perdre jusqu'à un tiers de sa masse osseuse. Les vertèbres se tassent, la colonne vertébrale se courbe et la taille diminue sensiblement. Les risques de fractures (col du fémur, poignet, vertèbres) augmentent.

## LA DENSITOMÉTRIE OSSEUSE

La densitométrie osseuse, ou ostéodensitométrie, est une technique d'imagerie médicale. Elle permet de mesurer la perte de masse osseuse, donc de diagnostiquer et de suivre l'évolution de l'ostéoporose. La quantité de minéraux contenus dans les os (essentiellement le calcium) est mesurée par un densitomètre à l'aide de rayons X. Après avoir traversé le corps, les rayons X non absorbés par le calcium des os laissent une empreinte plus ou moins forte sur un détecteur. Plus un os est poreux, plus la quantité de rayons X détectée est importante et plus le tracé de l'os est sombre.

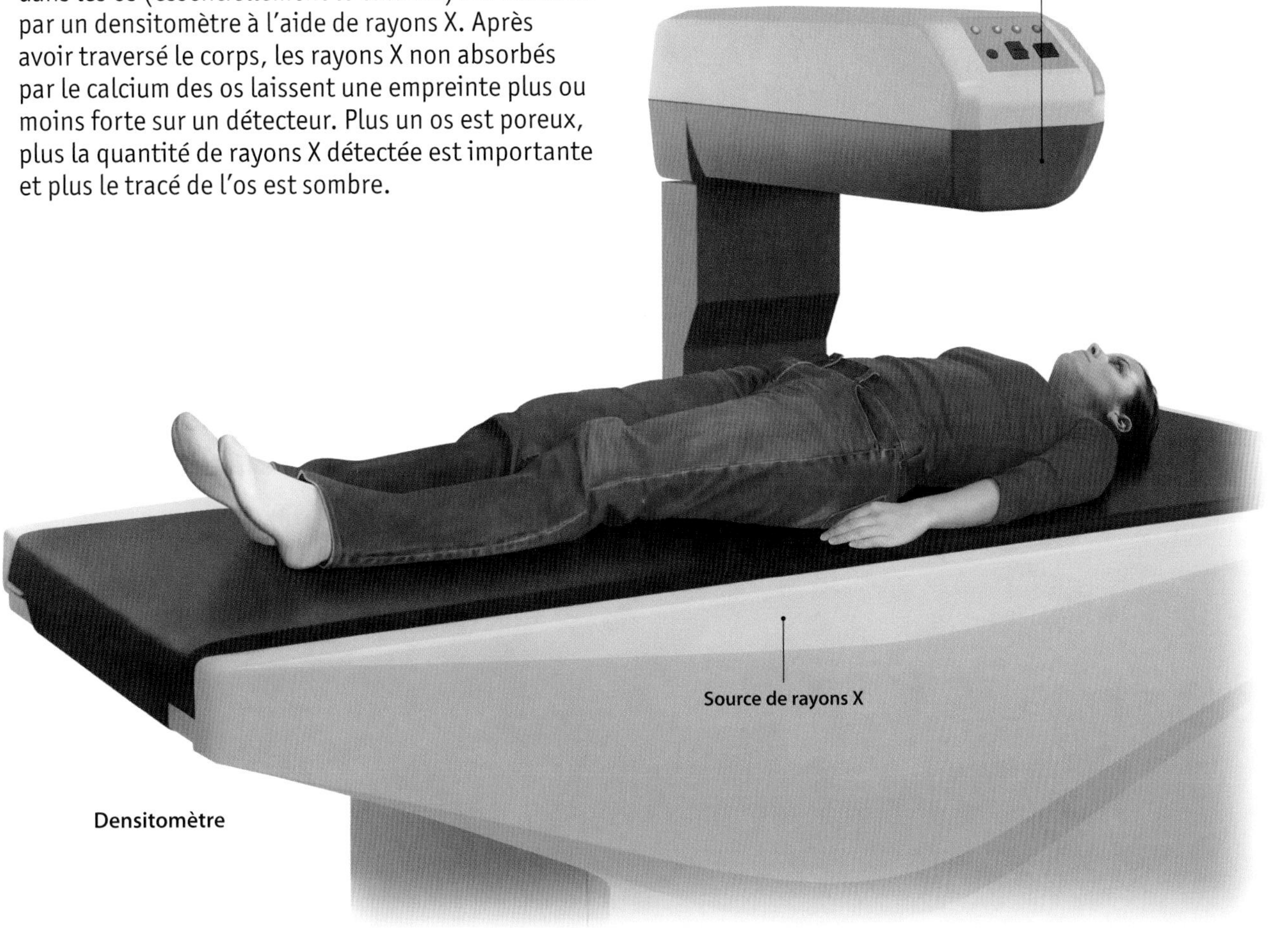
Bras mobile
Le bras mobile contient un détecteur de rayons X.
Source de rayons X

Densitomètre

## L'OSTÉOPOROSE

**SYMPTÔMES :**
Diminution de la taille, douleurs dorsales et lombaires, fractures causées par de faibles traumatismes.

**TRAITEMENTS :**
Calcium, vitamine D et médicaments qui inhibent la perte de masse osseuse.

**PRÉVENTION :**
Alimentation riche en calcium, apports en vitamine D, exercice physique modéré, réduction de la consommation d'alcool, de café et de tabac, prévention des chutes chez les personnes âgées. Traitement hormonal substitutif (THS) chez la femme ménopausée.

*Le calcium ... page 95*

# LA MALADIE OSSEUSE DE PAGET

La maladie osseuse de Paget est caractérisée par des anomalies du renouvellement du tissu osseux, d'origine inconnue. Ces anomalies sont responsables de la fragilité, de la déformation et de l'augmentation de volume des régions osseuses atteintes. La maladie osseuse de Paget touche environ 3 % de la population et survient généralement après 50 ans. Elle peut être révélée par des fractures spontanées, des douleurs ou une déformation des membres. Toutefois, la maladie de Paget est le plus souvent bénigne et ne présente aucun symptôme.

## LA MALADIE OSSEUSE DE PAGET

**SYMPTÔMES :**
Généralement asymptomatique. Parfois douleurs osseuses, articulaires et nerveuses, raideur, maux de tête, déformations osseuses (jambes et bras arqués, élargissement du crâne), augmentation de la température cutanée au niveau des lésions.

**TRAITEMENTS :**
Médicaments inhibiteurs de la perte de masse osseuse, **anti-inflammatoires**. La chirurgie peut corriger les déformations osseuses.

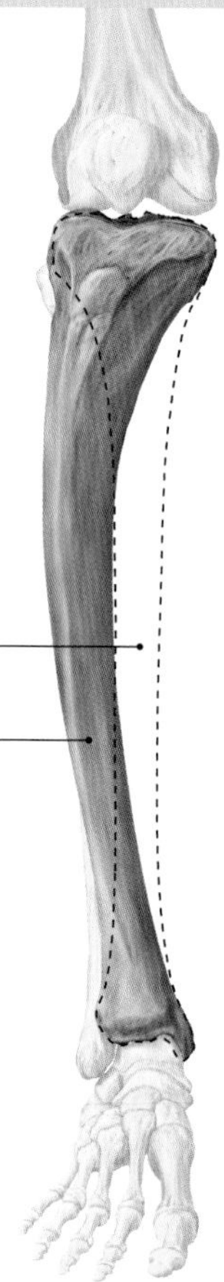
Position normale du tibia
Tibia malade

**Os pagétique**
Le tissu osseux est constitué de différents types de cellules dont les ostéoblastes, responsables de la formation osseuse, et les ostéoclastes, responsables de la perte osseuse. Dans un os pagétique, les ostéoclastes détruisent l'os de façon désordonnée et accélérée. Les ostéoblastes réagissent en reconstruisant un tissu osseux hypertrophié et de structure anarchique.

# L'OSTÉITE

L'ostéite est l'**inflammation** d'un os, généralement causée par une bactérie. Lorsque la moelle osseuse est atteinte, ce qui est souvent le cas, la maladie prend le nom d'ostéomyélite. Les ostéites sont causées par une contamination directe de l'os à la suite d'un **traumatisme** (fracture ouverte, plaie infectée) ou par transmission sanguine, à partir d'un autre foyer **infectieux**. Ces infections touchent principalement les enfants, les adolescents et les personnes âgées. La guérison est habituellement complète, mais le traitement est long (six à huit semaines) et doit être entrepris en urgence.

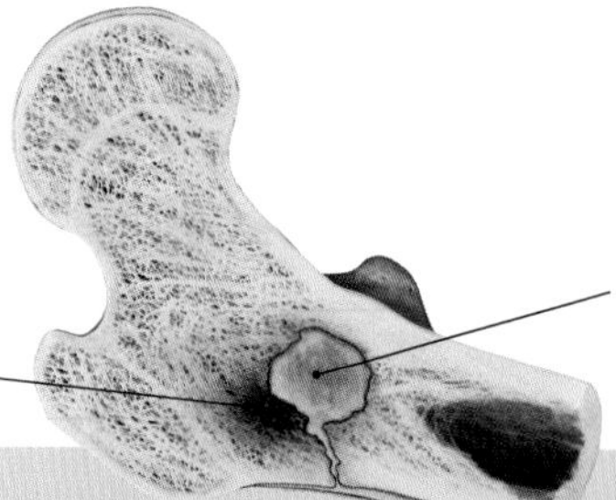

**Séquestre**
Un séquestre est un fragment d'os **nécrosé** (mort) qui se forme dans le foyer infectieux.

**Abcès**
Un abcès (amas de pus) peut apparaître dans le foyer infectieux, nécessitant un drainage.

## L'OSTÉITE

**SYMPTÔMES :**
Douleur intense, rougeur, chaleur et gonflement au niveau de l'os atteint, **impotence**, fièvre, frissons, fatigue, nausées, malaises, refus de marcher ou claudication chez les jeunes enfants.

**TRAITEMENTS :**
Traitement prolongé aux **antibiotiques** (voie intraveineuse puis voie orale). Repos et immobilisation de l'os atteint. Chirurgie : drainage de l'os infecté, ablation des séquestres, greffe osseuse.

**PRÉVENTION :**
Nettoyage et désinfection des plaies, en particulier des plaies profondes.

# LES CANCERS DES OS

Les cancers des os sont le plus souvent provoqués par des métastases, c'est-à-dire qu'ils se développent à partir de tumeurs issues d'autres organes. Les tumeurs primitives des os sont rares. Les cancers des os sont décelés grâce à l'imagerie médicale et leur diagnostic est confirmé par une **biopsie**. Ils sont traités chirurgicalement (ablation de la tumeur), en association avec une **chimiothérapie**. Les cancers des os peuvent produire rapidement des métastases, particulièrement dans les poumons.

## LES TUMEURS PRIMITIVES DES OS

Parmi les tumeurs primitives des os, les plus fréquentes sont l'ostéosarcome, le chondrosarcome et le sarcome d'Ewing. L'ostéosarcome est un cancer qui se développe surtout au niveau des os longs. Il affecte principalement les adolescents et les jeunes adultes de sexe masculin, de même que les personnes de plus de 40 ans souffrant de la maladie osseuse de Paget. Le chondrosarcome est un cancer des tissus cartilagineux d'un os. Il touche plus particulièrement les personnes âgées. Enfin, le sarcome d'Ewing est un cancer qui se développe dans les cavités osseuses et peut s'étendre à la moelle et autres tissus mous. Il affecte surtout les enfants et les jeunes adultes de sexe masculin.

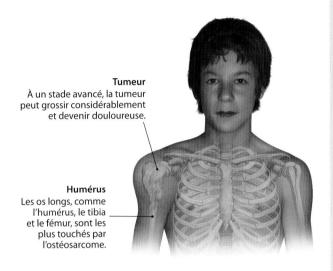

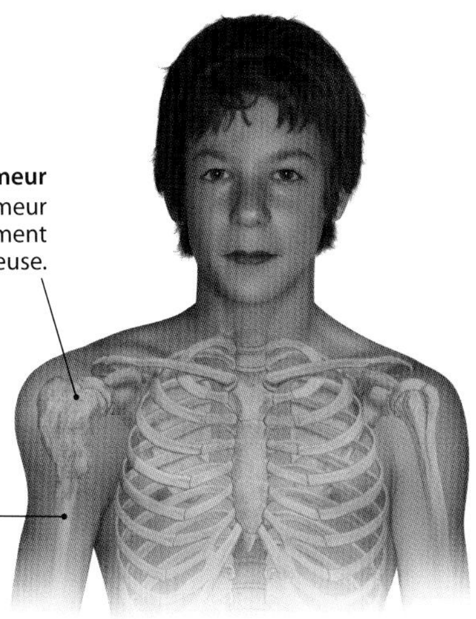
**Tumeur**
À un stade avancé, la tumeur peut grossir considérablement et devenir douloureuse.
**Humérus**
Les os longs, comme l'humérus, le tibia et le fémur, sont les plus touchés par l'ostéosarcome.

**Ostéosarcome de l'humérus**

## LA PROTHÈSE DE CROISSANCE

L'ablation d'une tumeur osseuse peut nécessiter la pose d'une **prothèse** de croissance. Cet appareillage interne remplace un os long chez un enfant et s'allonge progressivement au rythme de sa croissance.

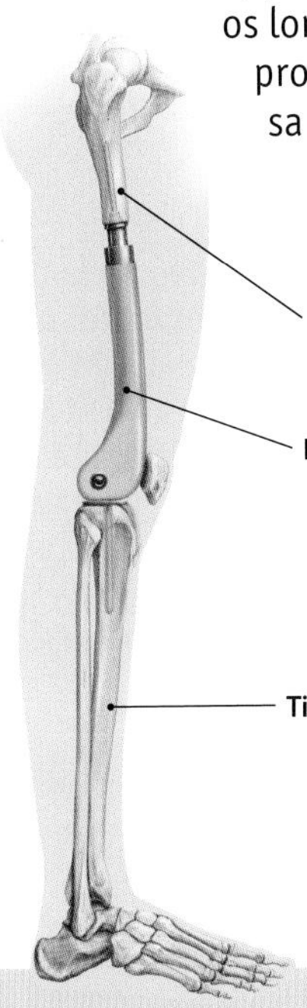
Fémur
Prothèse de croissance
Tibia

## LA GREFFE OSSEUSE

Une greffe osseuse est une opération chirurgicale qui consiste à remplacer un fragment d'os endommagé par un fragment d'os sain. Le fragment greffé, qui provient soit d'un autre os du patient, soit de l'os d'un donneur, est fixé à l'aide d'implants métalliques (vis, clous, plaques). Une greffe osseuse peut être pratiquée à la suite d'un **traumatisme** ou de l'ablation chirurgicale d'une tumeur.

### LES CANCERS DES OS

**SYMPTÔMES :**
Douleurs osseuses, gonflement, parfois fièvre, fractures.

**TRAITEMENTS :**
Ablation chirurgicale de la tumeur, chimiothérapie, parfois **radiothérapie**. L'intervention chirurgicale peut nécessiter la pose d'une prothèse ou la réalisation d'une greffe osseuse.

# L'ENTORSE

L'entorse est l'étirement ou la rupture d'un ligament au niveau d'une articulation. Cette affection courante provoquée par une torsion, une élongation ou un choc brutal, se traduit par une douleur vive et par le gonflement de la région touchée. Les articulations les plus sujettes aux entorses sont celles de la cheville, du genou, des doigts et du poignet. La foulure est une entorse bénigne ; les ligaments ne sont qu'étirés. La déchirure, la rupture ou l'arrachement d'un ligament constitue une entorse beaucoup plus grave. Les ligaments lésés cicatrisent mal et leur guérison est lente, ce qui entraîne souvent une fragilité et une instabilité durables de l'articulation.

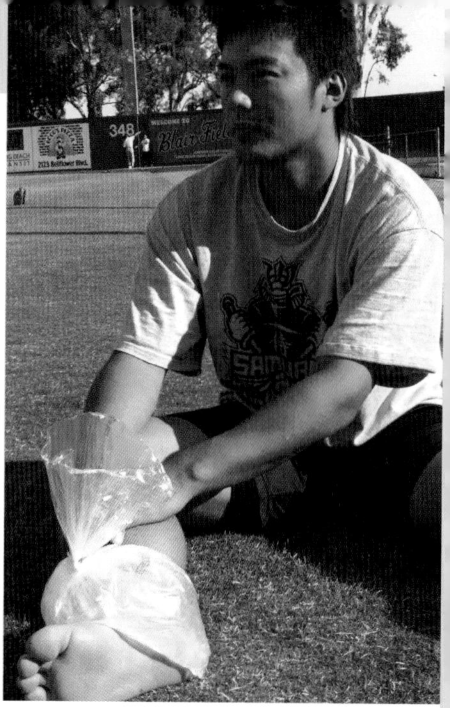

## L'ENTORSE DU GENOU

Sollicitée par un grand nombre de mouvements, l'articulation du genou est particulièrement exposée aux entorses, notamment au niveau du ligament latéral interne, vulnérable aux chocs latéraux, et du ligament croisé antérieur, sensible aux mouvements de torsion. L'entorse du genou peut s'accompagner de la déchirure d'un ménisque.

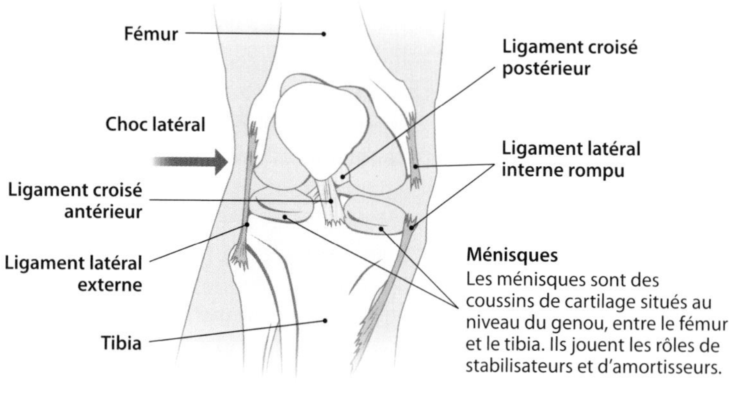
Fémur
Ligament croisé postérieur
Choc latéral
Ligament latéral interne rompu
Ligament croisé antérieur
Ligament latéral externe
Ménisques
Les ménisques sont des coussins de cartilage situés au niveau du genou, entre le fémur et le tibia. Ils jouent les rôles de stabilisateurs et d'amortisseurs.
Tibia

**Rupture du ligament latéral interne**

## LA DÉCHIRURE D'UN MÉNISQUE

Les ménisques peuvent subir des lésions de gravité variable, de la fissure jusqu'à la rupture complète. Ces lésions surviennent généralement à la suite d'un mouvement forcé de l'articulation, comme une torsion ou une extension brusque du genou. La partie du ménisque endommagée peut être retirée ou réparée au cours d'une petite opération chirurgicale, la méniscectomie. Celle-ci permet au patient de retrouver l'usage complet de son genou après quelques semaines de repos seulement.

## L'ENTORSE

**SYMPTÔMES :**
Douleur vive, gonflement, parfois **hématome**. Contractions musculaires. Dans certains cas graves, l'entorse peut s'accompagner d'une luxation, d'une fracture osseuse ou d'autres lésions.

**TRAITEMENTS :**
Application de glace et compression de la partie lésée pour les entorses bénignes (foulure). Immobilisation à l'aide d'une **orthèse** ou d'un plâtre, repos complet et parfois intervention chirurgicale pour les entorses graves. Rééducation dans la plupart des cas.

*Premiers soins :*
*Les chutes et les traumatismes ... page 552*

**PRÉVENTION :**
Le port d'une orthèse aide à prévenir les récidives.

# LA LUXATION

La luxation est un déboîtement de deux os au niveau d'une articulation. Elle est souvent causée par un choc, une chute ou un mouvement forcé. Plus rarement elle est **congénitale.** L'épaule, le coude, les doigts et la mâchoire sont les articulations les plus souvent affectées par les luxations traumatiques. La luxation congénitale concerne surtout la hanche et peut entraîner la claudication. Une articulation luxée demeure fragile car les tissus étirés par la blessure, notamment les ligaments, se rétablissent difficilement. Les récidives sont courantes.

*Les malformations congénitales ... page 510*

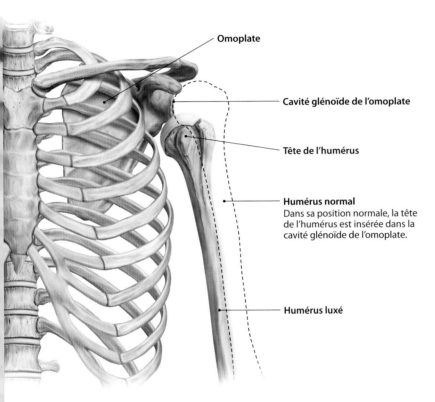

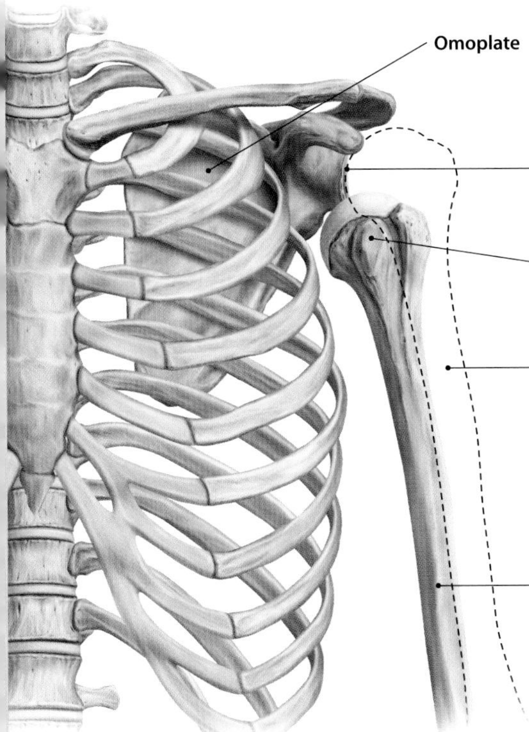
Omoplate
Cavité glénoïde de l'omoplate
Tête de l'humérus
Humérus normal
Dans sa position normale, la tête de l'humérus est insérée dans la cavité glénoïde de l'omoplate.
Humérus luxé

## LA LUXATION TRAUMATIQUE DE L'ÉPAULE

À la suite d'un choc ou d'une chute, la tête de l'humérus peut être déplacée hors de la cavité glénoïde de l'omoplate, ce qui se traduit par une luxation de l'épaule. Le déplacement de l'os s'accompagne souvent d'une entorse, parfois d'une fracture osseuse ou de lésions aux nerfs et aux vaisseaux sanguins.

## L'ORTHÈSE

Une **orthèse** est un dispositif qui permet notamment de soutenir, de protéger ou d'immobiliser une articulation fragilisée par une lésion (entorse, luxation, tendinite). Les orthèses sont souvent utilisées de manière temporaire ou intermittente.

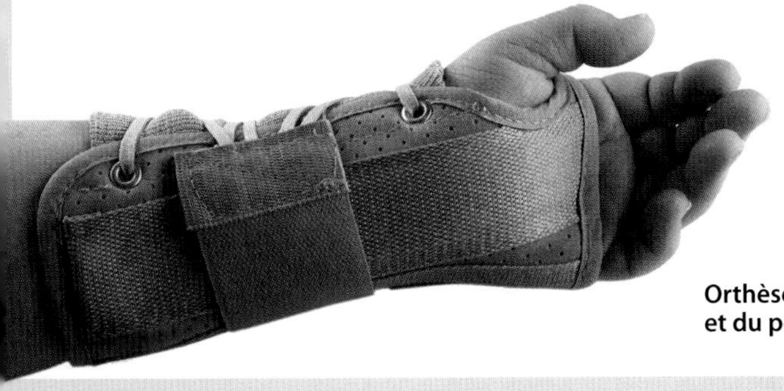

**Orthèse du poignet et du pouce**

### LA LUXATION

**SYMPTÔMES :**
Douleur intense, déformation de l'articulation, mouvements limités ou impossibles.

**TRAITEMENTS :**
**Réduction** de la luxation (remise en place de l'os) généralement sous **anesthésie**, immobilisation de l'articulation pendant trois à quatre semaines, rééducation. Opération chirurgicale après plusieurs récidives.

*Premiers soins :*
*Les chutes et les traumatismes ... page 552*

**PRÉVENTION :**
Le port d'une orthèse permet de réduire le risque de récidive.

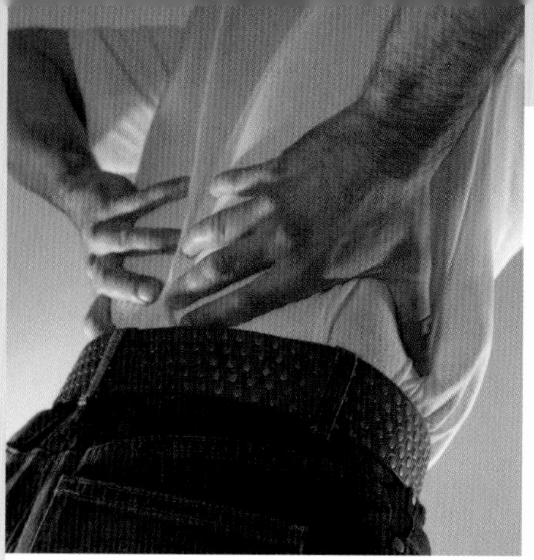

# LA HERNIE DISCALE

La hernie discale est la saillie anormale ou l'écrasement d'un disque intervertébral. Elle affecte principalement la région lombaire (le bas du dos) des jeunes adultes et survient souvent à l'occasion d'un faux mouvement ou du soulèvement d'une charge trop lourde. On la traite notamment par du repos et des **anti-inflammatoires**, plus exceptionnellement par une intervention chirurgicale.

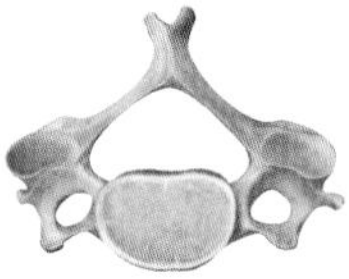

**Vertèbre cervicale**
Les sept vertèbres cervicales sont des os très mobiles formant la partie supérieure de la colonne vertébrale, au niveau du cou. Elles permettent les mouvements de la tête.

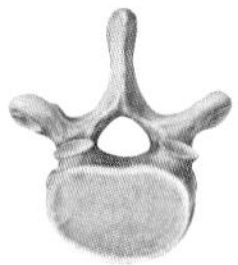

**Vertèbre thoracique**
Les 12 vertèbres thoraciques sont les os de la colonne vertébrale sur lesquels s'attachent les côtes, au niveau du thorax.

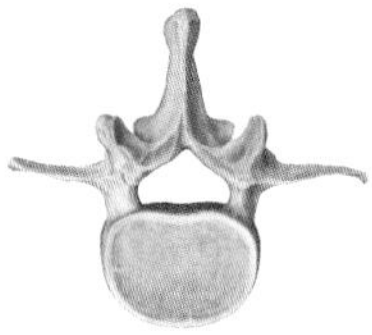

**Vertèbre lombaire**
Les cinq vertèbres lombaires sont des vertèbres volumineuses situées sous les vertèbres thoraciques, au niveau de l'abdomen.

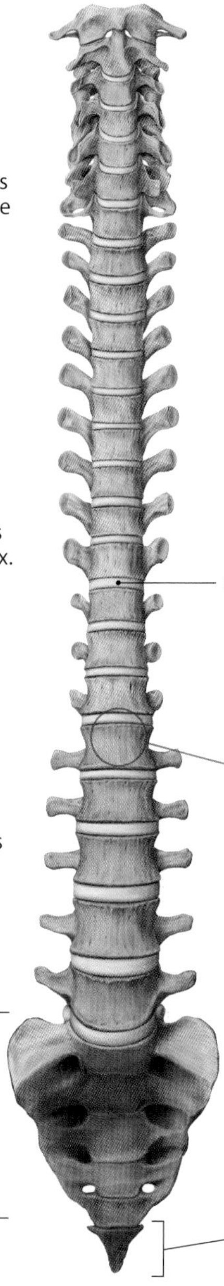
Disque intervertébral

**Sacrum**
Le sacrum est un os triangulaire résultant de la fusion, au cours de l'enfance, des cinq vertèbres sacrales. Il s'articule avec les os iliaques pour former le bassin.

**Coccyx**
Le coccyx est un petit os triangulaire qui résulte de la fusion, au début de l'âge adulte, des quatre vertèbres coccygiennes. Situé sous le sacrum, il forme l'extrémité inférieure de la colonne vertébrale.

**Vue antérieure de la colonne vertébrale**

- Vertèbres cervicales
- Vertèbres thoraciques
- Vertèbres lombaires
- Vertèbres sacrales
- Vertèbres coccygiennes

## L'ARTICULATION INTERCORPORÉALE

L'articulation intercorporéale (ou disque intervertébral) est un coussin cartilagineux qui sépare deux vertèbres adjacentes. Elle ne permet que des mouvements limités. Les disques intervertébraux ont pour principale fonction d'amortir les chocs et de répartir la pression exercée sur la colonne vertébrale lors d'un effort, en particulier pendant la marche ou la course. Solides et stables, ces disques, riches en collagène, peuvent néanmoins subir des lésions, les hernies discales. Celles-ci affectent le plus souvent la région lombaire.

*Les articulations ... page 96*

**Noyau pulpeux**
Le noyau pulpeux est une masse gélatineuse, déformable mais incompressible, située au centre d'un disque intervertébral.

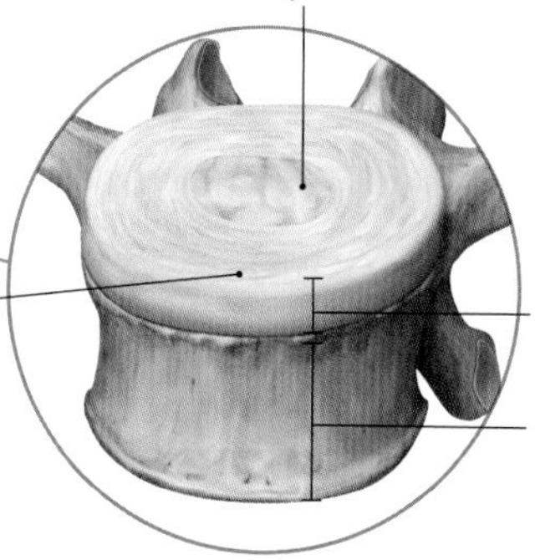
Disque intervertébral
Corps vertébra

**Anneau fibreux**
L'anneau fibreux est formé de plusieurs couches de fibrocartilage, denses et peu déformables, qui entourent le noyau pulpeux.

**Disque intervertébral (vertèbre lombaire)**

## LES **SYMPTÔMES** DE LA **HERNIE DISCALE**

Les disques situés entre les vertèbres de la colonne vertébrale sont composés d'un noyau pulpeux entouré d'un anneau fibreux. La lésion d'un anneau fibreux entraîne la saillie du noyau pulpeux. Cette hernie discale peut comprimer la racine d'un nerf spinal ou la moelle épinière, causant des douleurs très vives (névralgies) localisées autour de la hernie et qui peuvent s'étendre dans la région innervée par les nerfs touchés. Ces douleurs s'accompagnent parfois de fourmillements, d'une raideur du dos et d'une faiblesse musculaire. Exceptionnellement, la compression de la moelle épinière par la hernie peut provoquer la paralysie des membres.

*La moelle épinière ... page 139*

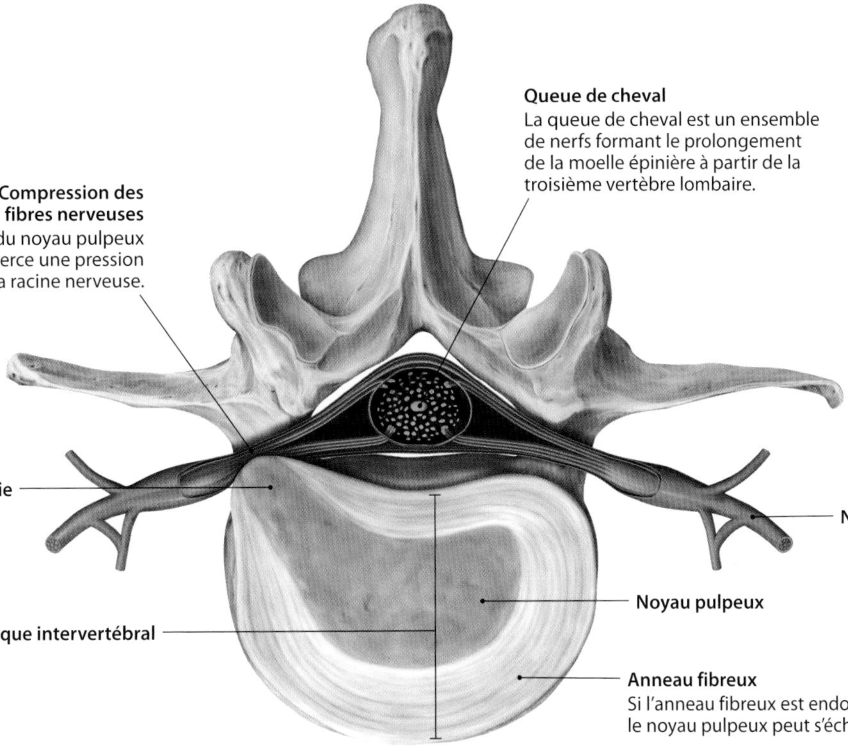

Queue de cheval
La queue de cheval est un ensemble de nerfs formant le prolongement de la moelle épinière à partir de la troisième vertèbre lombaire.
Compression des fibres nerveuses
La partie du noyau pulpeux faisant saillie exerce une pression sur la racine nerveuse.
Hernie
Nerf spinal
Noyau pulpeux
Disque intervertébral
Anneau fibreux
Si l'anneau fibreux est endommagé, le noyau pulpeux peut s'échapper.


**Hernie discale (vertèbre lombaire)**

## LE **LUMBAGO**

Le lumbago, aussi appelé lombalgie **aiguë** ou tour de rein, est une douleur intense ressentie brusquement dans le bas du dos. Il peut être causé par différents facteurs, dont la hernie discale et l'arthrose lombaire.

### LA HERNIE DISCALE

**SYMPTÔMES :**
Douleur intense dans le dos, qui peut irradier dans les membres, fourmillements, raideur du dos.

**TRAITEMENTS :**
Repos, **analgésiques**, **anti-inflammatoire**, rééducation permettant de renforcer les muscles du dos et de prévenir les récidives. Dans les cas les plus graves, opération chirurgicale visant à retirer le disque endommagé.

**PRÉVENTION :**
Exercices d'élongation et d'assouplissement pendant de longues périodes de posture assise, musculation du dos, prudence lors du déplacement de charges lourdes.

*La santé des os, des articulations et des muscles ... page 100*
*La prévention des maux de dos ... page 114*

# LES MAUX DE DOS

Les maux de dos sont extrêmement fréquents. Au moins une personne sur deux en souffrira à un certain moment dans sa vie. En fait, le mal de dos n'est pas une maladie, mais un symptôme. Il est souvent dû à un **traumatisme** ou à des **microtraumatismes** affectant un disque (hernie discale), un ligament (entorse), un muscle (déchirure) ou un nerf (névralgie) situé dans la région lombaire. De nombreux facteurs peuvent provoquer un mal de dos : faux mouvement, mauvaise manipulation d'un objet lourd, mauvaise posture, travail répétitif, fatigue, stress, faiblesse des muscles dorsaux ou abdominaux, surpoids, grossesse, vieillissement (arthrose de la colonne vertébrale, ostéoporose), etc. Des trucs simples permettent de les soulager ou de les prévenir.

*La santé des os, des articulations et des muscles ... page 100*

## LA PRÉVENTION DES MAUX DE DOS

- PRATIQUEZ DES EXERCICES PHYSIQUES

Pratiquez des activités physiques régulièrement et de façon modérée. Renforcez particulièrement vos muscles dorsaux et abdominaux à l'aide d'exercices de réchauffement, d'étirement et de musculation. Voici quelques exercices simples que vous pouvez pratiquer quotidiennement pour prévenir les maux de dos :

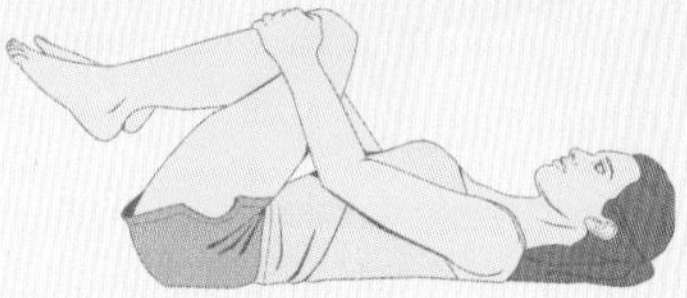

**Genoux-poitrine**
Allongez-vous sur le dos et amenez vos cuisses vers l'abdomen. Entourez vos jambes avec vos bras. Respirez profondément.

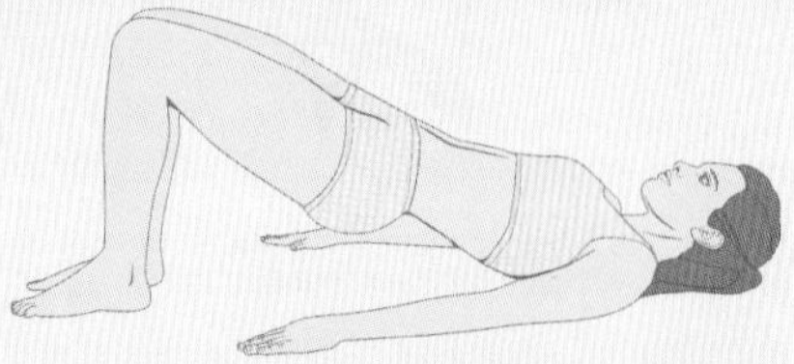

**Bassin soulevé**
Allongez-vous sur le dos et pliez les jambes en plaçant les pieds légèrement écartés près du bassin. Soulevez le bassin en gardant le haut du corps au sol. Gardez la pose au moins 30 secondes en respirant profondément.

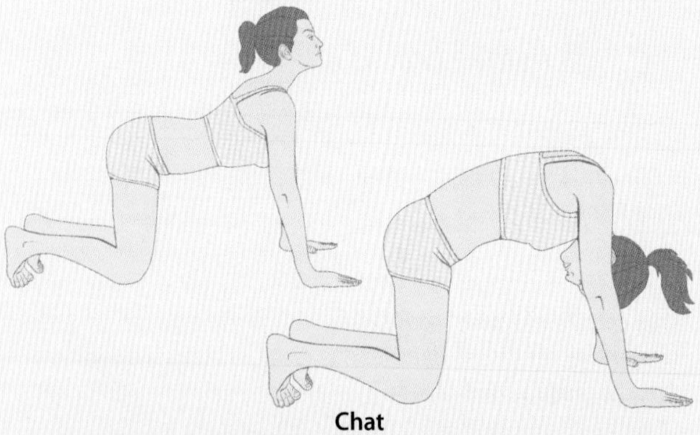

**Chat**
Mettez-vous à quatre pattes, les genoux écartés et les mains vis-à-vis des épaules. En inspirant, cambrez lentement le dos en soulevant la tête. En expirant, courbez lentement le dos en baissant la tête et en étirant les bras. Répétez ces mouvements de 5 à 10 fois.

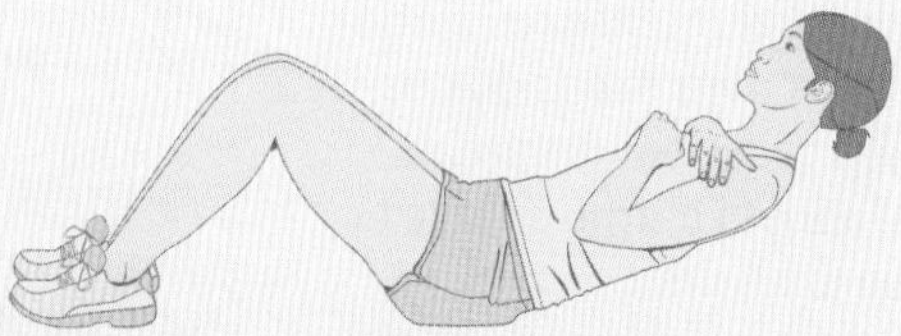

**Abdominaux**
Allongez-vous sur le dos, croisez les bras sur votre poitrine et pliez les genoux en gardant les pieds à plat au sol. Contractez vos muscles abdominaux et soulevez lentement vos épaules en gardant la tête alignée avec le reste du corps. Gardez cette position 1 ou 2 secondes puis reposez lentement les épaules au sol. Répétez de 5 à 10 fois.

**Attention ! Si un exercice est douloureux, cessez-le immédiatement.**

## LE SOULAGEMENT DES MAUX DE DOS

- CESSEZ L'ACTIVITÉ AYANT DÉCLENCHÉ LA DOULEUR

- APAISEZ LA DOULEUR

Apaisez la douleur à l'aide d'**anti-inflammatoires** ou d'**analgésiques** si votre état de santé le permet et en respectant la posologie.

- APPLIQUEZ DU FROID, PUIS DE LA CHALEUR

Au cours des premières 48 heures, appliquez du froid sur la douleur pour réduire l'inflammation, en alternant des périodes de 15 minutes avec et sans glace. Après 48 heures, appliquez de la chaleur sur la partie douloureuse afin de relaxer les muscles et de favoriser la guérison.

- ALLONGEZ-VOUS SUR UNE SURFACE DURE

Allongez-vous sur le dos, directement sur le plancher ou sur un matelas ferme, avec un oreiller sous les genoux. Si la douleur est importante, vous pouvez rester allongé, mais il est préférable d'essayer de vous lever et de marcher quelques minutes à toutes les heures.

- NE RESTEZ PAS ALITÉ

Ne restez pas alité plus de deux ou trois jours. Dès que vous le pouvez, pratiquez des exercices modérés tels que la marche, la bicyclette ou la natation.

**Attention ! Consultez un médecin si la douleur est importante ou si elle persiste.**

## LA PRÉVENTION DES MAUX DE DOS

- RESPIREZ

Relaxez et respirez correctement, c'est-à-dire lentement et à partir de l'abdomen. Le stress et la tension contribuent au mal de dos.

- SOULEVEZ LES OBJETS CORRECTEMENT

Évitez de porter des charges trop lourdes et soulevez les objets en pliant les genoux et en gardant le dos droit, la charge près du corps. Évitez la torsion brusque et irrégulière de votre colonne vertébrale. Utilisez les muscles de vos jambes et non ceux du dos.

- ÉVITEZ DE DORMIR SUR LE VENTRE OU SUR UN MATELAS TROP MOU

- BOUGEZ

Marchez et étirez-vous régulièrement.
Évitez la station debout ou assise prolongée.

- PORTEZ DES CHAUSSURES CONFORTABLES

- ADOPTEZ UNE BONNE POSTURE

Adoptez une bonne posture, notamment au travail et au volant de votre voiture : le dos et la tête droits, les coudes naturellement fléchis. Votre chaise de travail et le siège de votre voiture doivent offrir un support pour le creux des reins (ajoutez un support **orthopédique** au besoin).

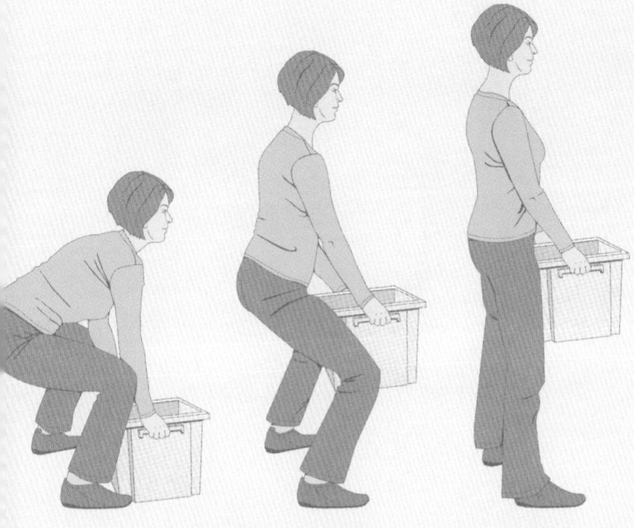

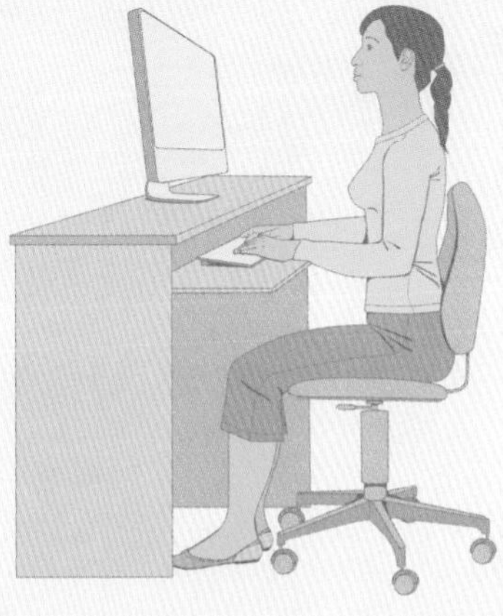

# LES RHUMATISMES



Les articulations sont sujettes à plusieurs maladies **inflammatoires** ou **dégénératives** auxquelles on donne le nom générique de rhumatismes. L'arthrose est une maladie d'origine dégénérative alors que l'arthrite désigne toutes les maladies inflammatoires des articulations : polyarthrite rhumatoïde, spondylarthrite ankylosante, goutte. Les rhumatismes causent des douleurs, des raideurs et parfois des enflures et des déformations. Ces symptômes gênants peuvent être atténués ou évités en suivant certaines recommandations.

## LE SOULAGEMENT DES RHUMATISMES

- APAISEZ LA DOULEUR

Apaisez la douleur à l'aide d'antirhumatismaux prescrits par votre médecin. Certains médecins conseillent aux personnes souffrant d'arthrose de prendre des sulfates de glucosamine et de chondroïtine. Ces substances lubrifieraient les articulations et diminueraient l'inflammation causant la douleur. En outre, elles contribueraient à la régénération des cartilages articulaires endommagés.

- ÉLIMINEZ VOTRE SURPLUS DE POIDS

L'excès de poids augmente la pression sur vos articulations, notamment sur vos genoux et vos hanches.

- PORTEZ DES CHAUSSURES CONFORTABLES

- SURVEILLEZ VOTRE ALIMENTATION

Adoptez une alimentation riche en calcium et en vitamine D (ou prenez ceux-ci sous forme de compléments alimentaires) afin de prévenir la dégénérescence des cartilages articulaires.

*Le calcium ... page 95*

- PRATIQUEZ RÉGULIÈREMENT DES EXERCICES MODÉRÉS

Les exercices tels que la marche, le vélo, le yoga et la natation permettent de réduire les raideurs articulaires. La nage est particulièrement bénéfique puisqu'elle accroît la force des muscles et la flexibilité des articulations sans leur imposer de chocs.

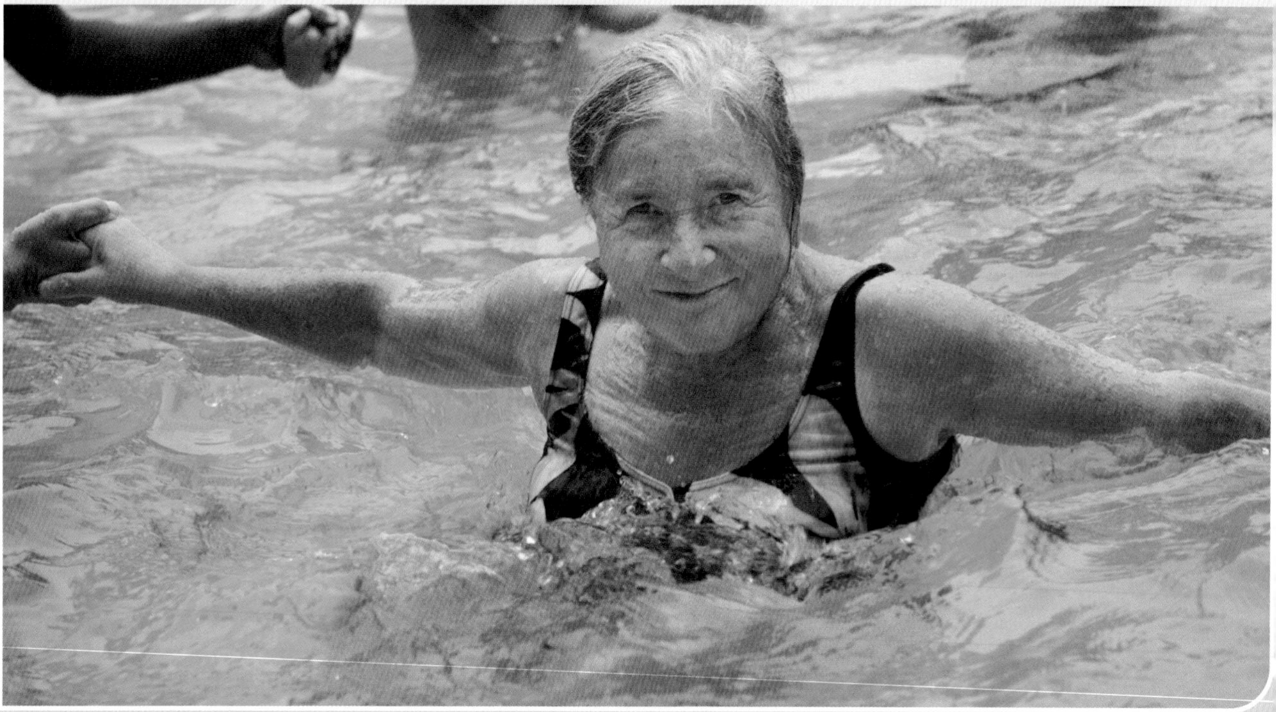

# L'ARTHROSE

L'arthrose est une maladie **dégénérative** caractérisée par l'usure progressive des cartilages articulaires. Très fréquente après l'âge de 60 ans, elle peut survenir plus tôt en cas de lésion d'une articulation (déchirure d'un ménisque, entorse). La maladie est également favorisée par l'excès de poids, la pratique intensive d'une activité physique, une mauvaise posture et des facteurs héréditaires. L'arthrose occasionne des douleurs localisées, déclenchées par la sollicitation excessive d'une articulation. Elle évolue par poussées, au cours desquelles l'articulation touchée devient plus douloureuse et peut enfler. Avec le temps, celle-ci se raidit, peut se déformer et perdre de sa mobilité. Les articulations les plus fréquemment affectées sont celles des genoux, des hanches, des doigts, des vertèbres cervicales et des vertèbres lombaires.

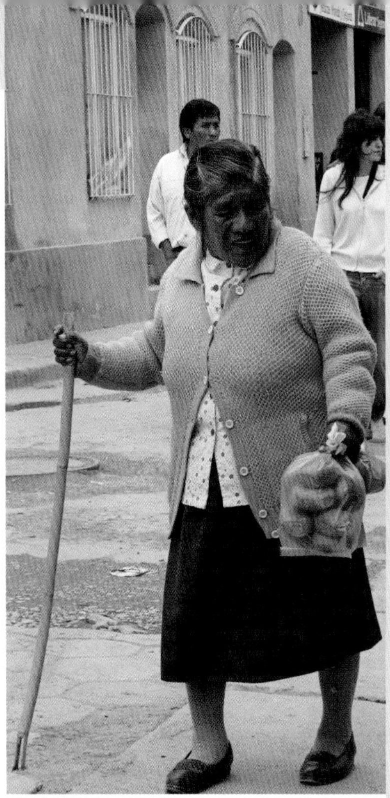



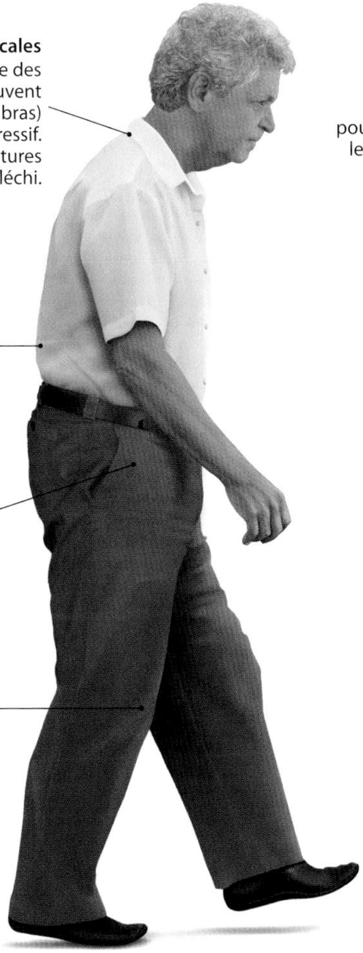
**Vertèbres cervicales**
L'arthrose cervicale provoque des douleurs dans la nuque (qui peuvent irradier dans l'épaule et le bras) associées à un raidissement progressif. Elle est favorisée par les postures prolongées avec le cou fléchi.
**Vertèbres lombaires**
L'arthrose lombaire, très fréquente, résulte souvent d'une lésion à un disque intervertébral ou de contraintes répétées sur la colonne vertébrale, au travail ou dans la pratique d'une activité physique (mauvaise posture, répétition continuelle d'un même mouvement). L'arthrose lombaire provoque des douleurs dans le bas du dos, qui peuvent s'étendre aux membres inférieurs.
**Hanche**
L'arthrose de la hanche, courante après l'âge de 50 ans, peut diminuer considérablement la mobilité du patient. Dans les cas très avancés, l'articulation peut être remplacée par une **prothèse**.
**Genou**
L'arthrose du genou est la forme d'arthrose la plus courante. Son apparition est favorisée par les **traumatismes** (comme l'entorse), les défauts d'axe (difformités) et l'excès de poids.

Localisation de l'arthrose

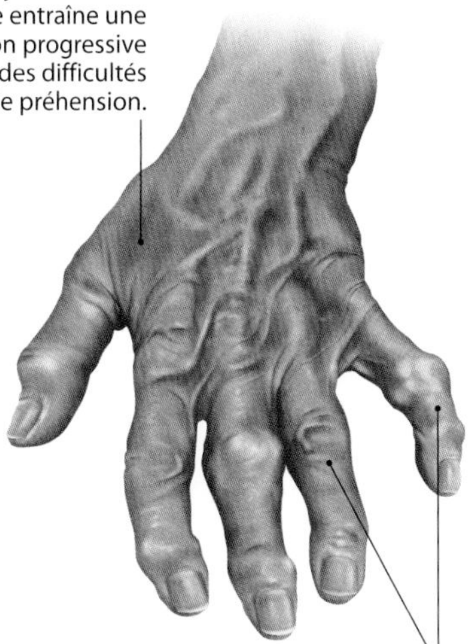
**Pouce**
L'arthrose de la base du pouce touche majoritairement les femmes. Elle entraîne une déformation progressive qui aboutit à des difficultés de préhension.
**Doigts**
L'arthrose digitale se traduit par un gonflement, des douleurs, des déformations et une perte de mobilité des doigts.

## L'ÉVOLUTION DE L'ARTHROSE

L'arthrose évolue lentement et apparaît généralement à partir de l'âge de 40 ans. Les premiers symptômes (douleurs à l'effort et raideurs matinales) demeurent souvent discrets pendant plusieurs années et la maladie n'atteint pas toujours le stade le plus grave.

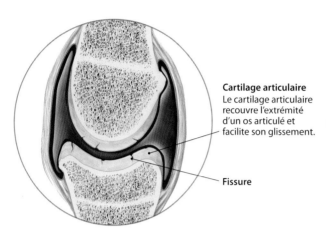

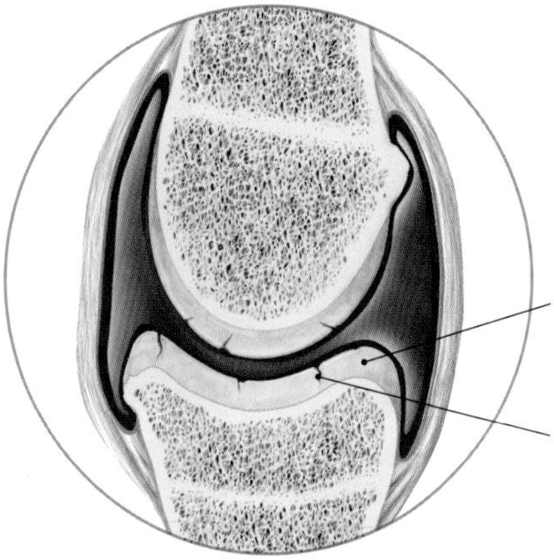
**Cartilage articulaire**
Le cartilage articulaire recouvre l'extrémité d'un os articulé et facilite son glissement.
**Fissure**

**1. Formation de fissures**
Avec l'âge, le renouvellement du cartilage articulaire s'effectue moins bien, ce qui entraîne la formation de fissures.

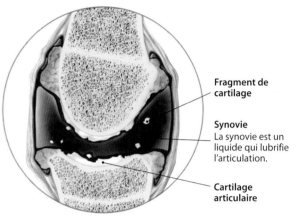

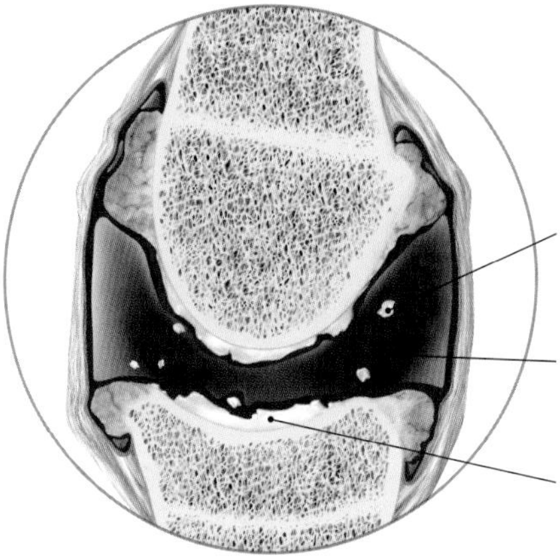
**Fragment de cartilage**
**Synovie**
La synovie est un liquide qui lubrifie l'articulation.
**Cartilage articulaire**

**2. Dégradation des cartilages**
La dégradation des cartilages fait apparaître les surfaces osseuses, qui commencent à frotter l'une contre l'autre. Des fragments de cartilage baignant dans la synovie peuvent provoquer une **inflammation**.

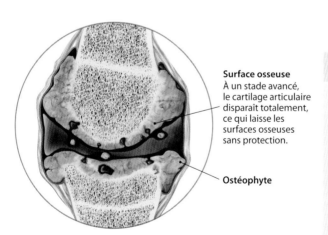

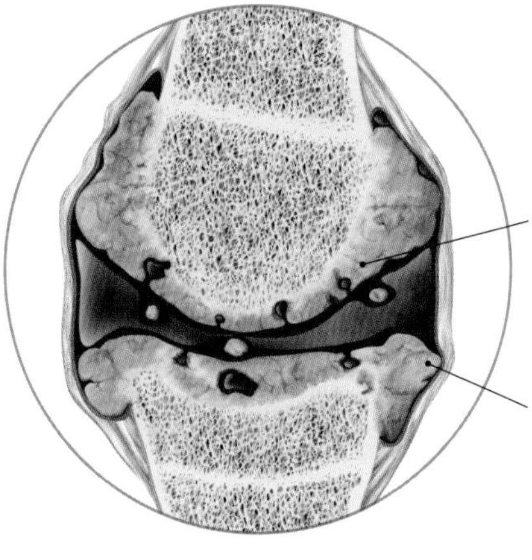
**Surface osseuse**
À un stade avancé, le cartilage articulaire disparaît totalement, ce qui laisse les surfaces osseuses sans protection.
**Ostéophyte**

**3. Dégénérescence des surfaces osseuses**
Les surfaces des os dégénèrent à leur tour. Des excroissances osseuses indolores se développent (ostéophytes), qui limitent progressivement la mobilité de l'articulation.

### L'ARTHROSE

**SYMPTÔMES :**
Douleurs à l'effort et raideurs matinales qui évoluent par poussées. Déformations de certaines articulations (notamment les doigts). Une ou plusieurs articulations peuvent être touchées.

**TRAITEMENTS :**
**Analgésiques**, **anti-inflammatoires non stéroïdiens** (AINS) et repos pendant les crises. Injection de **corticostéroïdes** en cas d'inflammation très forte. Port d'une **orthèse**. Remplacement de l'articulation par une **prothèse** (hanche, genou).

**PRÉVENTION :**
Exercices réguliers et modérés. Chez les personnes obèses, perte de poids.

*Les rhumatismes ... page 116*

# LA POLYARTHRITE RHUMATOÏDE

La polyarthrite rhumatoïde est une maladie **inflammatoire** des articulations. Assez fréquente, elle affecte de 0,5 % à 1 % de la population, 2 à 3 fois plus souvent les femmes que les hommes. Cette maladie **chronique** se manifeste par une raideur matinale, des douleurs et un gonflement de plusieurs articulations, notamment celles des pieds, des mains et des poignets. Avec le temps, la polyarthrite rhumatoïde peut mener à des déformations, à une perte de mobilité et, dans les cas les plus graves, à l'invalidité. Elle est incurable, mais des traitements permettent de maîtriser son évolution et d'empêcher l'aggravation des lésions.

*Les rhumatismes … page 116*

## L'ÉVOLUTION DE LA POLYARTHRITE RHUMATOÏDE

La polyarthrite rhumatoïde est causée par une réaction **auto-immune** dont le facteur déclenchant n'est pas connu. Elle débute généralement entre 35 et 50 ans et son évolution est caractérisée par des poussées imprévisibles, entrecoupées de périodes de rémission de durée variable. L'**inflammation** chronique entraîne la destruction progressive des cartilages articulaires et des tissus voisins (ligaments, tendons, os). Après plusieurs années, l'inflammation et l'érosion des surfaces articulaires peuvent conduire à une déformation et à un blocage de l'articulation.

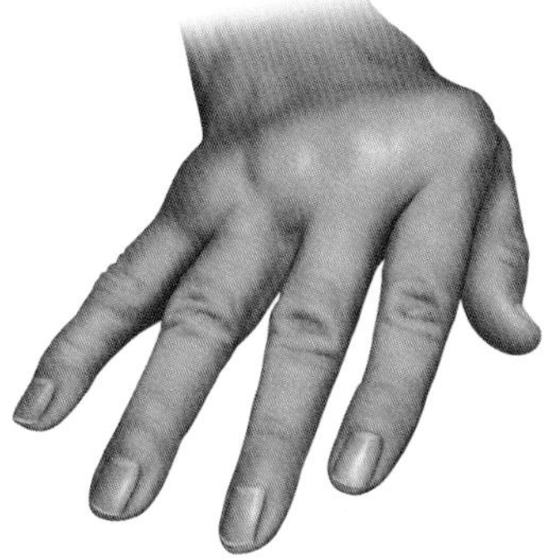

**Main affectée**
À un stade avancé, les articulations sont déformées par l'inflammation chronique, ce qui peut conduire à l'invalidité.

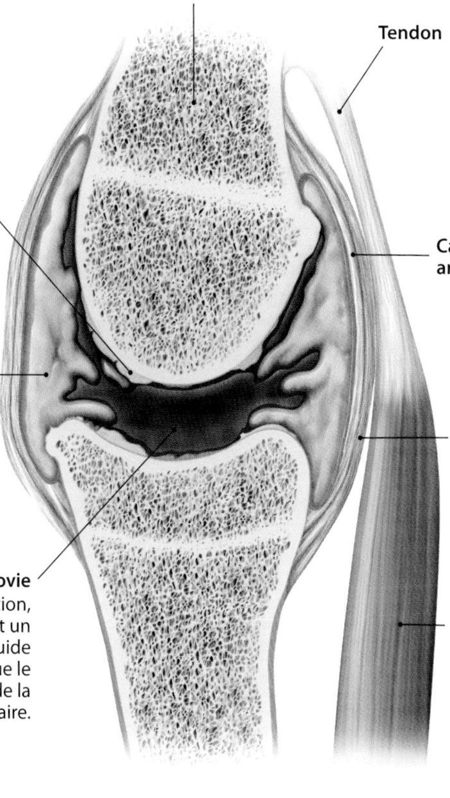
Os
Tendon
Capsule articulaire
Ligament
Muscle

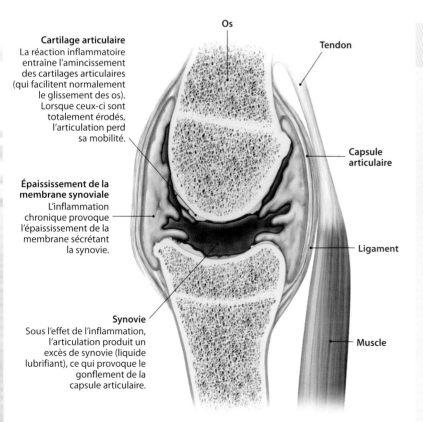

**Cartilage articulaire**
La réaction inflammatoire entraîne l'amincissement des cartilages articulaires (qui facilitent normalement le glissement des os). Lorsque ceux-ci sont totalement érodés, l'articulation perd sa mobilité.

**Épaississement de la membrane synoviale**
L'inflammation chronique provoque l'épaississement de la membrane sécrétant la synovie.

**Synovie**
Sous l'effet de l'inflammation, l'articulation produit un excès de synovie (liquide lubrifiant), ce qui provoque le gonflement de la capsule articulaire.

## LA POLYARTHRITE RHUMATOÏDE

**SYMPTÔMES :**
Douleurs, sensation de chaleur et gonflement des articulations, le plus souvent symétriques. Raideurs articulaires matinales, fatigue, perte de poids, parfois fièvre pendant les poussées. Des grosseurs sous-cutanées (nodules rhumatoïdes) sont parfois observées.

**TRAITEMENTS :**
Traitement de fond : antirhumatismaux, **immunosuppresseurs**, **biothérapies**. Pendant les poussées : repos, **anti-inflammatoires non stéroïdiens** (AINS), antirhumatismaux, **corticostéroïdes**. Exercice modéré pendant les périodes de rémission. Chirurgie dans les cas avancés.

**PRÉVENTION :**
La détection précoce améliore l'efficacité des traitements.

# LA SPONDYLARTHRITE ANKYLOSANTE

La spondylarthrite ankylosante est une maladie **inflammatoire** et **chronique** qui affecte principalement les articulations de la colonne vertébrale et du bassin. Elle se traduit par des douleurs, des raideurs ainsi que par une diminution progressive de la mobilité des articulations atteintes, qui provoque la déformation de la colonne vertébrale. La spondylarthrite ankylosante affecte majoritairement les hommes et se déclare entre 15 et 35 ans. La cause de cette maladie est inconnue, mais il existe une prédisposition **génétique**. Les traitements consistent essentiellement à réduire les symptômes et à maintenir la mobilité.

## L'ÉVOLUTION DE LA SPONDYLARTHRITE ANKYLOSANTE

La spondylarthrite ankylosante débute généralement par des douleurs et des raideurs dans les fesses et le bas du dos. Celles-ci apparaissent en fin de nuit et le matin au réveil. Avec le temps, les symptômes remontent le long de la colonne vertébrale, qui se raidit et se déforme (hypercyphose). La progression de la spondylarthrite ankylosante s'étend sur une période de 10 ou 20 ans, par poussées successives. Elle aboutit à une ankylose, c'est-à-dire à la diminution, voire à la disparition complète de la mobilité des articulations atteintes.

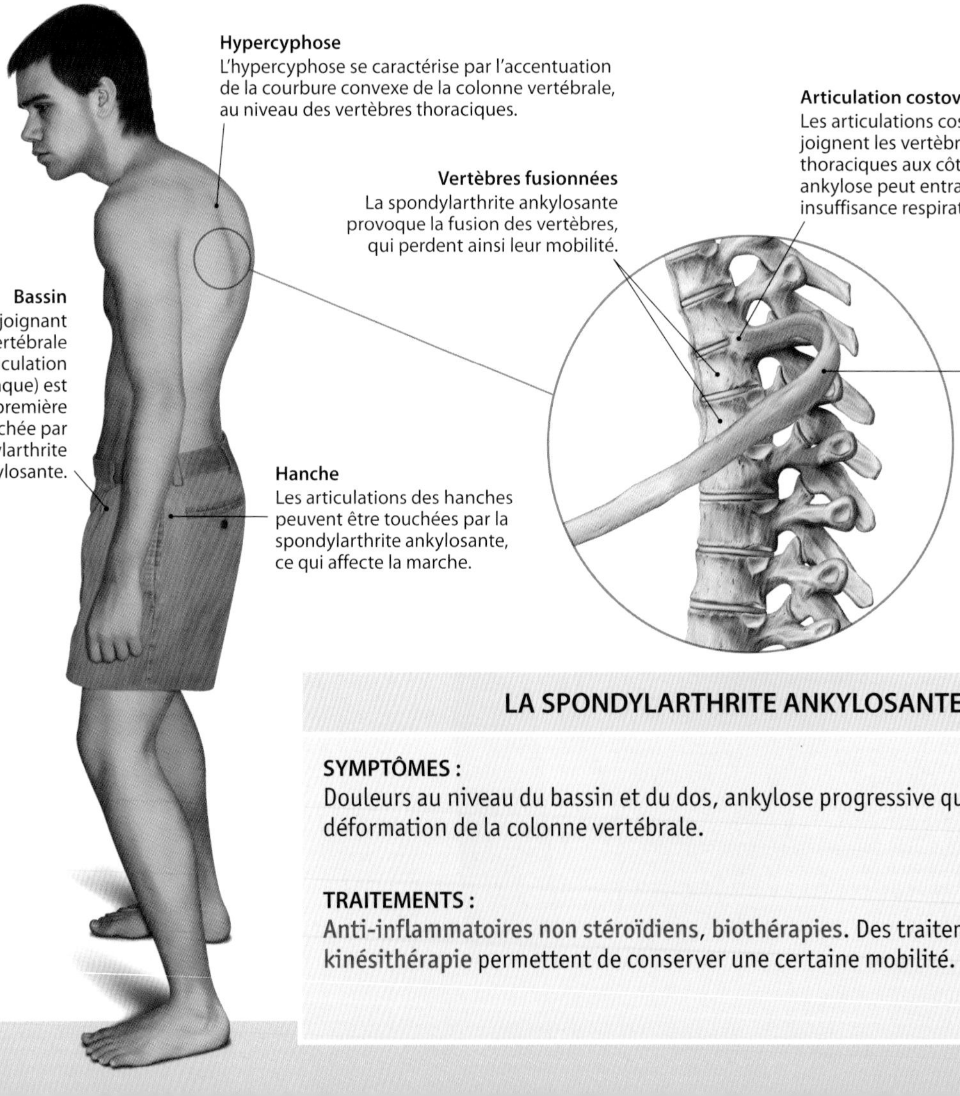
Hypercyphose
L'hypercyphose se caractérise par l'accentuation de la courbure convexe de la colonne vertébrale, au niveau des vertèbres thoraciques.
Articulation costovertébrale
Les articulations costovertébrales joignent les vertèbres thoraciques aux côtes. Leur ankylose peut entraîner une insuffisance respiratoire.
Vertèbres fusionnées
La spondylarthrite ankylosante provoque la fusion des vertèbres, qui perdent ainsi leur mobilité.
Bassin
L'articulation joignant la colonne vertébrale au bassin (articulation sacro-iliaque) est souvent la première à être touchée par la spondylarthrite ankylosante.
Côte
Hanche
Les articulations des hanches peuvent être touchées par la spondylarthrite ankylosante, ce qui affecte la marche.

### LA SPONDYLARTHRITE ANKYLOSANTE

**SYMPTÔMES :**
Douleurs au niveau du bassin et du dos, ankylose progressive qui entraîne la déformation de la colonne vertébrale.

**TRAITEMENTS :**
**Anti-inflammatoires non stéroïdiens, biothérapies.** Des traitements de **kinésithérapie** permettent de conserver une certaine mobilité.

# LA GOUTTE

La goutte (ou arthrite goutteuse) est causée par un excès d'acide urique dans l'organisme, qui entraîne la formation de dépôts cristallisés dans les articulations. La maladie, qui touche très majoritairement les hommes d'âge mûr, se traduit par des crises soudaines et intenses d'**inflammation** articulaire, en particulier dans le gros orteil. La goutte est le plus souvent liée aux habitudes alimentaires (excès d'alcool et de certaines viandes). Elle peut aussi être associée à des facteurs héréditaires, à la prise de certains médicaments ou être secondaire à une autre maladie.

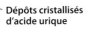

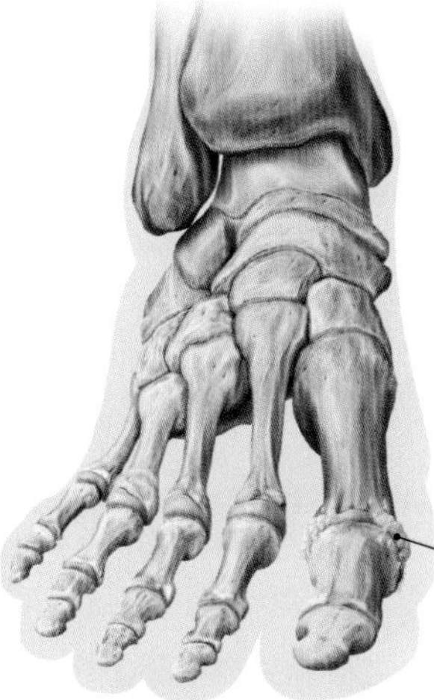
Dépôts cristallisés d'acide urique

## LA GOUTTE

**SYMPTÔMES :**
Douleur intense, gonflement, rougeur et aspect luisant de l'articulation. Crises qui surviennent brusquement et qui deviennent plus fréquentes avec le temps. Des tophus (petites concrétions d'acide urique, de couleur blanchâtre) peuvent apparaître sous la peau à différents endroits du corps.

**TRAITEMENTS :**
Colchicine, allopurinol, **anti-inflammatoires.**

**PRÉVENTION :**
Éviter la consommation de viande de gibier, d'abats, de crustacés et de certains poissons (anchois, sardines, harengs). Boire beaucoup d'eau et éviter l'alcool.

# LA BURSITE

La bursite est l'inflammation d'une bourse séreuse. Elle se traduit par un gonflement et un épaississement des tissus affectés. Généralement causée par un choc, une pression excessive ou un frottement répétitif sur une bourse séreuse, la bursite est souvent liée à une activité professionnelle ou sportive. Les bursites sont principalement localisées dans le coude, le genou, l'épaule, la hanche et la cheville.

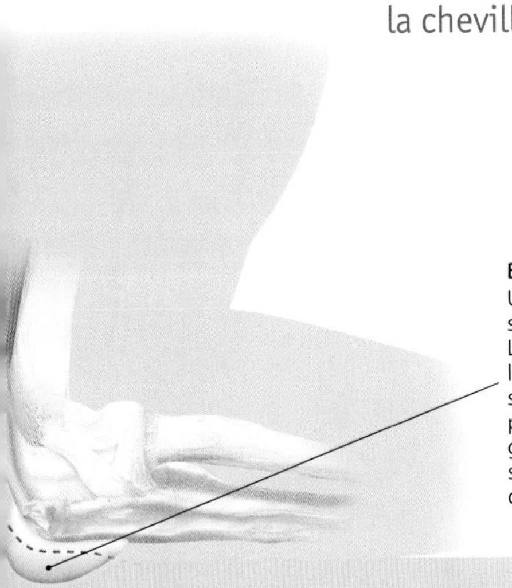

**Bourse séreuse**
Une bourse séreuse est une poche remplie de synovie (liquide lubrifiant d'une articulation). Lorsqu'elle est le siège d'une inflammation, la bourse séreuse se remplit de sang ou d'un surplus de synovie, entraînant un gonflement parfois spectaculaire. Le liquide qui cause le gonflement se résorbe généralement en quelques semaines, mais une **infection** bactérienne peut se développer dans la bourse séreuse.

## LA BURSITE

**SYMPTÔMES :**
Douleur, gonflement local parfois très important. Rougeur, chaleur et fièvre en cas d'infection.

**TRAITEMENTS :**
Repos, bandage et anti-inflammatoires dans les cas bénins. **Antibiotiques** en cas d'infection. Aspiration du contenu de la bourse si le gonflement ne se résorbe pas. Dans certains cas sévères, l'ablation de la bourse doit être pratiquée.

**PRÉVENTION :**
Une meilleure position de travail peut empêcher les récidives. Protection des coudes et des genoux pour la pratique des sports et métiers à risque.

# LES DOULEURS MUSCULAIRES

Les douleurs musculaires sont des symptômes qui surviennent fréquemment à la suite d'un effort musculaire intense et soutenu. Ces douleurs, appelées myalgies, peuvent également être dues à une mauvaise posture, à une contracture (crampe, torticolis), à une lésion musculaire (déchirure), à une **infection** ou encore à une maladie **métabolique**, **auto-immune** ou de cause inconnue.

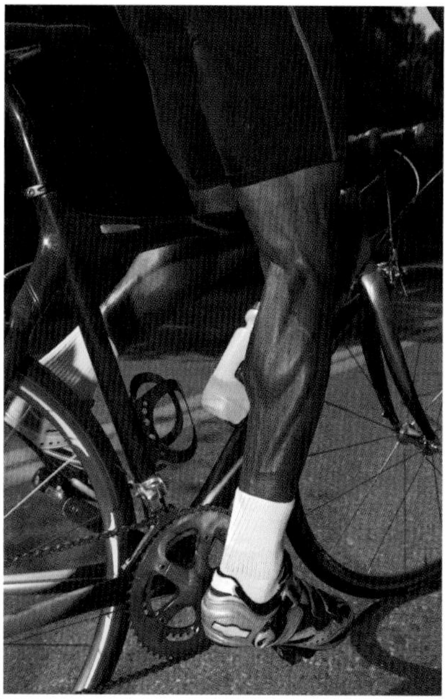

## LES DOULEURS MUSCULAIRES TEMPORAIRES ET LES COURBATURES

On distingue les douleurs musculaires temporaires, qui disparaissent progressivement dès la mise au repos du muscle, et les courbatures, qui apparaissent plusieurs heures après l'effort. Ces deux types de douleurs ne nécessitent aucun traitement particulier, mais l'administration d'**analgésiques** permet de diminuer leur intensité.

**Douleurs musculaires temporaires**
Lors d'un effort intense et soutenu, l'apport en oxygène ne suffit plus à répondre aux besoins des fibres musculaires. L'insuffisance d'oxygène entraîne la production accrue d'une substance organique, l'acide lactique. Son accumulation dans les muscles est à l'origine des douleurs musculaires temporaires. Une bonne hydratation (boire de l'eau pendant l'effort) permet à l'organisme de mieux évacuer l'acide lactique.

## LA FIBROMYALGIE

La fibromyalgie, qui touche principalement les femmes, se caractérise par des douleurs musculaires diffuses associées à des douleurs dans des régions précises (cou, nuque, thorax, épaules, fesses, coudes, genoux). À ces douleurs musculaires de cause inconnue peuvent s'ajouter d'autres symptômes : maux de tête, fatigue, troubles du sommeil et parfois dépression. La fibromyalgie étant difficile à diagnostiquer, elle était autrefois assimilée à des troubles psychiatriques. Elle est désormais reconnue par l'Organisation mondiale de la santé comme une maladie du système ostéo-articulaire, des muscles et du tissu conjonctif, mais sa cause exacte est encore débattue (trouble au niveau de certains neurotransmetteurs, irrigation sanguine anormale du cerveau, maladie auto-immune). Les traitements proposés visent à atténuer l'inconfort, à augmenter la tolérance à la douleur et à améliorer la qualité du sommeil.

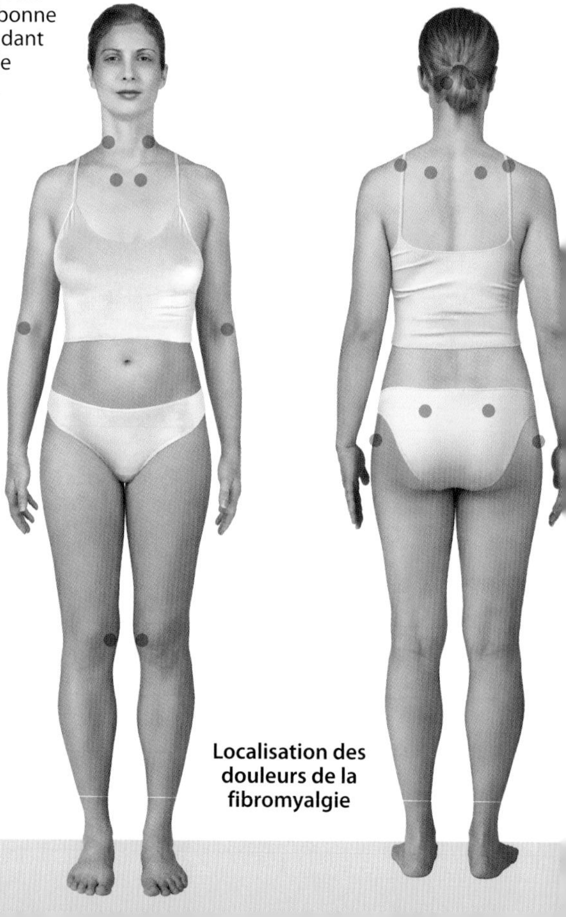

**Localisation des douleurs de la fibromyalgie**

## LA CONTRACTURE

Une contracture est la contraction involontaire d'un muscle ou de fibres musculaires. Plus ou moins prolongée, cette contraction peut entraîner des douleurs et des difficultés motrices localisées. Il s'agit le plus souvent d'affections bénignes (crampe, torticolis banal) causées par la sollicitation excessive d'un muscle ou par une posture inadéquate. La mise au repos, les décontracturants musculaires, les **anti-inflammatoires** et les **analgésiques** permettent de soulager les contractures douloureuses en quelques jours.

### LA CRAMPE

Une crampe est la contracture soudaine et douloureuse d'un muscle, le plus souvent localisé dans un membre inférieur. Les crampes apparaissent généralement au cours d'un effort soutenu, mais elles peuvent aussi survenir au repos. Ainsi, un muscle du pied ou du mollet peut se contracter subitement au cours de la nuit (crampes nocturnes), notamment chez la femme enceinte (crampes de grossesse). Les causes de ces crampes, encore mal connues, seraient liées à un déficit en minéraux (calcium, sodium, potassium ou magnésium), à une mauvaise circulation sanguine ou à l'accumulation d'acide lactique dans les muscles. Lorsqu'une crampe survient, l'étirement des muscles contractés permet de la faire disparaître. Les sportifs sont souvent sujets aux crampes des jambes, notamment par forte chaleur. L'absorption régulière d'eau suffit souvent à les éviter.

### LE SPASME

Un spasme est une contracture qui peut survenir de manière isolée ou répétitive. Il peut affecter un muscle squelettique, mais il touche particulièrement les muscles lisses des organes internes. Les spasmes peuvent être provoqués par des troubles du système digestif (crampes intestinales, crampes d'estomac), par une maladie neurologique ou par une irritation nerveuse (hoquet).

*Les muscles lisses ... page 98*

### LE TORTICOLIS BANAL

Le torticolis banal est une contracture durable et douloureuse qui touche principalement les muscles sternocléidomastoïdiens du cou. Il provoque une torsion de celui-ci et limite les mouvements de la tête. Fréquent et bénin, le torticolis banal survient à la suite d'un mouvement forcé, d'un refroidissement ou d'une mauvaise posture, en particulier pendant le sommeil. La mise au repos suffit généralement à faire disparaître les symptômes en quelques jours.

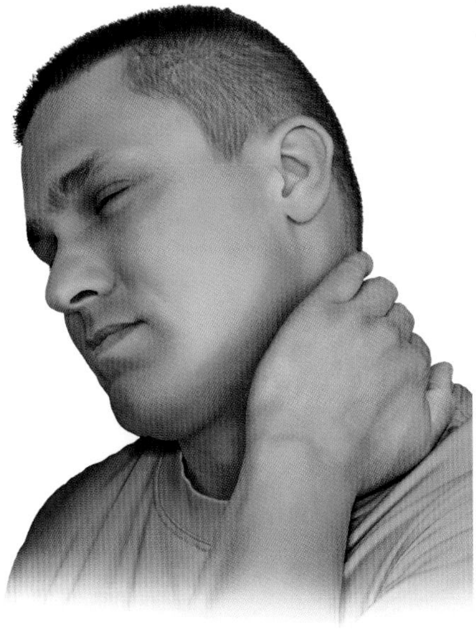

### LA TÉTANIE

La tétanie est un syndrome rare caractérisé par des crises de contractures touchant principalement les mains (les doigts se crispent et se recourbent vers le poignet). Plus rarement, la tétanie touche les pieds ou la bouche. Ce trouble affecte surtout les enfants et les femmes jeunes. Un déficit en calcium, en magnésium ou en potassium pourrait en être à l'origine.

### LES DOULEURS MUSCULAIRES

**SYMPTÔMES :**
Douleur temporaire ou qui survient plusieurs heures après l'effort (courbatures). Contracture : raideur d'un muscle, qui limite ou empêche les mouvements.

**TRAITEMENTS :**
Repos, application de chaleur.
Crampes : étirement, massage.
Fibromyalgie : anti-inflammatoires, relaxants, exercice physique.

**PRÉVENTION :**
Crampes : alimentation équilibrée, hydratation pendant l'effort, légère surélévation des jambes la nuit, échauffement avant la pratique d'un sport, entraînements progressifs et équipement adapté. Torticolis : literie qui assure un bon positionnement de la tête.

*Le soulagement et la prévention des douleurs musculaires ... page 124*

## LE SOULAGEMENT ET LA PRÉVENTION DES DOULEURS MUSCULAIRES

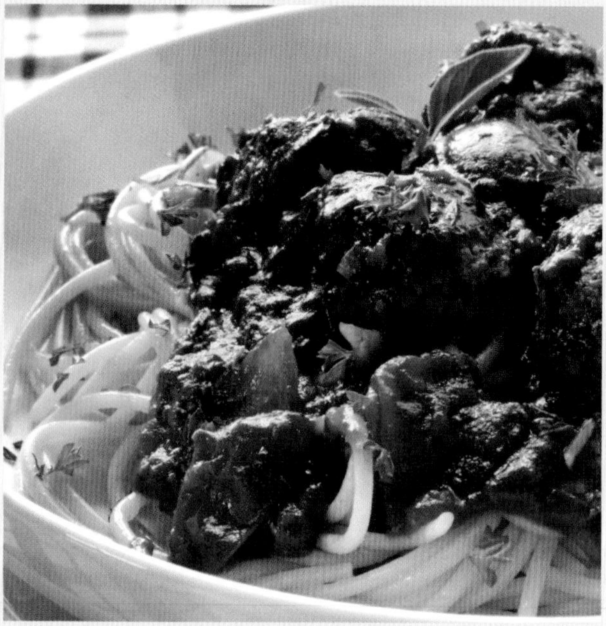

### PRIVILÉGIEZ LES GLUCIDES COMPLEXES ET LES PROTÉINES

Consommez des aliments riches en glucides complexes avant ou après la pratique d'une activité sportive. Les glucides complexes, que l'on trouve dans les produits céréaliers et les légumineuses, fournissent l'énergie nécessaire à vos muscles et atténuent les courbatures. Consommez également des aliments riches en protéines (viande, poisson, œufs, produits laitiers, noix, légumineuses, etc.). Les protéines sont essentielles à la régénérescence et à la réparation des fibres musculaires.

### HYDRATEZ-VOUS

Buvez beaucoup d'eau pendant la pratique d'une activité physique. L'eau aide à prévenir l'épuisement des muscles ainsi que les crampes et les courbatures.

### CONSOMMEZ DES GLUCIDES SIMPLES PENDANT L'EFFORT

Pendant une activité physique particulièrement longue et intensive, consommez des glucides simples. On en trouve dans les fruits (notamment les fruits séchés) ainsi que les aliments et les boissons sucrés. Les glucides simples fournissent très rapidement de l'énergie aux muscles en action et évitent ou atténuent leur épuisement.

### ÉCHAUFFEZ-VOUS

Échauffez-vous avant de commencer une activité physique. Les étirements permettent aux muscles, aux tendons et aux ligaments de s'activer de façon progressive. Ils absorberont mieux les chocs par la suite.

### MASSEZ VOS MUSCLES

Massez et étirez doucement vos muscles après la pratique d'un sport. Vous diminuerez ainsi les risques de crampes et de courbatures.

### REPOSEZ-VOUS

Lorsque vous souffrez de courbatures, reposez les muscles endoloris pour leur permettre de récupérer. Prenez des **anti-inflammatoires** si les courbatures sont particulièrement douloureuses.

### ÉTIREZ LE MUSCLE CONTRACTÉ

Si vous souffrez d'une crampe musculaire, étirez et frottez le muscle douloureux puis appliquez de la chaleur. Évitez les positions incommodantes, qui favorisent également les crampes.

### ÉVITEZ LE SURMENAGE

À l'occasion d'une activité sportive ou professionnelle (manutention de boîtes, transcription à l'ordinateur, etc.), évitez de surmener un muscle ou un tendon par des mouvements trop répétitifs. Prenez régulièrement des pauses pour étirer et reposer les muscles et les tendons sollicités.

*La santé des os, des articulations et des muscles ... page 100*

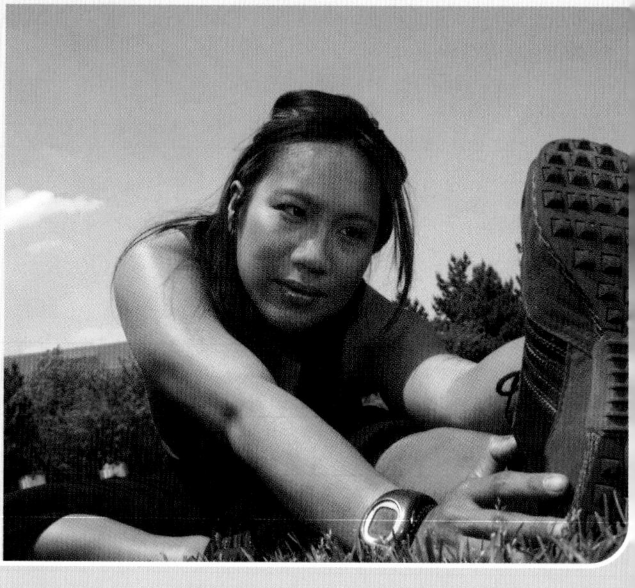

# LES LÉSIONS MUSCULAIRES

Un muscle peut subir une déchirure ou une **contusion** s'il est soumis à un travail excessif ou à un choc direct. Ces lésions surviennent généralement lors de la pratique d'un sport ou à l'occasion d'un accident. La mise au repos et le traitement de l'**inflammation**, notamment par l'application de glace, suffisent dans la majorité des cas pour que le muscle cicatrise rapidement. La guérison complète nécessite quelques jours ou quelques semaines selon la gravité de la lésion.



## LES **DÉCHIRURES MUSCULAIRES** : **ÉLONGATION** OU **CLAQUAGE**

Une déchirure musculaire est la rupture d'un certain nombre de fibres musculaires. Elle est généralement causée par un effort trop intense ou sans échauffement préalable suffisant, ou encore par un étirement du muscle au-delà de ses capacités d'élasticité. Une élongation est une déchirure bénigne, caractérisée par des lésions mineures qui n'affectent que quelques fibres musculaires. La douleur disparaît en quelques heures, mais un repos de trois ou quatre jours doit être observé. Un claquage est une déchirure plus sévère caractérisée par la rupture de plusieurs fibres musculaires. La douleur est intense et la poursuite de l'effort est impossible. Un repos complet doit être observé pendant plusieurs semaines.

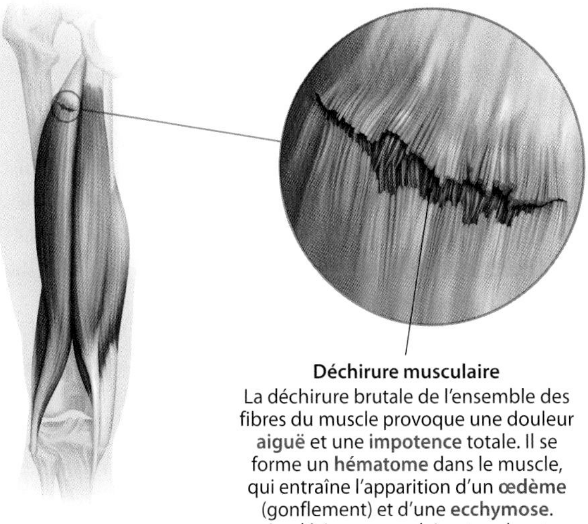

**Claquage d'un muscle ischio-jambier**

**Déchirure musculaire**
La déchirure brutale de l'ensemble des fibres du muscle provoque une douleur **aiguë** et une **impotence** totale. Il se forme un **hématome** dans le muscle, qui entraîne l'apparition d'un **œdème** (gonflement) et d'une **ecchymose**. Les lésions musculaires touchent majoritairement les muscles des jambes.

### LES LÉSIONS MUSCULAIRES

**SYMPTÔMES :**
Déchirures : douleur aiguë, impotence, gonflement, ecchymose.

**TRAITEMENTS :**
Réduction de l'inflammation par l'application de glace, par la compression à l'aide d'un bandage et par l'élévation du membre, repos partiel ou total, **anti-inflammatoires non stéroïdiens**, décontracturants musculaires, **kinésithérapie** en cas de lésions graves. Chirurgie exceptionnelle. Reprise de l'activité seulement après la guérison complète.

*Premiers soins : Les chutes et les traumatismes ... page 552*

**PRÉVENTION :**
Déchirures : échauffement et étirement progressif des muscles et des tendons avant une activité sportive, régime alimentaire adapté à la pratique sportive, hydratation lors d'exercices physiques.

## LA **CONTUSION MUSCULAIRE**

Une contusion musculaire est une lésion provoquée par un choc direct sur un muscle squelettique, sans déchirure de la peau ou du muscle. Les contusions se manifestent par une douleur musculaire et par la formation d'un hématome dans le muscle, suivi d'un gonflement et d'une ecchymose.

### L'**APPLICATION** DE **GLACE**

Par son effet **vasoconstricteur**, la glace permet de réduire l'hémorragie dans le tissu musculaire lésé. Elle agit aussi comme **analgésique** et diminue les spasmes. L'application de glace doit être effectuée immédiatement et ne doit pas se prolonger pendant plus de 15 minutes.

# LES LÉSIONS DES TENDONS

Les tendons jouent un rôle essentiel dans les mouvements du corps en assurant l'ancrage des muscles sur les os. Lorsque les muscles sont trop sollicités ou lors d'un **traumatisme**, les tendons subissent des forces de tension supérieures à leur résistance et peuvent subir des lésions. Les soins reposent principalement sur la mise au repos du tendon atteint et le traitement de l'**inflammation**.

## LA TENDINITE

Une tendinite est l'inflammation d'un tendon. Cette affection touche en particulier l'épaule, le coude (épicondylite), la hanche, le genou et la cheville. Les tendinites sont provoquées par des **microtraumatismes** répétitifs d'origine sportive ou professionnelle (travail à la chaîne ou de bureautique, manutention d'inventaire, etc.), par un traumatisme plus important, par une maladie inflammatoire des articulations, par le vieillissement des tendons ou, plus rarement, par une **infection** bactérienne. Les tendinites se manifestent par une douleur localisée, présente au repos et accentuée lors de mouvements ou à la palpation.

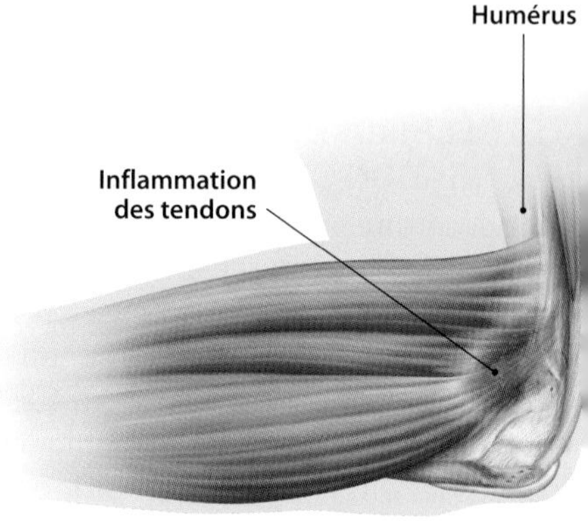
Humérus
Inflammation des tendons

**Épicondylite**
L'épicondylite (ou tennis elbow) est une tendinite qui affecte les tendons insérés sur le côté extérieur du coude (au niveau de l'humérus). Ces tendons sont très sollicités dans la pratique du tennis.

## LE SOULAGEMENT ET LA PRÉVENTION DES LÉSIONS DUES AUX MOUVEMENTS RÉPÉTITIFS

Les lésions dues aux mouvements répétitifs (LMR) englobent toutes les affections qui touchent les nerfs, les tendons, les muscles et certains autres tissus mous, provoquées par la répétition des mêmes mouvements. Ces lésions touchent notamment les membres supérieurs (poignet, main, épaule, coude), souvent affectés par un exercice ou un travail manuel répétitif, comme l'utilisation prolongée d'un clavier ou d'une souris. Le syndrome du canal carpien, la tendinite, la ténosynovite et la bursite sont des exemples de LMR. Pour les soulager ou les prévenir :

- Faites régulièrement des pauses et des exercices d'échauffement (rotation des poignets, étirements des bras, etc.) ;
- Corrigez votre posture et optez pour un environnement de travail **ergonomique**, permettant de garder les bras et les poignets détendus ;
- Apaisez la douleur à l'aide d'**anti-inflammatoires**.

**Attention ! Si le mal persiste, interrompez l'activité à l'origine de la lésion et consultez un médecin.**

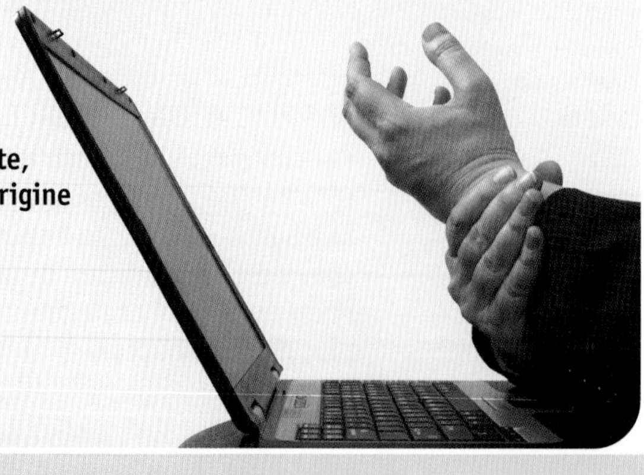

## LA TÉNOSYNOVITE

La ténosynovite est l'inflammation de la gaine enveloppant certains tendons, notamment ceux des muscles extenseurs et fléchisseurs des doigts et des orteils. Elle provoque un **œdème** (gonflement) qui empêche le tendon de coulisser correctement dans sa gaine. La ténosynovite est causée par le surmenage d'une articulation (répétition excessive d'un mouvement, position inadaptée, vibrations) ou par certaines maladies (polyarthrite rhumatoïde, infections). Elle se manifeste par une douleur à la palpation et lors de la sollicitation des tendons affectés.

## LA **FASCIITE PLANTAIRE**

La fasciite plantaire est l'**inflammation** du fascia plantaire, la membrane qui recouvre la plante du pied. Elle est la cause la plus commune de douleur au talon. La fasciite plantaire est souvent provoquée par un excès de poids ou par la pratique intense ou répétitive de sports où il faut courir ou sauter. La douleur, intermittente, apparaît progressivement et est habituellement localisée au niveau du talon, mais peut irradier sous le pied.

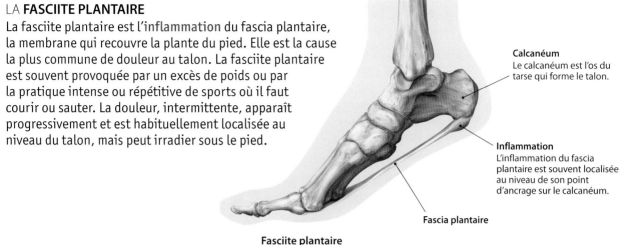

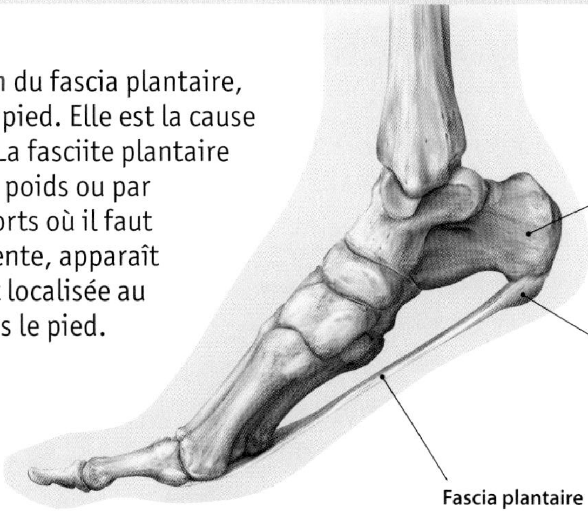
**Calcanéum**
Le calcanéum est l'os du tarse qui forme le talon.
**Inflammation**
L'inflammation du fascia plantaire est souvent localisée au niveau de son point d'ancrage sur le calcanéum.
**Fascia plantaire**

**Fasciite plantaire**

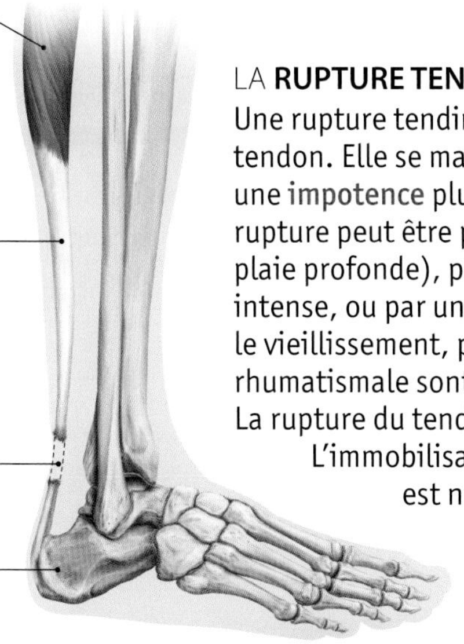
**Muscle gastrocnémien**
**Tendon d'Achille**
Le tendon d'Achille est le tendon qui assure l'ancrage du muscle du mollet (gastrocnémien) sur le calcanéum (os du talon). C'est le tendon le plus volumineux et le plus puissant de l'organisme.
**Dépression**
Une dépression provoquée par la rupture du tendon apparaît au-dessus du talon, accompagnée d'une **ecchymose** et d'un **œdème** (gonflement).
**Calcanéum**

**Rupture du tendon d'Achille**

## LA **RUPTURE TENDINEUSE**

Une rupture tendineuse est la déchirure partielle ou totale d'un tendon. Elle se manifeste souvent par une douleur violente et par une **impotence** plus ou moins importante du membre affecté. La rupture peut être provoquée par un **traumatisme** (choc, chute, plaie profonde), par une contraction musculaire brusque ou intense, ou par une usure prononcée. Les tendons fragilisés par le vieillissement, par une tendinite **chronique** ou par une maladie rhumatismale sont plus sujets aux ruptures que les tendons sains. La rupture du tendon d'Achille est particulièrement handicapante. L'immobilisation dans un plâtre pendant plusieurs semaines est nécessaire à sa cicatrisation.

## LES LÉSIONS DES TENDONS

**SYMPTÔMES :**

Douleur localisée ou irradiante, rougeur, chaleur, gonflement. Rupture tendineuse : claquement lors de la rupture, douleur vive, impotence.

**TRAITEMENTS :**

Mise au repos, contention (bandage, attelle, plâtre), application de glace, **anti-inflammatoires non stéroïdiens** (AINS), **analgésiques**, **kinésithérapie**, infiltration de cortisone (en cas de douleur chronique). Rupture tendineuse grave : chirurgie.

*Premiers soins : Les chutes et les traumatismes ... page 552*

**PRÉVENTION :**

Échauffement, hydratation et étirements avant chaque activité sportive, entraînement progressif, équipement adapté (chaussures). Fasciite plantaire : éviter l'excès de poids et la station debout prolongée.

# LES **DYSTONIES**

La dystonie est une maladie caractérisée par des contractures intenses, parfois douloureuses, qui affectent un ou plusieurs groupes de muscles. Ces contractures sont responsables d'attitudes corporelles anormales, plus ou moins prolongées. L'origine des dystonies est parfois **génétique**, mais le plus souvent inconnue. Il existe plusieurs formes de dystonies, différenciées par la partie du corps affectée.

## LA **CRAMPE** DE L'**ÉCRIVAIN**

La crampe de l'écrivain est une dystonie qui affecte principalement les muscles de la main et du poignet. Elle se manifeste par des spasmes, souvent indolores, et par un blocage des doigts en flexion ou en extension lors de certains gestes précis et répétitifs. Cette maladie s'observe chez les personnes qui écrivent de façon régulière, mais aussi chez certains musiciens. Les symptômes apparaissent dès le début de l'exécution du geste (dès les premiers mots, les premières notes) et empêchent sa poursuite. La **kinésithérapie** permet de réduire les spasmes et parfois de les supprimer définitivement.

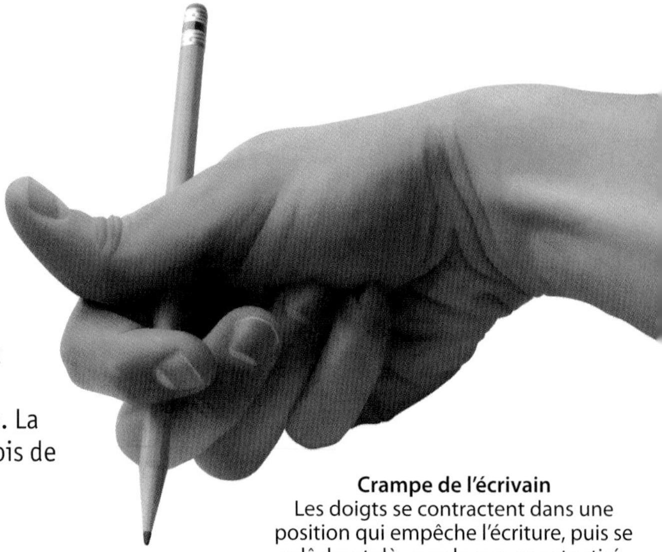

**Crampe de l'écrivain**
Les doigts se contractent dans une position qui empêche l'écriture, puis se relâchent dès que le crayon est retiré.

## LE **TORTICOLIS SPASMODIQUE**

Le torticolis spasmodique (ou dystonie cervicale) est une dystonie caractérisée par la contracture de certains muscles du cou. De cause généralement inconnue, il peut être le résultat d'un mauvais fonctionnement de régions du cerveau qui contrôlent les mouvements (par exemple, les noyaux gris centraux).
Le torticolis spasmodique se distingue du torticolis banal par la gravité des symptômes, qui apparaissent progressivement puis tendent à persister. La position anormale de la tête s'accompagne de spasmes parfois douloureux et de tremblements. Le torticolis spasmodique affecte plus fréquemment les adultes d'âge moyen. La kinésithérapie, associée aux décontracturants musculaires, permet de soulager les symptômes, mais la maladie persiste en général tout au long de la vie.

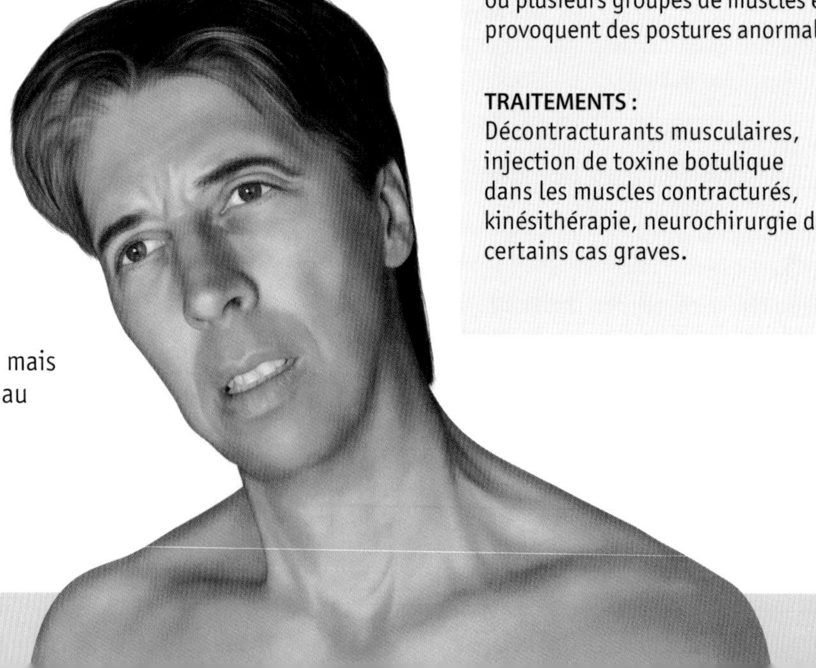

### LES DYSTONIES

**SYMPTÔMES :**
Contractures intenses qui affectent u ou plusieurs groupes de muscles et qu provoquent des postures anormales.

**TRAITEMENTS :**
Décontracturants musculaires, injection de toxine botulique dans les muscles contracturés, kinésithérapie, neurochirurgie dans certains cas graves.

# LA MALADIE DE DUPUYTREN

La maladie de Dupuytren est caractérisée par l'épaississement de l'aponévrose palmaire, une membrane située dans la paume de la main. Cet épaississement provoque la flexion progressive des doigts. L'origine de la maladie est encore inconnue, mais elle est souvent héréditaire. Elle survient plus fréquemment chez les hommes, après 50 ans, et affecte en général les deux mains. La maladie peut être associée à une atteinte de l'aponévrose de la plante du pied (maladie de Ledderhose).

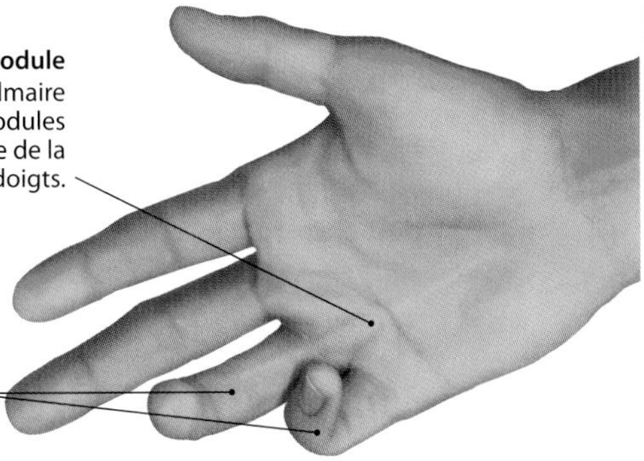
**Nodule**
L'épaississement de l'aponévrose palmaire se manifeste par l'apparition de nodules durs et palpables dans la paume de la main et à la base des doigts.
**Annulaire et auriculaire**
L'annulaire et l'auriculaire sont les doigts les plus souvent affectés.

### LA MALADIE DE DUPUYTREN

**SYMPTÔMES :**
Nodules sous-cutanés, durs et indolores, dans la paume de la main et à la base des doigts. Flexion progressive et irréductible des doigts (le plus souvent l'annulaire et l'auriculaire).

**TRAITEMENTS :**
Section chirurgicale de l'aponévrose à l'aide d'une aiguille insérée à travers la peau. En cas d'échec ou de récidives fréquentes : ablation des nodules et de l'ensemble des tissus affectés suivie d'une rééducation avec orthèse.

# LA MYASTHÉNIE

La myasthénie est une maladie caractérisée par la faiblesse et la fatigabilité excessive des muscles squelettiques. Le plus souvent d'origine **auto-immune**, elle est provoquée par le blocage de la communication entre les neurones moteurs et les fibres musculaires. C'est une affection rare qui peut survenir à tout âge et qui touche en majorité les femmes. Le traitement vise à réduire les symptômes, mais ne permet pas la guérison.

*Le tissu musculaire ... page 99*

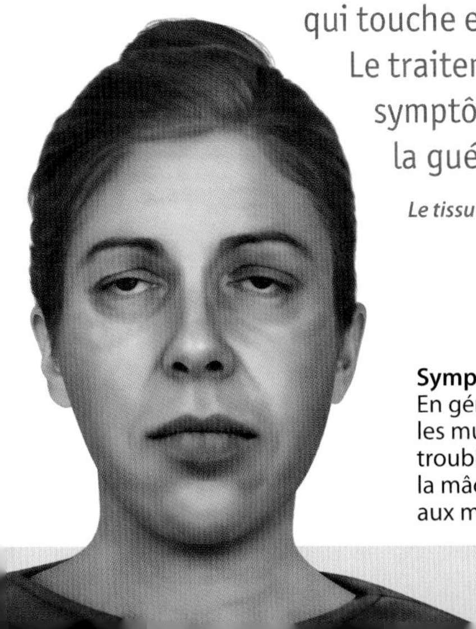

**Symptômes de la myasthénie auto-immune**
En général, la myasthénie atteint d'abord les muscles du visage (chute des paupières, troubles de la vision, faiblesse des muscles de la mâchoire et de la gorge) avant de s'étendre aux membres.

### LA MYASTHÉNIE

**SYMPTÔMES :**
Troubles oculaires et de l'articulation, mastication et déglutition difficiles, visage inexpressif, faiblesse dans les membres, fatigue généralisée, problèmes respiratoires lors des phases aiguës de la maladie. Symptômes aggravés par l'effort. La maladie évolue par poussées.

**TRAITEMENTS :**
Médicaments favorisant la présence d'acétylcholine (qui permet la transmission de l'influx nerveux à un muscle), ablation du thymus (anormal dans 75 % des cas), immunodépresseurs. Assistance respiratoire (phases aiguës de la maladie).

# LES DYSTROPHIES MUSCULAIRES

Les dystrophies musculaires sont des maladies héréditaires caractérisées par la **dégénérescence** des fibres musculaires. Elles provoquent une atrophie et un affaiblissement progressifs des muscles, qui peuvent entraîner des handicaps importants et affecter les fonctions vitales. Les dystrophies musculaires font l'objet de nombreuses recherches, mais elles sont actuellement incurables. Le traitement consiste à ralentir la progression des symptômes et à améliorer la qualité de vie.

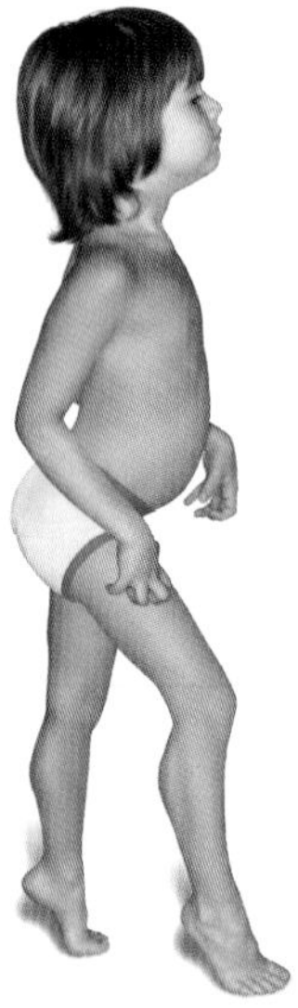

## LA MYOPATHIE DE DUCHENNE

La myopathie de Duchenne est une dystrophie musculaire caractérisée par l'absence d'une protéine dans les muscles, la dystrophine. La dystrophine assure la cohésion des fibres musculaires et son absence entraîne l'affaiblissement puis la dégénérescence des muscles. Transmise par le chromosome X sur un mode récessif, la myopathie de Duchenne n'affecte que les garçons. Il s'agit de la plus fréquente des dystrophies musculaires (environ 1 garçon sur 3 500). La faiblesse musculaire apparaît dès la petite enfance et la maladie évolue rapidement, au point que la marche devient impossible vers l'âge de 10 ans. L'atteinte des muscles respiratoires et du muscle cardiaque menace progressivement les fonctions vitales. Des traitements pluridisciplinaires permettent de prolonger l'espérance de vie.

*L'hérédité ... page 50*

## LES AUTRES FORMES DE DYSTROPHIE MUSCULAIRE

La myopathie de Becker est une forme moins grave de la myopathie de Duchenne, dans laquelle les symptômes sont moins prononcés ou plus tardifs. La myopathie de Landouzy-Déjerine, qui atteint les hommes comme les femmes, est une dystrophie musculaire d'évolution lente affectant principalement les muscles du visage et de la ceinture scapulaire (région de l'épaule). Elle survient dans l'enfance, à l'adolescence ou chez le jeune adulte. La maladie de Steinert (ou dystrophie myotonique) est la plus fréquente des dystrophies musculaires survenant à l'âge adulte. Elle touche aussi bien les hommes que les femmes. L'affaiblissement musculaire progressif conduit à une perte de l'expressivité faciale et à un handicap moteur plus ou moins lourd. Un des symptômes caractéristiques de la maladie est la myotonie, une anomalie caractérisée par un retard dans le relâchement musculaire après une contraction volontaire (difficulté à lâcher un objet).

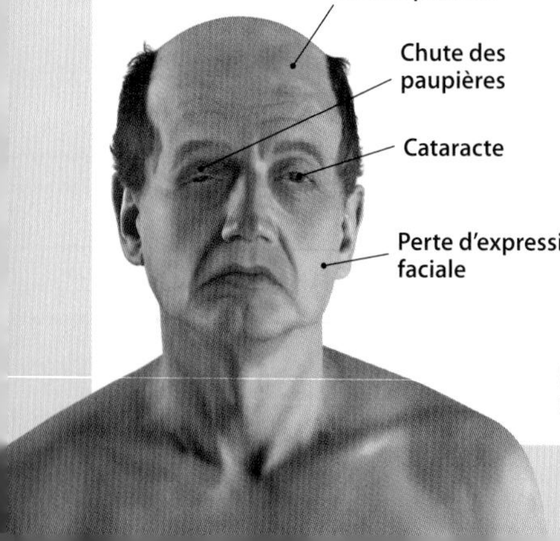
Calvitie précoce
Chute des paupières
Cataracte
Perte d'expressivité faciale

Symptômes de la maladie de Steinert

### LES DYSTROPHIES MUSCULAIRES

**SYMPTÔMES :**
Symptômes qui apparaissent plus ou moins tardivement et qui s'aggravent progressivement : affaiblissement et atrophie musculaires entraînant des anomalies de la posture, perte de l'expressivité faciale et handicaps fonctionnels (marche difficile ou impossible, troubles de la coordination motrice, troubles de la voix).

**TRAITEMENTS :**
Aucun traitement curatif. Traitements visant à ralentir la progression de la maladie : **corticostéroïdes**, activité physique, **kinésithérapie**, orthopédie. Traitements **palliatifs** : assistance respiratoire ou cardiaque.

**PRÉVENTION :**
Dans les familles à risque, tests prénataux (**amniocentèse**) permettant d'envisager l'interruption de la grossesse.

# LE TÉTANOS

Le tétanos est une maladie **infectieuse** due à la bactérie *Clostridium tetani*, qui attaque le système nerveux. Il se traduit par des contractures musculaires durables et très douloureuses. L'affection peut s'étendre à l'ensemble du corps et provoquer une asphyxie potentiellement mortelle. Le tétanos n'existe pratiquement plus dans les pays industrialisés, grâce à la **vaccination** systématique. Dans les pays en voie de développement où la vaccination est insuffisante, le tétanos est encore très répandu. Il touche particulièrement les nouveau-nés, par infection du cordon ombilical.

## L'ÉVOLUTION DU TÉTANOS

Le tétanos est provoqué par la pénétration de *Clostridium tetani* dans l'organisme au niveau d'une plaie, parfois minime (blessure avec un clou rouillé, piqûre de rosier, écharde, morsure, etc.). Dans de rares cas, la maladie reste limitée aux environs de la plaie (tétanos localisé), mais le plus souvent, un tétanos généralisé se déclare après une période d'incubation de 4 à 20 jours. Des contractures intenses, douloureuses et durables des muscles de la mâchoire (trismus) constituent le premier symptôme. Les contractures se propagent ensuite, en un ou deux jours, dans les muscles du cou et du tronc. Le risque d'asphyxie est alors élevé, ce qui rend impérative l'hospitalisation dans un service de réanimation. Le taux de mortalité varie entre 20 % et 90 % selon les pays et l'accès aux traitements. Les nouveau-nés et les personnes âgées sont plus vulnérables face à la maladie.

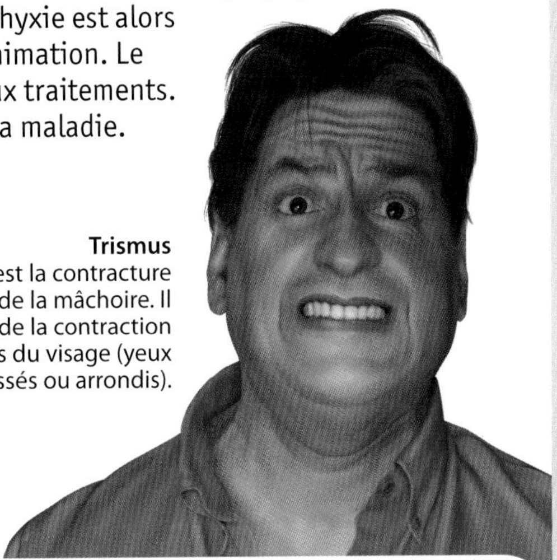

**Trismus**
Le trismus est la contracture des muscles de la mâchoire. Il s'accompagne de la contraction des muscles du visage (yeux plissés ou arrondis).

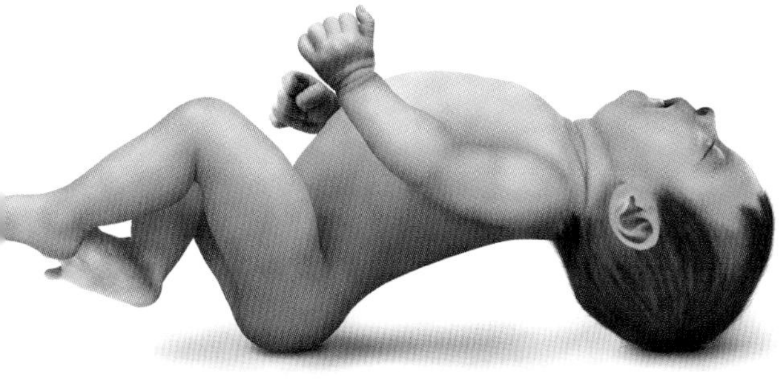

**Opisthotonos**
L'opisthotonos est la forte cambrure du dos caractéristique du tétanos généralisé, provoquée par la contracture intense des muscles du tronc.

### *CLOSTRIDIUM TETANI*

*Clostridium tetani* (ou bacille de Nicolaier) est la bactérie responsable du tétanos. On la trouve à l'état latent dans la terre et dans les intestins des mammifères. Une fois dans l'organisme humain, elle sécrète à partir du foyer d'infection de grandes quantités de toxines qui gagnent le système nerveux central et en perturbent le fonctionnement. Il en résulte une hyperactivité musculaire et de violentes contractures.

### LE TÉTANOS

**SYMPTÔMES :**
Contractures des muscles de la mâchoire (trismus), du cou, du tronc et des membres, fièvre, transpiration, accélération de la respiration et du rythme cardiaque.

**TRAITEMENTS :**
Injection d'anticorps humains antitétaniques, traitement de la plaie infectée, **antibiotiques**, décontracturants musculaires, assistance respiratoire.

**PRÉVENTION :**
La vaccination (avec rappel tous les 10 ans), bien tolérée et efficace, est la seule prévention contre la maladie. Rappel anticipé en cas de plaie à risque. Récidive possible de la maladie en l'absence de vaccination.

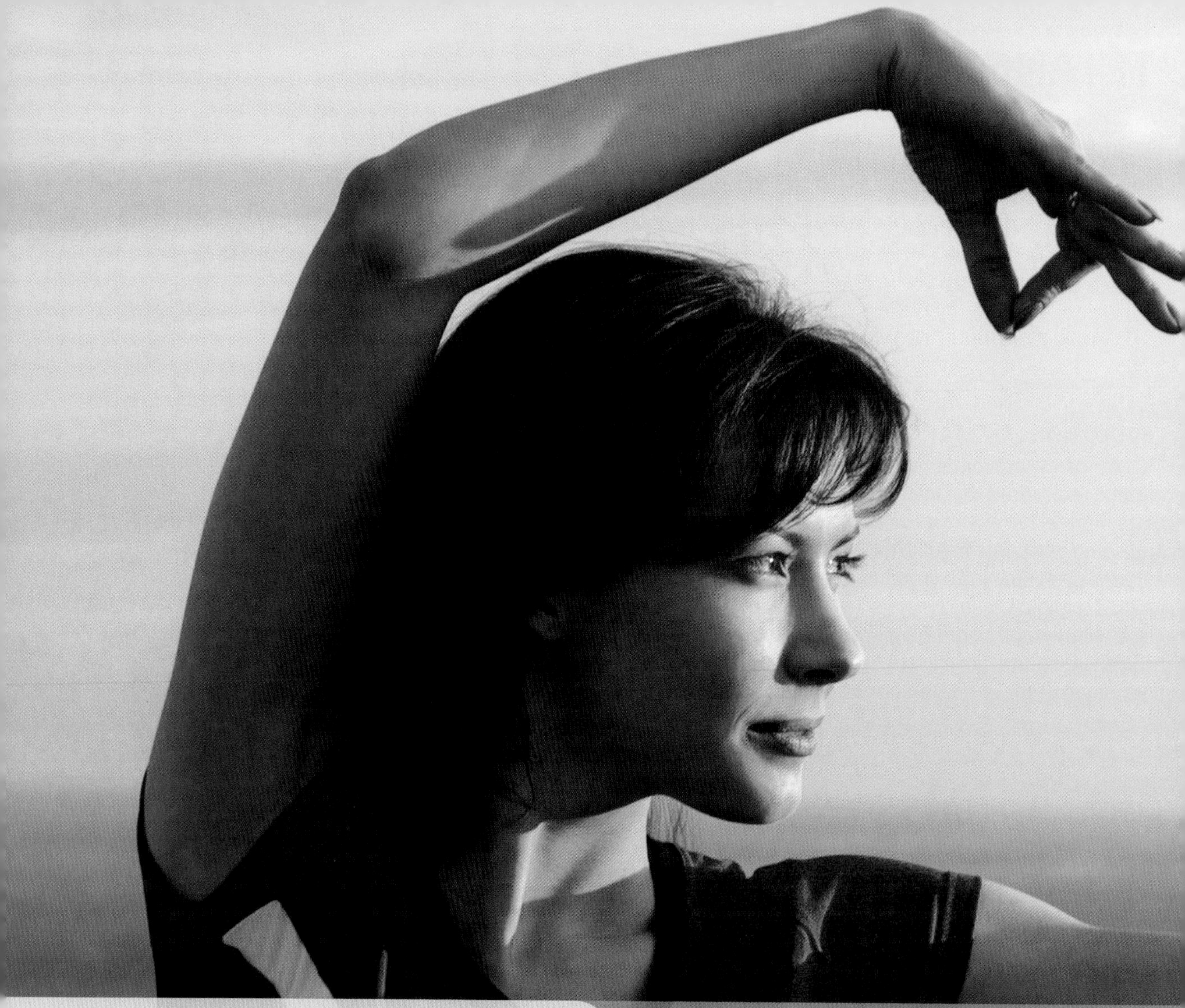

# LE SYSTÈME NERVEUX

Penser, parler, bouger, sentir, respirer... Toutes ces fonctions sont possibles grâce aux messages nerveux qui circulent sans arrêt à travers notre corps. Composé de l'encéphale, de la moelle épinière et des nerfs, le système nerveux assure ainsi les fonctions psychiques, sensitives, motrices et autonomes de l'organisme. À la base de ce système se trouvent les neurones, des cellules spécialisées qui communiquent entre elles au moyen de signaux électriques et chimiques.

Une lésion du système nerveux peut perturber certaines fonctions qui dépendent de lui, comme les mouvements, la sensibilité, le raisonnement ou la conscience. La lésion peut être causée par un choc, une tumeur, un accident vasculaire cérébral, une **infection** ou encore une maladie **dégénérative** comme la maladie d'Alzheimer. Les maladies mentales, qui perturbent la pensée, les émotions, la perception et le comportement, regroupent des affections extrêmement variées (névroses, psychoses, troubles affectifs) et leurs causes sont encore mal connues.

# LA STRUCTURE DU SYSTÈME NERVEUX

Le système nerveux permet à notre organisme de percevoir des sensations, de penser et d'effectuer tous les mouvements, qu'ils soient volontaires ou involontaires. Il est composé de l'encéphale, de la moelle épinière et des nerfs. Le fonctionnement de cet ensemble repose principalement sur les neurones, des cellules spécialisées capables de communiquer entre elles. Sur le plan de l'anatomie, le système nerveux est formé du système nerveux central (encéphale et moelle épinière), qui représente les centres d'interprétation et de commandes, et le système nerveux périphérique, constitué des nerfs (le réseau de transmission).

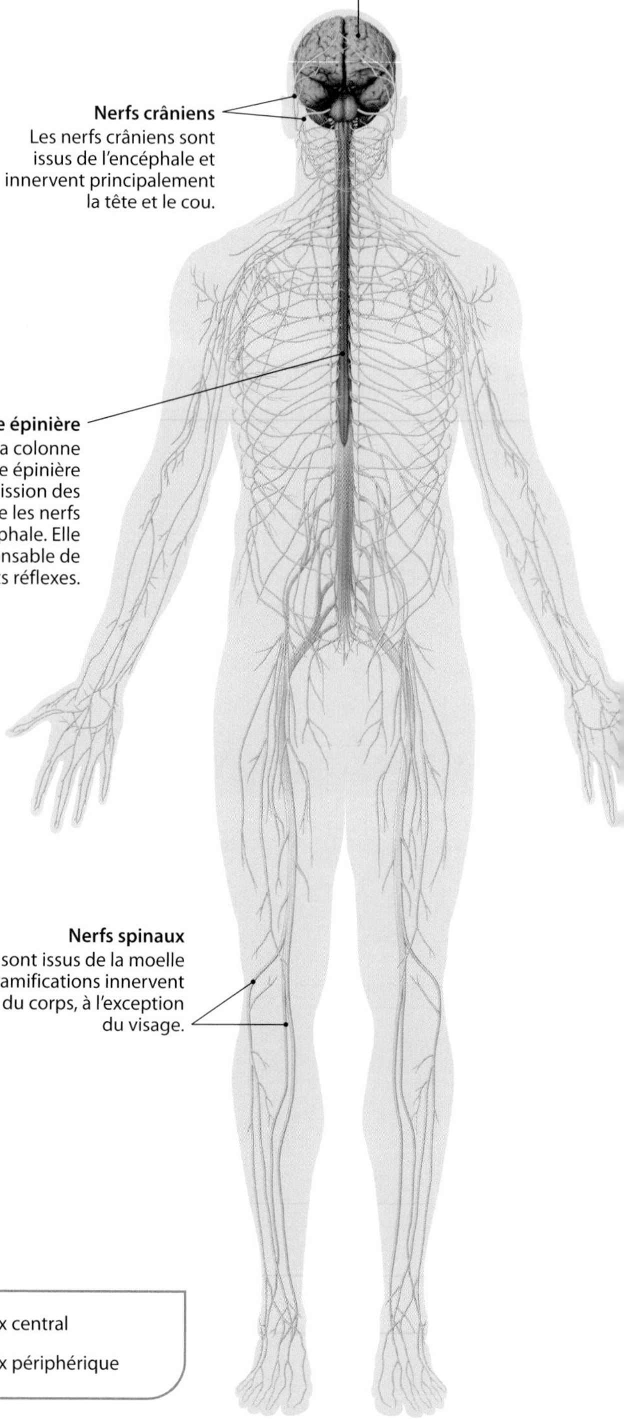
Encéphale
Situé dans la boîte crânienne, l'encéphale est responsable des fonctions intellectuelles, des émotions et de la plupart des commandes de mouvements. Il régit les fonctions vitales en collaboration avec le système endocrinien.
Nerfs crâniens
Les nerfs crâniens sont issus de l'encéphale et innervent principalement la tête et le cou.
Moelle épinière
Logée dans la colonne vertébrale, la moelle épinière assure la transmission des informations entre les nerfs spinaux et l'encéphale. Elle est également responsable de certains mouvements réflexes.
Nerfs spinaux
Les nerfs spinaux sont issus de la moelle épinière. Leurs ramifications innervent toutes les parties du corps, à l'exception du visage.
Le système nerveux central
Le système nerveux périphérique

## LE SYSTÈME NERVEUX CENTRAL

Le système nerveux central, formé par l'encéphale et la moelle épinière, interprète les informations sensitives acheminées par les nerfs et élabore les réponses motrices (mouvements).

## LE SYSTÈME NERVEUX PÉRIPHÉRIQUE

Le système nerveux périphérique est constitué des nerfs crâniens et spinaux. Ceux-ci se subdivisent en d'innombrables branches afin d'innerver toutes les parties du corps. Le système nerveux périphérique achemine les messages des récepteurs sensoriels au système nerveux central et transmet les commandes motrices du système nerveux central aux muscles et aux glandes.

## LE FONCTIONNEMENT DU SYSTÈME NERVEUX

Sur le plan fonctionnel, le système nerveux est formé du système nerveux somatique et du système nerveux autonome. Le système nerveux somatique, ou système volontaire, permet à l'organisme d'être en interaction avec son environnement. Il n'agit que sur les muscles squelettiques et régit les mouvements volontaires, les réflexes, les mouvements semi-automatiques (maintien de l'équilibre, posture, marche) ainsi que les messages sensitifs provenant de la peau et des organes des sens. De son côté, le système nerveux autonome régule les fonctions viscérales de façon inconsciente : respiration, digestion, rythme cardiaque, circulation sanguine, excrétions, etc. Il agit sur les muscles lisses (qui permettent les mouvements involontaires d'organes), certaines glandes, le système vasculaire et le muscle cardiaque.

*Les muscles ... page 98*

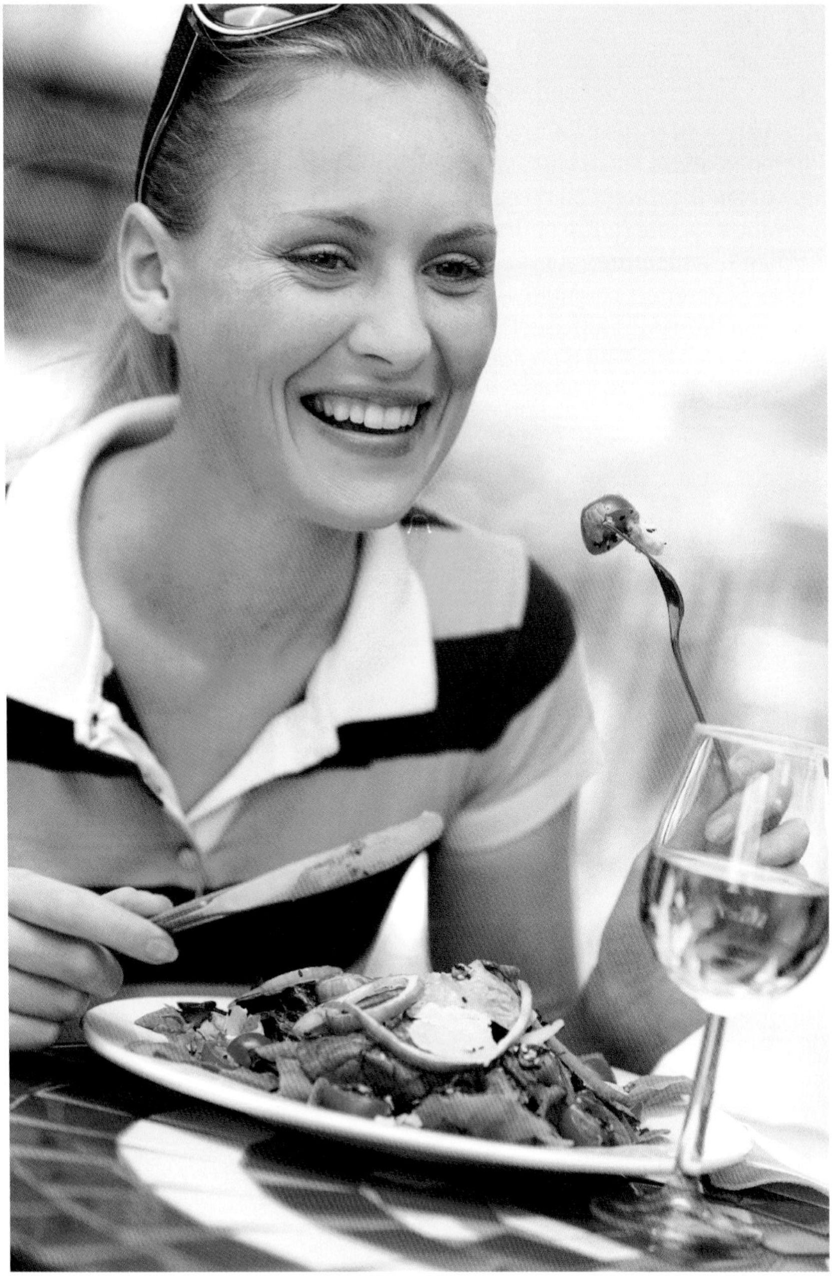

### LES ACTIONS ANTAGONISTES DU SYSTÈME NERVEUX AUTONOME

Le système nerveux autonome est constitué des systèmes sympathique et parasympathique. Ces deux systèmes ont généralement des actions antagonistes sur les mêmes organes et permettent un contrôle précis de leur activité. Le système nerveux sympathique prépare l'organisme à l'action et lui permet de faire face aux situations d'urgence. Il est impliqué dans le mécanisme du stress et dans les émotions comme la colère ou la peur. Le système nerveux parasympathique est responsable de la mise au repos de l'organisme. Il permet de réduire sa consommation d'énergie tout en accomplissant certaines fonctions vitales comme la digestion et l'élimination des déchets.

**Action du système nerveux autonome sur la digestion**
Le système nerveux parasympathique augmente les sécrétions des sucs digestifs et permet la progression des aliments dans le tube digestif. À l'inverse, le système sympathique ralentit l'activité du tube digestif afin que l'énergie qu'elle consomme puisse être consacrée à d'autres fonctions (activité physique, etc.).

# LES NEURONES

Dans le système nerveux, les informations sont transportées sous la forme de signaux électriques et chimiques par des cellules très complexes, les neurones. Le corps humain en compte environ 100 milliards, qui forment en partie le tissu nerveux (encéphale, moelle épinière et nerfs). Même si leur forme peut varier, les neurones possèdent tous une structure similaire : un corps cellulaire doté de prolongements (dentrites et axone), lesquels assurent la réception et la transmission des messages nerveux. Dans le système nerveux périphérique, ces prolongements forment les fibres nerveuses qui composent les nerfs. Les neurones ne peuvent survivre plus de quelques minutes sans oxygène et la plupart d'entre eux sont incapables de se diviser.

## LA TRANSMISSION DES MESSAGES PAR LES NEURONES

Les messages nerveux sont transmis d'une partie du corps à l'autre par l'intermédiaire d'un influx nerveux. Ce signal, d'abord électrique, se propage le long de l'axone d'un neurone. Lorsqu'il parvient au niveau de la zone de contact entre le neurone et une autre cellule (autre neurone, fibre musculaire, cellule sécrétrice d'une glande endocrine), il est converti en signal chimique. Des neurotransmetteurs (messagers chimiques) sont libérés et se fixent sur les récepteurs de la membrane de l'autre cellule. Il en découle une réaction excitatrice ou inhibitrice : création d'un nouvel influx nerveux, contraction musculaire, sécrétion glandulaire, etc.

### UNE LONGUE VIE

Les neurones se distinguent des autres cellules du corps par leur durée de vie exceptionnellement longue. Même si, chaque minute depuis notre naissance, nous en perdons un grand nombre, certains peuvent vivre, tout comme nous, plus de 100 ans !

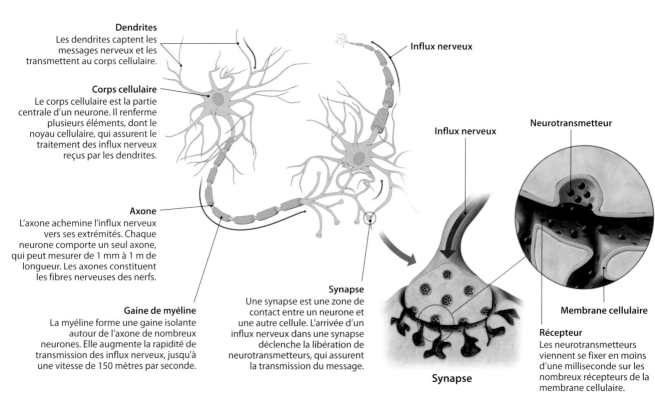

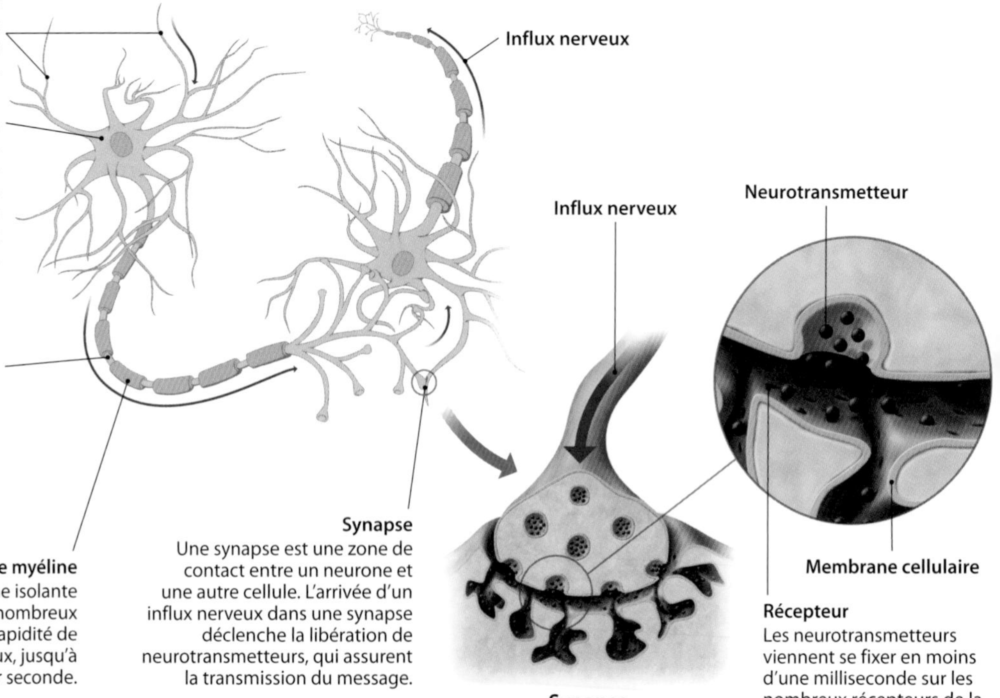
Dendrites
Les dendrites captent les messages nerveux et les transmettent au corps cellulaire.
Corps cellulaire
Le corps cellulaire est la partie centrale d'un neurone. Il renferme plusieurs éléments, dont le noyau cellulaire, qui assurent le traitement des influx nerveux reçus par les dendrites.
Axone
L'axone achemine l'influx nerveux vers ses extrémités. Chaque neurone comporte un seul axone, qui peut mesurer de 1 mm à 1 m de longueur. Les axones constituent les fibres nerveuses des nerfs.
Gaine de myéline
La myéline forme une gaine isolante autour de l'axone de nombreux neurones. Elle augmente la rapidité de transmission des influx nerveux, jusqu'à une vitesse de 150 mètres par seconde.
Influx nerveux
Synapse
Une synapse est une zone de contact entre un neurone et une autre cellule. L'arrivée d'un influx nerveux dans une synapse déclenche la libération de neurotransmetteurs, qui assurent la transmission du message.
Influx nerveux
Neurotransmetteur
Membrane cellulaire
Récepteur
Les neurotransmetteurs viennent se fixer en moins d'une milliseconde sur les nombreux récepteurs de la membrane cellulaire.
Synapse

# LES NERFS

Les nerfs sont de longs cordons formés de fibres nerveuses (axones) qui véhiculent des messages sensitifs et moteurs entre le système nerveux central et le reste du corps. Les nerfs sensitifs transmettent les sensations et les nerfs moteurs déclenchent les mouvements volontaires et involontaires. Toutefois, la plupart des nerfs sont mixtes, c'est-à-dire qu'ils véhiculent les deux types d'informations. Selon la partie du système nerveux central d'où ils sont issus, les nerfs sont dits spinaux ou crâniens.

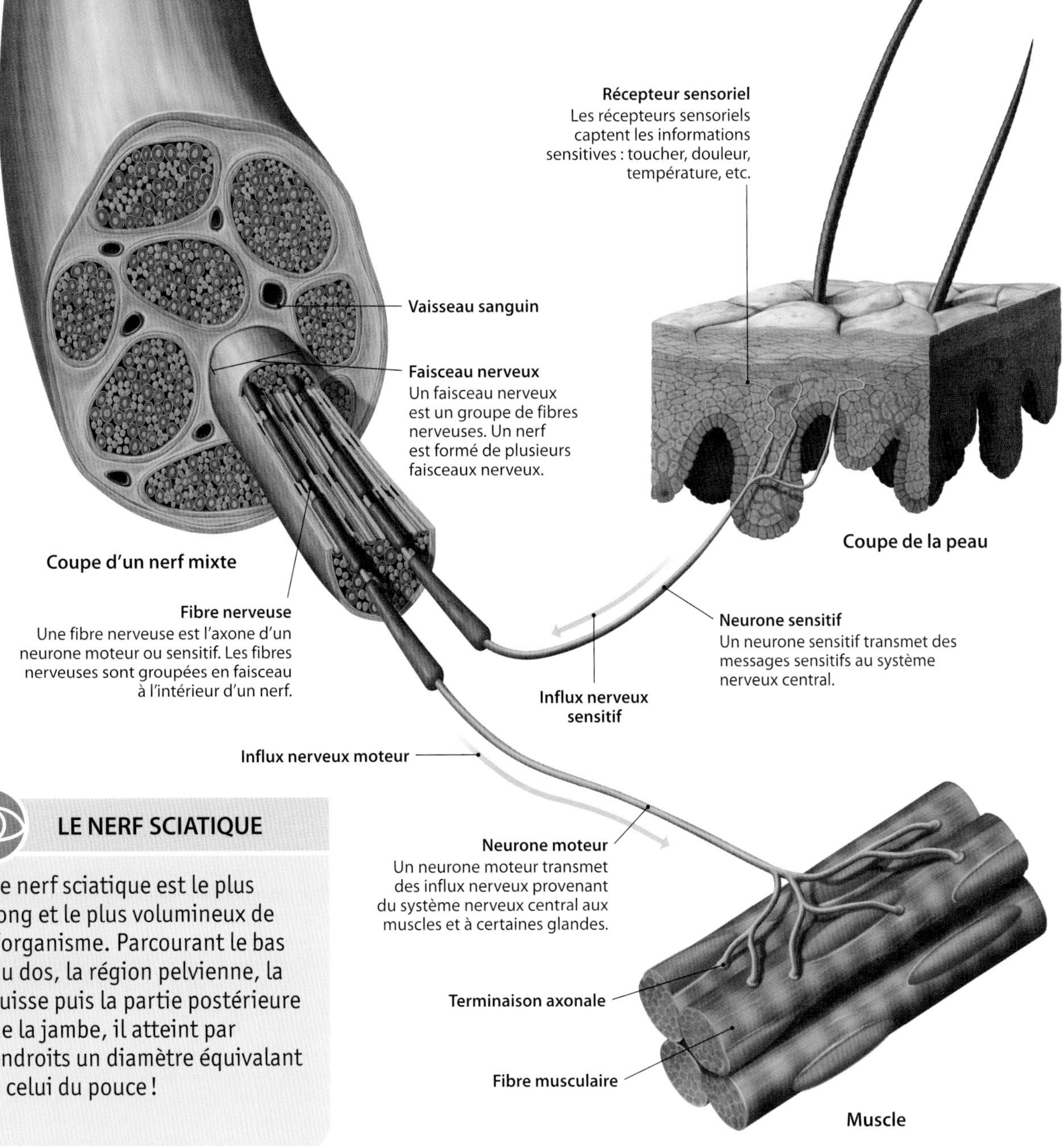
**Récepteur sensoriel**
Les récepteurs sensoriels captent les informations sensitives : toucher, douleur, température, etc.
**Vaisseau sanguin**
**Faisceau nerveux**
Un faisceau nerveux est un groupe de fibres nerveuses. Un nerf est formé de plusieurs faisceaux nerveux.
**Coupe de la peau**
**Coupe d'un nerf mixte**
**Fibre nerveuse**
Une fibre nerveuse est l'axone d'un neurone moteur ou sensitif. Les fibres nerveuses sont groupées en faisceau à l'intérieur d'un nerf.
**Neurone sensitif**
Un neurone sensitif transmet des messages sensitifs au système nerveux central.
**Influx nerveux sensitif**
**Influx nerveux moteur**
**Neurone moteur**
Un neurone moteur transmet des influx nerveux provenant du système nerveux central aux muscles et à certaines glandes.
**Terminaison axonale**
**Fibre musculaire**
**Muscle**

## LE NERF SCIATIQUE

Le nerf sciatique est le plus long et le plus volumineux de l'organisme. Parcourant le bas du dos, la région pelvienne, la cuisse puis la partie postérieure de la jambe, il atteint par endroits un diamètre équivalant à celui du pouce !

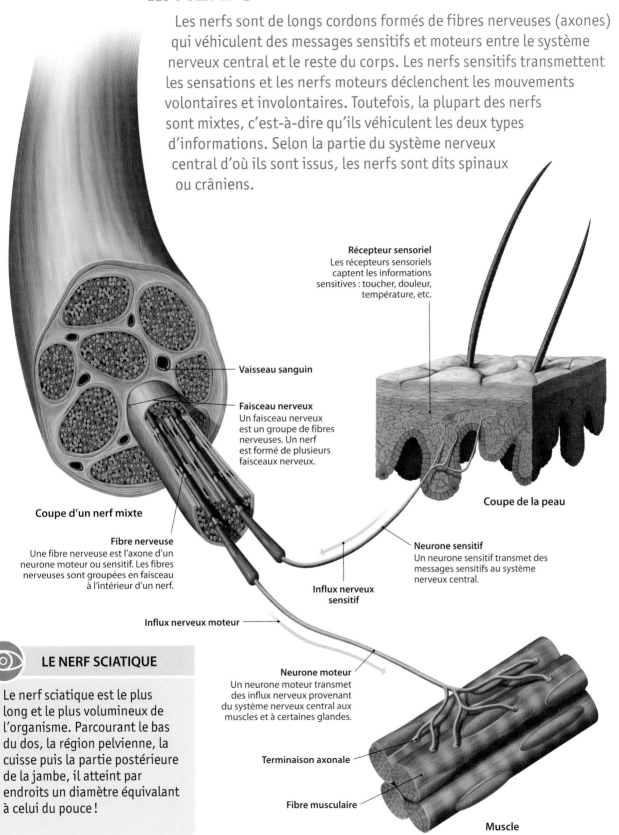

## LES **NERFS SPINAUX**

Les 31 paires de nerfs spinaux, ou nerfs rachidiens, sont des nerfs mixtes qui sont issus de la moelle épinière et qui innervent toutes les parties du corps, à l'exception du visage. Tous les muscles des membres et des viscères sont innervés par plusieurs nerfs spinaux, ce qui réduit les risques de perte motrice en cas de lésion.

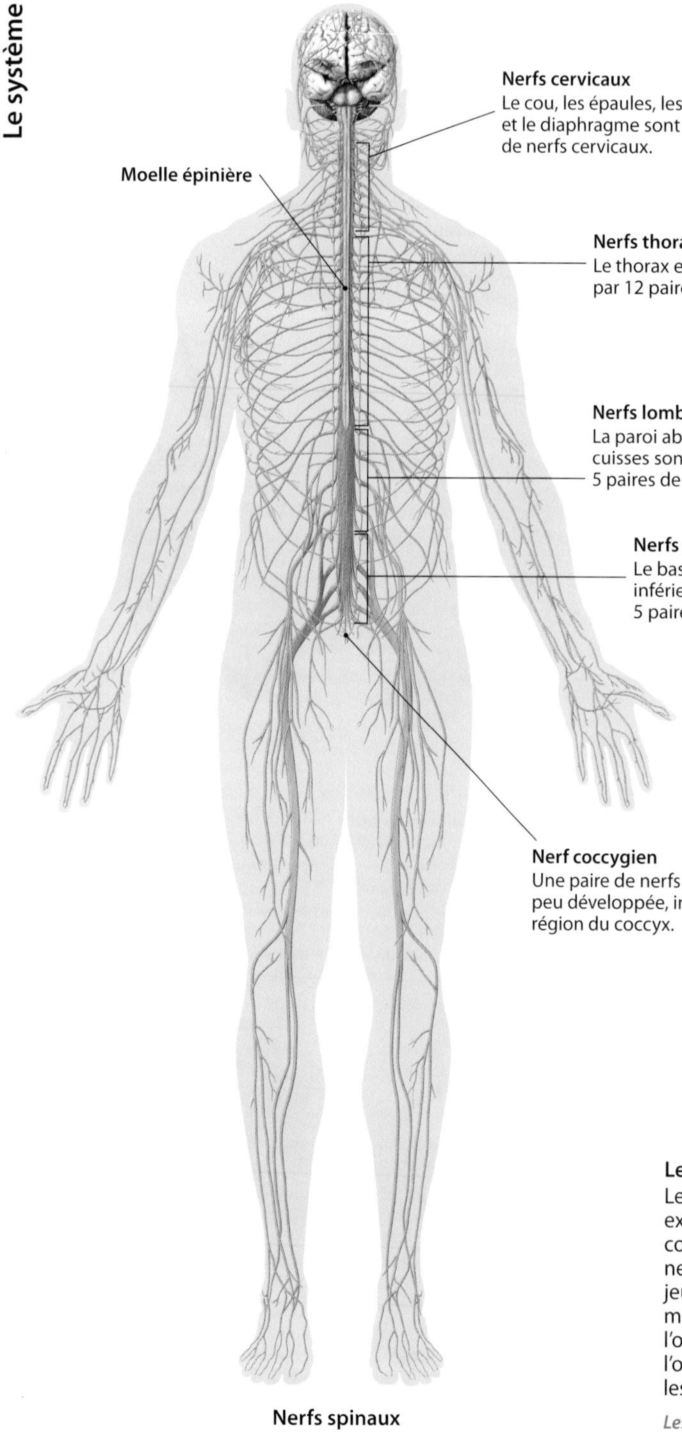
**Nerfs cervicaux**
Le cou, les épaules, les membres supérieurs et le diaphragme sont innervés par 8 paires de nerfs cervicaux.
**Moelle épinière**
**Nerfs thoraciques**
Le thorax et le dos sont innervés par 12 paires de nerfs thoraciques.
**Nerfs lombaires**
La paroi abdominale et les cuisses sont innervées par 5 paires de nerfs lombaires.
**Nerfs sacraux**
Le bas-ventre et les membres inférieurs sont innervés par 5 paires de nerfs sacraux.
**Nerf coccygien**
Une paire de nerfs coccygiens, peu développée, innerve la région du coccyx.

**Nerfs spinaux**

## LES **NERFS CRÂNIENS**

Les 12 paires de nerfs crâniens sont issus de l'encéphale, principalement du tronc cérébral. Certains d'entre eux sont essentiellement moteurs, comme le nerf oculomoteur, responsable de certains mouvements de l'œil. D'autres sont uniquement sensitifs, comme les nerfs olfactif et optique, respectivement responsables de l'odorat et de la vue. Enfin certains nerfs crâniens sont mixtes, comme le nerf facial. Ce dernier contrôle les mouvements du visage et intervient dans la sensation du goût. Les nerfs crâniens desservent principalement la tête et le cou, à l'exception du nerf vague, associé au système nerveux parasympathique, qui régule la fréquence cardiaque, la respiration et l'activité du système digestif.

*Le fonctionnement du système nerveux ... page 135*

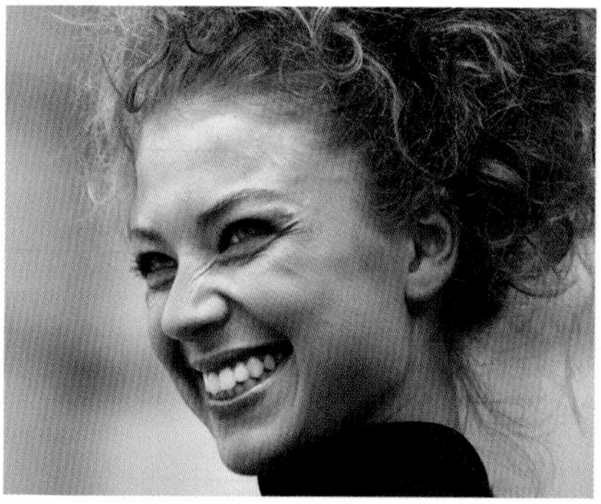

**Le sourire**
Le sourire est une expression du visage commandée par le nerf facial. Il met en jeu une quinzaine de muscles, notamment l'orbiculaire des lèvres, l'orbiculaire de l'œil et les zygomatiques.

*Les muscles ... page 98*

# _A MOELLE ÉPINIÈRE

La moelle épinière est formée par un cordon de tissu nerveux de plus de 40 cm de longueur situé dans le canal vertébral, à l'intérieur de la colonne vertébrale. Elle s'étend du bulbe rachidien à la deuxième vertèbre lombaire et se prolonge par un ensemble de fibres nerveuses, la queue de cheval. Composée de neurones moteurs et sensitifs, la moelle épinière assure la transmission de messages entre les nerfs spinaux et l'encéphale, en plus de constituer un centre réflexe. Élastique, la moelle épinière s'étire lors des mouvements de la tête et du tronc. Elle est cependant fragile et très sensible à la pression directe. Une lésion de la moelle épinière entraîne une perte fonctionnelle, motrice ou sensitive, dont l'étendue dépend de la localisation de la lésion.

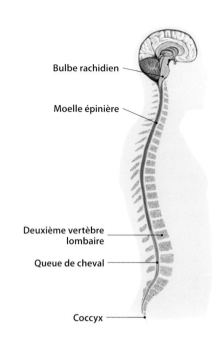

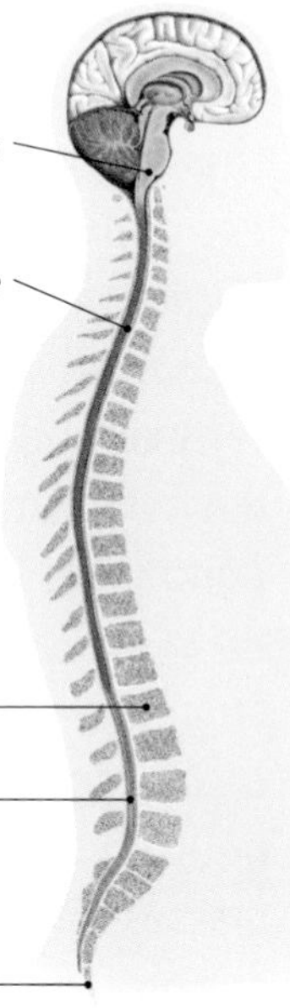
Bulbe rachidien
Moelle épinière
Deuxième vertèbre lombaire
Queue de cheval
Coccyx

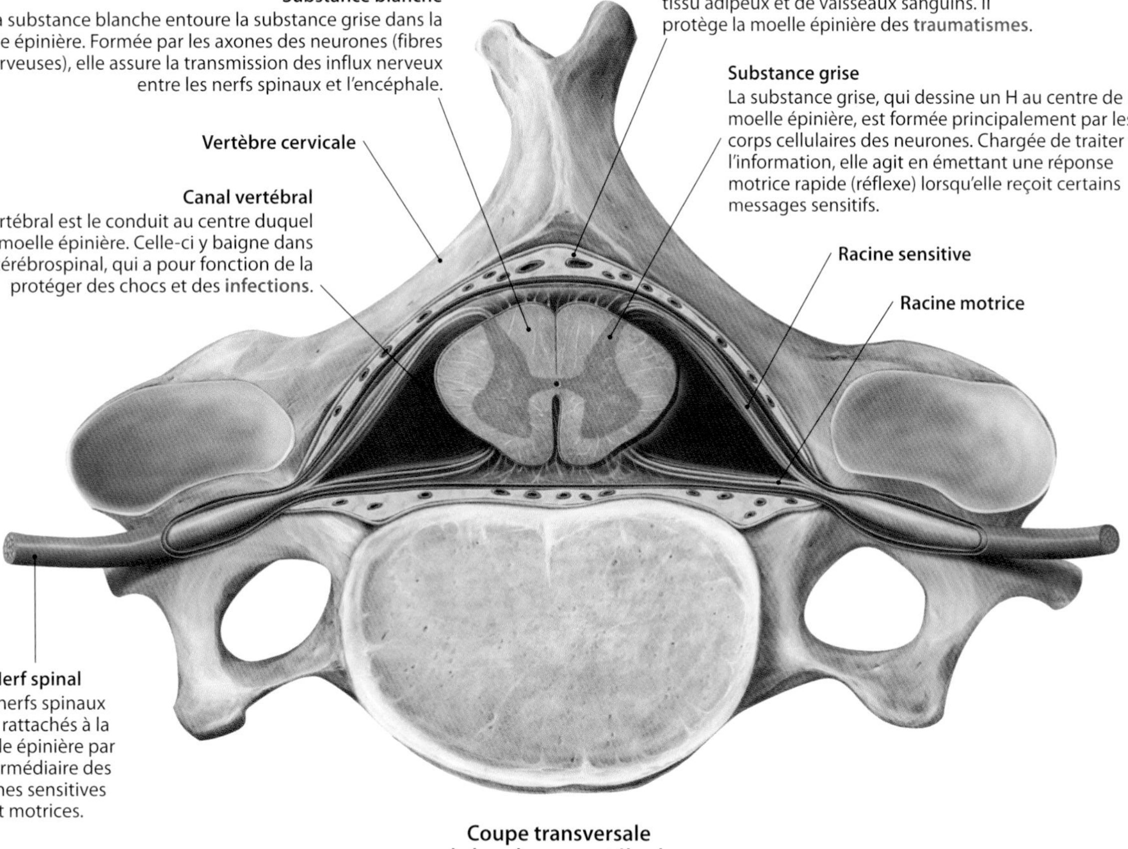
**Substance blanche**
La substance blanche entoure la substance grise dans la moelle épinière. Formée par les axones des neurones (fibres nerveuses), elle assure la transmission des influx nerveux entre les nerfs spinaux et l'encéphale.
**Vertèbre cervicale**
**Canal vertébral**
Le canal vertébral est le conduit au centre duquel passe la moelle épinière. Celle-ci y baigne dans du liquide cérébrospinal, qui a pour fonction de la protéger des chocs et des infections.
**Espace épidural**
L'espace épidural est une cavité remplie de tissu adipeux et de vaisseaux sanguins. Il protège la moelle épinière des traumatismes.
**Substance grise**
La substance grise, qui dessine un H au centre de la moelle épinière, est formée principalement par les corps cellulaires des neurones. Chargée de traiter l'information, elle agit en émettant une réponse motrice rapide (réflexe) lorsqu'elle reçoit certains messages sensitifs.
**Racine sensitive**
**Racine motrice**
**Nerf spinal**
Les nerfs spinaux sont rattachés à la moelle épinière par l'intermédiaire des racines sensitives et motrices.

Coupe transversale de la colonne vertébrale

# L'ENCÉPHALE

L'encéphale est la partie du système nerveux central contenue dans le crâne. Il comprend le cerveau, le cervelet, le tronc cérébral ainsi que le diencéphale, qui inclut notamment le thalamus et l'hypothalamus. Rose et gélatineux, l'encéphale pèse environ 1,5 kg et contient des milliards de neurones. Il est protégé par le crâne et les méninges et baigne dans le liquide cérébrospinal. Agissant en collaboration avec le système endocrinien, l'encéphale est responsable des perceptions, de la plupart des mouvements, de la mémoire, du langage, de la réflexion, de la faim, des émotions, de la douleur et il participe également au commandement des fonctions vitales : rythme cardiaque, pression artérielle, etc. Toujours en activité, même pendant le sommeil, l'encéphale est irrigué par de nombreux vaisseaux sanguins et consomme 20 % de l'oxygène de l'organisme au repos. Comme la moelle épinière, l'encéphale est composé d'une substance grise, traitant l'information, et d'une substance blanche, chargée de la transmettre. La substance grise est formée principalement par les corps cellulaires des neurones et constitue la couche extérieure du cervelet et du cerveau, ainsi que plusieurs petites masses internes (thalamus, hypothalamus, noyaux basaux). La substance blanche est composée des prolongements des neurones.

*Le système endocrinien ... page 218*

## LE **CERVELET**

Le cervelet est la partie de l'encéphale située sous le cerveau, derrière le tronc cérébral. Il assure la coordination motrice ainsi que le maintien de l'équilibre et de la posture. Formé de substance grise et de substance blanche, il analyse continuellement les messages des récepteurs sensoriels et ajuste la tension musculaire en fonction des commandes motrices issues du cerveau. Le cervelet permet ainsi de réaliser des mouvements volontaires harmonieux, sans effort inutile, sans perte d'équilibre et sans tremblements.

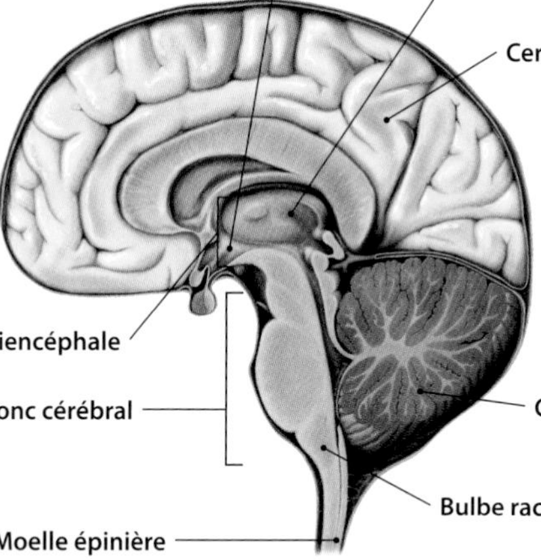
Hypothalamus
Thalamus
Cerveau
Diencéphale
Tronc cérébral
Cervelet
Bulbe rachidien
Moelle épinière

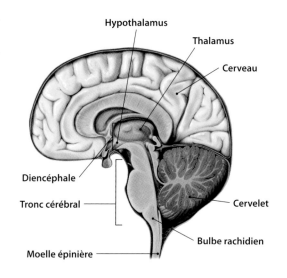

**Coupe latérale de l'encéphale**

## LE **TRONC CÉRÉBRAL**

Le tronc cérébral est la partie de l'encéphale située dans le prolongement de la moelle épinière. Il régit de nombreuses fonctions vitales, joue un rôle primordial dans la régulation du sommeil et assure les transmissions entre la moelle épinière, le cerveau et le cervelet. Dix des douze paires de nerfs crâniens y sont directement rattachées. Le tronc cérébral comprend le bulbe rachidien. Celui-ci contrôle de nombreuses fonctions essentielles (respiration, pression sanguine, rythme cardiaque), participe au maintien des différentes constantes physiologiques (température corporelle, débit sanguin, etc.) et gère des fonctions comme la **déglutition**, le vomissement, la toux et l'éternuement.

## LES **MÉNINGES** ET LE **LIQUIDE CÉRÉBROSPINAL**

Les méninges sont les trois membranes (dure-mère, arachnoïde et pie-mère) qui enveloppent et protègent l'encéphale et la moelle épinière. Entre les méninges circule le liquide cérébrospinal. Fabriqué dans les ventricules cérébraux, le liquide cérébrospinal est constitué d'eau, de protéines et de nutriments. En plus de protéger le système nerveux central lors d'un **traumatisme**, il maintient la pression intracérébrale, transporte les hormones et évacue les déchets du **métabolisme**.

## LE **CERVEAU**

Le cerveau est la partie la plus volumineuse et la plus complexe de l'encéphale. Il est constitué de deux hémisphères subdivisés en quatre lobes cérébraux, qui recouvrent le diencéphale. Les fonctions les plus élaborées sont assurées par la couche externe du cerveau, le cortex cérébral.

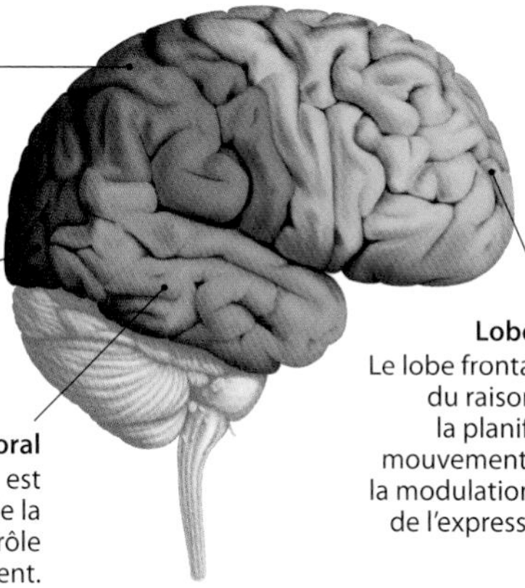

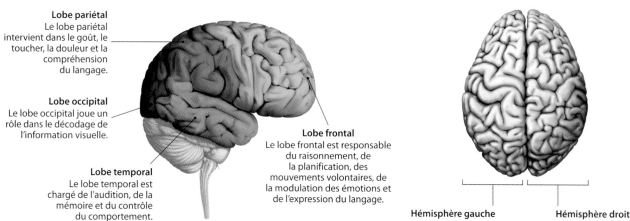

**Lobe pariétal**
Le lobe pariétal intervient dans le goût, le toucher, la douleur et la compréhension du langage.

**Lobe occipital**
Le lobe occipital joue un rôle dans le décodage de l'information visuelle.

**Lobe temporal**
Le lobe temporal est chargé de l'audition, de la mémoire et du contrôle du comportement.

**Lobe frontal**
Le lobe frontal est responsable du raisonnement, de la planification, des mouvements volontaires, de la modulation des émotions et de l'expression du langage.

**Lobes cérébraux (vue latérale)**

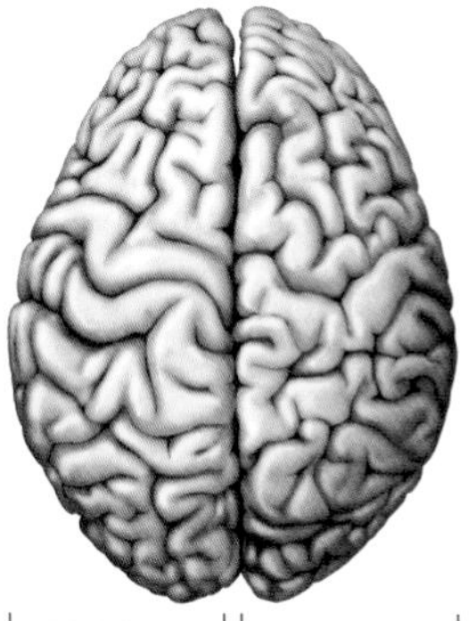

**Hémisphère gauche** **Hémisphère droit**

**Hémisphères cérébraux (vue supérieure)**
Chaque hémisphère du cerveau commande la moitié du corps qui lui est opposée.

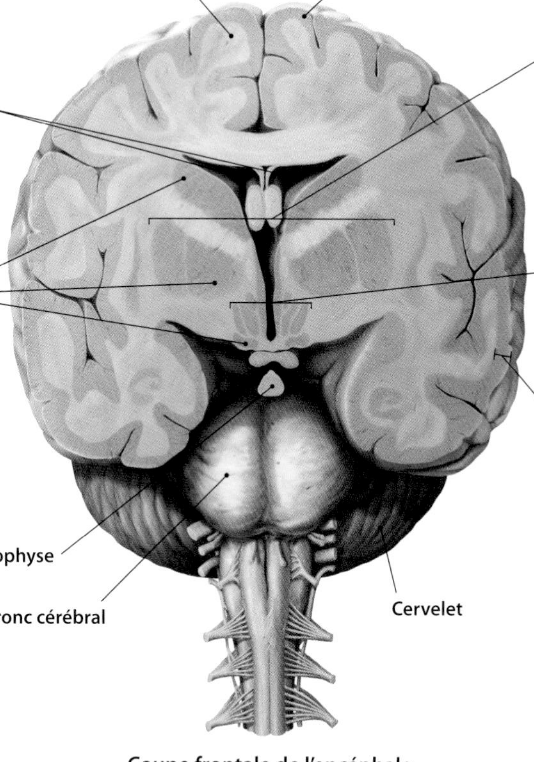

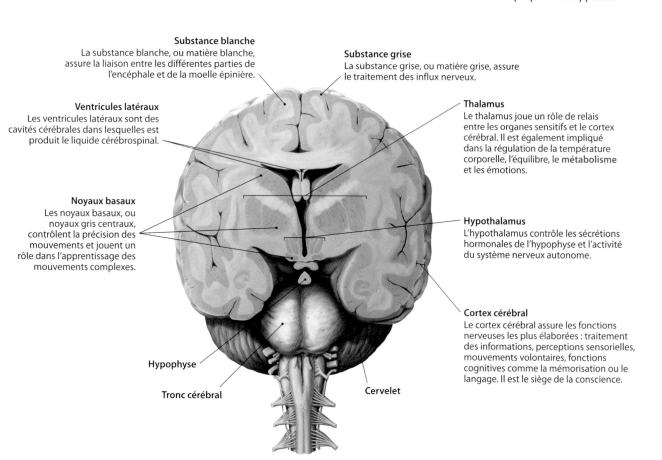

**Substance blanche**
La substance blanche, ou matière blanche, assure la liaison entre les différentes parties de l'encéphale et de la moelle épinière.

**Substance grise**
La substance grise, ou matière grise, assure le traitement des influx nerveux.

**Ventricules latéraux**
Les ventricules latéraux sont des cavités cérébrales dans lesquelles est produit le liquide cérébrospinal.

**Thalamus**
Le thalamus joue un rôle de relais entre les organes sensitifs et le cortex cérébral. Il est également impliqué dans la régulation de la température corporelle, l'équilibre, le **métabolisme** et les émotions.

**Noyaux basaux**
Les noyaux basaux, ou noyaux gris centraux, contrôlent la précision des mouvements et jouent un rôle dans l'apprentissage des mouvements complexes.

**Hypothalamus**
L'hypothalamus contrôle les sécrétions hormonales de l'hypophyse et l'activité du système nerveux autonome.

**Cortex cérébral**
Le cortex cérébral assure les fonctions nerveuses les plus élaborées : traitement des informations, perceptions sensorielles, mouvements volontaires, fonctions cognitives comme la mémorisation ou le langage. Il est le siège de la conscience.

**Hypophyse**

**Tronc cérébral**

**Cervelet**

**Coupe frontale de l'encéphale**

## LA SANTÉ DU CERVEAU

Avec le temps, le cerveau devient de moins en moins performant, en majeure partie à cause du vieillissement des vaisseaux sanguins qui le parcourent, mais aussi à cause de la mort naturelle progressive des neurones (apoptose), qui s'accélère à partir de la quarantaine. Voici quelques conseils qui vous aideront à garder toute votre tête, longtemps.

### ÉVITEZ LES ÉLÉMENTS NOCIFS

Le sucre, les gras saturés et trans, l'alcool, la fumée de tabac et la pollution, en particulier celle qui est liée aux métaux lourds, sont autant d'éléments nocifs pour le cerveau. Évitez-les autant que possible.

### ADOPTEZ UNE ALIMENTATION SAINE

Certains éléments nutritifs favorisent une bonne circulation sanguine et le bon fonctionnement du cerveau. C'est notamment le cas des antioxydants, présents dans les produits à base de tomates, le thé vert, les baies, les légumes de couleur foncée, etc. Les acides gras insaturés tels que les oméga 3 et les oméga 6 sont également bénéfiques. On les trouve dans les poissons gras, les huiles végétales, les avocats, les noix et les graines. Les protéines des œufs, des viandes, des volailles, des poissons, des légumineuses et des produits laitiers sont aussi excellentes, tout comme le sont les vitamines présentes dans les légumes vert foncé, les légumineuses et les œufs. Les glucides complexes (céréales entières, légumineuses) fournissent au cerveau l'énergie dont il a besoin.

*La nutrition ... page 11*

### FAITES DE L'ACTIVITÉ PHYSIQUE

L'activité physique stimule notamment la circulation sanguine et l'oxygénation de l'organisme, facteurs indispensables au bon fonctionnement du cerveau.

*L'exercice ... page 22*

### DORMEZ SUFFISAMMENT

Au cours du sommeil, certains neurones se régénèrent en ralentissant leur activité. D'autres fonctionnent activement, permettant ainsi l'assimilation des informations recueillies dans la journée.

### RELAXEZ ET MÉDITEZ

Les très grandes tensions ou l'accumulation de stress sont nocives pour le cerveau. À l'inverse, la méditation et la relaxation sont bénéfiques et préviennent son vieillissement prématuré.

*Le contrôle du stress ... page 28*

### STIMULEZ VOTRE CERVEAU

Les activités mentales stimulent la création de nouvelles connexions nerveuses. Changez vos habitudes, apprenez des choses nouvelles, faites des exercices intellectuels, comme des casse-tête, en poussant toujours plus loin la difficulté.

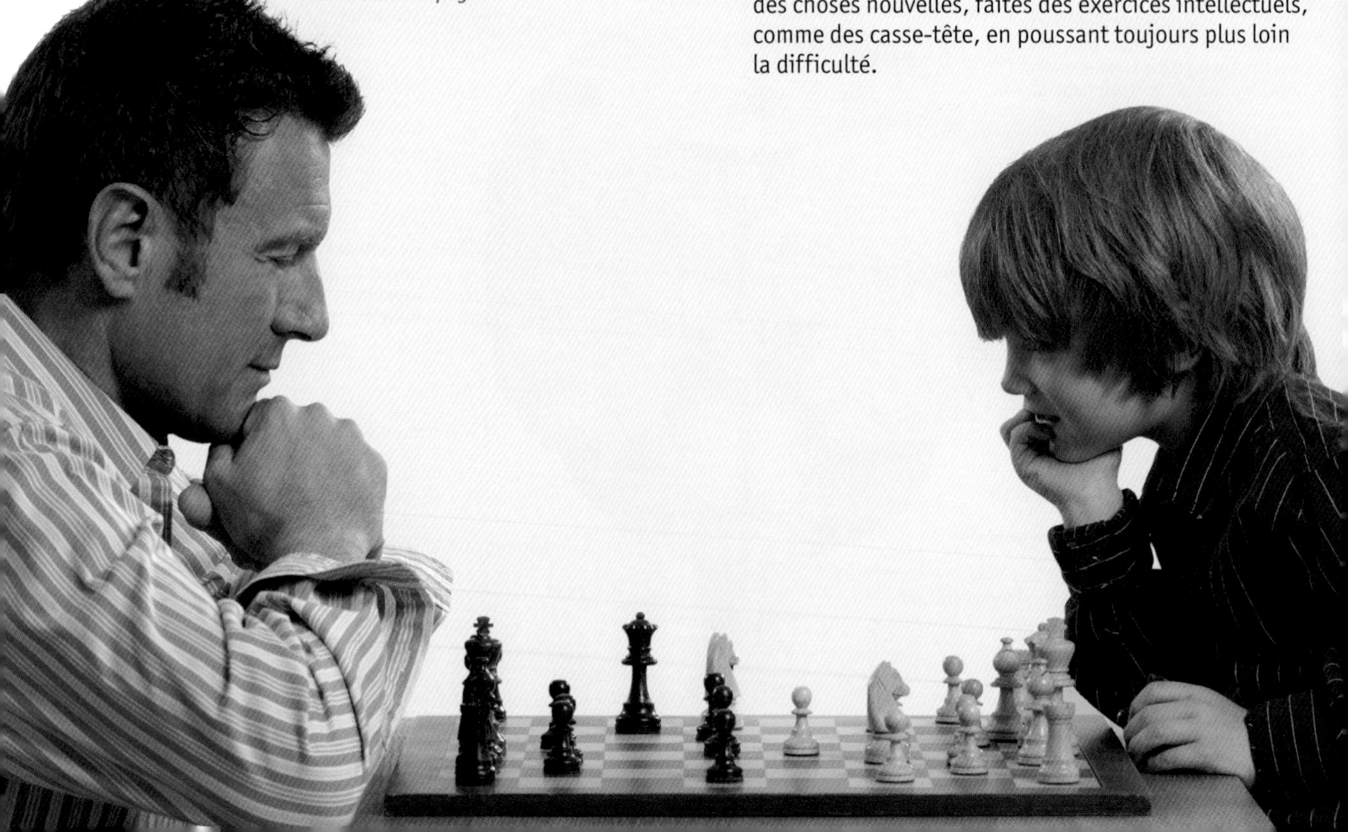

# LES MOUVEMENTS

Les mouvements peuvent être volontaires ou involontaires. Les commandes qui les provoquent sont émises par le système nerveux central, puis transmises par les neurones moteurs, qui déclenchent la contraction des muscles. Dès que le mouvement est effectué, des messages sensitifs sont envoyés vers l'encéphale, ce qui permet d'éventuels ajustements.

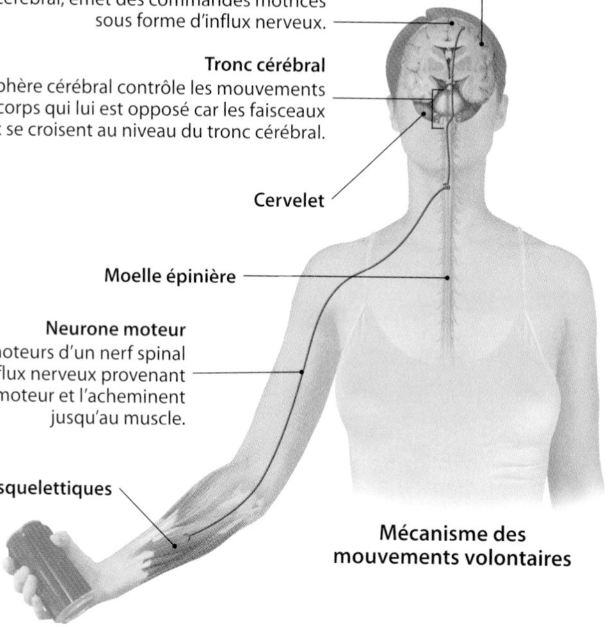
Cortex moteur
Le cortex moteur, qui fait partie du lobe frontal du cortex cérébral, émet des commandes motrices sous forme d'influx nerveux.
Cerveau
Tronc cérébral
Chaque hémisphère cérébral contrôle les mouvements du côté du corps qui lui est opposé car les faisceaux nerveux se croisent au niveau du tronc cérébral.
Cervelet
Moelle épinière
Neurone moteur
Les neurones moteurs d'un nerf spinal reçoivent l'influx nerveux provenant du cortex moteur et l'acheminent jusqu'au muscle.
Muscles squelettiques

**Mécanisme des mouvements volontaires**

## LES **MOUVEMENTS VOLONTAIRES**

Un mouvement volontaire est un mouvement exécuté intentionnellement grâce aux commandes motrices émises par le cortex moteur. Ces commandes sont transmises aux muscles squelettiques par l'intermédiaire de la moelle épinière et des nerfs spinaux. La contraction musculaire qui se produit permet la réalisation du mouvement désiré. Le cervelet contrôle la précision et la coordination des mouvements volontaires.

## LES **RÉFLEXES**

Un réflexe est une réponse motrice instantanée, brève et involontaire à un stimulus. L'extension brusque de la jambe lorsque le tendon rotulien est percuté, la fermeture de l'œil à l'approche soudaine d'un objet ou le fait de lâcher un objet brûlant sont des exemples de réflexes. Certains réflexes se produisent sans que l'on en ait conscience, en particulier ceux qui gèrent les activités des organes internes. Il existe donc deux catégories de réflexes : les réflexes somatiques, qui activent les muscles squelettiques, et les réflexes autonomes, qui activent les muscles lisses, le muscle cardiaque et les glandes.

*Les muscles … page 98*

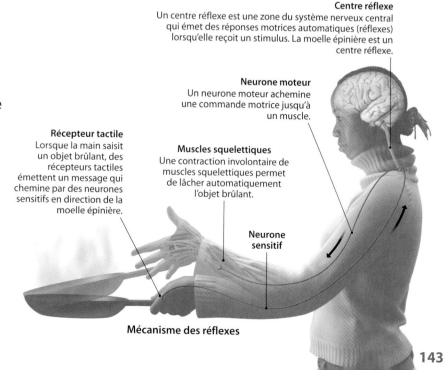

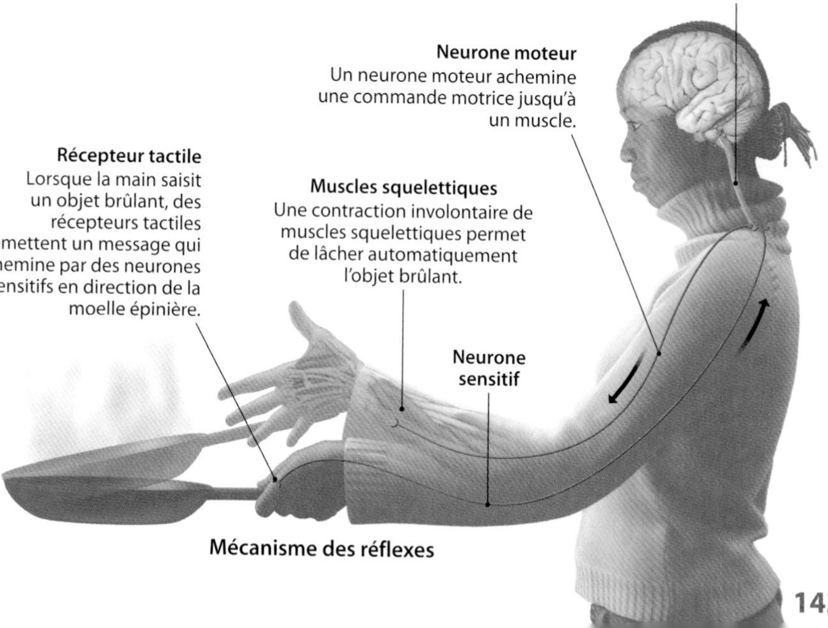
Centre réflexe
Un centre réflexe est une zone du système nerveux central qui émet des réponses motrices automatiques (réflexes) lorsqu'elle reçoit un stimulus. La moelle épinière est un centre réflexe.
Neurone moteur
Un neurone moteur achemine une commande motrice jusqu'à un muscle.
Récepteur tactile
Lorsque la main saisit un objet brûlant, des récepteurs tactiles émettent un message qui chemine par des neurones sensitifs en direction de la moelle épinière.
Muscles squelettiques
Une contraction involontaire de muscles squelettiques permet de lâcher automatiquement l'objet brûlant.
Neurone sensitif

**Mécanisme des réflexes**

# LA CONSCIENCE

La conscience est la perception que l'individu a de son environnement et de lui-même. C'est une fonction vitale qui lui permet de réagir au monde qui l'entoure et d'y vivre. Elle englobe notamment les sensations, les mouvements, la mémoire, le jugement et le raisonnement. L'éveil, ou état de veille, est l'état normal de conscience dans lequel l'encéphale est prêt à réagir consciemment aux stimulus. Au cours de la journée, il oscille entre deux formes : l'éveil actif, caractérisé par des temps de réaction très courts, des gestes vifs, l'envie de communiquer et la facilité à apprendre, et l'éveil passif, caractérisé par une envie de se détendre, une moindre propension à parler et une plus grande frilosité. L'éveil est régulièrement et naturellement altéré par la somnolence et le sommeil. Il peut aussi être altéré de façon anormale par la perte de connaissance ou le coma.

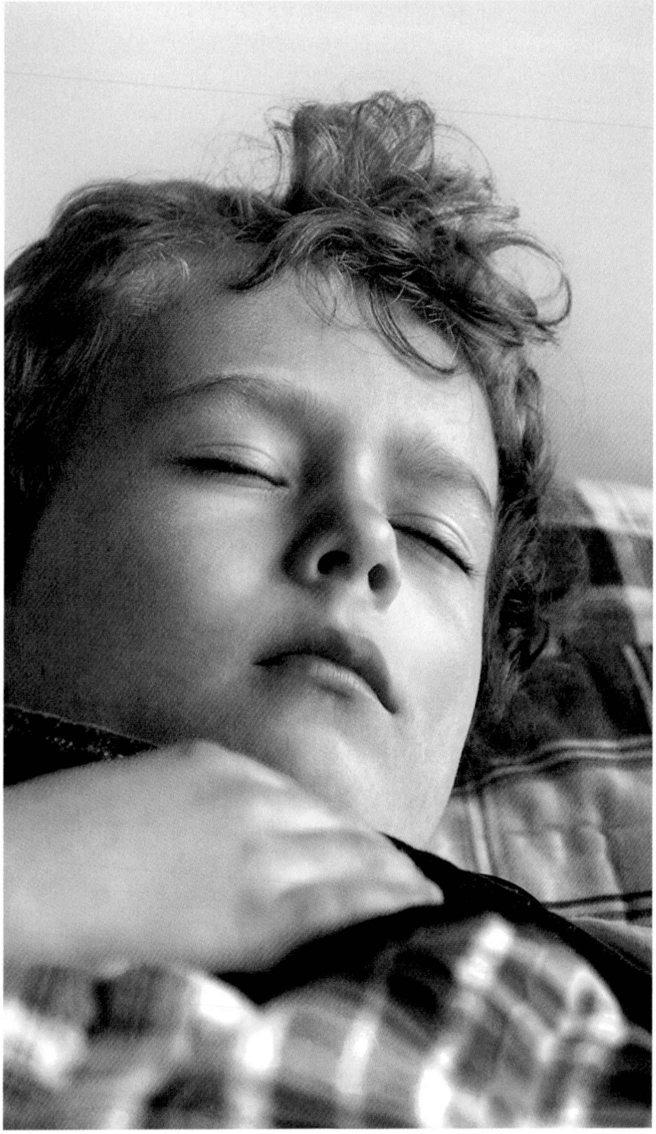

## LE SOMMEIL

Au bout de 16 heures d'éveil environ, le besoin de sommeil se fait sentir. Temporaire et immédiatement réversible, le sommeil (hors des périodes de sommeil paradoxal) est caractérisé par une diminution de la vigilance, un changement du **métabolisme** et du rythme cardiaque, une baisse de la pression artérielle et de la température corporelle, et un relâchement musculaire. Une nuit de sommeil optimale dure en moyenne 7 heures chez l'adulte, mais elle peut varier de 5 à 12 heures selon l'âge et les individus. Le sommeil exerce une fonction vitale de repos et de régénération de l'organisme et joue un rôle dans la mémorisation et l'assimilation des connaissances.

### LE CYCLE DU SOMMEIL

Une nuit de sommeil est caractérisée par la succession de quatre à six cycles. Chaque cycle dure de 90 à 120 minutes et comporte deux phases : le sommeil lent et le sommeil paradoxal. Le sommeil lent, qui dure de 70 à 100 minutes, est marqué par une respiration plus lente et plus profonde, le ralentissement des ondes cérébrales et la baisse du rythme cardiaque et de la pression artérielle. Le sommeil paradoxal, qui dure environ 20 minutes, est caractérisé par une respiration plus rapide et irrégulière ainsi que par une intense activité cérébrale accompagnée de mouvements oculaires rapides. C'est pendant cette période que se produisent la plupart des rêves.

# L'IMAGERIE DU SYSTÈME NERVEUX

Plusieurs techniques d'imagerie médicale sont utilisées pour visualiser l'intérieur de l'encéphale ou évaluer son fonctionnement. Ces examens, rapides et indolores, permettent de déceler de nombreux troubles : **hématome** intracrânien, accident vasculaire cérébral, sclérose en plaques, tumeur, maladie d'Alzheimer, épilepsie, etc.

## LA **TOMODENSITOMÉTRIE** ET L'**IMAGERIE** PAR **RÉSONANCE MAGNÉTIQUE**

La tomodensitométrie utilise un scanner à rayons X pour obtenir une image en coupe des organes internes, généralement le cerveau, la cage thoracique, l'abdomen ou les os. Elle met en évidence des différences de densité en analysant l'absorption des rayons X par les différents tissus, ce qui permet de diagnostiquer une tumeur, une hémorragie interne, une malformation, etc. La tomodensitométrie est de plus en plus souvent remplacée par l'IRM, ou imagerie par résonance magnétique. Cette technique utilise un appareil formé d'un électroaimant qui produit un champ magnétique très puissant. Elle permet d'obtenir une image des organes internes en deux ou en trois dimensions, en utilisant les propriétés magnétiques des atomes d'hydrogène qui composent le corps humain. L'IRM permet de visualiser des lésions qui n'apparaissent pas au scanner, à l'**échographie** ou à la radiographie. Elle peut être utilisée pour diagnostiquer une maladie du système nerveux, par exemple.

## L'**ÉLECTROENCÉPHALOGRAPHIE**

L'électroencéphalographie est une technique d'enregistrement de l'activité électrique du cerveau (ondes cérébrales) au moyen d'électrodes placées sur le cuir chevelu. Durant l'examen, le patient est soumis à diverses stimulations afin d'étudier l'activité cérébrale correspondante. Le résultat se présente sous la forme d'un électroencéphalogramme. L'électroencéphalographie permet d'évaluer le fonctionnement du cerveau et de diagnostiquer certaines affections comme l'épilepsie, une tumeur ou un accident vasculaire cérébral. Toutefois, elle ne permet pas de découvrir la cause d'une maladie.

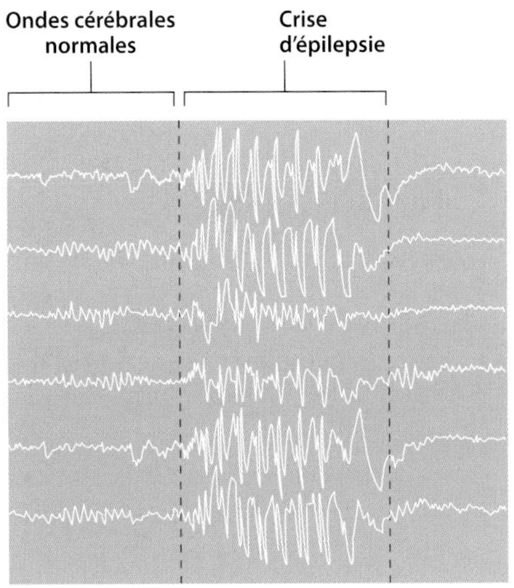
Ondes cérébrales normales
Crise d'épilepsie

**Électroencéphalogramme**
L'électroencéphalogramme est un tracé graphique de l'activité électrique du cerveau, imprimé sur papier ou affiché sur un écran d'ordinateur. Les anomalies du tracé correspondent à une modification de la fréquence ou de l'amplitude des ondes cérébrales, ou à l'apparition de motifs anormaux sur le tracé.

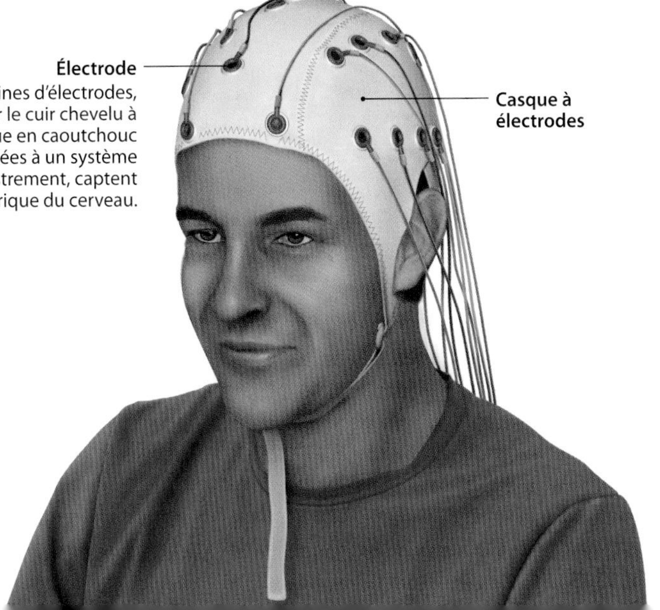
**Électrode**
Quelques dizaines d'électrodes, maintenues sur le cuir chevelu à l'aide d'un casque en caoutchouc et reliées à un système d'enregistrement, captent l'activité électrique du cerveau.
**Casque à électrodes**

# LES NÉVRALGIES

Une névralgie est une douleur provoquée par l'irritation ou la lésion d'un nerf mixte ou sensitif. Elle est localisée sur le trajet du nerf ou dans la zone qu'il innerve. Certaines névralgies sont la conséquence d'une maladie (hernie discale, arthrose, zona, tumeur, etc.), mais la plupart ont une cause inconnue. La douleur, d'intensité variable, est parfois très handicapante. Les névralgies sont souvent localisées dans les membres inférieurs ou supérieurs. C'est le cas de la sciatique, qui affecte la cuisse et la jambe, ou de la névralgie cervicobrachiale, qui atteint la partie inférieure du cou, l'épaule, le bras et la main.

*Les nerfs ... page 137*

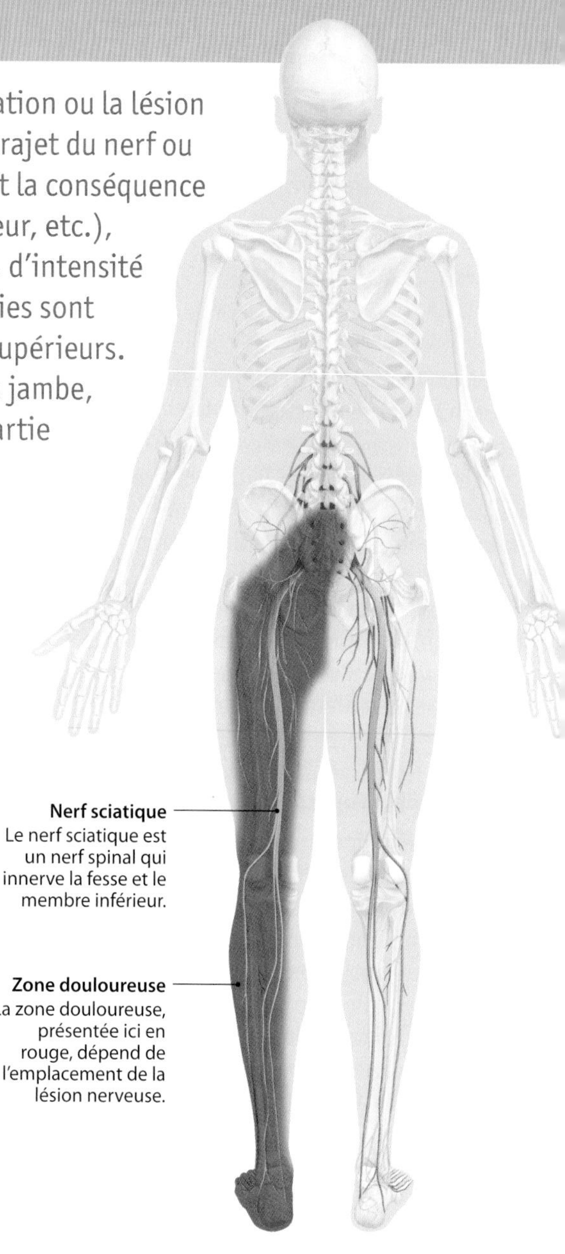
Nerf sciatique
Le nerf sciatique est un nerf spinal qui innerve la fesse et le membre inférieur.
Zone douloureuse
La zone douloureuse, présentée ici en rouge, dépend de l'emplacement de la lésion nerveuse.

## LA SCIATIQUE

L'irritation ou la lésion du nerf sciatique provoque une névralgie fréquente, la sciatique. Elle est caractérisée par une douleur sur la face postérieure d'un membre inférieur, qui peut s'étendre de la fesse au pied et qui est accentuée par la position debout. La sciatique, fréquemment précédée par un lumbago (douleur dans la région lombaire), peut être causée par une hernie discale qui comprime une racine du nerf. Elle peut également avoir pour origine une arthrose des vertèbres lombaires, une fracture du bassin, une tumeur ou même résulter d'une injection dans la fesse mal effectuée.

## LA NÉVRALGIE FACIALE

Une névralgie faciale est une douleur qui affecte le visage et qui résulte de l'irritation ou de la lésion du nerf trijumeau qui l'irrigue. Elle se manifeste par des crises très violentes et très brèves, comparables à des décharges électriques. La douleur est unilatérale et disparaît sans laisser de séquelles. Elle provoque parfois des spasmes musculaires, d'où le surnom de « tic douloureux de la face » donné à ce type de névralgie. Les crises peuvent se déclencher sans raison apparente ou à la suite de la stimulation d'une zone cutanée particulière. Les névralgies faciales affectent le plus souvent les femmes de plus de 50 ans. Elles ont généralement une origine inconnue, mais la compression du nerf trijumeau par un vaisseau sanguin est parfois mise en cause. Les névralgies faciales peuvent aussi être secondaires à une maladie (tumeur, **infection**, sclérose en plaques, zona, etc.).

### LES NÉVRALGIES

**SYMPTÔMES :**
Douleur d'intensité variable pouvant apparaître par crises et localisée sur le trajet du nerf lésé et dans la région qu'il innerve.

**TRAITEMENTS :**
Immobilisation temporaire (alitement, attelle, minerve, etc.), **analgésiques**, **anti-inflammatoires**, **kinésithérapie**. La cause de la névralgie doit également être traitée si elle est connue. Une intervention chirurgicale est parfois envisagée pour désensibiliser ou décomprimer le nerf.

# LES SYNDROMES CANALAIRES



À certains endroits du corps, les nerfs passent dans des canaux ; leur compression au niveau d'un de ces conduits naturels peut provoquer des douleurs ainsi que des troubles sensitifs et moteurs. Les symptômes, regroupés sous le nom de syndrome canalaire, résultent généralement de l'hypertrophie d'un élément constituant le canal, à la suite d'un **traumatisme**, d'une **inflammation** ou d'une maladie. Le syndrome canalaire le plus fréquent est le syndrome du canal carpien.

## LE SYNDROME DU CANAL CARPIEN

Le syndrome du canal carpien est causé par la compression du nerf médian de la main dans le canal carpien, un espace délimité en partie par les os du poignet et un ligament en forme d'anneau (ligament annulaire du carpe). Le syndrome se manifeste par un engourdissement, des fourmillements ainsi que des douleurs dans les doigts, la paume de la main et parfois dans l'avant-bras. Ces symptômes sont plus vifs la nuit et le matin au réveil. Ils peuvent être accompagnés de troubles sensitifs à l'extrémité des doigts et d'une diminution de la force du pouce. Le syndrome du canal carpien affecte surtout les femmes, notamment à la ménopause et pendant la grossesse, ainsi que les personnes effectuant des gestes répétitifs dans le cadre de leur travail (extension du poignet, appui ou pression au niveau du talon de la main). D'autres causes sont possibles : polyarthrite rhumatoïde, goutte, fracture, ténosynovite, kyste synovial du poignet.

### UN BUREAU ERGONOMIQUE

On peut prévenir les **microtraumatismes** et l'**inflammation** qui provoquent le syndrome du canal carpien par une utilisation adéquate des outils de travail, notamment l'ordinateur.

- Adaptez votre poste de travail. Vos avant-bras doivent être soutenus par des accoudoirs, vos épaules détendues. Votre bras doit former un angle de 90° avec votre avant-bras. Ajustez au besoin la hauteur de la table, du clavier ou de la chaise.
  *La prévention des maux de dos ... page 114*
- Maintenez votre avant-bras, votre poignet et votre main alignés en évitant d'étendre, de plier ou de tordre les poignets. Réglez l'inclinaison du clavier au besoin ou utilisez un repose-poignets.
- Utilisez une souris adaptée à la taille de votre main et placez-la au même niveau et à proximité du clavier. Manipulez-la de façon détendue.
- Placez les documents que vous utilisez le plus fréquemment à proximité.
- Faites périodiquement quelques exercices pour détendre vos articulations tels que des mouvements de rotation des poignets et des épaules.

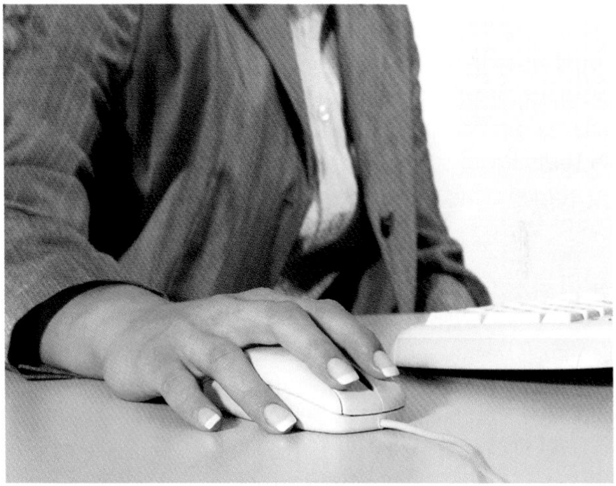

### LES SYNDROMES CANALAIRES

**SYMPTÔMES :**
Troubles de la sensibilité et de la motricité, fourmillements, engourdissement, douleur.

**TRAITEMENTS :**
Injection de **corticoïdes**, immobilisation par une attelle. En cas d'échec, libération chirurgicale du nerf comprimé.

**PRÉVENTION :**
Éviter les mouvements répétitifs. Poste de travail **ergonomique**.

# LA CÉPHALÉE ET LA MIGRAINE

Les maux de tête, appelés céphalées, sont des douleurs fréquentes et généralement bénignes dont les causes sont très variables : fatigue, stress, bruit, atmosphère viciée, excès d'alcool, repas irréguliers, excès ou manque de sommeil, règles, contraception orale, etc. La migraine est un type de céphalée intense qui se manifeste par crises. Les céphalées peuvent durer de quelques heures à quelques jours et se répéter. Leur traitement dépend de leur cause. Certaines céphalées sont symptomatiques d'une maladie : sinusite, troubles ophtalmiques, dentaires ou rhumatologiques, hypertension, dépression, fièvre, méningite, **traumatisme** crânien, tumeur cérébrale, etc.

## LA MIGRAINE

La migraine se manifeste par des crises d'intensité et de durée variables, caractérisées par des céphalées très douloureuses, souvent localisées d'un seul côté de la tête, au niveau du front et des tempes. Amplifiée par le bruit, la lumière et les mouvements, la douleur fluctue au rythme des battements cardiaques. Elle est souvent associée à des troubles digestifs (nausées, vomissements) et à des troubles de l'humeur. Les premières crises de migraine surviennent généralement avant l'âge de 40 ans. Deux à trois fois plus fréquentes chez les femmes, les migraines apparaissent souvent à la puberté pour s'estomper à la ménopause et pendant les grossesses. Les causes et les mécanismes de la migraine sont mal connus, mais plusieurs facteurs déclenchants ont été mis en évidence : facteurs hormonaux (règles, contraception orale), psychologiques (stress) ou alimentaires (consommation d'alcool, de chocolat, etc.).

### LES SIGNES ANNONCIATEURS DE LA MIGRAINE

Les crises de migraine peuvent être précédées d'une fatigue, de troubles de l'humeur (irritabilité, euphorie, état dépressif) ou de l'envie d'un aliment précis. Elles peuvent également faire suite à un ensemble de symptômes regroupés sous le nom d'aura migraineuse : diminution du champ visuel, taches lumineuses devant les yeux, vision floue, impression que le corps se déforme, fourmillements dans les bras et le visage.

**Attention ! La première fois que vous éprouvez de tels symptômes ou en cas de doute quant à leur cause, consultez un médecin.**

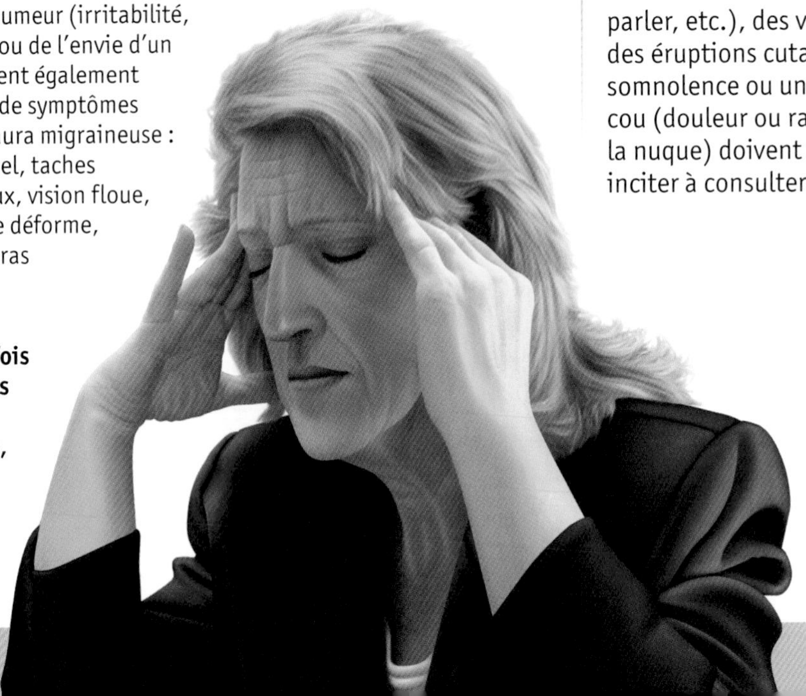

## QUAND CONSULTER UN MÉDECIN ?

Certaines céphalées sont à prendre au sérieux et nécessitent une consultation médicale sans délai. C'est le cas lorsqu'elles sont consécutives à un choc crânien ou lorsqu'elles sont inhabituelles, soudaines, très intenses ou continuelles depuis 48 heures. Les céphalées accompagnées d'autres symptômes tels que de la fièvre, des troubles de la vision, des **convulsions**, une perte de conscience, des troubles neurologiques (vertige ou perte d'équilibre, engourdissement, confusion mentale, difficulté à parler, etc.), des vomissements, des éruptions cutanées, de la somnolence ou une rigidité du cou (douleur ou raideur dans la nuque) doivent également inciter à consulter un médecin.

## LA PRÉVENTION ET LE SOULAGEMENT DU MAL DE TÊTE

D'origines diverses, les maux de tête sont courants et le plus souvent bénins. Des mesures simples permettent de les soulager. Si vous êtes sujet aux céphalées ou aux migraines, trouvez les facteurs qui les déclenchent et évitez-les.

- ADOPTEZ UNE BONNE HYGIÈNE DE VIE

Mangez de façon équilibrée et à heures fixes, buvez beaucoup d'eau (1,5 à 2 litres par jour), dormez suffisamment et faites de l'exercice régulièrement. Évitez les abus d'alcool.

- ÉVITEZ LES FACTEURS AGGRAVANTS

Si vous êtes sujet aux maux de tête, évitez les situations qui les favorisent : environnement bruyant ou mal aéré, stress, surmenage, conflit. Certains aliments aux effets **vasodilatateurs** ou riches en histamine peuvent aggraver un mal de tête (chocolat, aliments fumés, poissons, crustacés, certains fromages fermentés, graisses, alcool).

- REPOSEZ-VOUS

Atténuez la céphalée en vous isolant dans un endroit calme, bien aéré, avec un éclairage tamisé ou carrément à l'abri de la lumière. Allongez-vous et dormez un moment si vous le pouvez.

- APPLIQUEZ UNE COMPRESSE FRAÎCHE OU CHAUDE SUR LA NUQUE OU SUR LA ZONE DOULOUREUSE

Le froid provoque une diminution du diamètre des vaisseaux sanguins, tandis que la chaleur a un effet relaxant sur les muscles. Ces phénomènes peuvent atténuer votre migraine.

- FAITES DES EXERCICES DE RELAXATION

Faites-vous masser les épaules, le cou, le visage et le cuir chevelu. Pratiquez des sports relaxants comme le yoga, la marche, la natation et le vélo.

- PRENEZ DES MÉDICAMENTS

Si votre état de santé le permet, prenez des **analgésiques** ou des **anti-inflammatoires non stéroïdiens**, des médicaments généralement efficaces pour soulager les céphalées bénignes. Suivez la posologie indiquée sur l'emballage et veillez à ne pas en abuser, au risque d'accentuer la fréquence des céphalées et de provoquer d'autres troubles (rénaux, cardiovasculaires, gastro-intestinaux, etc.). La migraine doit être soignée par des médicaments spécifiques.

- AUTRES ASTUCES

Le café et le thé forts pourraient atténuer les céphalées.

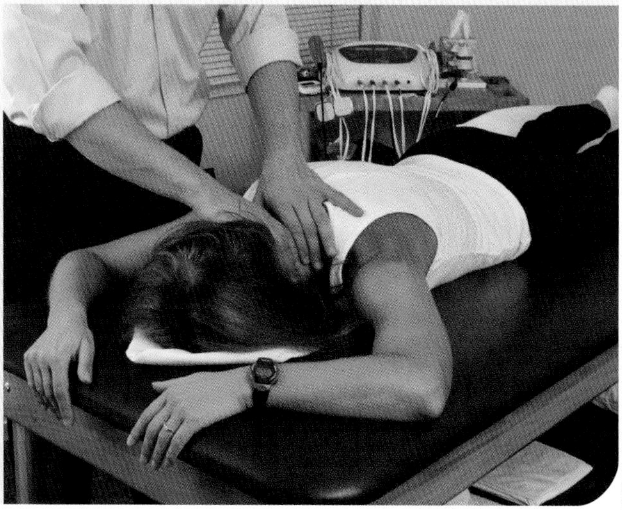

## LA CÉPHALÉE ET LA MIGRAINE

**SYMPTÔMES :**
Maux de tête. Crises de migraine : douleur pulsatile qui débute à un point précis puis s'étend à tout un côté du crâne, au visage et parfois à la tête entière, nausées, vomissements, intolérance à la lumière et au bruit. Absence de symptômes entre les crises.

**TRAITEMENTS :**
Analgésiques et anti-inflammatoires non stéroïdiens. Migraine : médicaments antimigraineux (triptans, dérivés ergotés).

**PRÉVENTION :**
Adopter une bonne hygiène de vie, éviter les facteurs déclenchants (stress, fatigue, abus d'alcool, bruit, mauvaise aération, etc.). Migraine : lorsque les crises surviennent plusieurs fois par mois, un traitement médicamenteux de longue durée peut être envisagé pour diminuer leur fréquence et leur intensité.

# LES TRAUMATISMES CRÂNIENS

Un **traumatisme** crânien est un ensemble de lésions et de troubles provoqués par un choc à la tête. Il en existe plusieurs types, de gravité variable : fracture du crâne, commotion cérébrale, **contusion** cérébrale, **hématome** intracrânien. Les symptômes d'un traumatisme peuvent apparaître immédiatement après le choc ou se manifester quelques heures voire quelques semaines plus tard. Il est recommandé d'appeler les secours si la victime d'un choc à la tête présente l'un des symptômes suivants : perte de connaissance, même brève, saignement au niveau des oreilles, troubles de l'équilibre ou de la parole, vomissements, comportement anormal. Les accidents de la route et les accidents sportifs sont responsables de la majeure partie des traumatismes crâniens.

*La fracture du crâne ... page 103*

## LA CONTUSION CÉRÉBRALE ET L'HÉMATOME INTRACRÂNIEN

Une contusion cérébrale est une meurtrissure de l'encéphale provoquée par un violent choc à la tête. C'est une forme grave de traumatisme crânien, qui se traduit par la destruction de cellules nerveuses et par des hémorragies localisées au point d'impact ou du côté opposé (contrecoup). La contusion cérébrale provoque des troubles neurologiques : perte de connaissance, déficit moteur et sensitif, troubles du comportement, **convulsions**, etc. Ces défaillances sont généralement réversibles, mais elles peuvent laisser des séquelles. Des complications secondaires sont aussi susceptibles de se produire, tel qu'un hématome intracrânien (amas de sang à l'intérieur du crâne). L'hématome exerce une pression plus ou moins importante sur les régions cérébrales environnantes (hypertension intracrânienne) et provoque la destruction du tissu nerveux. Il en résulte notamment des maux de tête, des troubles de la conscience, voire une paralysie.

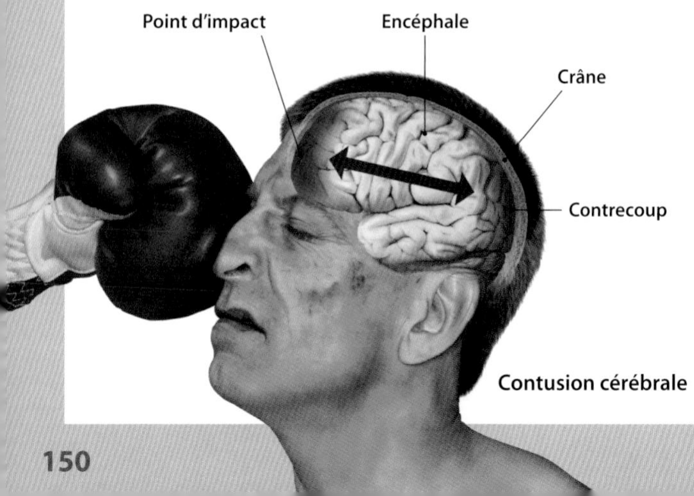
Point d'impact
Encéphale
Crâne
Contrecoup
Contusion cérébrale

## LA COMMOTION CÉRÉBRALE

La forme la plus courante et la plus bénigne de traumatisme crânien est la commotion cérébrale : un ébranlement de l'encéphale, sans lésion organique apparente. Elle entraîne généralement une perte de connaissance et peut provoquer temporairement des maux de tête, des nausées, des vomissements, des troubles de la mémoire, des difficultés de concentration et de l'irritabilité. Elle ne laisse généralement pas de séquelles.

### LES TRAUMATISMES CRÂNIENS

**SYMPTÔMES :**
Perte de connaissance plus ou moins brève, coma, saignement de nez ou des oreilles, troubles de l'équilibre, nausées et vomissements, maux de tête, difficulté à parler, paralysie, troubles de la sensibilité et de la vision, comportement anormal, **convulsions**.

**TRAITEMENTS :**
Les traitements (intervention chirurgicale, traitement médicamenteux) permettent d'éviter l'extension des lésions. Une surveillance à l'hôpital permet de détecter d'éventuelles complications.

**PRÉVENTION :**
Attacher la ceinture de sécurité en voiture. Porter un casque lors de la pratique d'activités risquant d'entraîner un choc à la tête.

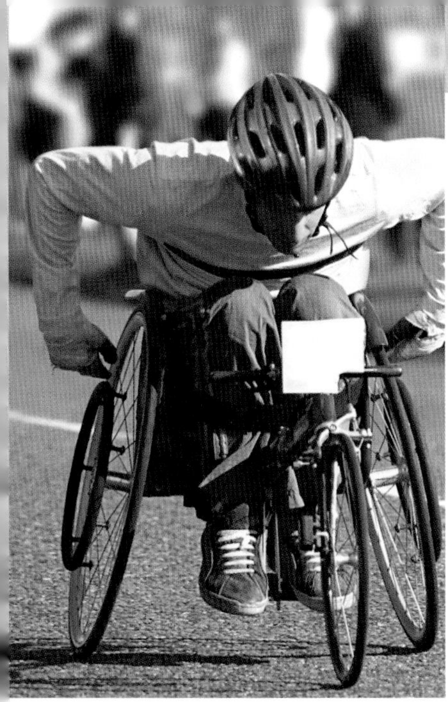

# LES PARALYSIES

La paralysie est une perte temporaire ou permanente de la fonction motrice d'un muscle, d'un groupe de muscles ou d'une partie du corps, due à une lésion du système nerveux. Elle est parfois associée à une perte de sensibilité partielle ou totale dans la région touchée. Selon la localisation de la lésion, la paralysie peut affecter le visage, la moitié du corps ou tout le tronc ainsi que les quatre membres. Les lésions à l'origine des paralysies sont souvent causées par un **traumatisme** (accident de la route, sport) ou par un accident vasculaire cérébral (AVC). Elles peuvent aussi être provoquées par la sclérose en plaques, une tumeur ou une **infection** comme la diphtérie, la poliomyélite ou la syphilis.

*Les accidents vasculaires cérébraux ... page 156*



## LA **PARALYSIE FACIALE**

La paralysie faciale est une paralysie des muscles du visage innervés par le nerf facial. Généralement unilatérale (d'un seul côté), elle peut n'affecter que la partie inférieure ou supérieure du visage. Lorsqu'elle est provoquée par un accident vasculaire cérébral, la paralysie faciale est souvent accompagnée d'une hémiplégie (paralysie de la moitié du corps). La paralysie faciale peut aussi résulter d'une infection (otite, zona, etc.) ou d'une tumeur, mais elle survient le plus souvent sans cause apparente. Les symptômes varient en fonction de la lésion : incapacité à plisser le front, à fermer la paupière, à sourire, à siffler, à bâiller, difficulté à manger et à parler. On note parfois une perception exagérée des sons, une perte du goût et une diminution de la sécrétion de salive et de larmes. La paralysie faciale peut régresser, mais des séquelles sont fréquentes.

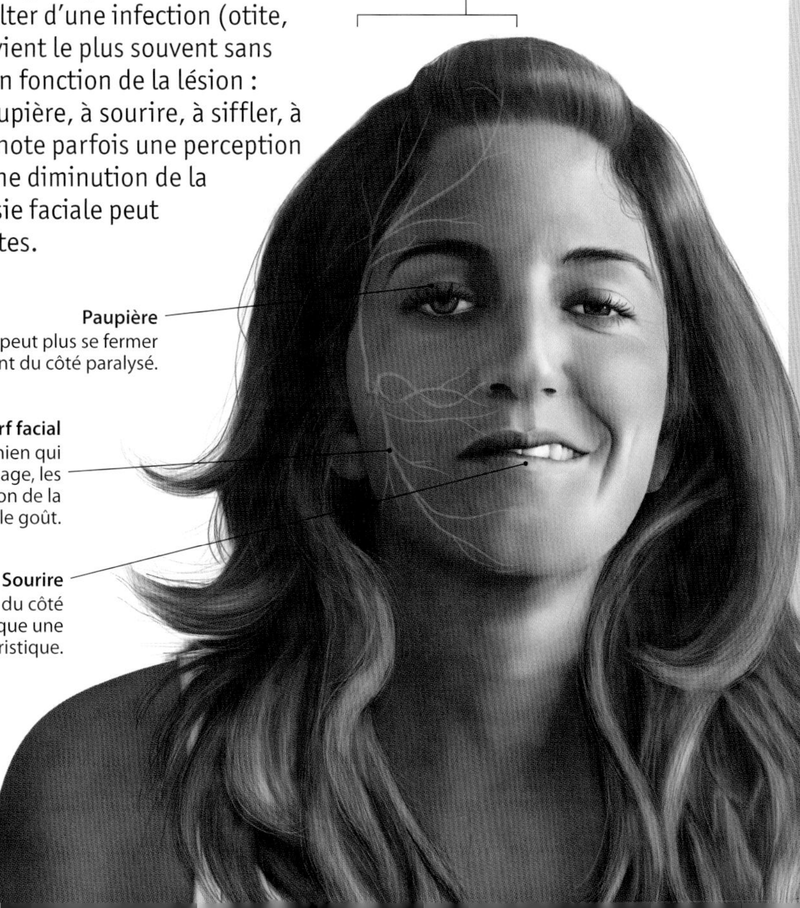
**Paralysie unilatérale**
Le côté paralysé reste figé bien que le malade tente de fermer les yeux ou de sourire.
**Paupière**
La paupière ne peut plus se fermer complètement du côté paralysé.
**Nerf facial**
Le nerf facial est le nerf crânien qui contrôle les mouvements du visage, les glandes lacrymales et la sécrétion de la salive. Il intervient également dans le goût.
**Sourire**
Le sourire ne se produit que du côté sain du visage, ce qui provoque une grimace caractéristique.

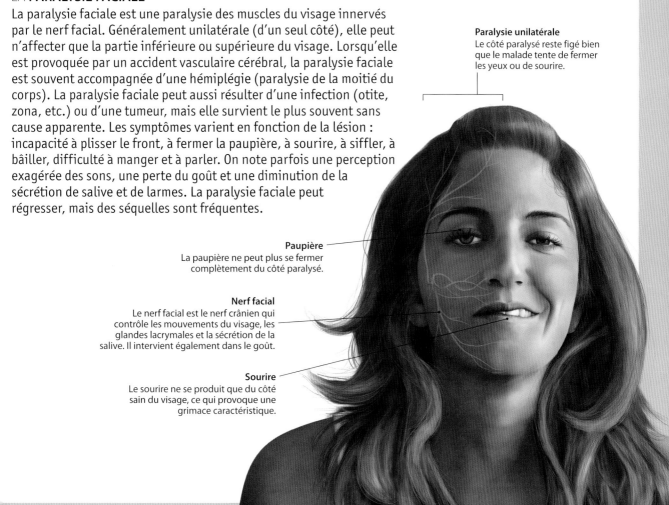

## L'HÉMIPLÉGIE

L'hémiplégie est une paralysie de la moitié droite ou gauche du corps, causée par une lésion de l'encéphale. Elle peut s'étendre à tout le côté du corps ou n'en affecter qu'une partie (visage, bras, jambe). L'hémiplégie peut s'installer brutalement, comme dans le cas d'un accident vasculaire cérébral, ou progressivement, par exemple à la suite d'une tumeur au cerveau. Elle peut être associée à une perte du langage et à une cécité partielle. La récupération est possible, mais la victime conserve souvent des séquelles.

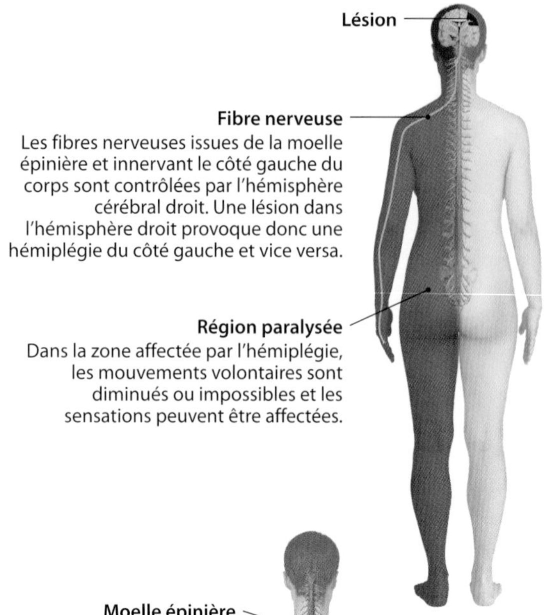
Lésion
Fibre nerveuse
Les fibres nerveuses issues de la moelle épinière et innervant le côté gauche du corps sont contrôlées par l'hémisphère cérébral droit. Une lésion dans l'hémisphère droit provoque donc une hémiplégie du côté gauche et vice versa.
Région paralysée
Dans la zone affectée par l'hémiplégie, les mouvements volontaires sont diminués ou impossibles et les sensations peuvent être affectées.

## LA PARAPLÉGIE

La paraplégie est une paralysie qui affecte les deux membres inférieurs et une partie du tronc. Elle est généralement causée par une lésion de la moelle épinière au niveau des vertèbres dorsales ou lombaires. Les chances de récupération et les possibilités de traitement dépendent de l'affection responsable et du degré de détérioration des fibres nerveuses : il est actuellement impossible de recomposer chirurgicalement une moelle épinière sectionnée. La victime peut être incapable de marcher et peut souffrir d'incontinence ou de rétention urinaire. Elle peut avoir du mal à expirer ou à tousser si la lésion est haute. L'érection et l'éjaculation peuvent aussi être affectées. En revanche, une femme paraplégique peut mener à bien une grossesse, mais des forceps devront être utilisés lors de l'accouchement en cas de paralysie des muscles abdominaux.

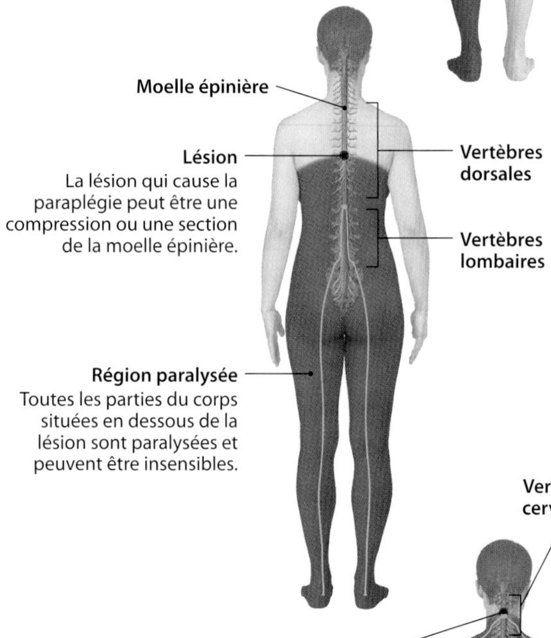
Moelle épinière
Lésion
La lésion qui cause la paraplégie peut être une compression ou une section de la moelle épinière.
Vertèbres dorsales
Vertèbres lombaires
Région paralysée
Toutes les parties du corps situées en dessous de la lésion sont paralysées et peuvent être insensibles.

## LA TÉTRAPLÉGIE

La tétraplégie, ou quadriplégie, est une paralysie qui affecte les quatre membres et le tronc. Elle découle généralement d'une lésion de la moelle épinière au niveau des vertèbres cervicales, causée notamment par une arthrose ou un coup du lapin. Comme pour la paraplégie, les chances de récupération dépendent de plusieurs facteurs, dont la gravité de la blessure infligée à la moelle. La victime souffre d'une perte de motricité et de sensibilité, d'incontinence urinaire et anale et de troubles de la respiration de gravité variable : difficulté à expirer et à tousser, voire incapacité de respirer sans assistance.

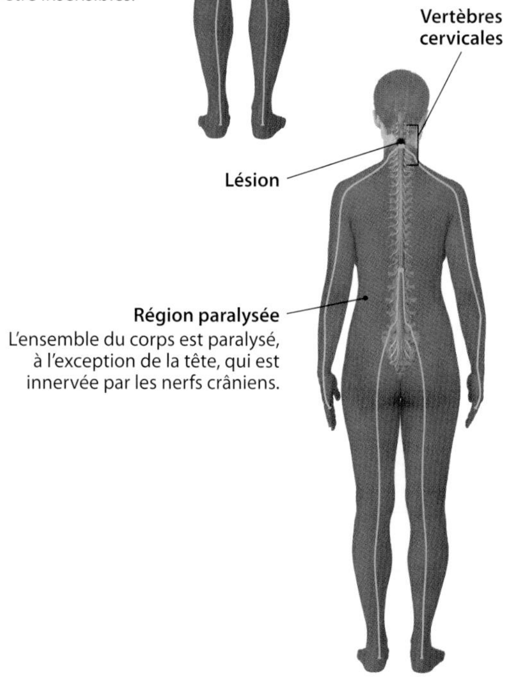
Vertèbres cervicales
Lésion
Région paralysée
L'ensemble du corps est paralysé, à l'exception de la tête, qui est innervée par les nerfs crâniens.

## LE COUP DU LAPIN

Le coup du lapin est un **traumatisme** du rachis cervical provoqué par un mouvement brutal de flexion puis d'extension du cou. Il survient généralement lors d'un accident de la route ou de sport. Le coup du lapin peut occasionner des maux de tête, des **acouphènes**, des vertiges, des troubles visuels et entraîner, selon la gravité du traumatisme, des lésions musculaires, une entorse, une fracture vertébrale ou une lésion de la moelle épinière.

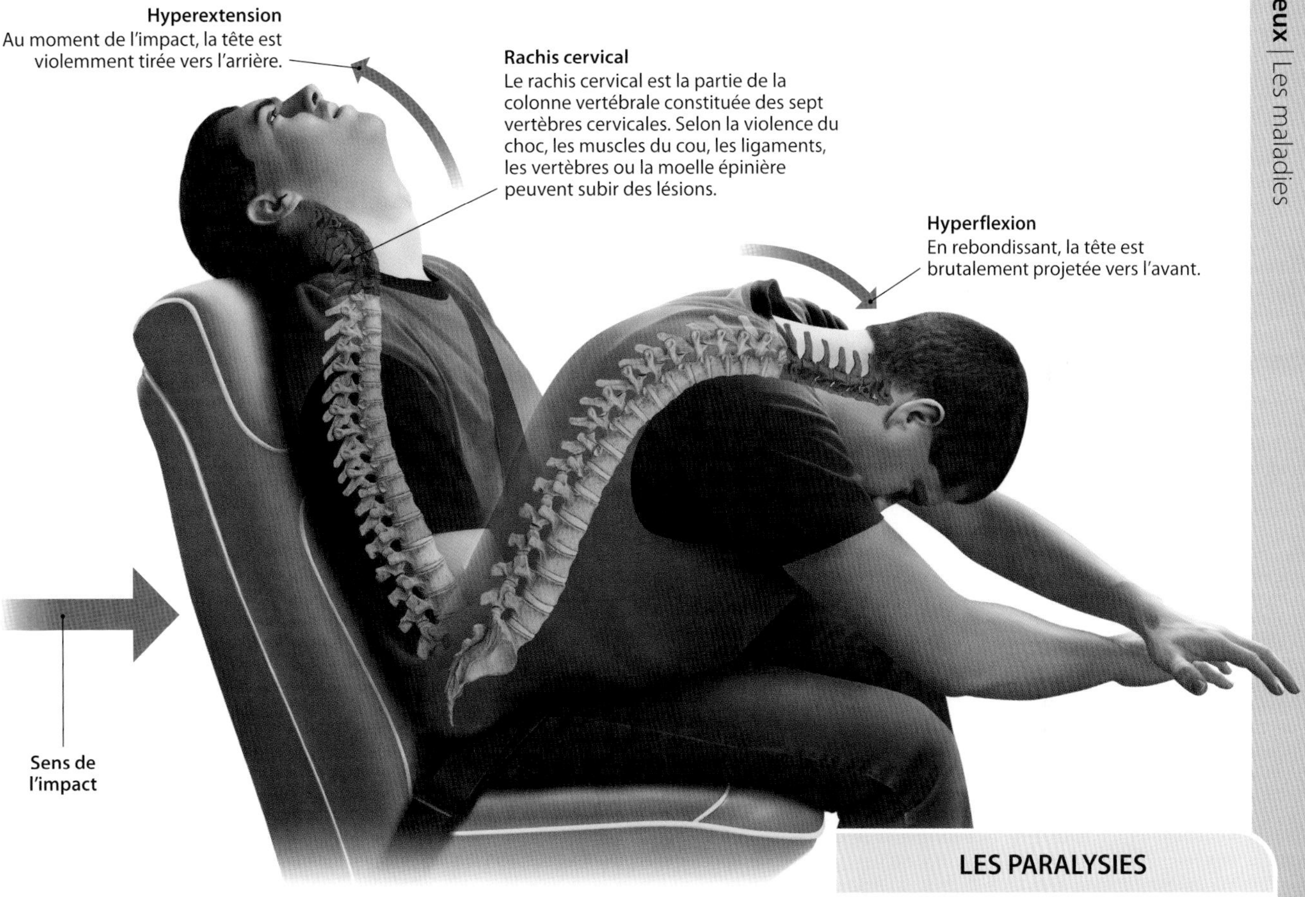
Hyperextension
Au moment de l'impact, la tête est violemment tirée vers l'arrière.
Rachis cervical
Le rachis cervical est la partie de la colonne vertébrale constituée des sept vertèbres cervicales. Selon la violence du choc, les muscles du cou, les ligaments, les vertèbres ou la moelle épinière peuvent subir des lésions.
Hyperflexion
En rebondissant, la tête est brutalement projetée vers l'avant.
Sens de l'impact

Coup du lapin lors d'un accident de voiture

## LA **PARÉSIE**

La parésie est une paralysie partielle, c'est-à-dire une diminution de la force musculaire d'une partie du corps liée à une lésion des neurones moteurs. Les muscles les plus touchés sont ceux des membres et des yeux. La parésie est un symptôme de différentes maladies du système nerveux, notamment la sclérose en plaques. Elle peut aussi survenir en cas de fracture osseuse. Selon la cause et la sévérité de la parésie, la rémission peut-être rapide, la motricité peut être récupérée par traitement médical, ou l'atteinte neurologique peut être irréversible. Dans ce dernier cas, la rééducation permet d'apprendre à utiliser au mieux les muscles restés actifs. Le recours à la physiothérapie permet également d'éviter l'atrophie des muscles touchés.

## LES PARALYSIES

**SYMPTÔMES :**
Incapacité à effectuer un mouvement volontaire, parfois associée à une perte de la sensibilité. Certaines paralysies sont accompagnées d'une augmentation du tonus musculaire pouvant provoquer des spasmes et des contractures.

**TRAITEMENTS :**
Il n'existe pas de traitement spécifique de la paralysie. Les chances de récupération dépendent de la gravité de la lésion et sont optimisées par la rééducation.

# LA PERTE DE CONNAISSANCE

La perte de connaissance, ou évanouissement, est une interruption totale ou partielle de la conscience, qui survient brusquement ou progressivement. Lorsqu'elle est de courte durée (**syncope**), elle peut être due à un trouble cardiovasculaire ou résulter d'un dysfonctionnement temporaire du système nerveux autonome. Lorsque la perte de connaissance se prolonge, on parle de coma. Les pertes de connaissance font partie des symptômes de nombreuses maladies et **traumatismes**. Il est donc important de consulter un médecin afin d'en déterminer la cause et de mettre en place un traitement adapté.

*Premiers soins : Le malaise et la perte de connaissance ... page 559*

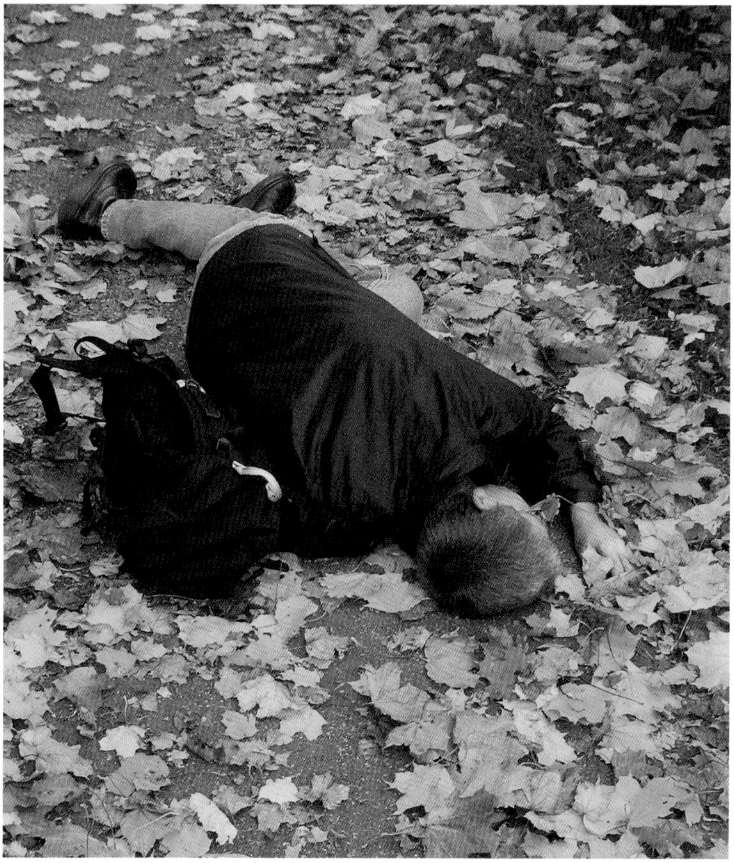

## LA SYNCOPE

La syncope est une perte de connaissance complète de courte durée, consécutive à une brusque diminution de l'apport en oxygène ou en sang dans l'encéphale. Cette diminution est le plus souvent due à un dysfonctionnement transitoire du système nerveux autonome (syncope vasovagale), mais peut aussi résulter d'un dysfonctionnement cardiovasculaire, d'une embolie pulmonaire, d'une asphyxie, d'une électrocution, d'une baisse du taux de potassium dans le sang, etc. La victime s'effondre, reste inconsciente quelques instants (généralement moins d'une minute), puis revient à elle, sans souvenir de sa chute. Pendant son évanouissement, elle ne réagit ni aux pincements ni au bruit. On observe parfois des convulsions et une perte d'urine. La syncope peut survenir au repos ou à l'effort.

## LA SYNCOPE VASOVAGALE ET LE MALAISE VAGAL

Une syncope vasovagale est provoquée par une activité excessive du nerf vague, lequel joue un rôle important dans le ralentissement du rythme cardiaque et respiratoire. Elle est la plupart du temps sans gravité et peut affecter des personnes jeunes, en bonne santé, sans problème cardiaque. La syncope vasovagale fait parfois suite à un changement brusque de la position assise ou couchée à la position debout. Elle peut aussi être consécutive à un malaise vagal. Celui-ci est un état d'inconfort (pâleur, transpiration, vision brouillée, bourdonnements dans les oreilles, ralentissement du rythme cardiaque) accompagné d'une impression d'évanouissement imminent. Le malaise vagal est dû à un excès d'activité du nerf vague sur le système cardiovasculaire, généralement lié à une émotion forte ou à une douleur intense.

## LE COMA

Le coma est une interruption prolongée de la conscience, caractérisée par une absence ou une quasi-absence de réaction aux stimulus externes, mais avec une conservation relative des fonctions circulatoire et respiratoire. Il peut résulter d'un **traumatisme** crânien, d'un accident vasculaire cérébral, d'une **hypoglycémie**, d'une intoxication ou de diverses maladies : tumeur, méningite, épilepsie, hépatite, diabète, etc. Le coma peut durer de quelques heures à plusieurs mois, voire plusieurs années. Son évolution dépend essentiellement de sa cause et le pronostic est extrêmement difficile à établir.

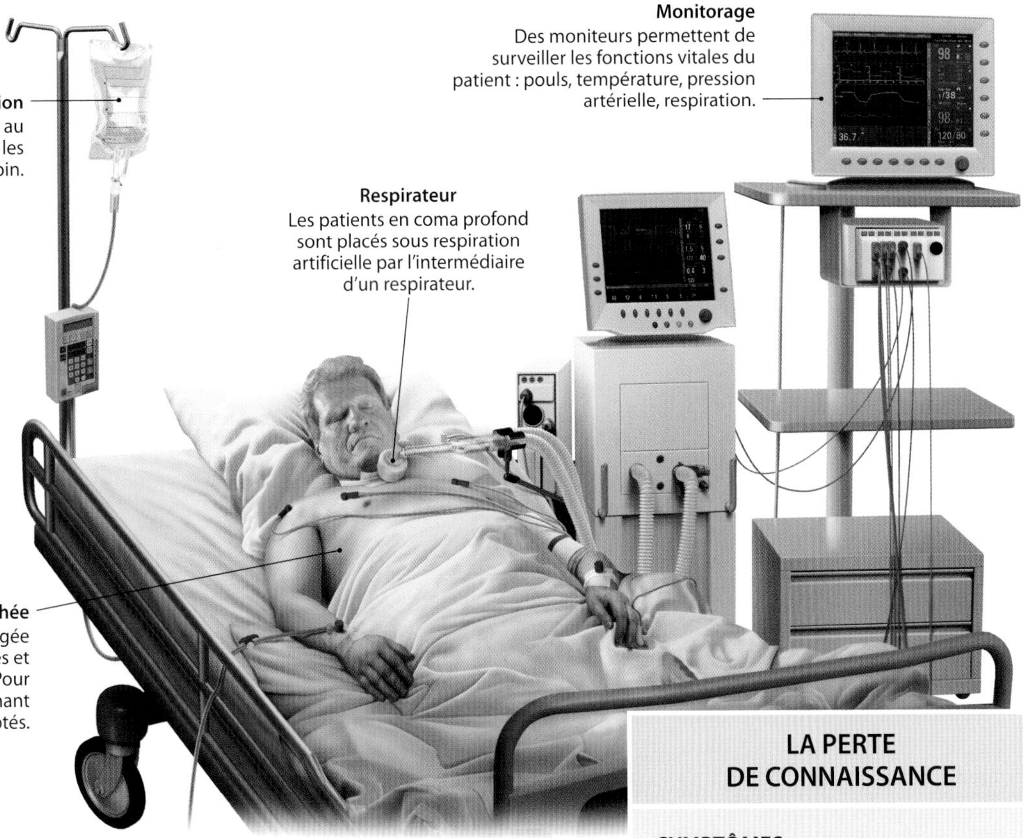
36,7
98
120/80
98

**Perfusion**
Une perfusion apporte au patient dans le coma les nutriments dont il a besoin.

**Monitorage**
Des moniteurs permettent de surveiller les fonctions vitales du patient : pouls, température, pression artérielle, respiration.

**Respirateur**
Les patients en coma profond sont placés sous respiration artificielle par l'intermédiaire d'un respirateur.

**Position couchée**
La position allongée prolongée peut engendrer des escarres et des **nécroses** musculaires. Pour les éviter, le personnel soignant effectue des massages adaptés.

### LES STADES DU COMA

Le coma peut atteindre quatre stades de profondeur. Au premier stade (coma vigil), le patient grogne quand on lui parle et réagit à la douleur. Au deuxième stade (coma somnolent), le patient ne réagit pas aux sons mais certains réflexes persistent. Au troisième stade (coma profond), le patient ne réagit pas aux stimulus et présente un relâchement musculaire complet et des troubles végétatifs, notamment des troubles respiratoires. Le quatrième stade, celui du coma dépassé, est l'état de mort cérébrale. La mort cérébrale est l'arrêt de toute activité de l'encéphale et de toute activité respiratoire spontanée, avec une persistance temporaire de l'activité cardiaque. Elle est considérée comme la mort légale dans de nombreux pays.

### LA PERTE DE CONNAISSANCE

**SYMPTÔMES :**
Interruption de la conscience, partielle ou totale, de durée variable.

**TRAITEMENTS :**
Traitement de la cause. La personne dans le coma requiert des soins particuliers, notamment pour maintenir ses fonctions vitales.

**PRÉVENTION :**
S'allonger dès les premiers signes de malaise vagal pour éviter de se blesser en tombant.

# LES ACCIDENTS VASCULAIRES CÉRÉBRAUX

Un accident vasculaire cérébral (AVC), ou attaque cérébrale, est une altération soudaine de la circulation sanguine dans l'encéphale, due à l'obstruction d'une artère ou à la rupture de ses parois. Dans les pays occidentaux, les AVC constituent la troisième cause de mortalité et la première cause de handicap acquis (déficiences motrices, sensorielles et intellectuelles). Ils atteignent toutes les classes d'âge, mais le risque d'en subir un augmente après 60 ans et dans les cas d'hypertension artérielle, d'athérosclérose, de diabète ou d'anévrisme. Le tabagisme, l'alcoolisme et les antécédents familiaux augmentent également le risque. Un AVC nécessite une hospitalisation d'urgence. Une prise en charge précoce diminue le risque de lésions neurologiques irréversibles et de décès. Les récidives sont fréquentes et 75 % des personnes qui y survivent gardent des séquelles de gravité variable.

## LES **SYMPTÔMES** DE L'**AVC**

Les symptômes d'un AVC apparaissent brutalement et peuvent différer selon la nature et le site de la lésion : paralysie, troubles de la vision, du langage (paroles indistinctes, difficulté à trouver ses mots ou à comprendre les autres), troubles sensitifs (engourdissement) ou de la coordination (tremblements, maladresse), vertiges, perte de connaissance, céphalée violente, **convulsions**, etc. Lorsque les symptômes d'un AVC disparaissent spontanément en moins de 24 heures, il s'agit d'un accident ischémique transitoire. Ce type d'accident, provoqué par une brève interruption de l'irrigation sanguine de l'encéphale, constitue un signal d'alarme puisqu'il précède souvent l'infarctus cérébral. Il nécessite une consultation médicale d'urgence.

## L'**INFARCTUS CÉRÉBRAL**

L'infarctus cérébral représente 80 % des AVC. Il fait suite à l'obstruction d'une artère cérébrale par embolie ou par thrombose. Dans le cas de la thrombose, l'obstruction est causée par un caillot sanguin (thrombus) qui se forme directement dans une artère cérébrale, au niveau d'une plaque d'athérome. Il s'agit de la cause la plus fréquente d'infarctus cérébral. Dans le cas de l'embolie, l'obstruction est créée par un corps étranger ayant migré jusqu'à l'encéphale, souvent un caillot sanguin qui s'est formé dans le cœur ou qui s'est détaché d'une plaque d'athérome. L'infarctus entraîne une interruption de l'irrigation sanguine de l'encéphale et la destruction plus ou moins étendue de ses tissus. Il peut également provoquer la formation d'un **œdème** cérébral ou évoluer en hémorragie intracérébrale.

*L'athérosclérose ... page 256*

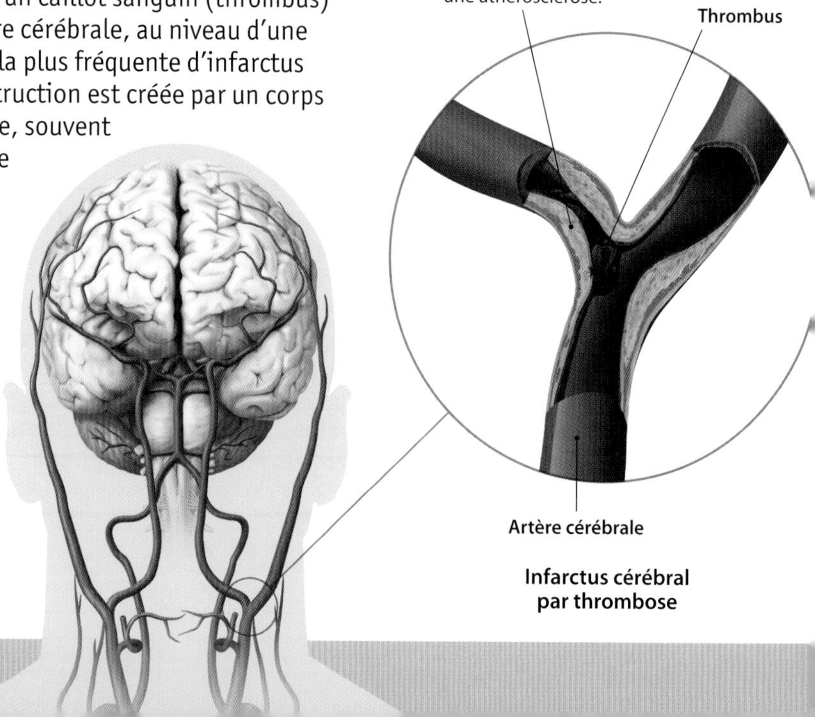
**Plaque d'athérome**
En cas d'excès de cholestérol, des lipides peuvent se déposer sur la paroi interne des artères, formant une plaque d'athérome et provoquant une athérosclérose.
**Thrombus**
**Artère cérébrale**

**Infarctus cérébral par thrombose**

## L'HÉMORRAGIE CÉRÉBRALE

L'hémorragie cérébrale, qui représente 20 % des AVC, prend souvent la forme d'un épanchement de sang à l'intérieur de l'encéphale (hémorragie intracérébrale), causé par la rupture d'une artère cérébrale. Elle entraîne la destruction de cellules nerveuses ainsi que la formation d'un **hématome** et parfois d'un **œdème**. La principale cause de l'hémorragie intracérébrale est l'hypertension artérielle, qui fragilise les vaisseaux. Il arrive que l'épanchement de sang ait lieu non pas dans l'encéphale mais entre les méninges qui le recouvrent (hémorragie méningée). Plus fréquente chez les femmes, l'hémorragie méningée est généralement provoquée par une rupture d'anévrisme.

*L'anévrisme ... page 270*

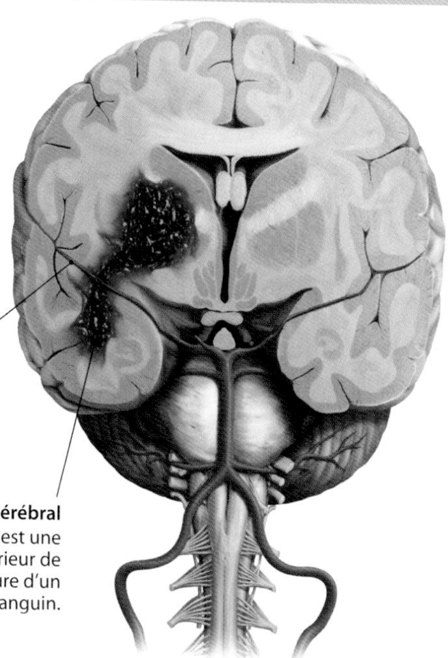

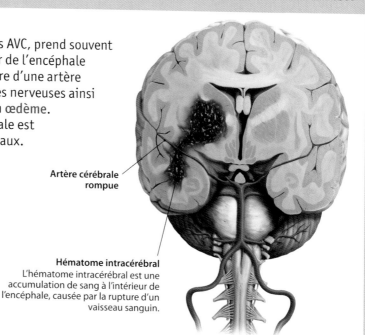

Artère cérébrale rompue
Hématome intracérébral
L'hématome intracérébral est une accumulation de sang à l'intérieur de l'encéphale, causée par la rupture d'un vaisseau sanguin.


Hémorragie intracérébrale

## L'ŒDÈME CÉRÉBRAL

Un œdème cérébral est une accumulation de liquide dans les tissus du cerveau. Ses causes sont variées : accident vasculaire cérébral, **traumatisme** crânien, tumeur, etc. L'œdème cérébral entraîne des maux de tête et des troubles neurologiques (troubles du langage, hallucinations, cécité, amnésie, diminution de la force et de la sensibilité, perte de connaissance). Il peut causer une hypertension intracrânienne ainsi qu'une compression de l'encéphale et constitue une cause fréquente de décès.

## LA PRÉVENTION DE L'ACCIDENT VASCULAIRE CÉRÉBRAL

La prévention de l'accident vasculaire cérébral repose essentiellement sur la détection des signes annonciateurs, sur une prise en charge médicale rapide ainsi que sur la réduction des facteurs de risque.

- ADOPTEZ UN MODE DE VIE SAIN

  Une mauvaise alimentation (consommation excessive de sel et de gras saturés), le manque d'exercice, le stress, le tabagisme et l'alcoolisme sont autant de facteurs qui favorisent les troubles prédisposant à l'AVC : hypertension artérielle, athérosclérose, hypercholestérolémie, diabète, etc. Il est important de surveiller ces troubles et de les soigner en adoptant un mode de vie plus sain. Les personnes qui ont déjà souffert d'un accident ischémique transitoire devraient être particulièrement prudentes.

- CONSULTEZ D'URGENCE UN MÉDECIN DÈS LES PREMIERS SYMPTÔMES

## LES ACCIDENTS VASCULAIRES CÉRÉBRAUX

**SYMPTÔMES :**
Paralysie, troubles sensitifs, de la vision, du langage et de la coordination, perte de connaissance, vertiges, céphalée violente, convulsions. Les symptômes s'installent brutalement.

**TRAITEMENTS :**
Le traitement (chirurgie, thrombolyse, **anticoagulants**) vise à prévenir l'extension des lésions pour éviter le décès et limiter les séquelles. La récupération fonctionnelle est variable et repose sur la rééducation.

**PRÉVENTION :**
Réduire les facteurs de risques (hypertension artérielle, hypercholestérolémie, athérosclérose, etc.). Consulter un médecin dès les premiers signes (accident ischémique transitoire).

# LES TUMEURS DU SYSTÈME NERVEUX

Chez l'adulte, les tumeurs primitives du système nerveux se situent le plus souvent dans le cerveau. Chez l'enfant, elles apparaissent plus fréquemment dans le cervelet et le tronc cérébral. Le système nerveux est aussi le site de tumeurs secondaires, issues des métastases d'autres cancers. Les tumeurs du système nerveux, même bénignes, peuvent comprimer l'encéphale ou la moelle épinière et entraîner des troubles neurologiques : paralysie, faiblesse musculaire, crises d'épilepsie, troubles de l'équilibre.

*Les cancers ... page 55*

## LES TYPES DE TUMEURS DU SYSTÈME NERVEUX

Il existe principalement trois types de tumeurs affectant le système nerveux : le neurinome, le méningiome et le gliome. Le neurinome est une tumeur bénigne de croissance lente qui affecte les nerfs crâniens ou spinaux. Le méningiome se développe à partir des méninges qui enveloppent l'encéphale et la moelle épinière. Il est le plus souvent bénin et à développement lent, mais il existe des formes invasives qui produisent des métastases. Le gliome, qui peut être bénin ou malin (glioblastome), se développe dans le système nerveux central à partir des cellules gliales (cellules jouant un rôle de soutien, de nutrition et de protection des neurones). Près de la moitié des tumeurs localisées dans l'encéphale sont des gliomes.

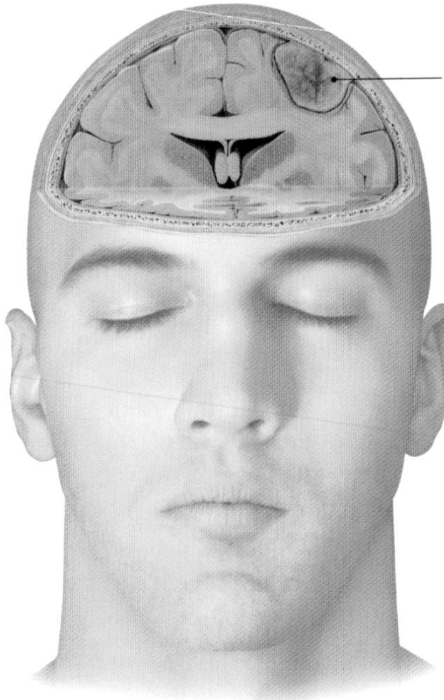

**Méningiome**
Lorsqu'il est localisé dans le crâne, un méningiome peut provoquer des maux de tête, des vomissements, des crises d'épilepsie et causer une paralysie.

## LE GLIOBLASTOME

Un glioblastome est une tumeur maligne du cerveau, qui provient de la prolifération de cellules gliales, lesquelles forment une partie du tissu nerveux. Généralement localisé dans un des deux hémisphères cérébraux, le glioblastome provoque une hypertension intracrânienne et des lésions des cellules nerveuses qui entraînent des déficits neurologiques : paralysies, troubles sensitifs. Il doit être traité le plus rapidement possible car son volume augmente rapidement. Les récidives sont fréquentes et cette tumeur est souvent fatale dans l'année qui suit le diagnostic.

## LES TUMEURS DU SYSTÈME NERVEUX

**SYMPTÔMES :**
Maux de tête, nausées et vomissements, convulsions, troubles visuels, troubles du comportement, perturbation des fonctions intellectuelles, hallucinations, vertiges, déficits neurologiques (faiblesse musculaire, paralysies, troubles sensitifs). Les symptômes dépendent de la localisation de la tumeur.

**TRAITEMENTS :**
**Radiothérapie, chimiothérapie**, chirurgie. Médicaments traitant les symptômes de la tumeur. Si une tumeur croît très lentement et ne provoque pas de symptômes, il est possible qu'aucun traitement ne soit mis en place (les effets secondaires d'un traitement peuvent être plus nocifs que la tumeur elle-même). Un suivi régulier est alors nécessaire.

# LES ENCÉPHALITES

Les encéphalites sont des **inflammations** de l'encéphale, le plus souvent causées par une **infection** virale ou par une réaction **auto-immune**. Plus rarement, les encéphalites sont causées par un **traumatisme** crânien, une intoxication, une infection bactérienne ou une tumeur. Dans les formes modérées, la maladie se manifeste par une somnolence, un syndrome grippal et des maux de tête, laissant parfois des séquelles légères telles qu'un ralentissement de la pensée et de la parole ou un comportement atypique (changements d'humeur, agitation). Les formes sévères d'encéphalite sont à l'origine de troubles neurologiques majeurs : **convulsions**, confusion mentale, troubles de la mémoire, troubles sensoriels et moteurs. Elles peuvent laisser des séquelles irréversibles (paralysie, troubles sensoriels et moteurs, baisse des facultés cognitives, épilepsie, coma) et entraîner le décès.

*Le syndrome grippal ... page 320*

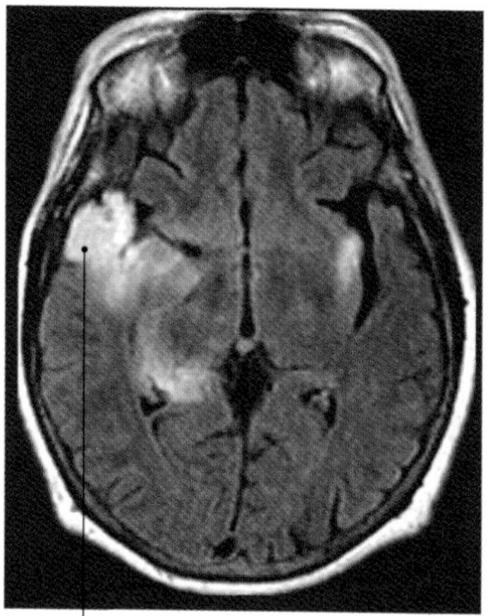

**Encéphalite herpétique**

**Lobe temporal**
Le lobe temporal est la zone la plus fréquemment touchée par l'encéphalite herpétique. Son inflammation provoque souvent des troubles du langage et des convulsions.

## LES ENCÉPHALITES VIRALES

La plupart des encéphalites sont causées par un virus qui infecte directement l'encéphale. Le virus peut être transmis par des moustiques (encéphalite japonaise, encéphalite du Nil occidental), par des tiques (méningoencéphalite à tiques) ou par la morsure d'un mammifère (rage). Toutefois, la forme la plus fréquente d'encéphalite virale est l'encéphalite herpétique, provoquée par le virus *Herpes simplex*. Ce dernier, responsable de l'herpès labial et de l'herpès génital, est transmis par contact direct avec des lésions herpétiques ou avec un objet contaminé (ustensiles, serviette de toilette, etc.). L'encéphalite herpétique est l'une des rares formes à bénéficier d'un traitement spécifique, l'acyclovir. Elle touche surtout les enfants de moins de trois ans et les adultes de 40 à 50 ans. La mortalité est élevée et les séquelles, si la maladie n'est pas traitée à un stade précoce, sont souvent lourdes. Aussi, dès qu'une encéphalite virale est suspectée, elle est traitée par acyclovir avant même que le diagnostic d'encéphalite herpétique soit confirmé.

*L'herpès labial ... page 86*
*L'herpès génital ... page 447*

## LES ENCÉPHALITES POST-INFECTIEUSES

Les encéphalites post-infectieuses sont dues à une réaction auto-immune consécutive à une infection ne touchant pas directement l'encéphale. Des virus comme ceux de la grippe, de la rougeole, de la rubéole, de la poliomyélite ou du sida peuvent déclencher la maladie. De manière exceptionnelle, une encéphalite peut être déclenchée par l'administration d'un vaccin.

### LES ENCÉPHALITES

**SYMPTÔMES :**
Formes modérées : syndrome grippal, maux de tête, troubles de la mémoire, confusion, comportement atypique, somnolence. Formes sévères : troubles sensoriels et moteurs (photophobie, troubles de la coordination, paralysie), troubles du langage.

**TRAITEMENTS :**
Antiviraux (acyclovir), **antibiotiques**, traitement des symptômes.

**PRÉVENTION :**
Vaccination contre la rage, la rubéole, la poliomyélite, la grippe, la rougeole. Protection contre les moustiques.

# LA RAGE

Connue depuis plusieurs millénaires, la rage est une maladie virale qui affecte le système nerveux et provoque une **inflammation** mortelle de l'encéphale (encéphalite). Elle est transmise à l'homme par des animaux infectés, notamment le renard, la chauve-souris, le raton laveur et les chiens errants. La contamination a lieu par la salive à la suite d'une morsure ou du léchage d'une plaie. La rage est présente dans le monde entier à l'exception de quelques pays (Royaume-Uni, Irlande, Japon, Islande, Australie, Nouvelle-Zélande, Norvège, Suède). La **vaccination** permet de prévenir la contamination chez les personnes à risque et de traiter celles qui ont été exposées au virus par une morsure. Une fois la maladie déclarée, le décès est rapide et inévitable.

## LES SYMPTÔMES DE LA RAGE

Les symptômes de la rage apparaissent de quelques jours à plusieurs mois après la contamination. La durée d'incubation est plus courte lorsque la morsure est située dans des régions richement innervées ou près de la tête. Le malade commence par ressentir une douleur au site de la morsure. Il peut présenter des difficultés à avaler et souffrir de troubles de l'humeur : abattement, inquiétude, excitation, crises de larmes, phobie de l'eau. La maladie peut ensuite évoluer vers deux formes cliniques différentes. Dans la forme furieuse (80 % des cas), le malade devient agressif et violent. Dans la forme paralytique, une paralysie généralisée s'installe en quelques jours. Dans les deux cas, la maladie évolue rapidement vers le coma et la mort, souvent par asphyxie.

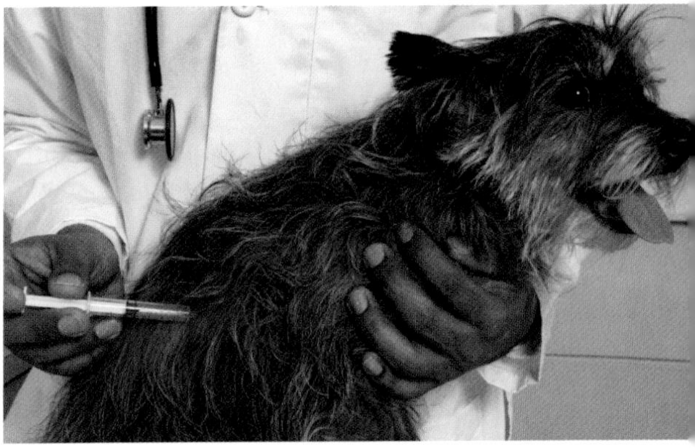

**Rage chez les animaux**
Lorsque la maladie se déclare, l'animal enragé présente une salivation excessive et un comportement anormal : désorientation, agitation ou au contraire léthargie, difficulté à marcher. Un animal apparemment sain peut néanmoins être porteur de la maladie et la transmettre à l'homme, car le virus est présent dans la salive avant l'apparition des symptômes. N'importe quel mammifère non vacciné est susceptible d'être infecté par la rage. La vaccination des animaux domestiques est donc primordiale.

### LA RAGE

**SYMPTÔMES :**
Fièvre, troubles de l'humeur, salivation excessive, hallucinations, phobie de l'eau, contractures, paralysie.

**TRAITEMENTS :**
Vaccination immédiate après exposition au virus, sérothérapie. Il n'existe pas de traitement spécifique une fois que la maladie s'est déclarée.

*La sérothérapie ... page 286*

**PRÉVENTION :**
Vaccination (hommes et animaux). Consulter immédiatement un médecin en cas de morsure par un animal inconnu ou suspecté d'avoir la rage pour entamer le traitement avant que la maladie se développe.

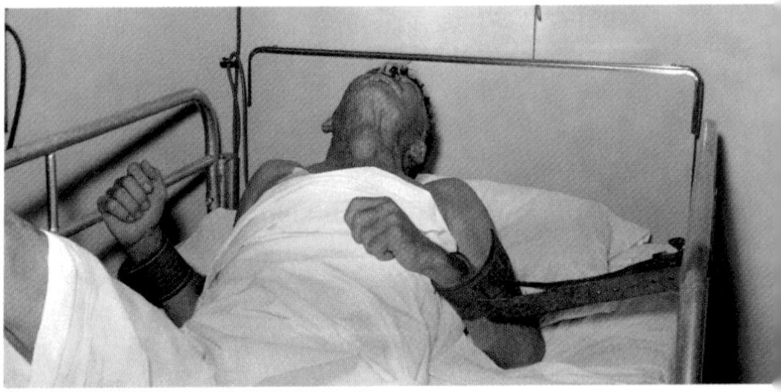

**Rage furieuse**
Dans la forme furieuse de la rage, le malade présente une hyperexcitation motrice (**convulsions**, contractures) et une salivation excessive. Anxieux, agité et agressif, il est victime d'hallucinations et souffre d'une peur maladive de l'eau (hydrophobie).

# LA MÉNINGITE

La méningite est une **inflammation** des méninges (membranes enveloppant l'encéphale et la moelle épinière) causée le plus souvent par une **infection**. Les formes les plus courantes, dues à des virus parasitant l'intestin, sont généralement bénignes et guérissent spontanément en quelques jours. Toutefois, certaines méningites causées par des bactéries (pneumocoque, streptocoque, *Haemophilus influenzae, Listeria monocytogenes, Escherichia coli*, méningocoque), des champignons et certains virus (herpès, varicelle) peuvent être très graves, notamment chez les enfants et les personnes âgées ou **immunodéprimées**. Elles doivent être traitées rapidement par **antibiotiques** car elles peuvent entraîner des séquelles neurologiques (perte de motricité, perte auditive, problèmes d'apprentissage), voire le décès. La méningite causée par le méningocoque est notamment très contagieuse, virulente et parfois foudroyante. Elle touche davantage les enfants et les adolescents et peut provoquer des épidémies. Grâce à la **vaccination**, les cas de méningite sont devenus assez rares dans les pays occidentaux.

## LES SYMPTÔMES DES MÉNINGITES

La méningite est caractérisée par un ensemble de symptômes (syndrome méningé) : forte fièvre, maux de tête, intolérance à la lumière, vomissements, irritabilité, raideur de la nuque, **convulsions**. L'apparition de petites taches rouges sur la peau est un signe de gravité et nécessite une hospitalisation en urgence. Chez les nourrissons, le diagnostic de la maladie est plus difficile à poser car les symptômes ne sont pas spécifiques : pleurs, teint gris, manque de tonicité musculaire, somnolence, fontanelle bombée, convulsions, etc.

## LA PONCTION LOMBAIRE

La ponction lombaire consiste à introduire une aiguille entre deux vertèbres lombaires, jusqu'à l'espace sous-arachnoïdien (situé entre deux méninges), pour y prélever un échantillon de liquide cérébrospinal ou y introduire un médicament (antibiotique, **chimiothérapie**, etc.). Le prélèvement de liquide cérébrospinal permet de diagnostiquer une hémorragie méningée ou une méningite. Elle permet également d'évacuer un trop-plein de liquide cérébrospinal, par exemple en cas d'hypertension intracrânienne. La ponction lombaire est réalisée à l'hôpital, sous **anesthésie** locale ou sans anesthésie. Elle est sans danger et peut se faire à tout âge, y compris chez les nourrissons.

*Les méninges et le liquide cérébrospinal ... page 140*

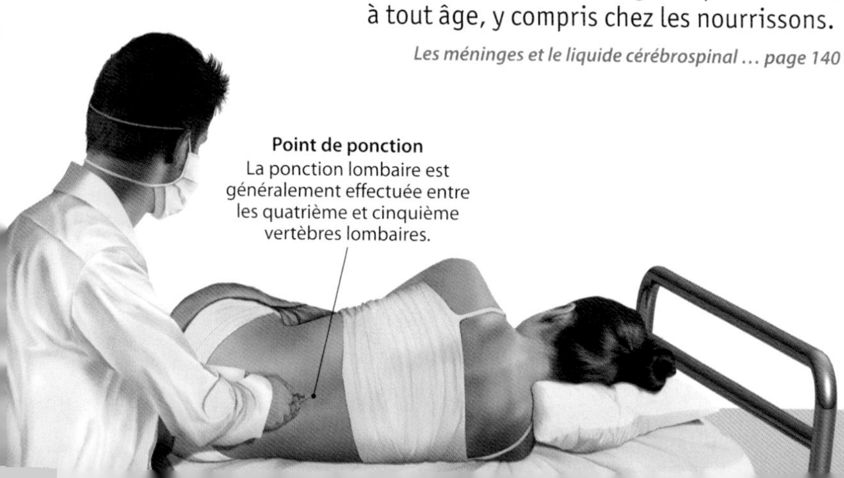
**Point de ponction**
La ponction lombaire est généralement effectuée entre les quatrième et cinquième vertèbres lombaires.

### LA MÉNINGITE

**SYMPTÔMES :**
Fièvre, maux de tête, intolérance à la lumière, vomissements, raideur de la nuque, convulsions. Méningite méningococcique : taches rouges sur la peau.

**TRAITEMENTS :**
Antibiotiques.

**PRÉVENTION :**
Il existe des vaccins contre certaines méningites bactériennes (pneumocoque, méningocoque A et C, *Haemophilus influenzae*). Des antibiotiques sont administrés préventivement aux personnes qui ont été en contact avec un malade infecté par le méningocoque.

# LE ZONA

Le virus de la varicelle est présent à l'état latent dans les ganglions nerveux de toutes les personnes qui ont souffert de cette maladie. Il peut être réactivé sous forme de zona lorsque les défenses immunitaires sont affaiblies par des facteurs tels que le stress, une **infection** ou un cancer. Le zona est caractérisé par une éruption cutanée très douloureuse localisée sur le trajet d'un nerf sensitif, en particulier les nerfs intercostaux, le nerf optique et les nerfs cervicaux. La maladie peut être transmise par contact avec les vésicules et causer la varicelle chez les personnes qui ne l'ont jamais contractée.

*La varicelle ... page 519*

## LES SYMPTÔMES DU ZONA

Les manifestations du zona sont unilatérales et localisées sur le trajet du nerf affecté, car le virus chemine le long du nerf jusqu'à la peau. Les symptômes débutent par une sensation de brûlure suivie par l'apparition de rougeurs et de vésicules sur la peau. La douleur qui les accompagne est généralement très intense. La guérison est obtenue au bout de deux à six semaines, mais des douleurs peuvent persister pendant plusieurs années. La récidive est rare. Chez les personnes gravement **immunodéprimées**, souffrant par exemple du sida ou d'un cancer, il existe un risque de généralisation de l'infection qui peut atteindre les viscères, les méninges ou l'encéphale et provoquer des hémorragies.

## LE ZONA OPHTALMIQUE

Lorsque le zona affecte le nerf ophtalmique, il se manifeste par une rougeur et des vésicules localisées sur le front, le pourtour de l'œil et la cornée. Il peut entraîner des lésions de l'œil et mener à une baisse d'acuité visuelle, voire à la cécité. Il est donc systématiquement traité par antiviraux.

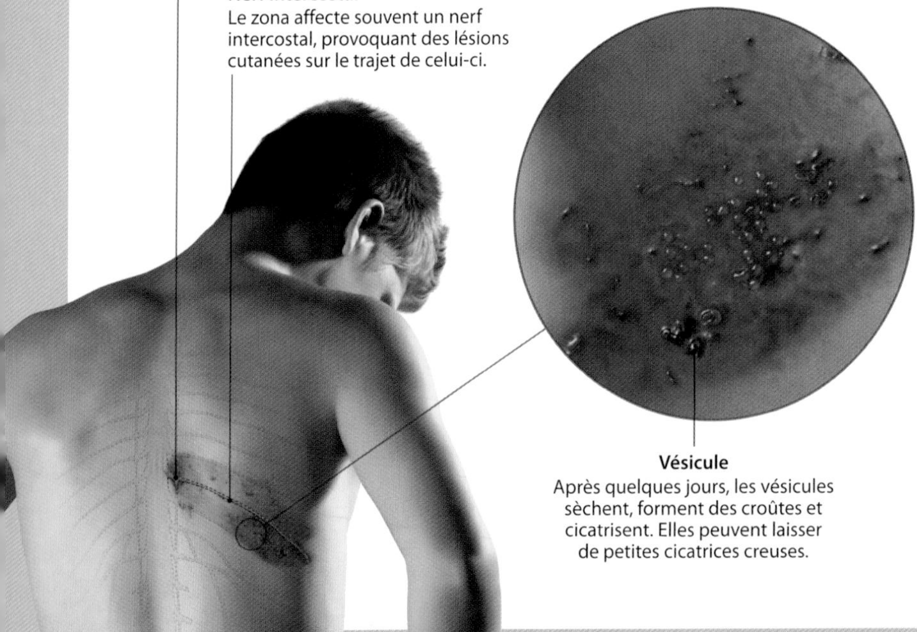
**Ganglion spinal**
Le virus de la varicelle demeure latent dans les ganglions spinaux, parfois pendant des dizaines d'années, avant d'être réactivé et de provoquer le zona.
**Nerf intercostal**
Le zona affecte souvent un nerf intercostal, provoquant des lésions cutanées sur le trajet de celui-ci.
**Vésicule**
Après quelques jours, les vésicules sèchent, forment des croûtes et cicatrisent. Elles peuvent laisser de petites cicatrices creuses.

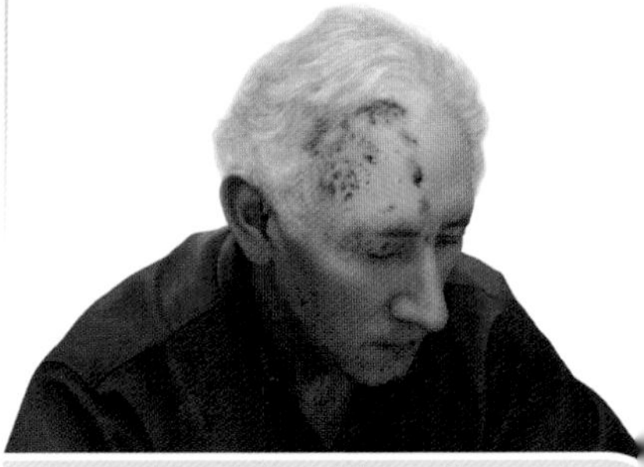

### LE ZONA

**SYMPTÔMES :**
Brûlure, rougeur et vésicules cutanées le long du trajet d'un nerf. Douleur intense. Parfois, fièvre légère et maux de tête.

**TRAITEMENTS :**
Désinfection des lésions, **analgésiques**. Des antiviraux sont prescrits aux personnes immunodéprimées et en cas de zona ophtalmique.

# LA POLIOMYÉLITE

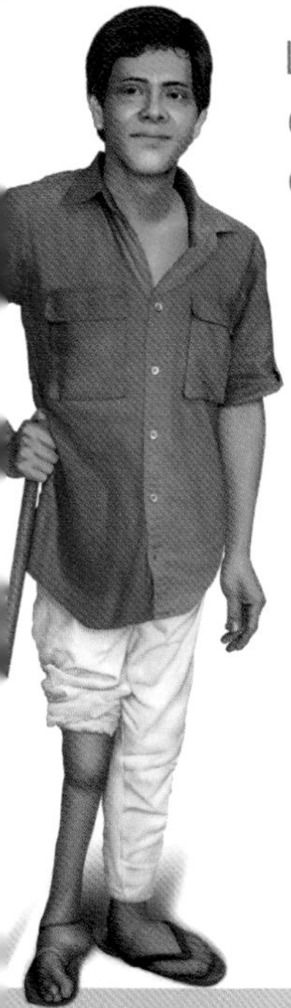

La poliomyélite est une **infection** du système nerveux par le poliovirus, un virus qui se transmet par contact avec des sécrétions (toux, éternuement, postillons) ou avec de l'eau et des aliments contaminés. Lorsque la maladie se déclare, elle provoque de la fièvre, des maux de tête, des maux de dos et une raideur de la nuque. Dans quelques cas, la maladie entraîne une paralysie souvent irréversible de certains muscles, provoquant leur atrophie et des déformations parfois très handicapantes. La poliomyélite touche essentiellement les enfants. Aujourd'hui en voie de disparition grâce à la **vaccination**, elle reste endémique dans quelques pays d'Afrique et d'Asie.

**LA POLIOMYÉLITE**

**SYMPTÔMES :**
Fièvre, vomissements, maux de tête, maux de dos, raideurs de la nuque, douleurs dans les membres. Parfois, paralysie de certains muscles.

**TRAITEMENTS :**
Aucun traitement.

**PRÉVENTION :**
Vaccination, mesures d'hygiène.

# LA SCLÉROSE LATÉRALE AMYOTROPHIQUE

La sclérose latérale amyotrophique, ou maladie de Charcot, est une maladie **dégénérative** de cause inconnue qui affecte les neurones moteurs innervant les muscles squelettiques. Elle se manifeste d'abord par une faiblesse musculaire de la main et de l'avant-bras et par l'atrophie progressive des muscles de la main. L'atteinte se propage ensuite à tous les muscles volontaires, évoluant vers la paralysie. L'aggravation des symptômes peut être très rapide ou s'étendre sur plusieurs années et le décès est généralement causé par une défaillance respiratoire ou par une infection pulmonaire. La maladie débute généralement autour de 60 ans et touche environ 5 personnes sur 100 000 dans le monde.

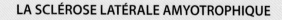

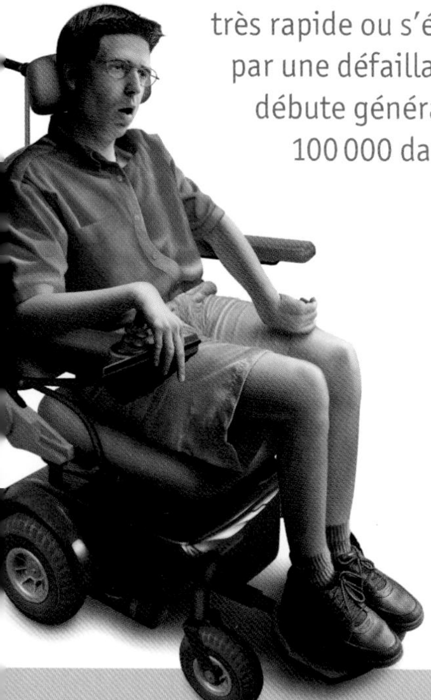

**LA SCLÉROSE LATÉRALE AMYOTROPHIQUE**

**SYMPTÔMES :**
Dysfonctionnements musculaires (paralysies, atrophies musculaires, raideur musculaire excessive, crampes, contractions spontanées et irrégulières), troubles respiratoires, de la parole et de la déglutition. Symptômes connexes : troubles du sommeil, constipation, amaigrissement.

**TRAITEMENTS :**
Traitement des symptômes : sonde gastrique, assistance respiratoire, etc. Un médicament (riluzole) permet de ralentir l'évolution de la maladie.

# LA SCLÉROSE EN PLAQUES

La sclérose en plaques est une maladie **auto-immune** qui entraîne la destruction de la gaine de myéline des axones du système nerveux central. Elle provoque des troubles neurologiques de gravité variable. La maladie débute généralement entre 20 et 40 ans et évolue souvent par poussées entrecoupées de périodes de rémission et de régression des troubles. Elle touche environ 2,5 millions de personnes dans le monde, dont une majorité de femmes (3 femmes pour 1 homme).

*Les neurones ... page 136*

## LA DÉMYÉLINISATION

La démyélinisation est la destruction de la gaine de myéline qui entoure et isole les axones des neurones. Elle provoque une perturbation ou une interruption de la conduction des influx nerveux et peut engendrer des lésions irréversibles des neurones. Il en résulte des troubles neurologiques divers, qui dépendent de la localisation des lésions. La démyélinisation des axones peut être causée par une maladie auto-immune (sclérose en plaques, lupus érythémateux systémique) ou par une **infection** (maladie de Lyme, sida).

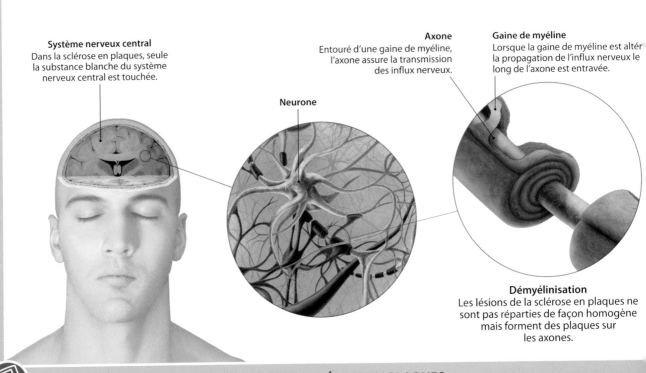

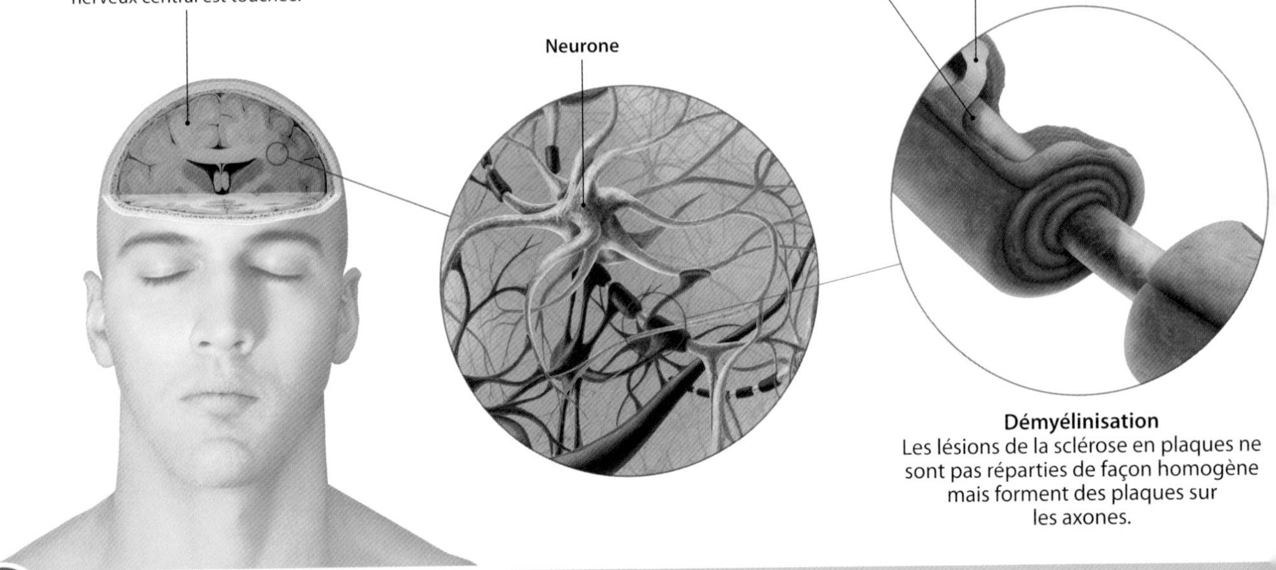
**Système nerveux central**
Dans la sclérose en plaques, seule la substance blanche du système nerveux central est touchée.
**Neurone**
**Axone**
Entouré d'une gaine de myéline, l'axone assure la transmission des influx nerveux.
**Gaine de myéline**
Lorsque la gaine de myéline est altér la propagation de l'influx nerveux le long de l'axone est entravée.
**Démyélinisation**
Les lésions de la sclérose en plaques ne sont pas réparties de façon homogène mais forment des plaques sur les axones.

### LES CAUSES DE LA SCLÉROSE EN PLAQUES

Les facteurs responsables de la sclérose en plaques sont encore mal connus et pourraient avoir diverses origines. La maladie sévit particulièrement en Europe du Nord, au Canada et dans le Nord des États-Unis, ce qui laisse supposer l'existence d'un facteur environnemental ou **génétique** dans son apparition. La maladie pourrait également être déclenchée par un virus (grippe, herpès) chez les personnes vulnérables. Plusieurs équipes de recherche s'opposent au sujet d'un lien hypothétique entre l'apparition de la sclérose en plaques et la **vaccination** contre l'hépatite B. L'Organisation mondiale de la santé rejette cette idée et insiste sur le grand bénéfice du vaccin.

## L'ÉVOLUTION DE LA SCLÉROSE EN PLAQUES

L'évolution de la sclérose en plaques peut prendre plusieurs formes. Dans la plupart des cas, les symptômes apparaissent par poussées qui alternent avec des périodes de rémission complète. Après quelques années, l'état neurologique s'aggrave au fur et à mesure des poussées. Dans d'autres formes de la maladie, le handicap s'accentue progressivement et continuellement, sans période de rémission. La sclérose en plaques provoque des troubles neurologiques divers qui dépendent de la localisation des plaques de démyélinisation : troubles de la vision, de la sensibilité, de l'équilibre, de la marche, de la miction, de l'humeur, etc. Après plusieurs années, la maladie peut générer des handicaps sévères (paralysie, cécité) et entraîner la perte d'autonomie du malade.

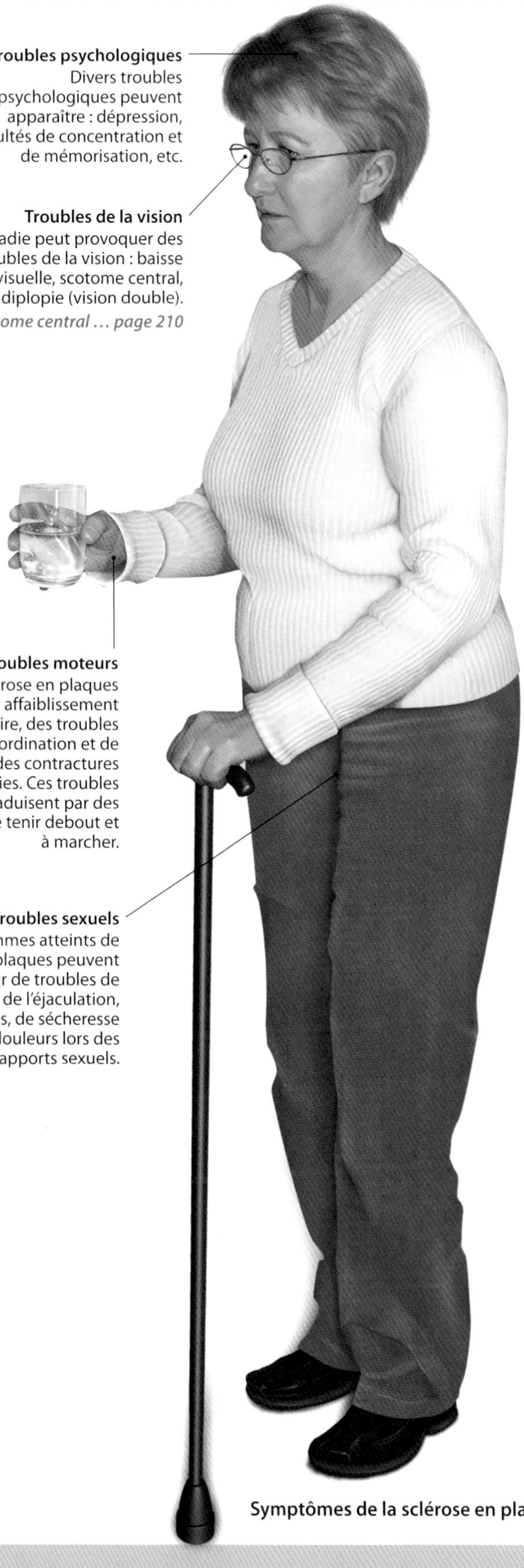
**Troubles psychologiques**
Divers troubles psychologiques peuvent apparaître : dépression, difficultés de concentration et de mémorisation, etc.
**Troubles de la vision**
La maladie peut provoquer des troubles de la vision : baisse d'acuité visuelle, scotome central, diplopie (vision double).
**Troubles moteurs**
La sclérose en plaques entraîne un affaiblissement musculaire, des troubles de la coordination et de l'équilibre, des contractures et des paralysies. Ces troubles moteurs se traduisent par des difficultés à se tenir debout et à marcher.
**Troubles sexuels**
Les hommes atteints de sclérose en plaques peuvent souffrir de troubles de l'érection et de l'éjaculation, et les femmes, de sécheresse vaginale et de douleurs lors des rapports sexuels.

*Scotome central ... page 210*

**Symptômes de la sclérose en plaques**

### LA SCLÉROSE EN PLAQUES

**SYMPTÔMES :**
Troubles moteurs, sensitifs, psychologiques. Douleurs aiguës et chroniques, grande fatigue. Les symptômes apparaissent généralement par poussées. Après quelques années, ils s'aggravent et deviennent permanents.

**TRAITEMENTS :**
Corticoïdes pendant les poussées. Traitement de fond entre les poussées : interféron, immunosuppresseurs dans les cas sévères. Maladie incurable.

# L'ÉPILEPSIE

L'épilepsie est une maladie neurologique qui se manifeste par des crises récurrentes traduisant un dysfonctionnement soudain et temporaire de l'activité électrique du cerveau. L'épilepsie peut résulter d'une anomalie **génétique**, d'une **infection** ou d'une lésion de l'encéphale. Cependant, dans la moitié des cas sa cause ne peut être établie. Le diagnostic d'épilepsie, basé sur la répétition des crises, est confirmé grâce à l'électroencéphalographie. Les crises peuvent entraîner des lésions cérébrales. En outre, l'arrêt brutal de la prise des médicaments ou une intoxication alcoolique risquent de provoquer chez l'épileptique une crise ou une série de crises tonico-cloniques anormalement longues (plus de 30 minutes) pouvant causer une insuffisance respiratoire, des séquelles neurologiques et intellectuelles, voire le décès.

## LES **CRISES** D'**ÉPILEPSIE**

Les crises d'épilepsie surviennent le plus souvent de manière imprévisible, même s'il existe dans certains cas des facteurs déclenchants : stress, fatigue, émotion forte, lumière clignotante (télévision, ordinateur, jeu vidéo), alcool. Lorsqu'elles sont dues à un dysfonctionnement localisé de l'activité électrique du cerveau, les crises, dites partielles, peuvent provoquer pendant quelques minutes des troubles moteurs ou sensitifs localisés et des troubles psychologiques (hallucinations, modification du comportement). Les crises généralisées, qui touchent la totalité du corps, sont causées par une décharge électrique diffuse dans l'ensemble du cortex. On distingue deux types de crises d'épilepsie généralisées : les absences (petit mal) ou les crises tonico-cloniques (grand mal).

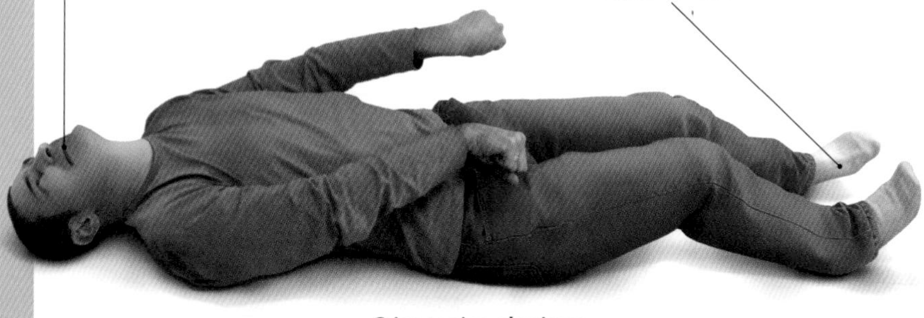

**Langue**
Pendant une crise d'épilepsie, il arrive que le patient se morde la langue. Malgré tout, il ne faut pas tenter de glisser quelque chose entre ses dents ni de bloquer ses mouvements.

**Convulsions**
Les **convulsions** sont des contractions musculaires brusques et involontaires de l'ensemble du corps, interrompues par des intervalles de relâchement musculaire. Symptomatiques de l'épilepsie, elles peuvent aussi avoir d'autres origines : **traumatisme** crânien, accident vasculaire cérébral, infection (méningite), tumeur, intoxication, convulsions fébriles dues à la déshydratation ou à la fièvre chez le jeune enfant.

**Crise tonico-clonique**
Les crises tonico-cloniques sont caractérisées par une perte de connaissance et des convulsions se produisant pendant 5 à 10 minutes, suivies d'une phase de récupération inconsciente.

### LES ABSENCES

Une absence est un bref arrêt de la conscience. Elle se manifeste par un arrêt de la parole et une fixité du regard durant plusieurs secondes, parfois accompagnés de mouvements automatiques (**déglutition**, mastication, etc.). Chez un épileptique, les absences peuvent se répéter plusieurs fois par jour.

### L'ÉPILEPSIE

**SYMPTÔMES :**
Épilepsie généralisée : convulsions, absences. Épilepsie partielle : troubles moteurs ou sensitifs localisés, troubles psychologiques.

**TRAITEMENTS :**
Médicaments antiépileptiques, ablation chirurgicale de la zone du cortex impliquée. Certaines épilepsies partielles de l'enfance s'atténuent ou disparaissent spontanément.

**PRÉVENTION :**
Des médicaments antiépileptiques, associés à une bonne hygiène de vie (sommeil suffisant et régulier, consommation modérée d'alcool, limitation des stimulations lumineuses), permettent souvent de prévenir les crises d'épilepsie.

# LA MALADIE DE PARKINSON

La maladie de Parkinson est une maladie neurologique **dégénérative** caractérisée principalement par des troubles moteurs regroupés sous le nom de syndrome parkinsonien. Elle résulte de la dégénérescence de neurones situés dans le tronc cérébral et qui sont responsables de la production de dopamine, un neurotransmetteur impliqué dans la maîtrise des mouvements volontaires. La cause de cette dégénérescence est inconnue. La maladie de Parkinson s'installe très progressivement, généralement autour de 55 ans, et affecte 1 % à 2 % de la population âgée de plus de 65 ans. Elle est incurable, mais les traitements disponibles permettent de réduire les symptômes et d'assurer au malade une qualité de vie satisfaisante.

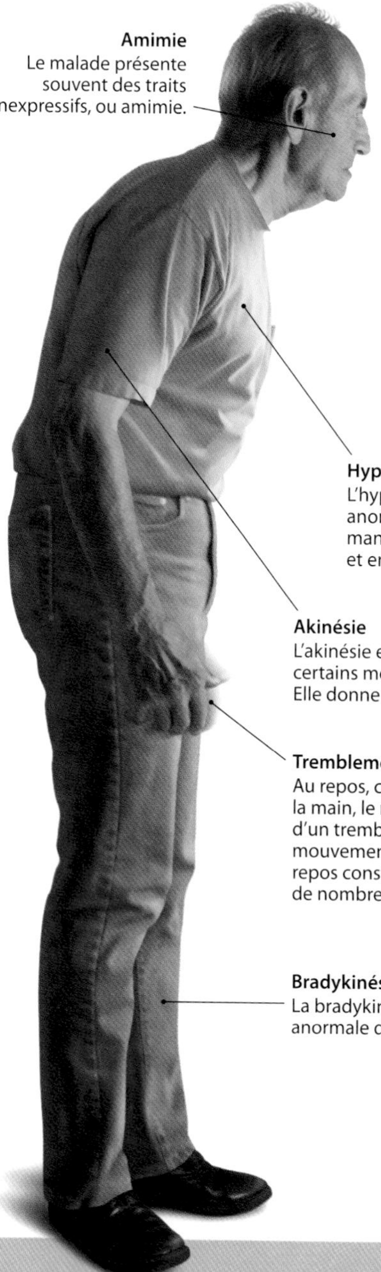

**Amimie**
Le malade présente souvent des traits inexpressifs, ou amimie.

**Hypertonie plastique**
L'hypertonie plastique est l'augmentation anormale du tonus musculaire. Elle se manifeste par une raideur musculaire excessive et entraîne une modification de la posture.

**Akinésie**
L'akinésie est l'impossibilité d'effectuer certains mouvements volontaires. Elle donne au malade une allure figée.

**Tremblement de repos**
Au repos, certaines parties du corps comme la main, le menton ou le pied sont affectés d'un tremblement qui s'atténue lors des mouvements volontaires. Ce tremblement de repos constitue le premier symptôme chez de nombreux malades.

**Bradykinésie**
La bradykinésie est une lenteur anormale des mouvements volontaires.

## LE SYNDROME PARKINSONIEN

Le syndrome parkinsonien est un ensemble de symptômes caractéristiques de la maladie de Parkinson : tremblement de repos, akinésie, bradykinésie, hypertonie plastique, troubles de la posture et de l'équilibre. Le diagnostic de la maladie repose sur l'identification de ces symptômes car aucun test médical ne permet de la mettre en évidence. Le syndrome parkinsonien peut aussi être accompagné d'amimie, de fatigue, de dépression et parfois de troubles de la mémoire et de la concentration. D'autres affections peuvent provoquer l'apparition du syndrome parkinsonien (accident vasculaire cérébral, intoxication, etc.).

### LA MALADIE DE PARKINSON

**SYMPTÔMES :**
Tremblements de repos, akinésie, bradykinésie, hypertonie plastique, entraînant une perte de dextérité, des troubles de la marche, un changement de posture. Diminution, généralement légère, des facultés intellectuelles. Symptômes et évolution variables selon les individus.

**TRAITEMENTS :**
Les traitements visent à soulager les symptômes : traitements médicamenteux, **kinésithérapie**, chirurgie (implantation d'électrodes dans le mésencéphale).

# LES **MOUVEMENTS ANORMAUX**

Des contractions musculaires involontaires peuvent provoquer des mouvements anormaux (tics, tremblements, chorée). Ils sont souvent le symptôme d'une affection neurologique comme le syndrome de Gilles de la Tourette ou la maladie de Huntington, mais ils peuvent aussi survenir sans raison apparente.

## LE **SYNDROME** DE **GILLES DE LA TOURETTE**

Le syndrome de Gilles de la Tourette, du nom du neuropsychiatre qui en a publié la première description en 1885, est une affection neurologique rare caractérisée par des tics moteurs ou vocaux. On observe parfois la répétition de mots ou de phrases ou encore l'émission de mots orduriers. La maladie touche majoritairement les hommes et se déclare généralement avant l'âge de 10 ans. Elle est parfois accompagnée d'autres troubles : troubles obsessionnels compulsifs, hyperactivité, troubles d'apprentissage, etc.

## LA **MALADIE** DE **HUNTINGTON**

La maladie de Huntington, ou chorée de Huntington, est une maladie **génétique** héréditaire qui débute généralement entre 30 et 50 ans. Elle provoque la **dégénérescence** de certaines zones du cerveau, ce qui entraîne une chorée, des troubles psychologiques comme la dépression ou la psychose, ainsi que des troubles du langage, de l'attention ou de la mémoire pouvant évoluer vers une démence. L'issue de la maladie est fatale au bout de 10 à 20 ans.

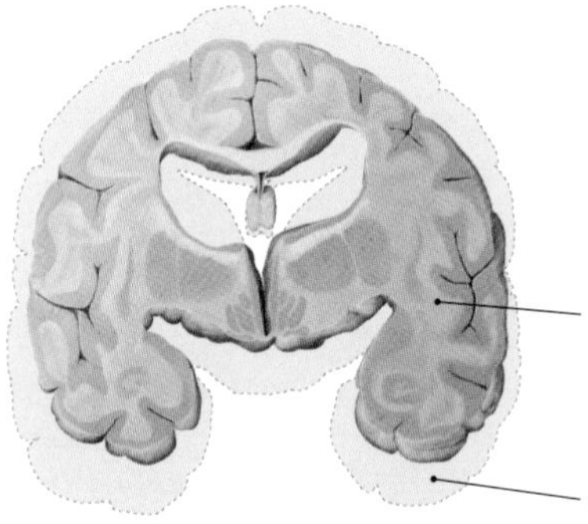
**Cerveau malade**
La maladie de Huntington provoque une atrophie du cerveau.
**Cerveau sain**

## LES TICS

Les tics sont des mouvements involontaires, brusques et intermittents, qui peuvent être temporairement arrêtés par la volonté. Ils surviennent souvent au niveau du visage (clignement des yeux, contraction des joues), du cou (rotation de la tête) ou des épaules. Fréquents chez les enfants, ils sont souvent liés à l'anxiété, à la fatigue ou aux émotions et guérissent le plus souvent spontanément après quelques années.

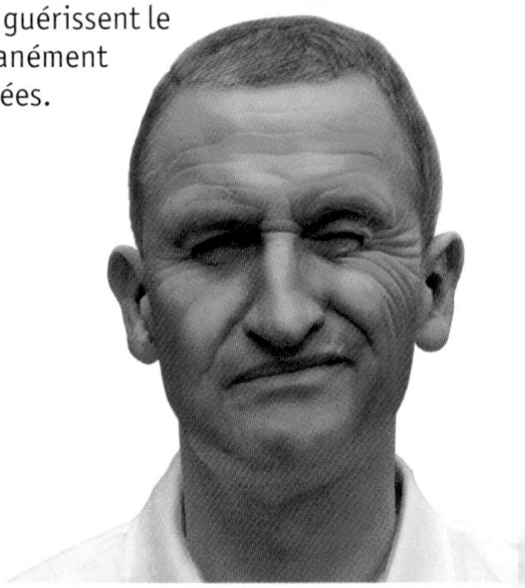

## LA CHORÉE

La chorée est un syndrome caractérisé par des mouvements involontaires, brusques et anarchiques, accompagnés de troubles de la coordination motrice qui perturbent particulièrement la marche. Les mouvements, présents au repos et parfois pendant le sommeil, sont particulièrement marqués au niveau des membres, du visage et du cou. La chorée peut notamment être causée par une intoxication (oxyde de carbone, alcool), par certains médicaments et par la maladie de Huntington.

### LES MOUVEMENTS ANORMAUX

**SYMPTÔMES :**
Contractions musculaires involontaires provoquant tics, tremblements, chorée, etc.

**TRAITEMENTS :**
Des traitements médicamenteux peuvent faire disparaître certains mouvements anormaux. Tics : thérapie comportementale. Si les symptômes sont très invalidants, ils peuvent être réduits par l'implantation de micro-électrodes dans certaines structures du cerveau.

# AMNÉSIE

L'amnésie est la perte totale ou partielle de la mémoire, de façon temporaire ou permanente. Elle peut provenir de lésions de l'encéphale causées par un accident vasculaire cérébral, un **traumatisme** crânien, une maladie telle que la maladie d'Alzheimer ou l'encéphalite, ou par une intoxication (médicaments, alcool, drogue). Elle peut également être provoquée par un traumatisme psychologique ou par une maladie mentale comme la psychose.



## LES **TYPES** D'**AMNÉSIE**

Il existe différents types d'amnésie pouvant affecter le fonctionnement de la mémoire. On distingue notamment l'amnésie antérograde, qui se traduit par l'incapacité de former de nouveaux souvenirs, l'amnésie rétrograde, qui est caractérisée par l'impossibilité de se rappeler des faits passés, l'amnésie lacunaire, qui est l'oubli des faits entourant un traumatisme, et l'amnésie psychogène, qui se manifeste par l'incapacité de se souvenir d'éléments personnels.

## LA **MÉMOIRE**

La capacité de l'encéphale de conserver une trace de l'expérience passée et de la ramener à la conscience est la mémoire. Cette faculté permet à un individu de se situer dans une continuité temporelle et d'accomplir ses activités présentes et à venir, qui reposent sur les connaissances mémorisées. La mémoire est un processus en trois phases : l'encodage, le stockage et la récupération de l'information. L'encodage, c'est-à-dire la transformation des perceptions en souvenir, est un processus personnel qui s'effectue en fonction des centres d'intérêt et des connaissances préalables de chacun. Il peut être volontaire ou non. Le stockage peut avoir une durée variable, de quelques secondes (mémoire à court terme) à toute une vie (mémoire à long terme). Il dépend de la qualité de l'encodage. La récupération est le retour des informations mémorisées à la conscience.

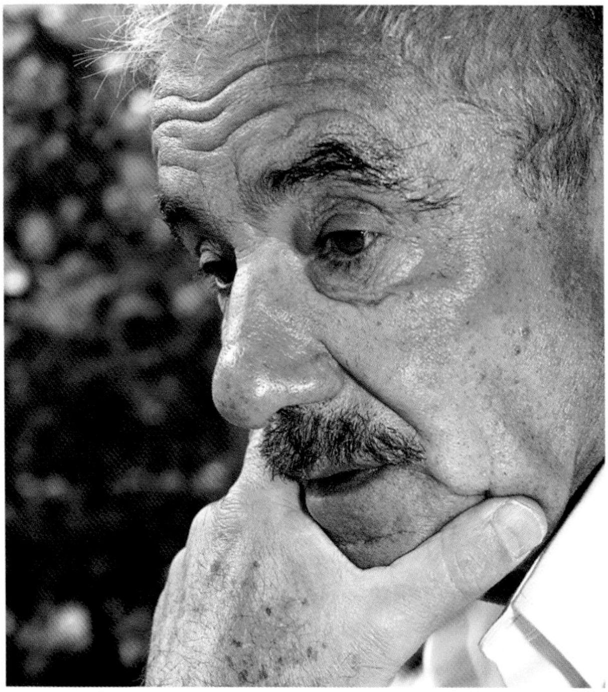

**Amnésie psychogène**
L'amnésie psychogène est un type d'amnésie rare, qui survient en cas de choc émotionnel violent (agression, viol, accident) et se caractérise par l'incapacité de se souvenir d'éléments personnels (nom, âge, adresse). L'amnésie psychogène peut se prolonger de quelques heures à quelques mois. Elle s'accompagne parfois de fugue.

### L'AMNÉSIE

**SYMPTÔMES :**
Disparition partielle ou totale, temporaire ou permanente, des souvenirs anciens ou de la capacité d'acquérir de nouveaux souvenirs.

**TRAITEMENTS :**
Les démarches thérapeutiques visent à redonner aux patients amnésiques une certaine autonomie, notamment grâce à des techniques particulières d'apprentissage.

# LA MALADIE D'ALZHEIMER ET AUTRES DÉMENCES

La démence est une détérioration progressive et irréversible des facultés intellectuelles due à des lésions du cerveau. Certaines démences sont la conséquence d'une maladie clairement identifiée telle qu'un accident vasculaire cérébral ou la syphilis, tandis que d'autres, comme la maladie d'Alzheimer, sont dues à une **dégénérescence** des neurones dont la cause est inconnue. Les démences sont caractérisées par des troubles variés qui conduisent à plus ou moins long terme à une perte d'autonomie des malades.

## LA MALADIE D'ALZHEIMER

La maladie d'Alzheimer est la première cause de démence dans les pays occidentaux. Elle touche environ 5 % de la population âgée de plus de 65 ans et de 10 % à 20 % des octogénaires. Il s'agit d'une maladie neurologique **dégénérative** caractérisée par une diminution du nombre de neurones dans le cerveau et par une atrophie cérébrale, qui conduisent inéluctablement à la démence. Le malade souffre de troubles cognitifs (aphasie, troubles de la mémoire, de l'organisation, de la reconnaissance des personnes et des choses, etc.) et du comportement (agressivité, délire, **anorexie**, etc.). Ces troubles s'accentuent progressivement, sur plusieurs années, jusqu'à ce que le malade ne soit plus en mesure d'accomplir seul la moindre activité. Les causes de la maladie d'Alzheimer ne sont pas encore établies, mais plusieurs éléments pourraient représenter un facteur de risque dont l'âge, les antécédents familiaux, l'obésité, le tabagisme et les facteurs environnementaux (exposition aux métaux lourds).

### L'APHASIE

L'aphasie est une difficulté d'expression et de compréhension du langage parlé ou écrit, qui résulte d'une lésion cérébrale. Elle peut se traduire dans un premier temps par des difficultés à trouver ses mots. Plus tard, le malade peut perdre totalement la signification des mots et sombrer dans le mutisme.

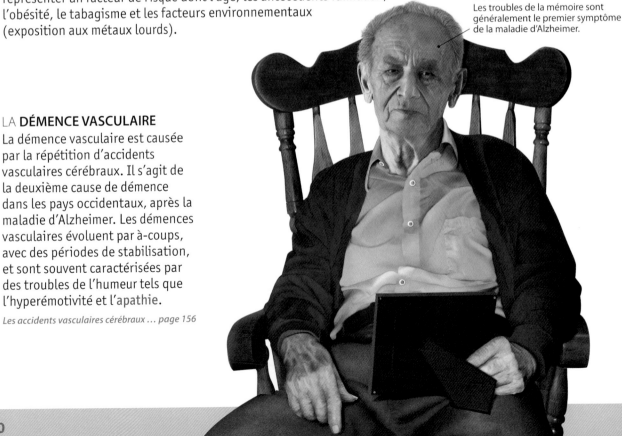

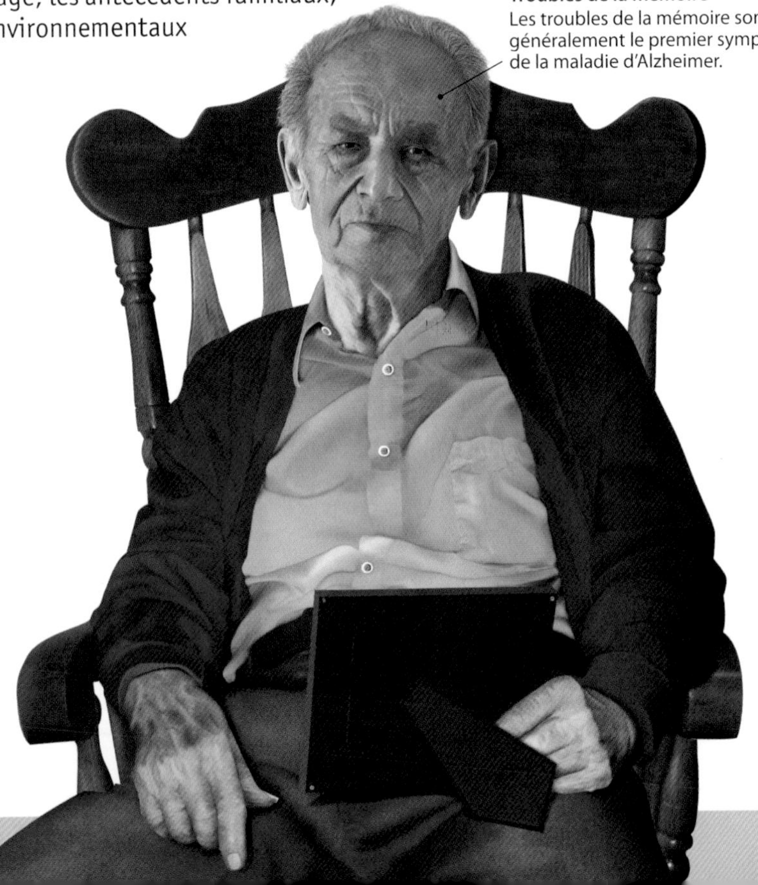

**Troubles de la mémoire**
Les troubles de la mémoire sont généralement le premier symptôme de la maladie d'Alzheimer.

## LA DÉMENCE VASCULAIRE

La démence vasculaire est causée par la répétition d'accidents vasculaires cérébraux. Il s'agit de la deuxième cause de démence dans les pays occidentaux, après la maladie d'Alzheimer. Les démences vasculaires évoluent par à-coups, avec des périodes de stabilisation, et sont souvent caractérisées par des troubles de l'humeur tels que l'hyperémotivité et l'**apathie**.

*Les accidents vasculaires cérébraux ... page 156*

## LES SIGNES PRÉCURSEURS DE LA MALADIE D'ALZHEIMER

Il est normal d'avoir des pertes de mémoire ponctuelles et remédiables, particulièrement en vieillissant. Ainsi, les symptômes associés à la maladie d'Alzheimer peuvent être présents chez chacun. Toutefois, ceux-ci se multiplient et sont accentués dans le cadre de la maladie. Portez attention aux signes précurseurs et consultez un spécialiste au moindre doute. Plus le diagnostic est précoce, plus le traitement ralentissant l'évolution de la maladie est susceptible d'être efficace.

Les signes précurseurs :

- Problèmes de mémoire : oubli ou difficulté à retenir des événements ou des informations récentes, difficulté à reconnaître les gens, perte des souvenirs lointains ;
- Difficulté à accomplir des tâches familières : préparer un repas, prendre des médicaments, etc. ;
- Problèmes de langage : difficulté à s'exprimer, tendance à chercher ses mots et à les remplacer par d'autres mots inadéquats ;
- Difficulté à établir un emploi du temps ;
- Perte progressive du sens de l'orientation dans l'espace et dans le temps ;
- Perte de jugement, adoption de comportements inadaptés à la situation ;
- Difficulté à assimiler les notions abstraites comme des calculs, des chiffres, etc. ;
- Tendance à égarer des objets et à les placer à des endroits inappropriés ;
- Changements d'humeur ou de comportement très brusques et sans raison apparente ;
- Modification de la personnalité : confusion, méfiance, **apathie**, etc. ;
- Manque particulier d'enthousiasme.

## LA MALADIE D'ALZHEIMER ET AUTRES DÉMENCES

**SYMPTÔMES :**
Troubles cognitifs (mémoire, langage, raisonnement, attention), troubles du comportement (confusion, agitation, apathie, agressivité, anxiété, troubles du comportement alimentaire, errance, hallucinations, compulsions, hyperémotivité, etc.), troubles du sommeil, dépression.

**TRAITEMENTS :**
La plupart des démences sont incurables. Certains symptômes peuvent être atténués (anxiété, dépression, troubles du sommeil) et il existe des traitements pouvant ralentir l'évolution de la maladie.

**PRÉVENTION :**
Démences vasculaires : prévention des accidents vasculaires cérébraux.

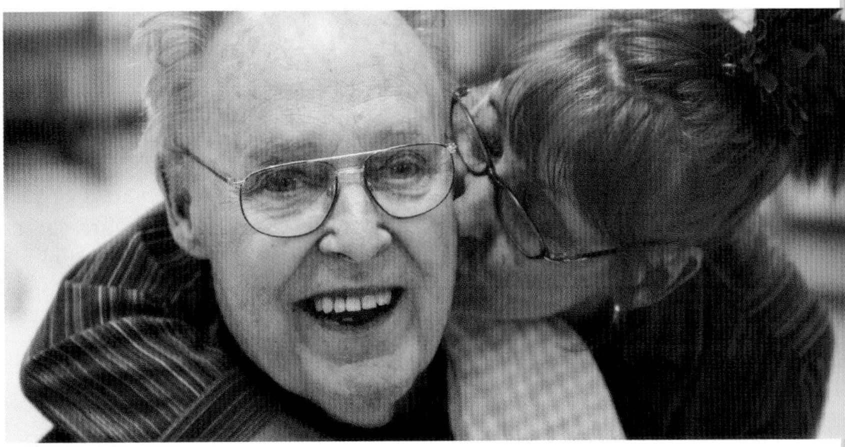

### COMMENT GÉRER LA MALADIE D'ALZHEIMER

Il n'existe pas de traitement pour soigner la maladie d'Alzheimer. Seuls quelques médicaments et des approches telles que des techniques de relaxation peuvent limiter certains symptômes et améliorer la qualité de vie des patients. Il est important d'offrir un soutien aux malades, de les visiter régulièrement, de communiquer avec eux et de leur aménager un environnement de vie sans danger afin d'éviter les accidents et les **infections**. Fournir un aide-mémoire et créer un cadre de vie stable, calme et ritualisé permet également de faire face à la maladie d'Alzheimer. La pratique régulière d'exercices physiques serait également bénéfique : elle fournit un objectif, permet de conserver les capacités physiques et a un effet à la fois calmant pour la personne et stimulant pour son cerveau.

# LES PSYCHOSES

Une personne souffrant de psychose présente une personnalité désorganisée ainsi que des troubles de la perception, du jugement, du raisonnement et du comportement dont elle n'a pas conscience. Les épisodes psychotiques peuvent être entrecoupés de périodes de lucidité. Les psychoses regroupent plusieurs affections mentales dont font partie la schizophrénie et la paranoïa. Elles seraient vraisemblablement dues à plusieurs facteurs : dysfonctionnement des neurotransmetteurs au niveau de l'encéphale, facteurs **génétiques**, hypersensibilité au stress, etc. Les premiers symptômes apparaissent généralement entre 16 et 30 ans. Certaines personnes psychotiques peuvent être dangereuses pour elles-mêmes et pour les autres.

## LA SCHIZOPHRÉNIE

La schizophrénie est une psychose qui se manifeste par un repli sur soi, des pensées incohérentes et des sentiments contradictoires (grande ambivalence). Elle se traduit par des symptômes divers : délire, hallucinations (souvent auditives), pensée désorganisée, catatonie, **apathie**, rires immotivés, soliloque (parler seul), etc. Ces symptômes sont souvent accompagnés d'anxiété et de dépression. La schizophrénie affecte 1 % de la population et se caractérise par une alternance de périodes de rémission et de rechutes.

### LA CATATONIE

La catatonie est caractérisée par différents symptômes : immobilité, absence de réaction aux stimulations extérieures ou au contraire obéissance automatique, répétition de mots ou de phrases, refus de parler, refus de s'alimenter. Dans le cas de la schizophrénie, elle peut se manifester par le maintien d'une position inhabituelle et inconfortable pendant une très longue durée.

## LA PARANOÏA

La paranoïa est une psychose caractérisée par un délire systématisé et généralement bien construit (élaboration de conclusions fausses à partir de faits réels). Le délire paranoïaque peut prendre plusieurs formes : délire d'interprétation (tout prend une signification personnelle), délire de persécution, délire de revendication, jalousie, illusion d'être aimé par un tiers. La paranoïa débute généralement entre 30 et 45 ans chez une personne ayant une personnalité à tendance paranoïaque (méfiance, orgueil, surestimation de soi, susceptibilité, jugement faux, rigidité). Les réactions agressives étant fréquentes et violentes, l'hospitalisation est parfois nécessaire.

### LE DÉLIRE

Le délire est une perte du sens de la réalité qui se traduit par des convictions fausses et inébranlables. La personne qui en souffre peut, par exemple, se sentir persécutée, avoir l'impression d'être manipulée par une force extérieure ou avoir une ambition excessive. Le délire peut être soudain et inattendu ou s'installer progressivement. Il est plus ou moins cohérent et peut être transitoire ou irréversible. Le délire se manifeste dans le cadre de nombreux troubles mentaux.

### LES PSYCHOSES

**SYMPTÔMES :**
Troubles de la perception, du jugement, du raisonnement et du comportement.

**TRAITEMENTS :**
Le traitement des psychoses associe la psychothérapie et les médicaments (antipsychotiques, lithium).

# LES NÉVROSES

Les personnes souffrant de névrose ont des comportements anormaux dont elles sont conscientes, mais qu'elles ne parviennent pas à modifier. Ce trouble psychologique, dû à un déséquilibre dans la libération de neurotransmetteurs, perturbe la vie affective sans que les facultés intellectuelles soient touchées. Contrairement à la psychose, il n'y a pas de perte de contact avec la réalité. La névrose est propre à chaque sujet, mais un ensemble de symptômes caractéristiques permettent son diagnostic : difficultés relationnelles, anxiété, sentiment de mal-être, compulsions, obsessions, phobies, troubles sexuels, etc. Certaines névroses constituent un handicap social sévère et peuvent provoquer une dépression, voire un suicide.

*Les neurones ... page 136*
*La dépression et autres troubles affectifs ... page 179*

## LE TROUBLE OBSESSIONNEL-COMPULSIF

Le trouble obsessionnel-compulsif (TOC), ou névrose obsessionnelle, est une névrose caractérisée par la présence d'obsessions et de compulsions. Ces symptômes exercent une contrainte forte sur le sujet, qui y consacre beaucoup d'énergie. Il reconnaît le caractère aberrant de son comportement mais ne peut le modifier. Les TOC débutent généralement à l'adolescence et sont fréquemment associés à d'autres troubles mentaux tels que la dépression, les phobies, l'anorexie, la schizophrénie ou la dépendance affective.

### L'OBSESSION

L'obsession est une pensée qui s'impose à l'esprit de façon répétitive, persistante et irraisonnée. Elle découle généralement d'une peur trouvant son origine dans une expérience passée. Il existe de nombreux types d'obsessions : obsession d'erreur (peur d'oublier quelque chose, de se tromper), obsession de malheur (superstition), obsession de souillure, etc. Génératrices d'anxiété, les obsessions peuvent entraver les tâches intellectuelles et influer sur les activités professionnelles, sociales et familiales. Le sujet les combat par des comportements de compulsion.

### LA COMPULSION

La compulsion est un comportement rituel ou un acte mental (répétition de formules) que le sujet ne peut pas s'empêcher d'accomplir, sous peine d'éprouver une angoisse et un sentiment de culpabilité intolérables. Les compulsions sont une réponse aux obsessions. Elles ont pour objectif de prévenir ou de réduire l'anxiété, le sujet estimant qu'elles peuvent lui permettre d'éviter une situation redoutée. Il existe de nombreux types de compulsions : compulsion de lavage, de vérification, troubles du comportement alimentaire comme la boulimie et l'anorexie, achats incontrôlés et excessifs, vols, répétition de formules mathématiques, etc. Certains sujets s'arrachent des mèches de cheveux tandis que d'autres se rongent les ongles.

*Les troubles du comportement alimentaire ... page 527*

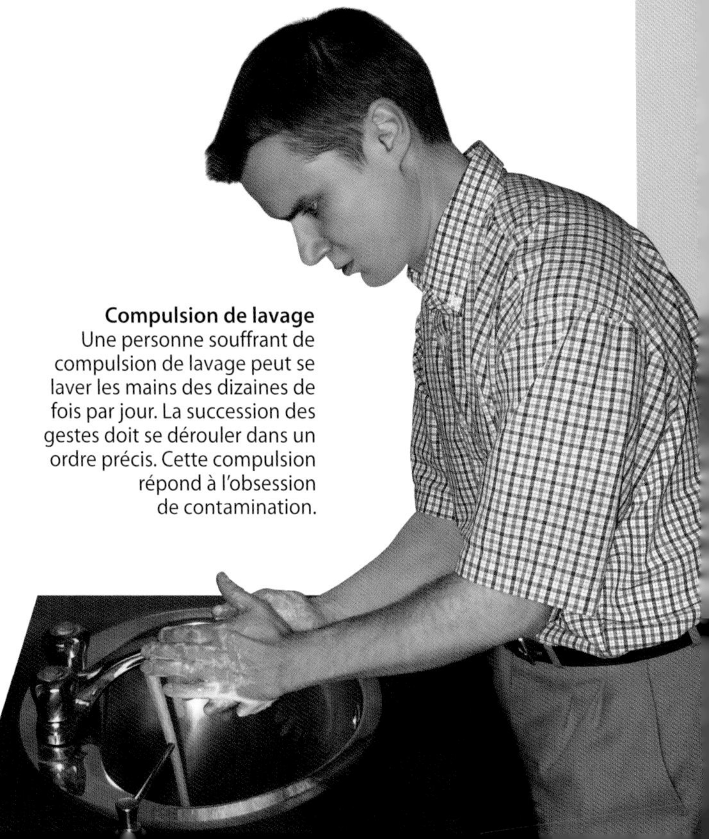

**Compulsion de lavage**
Une personne souffrant de compulsion de lavage peut se laver les mains des dizaines de fois par jour. La succession des gestes doit se dérouler dans un ordre précis. Cette compulsion répond à l'obsession de contamination.

## LE TROUBLE DE L'ANXIÉTÉ GÉNÉRALISÉE

Le trouble de l'anxiété généralisée, ou névrose d'angoisse, est une névrose caractérisée par une anxiété permanente (inquiétude et alerte constantes, préparation au pire). À cet état s'ajoutent parfois des crises brutales, pendant lesquelles le sujet a l'impression de devenir fou ou de mourir et présente certains symptômes physiques : spasmes intestinaux, accélération du rythme cardiaque, transpiration, sensation d'oppression, tremblements, sécheresse des muqueuses. Le trouble de l'anxiété généralisée touche plus souvent les femmes et les jeunes adultes.

## LES PHOBIES ET LA NÉVROSE PHOBIQUE

Une phobie est une peur intense déclenchée par un objet ou une situation, lesquels ne sont pas en eux-mêmes objectivement dangereux. On en distingue plusieurs types : phobies liées aux espaces (agoraphobie, claustrophobie), phobies sociales (peur des situations dans lesquelles on est observé ou jugé), phobies particulières comme la peur de certains animaux, des transports, des éléments naturels, du sang, de certaines situations, etc. La phobie est le symptôme de nombreuses affections psychiatriques et constitue le symptôme dominant de la névrose phobique. Une personne qui en souffre éprouve une terreur paralysante, incontrôlable et incoercible face à l'objet ou la situation phobique. En état d'alerte constant, elle met en place des conduites d'évitement afin de ne pas se retrouver en contact avec l'objet de sa phobie. Elle peut également utiliser des objets fétiches qui, par leur présence, lui permettent de réduire son anxiété et d'affronter la situation phobique.

### LES PHOBIES LES PLUS FRÉQUENTES

Les phobies les plus fréquentes sont les phobies sociales et celles liées aux espaces : peur de parler en public ou de rougir en public (éreutophobie), peur des espaces vides ou étendus et de la foule (agoraphobie), peur des espaces clos (claustrophobie). D'autres phobies particulières sont également très répandues, comme la peur des araignées (arachnophobie), des chiens (cynophobie), des serpents (ophiophobie), de l'eau (aquaphobie), des étrangers (xénophobie), de prendre l'avion (ptéronophobie), des hauteurs (acrophobie), etc.

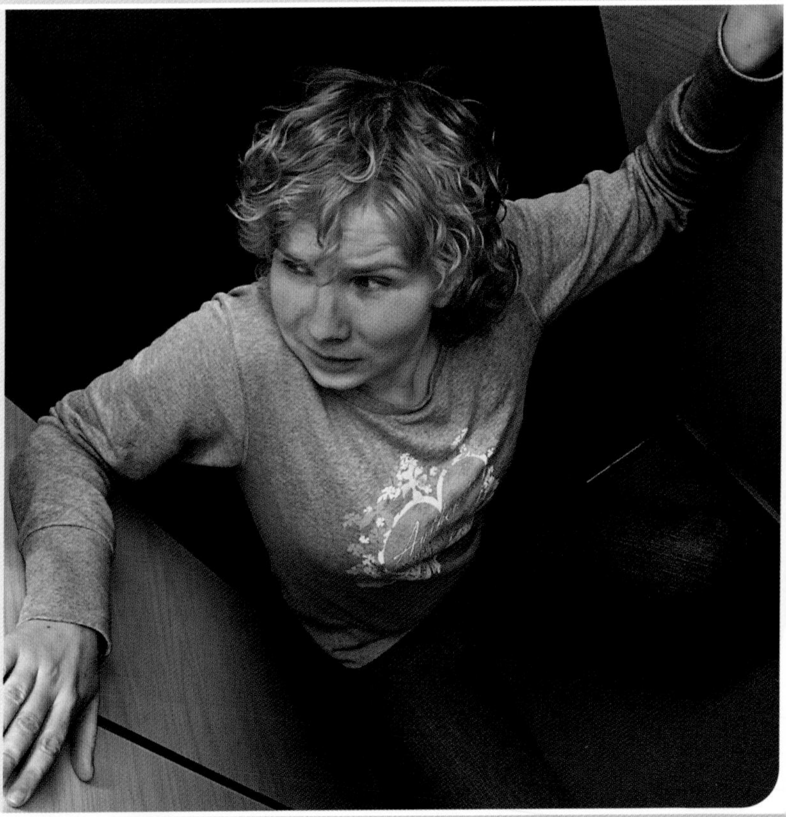

Claustrophobie

## LES **PSYCHOTHÉRAPIES**

Une psychothérapie est une technique non médicamenteuse utilisée pour traiter les troubles mentaux. Il en existe de très nombreux types, comme la psychanalyse, la thérapie comportementale et la thérapie cognitive. Il n'est pas rare que, dans la pratique, plusieurs approches soient combinées par les psychothérapeutes.

### LES THÉRAPIES COMPORTEMENTALE ET COGNITIVE

Dans le cadre d'une thérapie comportementale, le patient doit détecter puis abandonner ses comportements psychopathologiques en les remplaçant par des comportements plus adaptés, qui lui permettent de fonctionner adéquatement en société. Cette technique est notamment utilisée dans les cas de phobies, de troubles obsessionnels-compulsifs, de dépression et de troubles sexuels. Quant à la thérapie cognitive, elle vise d'abord à reconnaître les mécanismes psychologiques erronés entraînant des croyances irrationnelles, comme tirer des fausses conclusions, exagérer ses échecs, s'attribuer la responsabilité d'événements indépendants de soi, etc. Elle s'attache ensuite à corriger ces façons de penser et de se comporter, notamment par des exercices pratiques.

### LA PSYCHANALYSE

La psychanalyse vise à découvrir la signification inconsciente des phénomènes psychologiques à l'origine des névroses. Une fois ramenés à la conscience, ces phénomènes cessent d'avoir un effet. La principale technique consiste à analyser les propos exprimés librement par le patient ainsi que ses rêves et à en proposer une interprétation. Ce travail ne peut être accompli que par un praticien (psychanalyste) ayant lui-même suivi une psychanalyse. Pour être couronnée de succès, la psychanalyse implique un engagement total du patient sur une longue durée.

### LES NÉVROSES

**SYMPTÔMES :**
Très variables selon le type de névrose et selon les individus : obsessions, compulsions, phobies, anxiété, troubles sexuels, difficultés relationnelles, etc.

**TRAITEMENTS :**
Combinaison d'une approche médicamenteuse (**anxiolytiques**, antidépresseurs) et psychothérapeutique.

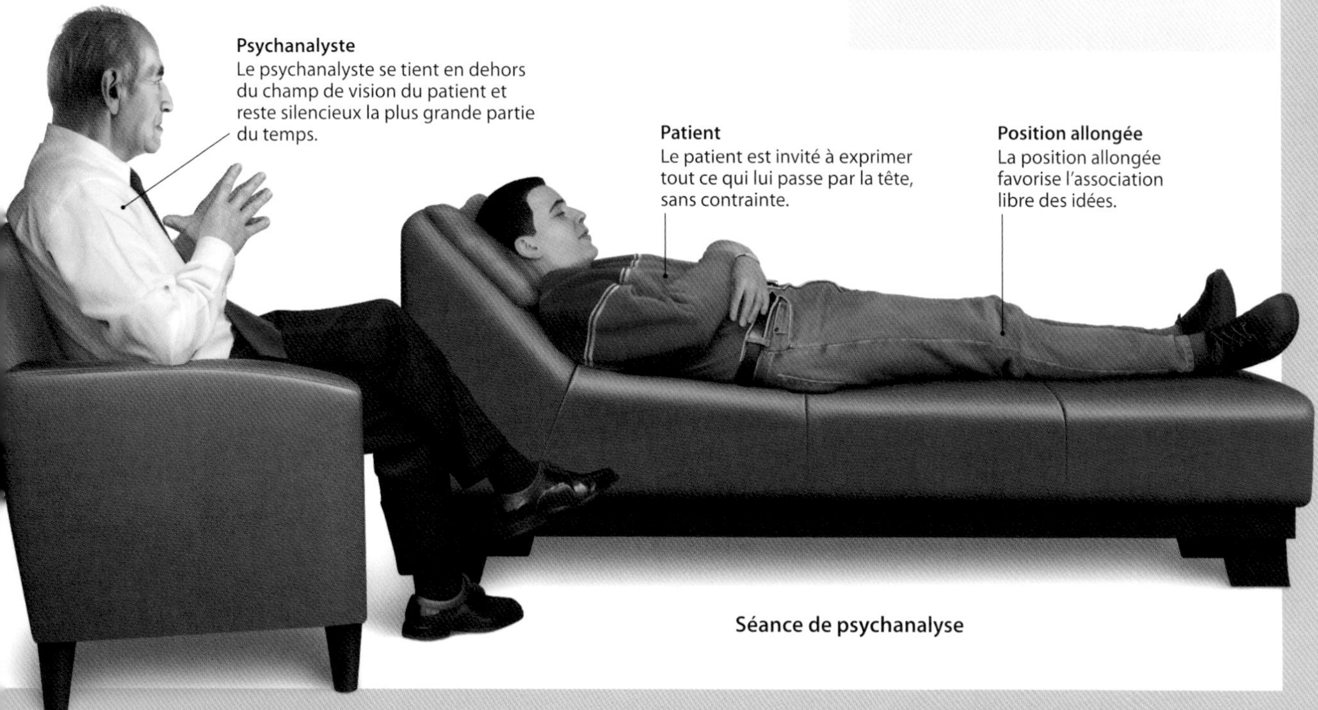

**Psychanalyste**
Le psychanalyste se tient en dehors du champ de vision du patient et reste silencieux la plus grande partie du temps.

**Patient**
Le patient est invité à exprimer tout ce qui lui passe par la tête, sans contrainte.

**Position allongée**
La position allongée favorise l'association libre des idées.

**Séance de psychanalyse**

# LES TROUBLES DU SOMMEIL

Les troubles du sommeil sont fréquents et affectent toutes les catégories d'âge. Ils peuvent prendre plusieurs formes : insomnie, excès de sommeil, narcolepsie, somnambulisme, grincement des dents, miction involontaire (énurésie), terreurs nocturnes, etc. Ces troubles ont généralement des répercussions importantes sur la vie scolaire, professionnelle, familiale ou affective et peuvent causer de la somnolence au cours de la journée, à l'origine d'accidents. Les troubles du sommeil traduisent souvent une perturbation physique ou psychologique (stress, anxiété, maladie mentale). Ils peuvent aussi être liés à un environnement inadéquat au sommeil (température, bruit, etc.) ou à une hygiène de vie défavorable : heures de sommeil irrégulières, consommation d'excitants en soirée.

*Le contrôle du stress ... page 28*

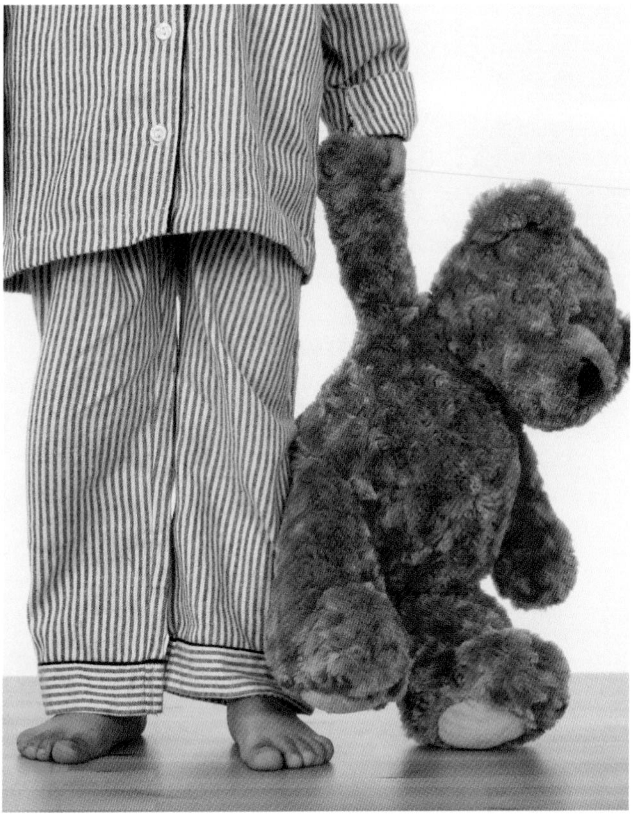

## LE SOMNAMBULISME

Une personne souffrant de somnambulisme déambule inconsciemment durant la nuit, sans en garder le moindre souvenir. Ce trouble du sommeil touche principalement les enfants et disparaît généralement à l'adolescence. D'origine neurologique, il survient au cours du sommeil profond et ne dure pas plus de 30 minutes. Le somnambulisme peut avoir plusieurs causes : prédisposition **génétique**, stress, manque de sommeil, migraine, maladies (syndrome de Gilles de la Tourette, épilepsie), consommation d'alcool, de drogues ou de médicaments **psychotropes** (chez les adultes), etc. En cas de nécessité, le somnambulisme se traite par la prise de benzodiazépines ou par l'hypnose.

**Somnambule**
Les yeux ouverts et le regard inexpressif, le somnambule peut être assis sur son lit ou déambuler, parler et avoir des gestes plus ou moins adroits. Il a tendance à s'irriter facilement et peut avoir des comportements violents. Ses déplacements peuvent le mettre en danger. Il convient de l'emmener calmement se recoucher, sans lui parler, et d'assurer sa sécurité s'il est agité (bloquer l'accès aux escaliers, retirer tout objet dangereux, etc.).

## LES TERREURS NOCTURNES

Les terreurs nocturnes, un trouble du sommeil proche du somnambulisme, peuvent toucher les enfants jusqu'à l'adolescence. Elles se manifestent généralement en début de nuit par des crises d'une vingtaine de minutes au maximum. L'enfant endormi semble éveillé et en état de panique. Il est rouge, transpire, son rythme cardiaque et sa respiration s'accélèrent, il pousse des cris, pleure et se débat. L'enfant ne reconnaît pas ses parents et ne réagit pas aux tentatives d'apaisement. Il se rendort spontanément et ne conserve aucun souvenir de cet épisode. Les terreurs nocturnes ne sont pas pathologiques. Leur fréquence peut augmenter avec le manque de sommeil ou un stress (déménagement, divorce, etc.). En cas de crise, il est conseillé de ne pas réveiller l'enfant, de veiller à ce qu'il ne se blesse pas et de ne pas parler de l'événement le lendemain.

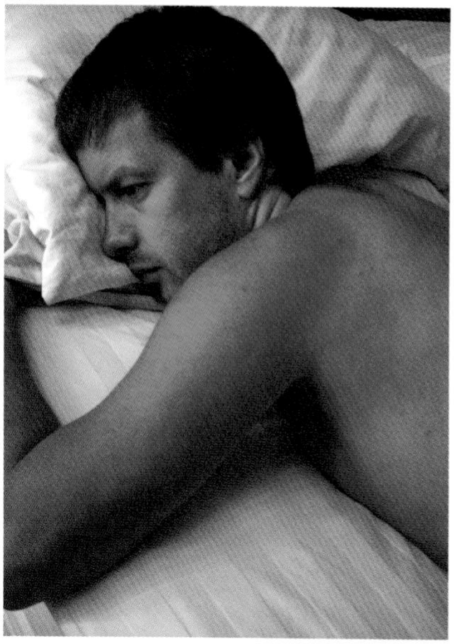

## L'INSOMNIE

L'insomnie est la difficulté à s'endormir et à atteindre une quantité et une qualité de sommeil satisfaisantes. Elle peut être causée par une perturbation du rythme biologique (décalage horaire, travail de nuit) ou par une mauvaise hygiène de vie (consommation d'excitants, activités intenses le soir). Elle peut aussi être secondaire à un trouble psychologique comme le stress, l'anxiété, la dépression ou la psychose. Enfin, l'insomnie est parfois la conséquence d'un trouble physique provoquant de la douleur, de la fièvre, des mouvements involontaires ou encore des difficultés respiratoires (apnée du sommeil). Le manque de sommeil peut entraîner de la fatigue, des troubles affectifs tels que la dépression, un dérèglement des sécrétions hormonales, des difficultés de concentration et des troubles de la mémoire. Chez les enfants qui souffrent d'insomnie de façon prolongée, elle peut entraîner un retard de langage et un retard du développement **psychomoteur**.

## LA PRÉVENTION DE L'INSOMNIE

**ADOPTEZ UN HORAIRE RÉGULIER DE SOMMEIL**

Couchez-vous et levez-vous à des heures régulières. Si vous ne parvenez pas à vous endormir au bout de 30 minutes, levez-vous et pratiquez une activité calme comme la lecture.

**DORMEZ DANS UN ENVIRONNEMENT SAIN**

Votre chambre doit être un endroit propice au sommeil. Elle devrait être en ordre, assez fraîche (autour de 18 °C), isolée du bruit et de la lumière et dépourvue d'appareils électroniques comme un téléviseur ou un ordinateur. Votre matelas devrait être ferme et vos vêtements de nuit confortables. Les huiles essentielles comme la lavande favorisent le sommeil.

**RELAXEZ AVANT DE VOUS COUCHER**

Adoptez un rituel de préparation au sommeil en pratiquant des activités relaxantes comme écouter de la musique, lire ou prendre un bain. Faites le vide dans votre tête.

**PORTEZ UNE ATTENTION PARTICULIÈRE À VOTRE REPAS DU SOIR**

En soirée, votre repas devrait contenir moins de protéines et de glucides simples (aliments sucrés) et plus de glucides complexes (céréales, pain, pâtes, riz, maïs, légumineuses, pommes de terre). En équilibrant le taux de sucre dans le sang, ces derniers favorisent le sommeil. Évitez, le soir, de consommer des excitants comme le chocolat, le thé, le café, la nicotine et les colas. Buvez plutôt un lait au miel ou une tisane à la camomille, à la mélisse ou à la valériane.

**FAITES DE L'EXERCICE**

La pratique régulière d'un exercice physique est favorable au sommeil en raison de son effet relaxant sur votre organisme. L'exercice physique doit cependant être pratiqué au plus tard trois heures avant le coucher pour éviter toute agitation excessive.

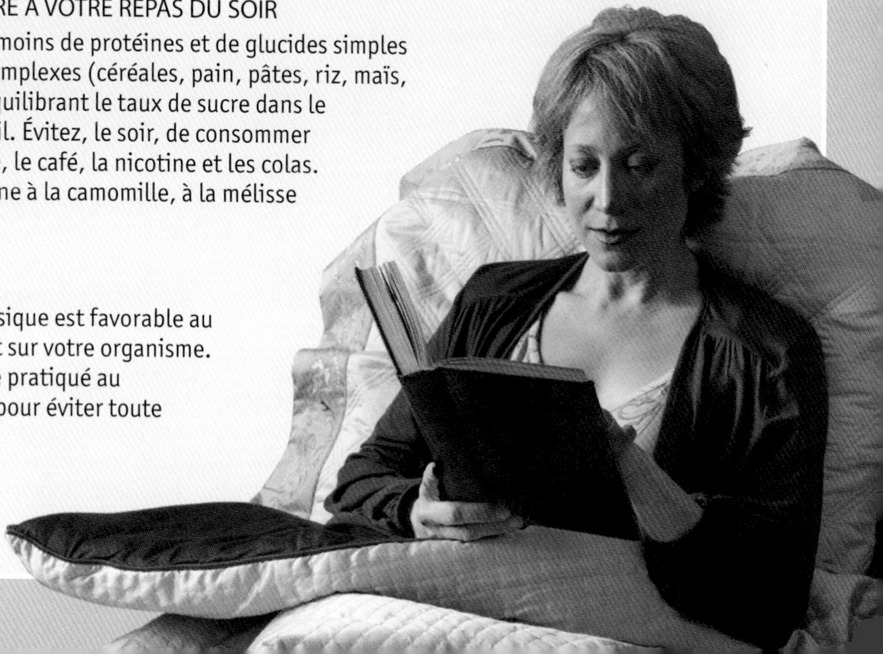

## L'ÉNURÉSIE

L'énurésie est caractérisée par des mictions involontaires pendant le sommeil. Elle affecte les jeunes enfants et se poursuit parfois jusqu'à l'adolescence. L'énurésie peut survenir après une période de propreté de plusieurs mois et avoir plusieurs causes : hérédité, immaturité de la vessie, troubles hormonaux, troubles affectifs, **infection** urinaire, diabète, constipation, etc. Pour y remédier, un médecin peut suggérer un traitement médicamenteux, des exercices de contrôle de la vessie, une thérapie comportementale par la motivation (récompenses) ou la mise en place d'un système d'alarme nocturne qui réveille l'enfant lorsqu'il urine.

## LA NARCOLEPSIE

La narcolepsie est une maladie caractérisée par des accès brusques de sommeil au cours de la journée et des chutes du tonus musculaire (cataplexie). Elle touche un peu plus souvent les hommes que les femmes et peut débuter à tout âge, à la suite d'un stress important. Les accès de sommeil durent en moyenne de quelques minutes à moins d'une heure et sont souvent accompagnés d'hallucinations à l'endormissement ou au réveil. Les accès de sommeil diurne ont lieu indépendamment des cataplexies.

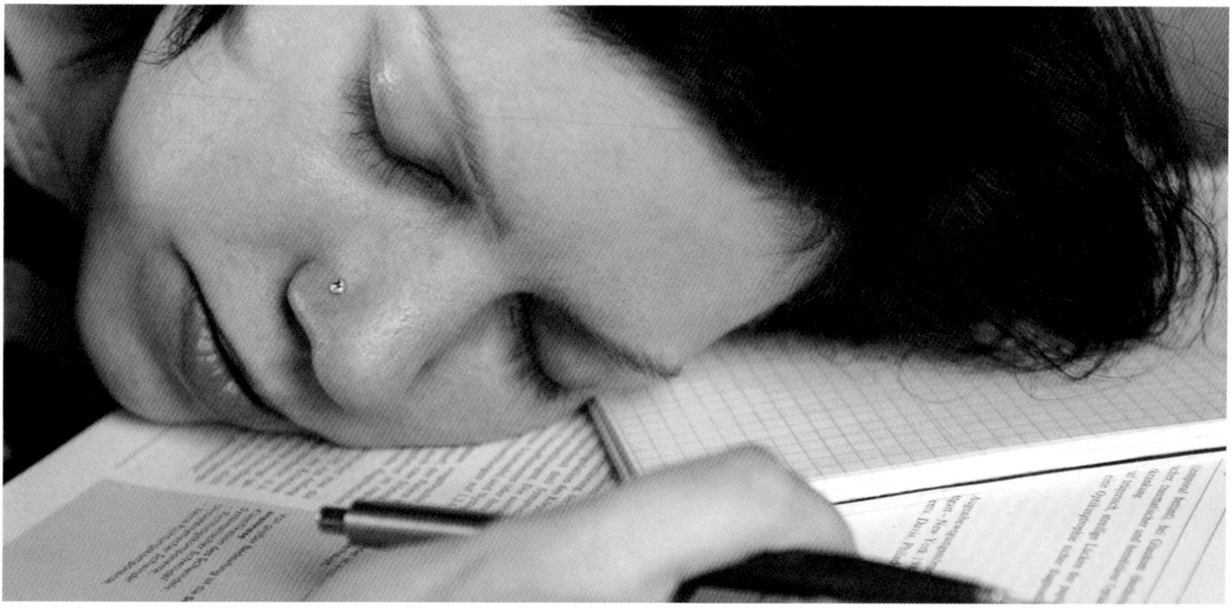

### LA CATAPLEXIE

La cataplexie est une perte brutale, plus ou moins complète, du tonus musculaire, sans perte de connaissance. Elle peut être localisée à un groupe de muscles (nuque, mains, etc.) ou affecter tout le corps. La personne, bien que consciente, s'effondre alors au sol. Les cataplexies sont généralement provoquées par une émotion intense.

### LES TROUBLES DU SOMMEIL

**SYMPTÔMES :**
Fatigue, troubles affectifs. Narcolepsie : accès de sommeil diurne, cataplexie.

**TRAITEMENTS :**
Insomnie : traitement de la cause de l'insomnie, somnifères. Narcolepsie : traitement médicamenteux, sieste dans l'après-midi.

**PRÉVENTION :**
Insomnie : bonne hygiène de vie (relaxation, horaire régulier de sommeil, repas du soir adéquat, limitation des excitants, exercice régulier), environnement favorisant le sommeil (silence, obscurité,température fraîche).

# LA DÉPRESSION ET AUTRES TROUBLES AFFECTIFS



Les troubles affectifs, ou troubles de l'humeur, sont des affections psychologiques caractérisées par un changement ou une instabilité de l'humeur, soit dans le sens d'une exaltation, soit dans le sens d'un abattement. Ils sont habituellement accompagnés d'un changement dans le rythme d'activité. Ces troubles sont généralement récurrents et en relation avec des événements stressants. Ils comprennent notamment la dépression, le trouble affectif bipolaire, le trouble affectif saisonnier et la dépression post-partum. Les troubles affectifs peuvent constituer un handicap social sévère et mener à des conduites à risque, voire au suicide.

## LE TROUBLE AFFECTIF BIPOLAIRE

Le trouble affectif bipolaire, ou psychose maniaco-dépressive, est un trouble affectif caractérisé par la succession de périodes de dépression et de périodes de manie. Ces périodes peuvent durer de quelques jours à quelques mois. Parfois, elles se succèdent au cours d'une même journée. Chez certaines personnes, elles sont accompagnées d'hallucinations ou de délire, notamment de délire de persécution et de grandeur (sentiments de force physique, de puissance ou de richesse excessives). Entre les épisodes, le sujet peut n'avoir aucun symptôme. La cyclothymie est une forme légère de trouble affectif bipolaire, caractérisée par la succession rapide de phases d'exaltation et d'abattement modérés. Elle peut s'aggraver et aboutir au trouble bipolaire chez un tiers des personnes affectées.

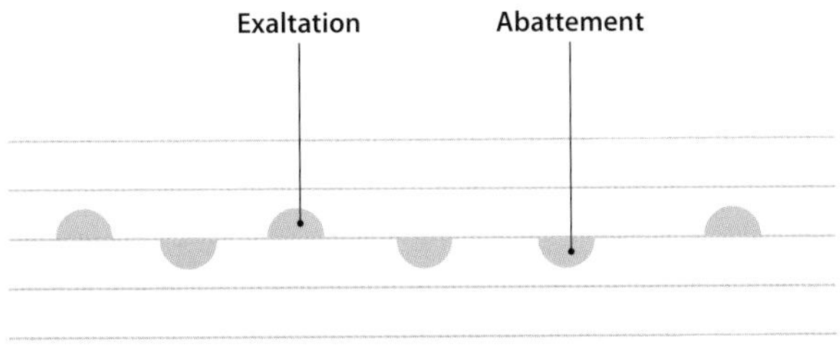
Exaltation
Abattement

**Variations normales de l'humeur**
L'humeur subit normalement des variations ponctuelles au cours du temps (exaltation ou abattement), en fonction des événements de la vie.

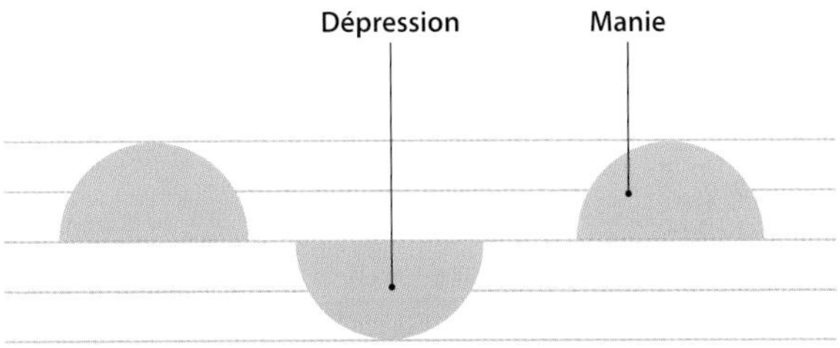
Dépression
Manie

**Trouble affectif bipolaire**
Dans le trouble affectif bipolaire, les épisodes de manie et de dépression se succèdent.

## LA MANIE

La manie est un état d'agitation accompagné d'une hyperexcitation psychomotrice permanente. Elle est caractérisée par une surabondance d'idées et de paroles pouvant aller jusqu'à l'incohérence, une euphorie, un sentiment de puissance et une activité débordante, généralement inefficace. Certains comportements peuvent avoir un risque élevé de conséquences négatives comme une consommation excessive (aliments, achats extravagants, alcool, drogues, etc.) ou une sexualité incontrôlée. La manie est caractéristique des troubles affectifs bipolaires. Elle peut également survenir en cas d'affection neurologique (tumeur, **traumatisme** crânien) ou endocrinienne (hyperthyroïdie).

## LE TROUBLE AFFECTIF SAISONNIER

Le trouble affectif saisonnier, ou dépression saisonnière, est une forme de dépression qui débute généralement en automne ou au début de l'hiver et qui disparaît au printemps. Aux symptômes de la dépression peut s'ajouter une forte propension à dormir et à trop manger, notamment des sucreries. Cette forme de dépression touche essentiellement les femmes, qui constituent 75 % des malades, et sa fréquence est plus forte dans les régions nordiques. Elle serait causée par le manque de lumière associé à la saison hivernale et par une baisse de sécrétion de certaines substances dans l'organisme (sérotonine, mélatonine). Le traitement repose sur la **photothérapie**, qui est l'exposition à une source de lumière intense.

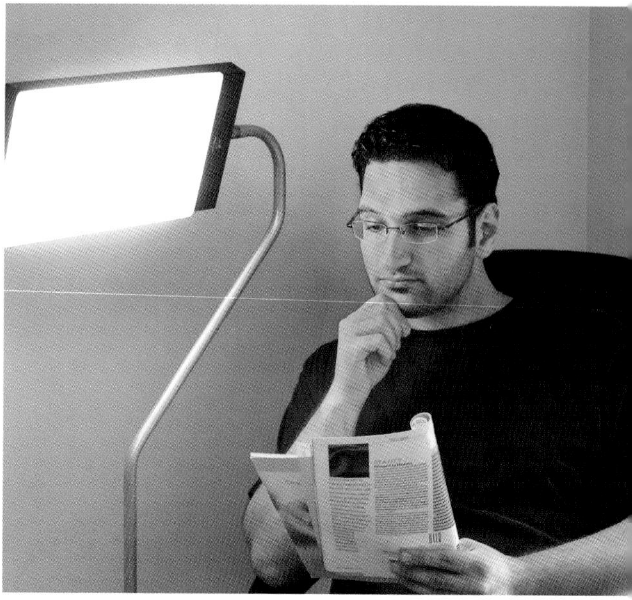

**Photothérapie**

## LA DÉPRESSION

La dépression est un état mental pathologique caractérisé par un sentiment de profonde tristesse et de désespoir, accompagné d'une souffrance morale et d'une incapacité à fonctionner normalement dans la vie de tous les jours. La dépression met en cause des facteurs héréditaires, physiologiques (dysfonctionnement de certains neurotransmetteurs), familiaux ou environnementaux (mauvaises habitudes de vie, événements extérieurs négatifs, épuisement professionnel, etc.). Elle doit être distinguée de la réaction dépressive, qui est un état d'abattement temporaire survenant en réaction à certains événements de la vie. La dépression est un phénomène de plus en plus fréquent qui affecte actuellement 5 % à 8 % de la population des pays occidentaux. On prévoit qu'elle sera, d'ici 2020, la seconde cause d'incapacité après les maladies cardiovasculaires.

### LES ANTIDÉPRESSEURS

Utilisés pour soigner la dépression, les antidépresseurs sont des médicaments qui agissent sur les neurotransmetteurs. En quelques semaines, ils atténuent les symptômes de la dépression et procurent au malade un regain d'énergie et de pensées positives. Ces médicaments sont prescrits pour plusieurs mois, généralement couplés à une psychothérapie. Selon les antidépresseurs, différents effets secondaires peuvent être ressentis : somnolence, étourdissements, vision floue, sécheresse de la bouche, tremblements, altération de la libido ou de la performance sexuelle, troubles digestifs, prise de poids, transpiration excessive, cauchemars, etc. Ils ne doivent pas être associés à l'alcool et leur consommation doit être arrêtée progressivement.

*Les neurones ... page 136*

### DÉPRESSION OU ÉPUISEMENT PROFESSIONNEL ?

La différence entre dépression et épuisement professionnel est parfois difficile à établir. En effet, ces deux phénomènes sont très reliés et présentent certains symptômes similaires : fatigue, découragement, difficulté de concentration, manque d'efficacité au travail, sentiment d'échec, etc. Il s'agit pourtant de deux réalités distinctes. Une dépression affecte toutes les sphères de la vie et peut trouver sa source dans n'importe quelle d'entre elles. Un épuisement professionnel est directement relié au stress dans le milieu du travail. De plus, la plupart des scientifiques s'accordent pour dire qu'une dépression peut faire suite à un épuisement professionnel, alors que le contraire est impossible.

*L'épuisement professionnel ... page 182*

## LES SYMPTÔMES DE LA DÉPRESSION

La dépression se manifeste par un ensemble de troubles physiques et psychologiques. Si vous ressentez plusieurs de ces symptômes simultanément, consultez rapidement un médecin. Il pourra vous prescrire des antidépresseurs et vous inviter à suivre une psychothérapie ou à faire partie d'un groupe d'entraide.

Les symptômes :

- Sentiment de tristesse, de découragement et d'impuissance ;
- Dévalorisation et sentiment de culpabilité ;
- Manque d'entrain et perte d'intérêt à pratiquer les activités habituelles ;
- Pensées de mort ou de suicide ;
- État anxieux, agressif, très émotif, avec pleurs ;
- Difficultés à se concentrer et à prendre des décisions ;
- Perte d'appétit et de poids ;
- Troubles du sommeil et fatigue intense ;
- Maux de tête, baisse de libido, palpitations, vertiges.

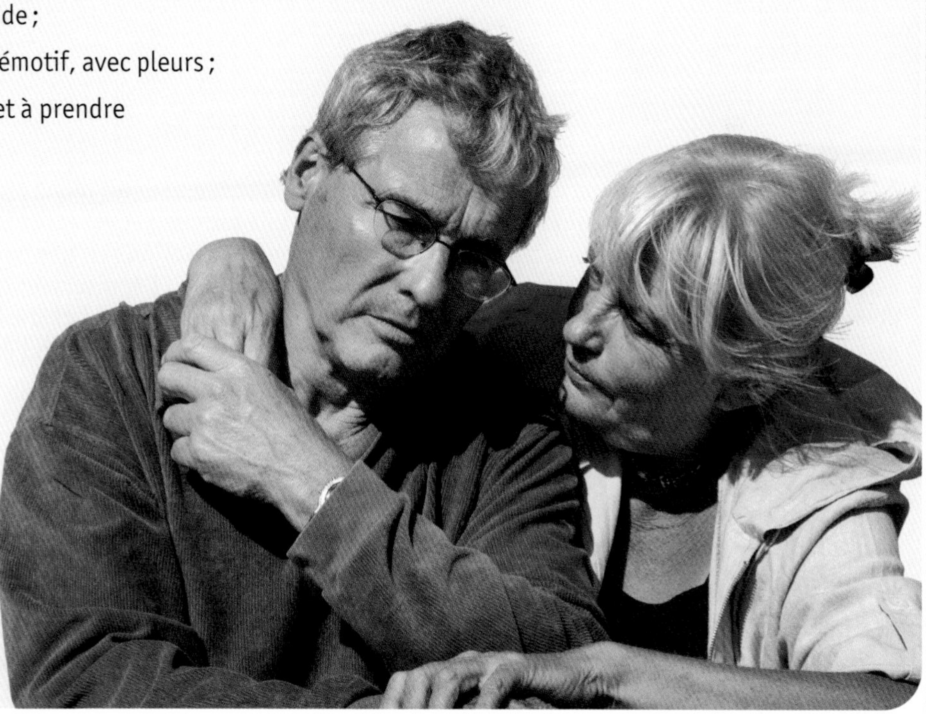

**Pensées négatives**
Les pensées négatives sont symptomatiques de la dépression. Elles consistent à envisager le présent de manière pessimiste en ignorant les aspects positifs, à se juger sévèrement et injustement, et à anticiper un avenir sombre et décevant.

## LE **SUICIDE**

Les troubles affectifs tels que la dépression ou le trouble affectif bipolaire peuvent mener ceux qui en souffrent à se donner la mort volontairement. Le suicide est également une conséquence possible de certaines maladies mentales comme la schizophrénie. Il traduit une volonté de rupture avec une situation jugée intolérable. Le suicide cause 1 million de morts chaque année dans le monde, alors que le nombre de tentatives de suicide est de 10 à 20 fois plus élevé. Ces tentatives sont considérées comme des appels au secours. Les risques de récidive sont élevés.

## LA DÉPRESSION ET AUTRES TROUBLES AFFECTIFS

**SYMPTÔMES :**
Abattement et pensées négatives (dépression) ou, au contraire, exaltation extrême, euphorie (manie). Troubles du sommeil, de l'appétit, de la sexualité, fatigue, anxiété, agitation.

**TRAITEMENTS :**
Association de traitements médicamenteux (antidépresseurs, neuroleptiques) et de psychothérapies.

# L'ÉPUISEMENT PROFESSIONNEL

L'épuisement professionnel, ou burnout, est un épuisement physique, émotionnel et mental qui survient dans des conditions de stress intense et durable au travail. Il s'installe graduellement et plus ou moins rapidement selon la tolérance de l'individu au stress. Le processus débute par une attitude enthousiaste et très énergique ainsi qu'un investissement et des objectifs très élevés dans le travail. Les efforts fournis n'atteignant pas les exigences personnelles et celles de l'employeur, l'individu redouble d'efforts mais ne reçoit pas la reconnaissance attendue. Il s'ensuit une désillusion et un fort sentiment de frustration, qui se manifestent par une perte de motivation et de perspectives, ainsi que par de nombreux sentiments négatifs. La personne affectée finit par être fortement découragée, perd tout intérêt pour son travail et son entourage, devient agressive et n'est plus capable de travailler.

*Le contrôle du stress ... page 28*

## LES **SYMPTÔMES** DE L'**ÉPUISEMENT PROFESSIONNEL**

L'épuisement professionnel se manifeste par différents symptômes sur les plans physique, émotionnel et cognitif. Du point de vue physique, il est caractérisé par une fatigue persistante ainsi que des troubles variés, souvent liés au stress : douleurs, troubles gastro-intestinaux, **infections** virales persistantes, problèmes cutanés, insomnie, variations de poids, etc. Sur le plan émotionnel, l'épuisement professionnel provoque une démotivation par rapport au travail, une frustration, une anxiété ou encore un désespoir. La personne adopte une attitude négative envers elle-même et envers les autres. Au niveau cognitif, l'épuisement professionnel se manifeste notamment par des pertes de mémoire ou des difficultés de concentration. La personne est aussi susceptible de développer une toxicomanie (alcool, drogues). Quelques-uns de ces symptômes suffisent pour alerter et requérir l'aide d'un professionnel de la santé ou d'un psychologue, afin de réévaluer les priorités personnelles et professionnelles et d'agir en conséquence.

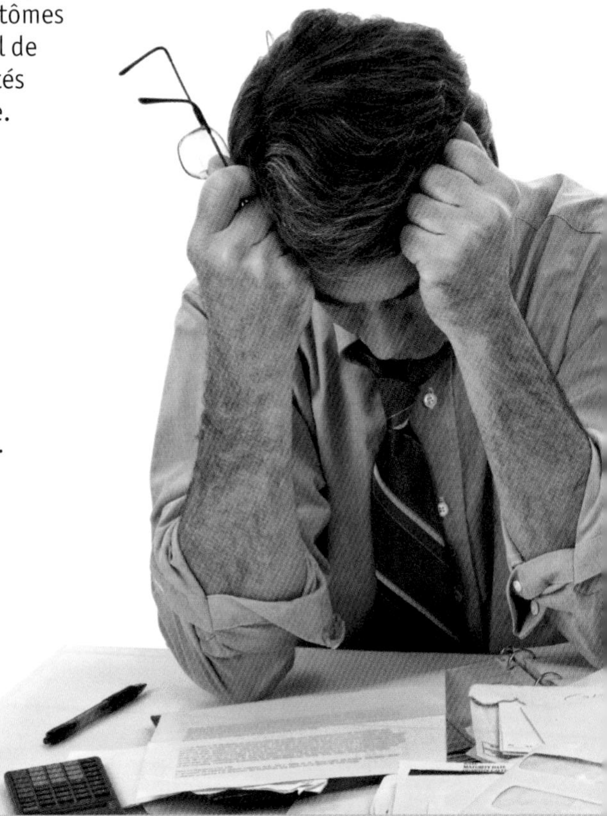

## LES FACTEURS FAVORISANT L'ÉPUISEMENT PROFESSIONNEL

L'épuisement professionnel peut toucher tous les travailleurs. Il résulte de facteurs individuels et de problèmes liés au travail. Sont particulièrement à risque les personnes perfectionnistes, ayant une conscience professionnelle élevée ou ne sachant pas déléguer, ainsi que les individus introvertis, ayant une faible estime d'eux-mêmes et instables émotionnellement. Dans l'organisation du travail, plusieurs facteurs peuvent mener à l'épuisement : stress intense, surcharge de travail, manque d'autonomie, responsabilités mal définies, déséquilibre entre les efforts fournis et la reconnaissance obtenue (salaire, estime, respect).

## LA PRÉVENTION DE L'ÉPUISEMENT PROFESSIONNEL

Dans une entreprise, la prévention de l'épuisement professionnel repose à la fois sur les employés et sur leur employeur. Elle passe essentiellement par la réduction des facteurs de stress.

### EN TANT QU'EMPLOYÉ

- Soyez bien entouré et discutez de vos problèmes avec vos proches ;
- Soyez à l'écoute des symptômes liés au stress, découvrez ses causes et trouvez des solutions ;
- N'accumulez pas les frustrations et discutez de l'organisation du travail avec vos collègues et vos supérieurs afin d'établir les changements qui vous seraient bénéfiques (objectifs plus réalistes et gratifiants, liste de tâches prioritaires, etc.) ;
- Apprenez à refuser un surplus de tâches et à déléguer ;
- Changez-vous les idées pendant la pause du midi et durant quelques minutes à chaque heure de travail (musique, étirements, méditation, etc.) ;
- Établissez des heures de disponibilité pour le travail et respectez-les, notamment en vous détachant des moyens de communication (Internet, téléphone portable, etc.) ;
- Analysez vos habitudes de vie et éliminez celles qui favorisent le stress, comme la consommation excessive de boissons et d'aliments excitants (café, thé, sucre, chocolat, boissons gazeuses, alcool, tabac) ;
- Faites du sport régulièrement ;
- Prenez le temps de vivre. Consacrez du temps aux loisirs.

### EN TANT QU'EMPLOYEUR

- Définissez clairement et équitablement les rôles et responsabilités de vos employés, faites-leur confiance et faites-les participer aux décisions ;
- Montrez votre reconnaissance par des marques d'appréciation : respect, encouragements, possibilité d'avancement, augmentation de salaire, etc. ;
- Favorisez la communication, l'entraide et réglez les conflits rapidement en discutant ouvertement ;
- Ne créez pas d'injustices ou trop de concurrence entre les employés ;
- Soyez à l'écoute et attentif ;
- Mettez en place des conditions de travail agréables et conciliables avec la vie personnelle : horaires raisonnables et flexibles, espace bien aménagé, outils appropriés, garderie, etc.

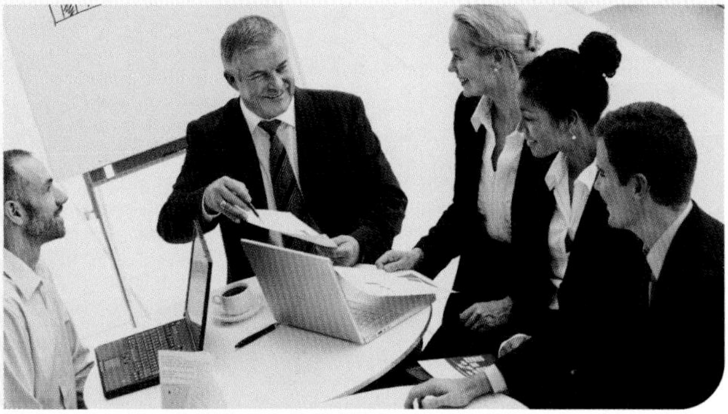

## L'ÉPUISEMENT PROFESSIONNEL

**SYMPTÔMES :**
Insomnie, déséquilibres hormonaux, fatigue persistante, troubles physiques liés au stress (douleurs au dos, aux muscles, à la tête, à l'estomac, problèmes cutanés, hypertension). Troubles émotionnels : découragement et sentiments négatifs (sentiment d'incompétence, culpabilité, impatience, méfiance, agressivité, cynisme, etc.). Troubles cognitifs : difficultés de concentration, de jugement, incapacité à faire des opérations simples, etc.

**TRAITEMENTS :**
Repos, changements dans l'environnement de travail, le mode de vie et la philosophie. Consultation d'un psychothérapeute, éventuellement antidépresseurs ou arrêt de travail.

**PRÉVENTION :**
Détecter les signes avant-coureurs et réduire les facteurs de stress au travail. S'affirmer, gérer efficacement son stress et son temps en tenant compte de ses limites et de ses besoins. Bien dissocier sa vie professionnelle de sa vie personnelle.

# LA **TOXICOMANIE**

La toxicomanie est la consommation **chronique** et incontrôlée de substances potentiellement toxiques pour l'organisme telles que l'alcool, le tabac, les drogues ou les médicaments. Ces substances, utilisées pour leurs effets **psychotropes** (bien-être, altération de la conscience, hallucinations, levée des inhibitions, euphorie, stimulation, etc.), favorisent l'action d'un neurotransmetteur, la dopamine, dans des aires du cerveau responsables des émotions et du plaisir. La stimulation répétée de ces aires entraîne une dépendance plus ou moins rapidement selon les personnes, le type de substance et la fréquence de la consommation. Cette dépendance se traduit par une consommation abusive et nocive pour la santé.

*Les neurones ... page 136*

## LA **DOPAMINE**

La dopamine est un neurotransmetteur qui joue un rôle dans l'activité motrice, l'apprentissage, l'humeur, l'état d'éveil, le comportement, la gestion de certaines émotions (désir, plaisir, douleur), etc. Lorsqu'elle est libérée à l'extrémité d'un neurone, au niveau des synapses, elle se fixe sur un récepteur spécifique (récepteur dopaminergique) d'un autre neurone, ce qui entraîne une sensation de plaisir ou la diminution de la sensibilité à la douleur. La dopamine est ensuite détruite ou récupérée par le neurone qui l'a produite. En stimulant la libération de dopamine, en diminuant sa recapture ou en réduisant sa dégradation, certaines substances (drogues, alcool) entraînent un dérèglement de ce mécanisme et sont impliquées dans le développement de la dépendance.

### LA DÉPENDANCE

La dépendance est un état physique et psychologique caractérisé par l'envie régulière et irrépressible de consommer une drogue. Elle est généralement causée par l'usage répété de substances augmentant la quantité de dopamine. Un déséquilibre s'installe, qui ne peut être maintenu que par une consommation constante et le plus souvent croissante (accoutumance) de la drogue. Un arrêt de la consommation se traduit par le syndrome de sevrage, un ensemble de symptômes qui varient selon la drogue consommée : agressivité, insomnie, angoisse, douleurs, hallucinations, etc.

*Le tabagisme ... page 338*
*L'alcoolisme ... page 358*

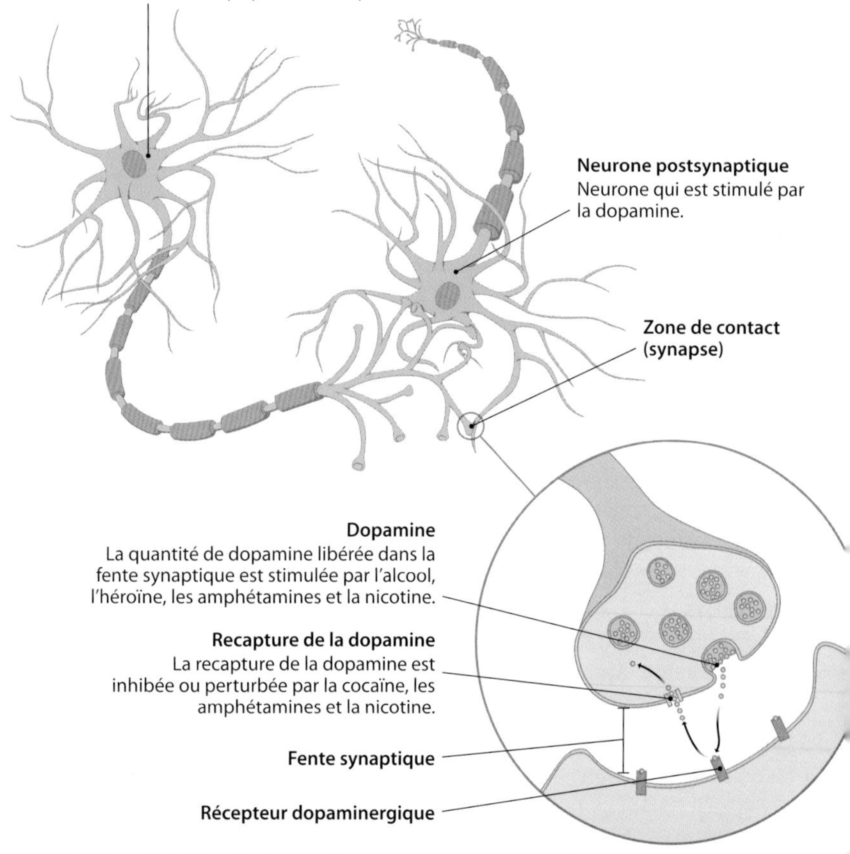
**Neurone dopaminergique**
Neurone qui produit la dopamine.
**Neurone postsynaptique**
Neurone qui est stimulé par la dopamine.
**Zone de contact (synapse)**
**Dopamine**
La quantité de dopamine libérée dans la fente synaptique est stimulée par l'alcool, l'héroïne, les amphétamines et la nicotine.
**Recapture de la dopamine**
La recapture de la dopamine est inhibée ou perturbée par la cocaïne, les amphétamines et la nicotine.
**Fente synaptique**
**Récepteur dopaminergique**

## LES **DROGUES**

Une drogue est une substance chimique naturelle ou artificielle qui modifie l'activité du cerveau et qui produit un effet psychotrope. Il en existe de nombreux types, qui se distinguent par leur composition chimique, leur mécanisme d'action, leur mode d'administration et leurs effets : alcool, nicotine, héroïne, cocaïne, amphétamines, cannabis, benzodiazépines, LSD, etc.

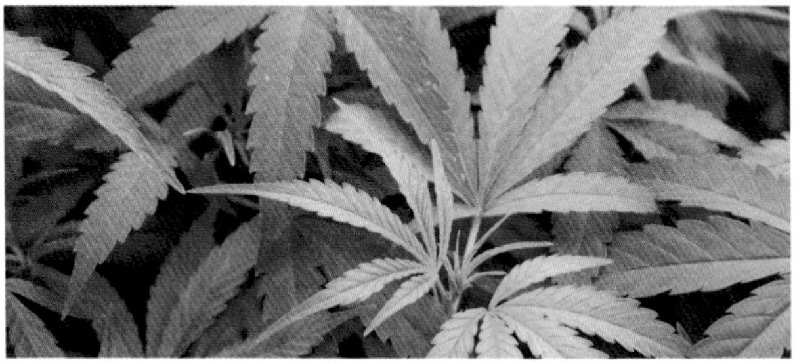

**Cannabis**

### LA COCAÏNE

La cocaïne est une drogue extraite d'une plante originaire d'Amérique du Sud, la coca. Elle se présente sous la forme d'une poudre blanchâtre généralement mélangée à d'autres substances. Elle peut être aspirée par le nez, fumée ou injectée par voie intraveineuse. La cocaïne provoque une euphorie, un sentiment de puissance ainsi qu'une indifférence à la douleur, à la fatigue et à la faim. Elle entraîne aussi une vasoconstriction, une arythmie cardiaque et parfois des troubles psychologiques (délire, panique). La cocaïne tout comme le crack (un dérivé) induisent rapidement une forte dépendance et leur surdosage peut être mortel.

### L'HÉROÏNE

L'héroïne est une drogue obtenue à partir de la morphine, une substance végétale extraite du pavot. Elle se présente sous la forme d'une poudre brune ou blanche qui est le plus souvent injectée par voie intraveineuse après dilution et chauffage. Les effets psychotropes, puissants et rapides (euphorie, sentiment d'extase, relaxation, apaisement), s'accompagnent d'effets physiques : hypothermie, nausées, vertiges, ralentissement du rythme cardiaque, diminution de l'amplitude de la respiration. La dépendance à l'héroïne est forte et s'installe rapidement. L'accoutumance peut conduire au surdosage et à la mort par arrêt respiratoire.

### LES BENZODIAZÉPINES

Les benzodiazépines sont des médicaments utilisés pour réduire l'anxiété ou traiter les troubles du sommeil. Elles peuvent provoquer plusieurs effets secondaires : troubles de la mémoire, confusion mentale, diminution de la vigilance, diminution du tonus musculaire. La consommation de benzodiazépines provoque une dépendance plus ou moins forte et rapide, ainsi qu'un syndrome de sevrage en cas d'arrêt brutal.

### LE CANNABIS

Le cannabis, ou chanvre indien, est une plante consommée par inhalation de la fumée issue de la combustion de ses feuilles et de ses fleurs femelles séchées (marijuana) ou de sa résine (haschisch). À faible dose, il provoque l'euphorie, un apaisement, puis une somnolence. Une forte dose entraîne des troubles du langage et de la coordination motrice, de l'anxiété, l'assèchement de la bouche, une accélération du rythme cardiaque et parfois des vomissements.

### LES AMPHÉTAMINES

L'amphétamine est un composé chimique synthétique. Ses nombreux dérivés sont utilisés, sous la forme de comprimés ou de gélules, comme médicaments (troubles de l'attention, narcolepsie, asthénie, obésité) ou comme drogues (speed, ecstasy). Les amphétamines provoquent une augmentation de l'endurance, une diminution de la fatigue et de la faim, une sensation de puissance, une euphorie et une levée des inhibitions. À forte dose, les amphétamines peuvent causer des hallucinations, un état dépressif sévère et entraîner la mort.

### LA TOXICOMANIE

**SYMPTÔMES :**
Euphorie, état dépressif, confusion mentale, troubles de la mémoire, indifférence à la douleur, à la fatigue et à la faim, levée des inhibitions, hallucinations, arythmie cardiaque, nausées, hypothermie, vertiges, augmentation de l'endurance, diminution du tonus musculaire.

**TRAITEMENTS :**
Sevrage par arrêt de la consommation et administration temporaire de médicaments de substitution.
Soutien psychologique.

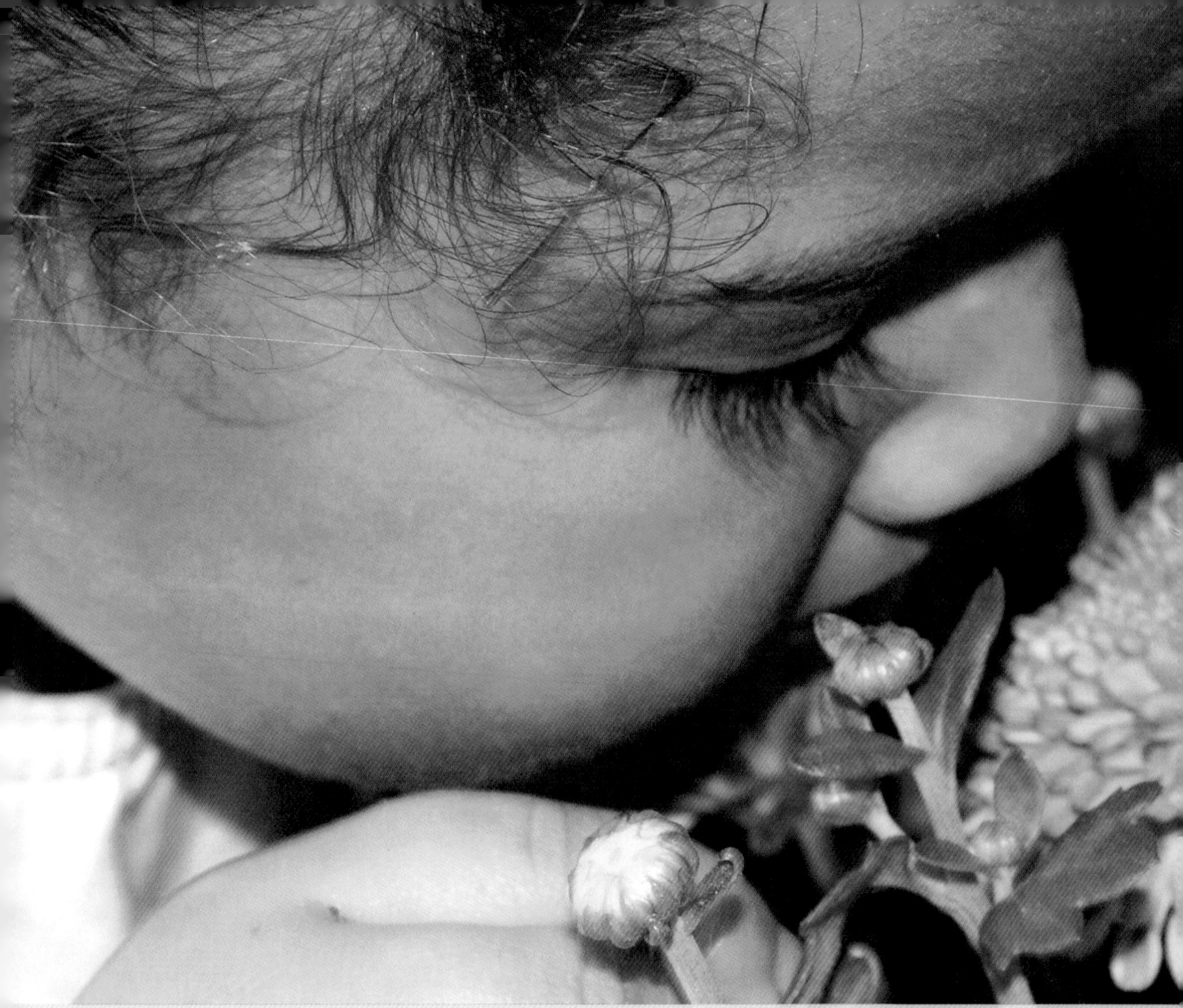

## LE CORPS

# LES **SENS**

Les sens permettent au système nerveux de percevoir et d'analyser le monde extérieur. La vue, l'audition, le toucher, l'olfaction et le goût rendent possible l'analyse des stimulus physiques et chimiques qui émanent de notre environnement : lumière, son, pression, température, molécules odorantes et gustatives, etc.

La vue constitue le sens le plus développé, mais aussi le plus fragile. Sa dégradation est principalement due au vieillissement, qui diminue l'acuité visuelle (presbytie, cataracte, etc.). D'autres troubles comme la myopie, le daltonisme ou la conjonctivite découlent de malformations oculaires, de maladies **génétiques** ou d'**infections**. La surdité et les troubles de l'audition, également fréquents, résultent souvent d'**inflammations** de l'oreille (otites), de problèmes héréditaires ou de **traumatismes** acoustiques, notamment une exposition à des sons trop forts. Quant aux anomalies de l'olfaction, du goût et du toucher, elles sont plus rares et moins diversifiées.

## LES MALADIES DE L'ŒIL



## LES MALADIES DE L'OREILLE

# LES ORGANES DES SENS

Les organes des sens captent les signaux physiques ou chimiques provenant de notre environnement. Ceux-ci sont transformés en influx nerveux grâce à des tissus spécialisés : récepteurs tactiles pour le toucher, rétine pour la vue, cochlée pour l'audition, papilles gustatives pour le goût, cellules olfactives pour l'olfaction. Les influx nerveux sont ensuite analysés dans des aires du cerveau spécifiques à chaque sens. La lésion d'un organe sensoriel peut affecter gravement son fonctionnement.

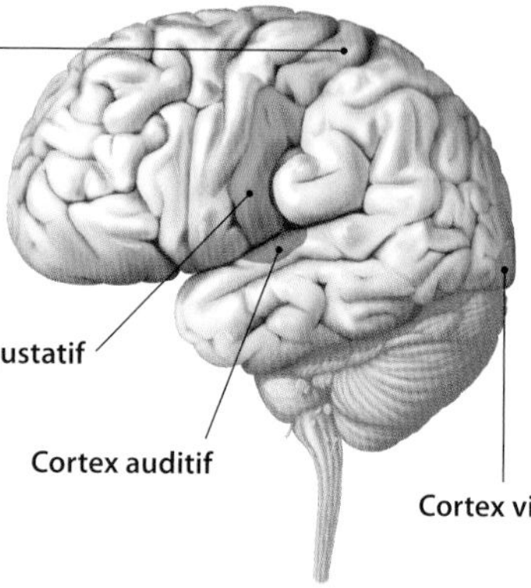
Cortex gustatif
Cortex auditif
Cortex vis

**Cortex somesthésique**
Le cortex somesthésique est relié au toucher, à l'équilibre et à la proprioception (perception de la position et des mouvements du corps dans l'espace).

**Aires corticales sensorielles primaires**

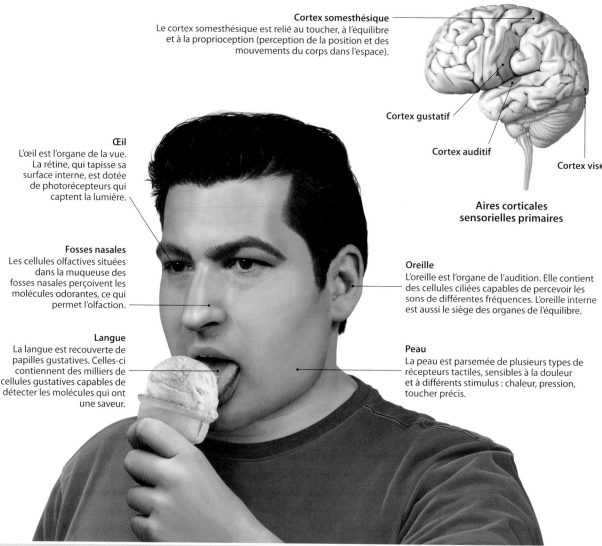

**Œil**
L'œil est l'organe de la vue. La rétine, qui tapisse sa surface interne, est dotée de photorécepteurs qui captent la lumière.

**Fosses nasales**
Les cellules olfactives situées dans la muqueuse des fosses nasales perçoivent les molécules odorantes, ce qui permet l'olfaction.

**Langue**
La langue est recouverte de papilles gustatives. Celles-ci contiennent des milliers de cellules gustatives capables de détecter les molécules qui ont une saveur.

**Oreille**
L'oreille est l'organe de l'audition. Elle contient des cellules ciliées capables de percevoir les sons de différentes fréquences. L'oreille interne est aussi le siège des organes de l'équilibre.

**Peau**
La peau est parsemée de plusieurs types de récepteurs tactiles, sensibles à la douleur et à différents stimulus : chaleur, pression, toucher précis.

## LES SENS AUX AGUETS

Les organes des sens de l'être humain sont relativement bien développés. L'œil peut distinguer un objet de 1 cm à une distance de 40 mètres. L'oreille, de son côté, peut détecter près de 400 000 sons. Le nez peut percevoir jusqu'à 10 000 odeurs, mais l'odorat humain reste limité, surtout quand on le compare à celui de plusieurs animaux. Par exemple, l'odorat du chien serait des milliers de fois plus sensible que le nôtre et lui permettrait de sentir des phéromones à des kilomètres de distance.

# LA VUE

Les couleurs, les formes, les distances et la vitesse des objets sont perçus grâce à la vue (ou vision), le sens le plus développé chez l'être humain. L'œil capte la lumière grâce aux photorécepteurs de la rétine. Ces cellules, situées sur la surface interne de l'œil, transforment la lumière en signaux nerveux qui sont acheminés par les nerfs optiques jusqu'au cerveau. Ce mécanisme est très fragile. Des déformations ou des lésions de l'œil, même infimes, entraînent des troubles de la vue.

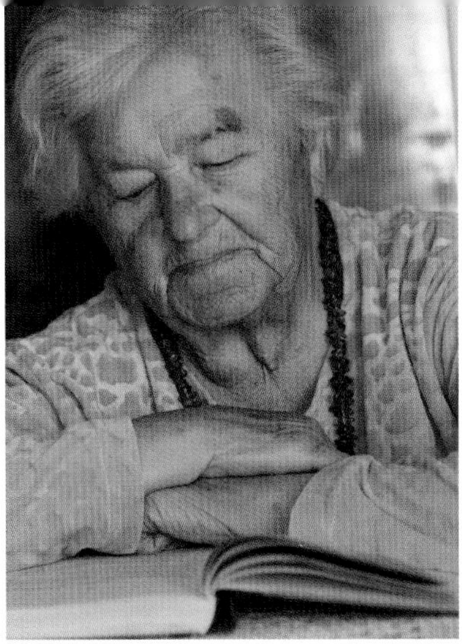

## LA **PARTIE VISIBLE** DE L'ŒIL

La partie visible de l'œil est constituée de la pupille, de l'iris et de la conjonctive. Elle est protégée par les paupières, les cils, le sourcil et les larmes.

### LES PAUPIÈRES

Les paupières sont de minces replis de peau qui recouvrent et protègent la surface de l'œil. Elles maintiennent aussi l'hydratation de l'œil en répartissant les larmes à sa surface. La paupière supérieure est plus grande et plus mobile que la paupière inférieure.

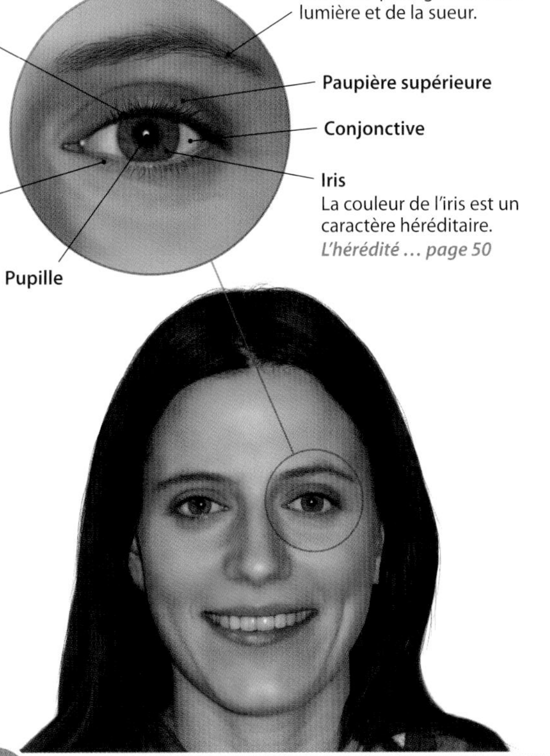
**Cils**
Les cils empêchent les corps étrangers d'entrer en contact avec l'œil. Leurs follicules pileux disposent de terminaisons nerveuses très sensibles qui, lorsqu'elles sont stimulées, provoquent la fermeture des paupières.
**Sourcil**
Le sourcil protège l'œil de la lumière et de la sueur.
**Paupière supérieure**
**Conjonctive**
**Paupière inférieure**
**Iris**
La couleur de l'iris est un caractère héréditaire.
*L'hérédité … page 50*
**Pupille**

### LES LARMES

Les larmes sont un liquide sécrété par des glandes annexes du globe oculaire, les glandes lacrymales et les glandes de Meibomius. Étalées par le clignement des paupières, elles jouent un rôle de protection, de lubrification et de nettoyage de la surface de l'œil. Les larmes sont évacuées vers la fosse nasale par le canal lacrymo-nasal.

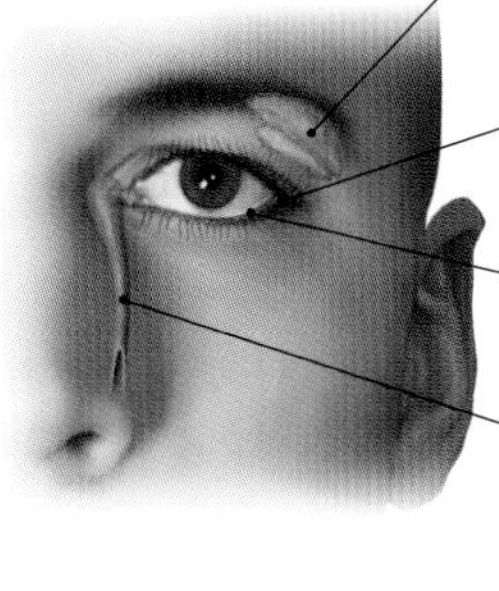
**Glande lacrymale**
La glande lacrymale est logée dans l'orbite, au-dessus de l'œil.
**Glande de Meibomius**
La glande de Meibomius est située dans l'épiderme, sur le bord des paupières.
**Larmes**
Les larmes contiennent des molécules **antiseptiques** qui protègent l'œil contre les **infections**.
**Canal lacrymo-nasal**
Le canal lacrymo-nasal est le conduit par lequel les larmes sont évacuées vers la fosse nasale.

### EN UN CLIN D'ŒIL

Les battements de paupières surviennent très fréquemment. En moyenne, les yeux clignent 5 400 fois par jour, ce qui représente un total d'environ 30 minutes les paupières fermées.

## L'ŒIL

L'œil, ou globe oculaire, est une sphère d'environ 2,5 cm de diamètre, insérée dans l'orbite. Il est formé de plusieurs couches de tissus entourant une substance gélatineuse et transparente, le corps vitré.

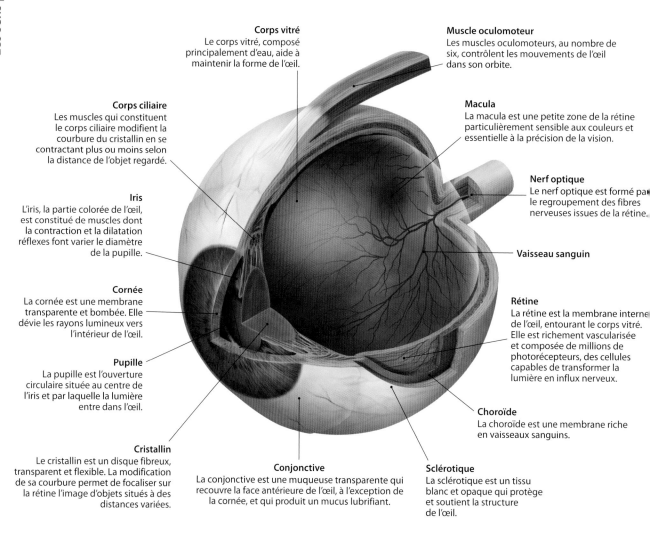

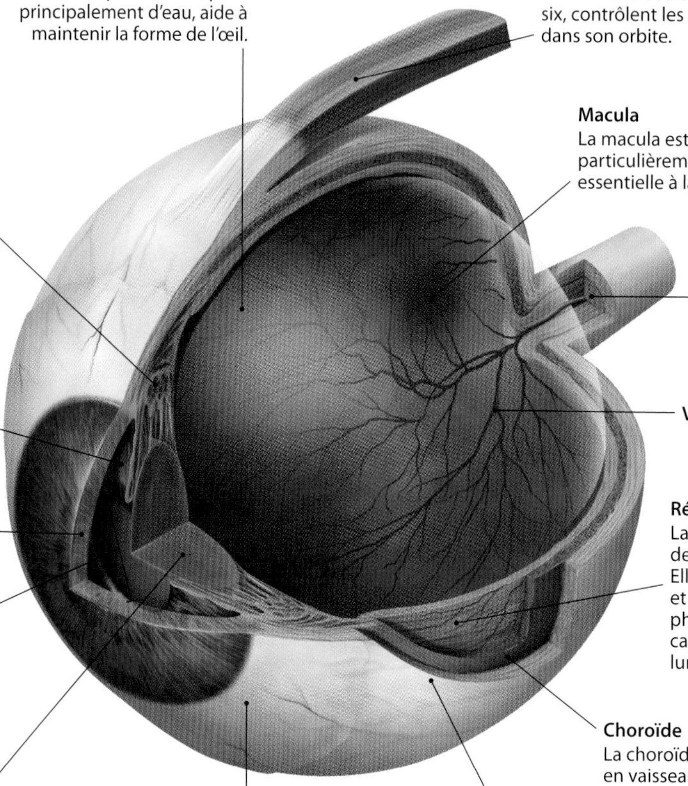
**Corps vitré**
Le corps vitré, composé principalement d'eau, aide à maintenir la forme de l'œil.
**Muscle oculomoteur**
Les muscles oculomoteurs, au nombre de six, contrôlent les mouvements de l'œil dans son orbite.
**Corps ciliaire**
Les muscles qui constituent le corps ciliaire modifient la courbure du cristallin en se contractant plus ou moins selon la distance de l'objet regardé.
**Macula**
La macula est une petite zone de la rétine particulièrement sensible aux couleurs et essentielle à la précision de la vision.
**Nerf optique**
Le nerf optique est formé pa
le regroupement des fibres nerveuses issues de la rétine
**Iris**
L'iris, la partie colorée de l'œil, est constitué de muscles dont la contraction et la dilatation réflexes font varier le diamètre de la pupille.
**Vaisseau sanguin**
**Cornée**
La cornée est une membrane transparente et bombée. Elle dévie les rayons lumineux vers l'intérieur de l'œil.
**Rétine**
La rétine est la membrane interne
de l'œil, entourant le corps vitré. Elle est richement vascularisée et composée de millions de photorécepteurs, des cellules capables de transformer la lumière en influx nerveux.
**Pupille**
La pupille est l'ouverture circulaire située au centre de l'iris et par laquelle la lumière entre dans l'œil.
**Choroïde**
La choroïde est une membrane riche en vaisseaux sanguins.
**Cristallin**
Le cristallin est un disque fibreux, transparent et flexible. La modification de sa courbure permet de focaliser sur la rétine l'image d'objets situés à des distances variées.
**Conjonctive**
La conjonctive est une muqueuse transparente qui recouvre la face antérieure de l'œil, à l'exception de la cornée, et qui produit un mucus lubrifiant.
**Sclérotique**
La sclérotique est un tissu blanc et opaque qui protège et soutient la structure de l'œil.

## LA PUPILLE

La contraction ou la dilatation des muscles lisses qui composent l'iris augmente ou réduit le diamètre de la pupille, régulant ainsi la quantité de lumière qui entre dans l'œil. Ce mécanisme permet d'optimiser la perception visuelle en fonction de la luminosité ambiante.

*Les muscles ... page 98*

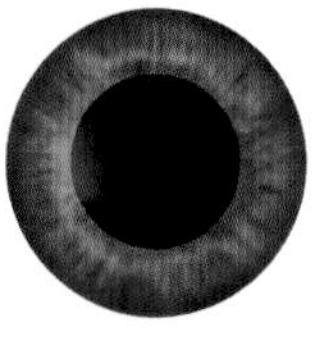

**Faible luminosité**
Lorsque la luminosité ambiante est faible, le diamètre de la pupille augmente.

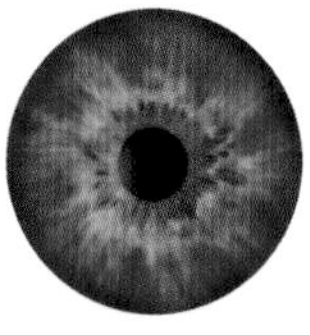

**Forte luminosité**
Lorsque la luminosité ambiante est forte, le diamètre de la pupille diminue.

## LE **MÉCANISME** DE LA **VISION**

Le mécanisme de la vision se déroule en plusieurs étapes. La cornée et le cristallin, les lentilles de l'œil, dévient l'image de l'objet regardé de manière à en projeter une image nette sur la rétine. Les photorécepteurs de la rétine transforment alors le signal lumineux en signal nerveux, transmis au cerveau par le nerf optique. Le cortex visuel, région du cerveau impliquée dans la vision, analyse ensuite les signaux nerveux, ce qui permet de percevoir la forme, la couleur, le relief, la distance et le mouvement des objets.

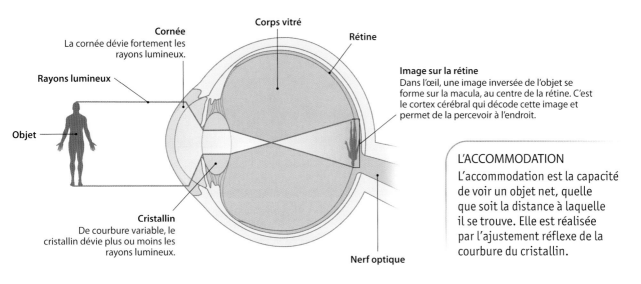

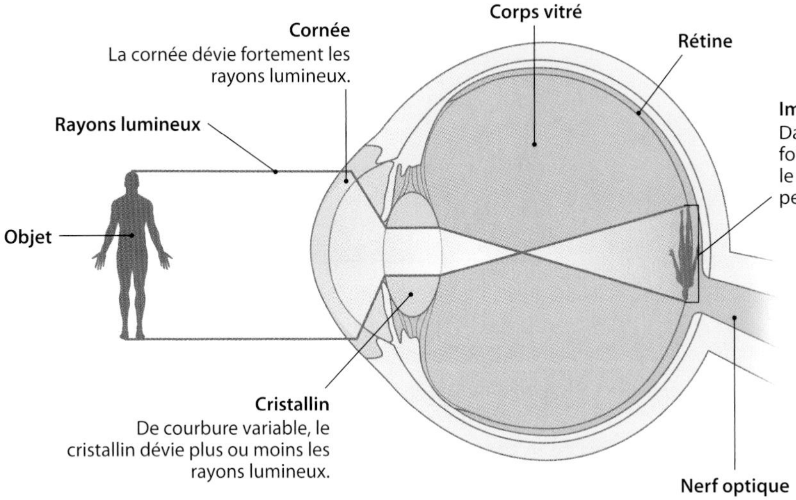
Cornée
La cornée dévie fortement les rayons lumineux.
Corps vitré
Rétine
Rayons lumineux
Image sur la rétine
Dans l'œil, une image inversée de l'objet se forme sur la macula, au centre de la rétine. C'est le cortex cérébral qui décode cette image et permet de la percevoir à l'endroit.
Objet
Cristallin
De courbure variable, le cristallin dévie plus ou moins les rayons lumineux.
Nerf optique

### L'ACCOMMODATION

L'accommodation est la capacité de voir un objet net, quelle que soit la distance à laquelle il se trouve. Elle est réalisée par l'ajustement réflexe de la courbure du cristallin.

## LA **VISION STÉRÉOSCOPIQUE**

La vision stéréoscopique est la faculté de percevoir les objets en trois dimensions, donc de saisir la profondeur et le relief de l'environnement visuel. Elle est possible grâce à la perception, par les deux yeux, de deux images légèrement différentes et par leur combinaison en une seule image par le cerveau.

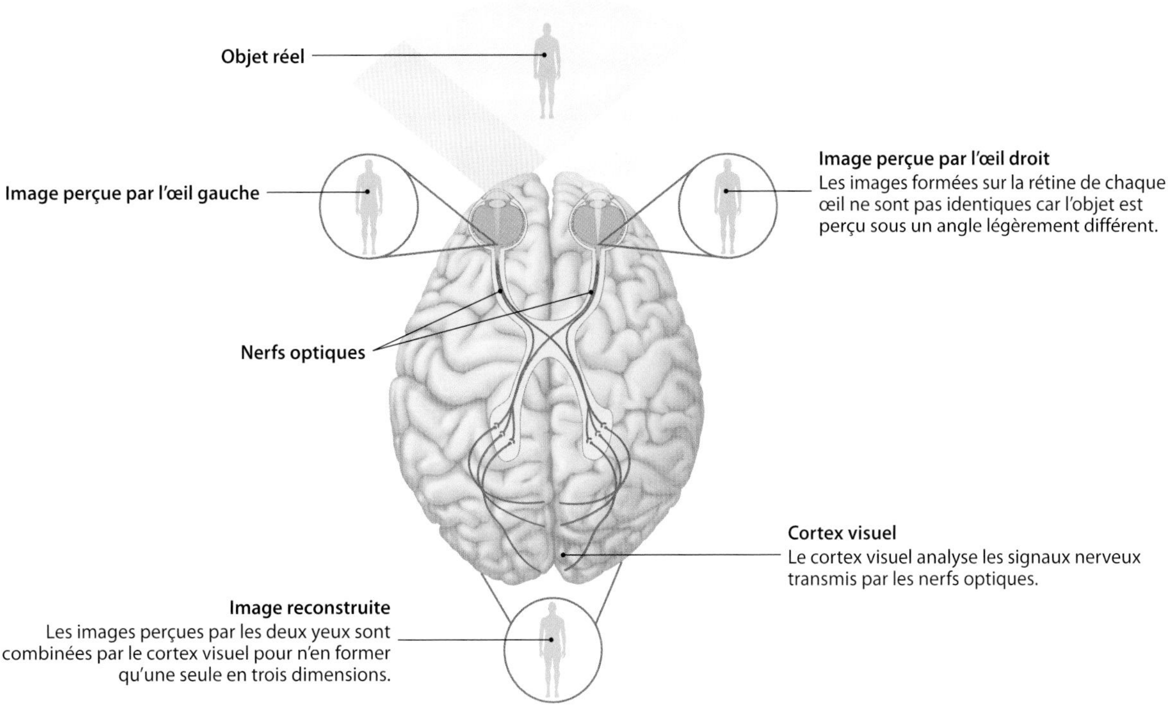
Objet réel
Image perçue par l'œil gauche
Image perçue par l'œil droit
Les images formées sur la rétine de chaque œil ne sont pas identiques car l'objet est perçu sous un angle légèrement différent.
Nerfs optiques
Cortex visuel
Le cortex visuel analyse les signaux nerveux transmis par les nerfs optiques.
Image reconstruite
Les images perçues par les deux yeux sont combinées par le cortex visuel pour n'en former qu'une seule en trois dimensions.

## LA PRÉVENTION DES ACCIDENTS ET DES TROUBLES VISUELS

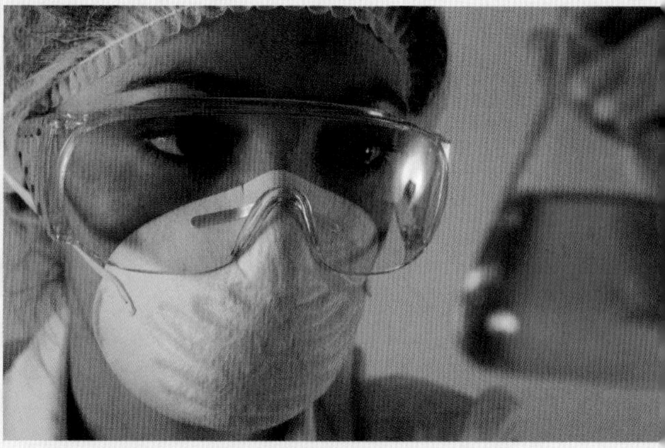

■ PRÊTEZ ATTENTION AUX SIGNES D'ALERTE ET EFFECTUEZ DES EXAMENS DE DÉPISTAGE RÉGULIERS

Si vous ressentez des troubles de la vision comme une vision floue, l'apparition de taches dans votre champ visuel ou une altération de la perception des couleurs, n'hésitez pas à consulter un ophtalmologiste. Après 40 ans, la plupart des personnes présentent une dégradation de la vision due au vieillissement. Il est alors vivement conseillé de passer des examens de la vue tous les deux ans et, le cas échéant, de corriger votre vision au moyen de lunettes ou de lentilles cornéennes. Des examens préventifs sont également recommandés pour les jeunes enfants car des troubles de la vue peuvent entraîner des retards de développement.

■ ÉVITEZ L'EXPOSITION À UNE LUMIÈRE TROP FORTE

Les rayonnements solaires ainsi que certaines sources lumineuses intenses peuvent provoquer des lésions oculaires. Protégez vos yeux, notamment avec des verres teintés anti-UV et un chapeau à visière.

■ ÉVITEZ DE FUMER

Le tabagisme peut causer des accidents vasculaires et favoriser la **dégénérescence** maculaire ou la cataracte.

■ MANIPULEZ LES PRODUITS DANGEREUX AVEC PRUDENCE ET PORTEZ DES LUNETTES DE PROTECTION

Si vous manipulez des produits chimiques ou pratiquez des travaux manuels tels que la menuiserie ou la soudure, portez des lunettes de protection. L'introduction de substances chimiques ou de corps étrangers dans les yeux peut entraîner des troubles graves de la vision. En cas d'accident, consultez rapidement un médecin.

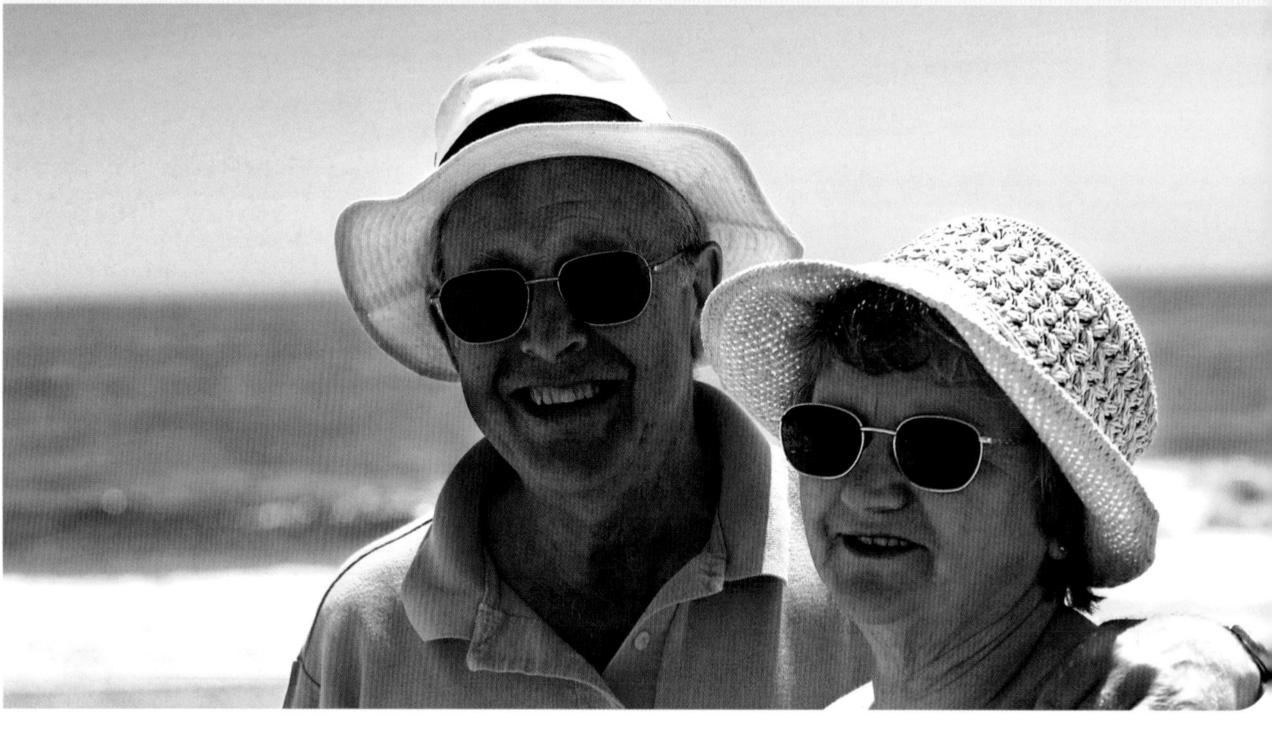

## LES **EXAMENS** DE L'ŒIL

Plusieurs types d'examens permettent de tester les différents aspects du fonctionnement de l'œil. Ces tests sont utilisés pour détecter les troubles de la vue ou les maladies de l'œil et pour suivre leur évolution.

### LE CHAMP VISUEL

Le champ visuel est l'étendue de l'espace que peut percevoir un œil lorsqu'il est immobile. L'évaluation du champ visuel peut se faire avec des tests visuels simples qui nécessitent peu de matériel, comme la grille d'Amsler, ou grâce à des techniques nécessitant des instruments plus complexes, comme le périmètre de Goldmann. Ce dernier est un appareil qui permet d'établir un graphique précis du champ visuel et de mettre en évidence des lacunes (scotomes) ou un rétrécissement du champ visuel.

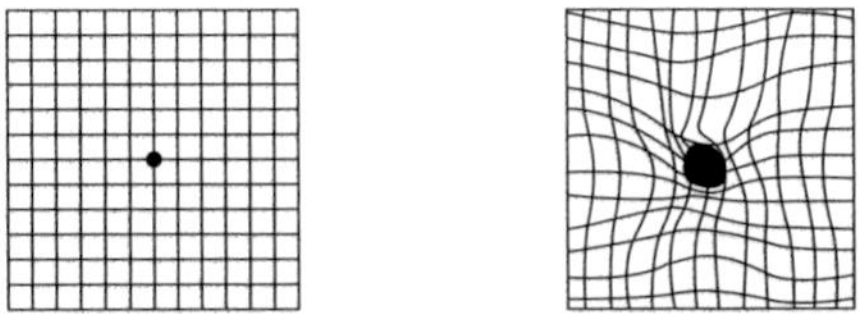

Vision normale

Défaut de vision

**Grille d'Amsler**

La grille d'Amsler est un test utilisé pour détecter les anomalies de la partie centrale du champ visuel. Très facile à réaliser chez soi, le test consiste à fixer le point central d'un quadrillage et à dessiner les anomalies observées avec chaque œil. L'examen peut révéler des zones aveugles (zones de la rétine insensibles à la stimulation lumineuse) ou des distorsions, notamment dans le cas d'une **dégénérescence** maculaire liée à l'âge.

### L'EXAMEN DU FOND DE L'ŒIL

L'observation de l'intérieur du globe oculaire permet de détecter des affections de la rétine ou de la choroïde ainsi que des anomalies de vascularisation. L'observation est effectuée à l'aide d'un appareil optique, l'ophtalmoscope, après avoir dilaté la pupille grâce à des gouttes spéciales (collyre mydriatique). L'examen dure quelques minutes et peut entraîner une vision floue durant les heures qui suivent. L'angiographie rétinienne est une technique d'imagerie médicale qui permet d'examiner les vaisseaux sanguins de la rétine et de la choroïde, en les rendant visibles par l'injection intraveineuse d'un colorant fluorescent (dont l'effet disparaît après quelques heures).

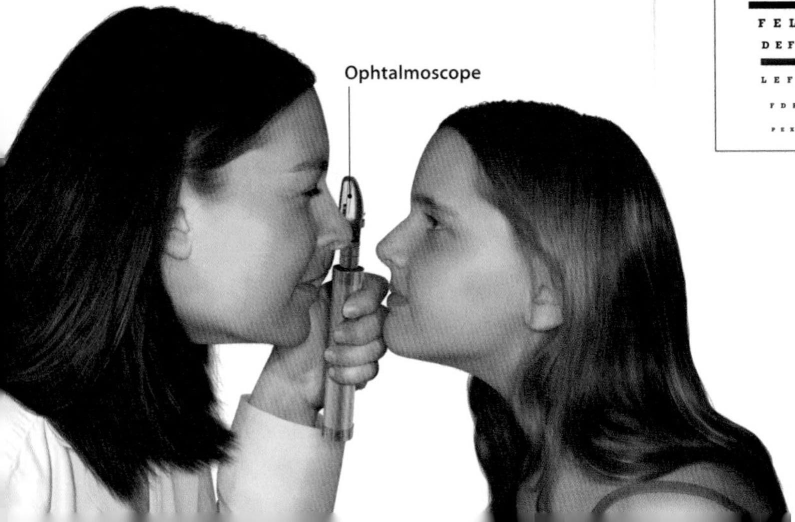
Ophtalmoscope

### L'ACUITÉ VISUELLE

Plus un objet est petit ou lointain, plus l'œil a de la difficulté à le distinguer. La capacité de l'œil à distinguer des objets qui se trouvent dans le champ visuel s'appelle l'acuité visuelle. On peut la mesurer en fonction de la distance d'un objet, par exemple avec le test de l'échelle de Snellen.

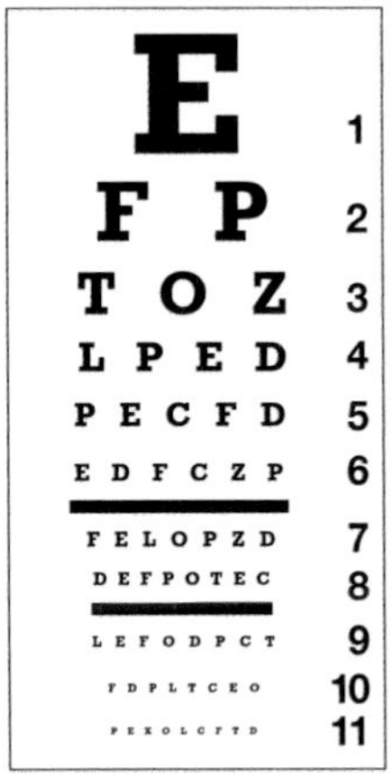
E 1
F P 2
T O Z 3
L P E D 4
P E C F D 5
E D F C Z P 6
F E L O P Z D 7
D E F P O T E C 8
L E F O D P C T 9
10
11

**Échelle de Snellen**

L'échelle de Snellen est un tableau constitué de lettres très contrastées et de taille décroissante, disposées sur plusieurs lignes. La dernière ligne qu'un individu, placé à une certaine distance de l'échelle, est capable de déchiffrer correspond à son niveau d'acuité visuelle. Ce test permet de déceler plusieurs troubles de la vue, dont la myopie.

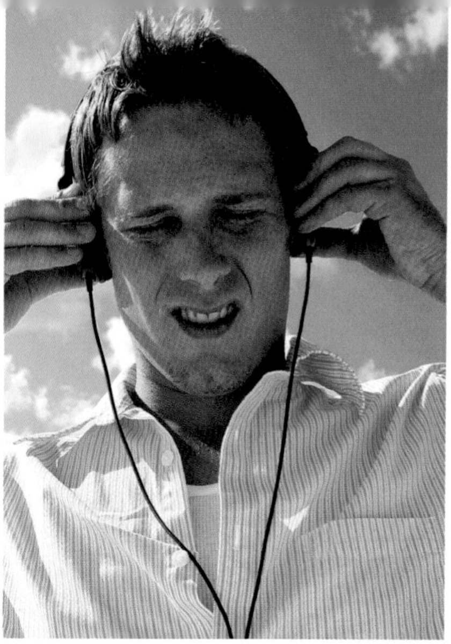

# L'AUDITION ET L'ÉQUILIBRE

L'audition (ou ouïe) est la perception des sons par les oreilles et leur interprétation par le cerveau. Les structures de l'oreille externe captent les vibrations sonores et les dirigent vers l'oreille moyenne. Celle-ci amplifie les vibrations et les transmet aux organes sensoriels de l'oreille interne, qui détectent la fréquence et l'intensité des sons. L'oreille abrite également des organes de l'équilibre, qui perçoivent les mouvements de la tête et sa position dans l'espace.

## L'OREILLE

L'oreille est composée de trois parties : l'oreille externe, l'oreille moyenne et l'oreille interne. L'oreille externe est constituée du pavillon et du méat auditif externe. L'oreille moyenne, creusée dans l'os temporal, contient les trois osselets et est séparée du méat auditif externe par le tympan. L'oreille interne, également creusée dans l'os temporal, renferme les organes sensoriels de l'audition (cochlée) et de l'équilibre (canaux semi-circulaires et vestibule).

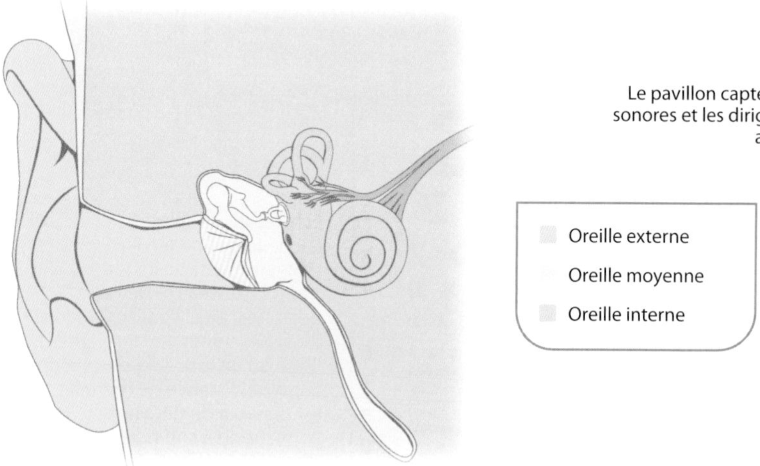
Oreille externe
Oreille moyenne
Oreille interne

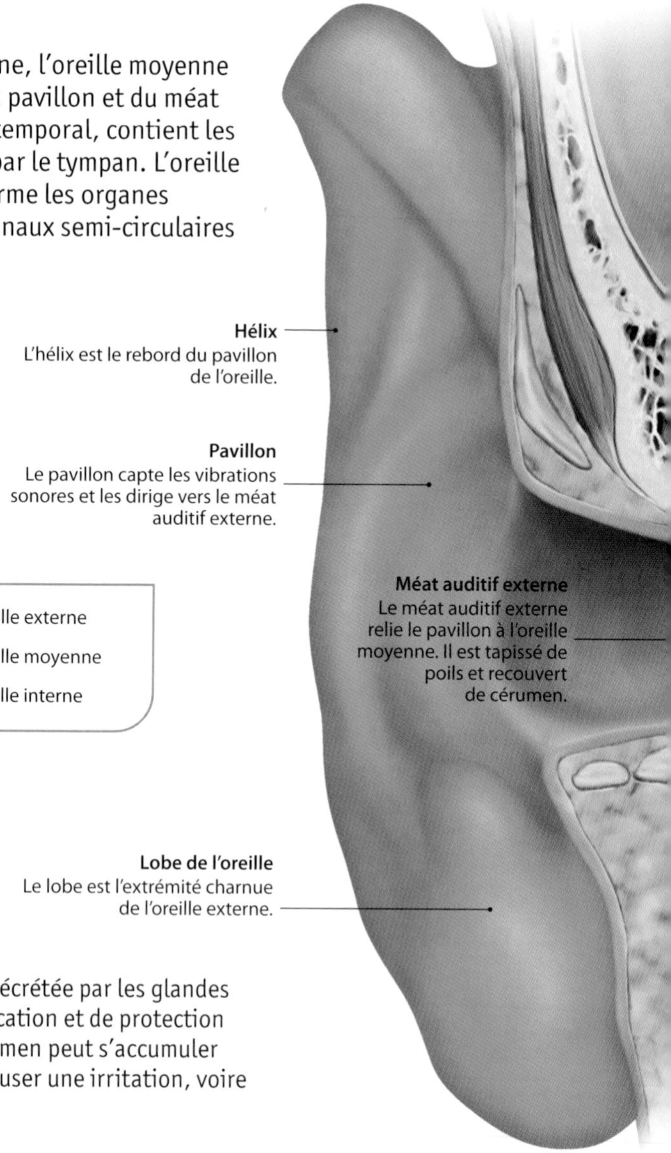
Hélix
L'hélix est le rebord du pavillon de l'oreille.
Pavillon
Le pavillon capte les vibrations sonores et les dirige vers le méat auditif externe.
Méat auditif externe
Le méat auditif externe relie le pavillon à l'oreille moyenne. Il est tapissé de poils et recouvert de cérumen.
Lobe de l'oreille
Le lobe est l'extrémité charnue de l'oreille externe.

### LE CÉRUMEN

Le cérumen est une substance grasse de couleur jaunâtre sécrétée par les glandes sébacées du méat auditif externe. Il joue un rôle de lubrification et de protection contre les agents infectieux et les corps étrangers. Le cérumen peut s'accumuler au fond de l'oreille et former un bouchon susceptible de causer une irritation, voire d'entraîner une baisse de l'audition.

## DES OS MINUSCULES

Longs de quelques millimètres seulement, les osselets sont les plus petits os du corps humain.

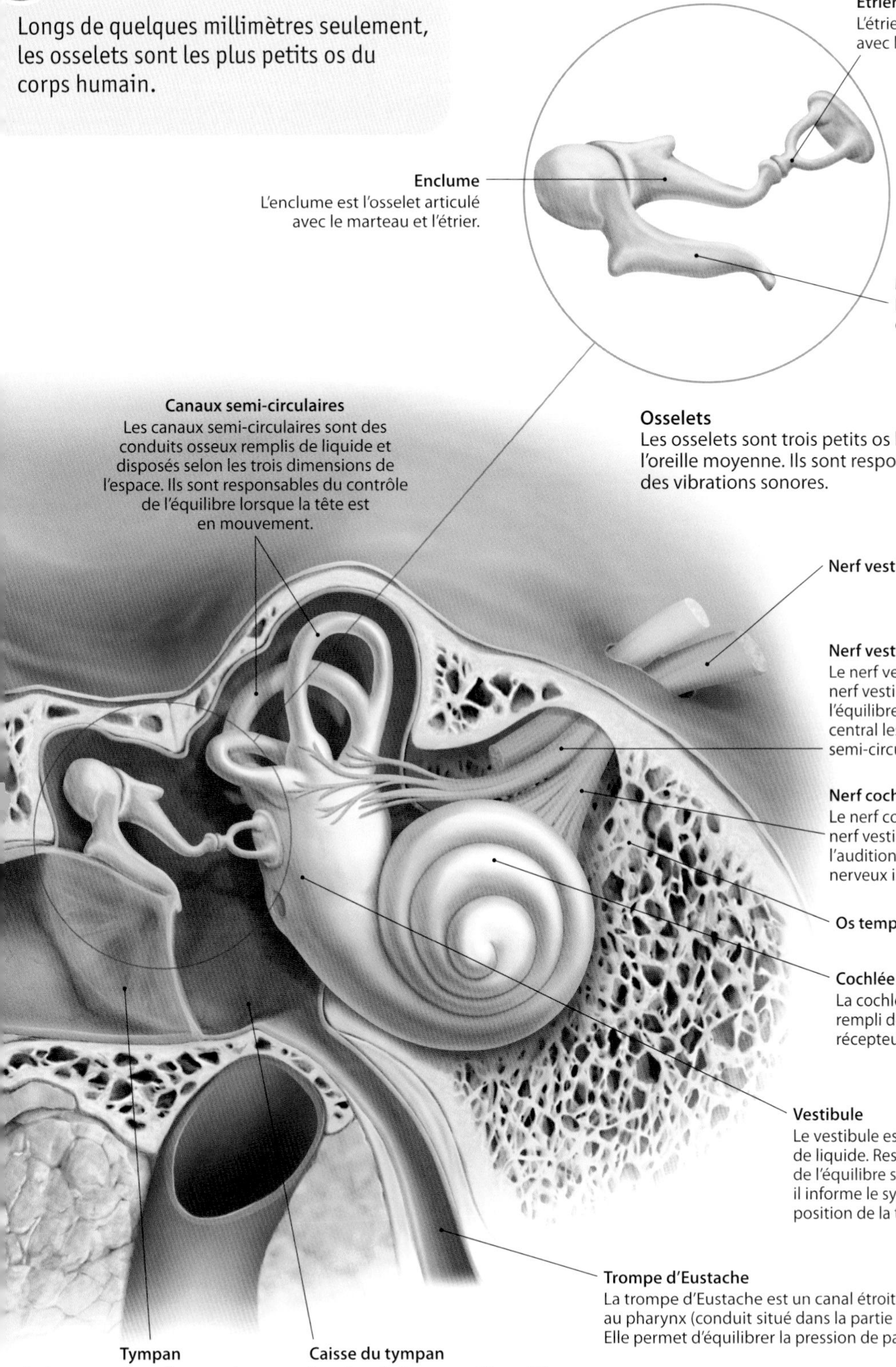

Étrier
L'étrier est l'osselet en contact avec l'oreille interne.
Enclume
L'enclume est l'osselet articulé avec le marteau et l'étrier.
Marteau
Le marteau est l'osselet en contact avec le tympan.
Canaux semi-circulaires
Les canaux semi-circulaires sont des conduits osseux remplis de liquide et disposés selon les trois dimensions de l'espace. Ils sont responsables du contrôle de l'équilibre lorsque la tête est en mouvement.
Osselets
Les osselets sont trois petits os logés dans la cavité de l'oreille moyenne. Ils sont responsables de l'amplification des vibrations sonores.
Nerf vestibulocochléaire
Nerf vestibulaire
Le nerf vestibulaire est la branche du nerf vestibulocochléaire responsable de l'équilibre. Il transmet au système nerveux central les messages provenant des canaux semi-circulaires et du vestibule.
Nerf cochléaire
Le nerf cochléaire est la branche du nerf vestibulocochléaire responsable de l'audition. Il transmet au cerveau les signaux nerveux issus de la cochlée.
Os temporal
Cochlée
La cochlée est un tube osseux spiralé rempli de liquide. Elle contient les récepteurs sensoriels de l'audition.
Vestibule
Le vestibule est une chambre osseuse remplie de liquide. Responsable de la perception de l'équilibre statique (position immobile), il informe le système nerveux central de la position de la tête dans l'espace.
Trompe d'Eustache
La trompe d'Eustache est un canal étroit qui relie l'oreille moyenne au pharynx (conduit situé dans la partie supérieure de la gorge). Elle permet d'équilibrer la pression de part et d'autre du tympan.
Tympan
Le tympan est une fine membrane élastique qui ferme l'entrée de l'oreille moyenne. Il transmet les vibrations sonores du méat auditif externe aux osselets.
Caisse du tympan
La caisse du tympan est la cavité de l'oreille moyenne.

## LE **MÉCANISME** DE L'**AUDITION**

Les sons sont transmis dans l'air sous la forme de vibrations des molécules d'air. Ces vibrations sont captées par le pavillon de l'oreille qui les dirige vers le méat auditif externe, où elles font vibrer le tympan. Les trois osselets amplifient les vibrations du tympan et les transmettent à la cochlée, qui les transforme en signaux nerveux.
La conduction des vibrations sonores se fait également par les os du crâne, notamment par l'os temporal qui entoure la cochlée. Un son peut donc être perçu par l'oreille interne malgré une lésion de l'oreille moyenne (osselets). Sa conduction est toutefois de moindre qualité.

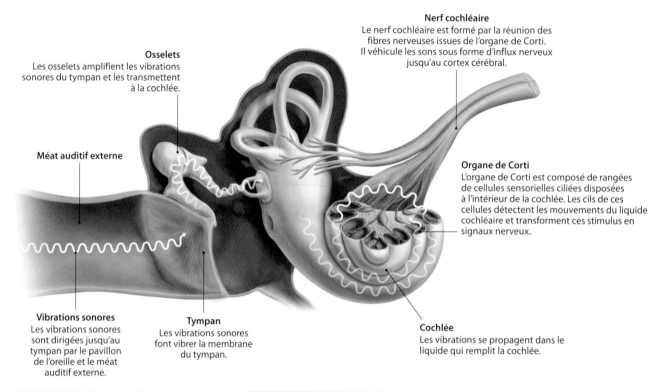

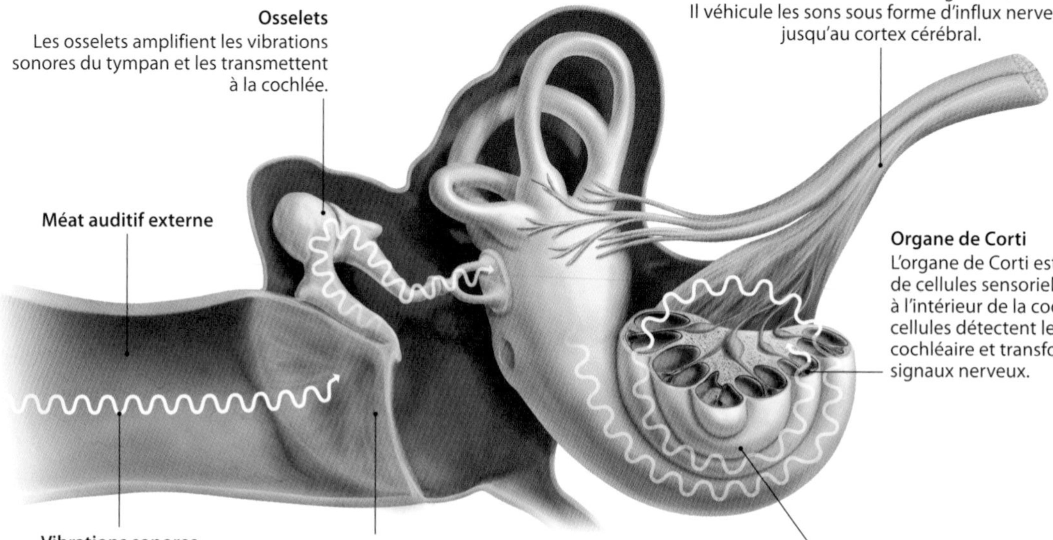
Nerf cochléaire
Le nerf cochléaire est formé par la réunion des fibres nerveuses issues de l'organe de Corti. Il véhicule les sons sous forme d'influx nerveux jusqu'au cortex cérébral.
Osselets
Les osselets amplifient les vibrations sonores du tympan et les transmettent à la cochlée.
Méat auditif externe
Organe de Corti
L'organe de Corti est composé de rangées de cellules sensorielles ciliées disposées à l'intérieur de la cochlée. Les cils de ces cellules détectent les mouvements du liquide cochléaire et transforment ces stimulus en signaux nerveux.
Vibrations sonores
Les vibrations sonores sont dirigées jusqu'au tympan par le pavillon de l'oreille et le méat auditif externe.
Tympan
Les vibrations sonores font vibrer la membrane du tympan.
Cochlée
Les vibrations se propagent dans le liquide qui remplit la cochlée.

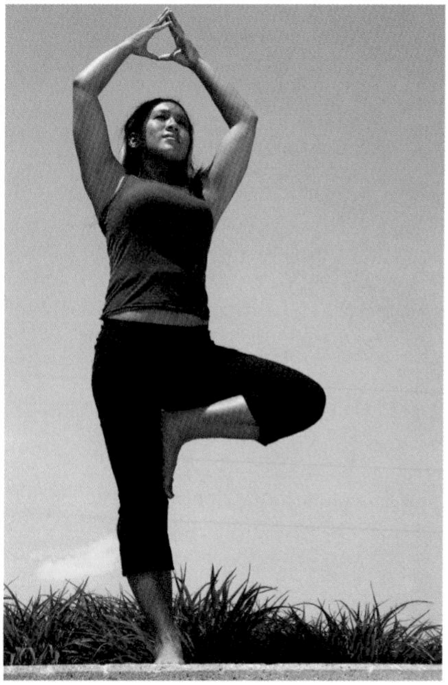

### L'ACOUPHÈNE

L'**acouphène** est une sensation auditive anormale perçue par le cerveau. Il se manifeste par des sifflements ou des tintements qui ne proviennent pas d'une stimulation sonore extérieure. Les acouphènes peuvent être dus à une multitude de causes, comme une lésion de l'oreille moyenne ou interne, mais ils résultent le plus souvent d'une lésion de la cochlée, survenue avec l'âge ou par suite d'une exposition à un son trop intense ou d'une **infection**.

## L'**ÉQUILIBRE**

L'équilibre est un sens qui permet de percevoir et de contrôler la position du corps dans l'espace. Il est assuré en partie par des organes situés dans l'oreille interne, en collaboration avec le cervelet. La position du corps est aussi estimée grâce à la vue, qui permet de se repérer dans l'environnement, et grâce à la perception de l'étirement des muscles et de la position des articulations (proprioception).

*Le cervelet … page 140*

## LA PRÉVENTION DES ACCIDENTS ET DES TROUBLES AUDITIFS

### ÉVITEZ LES EXPOSITIONS À DES SONS TROP INTENSES

L'exposition répétée à des sons intenses, comme ceux provenant d'un marteau-piqueur, d'un moteur d'avion ou d'un concert amplifié, peut causer des lésions de la cochlée et entraîner des troubles auditifs. L'utilisation prolongée, à haut volume, de systèmes d'écoute personnels de musique peut aussi augmenter les risques de **traumatismes** acoustiques. Baissez le volume d'écoute de vos appareils personnels et limitez votre temps d'écoute. Aussi, éloignez-vous des sources de bruits intenses ou protégez vos oreilles à l'aide d'un casque protecteur ou de bouchons appropriés.

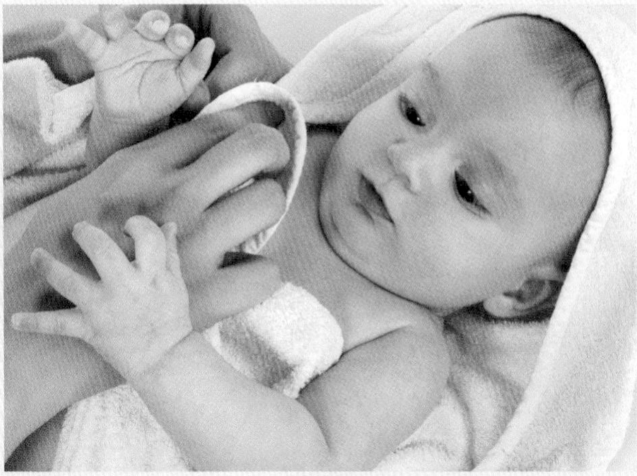

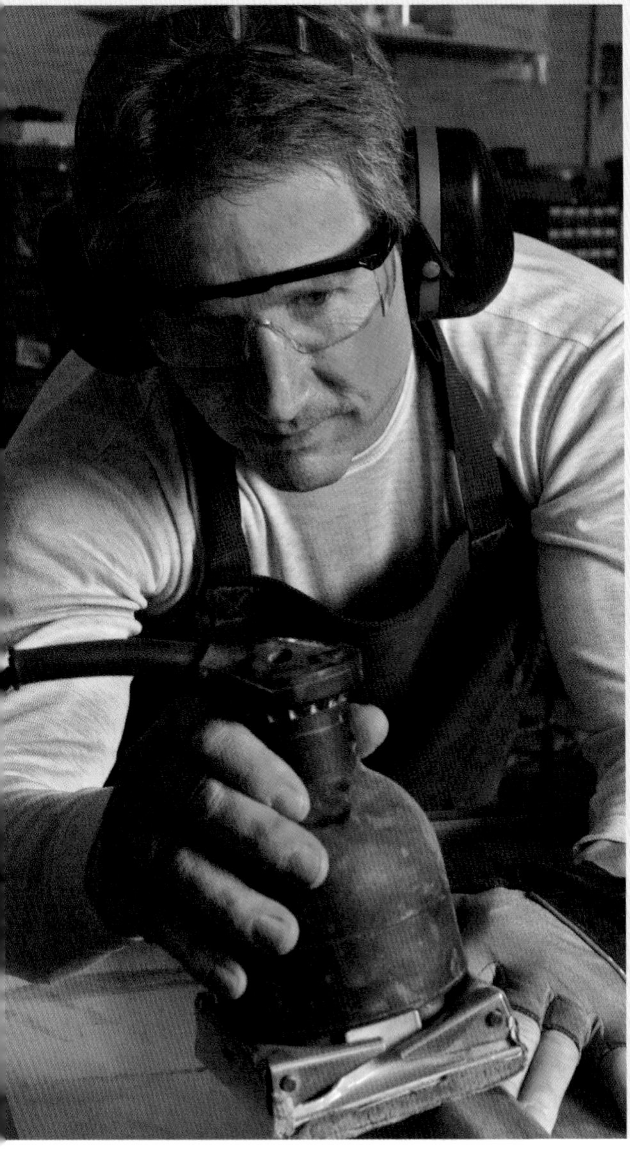

### N'INTRODUISEZ PAS D'OBJETS DANS LE MÉAT AUDITIF EXTERNE ET NE LAISSEZ PAS CELUI-CI HUMIDE

La présence d'objet ou d'humidité dans le méat auditif externe peut causer des **infections** (otites) ou des troubles de l'audition. Certains objets peuvent en outre percer le tympan. Pour éliminer l'humidité, essuyez délicatement l'oreille à l'aide d'une serviette, notamment après un bain ou une baignade.

### TRAITEZ RAPIDEMENT LES OTITES

Les otites mal soignées peuvent entraîner des complications graves (propagation de l'infection, lésion du tympan et des osselets, surdité).

### ENLEVEZ LES BOUCHONS DE CÉRUMEN À L'AIDE DE GOUTTES

Normalement, il n'est pas nécessaire de nettoyer le méat auditif. Toutefois, l'accumulation de cérumen peut former un bouchon susceptible de causer une irritation ou une baisse de l'audition. N'essayez pas de l'éliminer à l'aide d'un coton-tige car vous risqueriez de l'enfoncer plus profondément. Pour le retirer, utilisez plutôt des gouttes spéciales (cérumenolytiques) qui facilitent sa dissolution. Si le bouchon de cérumen ne se résorbe pas au bout de quelques jours, consultez un médecin qui vous l'extraira à l'aide d'une sonde.

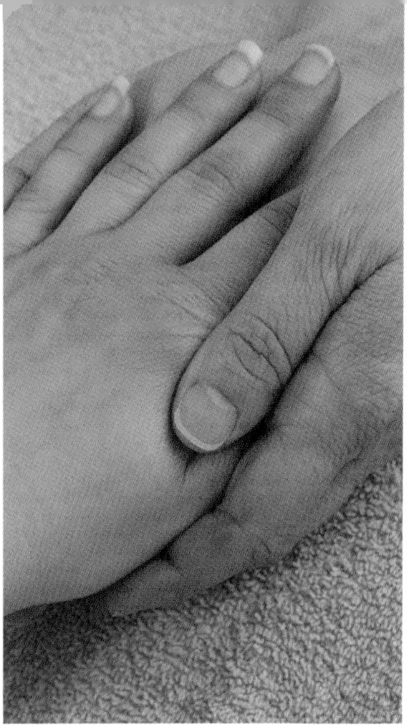

# LE **TOUCHER**

Le toucher est le sens qui permet de percevoir certaines propriétés physiques des objets et de l'environnement : pression, température, texture. Ces stimulus sont captés par les récepteurs tactiles de la peau. Ceux-ci génèrent des signaux nerveux principalement en direction d'une zone du lobe pariétal du cerveau, le cortex somesthésique, où ils sont interprétés. Le toucher, responsable de la sensibilité superficielle et consciente, est complété par une sensibilité profonde, généralement inconsciente, assurée par des récepteurs situés dans les viscères ainsi que dans les muscles et les os (proprioception). Quant à la douleur, elle survient lorsqu'un récepteur spécialisé, le nocicepteur, est stimulé par une lésion.

## LES **RÉCEPTEURS TACTILES** DE LA **PEAU**

Les récepteurs tactiles sont des terminaisons de neurones sensitifs enfouies plus ou moins profondément dans la peau. On en distingue plusieurs types, généralement spécialisés dans la perception d'un stimulus particulier. Lorsqu'ils sont stimulés, les récepteurs tactiles émettent des signaux nerveux qui sont transportés jusqu'au cortex somesthésique, qui les interprète et commande les réactions nécessaires.

*Les neurones ... page 136*

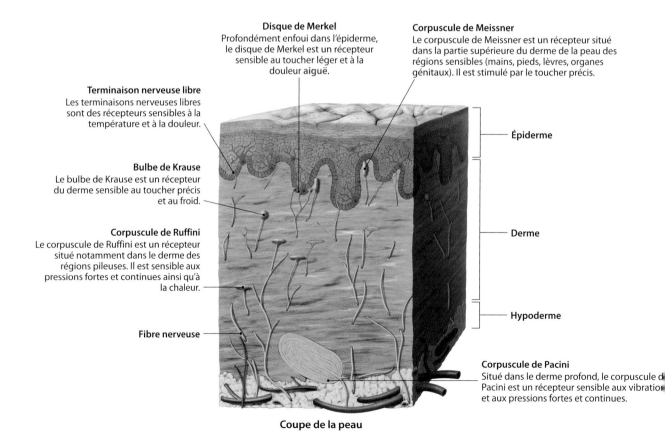

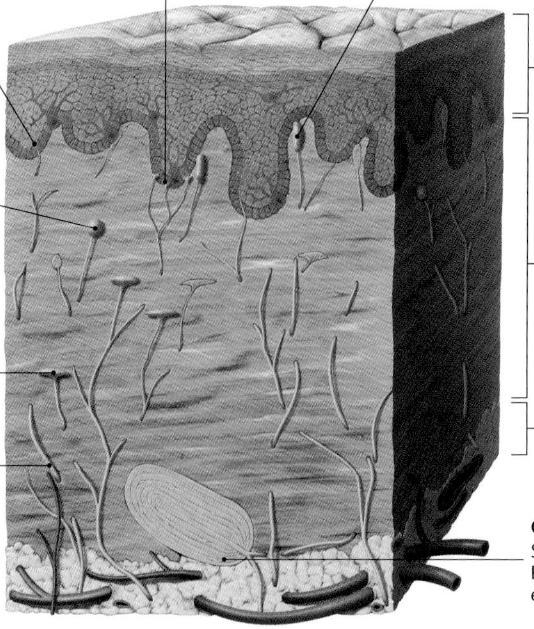
**Disque de Merkel**
Profondément enfoui dans l'épiderme, le disque de Merkel est un récepteur sensible au toucher léger et à la douleur aiguë.
**Corpuscule de Meissner**
Le corpuscule de Meissner est un récepteur situé dans la partie supérieure du derme de la peau des régions sensibles (mains, pieds, lèvres, organes génitaux). Il est stimulé par le toucher précis.
**Terminaison nerveuse libre**
Les terminaisons nerveuses libres sont des récepteurs sensibles à la température et à la douleur.
**Bulbe de Krause**
Le bulbe de Krause est un récepteur du derme sensible au toucher précis et au froid.
**Corpuscule de Ruffini**
Le corpuscule de Ruffini est un récepteur situé notamment dans le derme des régions pileuses. Il est sensible aux pressions fortes et continues ainsi qu'à la chaleur.
**Fibre nerveuse**
**Épiderme**
**Derme**
**Hypoderme**
**Corpuscule de Pacini**
Situé dans le derme profond, le corpuscule de Pacini est un récepteur sensible aux vibrations et aux pressions fortes et continues.

**Coupe de la peau**

## LA **DOULEUR**

La lésion d'un tissu s'accompagne généralement d'une sensation de douleur, induite par la stimulation de récepteurs spécialisés, les nocicepteurs. Ces derniers sont majoritairement des terminaisons nerveuses libres, situées dans l'épiderme. Ils sont également présents dans les muscles, les tendons, les articulations et les viscères. Très subjective, la douleur est tolérée différemment d'un individu à un autre. La douleur **aiguë**, rapide et intense, constitue un système d'alarme qui avertit et protège l'organisme contre les agressions, notamment les **traumatismes** (choc, brûlure, coupure, piqûre, etc.) et les maladies (**inflammation**, tumeur).

### LES ANALGÉSIQUES

Un **analgésique**, ou **antalgique**, est un médicament destiné à soulager la douleur. Administrés par voie orale, les analgésiques d'usage courant comme le paracétamol, l'aspirine ou l'ibuprofène agissent en périphérie et sont indiqués contre les douleurs légères et modérées. Administrés par voie orale, intraveineuse ou péridurale, les analgésiques qui agissent sur le système nerveux central, comme la morphine, sont employés pour soulager les douleurs sévères. Leur utilisation est étroitement contrôlée car ils peuvent provoquer une confusion, une dépendance et un arrêt respiratoire.

*La structure du système nerveux ... page 134*

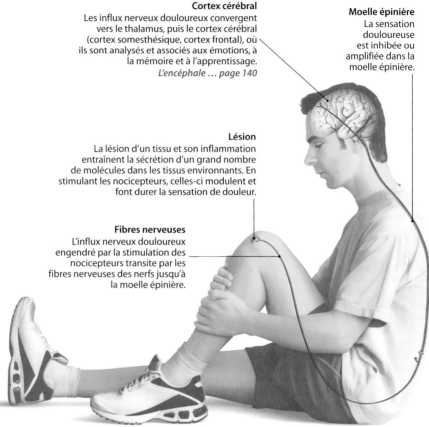

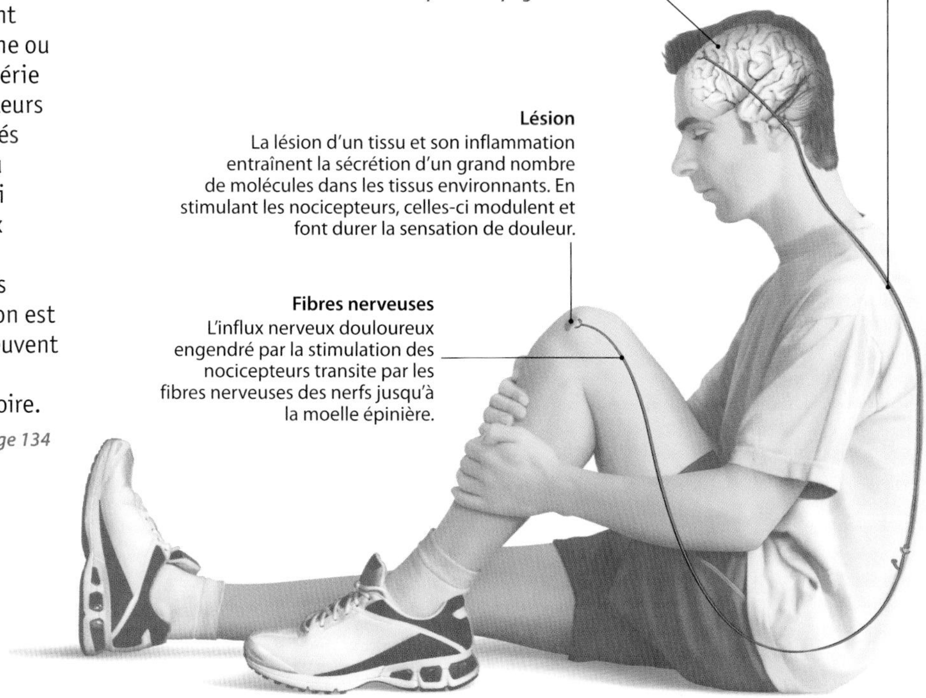
**Cortex cérébral**
Les influx nerveux douloureux convergent vers le thalamus, puis le cortex cérébral (cortex somesthésique, cortex frontal), où ils sont analysés et associés aux émotions, à la mémoire et à l'apprentissage.
*L'encéphale ... page 140*
**Moelle épinière**
La sensation douloureuse est inhibée ou amplifiée dans la moelle épinière.
**Lésion**
La lésion d'un tissu et son inflammation entraînent la sécrétion d'un grand nombre de molécules dans les tissus environnants. En stimulant les nocicepteurs, celles-ci modulent et font durer la sensation de douleur.
**Fibres nerveuses**
L'influx nerveux douloureux engendré par la stimulation des nocicepteurs transite par les fibres nerveuses des nerfs jusqu'à la moelle épinière.

**Mécanismes de la douleur**

### LES ANESTHÉSIES

Utilisée lors d'interventions médicales pouvant être douloureuses, l'**anesthésie** permet de supprimer temporairement la sensibilité d'une partie ou de la totalité du corps. Les substances utilisées et les techniques d'administration varient selon le type d'anesthésie. L'anesthésie locale, utilisée lorsque la région à anesthésier est peu étendue (par exemple pour le traitement d'une carie) n'altère pas la conscience. Elle peut se faire par injection sous-cutanée ou par application en surface d'un agent anesthésique. L'anesthésie locorégionale est utilisée pour anesthésier une région plus importante du corps, par exemple lors d'un accouchement. Elle se fait par l'injection d'un agent anesthésique dans le liquide cérébrospinal, l'espace péridural ou à proximité d'un ou plusieurs nerfs. Enfin lors d'une anesthésie générale, une combinaison d'agents anesthésiques est administrée par voie respiratoire ou intraveineuse afin de provoquer la suppression temporaire de la conscience et de la sensibilité du corps.

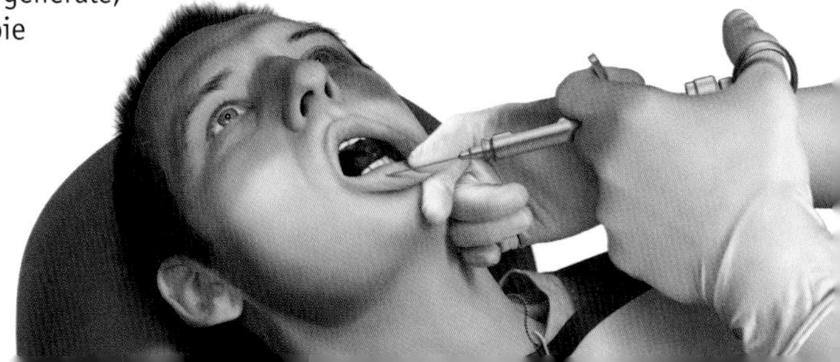

**Anesthésie locale**

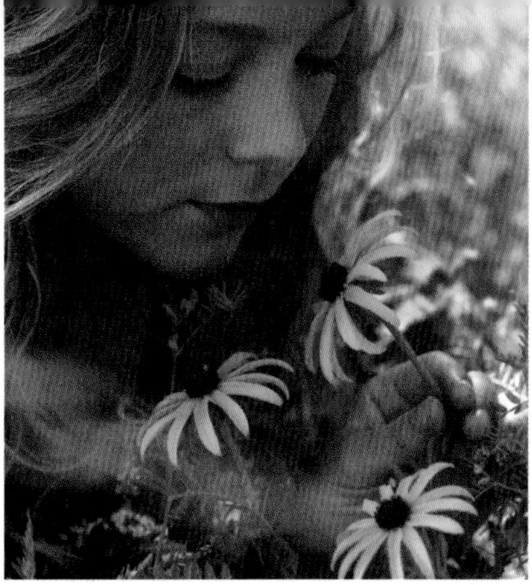

# L' OLFACTION

L'olfaction (ou odorat) est la perception des odeurs et leur interprétation par le cerveau. Relativement peu développé chez l'être humain, l'odorat est étroitement lié au goût ; certains stimulus activent à la fois les récepteurs du goût et ceux de l'olfaction. Ainsi l'odorat nous permet de mieux apprécier la saveur des aliments que nous ingérons.

## LES **FOSSES NASALES**

Les fosses nasales sont deux cavités situées à l'intérieur du nez. Elles communiquent avec l'extérieur par les narines et avec la bouche par le rhinopharynx. Chaque fosse nasale renferme un épithélium olfactif dont la stimulation par les molécules odorantes génère des signaux nerveux. Ceux-ci sont acheminés jusqu'à l'encéphale où les odeurs sont analysées et associées à des émotions et des souvenirs.

*Les voies respiratoires supérieures … page 311*

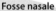

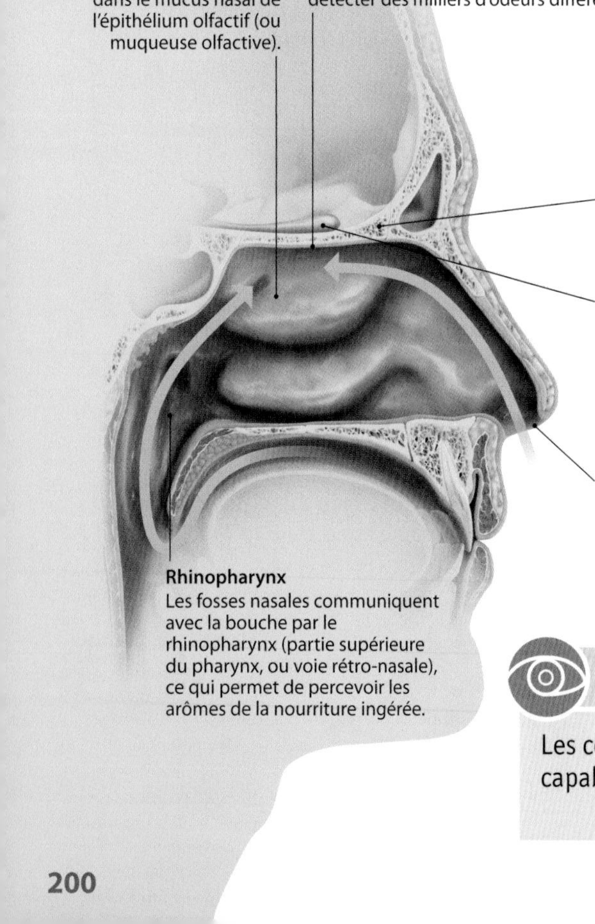
**Fosse nasale**
Les parois des fosses nasales sont couvertes d'une muqueuse qui produit le mucus nasal. Les molécules odorantes sont dissoutes dans le mucus nasal de l'épithélium olfactif (ou muqueuse olfactive).
**Épithélium olfactif**
L'épithélium olfactif (muqueuse olfactive) tapisse environ 2,5 cm² du plafond des fosses nasales. Il comprend des millions de cellules olfactives (neurones olfactifs) extrêmement sensibles dont la stimulation par des molécules odorantes génère des signaux nerveux. Il existe des centaines de types de neurones olfactifs spécialisés, grâce auxquels nous pouvons détecter des milliers d'odeurs différentes.
**Os ethmoïde**
L'os ethmoïde est traversé par les nerfs olfactifs, des regroupements de fibres nerveuses de cellules olfactives.
**Bulbe olfactif**
Situé au-dessus de la fosse nasale et de l'os ethmoïde, le bulbe olfactif collecte les signaux nerveux transmis par les nerfs olfactifs et les relaie vers les aires olfactives du cerveau.
**Narine**
Véhiculées par l'air, les molécules odorantes pénètrent dans les fosses nasales par les deux narines, au cours de l'inspiration.
**Rhinopharynx**
Les fosses nasales communiquent avec la bouche par le rhinopharynx (partie supérieure du pharynx, ou voie rétro-nasale), ce qui permet de percevoir les arômes de la nourriture ingérée.

### LES **TROUBLES DE L'OLFACTION**

Une diminution de l'olfaction, ou anosmie, peut survenir lors d'une **inflammation** de la muqueuse nasale (rhume, allergies). Elle peut aussi survenir lors de l'obstruction des fosses nasales par des polypes nasaux. Il s'agit d'un état transitoire et bénin. Au contraire, la perte ou l'absence partielle ou totale de l'olfaction due au vieillissement ou d'origine **congénitale** est le plus souvent définitive. Une affection virale ou une lésion des nerfs olfactifs (souvent consécutive à un **traumatisme** crânien) peut également provoquer la disparition totale de l'olfaction.

### DES NEURONES QUI SE REGÉNÈRENT

Les cellules olfactives seraient les seuls neurones du corps humain capables de se régénérer. Leur durée de vie est d'environ 60 jours.

# LE GOÛT

La saveur des substances est perçue par le sens du goût, qui implique des milliers de récepteurs sensoriels disposés dans la bouche, surtout sur la langue. Le goût a pour principales fonctions d'informer sur la qualité des aliments et des boissons, et de déclencher la sécrétion de sucs digestifs. Des récepteurs nerveux et tactiles informent aussi sur la température, la consistance ou encore le caractère piquant des aliments, ce qui complète la sensation gustative.

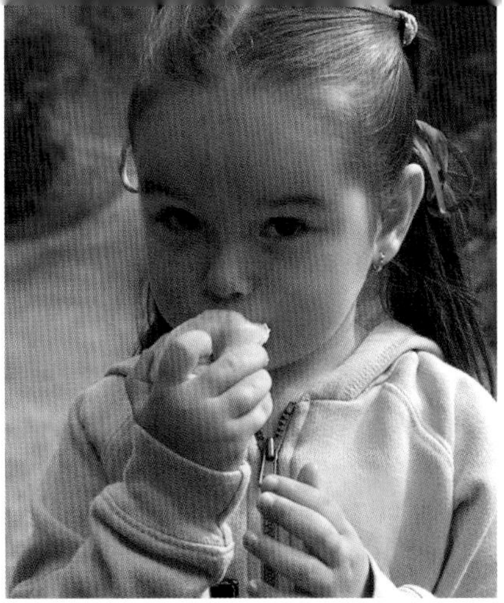

## LA **LANGUE** ET LES **PAPILLES GUSTATIVES**

Impliquée dans le goût, la mastication et la parole, la langue est constituée de tissu musculaire recouvert d'une muqueuse. Celle-ci est formée de milliers de petites protubérances, les papilles, et d'un tissu conjonctif qui les soutient et en assure l'irrigation sanguine et l'innervation. Certaines papilles (papilles gustatives) contiennent des bourgeons gustatifs, de minuscules organes capables de percevoir les saveurs. Lorsqu'un bourgeon gustatif entre en contact avec une substance sapide (dotée d'une saveur), dissoute dans la salive, les cellules qui le composent génèrent des signaux nerveux. Ceux-ci sont acheminés par des nerfs sensitifs jusqu'au cortex cérébral, où s'effectue la perception consciente de la saveur.

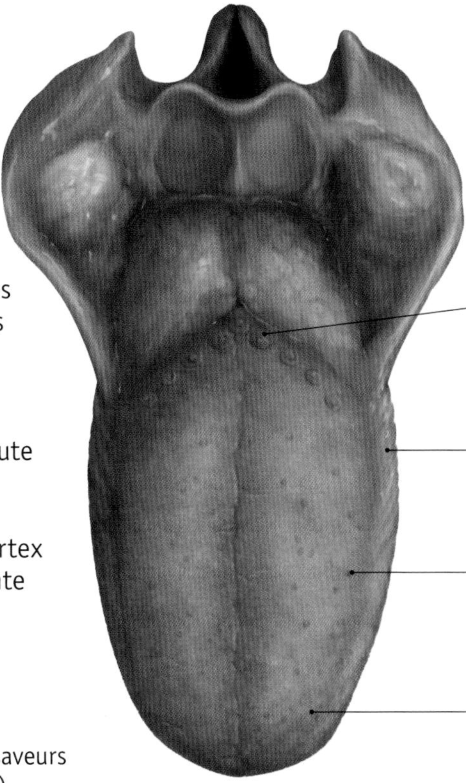
**Papille caliciforme**
La papille caliciforme est une papille gustative de grande taille située à l'arrière de la langue.
**Papille foliée**
La papille foliée est une papille gustative striée située sur les côtés de la langue.
**Papille fongiforme**
La papille fongiforme est une papille gustative ronde et rouge, située sur la surface de la langue.
**Muqueuse**
La surface de la muqueuse de la langue est surtout composée de papilles filiformes, qui lui donnent un aspect velouté. De forme conique, les papilles filiformes ne possèdent pas de bourgeons gustatifs et ne jouent donc aucun rôle dans le goût.

**Vue supérieure de la langue**

## LES SAVEURS DE BASE

Les bourgeons gustatifs ne distinguent que cinq saveurs de base : le sucré, le salé, l'acide (citron, vinaigre), l'amer (bière, café, endive), et l'umami (sauce de soya, tomates, asperges). La sensibilité aux saveurs de base varie selon les individus et l'âge. Par exemple, les enfants sont plus sensibles à l'amertume que les adultes.

## LES **TROUBLES** DU **GOÛT**

La disparition complète ou partielle du goût, appelée agueusie, peut être liée à des lésions nerveuses (paralysie faciale), à certains médicaments, à des troubles psychiatriques ou au vieillissement. Elle peut aussi être due à une carence de salive, à une **infection** des papilles gustatives ou encore à une mauvaise hygiène buccodentaire.

### UNE QUESTION DE GOÛT

Ce que nous appelons le « goût » d'un aliment n'est bien souvent que son arôme, perçu en cours de dégustation par les récepteurs olfactifs de la cavité nasale. Lorsqu'on se pince le nez en mangeant, l'arôme disparaît, ne laissant que les sensations plus limitées des saveurs de base. La sensation provoquée par la combinaison de l'arôme et de la saveur est appelée flaveur.

# LES AMÉTROPIES

Les amétropies, souvent dues à une malformation **congénitale**, sont des troubles de la vision caractérisés par l'incapacité de l'œil à focaliser correctement l'image d'un objet sur la rétine. Elles comprennent la myopie, l'hypermétropie et l'astigmatisme. La presbytie n'est pas à proprement parler une amétropie, mais un phénomène naturel lié au vieillissement. La plupart des cas d'amétropie peuvent être corrigés soit par le port de lunettes ou de lentilles cornéennes, soit par la chirurgie.

*Le mécanisme de la vision ... page 191*

## LA MYOPIE

La myopie est due à la longueur excessive du globe oculaire, à une courbure excessive de la cornée ou à une anomalie du cristallin. Elle entraîne une vision floue des objets lointains, mais n'affecte pas la vision de près. La myopie apparaît généralement au début de l'adolescence et se stabilise à l'âge adulte. Une très forte myopie augmente le risque de développer certaines maladies de l'œil, comme la cataracte ou le décollement de la rétine. Les myopes doivent donc se soumettre régulièrement à des examens de routine.

## LA PRESBYTIE

La presbytie, ou presbyopie, est la diminution du pouvoir d'accommodation du cristallin liée au vieillissement. Elle survient généralement à partir de 40 ans et se manifeste surtout par des difficultés à voir net à faible distance (pour lire par exemple), tandis que la vision de loin demeure habituellement bonne. La presbytie peut s'accompagner de maux de tête et de fatigue visuelle.

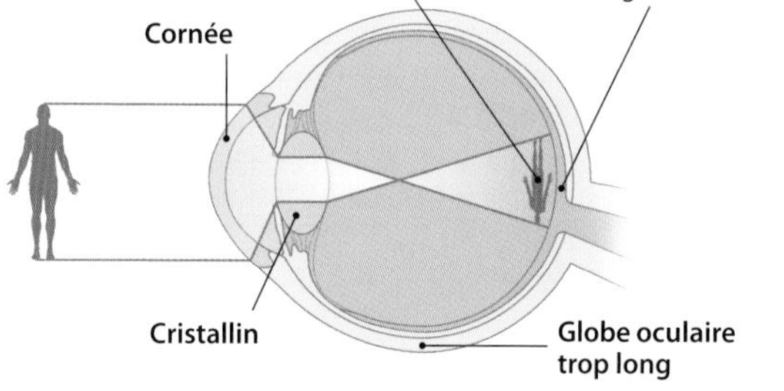
Focalisation
L'image d'un objet lointain se focalise devant la rétine.
Rétine
Les récepteurs de la rétine perçoivent une image floue.
Cornée
Cristallin
Globe oculaire trop long

Œil myope

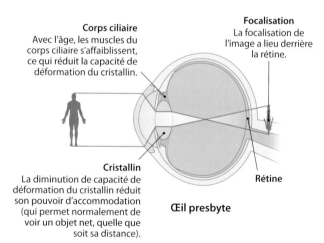

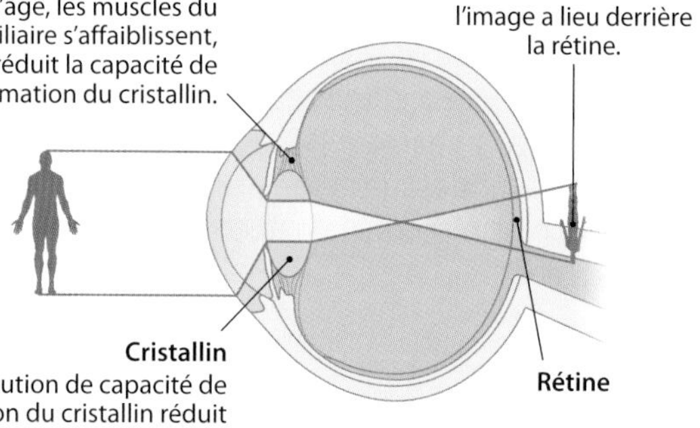
Corps ciliaire
Avec l'âge, les muscles du corps ciliaire s'affaiblissent, ce qui réduit la capacité de déformation du cristallin.
Focalisation
La focalisation de l'image a lieu derrière la rétine.
Cristallin
La diminution de capacité de déformation du cristallin réduit son pouvoir d'accommodation (qui permet normalement de voir un objet net, quelle que soit sa distance).
Rétine

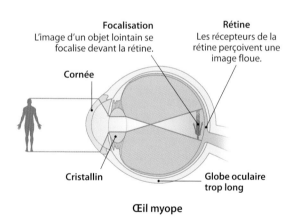

Œil presbyte

## L'ASTIGMATISME

L'astigmatisme résulte de l'irrégularité de la courbure de la cornée. Il entraîne une déformation de l'image et des défauts de vision à toutes les distances. Souvent d'origine héréditaire, il peut aussi être causé par une blessure, une opération chirurgicale de la cataracte ou un kératocône, une maladie **génétique** qui entraîne une malformation progressive de la cornée.

## L'HYPERMÉTROPIE

L'hypermétropie est causée par une longueur insuffisante du globe oculaire, une cornée trop plate ou une anomalie du cristallin. L'image se focalise derrière la rétine, ce qui se traduit par un défaut de vision à courte distance. Si elle est modérée, l'hypermétropie est corrigée naturellement par le cristallin, mais elle peut provoquer des maux de tête. Chez les enfants, elle est une cause de strabisme et peut entraîner une baisse de l'acuité visuelle.

## LES **LUNETTES**

Les lunettes sont des verres (ou lentilles) fixés à une monture et destinés à corriger un défaut de vision ou à protéger les yeux. On distingue les verres concaves, prescrits en cas de myopie, les verres convexes, qui traitent l'hypermétropie ainsi que la presbytie, et les verres asphériques (non sphériques) dont la courbure est adaptée pour améliorer la focalisation des rayons dans l'œil et corriger l'astigmatisme. Certains verres peuvent comporter plusieurs courbures (verres à double ou à triple foyer, verres à foyer progressif). Souvent prescrits aux presbytes, ces verres sont composés de diverses zones possédant des caractéristiques optiques différentes. Une zone, souvent située dans le bas du verre, est conçue pour améliorer la vision de près, tandis qu'une autre zone, dans le haut du verre, est affectée à la vision lointaine. Le port de verres teintés est recommandé dans le cas de maladies comme la kératite ou l'albinisme, mais aussi dans la vie quotidienne, en présence de forte luminosité.

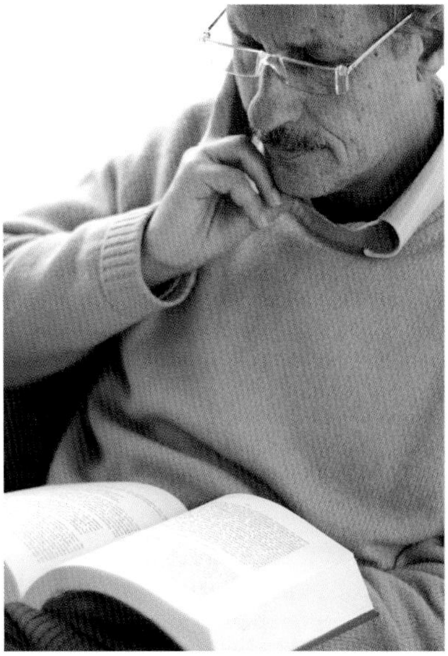

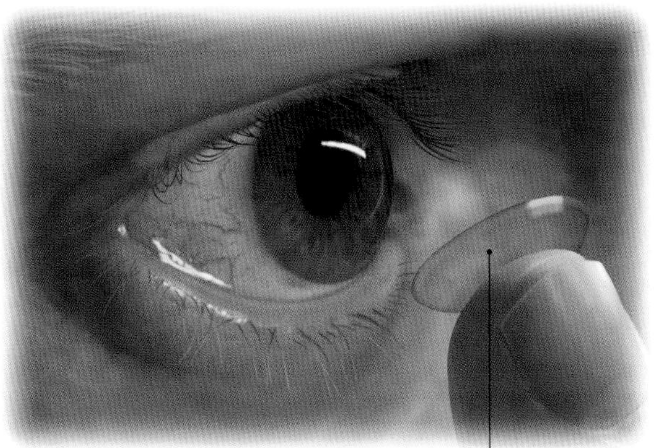

**Lentille cornéenne**
Une lentille cornéenne se place directement sur la cornée.

## LES **LENTILLES CORNÉENNES**

Les lentilles cornéennes, ou verres de contact, sont des **prothèses** optiques apposées directement sur la cornée afin d'améliorer la vision. Souples ou rigides, elles corrigent facilement la myopie et l'hypermétropie, plus difficilement l'astigmatisme et la presbytie. Par rapport aux lunettes, les lentilles cornéennes offrent l'avantage de couvrir la totalité du champ visuel et d'être plus discrètes. En revanche, les lentilles demandent une adaptation et peuvent susciter une intolérance (sécheresse oculaire, conjonctivite, kératite). Elles doivent faire l'objet d'un entretien rigoureux pour éviter les risques d'**infection**.

## LA **CHIRURGIE CORNÉENNE**

La myopie, les hypermétropies légères et l'astigmatisme peuvent être traités par la chirurgie cornéenne, qui consiste à remodeler la courbure de la cornée. La chirurgie cornéenne utilise plusieurs techniques, dont la photokératectomie réfractive (PKR) et le lasik. La photokératectomie réfractive est l'abrasion microscopique de la cornée par un rayon laser. Le lasik, qui utilise également un rayon laser, abrase la cornée plus en profondeur. Il s'appuie sur le découpage préalable de la couche superficielle de la cornée, qui est replacée en fin d'opération. Le lasik permet ainsi de corriger des amétropies plus fortes que la photokératectomie réfractive. Simples et peu traumatisantes, les opérations de la cornée se sont banalisées dans les pays industrialisés.

### LES AMÉTROPIES

**SYMPTÔMES :**
Vision imparfaite de loin (myopie), de près (hypermétropie, presbytie) ou à toute distance (astigmatisme). Maux de tête, fatigue oculaire.

**TRAITEMENTS :**
Verres correcteurs, lentilles cornéennes, chirurgie cornéenne.

# LES INFLAMMATIONS DE L'ŒIL

L'œil peut être agressé de nombreuses manières : **infections**, **traumatismes**, allergies, corps étranger. Il en résulte une **inflammation**, qui peut toucher diverses parties de l'œil. Certaines inflammations sont bénignes et faciles à traiter, tandis que d'autres peuvent persister et conduire à une baisse de l'acuité visuelle, voire à la cécité.

## LES INFLAMMATIONS DES PAUPIÈRES

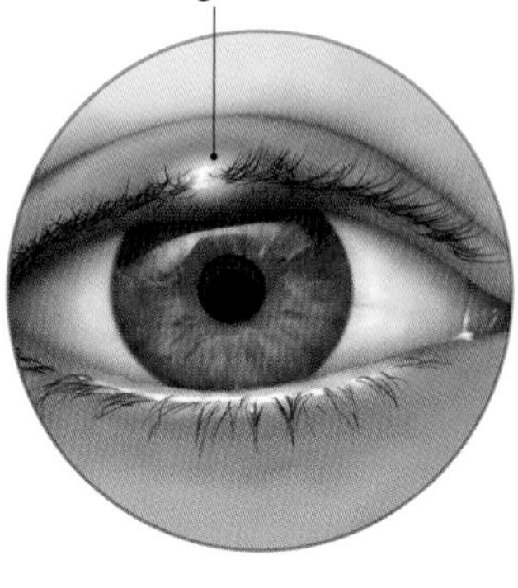
Orgelet

Les paupières sont sujettes à plusieurs types d'inflammations bénignes incluant l'orgelet, la blépharite et le chalazion. L'orgelet est un furoncle douloureux formé sur la paupière et causé par l'infection bactérienne du follicule pileux d'un cil. La blépharite est une inflammation du bord de la paupière due à une infection bactérienne ou à une surproduction de sébum. Elle provoque rougeur, larmoiement et gêne. Le chalazion, dont l'origine est mal connue, est caractérisé par l'inflammation d'une glande sébacée de la paupière et l'accumulation de ses sécrétions dans la paupière. Il se manifeste par une petite masse sous la peau, qui peut être incisée si elle est volumineuse ou ne disparaît pas. Les inflammations des paupières provoquées par une infection peuvent être traitées à l'aide d'une pommade **antibiotique**.

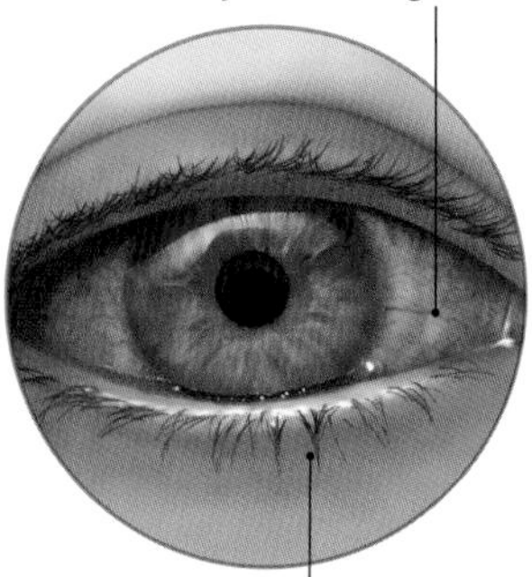
Conjonctive rouge
Paupière gonflée

## LA CONJONCTIVITE

La conjonctivite est une inflammation de la conjonctive causée par une allergie, une infection (virale ou bactérienne) ou la présence d'un corps étranger. Elle entraîne une rougeur de la conjonctive, un gonflement des paupières, un larmoiement, des picotements, et, dans le cas d'une infection bactérienne, des sécrétions purulentes très contagieuses. L'irritation peut pousser le patient à se frotter l'œil, au risque de provoquer une kératite. La conjonctivite est traitée au moyen d'**anti-inflammatoires**, d'**antibiotiques** ou d'antiallergiques, selon la cause.

## LES UVÉITES

L'uvéite est une inflammation de l'enveloppe vascularisée de l'œil (uvée), qui est composée de l'iris, du corps ciliaire et de la choroïde. On distingue les iridocyclites (inflammations de l'iris et du corps ciliaire), les choroïdites (inflammations de la choroïde) et les panuvéites, qui touchent l'ensemble de ces tissus. L'iridocyclite, dont la cause exacte est souvent difficile à déterminer, entraîne une rougeur sur le pourtour de la cornée, la déformation de la pupille, une baisse de l'acuité visuelle, des douleurs et une intolérance à la lumière. La choroïdite se manifeste par une plaque blanchâtre, visible lors de l'examen du fond de l'œil, qui trouble la vision. Souvent liée à une maladie infectieuse, elle peut provoquer une inflammation grave de la rétine (rétinite).

*L'œil ... page 190*
*La rétinite ... page 208*

## LA KÉRATITE

La kératite est une inflammation de la cornée qui peut être causée par une infection, une allergie, un traumatisme, une brûlure ou une exposition à la lumière vive. Elle se caractérise par une baisse de l'acuité visuelle, une rougeur de l'œil, un larmoiement, des douleurs et une sensibilité accrue à la lumière. La kératite doit être traitée rapidement pour éviter la perforation de la cornée.

### LE COLLYRE

Le collyre est une solution médicamenteuse destinée à être déposée goutte à goutte à la surface des yeux. Selon la maladie à traiter, les collyres peuvent contenir différents principes actifs : **anti-inflammatoires**, **antiseptiques**, **antibiotiques**, **antifongiques**, antiviraux, **anesthésiques**, décongestionnants ou antiallergiques. Appliquées à l'intérieur de la paupière inférieure, les gouttes de collyre atteignent rapidement toutes les structures antérieures de l'œil, mais elles sont peu efficaces pour traiter les problèmes situés derrière le cristallin.

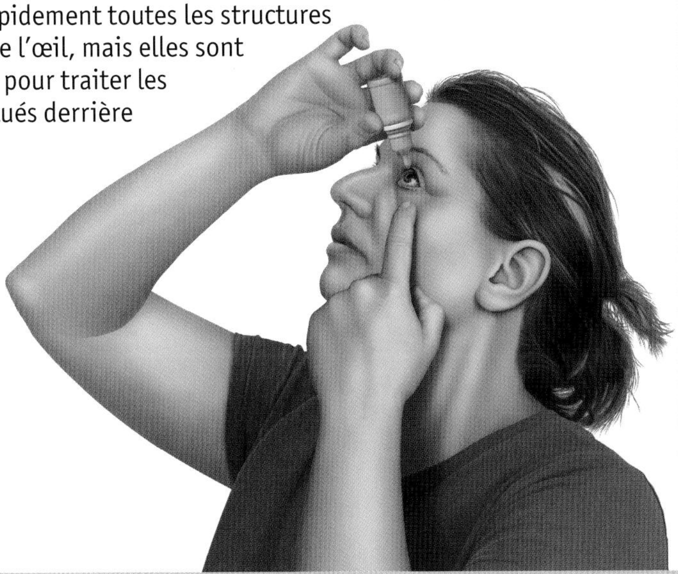

### LES INFLAMMATIONS DE L'ŒIL

**SYMPTÔMES :**
Rougeur, larmoiement, douleur, parfois baisse de l'acuité visuelle et intolérance à la lumière.

**TRAITEMENTS :**
Soulagement des symptômes par un traitement anti-inflammatoire local. Traitement spécifique selon la cause : antibiotique, antiviral, antifongique, antiallergique, etc.

**PRÉVENTION :**
Une bonne hygiène aide à prévenir les inflammations de la partie antérieure de l'œil, notamment pour les porteurs de lentilles cornéennes.

## LA SÉCHERESSE OCULAIRE

La sécheresse oculaire est caractérisée par une quantité insuffisante de larmes ou par un défaut de leur composition. L'œil sec est douloureux et plus sensible aux **infections**, et la vision peut être perturbée. La sécheresse oculaire est principalement due au dysfonctionnement de la glande lacrymale lié au vieillissement. Elle peut aussi résulter d'une **inflammation**, d'un environnement sec ou pollué, de la prise de certains médicaments, d'un travail sur écran ou encore d'une maladie **auto-immune** affectant certaines glandes sécrétrices. Le traitement repose sur l'utilisation d'un collyre se substituant aux larmes.

*Les larmes ... page 189*

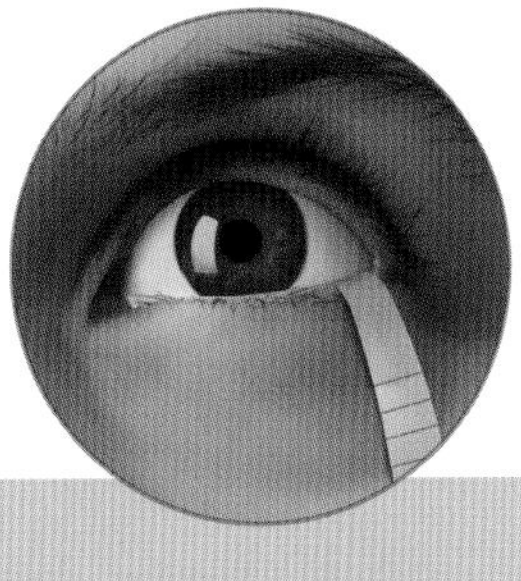

**Test de Schirmer**
Le diagnostic de sécheresse oculaire s'appuie principalement sur le test de Schirmer, qui mesure la quantité de larmes à l'aide d'une bandelette de papier absorbant placée sous la paupière inférieure.

### LA SÉCHERESSE OCULAIRE

**SYMPTÔMES :**
Sensation de gêne, de brûlure ou de picotement. Si la cause est inflammatoire, l'œil est rouge.

**TRAITEMENTS :**
Larmes artificielles en collyre, traitement de l'inflammation le cas échéant. Parfois, fermeture temporaire ou permanente des canaux lacrymo-nasaux par lesquels les larmes sont évacuées, pour préserver l'humidité de la surface de l'œil.

**PRÉVENTION :**
Humidification de l'air. S'abstenir de porter des lentilles cornéennes ou de travailler longuement sur un écran.

# LA CATARACTE

La cataracte est une maladie oculaire fréquente liée au vieillissement. Elle est caractérisée par l'opacification progressive du cristallin de l'œil, qui est normalement transparent. La plupart des personnes de plus de 65 ans présentent un cristallin plus ou moins opacifié. D'autres types de cataractes sont héréditaires ou découlent d'un **traumatisme**, d'une maladie (diabète, hypothyroïdie) ou d'une **infection** survenue pendant la grossesse. La cataracte peut toucher un seul œil ou les deux yeux. Si elle n'est pas opérée, elle conduit à la cécité.

## LES **EFFETS** DE LA **CATARACTE**

Le cristallin est constitué d'un noyau fibreux enveloppé dans une capsule. Normalement, les fibres du noyau sont organisées de façon à ce que le cristallin soit transparent. La cataracte a pour effet de désorganiser ces fibres, ce qui entraîne l'opacification du cristallin, qui ne peut plus jouer son rôle de lentille. Seule une partie de la lumière atteint alors la rétine et la vision est embrumée.

### LA CATARACTE

**SYMPTÔMES :**
Baisse d'acuité visuelle, surtout de loin. Vision embrouillée.

**TRAITEMENTS :**
Ablation chirurgicale du cristallin, habituellement remplacé par une lentille artificielle.

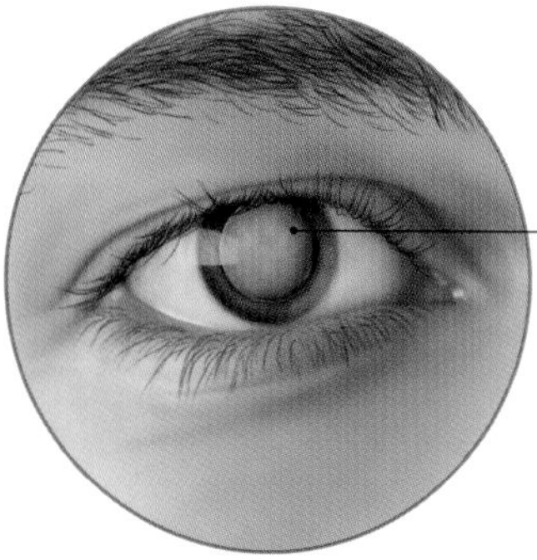
Cristallin opacifié

## LE **TRAITEMENT** DE LA **CATARACTE**

Le seul traitement efficace de la cataracte consiste à retirer chirurgicalement le cristallin affecté à l'aide d'une sonde à ultrasons. L'intervention, réalisée le plus souvent sous **anesthésie** locale, dure une trentaine de minutes. La destruction du cristallin entraîne une hypermétropie très forte qui est généralement corrigée par l'implantation d'une lentille artificielle souple. La vision s'améliore rapidement, mais le port de lunettes ou de lentilles cornéennes demeure souvent nécessaire pour combler le défaut résiduel de mise au point.

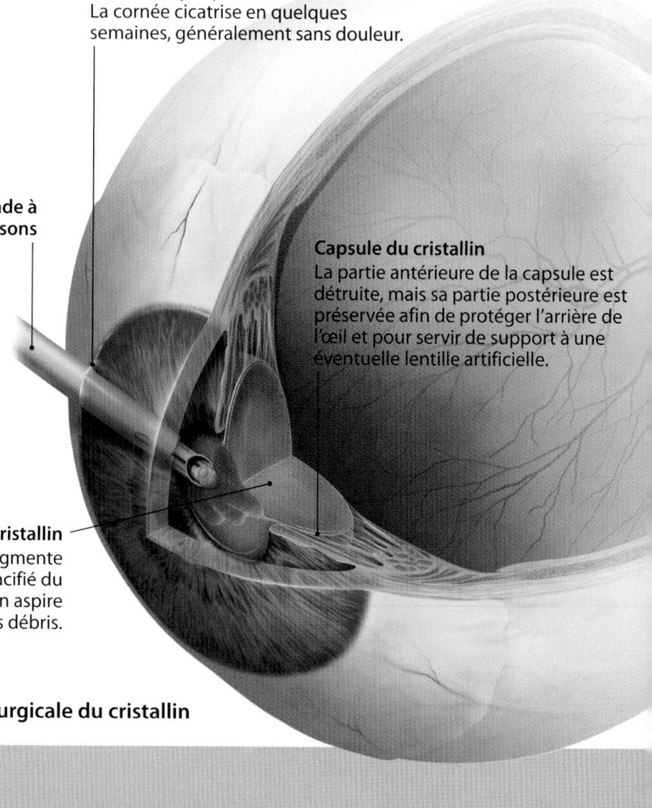
Incision de la cornée
Une petite incision de la cornée, d'environ 3 mm, permet d'introduire une sonde jusqu'au cristallin. La cornée cicatrise en quelques semaines, généralement sans douleur.
Sonde à ultrasons
Capsule du cristallin
La partie antérieure de la capsule est détruite, mais sa partie postérieure est préservée afin de protéger l'arrière de l'œil et pour servir de support à une éventuelle lentille artificielle.
Noyau du cristallin
La sonde fragmente le noyau opacifié du cristallin et en aspire les débris.

Ablation chirurgicale du cristallin

# LE GLAUCOME

Le glaucome est caractérisé par l'augmentation de la pression à l'intérieur de l'œil, le plus souvent causée par l'accumulation de liquide (humeur aqueuse) entre la cornée et le cristallin. La maladie provoque la **dégénérescence** du nerf optique et peut mener à la cécité. Le glaucome présente plusieurs formes et touche 1 % à 2 % de la population. Son traitement consiste à faire baisser la pression dans l'œil à l'aide de collyres. Une intervention chirurgicale peut aussi être pratiquée pour rétablir l'évacuation de l'humeur aqueuse.

## LES **TYPES** DE **GLAUCOME**

On distingue deux formes principales de glaucome. Le glaucome à angle ouvert, ou glaucome **chronique**, est la forme la plus fréquente (80 % des cas). Causé par l'obstruction de la voie d'évacuation (trabéculum) de l'humeur aqueuse, il apparaît progressivement, le plus souvent après l'âge de 45 ans, et touche généralement les deux yeux. D'abord asymptomatique, le glaucome à angle ouvert réduit ensuite graduellement l'acuité visuelle et mène à la cécité s'il n'est pas traité. Plus rare, le glaucome à angle fermé, ou glaucome **aigu**, survient soudainement et n'affecte qu'un seul œil. Il est dû à l'étroitesse anormale de l'angle entre l'iris et la cornée, qui empêche l'évacuation de l'humeur aqueuse. Déclenché par un facteur anodin, comme la dilatation de la pupille, le glaucome à angle fermé menace le nerf optique en quelques heures et doit donc être traité en urgence.

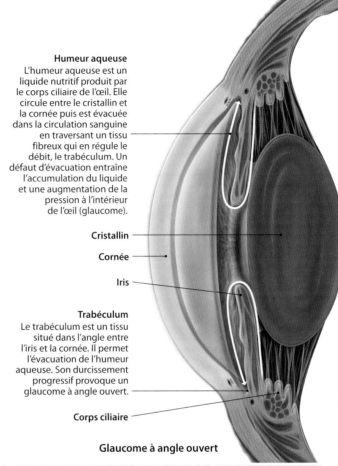

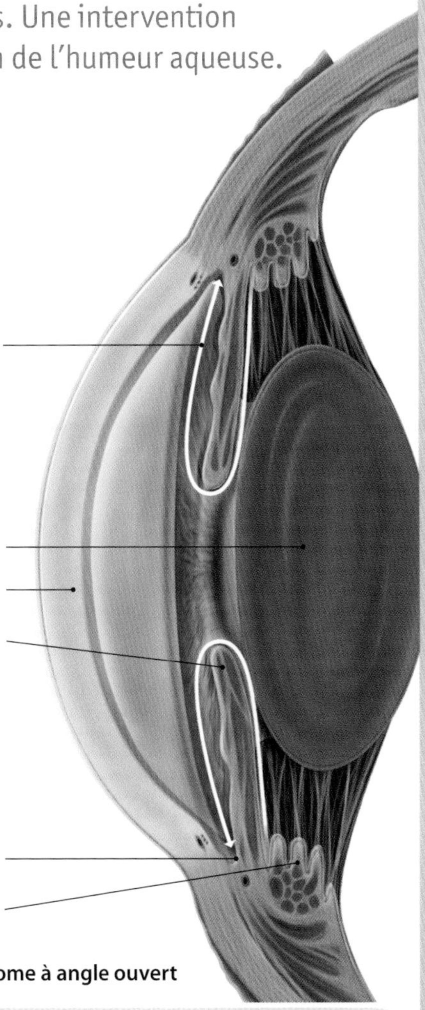
**Humeur aqueuse**
L'humeur aqueuse est un liquide nutritif produit par le corps ciliaire de l'œil. Elle circule entre le cristallin et la cornée puis est évacuée dans la circulation sanguine en traversant un tissu fibreux qui en régule le débit, le trabéculum. Un défaut d'évacuation entraîne l'accumulation du liquide et une augmentation de la pression à l'intérieur de l'œil (glaucome).
**Cristallin**
**Cornée**
**Iris**
**Trabéculum**
Le trabéculum est un tissu situé dans l'angle entre l'iris et la cornée. Il permet l'évacuation de l'humeur aqueuse. Son durcissement progressif provoque un glaucome à angle ouvert.
**Corps ciliaire**

**Glaucome à angle ouvert**

### LE GLAUCOME

**SYMPTÔMES :**
Glaucome chronique : longtemps asymptomatique, puis baisse progressive de l'acuité visuelle. Glaucome aigu : douleur vive survenant brusquement, rougeur de l'œil, baisse de l'acuité visuelle, parfois nausées et vomissements.

**TRAITEMENTS :**
Collyres permettant de diminuer la production d'humeur aqueuse ou d'en favoriser l'évacuation par une voie parallèle, chirurgie permettant d'ouvrir une nouvelle voie d'évacuation.

**PRÉVENTION :**
Glaucome chronique : examen systématique à partir de 45 ans. Glaucome aigu : traitement chirurgical préventif sur l'autre œil après un glaucome.

# LES RÉTINOPATHIES

Les rétinopathies sont des maladies de la rétine qui peuvent être héréditaires, **infectieuses**, liées au vieillissement, à un **traumatisme** ou à une autre maladie comme le diabète. Elles entraînent souvent une baisse de l'acuité visuelle et doivent être traitées rapidement car elles peuvent mener à la cécité complète.

## LE DÉCOLLEMENT DE LA RÉTINE

Le décollement de la rétine est caractérisé par la pénétration du corps vitré sous la rétine, causée le plus souvent par une déchirure rétinienne. Il se manifeste par l'apparition subite de corps flottants et d'éclairs lumineux, puis par l'installation d'un voile sombre couvrant une partie du champ visuel. Les déchirures rétiniennes sont généralement liées au rétrécissement du corps vitré, qui se sépare alors de la rétine et peut en détacher un morceau. Ce phénomène est dû au vieillissement ou à une forte myopie. Les déchirures rétiniennes peuvent également apparaître à la suite d'un traumatisme de l'œil, d'une chirurgie ou d'une maladie (rétinopathie diabétique). Le décollement de la rétine est une affection grave qui peut mener à la cécité. Il doit être traité très rapidement par chirurgie, ou par l'injection de gaz pour repousser la rétine contre la paroi de l'œil.

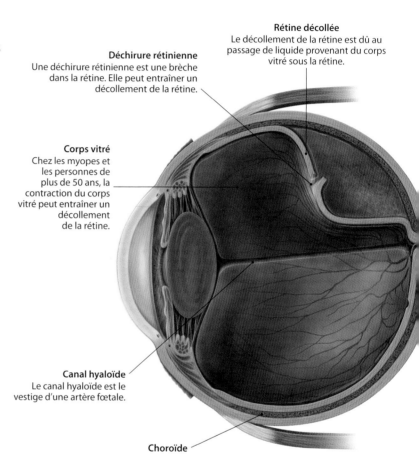

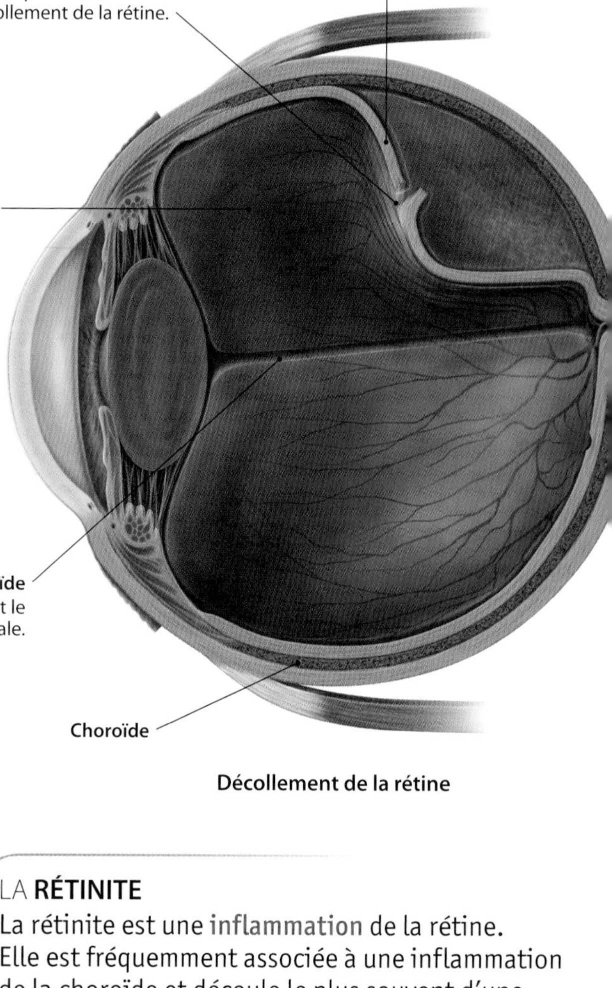
**Rétine décollée**
Le décollement de la rétine est dû au passage de liquide provenant du corps vitré sous la rétine.
**Déchirure rétinienne**
Une déchirure rétinienne est une brèche dans la rétine. Elle peut entraîner un décollement de la rétine.
**Corps vitré**
Chez les myopes et les personnes de plus de 50 ans, la contraction du corps vitré peut entraîner un décollement de la rétine.
**Canal hyaloïde**
Le canal hyaloïde est le vestige d'une artère fœtale.
**Choroïde**

**Décollement de la rétine**

## LES CORPS FLOTTANTS

Les corps flottants sont des taches sombres ou claires en forme de points, de filaments ou de filets qui semblent se déplacer dans le champ visuel. Ils sont dus à des masses gélatineuses présentes dans le corps vitré et sont généralement sans gravité. Cependant, les corps flottants fins et noirs qui surviennent subitement sont le signe d'une hémorragie dans le corps vitré due à la rupture d'un vaisseau lors d'une déchirure rétinienne. Ils nécessitent une consultation médicale sans délai.

## LA RÉTINITE

La rétinite est une **inflammation** de la rétine. Elle est fréquemment associée à une inflammation de la choroïde et découle le plus souvent d'une infection **congénitale** au parasite responsable de la toxoplasmose. Plus rarement, les rétinites sont causées par une bactérie (tuberculose), un virus (cytomégalovirus, rubéole) ou un champignon (candidose).

*La toxoplasmose ... page 478*

## LA RÉTINOPATHIE DIABÉTIQUE

La rétinopathie diabétique est caractérisée par la **dégénérescence** des capillaires (vaisseaux sanguins très fins) de la rétine. Favorisée par l'hypertension artérielle, elle touche les diabétiques qui contrôlent mal leur hyperglycémie depuis plusieurs années. La maladie se manifeste par différents types de lésions de la rétine (microanévrismes, hémorragies, nodules cotonneux) qui se traduisent après quelques années par une baisse de l'acuité visuelle. La rétinopathie diabétique est une des principales causes de cécité dans les pays industrialisés. Son traitement commence par le contrôle de la pression artérielle et de la **glycémie**. La **photocoagulation** au laser permet de réduire certaines lésions.

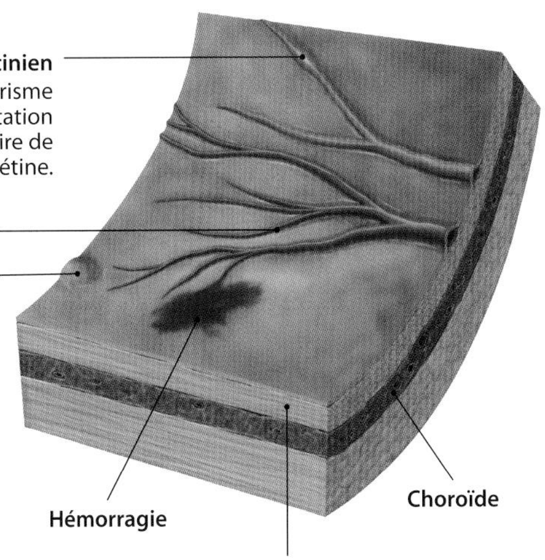
Microanévrisme rétinien
Un microanévrisme rétinien est la dilatation d'un capillaire de la rétine.
Vaisseau sanguin
Nodule cotonneux
Hémorragie
Rétine
Choroïde

## LA PHOTOCOAGULATION AU LASER

La photocoagulation au laser consiste à projeter un faisceau laser sur la rétine afin de réduire certaines lésions pouvant entraîner un décollement de la rétine (déchirure rétinienne, microanévrismes). Elle peut aussi être employée pour traiter le glaucome à angle ouvert. La photocoagulation au laser ne nécessite pas d'hospitalisation et est peu douloureuse. Dans certains cas, le traitement peut provoquer un gonflement de la rétine, qui se résorbe en quelques jours.

## LA RÉTINOPATHIE PIGMENTAIRE

La rétinopathie pigmentaire, ou rétinite pigmentaire, est une maladie **génétique** héréditaire caractérisée par la dégénérescence progressive des photorécepteurs de la rétine. Elle se manifeste dès l'enfance par une difficulté d'adaptation à l'obscurité, un rétrécissement du champ visuel, puis une baisse de l'acuité visuelle qui peut évoluer jusqu'à la cécité.

*L'hérédité ... page 50*

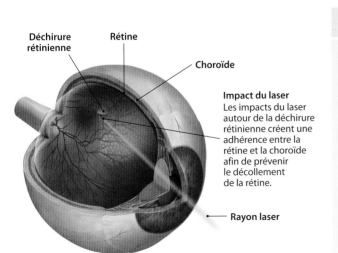

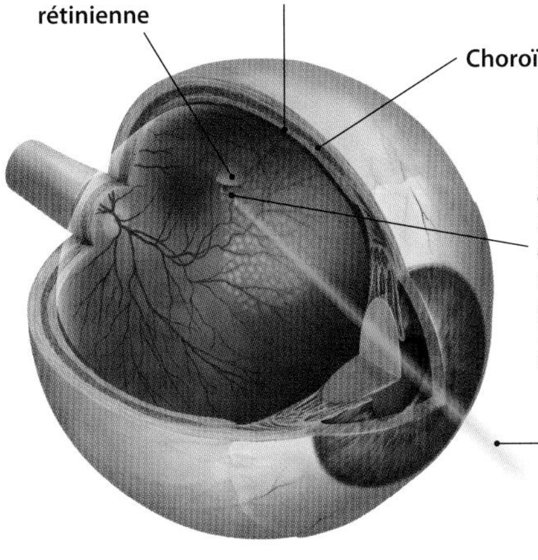
Déchirure rétinienne
Rétine
Choroïde
Impact du laser
Les impacts du laser autour de la déchirure rétinienne créent une adhérence entre la rétine et la choroïde afin de prévenir le décollement de la rétine.
Rayon laser

**Photocoagulation au laser**

### LES RÉTINOPATHIES

**SYMPTÔMES :**
Baisse de l'acuité visuelle, diminution du champ visuel, corps flottants, difficulté de vision dans l'obscurité.

**TRAITEMENTS :**
Rétinites : **antibiotiques**, antiviraux, **antifongiques**, antiparasitaires selon le type d'**infection**. Décollement de la rétine : chirurgie, injection de gaz. Rétinopathie pigmentaire : pas de traitement.

**PRÉVENTION :**
Décollement de la rétine : photocoagulation au laser des lésions de la rétine. Rétinopathie diabétique : contrôle rigoureux de la pression artérielle et de la glycémie.

# LA DÉGÉNÉRESCENCE MACULAIRE

La **dégénérescence** maculaire est une altération progressive de la macula, la zone de la rétine responsable de la vision centrale. Elle est le plus souvent associée au vieillissement, mais elle peut aussi avoir une origine héréditaire et débuter à l'adolescence. La dégénérescence maculaire liée à l'âge, ou DMLA, se manifeste par des troubles de la vision centrale. Elle peut mener à la cécité, dont elle constitue la principale cause dans les pays industrialisés. La DMLA touche généralement les personnes de plus de 65 ans et affecte souvent les deux yeux.

### LA DÉGÉNÉRESCENCE MACULAIRE

**SYMPTÔMES :**
Troubles de la vision centrale (scotome central) et vision déformée, qui entraînent des difficultés de lecture et de reconnaissance des objets distants.

**TRAITEMENTS :**
Aucun traitement curatif. La dégradation de la macula peut parfois être limitée par différentes techniques : **photocoagulation** au laser, injection de médicaments dans le corps vitré.

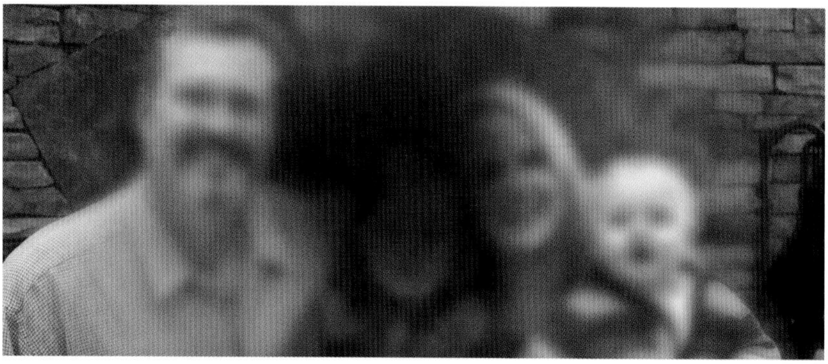

**Scotome central**
Un scotome est une lacune dans une zone du champ visuel. Un scotome central peut entraîner une cécité centrale totale, alors que la vision périphérique est conservée.

# LE DALTONISME

Le daltonisme est un trouble de la vision des couleurs provoqué par une anomalie **génétique** héréditaire de type récessive et liée au sexe (chromosome X). Il touche 8 % des hommes, mais seulement 0,5 % des femmes. Chez les daltoniens, certains des photorécepteurs de la rétine sensibles aux couleurs sont absents ou déficients, ce qui entraîne un défaut de perception d'une ou de deux des couleurs fondamentales du spectre de lumière visible (rouge, vert ou bleu). Le test d'Ishihara permet de diagnostiquer rapidement le daltonisme, mais il n'existe pas de traitement.

*L'hérédité ... page 50*

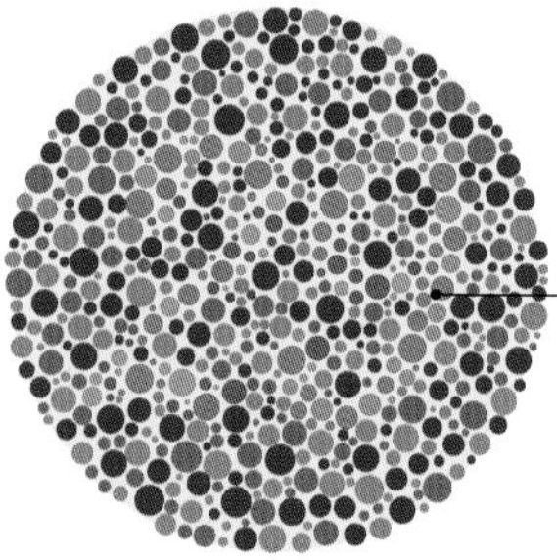

**Forme colorée**
Des formes constituées de taches de couleurs semblables se détachent sur le fond pour un œil normal, mais elles ne sont pas perceptibles pour un daltonien.

**Planche d'Ishihara**
Une planche d'Ishihara est composée d'une mosaïque de taches de couleurs.

### LE DALTONISME

**SYMPTÔMES :**
Trouble de la vision d'une ou deux couleurs primaires (rouge, vert, bleu) et de leurs dérivés.

**TRAITEMENTS :**
Aucun traitement.

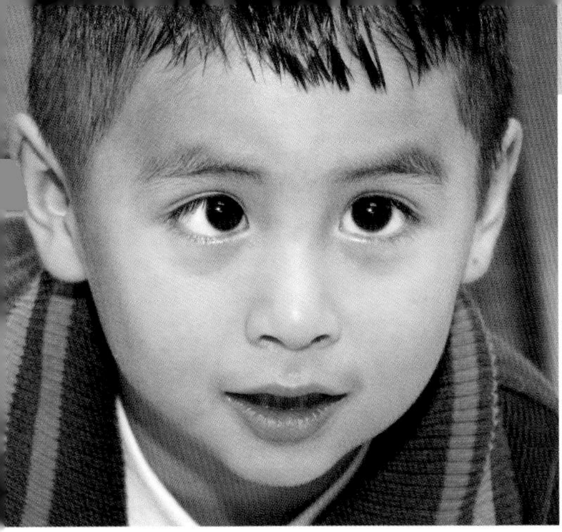

# LE STRABISME

Commun chez les enfants, le strabisme est un défaut de parallélisme des axes visuels, caractérisé par la déviation d'un œil ou des deux yeux.
La déviation est le plus souvent horizontale, soit vers l'intérieur, soit vers l'extérieur. Le strabisme perturbe la vision en relief et peut générer, chez les jeunes enfants, une baisse de l'acuité visuelle.

## LES **TYPES** DE **STRABISME**

On distingue les strabismes selon la direction de la déviation de l'œil. Le strabisme vertical est rare et souvent associé à un strabisme horizontal. Les strabismes horizontaux peuvent être convergents ou divergents.
Le strabisme convergent est la déviation d'un œil vers l'intérieur. C'est la forme de strabisme la plus fréquente, en particulier chez les jeunes enfants. Parfois héréditaire, il peut être lié à des amétropies (troubles de la focalisation), à la paralysie d'un muscle oculomoteur, à un **traumatisme** ou à une affection du globe oculaire comme la cataracte. Le plus souvent, aucune cause ne peut être identifiée. Le strabisme divergent est la déviation d'un œil vers l'extérieur. Il apparaît généralement après l'âge d'un an et peut se manifester par intermittence, en cas de fatigue ou de fixation d'un objet lointain. Il peut aussi être une conséquence du traitement chirurgical d'un strabisme convergent.

*Les amétropies ... page 202*

## LE **TRAITEMENT** DU **STRABISME**

Le traitement du strabisme consiste à corriger les amétropies par le port de lunettes, puis à restaurer le parallélisme des yeux et la vision binoculaire par la rééducation visuelle, notamment par l'utilisation d'un pansement occlusif. La chirurgie peut aussi être envisagée pour traiter un muscle oculomoteur défaillant. Pour obtenir les meilleurs résultats, les traitements du strabisme doivent commencer le plus tôt possible.

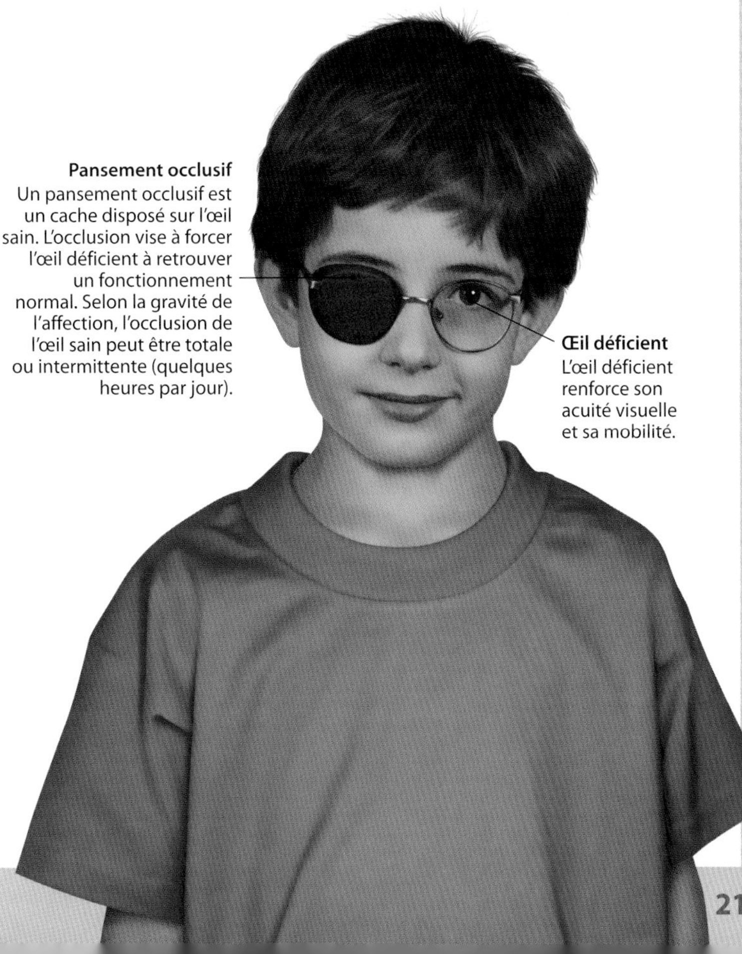
Pansement occlusif
Un pansement occlusif est un cache disposé sur l'œil sain. L'occlusion vise à forcer l'œil déficient à retrouver un fonctionnement normal. Selon la gravité de l'affection, l'occlusion de l'œil sain peut être totale ou intermittente (quelques heures par jour).
Œil déficient
L'œil déficient renforce son acuité visuelle et sa mobilité.

### LE STRABISME

**SYMPTÔMES :**
Déviation d'un œil par rapport à l'autre, baisse de l'acuité visuelle, troubles de la vision en relief.

**TRAITEMENTS :**
Lunettes, rééducation visuelle, pansement occlusif, chirurgie.

# LA **SURDITÉ**

La surdité, ou hypoacousie, est la perte ou la diminution de l'audition, qui peut affecter une oreille ou les deux. D'origine **congénitale** ou acquise (**infections**, **traumatismes**, etc.), ce handicap touche plus de 8 % de la population mondiale. On distingue deux grands types de surdité : la surdité de perception et la surdité de transmission.

## LA **SURDITÉ** DE **PERCEPTION**

La surdité de perception, ou surdité neurosensorielle, est liée à un mauvais fonctionnement de la cochlée ou des voies nerveuses de l'oreille interne. Elle peut être d'origine congénitale ou non. Les voies nerveuses peuvent être lésées par une tumeur, comme le neurinome, une infection, par exemple la méningite, ou un accident vasculaire. Une lésion de la cochlée peut survenir à la suite d'une maladie, comme la maladie de Ménière, d'un **traumatisme**, d'une exposition à des sons trop forts ou, le plus souvent, avec l'âge. En effet, le vieillissement naturel du système auditif entraîne une baisse progressive de l'audition appelée presbyacousie. Il s'agit de la première cause de surdité chez l'être humain. La surdité de perception peut parfois être traitée par la chirurgie (ablation du neurinome) ou la prise de médicaments, mais seul le port d'une **prothèse** auditive permet de pallier la perte de l'audition.

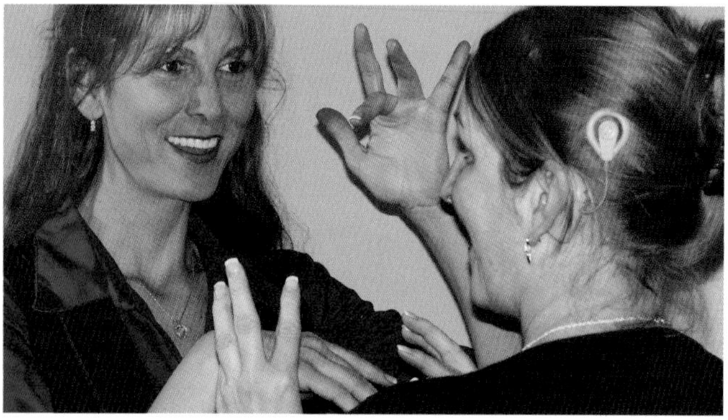

**Langage des signes**
Le langage des signes est un mode de communication employé par les personnes sourdes, qui utilisent des signes formés par la position des mains, des mouvements et des expressions faciales. La communication par signes est parfois associée à une lecture des mots sur les lèvres.

## LA **SURDITÉ** DE **TRANSMISSION**

La surdité de transmission, ou surdité de conduction, est liée à une atteinte de l'oreille externe ou de l'oreille moyenne (tympan, osselets), qui altère la transmission des vibrations sonores. Lorsqu'elle affecte l'oreille externe, elle est causée par une obstruction du méat auditif externe (bouchon de cérumen, corps étranger, furoncle). Lorsqu'elle affecte l'oreille moyenne, elle est provoquée par une otite, une malformation congénitale, un traumatisme comme la perforation du tympan ou une maladie héréditaire comme l'otospongiose.

*L'hérédité ... page 50*

## L'OTOSPONGIOSE

L'otospongiose est une maladie **génétique** héréditaire caractérisée par la calcification et l'ankylose progressives de l'étrier, troisième osselet de l'oreille moyenne. Son traitement consiste à retirer chirurgicalement l'étrier et à le remplacer par une prothèse.

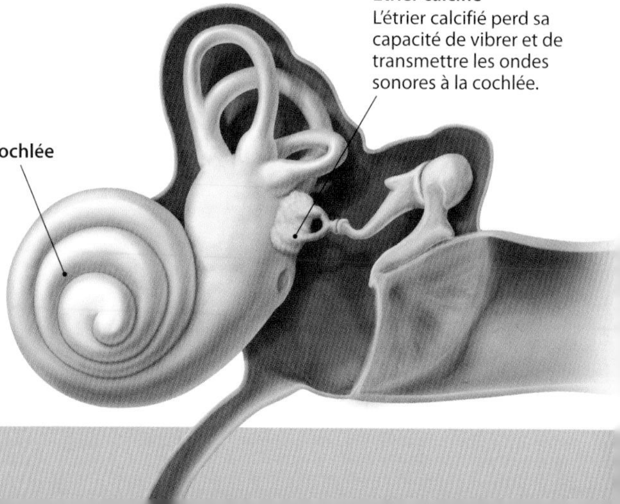
**Étrier calcifié**
L'étrier calcifié perd sa capacité de vibrer et de transmettre les ondes sonores à la cochlée.
**Cochlée**

## LA MESURE DE L'AUDITION

Il existe plusieurs façons de mesurer l'audition. L'acoumétrie utilise des tests cliniques simples, comme l'épreuve de Rinne, qui permettent de déterminer la nature de la surdité. De son côté, l'audiométrie utilise des techniques instrumentales plus poussées qui évaluent précisément la perception des différentes fréquences sonores. L'examen, effectué à l'aide d'un audiomètre, nécessite la collaboration consciente du patient (équipé d'un casque), qui doit signaler à l'aide d'un bouton s'il perçoit un son dans l'une ou l'autre oreille.

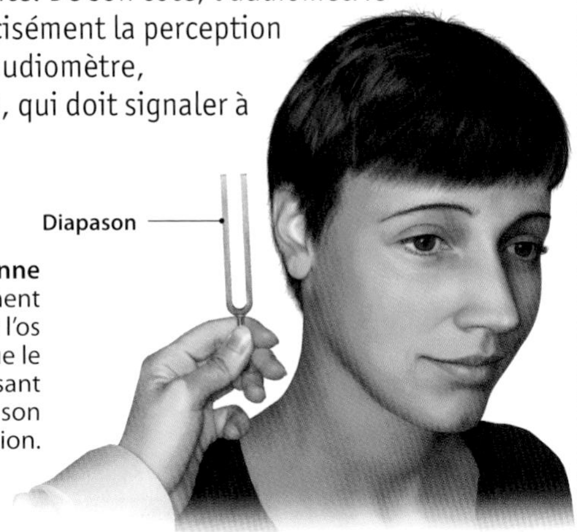
Diapason

**Épreuve de Rinne**

L'épreuve de Rinne consiste à faire vibrer un diapason en le tenant successivement derrière et devant l'oreille. Lorsque le diapason est posé derrière l'oreille, sur l'os temporal, le son est conduit par voie osseuse jusqu'à l'oreille interne. Lorsque le diapason est placé devant l'oreille, le son est conduit par voie aérienne en passant par le méat auditif externe et l'oreille moyenne. Une meilleure perception du son par voie osseuse est un signe de surdité de transmission.

## LES PROTHÈSES AUDITIVES

Plusieurs **prothèses** auditives permettent de corriger la surdité. Les prothèses externes amplifient le son grâce à un boîtier électronique contenant un microphone, un récepteur et un amplificateur. De forme et de taille variables, elles se placent sur le contour ou dans le creux de l'oreille. D'autres prothèses auditives, comme l'implant cochléaire, agissent directement sur l'oreille interne. Leur mise en place nécessite une intervention chirurgicale.

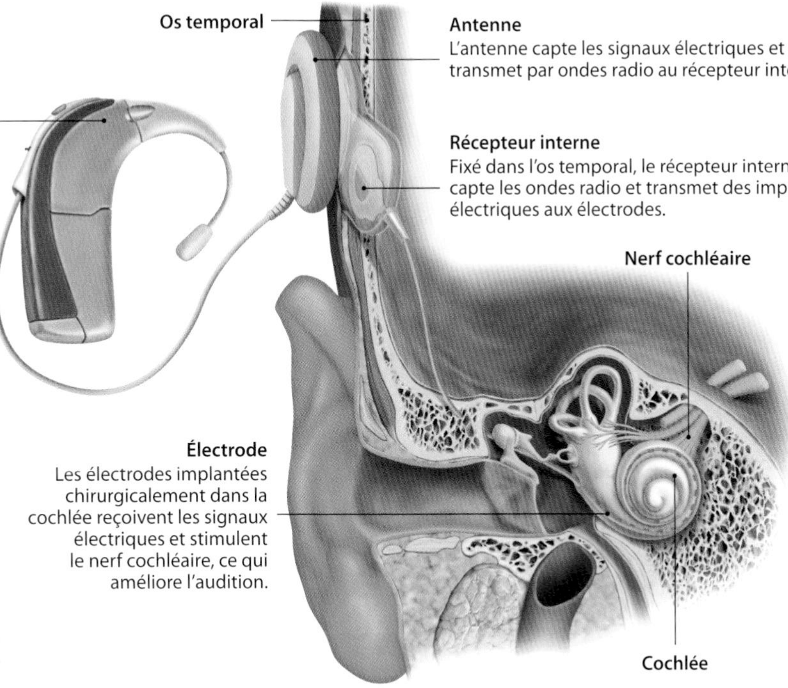
Os temporal
Antenne
L'antenne capte les signaux électriques et les transmet par ondes radio au récepteur interne.
Microphone
Un microphone intégré à un boîtier électronique capte les sons extérieurs, les transforme en signaux électriques et les transmet à l'antenne.
Récepteur interne
Fixé dans l'os temporal, le récepteur interne capte les ondes radio et transmet des impulsions électriques aux électrodes.
Nerf cochléaire
Électrode
Les électrodes implantées chirurgicalement dans la cochlée reçoivent les signaux électriques et stimulent le nerf cochléaire, ce qui améliore l'audition.
Cochlée

**Implant cochléaire**

L'implant cochléaire est destiné aux personnes atteintes de surdité profonde ou totale, pour lesquelles une prothèse externe est inefficace. Il améliore grandement leur qualité de vie en leur permettant notamment de comprendre le langage.

### LA SURDITÉ

**SYMPTÔMES :**
Baisse ou perte de l'audition pouvant affecter certaines fréquences seulement. **Acouphènes.**

**TRAITEMENTS :**
Selon la cause : nettoyage du méat auditif, traitement des otites par des **antibiotiques**, chirurgie. Les prothèses auditives améliorent l'audition.

**PRÉVENTION :**
Ne pas s'exposer à des sons trop forts, traiter rapidement les otites, ne rien introduire dans le méat auditif.

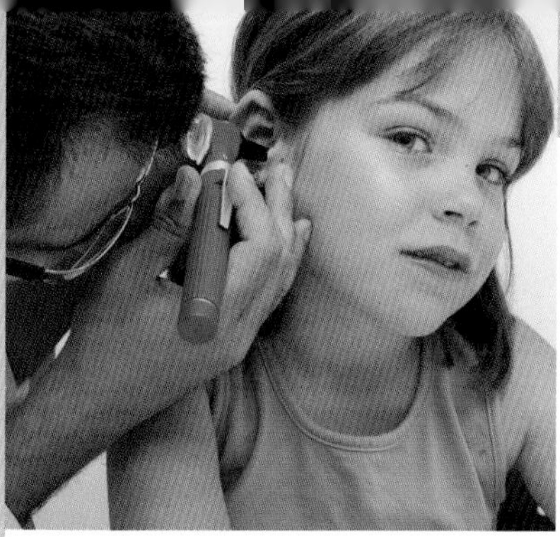

# LES **OTITES**

L'otite est une **inflammation** de l'oreille externe ou moyenne. Il en existe plusieurs formes, différenciées par leurs origines et par la région affectée. Les otites les plus fréquentes, notamment chez les jeunes enfants, touchent l'oreille moyenne.

## L'OTITE MOYENNE AIGUË

L'otite moyenne **aiguë** est une inflammation de l'oreille moyenne due à une **infection** bactérienne ou virale. Elle est souvent liée à une rhinopharyngite, car les agents infectieux se propagent facilement à partir de la gorge par la trompe d'Eustache. Comme ce conduit est beaucoup plus court chez les enfants, ils sont très sensibles aux infections de l'oreille moyenne jusqu'à l'âge de 6 ans. L'otite moyenne aiguë se manifeste par des douleurs de l'oreille, de la fièvre, une baisse de l'audition et une irritabilité importante, parfois accompagnées de vomissements et de diarrhée. En cas d'infection bactérienne, du pus peut s'écouler de l'oreille et la maladie doit être traitée rapidement (**antibiotiques**, paracentèse). Mal soignée, l'otite moyenne aiguë peut entraîner des complications graves : propagation de l'infection (méningite, labyrinthite, mastoïdite), paralysie faciale.

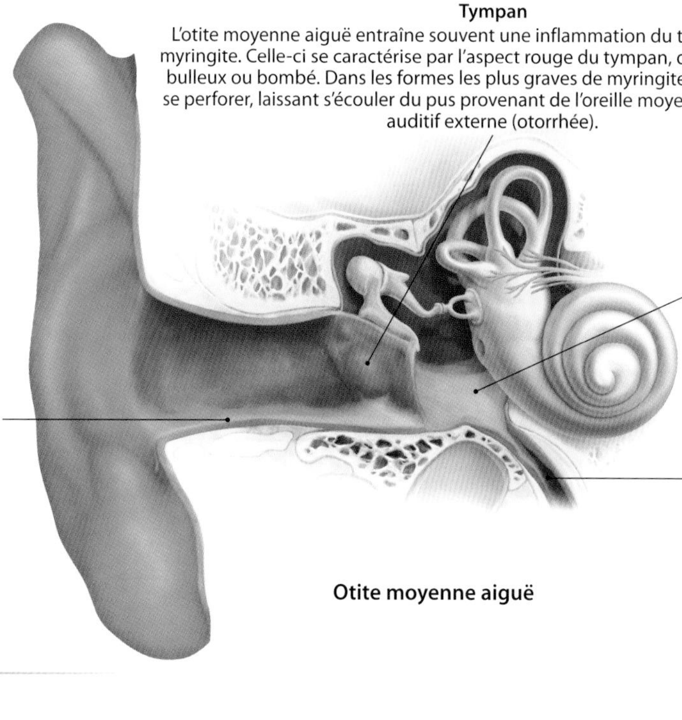

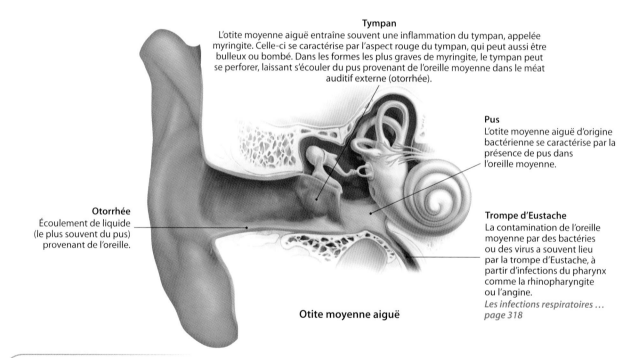

**Tympan**
L'otite moyenne aiguë entraîne souvent une inflammation du tympan, appelée myringite. Celle-ci se caractérise par l'aspect rouge du tympan, qui peut aussi être bulleux ou bombé. Dans les formes les plus graves de myringite, le tympan peut se perforer, laissant s'écouler du pus provenant de l'oreille moyenne dans le méat auditif externe (otorrhée).

**Pus**
L'otite moyenne aiguë d'origine bactérienne se caractérise par la présence de pus dans l'oreille moyenne.

**Otorrhée**
Écoulement de liquide (le plus souvent du pus) provenant de l'oreille.

**Trompe d'Eustache**
La contamination de l'oreille moyenne par des bactéries ou des virus a souvent lieu par la trompe d'Eustache, à partir d'infections du pharynx comme la rhinopharyngite ou l'angine.
*Les infections respiratoires … page 318*

**Otite moyenne aiguë**

## L'OTITE SÉREUSE

L'otite séreuse, ou otite séro-muqueuse, est une inflammation de l'oreille moyenne causée par l'obstruction de la trompe d'Eustache, ce qui empêche l'évacuation des sécrétions. La trompe d'Eustache peut être bloquée par une infection, une réaction allergique, des végétations adénoïdes (amygdales) volumineuses ou une malformation **congénitale**. Si l'obstruction ne disparaît pas, l'otite séreuse peut devenir **chronique** et nuire durablement à l'audition. L'otite séreuse peut aussi se compliquer en otite moyenne aiguë si un agent infectieux s'introduit dans l'oreille moyenne. Selon la cause de l'obstruction, la maladie est traitée à l'aide d'antibiotiques ou de **corticoïdes**, ou par chirurgie (paracentèse, adénoïdectomie).

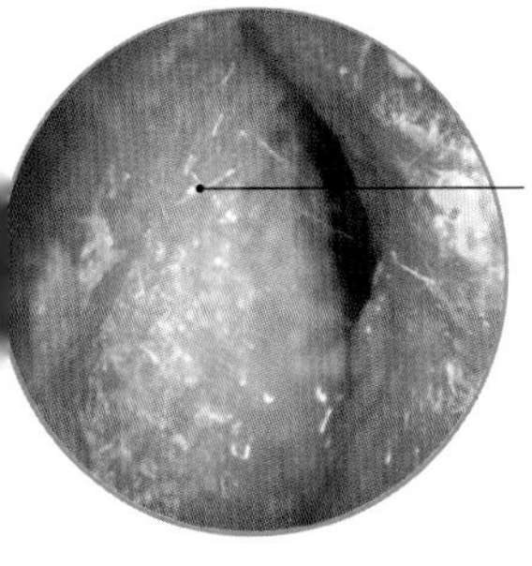
Champignons microscopiques
Une infection du méat auditif externe par des champignons se traduit par la présence de filaments blanchâtres sur le tympan.

Otite externe due à un champignon

## L'OTITE EXTERNE

L'otite externe est une **inflammation** du méat auditif externe ou de la paroi externe du tympan, le plus souvent d'origine **infectieuse**. L'infection, causée par un champignon microscopique ou une bactérie, est favorisée par l'humidité (baignade) et par des substances irritantes. L'otite externe se manifeste par des douleurs intenses et lancinantes, des démangeaisons et des écoulements (otorrhée). Son traitement repose sur l'utilisation de gouttes **antiseptiques**, **antibiotiques** ou **antifongiques**.

## LE CHOLESTÉATOME

Le cholestéatome est une tumeur bénigne qui se développe dans l'oreille moyenne à partir du tympan ou du méat auditif externe, à la faveur d'une lésion du tympan ou d'une malformation **congénitale**. Le cholestéatome s'étend progressivement en détruisant les tissus de l'oreille moyenne, puis ceux de l'oreille interne, entraînant une otite **chronique**, des **acouphènes**, des vertiges et une surdité irréversible. Il est traité chirurgicalement par l'ablation de la tumeur et par la reconstitution du tympan et des osselets.

## LA PARACENTÈSE

Une paracentèse est une incision chirurgicale du tympan qui permet l'aération de l'oreille moyenne ou l'évacuation du pus qu'elle contient. Réalisée sous **anesthésie** locale ou générale, la paracentèse est souvent complétée par l'installation d'un aérateur transtympanique, un tube creux qui permet de faire communiquer l'oreille moyenne et l'oreille externe. Recommandé en cas d'otites chroniques, en particulier chez l'enfant, l'aérateur transtympanique reste en place de 8 à 12 mois avant d'être expulsé naturellement.

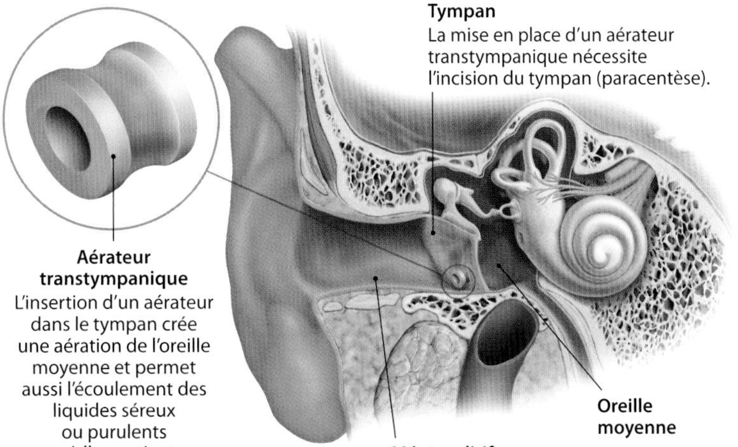
Tympan
La mise en place d'un aérateur transtympanique nécessite l'incision du tympan (paracentèse).
Aérateur transtympanique
L'insertion d'un aérateur dans le tympan crée une aération de l'oreille moyenne et permet aussi l'écoulement des liquides séreux ou purulents qu'elle contient.
Oreille moyenne
Méat auditif externe

### LES OTITES

**SYMPTÔMES :**
Douleurs, démangeaisons, baisse d'audition, acouphènes, parfois fièvre, écoulements dans l'oreille, vomissements, diarrhée.

**TRAITEMENTS :**
Selon la cause : antibiotiques, **anti-inflammatoires**, antifongiques, paracentèse, pose d'un aérateur transtympanique, chirurgie (ablation des végétations adénoïdes ou du cholestéatome).

**PRÉVENTION :**
L'allaitement maternel des nouveau-nés semble prévenir les otites **aiguës**. Adénoïdectomie préventive. Traitement des allergies. Ne pas introduire d'objets dans le méat auditif externe et ne pas le laisser humide, en particulier après une baignade.

# LES TROUBLES DE L'ÉQUILIBRE

Les organes de l'équilibre permettent normalement de maintenir le corps dans une position stable. Une lésion de ces organes ou des voies nerveuses qui leur sont associées provoque une perte d'équilibre (vertige), souvent accompagnée d'autres symptômes : nausées, **acouphènes**, vomissements, surdité, angoisse, etc. Une instabilité passagère peut aussi survenir à l'occasion d'un mouvement brusque ou en cas de perte de repères visuels, sans qu'il s'agisse d'un véritable vertige.

*L'audition et l'équilibre ... page 194*

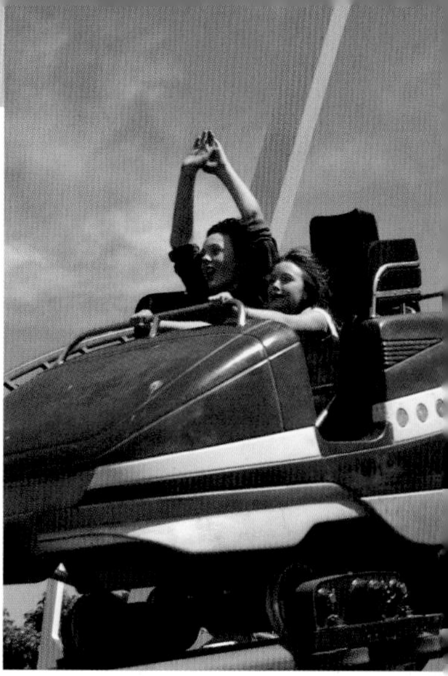

## LES **VERTIGES**

Le vertige est une illusion de mouvement qui résulte d'une atteinte des organes de l'équilibre. La sensation de vertige peut être rotatoire (comme dans un manège), linéaire (comme dans un ascenseur) ou oscillatoire (comme sur le pont d'un bateau). Elle peut être accompagnée de nausées, de surdité, d'acouphènes et de déplacements involontaires des yeux. On distingue les vertiges périphériques, qui sont liés à une atteinte de l'oreille interne ou du nerf vestibulaire, des vertiges centraux, qui sont la conséquence d'une anomalie au niveau du système nerveux central. Les vertiges surviennent souvent par crises, déclenchées par des mouvements brusques de la tête, le mouchage, le bruit ou une position particulière de la tête.

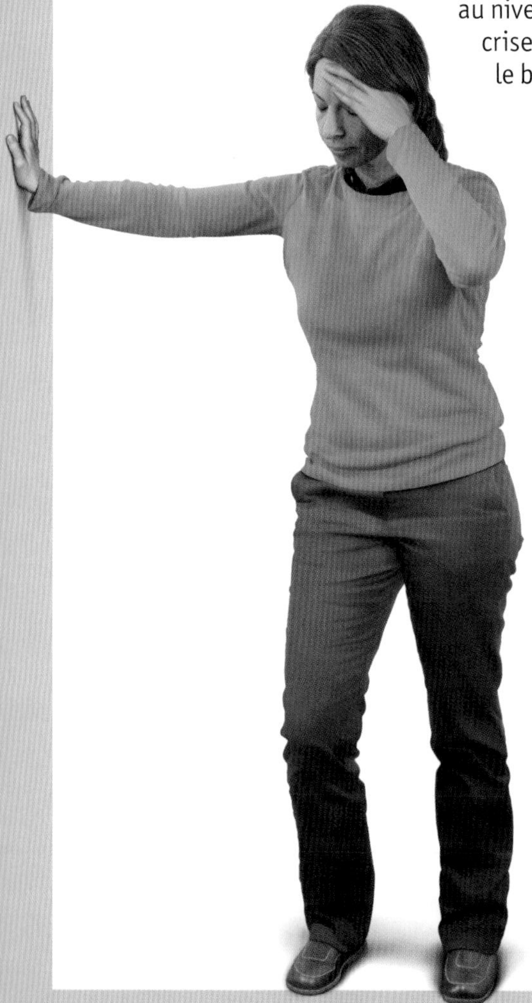

### LA MALADIE DE MÉNIÈRE

La maladie de Ménière est un trouble **chronique** de l'oreille interne caractérisé par des vertiges, une surdité et des acouphènes. Elle touche les adultes et se manifeste par des crises pouvant durer plusieurs heures. La maladie de Ménière, dont la cause est inconnue, semble être liée à une pression excessive dans l'oreille interne, due à une mauvaise résorption du liquide qu'elle contient. Avec le temps, la surdité et les acouphènes peuvent devenir permanents. En revanche, les vertiges s'estompent et évoluent vers une instabilité permanente car les organes de l'équilibre perdent leur sensibilité.

### LE VERTIGE PAROXYSTIQUE POSITIONNEL BÉNIN

Le vertige paroxystique positionnel bénin, ou VPPB, est causé par des cristaux de calcium qui se sont détachés de la paroi du vestibule de l'oreille interne, à laquelle ils sont normalement reliés par des cils sensitifs, et se déplacent dans les canaux semi-circulaires. Vertige le plus fréquent chez l'adulte, il se traduit par des crises de déséquilibre transitoire (moins d'une minute), toujours provoquées par un changement de position. Le traitement du VPPB consiste à déplacer, par des mouvements de la tête, les cristaux dans une région de l'oreille interne où ils ne causent pas de vertiges (manœuvre d'Epley).

LA **LABYRINTHITE**

La labyrinthite est une **inflammation** de la cavité de l'oreille interne (ou labyrinthe), touchant une ou deux oreilles. Elle peut résulter d'une **infection** (otite moyenne **aiguë**, oreillons, rougeole, grippe), d'une otite **chronique** (cholestéatome), d'une blessure à la tête, d'une allergie à un médicament, etc. La labyrinthite se manifeste souvent par des vertiges rotatoires, parfois accompagnés d'une baisse de l'audition. La maladie peut guérir spontanément, mais on la traite le plus souvent avec des **antibiotiques**, des antiviraux ou par chirurgie, selon la cause. Mal soignée, elle est susceptible d'entraîner une surdité totale ou une méningite.

## LA PRÉVENTION DU MAL DES TRANSPORTS

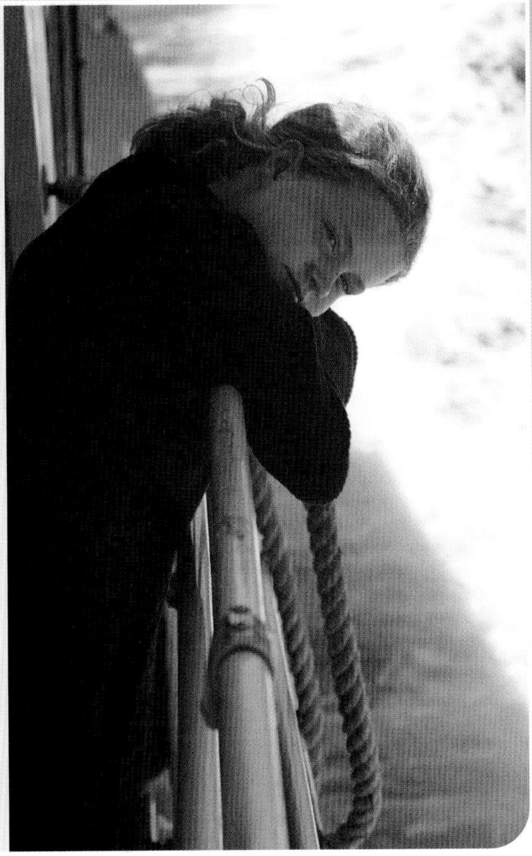

Un déplacement en voiture, en train, en avion ou en bateau peut désorienter les organes de l'équilibre et provoquer le mal des transports. Celui-ci touche particulièrement les femmes et les enfants âgés de 3 à 12 ans. Il se manifeste par des sueurs, des nausées et des vertiges plus ou moins intenses, qui peuvent aller jusqu'à des vomissements. Voici quelques recommandations qui permettent de prévenir le mal des transports :

- Reposez-vous suffisamment avant d'entreprendre un voyage ;
- Prenez un repas léger et facile à digérer avant le départ ;
- Prenez des médicaments anti-nauséeux ou **antihistaminiques** avant le départ (ceux-ci peuvent néanmoins entraîner une somnolence et sont déconseillés chez certaines personnes, notamment chez les jeunes enfants et les femmes enceintes) ;
- Dans les véhicules, installez-vous aux endroits les moins agités, généralement au centre ou à l'avant (évitez l'arrière, autant que possible) ;
- Regardez l'horizon, si possible, et arrêtez votre regard sur un point fixe ;
- Abstenez-vous de lire ou de boire de l'alcool.

## LES TROUBLES DE L'ÉQUILIBRE

**SYMPTÔMES :**
Pertes d'équilibre, nausées, vomissements, teint pâle, anxiété, surdité partielle, **acouphènes**, mouvements incontrôlés des yeux.

**TRAITEMENTS :**
Repos au calme. Après un épisode de vertige, évitez l'obscurité et l'alitement prolongé. Selon la cause : **kinésithérapie**, antivertigineux, antibiotiques, antiviraux, chirurgie.

**PRÉVENTION :**
Soigner les infections du nez, de la gorge ou des oreilles.

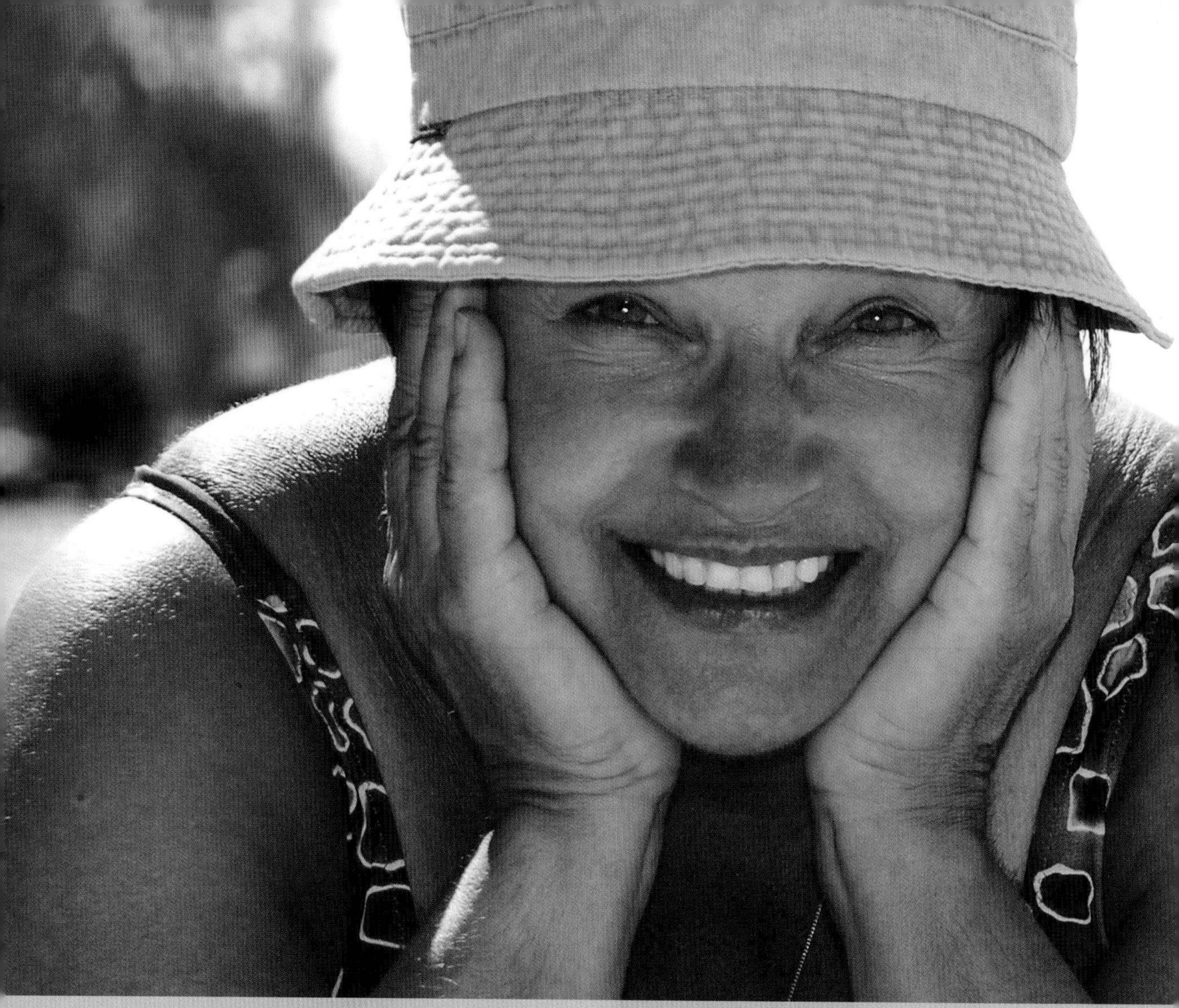

# LE SYSTÈME ENDOCRINIEN

Le système endocrinien régule certaines fonctions de notre organisme par l'intermédiaire d'hormones libérées dans le réseau vasculaire, notamment par les glandes endocrines, et véhiculées dans le sang. Associé au système nerveux, il constitue un système de contrôle et de communication qui permet à l'organisme de se développer et de fonctionner harmonieusement : maintien des différentes constantes physiologiques (comme la température corporelle ou la pression artérielle), croissance, désir sexuel, reproduction, réponse au stress, etc.

Un déséquilibre des sécrétions hormonales peut provoquer de nombreux troubles plus ou moins graves, aux symptômes très variés. Les excès de sécrétions sont généralement causés par une tumeur touchant une glande endocrine. Quant aux insuffisances, comme le diabète, elles peuvent avoir diverses origines, dont les mauvaises habitudes associées au mode de vie moderne (obésité, sédentarité, etc.). En cas d'ablation ou de destruction accidentelle d'une glande endocrine, un traitement hormonal de substitution doit être administré à vie, car l'organisme ne peut compenser l'absence de sécrétion hormonale.

## LE CORPS



## LES MALADIES

# LES GLANDES ENDOCRINES ET LES HORMONES

Le système endocrinien est constitué d'un ensemble de cellules et de glandes endocrines qui libèrent des substances chimiques, les hormones, dans le sang. En exerçant une action précise sur un tissu ou un organe, les hormones permettent de réguler certaines fonctions de l'organisme. Les glandes endocrines sont, entre autres, l'hypothalamus, l'hypophyse, l'épiphyse, la thyroïde, les parathyroïdes, les surrénales, les ovaires et les testicules. Il existe également des cellules endocrines situées dans certains organes (reins, cœur, foie, pancréas, muqueuse gastrique, intestins, placenta, etc.).

## LES GLANDES EXOCRINES

Contrairement aux glandes endocrines, les glandes exocrines ne déversent pas leurs sécrétions dans le sang, mais à la surface de la peau ou d'une muqueuse. Les glandes sudoripares, qui sécrètent la sueur, sont des glandes exocrines. Le pancréas est une glande mixte, c'est-à-dire qu'il possède une activité à la fois endocrine et exocrine.

*Le pancréas ... page 350*

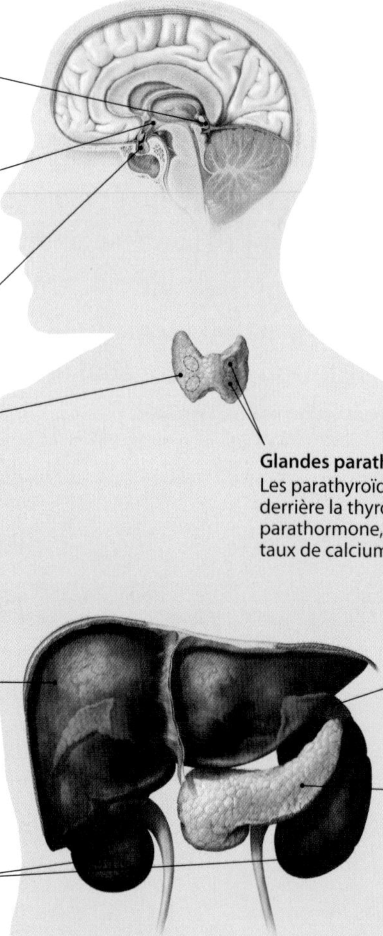

**Épiphyse**
L'épiphyse, une glande située dans le cerveau, sécrète la mélatonine, une hormone qui a une influence sur la formation des spermatozoïdes, le cycle menstruel et le rythme biologique journalier (rythme circadien).

**Hypothalamus**
L'hypothalamus est situé dans la partie médiane du cerveau. Il contrôle les sécrétions hormonales de l'hypophyse.

**Hypophyse**
L'hypophyse sécrète de nombreuses hormones, dont certaines régissent le fonctionnement d'autres glandes endocrines.

**Glande thyroïde**
La glande thyroïde régule le **métabolisme** et la croissance par l'intermédiaire des hormones thyroïdiennes. Elle sécrète également la calcitonine, une hormone qui abaisse le taux de calcium dans le sang.

**Glandes parathyroïdes**
Les parathyroïdes, situées derrière la thyroïde, sécrètent la parathormone, qui augmente le taux de calcium dans le sang.

**Glande surrénale**
Chaque glande surrénale comporte deux parties : la corticosurrénale et la médullosurrénale. La corticosurrénale sécrète des hormones aux effets variés (rétention d'eau et de sodium préparation à la puberté, **anti-inflammatoires**, etc.). La médullosurrénale sécrète l'adrénaline et la noradrénalin en situation de stress.

**Foie**
Certaines cellules du foie déversent dans le sang des hormones qui interviennent dans la croissance.

**Pancréas**
Le pancréas est la plus grosse glande du corps humain. Sa partie endocrine sécrète l'insuline et le glucagon, deux hormones régulant le taux de glucose dans le sang (**glycémi**

**Reins**
Certaines cellules du rein produisent des hormones : l'érythropoïétine, qui stimule la formation des globules rouges, et la rénine, qui intervient dans le contrôle de la pression artérielle.

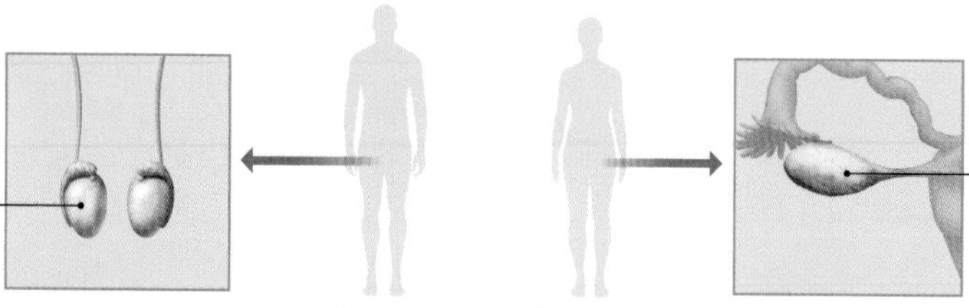
Homme
Femme

**Testicule**
En plus de fabriquer les spermatozoïdes, les testicules sécrètent les hormones sexuelles masculines, notamment la testostérone.

**Ovaire**
Les ovaires produisent les ovules et sécrètent les hormones sexuelles féminines : l'œstrogène et la progestérone.

## L'**ACTION** DES **HORMONES**

Les hormones sécrétées par les glandes endocrines sont déversées dans le réseau sanguin où elles circulent jusqu'aux cellules sur lesquelles elles doivent agir, les cellules cibles. Les hormones se fixent sur celles-ci et modifient leur activité. Une hormone donnée peut avoir divers effets sur différentes cellules cibles et un processus physiologique peut être contrôlé par plusieurs hormones. Les hormones régissent, entre autres, la croissance, la reproduction et la réponse de l'organisme à différentes stimulations (au stress, par exemple). Les dérèglements hormonaux peuvent causer des maladies comme le diabète et provoquer des troubles variés : troubles du cycle menstruel, stérilité, baisse de la libido, acné, troubles affectifs, etc. Plus d'une centaine d'hormones sont répertoriées à ce jour. Des hormones de synthèse, fabriquées artificiellement, sont utilisées dans le traitement de différentes affections.

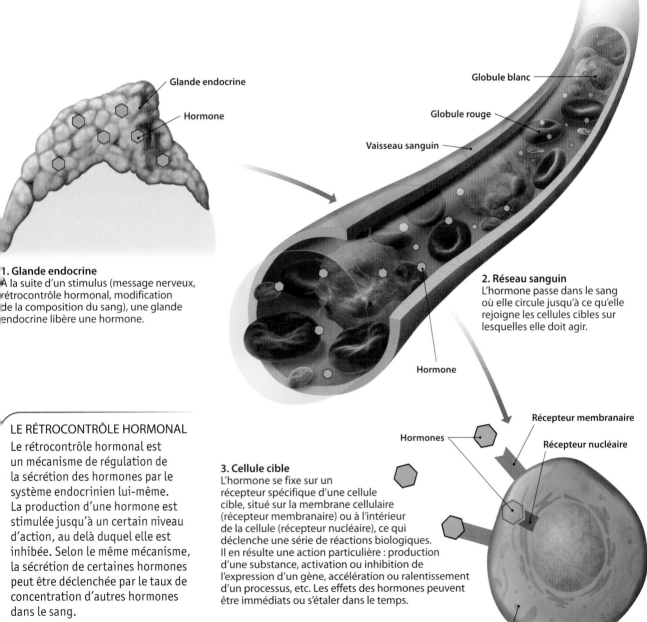

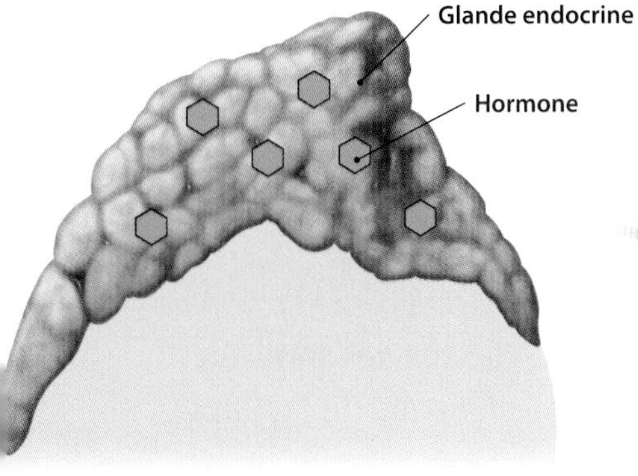
Glande endocrine
Hormone

**1. Glande endocrine**
À la suite d'un stimulus (message nerveux, rétrocontrôle hormonal, modification de la composition du sang), une glande endocrine libère une hormone.

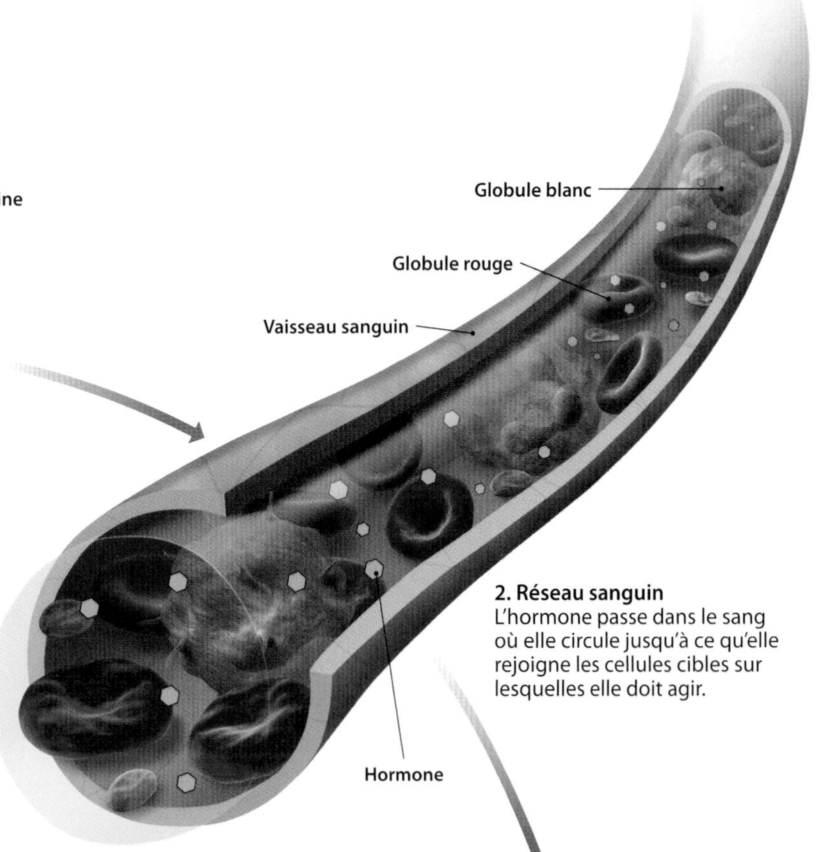
Globule blanc
Globule rouge
Vaisseau sanguin
Hormone

**2. Réseau sanguin**
L'hormone passe dans le sang où elle circule jusqu'à ce qu'elle rejoigne les cellules cibles sur lesquelles elle doit agir.

### LE RÉTROCONTRÔLE HORMONAL

Le rétrocontrôle hormonal est un mécanisme de régulation de la sécrétion des hormones par le système endocrinien lui-même. La production d'une hormone est stimulée jusqu'à un certain niveau d'action, au delà duquel elle est inhibée. Selon le même mécanisme, la sécrétion de certaines hormones peut être déclenchée par le taux de concentration d'autres hormones dans le sang.

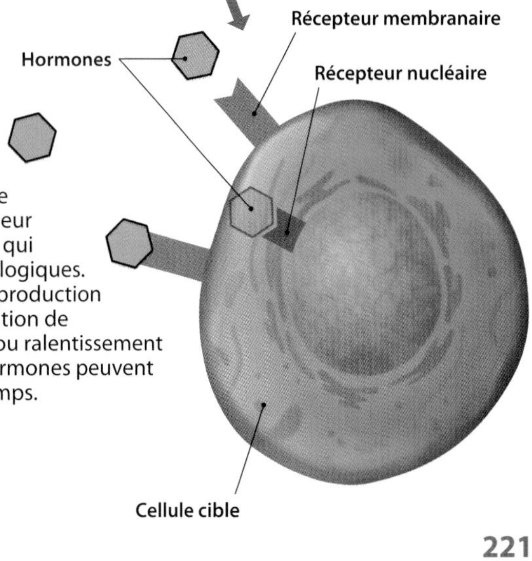
Hormones
Récepteur membranaire
Récepteur nucléaire
Cellule cible

**3. Cellule cible**
L'hormone se fixe sur un récepteur spécifique d'une cellule cible, situé sur la membrane cellulaire (récepteur membranaire) ou à l'intérieur de la cellule (récepteur nucléaire), ce qui déclenche une série de réactions biologiques. Il en résulte une action particulière : production d'une substance, activation ou inhibition de l'expression d'un gène, accélération ou ralentissement d'un processus, etc. Les effets des hormones peuvent être immédiats ou s'étaler dans le temps.

# LA GLANDE THYROÏDE

La glande thyroïde est une glande endocrine située sous le larynx et devant la trachée, dans la partie antérieure du cou. Elle sécrète des hormones (calcitonine et hormones thyroïdiennes) qui ont une action sur la croissance, le **métabolisme** et le taux de calcium dans le sang.

## LA CALCITONINE ET LES HORMONES THYROÏDIENNES

La thyroïde sécrète la calcitonine, une hormone qui diminue le taux de calcium en circulation dans le sang et augmente sa concentration dans les os. L'injection de calcitonine de synthèse est prescrite dans le traitement de certaines maladies osseuses (ostéoporose, maladie de Paget). La thyroïde sécrète également les hormones dites thyroïdiennes (T3 et T4), qui accélèrent le fonctionnement général de l'organisme (métabolisme basal), notamment en augmentant la consommation d'oxygène et la production de chaleur.

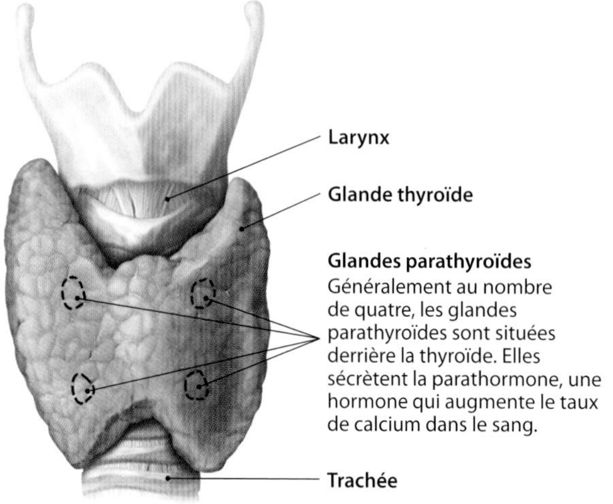

Larynx
Glande thyroïde
Glandes parathyroïdes
Généralement au nombre de quatre, les glandes parathyroïdes sont situées derrière la thyroïde. Elles sécrètent la parathormone, une hormone qui augmente le taux de calcium dans le sang.
Trachée


# LES GLANDES SURRÉNALES

Les glandes surrénales sont deux glandes endocrines situées au-dessus des reins et comprenant deux parties distinctes : la médullosurrénale, partie centrale de la glande, et la corticosurrénale, partie périphérique. La médullosurrénale sécrète l'adrénaline et la noradrénaline, tandis que la corticosurrénale sécrète les **corticostéroïdes** (aldostérone, cortisol, androgènes surrénaliens). Des corticostéroïdes de synthèse sont utilisés comme **anti-inflammatoires** ou **immunosuppresseurs**.

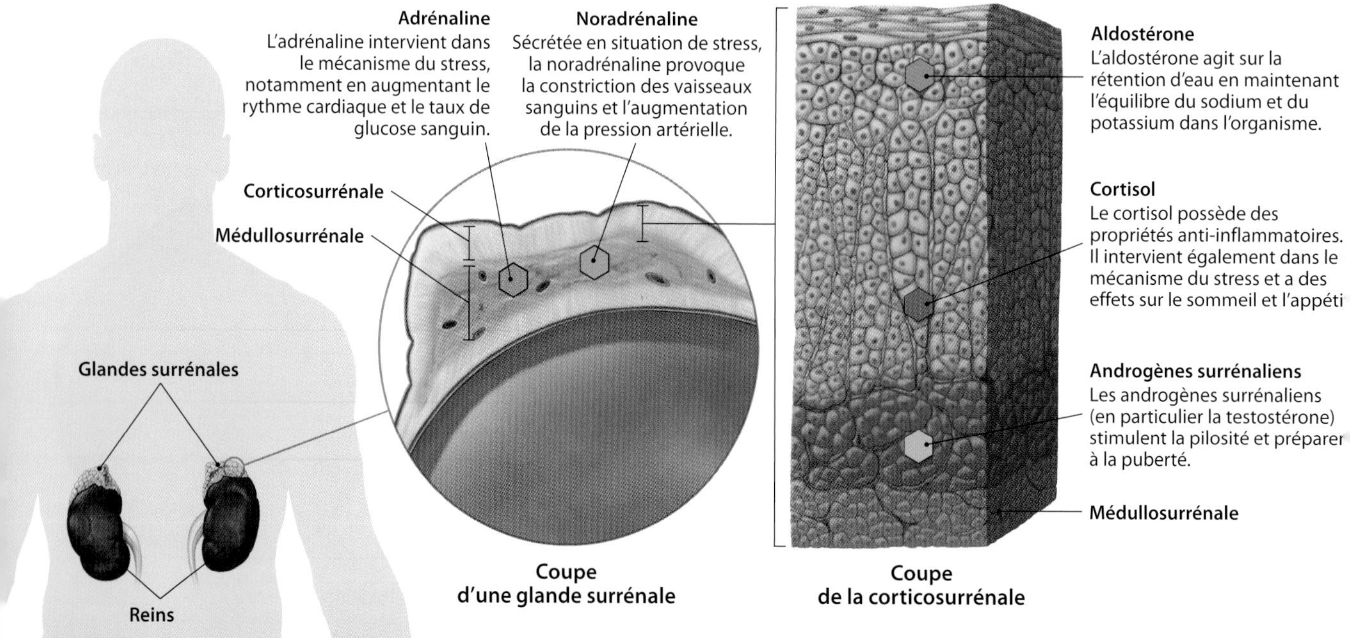

Adrénaline
L'adrénaline intervient dans le mécanisme du stress, notamment en augmentant le rythme cardiaque et le taux de glucose sanguin.
Noradrénaline
Sécrétée en situation de stress, la noradrénaline provoque la constriction des vaisseaux sanguins et l'augmentation de la pression artérielle.
Corticosurrénale
Médullosurrénale
Glandes surrénales
Reins
Aldostérone
L'aldostérone agit sur la rétention d'eau en maintenant l'équilibre du sodium et du potassium dans l'organisme.
Cortisol
Le cortisol possède des propriétés anti-inflammatoires. Il intervient également dans le mécanisme du stress et a des effets sur le sommeil et l'appéti
Androgènes surrénaliens
Les androgènes surrénaliens (en particulier la testostérone) stimulent la pilosité et préparer à la puberté.
Médullosurrénale


Coupe d'une glande surrénale

Coupe de la corticosurrénale

# 'HYPOPHYSE



L'hypophyse est une glande endocrine située à la base du cerveau. Elle est contrôlée en partie par l'hypothalamus, auquel elle est reliée. L'hypophyse sécrète directement six hormones, dont plusieurs régissent l'activité d'autres glandes endocrines. Elle assure également le stockage et la libération de deux hormones produites par l'hypothalamus.

## LA **STRUCTURE** DE L'**HYPOPHYSE**

L'hypophyse est constituée de deux lobes, l'adénohypophyse et la neurohypophyse. Ceux-ci fonctionnent indépendamment l'un de l'autre et selon des mécanismes différents. L'adénohypophyse sécrète l'hormone de croissance et des hormones exerçant une fonction régulatrice sur d'autres glandes endocrines. Ces hormones sont sécrétées en réponse à une stimulation hormonale qui provient de l'hypothalamus, relié à l'hypophyse par des vaisseaux sanguins. De son côté, la neurohypophyse est reliée à l'hypothalamus par des neurones. Elle emmagasine deux hormones (vasopressine et ocytocine) sécrétées par certains neurones de l'hypothalamus et les libère dans la circulation sanguine en cas de besoin.

*Les neurones ... page 136*

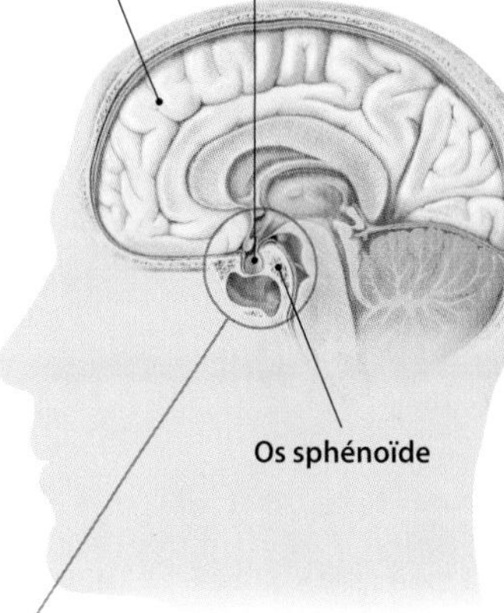
**Hypophyse**
L'hypophyse est logée dans une cavité de l'os sphénoïde.
**Cerveau**
**Os sphénoïde**

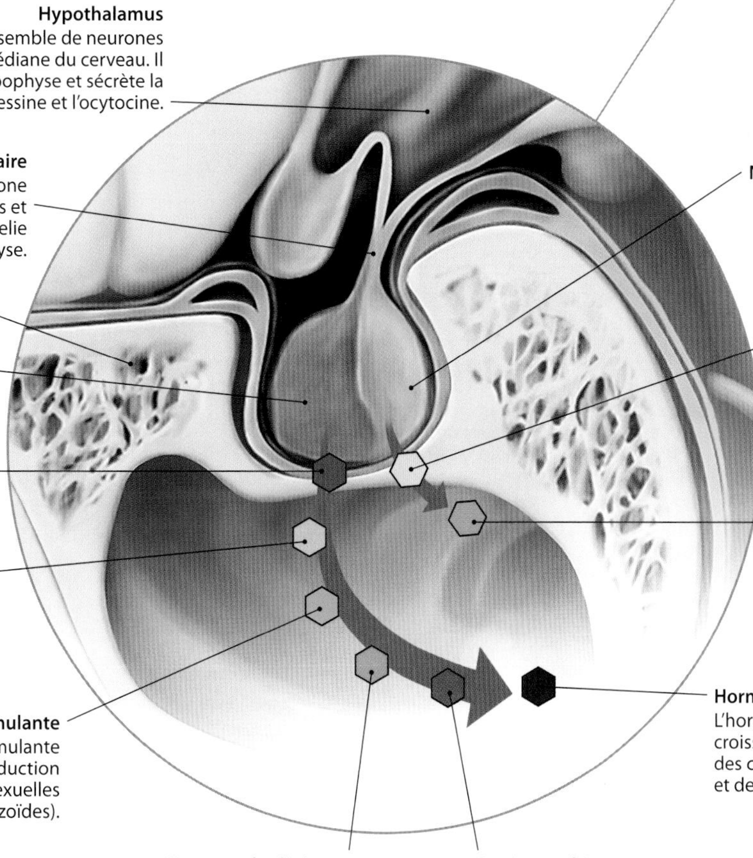
**Hypothalamus**
L'hypothalamus est un ensemble de neurones situé dans la partie médiane du cerveau. Il contrôle l'activité de l'hypophyse et sécrète la vasopressine et l'ocytocine.
**Tige pituitaire**
La tige pituitaire est une zone riche en axones de neurones et en vaisseaux sanguins, qui relie l'hypothalamus à l'hypophyse.
**Os sphénoïde**
**Adénohypophyse**
**Prolactine**
La prolactine stimule la fabrication de lait par les glandes mammaires.
**Thyréotrophine**
a thyréotrophine stimule le développement et l'activité de la glande thyroïde.
**Hormone folliculostimulante**
L'hormone folliculostimulante intervient dans la production des cellules sexuelles (ovules et spermatozoïdes).
**Hormone lutéinisante**
L'hormone lutéinisante favorise la sécrétion d'hormones (œstrogène, progestérone, testostérone) par les ovaires et les testicules.
**Corticotrophine**
La corticotrophine favorise la production de cortisol et d'androgène par la glande corticosurrénale. Elle joue un rôle prépondérant dans le mécanisme du stress.
**Neurohypophyse**
**Vasopressine**
La vasopressine intervient dans l'équilibre hydrique de l'organisme en régulant la réabsorption de l'eau et en diminuant ainsi le volume des urines.
**Ocytocine**
L'ocytocine stimule les contractions de l'utérus lors de l'accouchement.
**Hormone de croissance**
L'hormone de croissance provoque la croissance et la division de la plupart des cellules, notamment celles des os et des muscles.

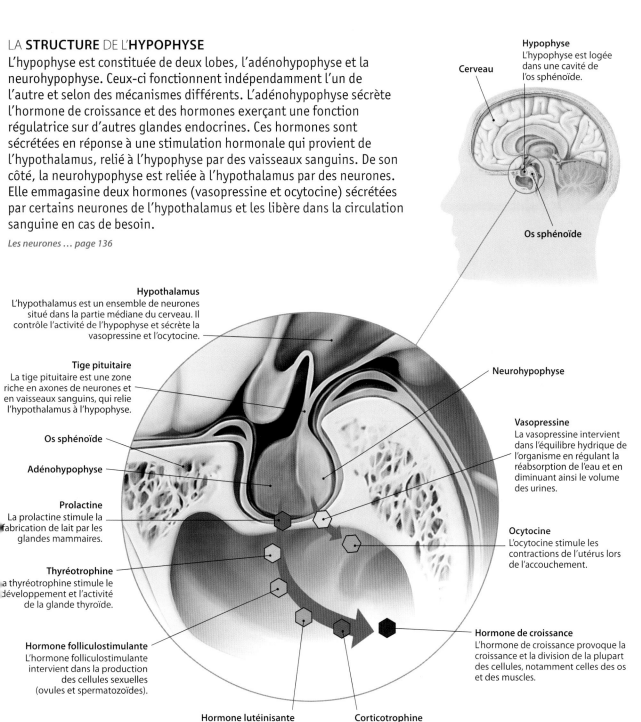

# LE STRESS

Le stress est une réponse de l'organisme à des agressions physiques et psychologiques. Il constitue une réaction normale qui prépare le corps à agir par la fuite ou la lutte. Lorsque les agressions sont multiples et prononcées, le stress peut devenir nuisible et causer un état d'agitation excessive, puis un épuisement physique et psychologique. De plus, le stress diminue les défenses immunitaires de l'organisme. Prolongé, il peut donc favoriser le développement de maladies et de divers troubles : psoriasis, eczéma, troubles endocriniens, cardiovasculaires et digestifs, insomnie, dépression, etc.

*Le contrôle du stress … page 28*

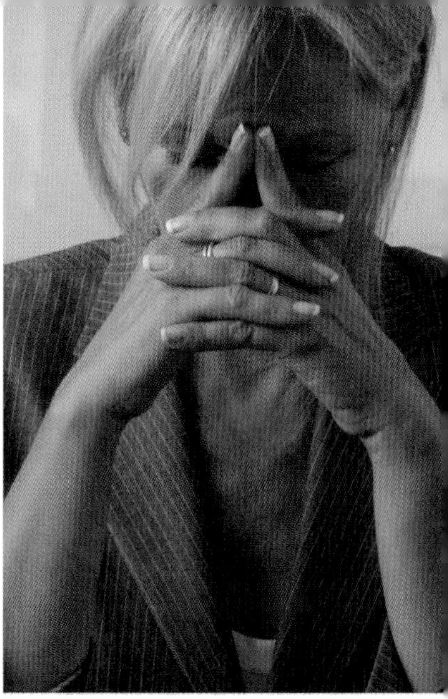

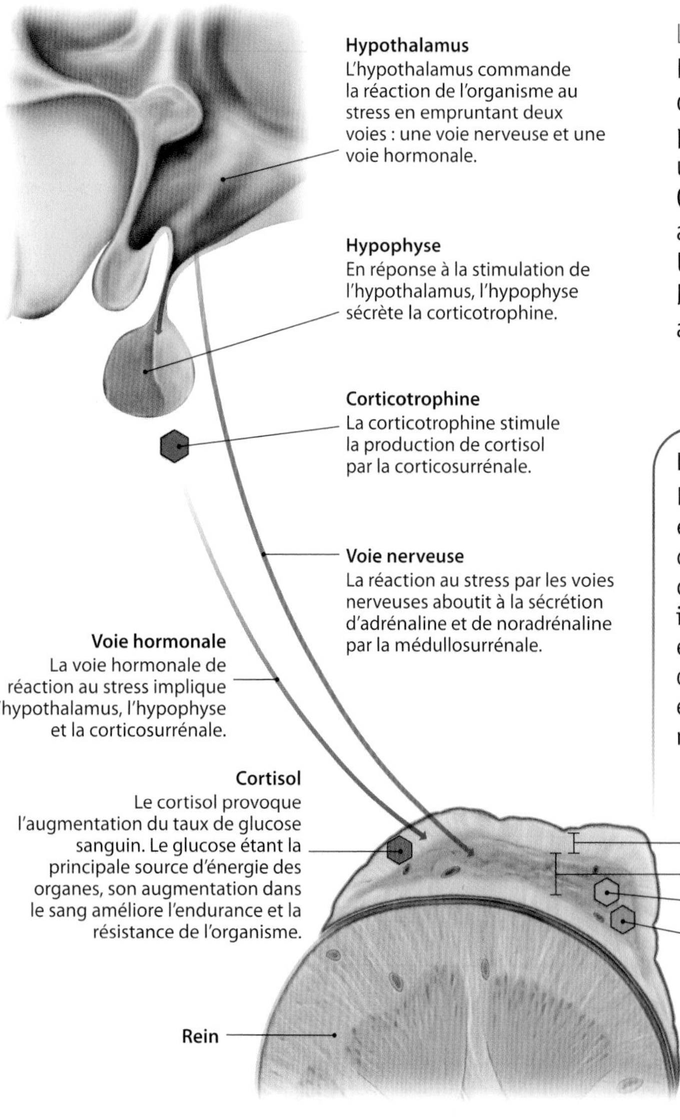
**Hypothalamus**
L'hypothalamus commande la réaction de l'organisme au stress en empruntant deux voies : une voie nerveuse et une voie hormonale.
**Hypophyse**
En réponse à la stimulation de l'hypothalamus, l'hypophyse sécrète la corticotrophine.
**Corticotrophine**
La corticotrophine stimule la production de cortisol par la corticosurrénale.
**Voie nerveuse**
La réaction au stress par les voies nerveuses aboutit à la sécrétion d'adrénaline et de noradrénaline par la médullosurrénale.
**Voie hormonale**
La voie hormonale de réaction au stress implique l'hypothalamus, l'hypophyse et la corticosurrénale.
**Cortisol**
Le cortisol provoque l'augmentation du taux de glucose sanguin. Le glucose étant la principale source d'énergie des organes, son augmentation dans le sang améliore l'endurance et la résistance de l'organisme.
**Rein**
**Corticosurrénale**
**Médullosurrénale**
**Noradrénaline**
**Adrénaline**
Sous l'effet de l'adrénaline et de la noradrénaline, les rythmes respiratoire et cardiaque s'accélèrent, l'activité cérébrale s'intensifie et les muscles sont stimulés. L'organisme est ainsi préparé à l'action physique.

## LES **MÉCANISMES** DU **STRESS**

Lorsque l'organisme est soumis à un facteur de stress, l'hypothalamus réagit de manière à permettre au corps de répondre à l'agression par une action physique immédiate (fuite ou lutte). Cette réaction, à la fois nerveuse et hormonale, agit sur le **métabolisme** et sur différents organes. Utiles en cas de danger physique, ces réactions biologiques sont toutefois inadaptées à certaines agressions psychologiques.

## LES FACTEURS DE STRESS

Les facteurs de stress sont des événements extérieurs extrêmement variés, qui peuvent être négatifs ou positifs : accident, danger, maladie, opération chirurgicale, conflit interpersonnel, bruit, travail intensif, naissance, promotion, mariage, déménagement, etc. La réponse de l'organisme (stress) à ces événements dépend des individus. Le repos, la pratique d'un sport et la relaxation permettent de lutter contre les effets néfastes du stress prolongé.

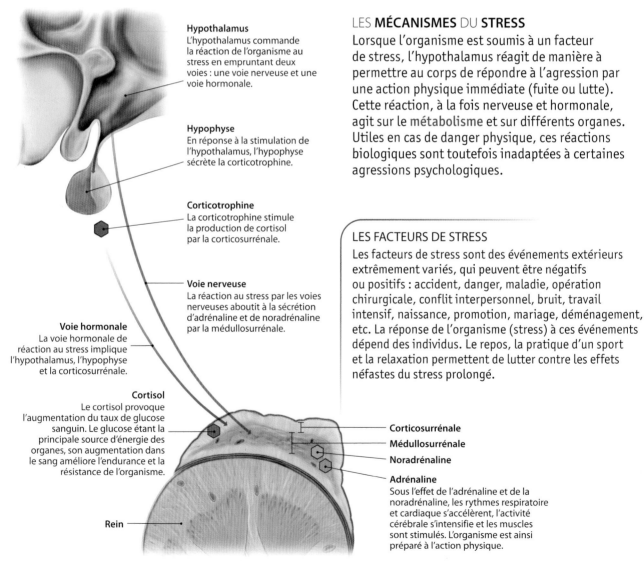

# ES MALADIES DE LA GLANDE THYROÏDE

Les dérèglements de la glande thyroïde se traduisent par un fonctionnement excessif ou insuffisant de la glande et entraînent de graves troubles **métaboliques**. Les femmes sont plus touchées que les hommes et les personnes habitant dans les régions du monde éloignées de la mer, dont l'alimentation est pauvre en iode, sont particulièrement affectées.



## L'HYPERTHYROÏDIE

La sécrétion excessive d'hormones thyroïdiennes, appelée hyperthyroïdie, se manifeste par différents symptômes : formation d'un goitre, grande faiblesse, sensation de chaleur, perte de poids, arythmie cardiaque, insomnie, anxiété, transpiration excessive, tremblements, diarrhée, etc. Les causes les plus fréquentes de l'hyperthyroïdie sont la maladie de Graves-Basedow, la présence d'un ou plusieurs nodules thyroïdiens et l'**inflammation** de la thyroïde.

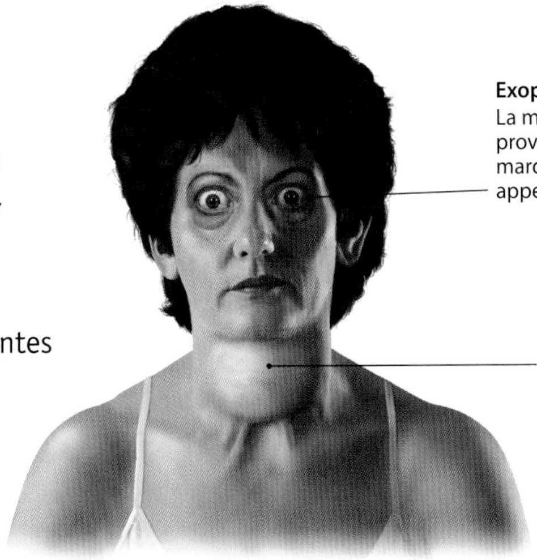

**Exophtalmie**
La maladie de Graves-Basedow peut provoquer une saillie plus ou moins marquée des yeux hors des orbites, appelée exophtalmie.

**Goitre**
Un goitre est l'augmentation du volume de la glande thyroïde. Il peut apparaître dans le cadre d'une hypothyroïdie ou d'une hyperthyroïdie, être causé par une tumeur ou se développer sans raison connue. Le goitre touche 800 millions de personnes dans le monde, notamment dans les régions éloignées de la mer.

**Symptômes de la maladie de Graves-Basedow**
La maladie de Graves-Basedow est une maladie **auto-immune** provoquant une hyperthyroïdie.

### LES NODULES THYROÏDIENS

Un nodule thyroïdien est un gonflement localisé de la glande thyroïde. Il peut s'agir d'une prolifération de cellules (tumeur bénigne, cancer de la thyroïde) ou d'un kyste. Les nodules thyroïdiens sont fréquents mais bénins dans plus de 90 % des cas. Certains nodules, dits fonctionnels, sécrètent des hormones et peuvent causer une hyperthyroïdie.

### LES MALADIES DE LA GLANDE THYROÏDE

**SYMPTÔMES :**
Goitre, grande faiblesse, prise ou perte de poids, sensation de froid ou de chaleur, troubles du rythme cardiaque, tremblements, modification de l'aspect de la peau et des cheveux, troubles intestinaux, etc.

**TRAITEMENTS :**
Hypothyroïdie : traitement hormonal.
Hyperthyroïdie : médicaments antithyroïdiens, ablation partielle ou totale de la glande thyroïde, administration d'iode radioactif, traitement hormonal.

**PRÉVENTION :**
Consommation adéquate d'iode (présent dans les produits de la mer).

## L'HYPOTHYROÏDIE

Une sécrétion insuffisante d'hormones thyroïdiennes, appelée hypothyroïdie, peut résulter d'une anomalie **congénitale**, d'une thyroïdite **chronique**, d'une carence en iode, d'une ablation de la thyroïde, d'un traitement à l'iode radioactif ou d'une insuffisance hypophysaire. L'hypothyroïdie présente des symptômes variés : **œdème** du visage, frilosité, yeux bouffis, constipation, assèchement et épaississement de la peau, chute des cheveux, pâleur, léthargie, diminution des aptitudes mentales, formation d'un goitre (carence en iode), etc. Si elle n'est pas soignée à temps, une hypothyroïdie grave chez le nouveau-né entraîne un retard irréversible du développement physique (petite taille, proportions anormales) et **psychomoteur**.

# LES MALADIES DE L'HYPOPHYSE

Les affections les plus courantes de l'hypophyse sont les tumeurs (adénomes), le plus souvent bénignes. Elles provoquent une augmentation ou une diminution de la production hormonale. Il peut en découler, selon les hormones concernées, des troubles de la croissance, un diabète insipide, des troubles de la lactation, une insuffisance hypophysaire ou un dysfonctionnement des glandes endocrines contrôlées par les hormones hypophysaires (glandes corticosurrénales, sexuelles et thyroïde). En comprimant les organes adjacents, les tumeurs peuvent également provoquer des maux de tête, une hypertension intracrânienne et des troubles visuels. En plus de la prise de médicaments, l'ablation de la tumeur, voire de l'hypophyse, est parfois nécessaire, ainsi qu'un traitement de **radiothérapie**.

## L'ADÉNOME HYPOPHYSAIRE

L'adénome hypophysaire est une tumeur bénigne qui se développe dans le lobe antérieur de l'hypophyse (adénohypophyse) et perturbe ses sécrétions hormonales. L'adénome entraîne des troubles variables selon les hormones concernées : maladie de Cushing, acromégalie, gigantisme, insuffisance hypophysaire ou galactorrhée (montées laiteuses qui surviennent sans raison apparente). Le traitement chirurgical de l'adénome hypophysaire consiste à retirer la tumeur en prenant soin de ne pas léser l'hypophyse. Dans certains cas, l'hypophyse doit être retirée avec l'adénome. Un traitement hormonal de substitution doit alors être suivi.

## LE DIABÈTE INSIPIDE

Le diabète insipide est une maladie complètement différente du diabète sucré. Il est caractérisé par l'incapacité des reins à concentrer l'urine, ce qui entraîne des mictions abondantes et une soif intense. Le diabète insipide est causé par un déficit en vasopressine ou une insensibilité des reins à cette hormone. La vasopressine est libérée par l'hypophyse et, normalement, agit sur les reins pour provoquer la réabsorption d'eau dans le sang.

## LA MALADIE DE CUSHING

La maladie de Cushing est une affection rare qui touche principalement des femmes entre 20 et 40 ans. Elle est causée par un adénome hypophysaire qui entraîne la sécrétion excessive d'une hormone produite par les glandes surrénales, le cortisol. La maladie se manifeste par le syndrome de Cushing, un ensemble de symptômes découlant de l'hypersécrétion de cortisol : redistribution de graisse dans le visage et le tronc, prise de poids, fragilité de la peau et des capillaires, lenteur de la cicatrisation, atrophie musculaire. Les malades souffrent aussi d'hypertension artérielle, d'ostéoporose et certains développent le diabète.

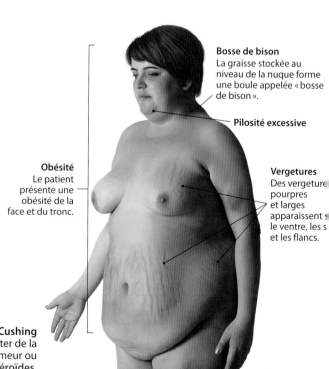

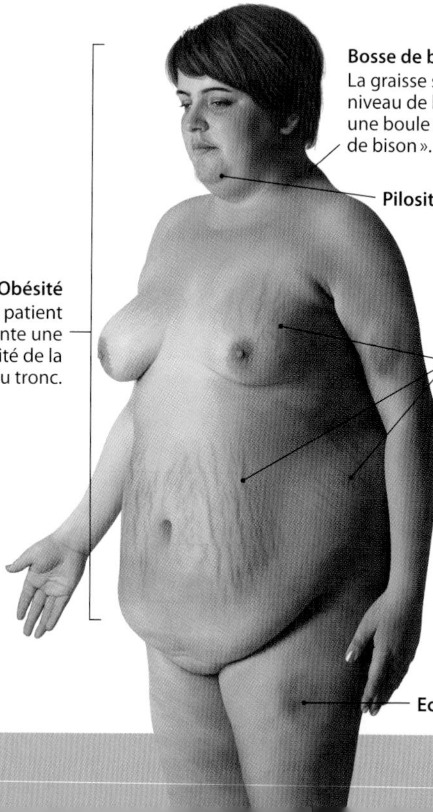
**Bosse de bison**
La graisse stockée au niveau de la nuque forme une boule appelée « bosse de bison ».
**Pilosité excessive**
**Obésité**
Le patient présente une obésité de la face et du tronc.
**Vergetures**
Des vergeture pourpres et larges apparaissent le ventre, les s et les flancs.
**Ecchymose**

**Syndrome de Cushing**
Le syndrome de Cushing peut résulter de la maladie de Cushing, mais aussi d'une tumeur ou d'un traitement prolongé aux **corticostéroïdes**.

## L'ACROMÉGALIE

L'acromégalie est une affection rare qui se rencontre exclusivement chez l'adulte. Elle est caractérisée par une augmentation anormale des dimensions du nez, des oreilles, du menton, des mains et des pieds par rapport au reste du corps, ainsi que par une hypertrophie du cœur et de la glande thyroïde. Ces modifications morphologiques permanentes résultent d'une sécrétion excessive d'hormone de croissance, due le plus souvent à un adénome hypophysaire. L'acromégalie peut également entraîner une déformation de la colonne vertébrale et de l'arthrose. Chez l'enfant, l'hypersécrétion d'hormone de croissance provoque le gigantisme.

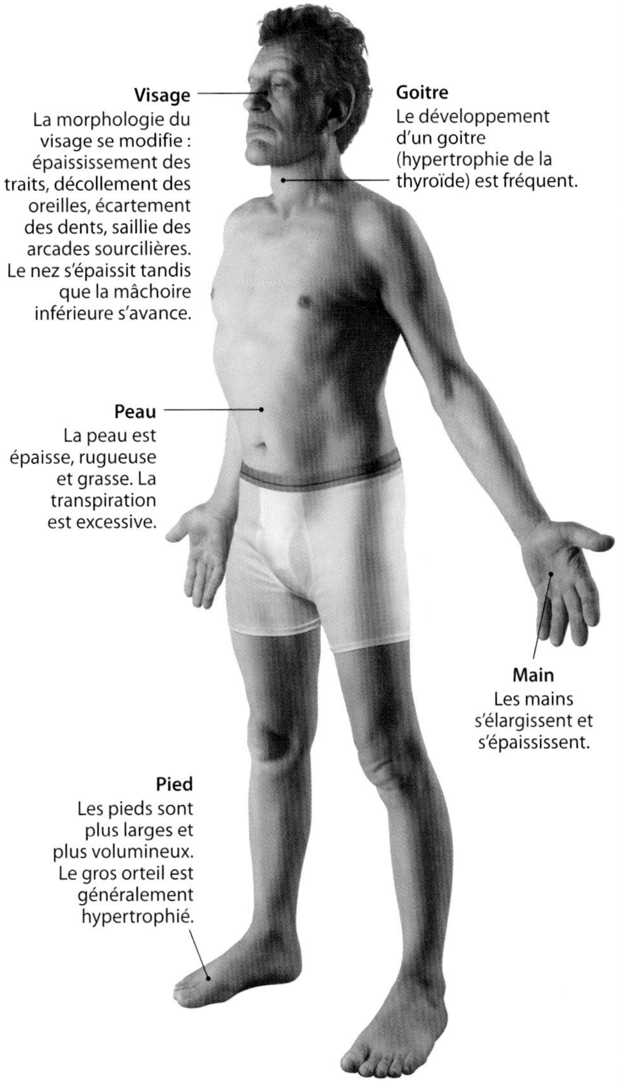
Visage
La morphologie du visage se modifie : épaississement des traits, décollement des oreilles, écartement des dents, saillie des arcades sourcilières. Le nez s'épaissit tandis que la mâchoire inférieure s'avance.
Goitre
Le développement d'un goitre (hypertrophie de la thyroïde) est fréquent.
Peau
La peau est épaisse, rugueuse et grasse. La transpiration est excessive.
Main
Les mains s'élargissent et s'épaississent.
Pied
Les pieds sont plus larges et plus volumineux. Le gros orteil est généralement hypertrophié.

**Symptômes de l'acromégalie**

## L'INSUFFISANCE HYPOPHYSAIRE

Une tumeur (adénome) ou une **nécrose** de l'hypophyse peuvent provoquer un déficit d'hormones hypophysaires, ou insuffisance hypophysaire. Celle-ci entraîne une baisse de l'activité des glandes contrôlées par l'hypophyse. Les troubles qui en résultent s'installent progressivement et varient selon l'hormone concernée : disparition de la pilosité, fragilisation des cheveux, dessèchement de la peau, baisse des facultés intellectuelles, troubles de la mémoire, baisse de la libido, arrêt des règles, dysfonction érectile, arrêt de la croissance chez l'enfant, absence de puberté, etc.

### LES MALADIES DE L'HYPOPHYSE

**SYMPTÔMES :**
Les symptômes dépendent de l'hormone affectée : troubles de la croissance, de la lactation, diabète, syndrome de Cushing, troubles sexuels, etc. Tumeurs (adénomes) de l'hypophyse : maux de tête, hypertension intracrânienne, troubles visuels.

**TRAITEMENTS :**
Traitement hormonal de substitution. Adénome hypophysaire : ablation chirurgicale, prise de médicaments, **radiothérapie**.

## LE GIGANTISME

Le gigantisme est un développement rapide et exagéré du squelette, qui peut être constitutionnel ou découler de l'hypersécrétion d'hormone de croissance avant la puberté. Ce trouble de la croissance entraîne une taille excessive sans altération des proportions corporelles. Robert Pershing Wadlow (1918-1940), un Américain atteint de gigantisme, mesurait 2,72 mètres à son décès, soit presque la hauteur d'un autobus. Il est l'homme le plus grand ayant jamais vécu.

# LE DIABÈTE

Le diabète, ou diabète sucré, touche actuellement 200 millions de personnes dans le monde et constitue la cinquième cause de mortalité. Cette maladie **chronique**, en constante augmentation, est caractérisée par un excès de glucose dans le sang (hyperglycémie), qui entraîne des mictions abondantes et une soif intense. On distingue le diabète de type 1 et le diabète de type 2, qui n'ont pas la même cause, mais peuvent entraîner les mêmes complications. Celles-ci découlent des atteintes des vaisseaux sanguins causées par l'excès de sucre : infarctus, accident vasculaire cérébral, ulcère, gangrène, rétinopathie diabétique, insuffisance rénale, troubles sensitifs, etc.

*Le diabète insipide ... page 226*

## LA **RÉGULATION NORMALE** DE LA **GLYCÉMIE**

La **glycémie** est le taux de glucose dans le sang. Sa régulation est principalement assurée par deux hormones produites par le pancréas, l'insuline et le glucagon. Ces deux hormones ont des effets antagonistes : l'insuline abaisse la glycémie en favorisant l'utilisation et le stockage du glucose, tandis que le glucagon provoque sa libération dans le sang par le foie. Le taux de glucose dans le sang, qui est normalement d'environ 5 millimoles par litre (ou 1 gramme par litre), peut être mesuré par analyse sanguine.

*Le pancréas ... page 350*

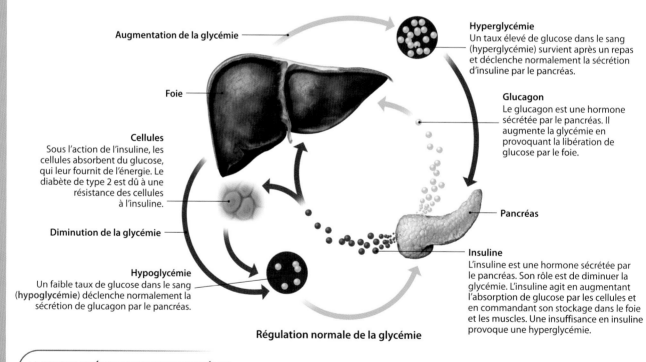

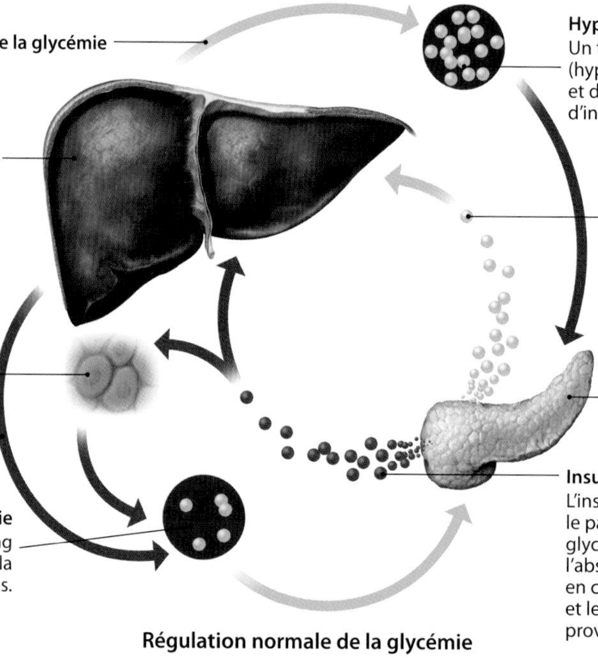
Augmentation de la glycémie
**Hyperglycémie**
Un taux élevé de glucose dans le sang (hyperglycémie) survient après un repas et déclenche normalement la sécrétion d'insuline par le pancréas.
Foie
**Glucagon**
Le glucagon est une hormone sécrétée par le pancréas. Il augmente la glycémie en provoquant la libération de glucose par le foie.
**Cellules**
Sous l'action de l'insuline, les cellules absorbent du glucose, qui leur fournit de l'énergie. Le diabète de type 2 est dû à une résistance des cellules à l'insuline.
Pancréas
Diminution de la glycémie
**Insuline**
L'insuline est une hormone sécrétée par le pancréas. Son rôle est de diminuer la glycémie. L'insuline agit en augmentant l'absorption de glucose par les cellules et en commandant son stockage dans le foie et les muscles. Une insuffisance en insuline provoque une hyperglycémie.
**Hypoglycémie**
Un faible taux de glucose dans le sang (**hypoglycémie**) déclenche normalement la sécrétion de glucagon par le pancréas.

**Régulation normale de la glycémie**

### L'HYPOGLYCÉMIE ET L'HYPERGLYCÉMIE

L'hyperglycémie est une augmentation du taux de glucose dans le sang, considéré comme pathologique au-delà de 7 mmol/l ou 1,2 g/l. L'hyperglycémie importante et soutenue provoque de la fatigue, une augmentation de l'appétit et une soif intense. Elle est traitée par un régime alimentaire adapté, par des médicaments hypoglycémiants ou par l'injection d'insuline. L'hypoglycémie est une diminution du taux de glucose dans le sang (inférieur à 3,5 mmol/l ou 0,6 g/l), susceptible de provoquer une perte de connaissance. Chez les diabétiques, une hypoglycémie peut survenir à la suite d'un surdosage d'insuline, en cas de traitement hypoglycémiant, après une activité physique ou un repas insuffisant. Elle est alors traitée par administration de sucre.

## LE **DIABÈTE** DE **TYPE 1**

Le diabète de type 1, ou diabète insulinodépendant, est une maladie **auto-immune** qui provoque la destruction des cellules du pancréas produisant l'insuline, ce qui entraîne une hyperglycémie. Il regroupe 10 % des cas de diabète et se déclare généralement avant 20 ans, le plus souvent vers l'âge de 12 ans. Le pancréas étant incapable de produire de l'insuline en quantité suffisante pour empêcher l'hyperglycémie, le traitement du diabète de type 1 nécessite l'administration régulière d'insuline. Il nécessite également un régime alimentaire adapté et un autocontrôle fréquent de la **glycémie** par prélèvement capillaire. Si elle n'est pas traitée, la maladie peut provoquer un coma, voire le décès.

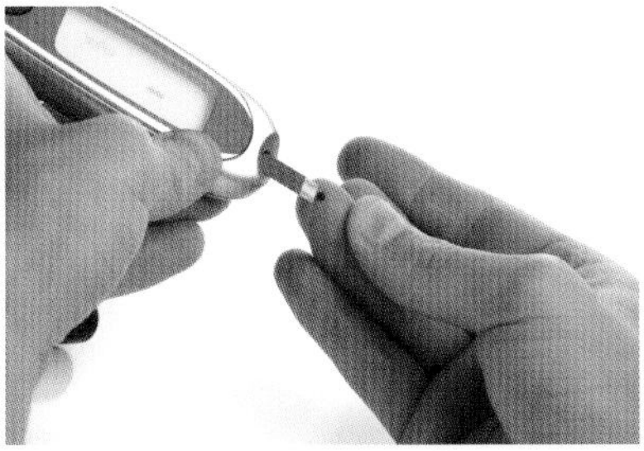

**Prélèvement capillaire**
L'autocontrôle de la glycémie est réalisé à l'aide d'un lecteur de glycémie et d'un autopiqueur, qui permet de prélever une goutte de sang au bout d'un doigt.

### LES SYMPTÔMES DU DIABÈTE DE TYPE 1

Au début de la maladie, le patient ne ressent souvent aucun symptôme. Lorsque la glycémie atteint des valeurs très élevées, l'organisme tente d'éliminer l'excès de glucose en augmentant la fréquence et l'abondance des mictions, et en produisant une urine très sucrée. Il en découle une déshydratation qui entraîne une soif intense. L'appétit augmente, mais cela n'empêche généralement pas l'amaigrissement. Le diabète de type 1 provoque aussi de la fatigue et des maux de tête, et peut favoriser les **infections** répétées.

### L'INJECTION D'INSULINE

Les injections d'insuline sont réalisées de une à quatre fois par jour selon les individus, soit au moyen d'une seringue à usage unique, soit à l'aide d'un stylo à insuline rechargeable. Elles peuvent également être réalisées automatiquement et en continu grâce à une pompe à insuline, un appareil porté à la taille et muni d'un cathéter fixé sous la peau. Les injections d'insuline doivent être effectuées dans le tissu sous-cutané (hypoderme). Une injection dans le muscle entraînerait en effet une action trop rapide de l'insuline et un risque d'**hypoglycémie**, tandis qu'une injection trop superficielle entraînerait une action trop lente de l'insuline et une hyperglycémie.

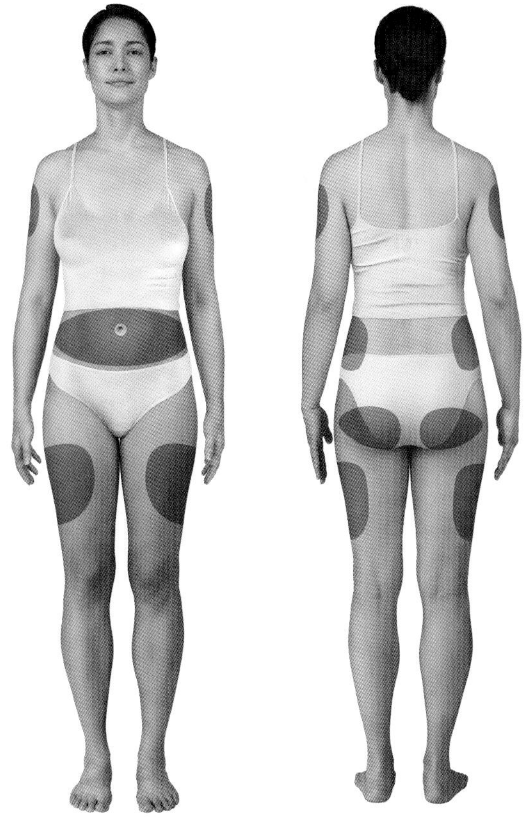

**Zones d'injection de l'insuline**
Plusieurs zones d'injection sont possibles et doivent être choisies en alternance dans la même journée. Dans une même zone, chaque injection doit être distante de 3 cm de la précédente.

## LE **DIABÈTE GESTATIONNEL**

Le diabète gestationnel, ou diabète de grossesse, est une intolérance au glucose qui survient au cours de la grossesse, généralement au cours du sixième mois. Il peut entraîner un accouchement prématuré, ainsi que des complications pour le fœtus (excès de poids, malformation cardiaque) et pour la femme enceinte (hypertension gravidique). Il disparaît généralement après l'accouchement. Les femmes ayant souffert de diabète de grossesse présentent un risque élevé de développer un diabète de type 2 plus tard.

## VIVRE AVEC LE DIABÈTE

Si vous êtes atteint du diabète, vous devez prendre quotidiennement plusieurs précautions afin de prévenir les complications liées à la maladie. Les principales recommandations consistent à bien contrôler sa **glycémie** et à adopter un mode de vie sain.

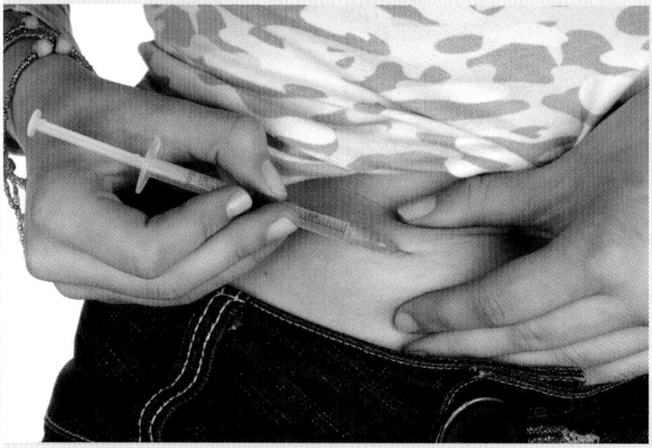

- SUIVEZ SCRUPULEUSEMENT VOS TRAITEMENTS

  Surveillez régulièrement votre glycémie et respectez votre médication en l'adaptant aux différentes situations : sport, voyage, alimentation, etc.

- ADOPTEZ UNE BONNE HYGIÈNE BUCCODENTAIRE

  Le diabète favorise la production de plaque dentaire et donc la destruction des tissus de soutien des dents (parodontite), en particulier lorsque la glycémie est mal contrôlée. De plus, une **infection** dentaire peut, à son tour, entraver la régulation de la glycémie. Il est donc important que vous adoptiez une bonne hygiène buccodentaire, mais aussi que vous contrôliez votre glycémie.

- PRENEZ SOIN DE VOS PIEDS

  Le diabète favorise le développement d'ulcères. Nettoyez et hydratez régulièrement vos pieds. Poncez les callosités, limez vos ongles. Évitez de marcher nu-pieds. Portez des chaussettes propres et sèches ainsi que des chaussures confortables en veillant à ce qu'elles ne contiennent aucun objet blessant (cailloux, brindilles, etc.). Examinez quotidiennement et minutieusement vos pieds. En cas de lésion mineure, nettoyez, pansez et surveillez celle-ci. S'il y a infection (rougeur, gonflement, présence de pus) ou en cas de blessure plus sérieuse, consultez immédiatement un médecin.

- PROCÉDEZ ANNUELLEMENT À DES EXAMENS OCULAIRES, SANGUINS ET URINAIRES ET SURVEILLEZ VOTRE TENSION ARTÉRIELLE

  Des examens réguliers permettent de traiter rapidement toute dégradation.

- PRATIQUEZ UNE ACTIVITÉ PHYSIQUE RÉGULIÈRE

  La pratique d'une activité physique, en particulier une activité d'endurance, vous permettra de mieux contrôler votre glycémie. Il est cependant important de porter une attention particulière à vos pieds en portant des chaussures adéquates. Veillez également à vous alimenter suffisamment avant et après l'effort, à adapter vos contrôles glycémiques et vos injections, et à avoir du sucre sous la main pour contrer une **hypoglycémie**.

- ADOPTEZ UNE ALIMENTATION SAINE

  Prenez vos repas et vos collations à des heures régulières et gardez un poids santé en mangeant de façon équilibrée et diversifiée. Privilégiez les aliments riches en fibres (légumes, céréales complètes, légumineuses) et les aliments pauvres en graisses, en sel et en sucre.

- LIMITEZ VOTRE CONSOMMATION D'ALCOOL À UN VERRE PAR JOUR, AU MOMENT D'UN REPAS

- CESSEZ DE FUMER

- SOYEZ PRÉVOYANT EN VOYAGE

  Partez en voyage seulement si votre diabète est bien contrôlé et si vous ne souffrez d'aucune complication invalidante. Préparez bien votre voyage, notamment en consultant votre médecin et en vous renseignant sur les conditions sanitaires et les ressources médicales du pays où vous vous rendez. Soyez vigilant quant à votre traitement, votre alimentation, etc.

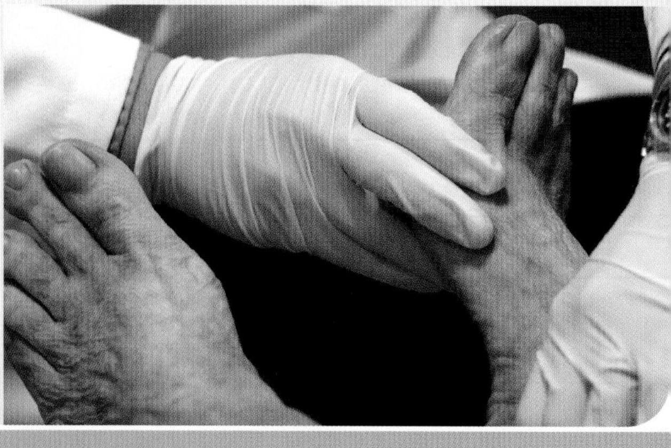

## LE **DIABÈTE** DE **TYPE 2**

Le diabète de type 2, ou diabète non insulinodépendant, est une maladie **chronique** caractérisée par la résistance des cellules de l'organisme à l'action de l'insuline produite par le pancréas. Les cellules assimilent mal le glucose et celui-ci s'accumule dans le sang (hyperglycémie). Par conséquent, le pancréas fournit de plus en plus d'insuline pour faire baisser la **glycémie**, sans effet. Il s'épuise progressivement, entraînant une diminution de la production d'insuline qui doit être compensée par des injections. Le diabète de type 2 est lié au vieillissement, à l'obésité, à la sédentarité ainsi qu'à des facteurs **génétiques** mal connus. Il est en augmentation dans les pays industrialisés et apparaît généralement vers 50 ans, mais il est de plus en plus fréquent chez les plus jeunes. Il peut demeurer asymptomatique pendant plusieurs années avant d'être révélé par une complication. Son traitement repose sur la réduction des apports alimentaires en sucre et en graisses, sur l'augmentation de l'activité physique et sur l'administration de médicaments hypoglycémiants ou d'insuline.

### LE DIABÈTE

**SYMPTÔMES :**
Début souvent asymptomatique, soif, mictions fréquentes, perte de conscience.
Type 1 : amaigrissement.

**TRAITEMENTS :**
Type 1 : administration d'insuline et régime alimentaire adapté.
Type 2 : régime strict, activité physique, médicaments hypoglycémiants, insuline au besoin.

**PRÉVENTION :**
Type 2 : Perte de poids (notamment en cas d'obésité abdominale), bonne hygiène de vie (alimentation équilibrée, activité physique). Les complications du diabète peuvent être limitées par un dépistage précoce et un contrôle rigoureux de la glycémie.

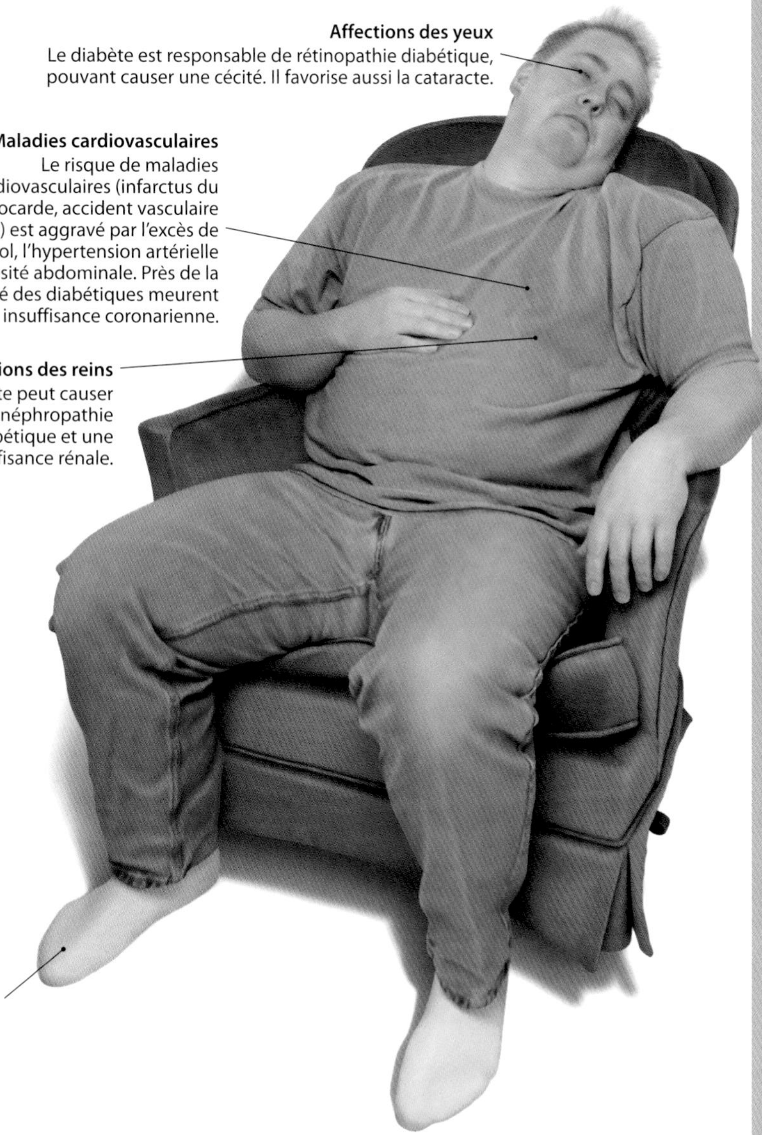
**Affections des yeux**
Le diabète est responsable de rétinopathie diabétique, pouvant causer une cécité. Il favorise aussi la cataracte.
**Maladies cardiovasculaires**
Le risque de maladies cardiovasculaires (infarctus du myocarde, accident vasculaire cérébral) est aggravé par l'excès de cholestérol, l'hypertension artérielle et l'obésité abdominale. Près de la moitié des diabétiques meurent d'une insuffisance coronarienne.
**Affections des reins**
Le diabète peut causer une néphropathie diabétique et une insuffisance rénale.
**Troubles de la sensibilité**
Le diabète diminue la sensibilité (particulièrement dans les mains et les pieds), tout en empêchant la cicatrisation correcte des plaies, ce qui augmente le risque d'ulcères. Un ulcère peut évoluer en gangrène. Ainsi, 5 % à 10 % des diabétiques doivent subir une amputation de l'orteil, du pied ou de la jambe.

**Complications possibles du diabète**
Les complications des deux types de diabète sont les mêmes. Elles découlent de l'altération des vaisseaux sanguins causée par l'hyperglycémie.

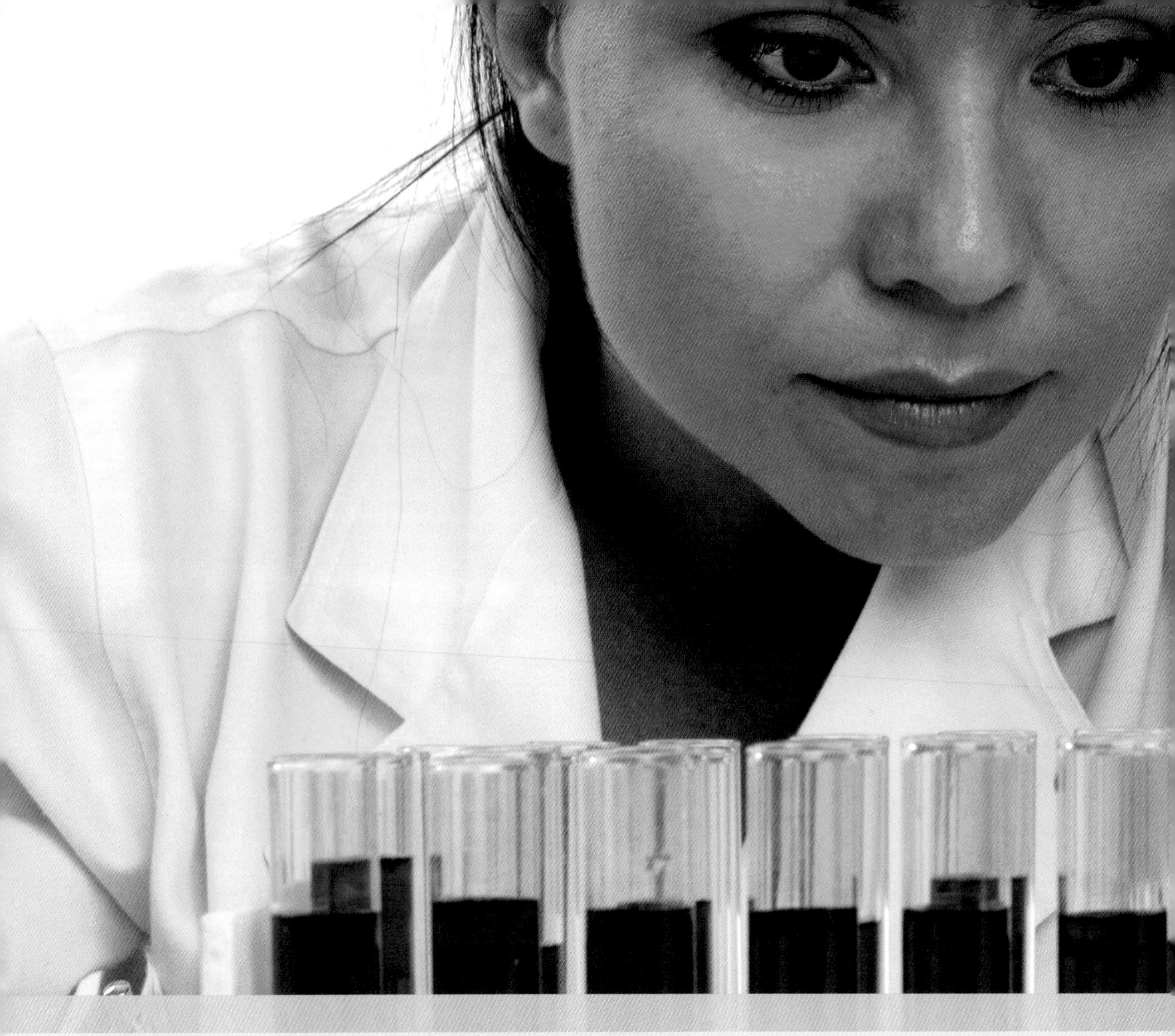

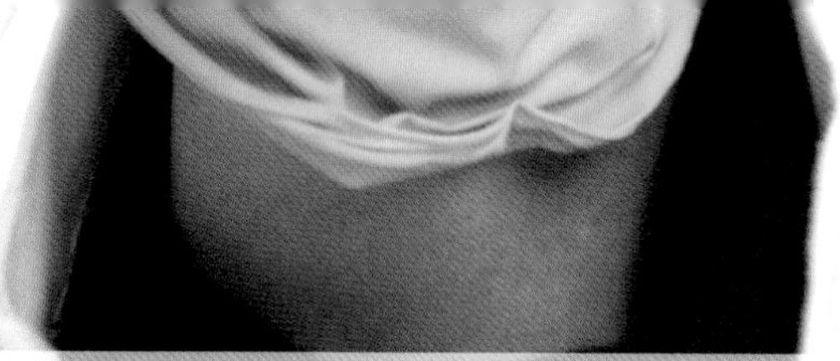

# LE SANG

Le bon fonctionnement de notre organisme est en grande partie assuré par le sang. Ce liquide rouge, propulsé par le cœur, circule en permanence d'un bout à l'autre du corps par l'intermédiaire des vaisseaux sanguins. Le sang a pour rôle primordial de distribuer aux cellules tous les éléments qui leur sont indispensables (oxygène, substances nutritives, hormones, etc.) et d'assurer l'évacuation du gaz carbonique et des déchets cellulaires. Le sang participe également à la régulation de la température corporelle et du volume des liquides de l'organisme. En outre, les globules blancs qu'il contient nous protègent des agents étrangers comme les microbes.

Des anomalies dans le volume et la composition du sang entraînent des troubles qui peuvent affecter plus ou moins gravement le fonctionnement du corps. Les pertes de sang (hémorragies), normalement endiguées rapidement par l'organisme lui-même, peuvent être fatales si elles sont trop abondantes. Des modifications au niveau du nombre et de l'aspect des diverses cellules sanguines (globules rouges, globules blancs, etc.) sont associées à des maladies telles que l'**anémie** et la leucémie. Les analyses sanguines, réalisées à partir de prélèvements sanguins, permettent de diagnostiquer ces maladies.

**LE CORPS**



**LES MALADIES**

# LE **SANG**

Le sang est un liquide rouge et légèrement visqueux qui circule dans les vaisseaux sanguins, propulsé par le cœur. Indispensable, il prend en charge le transport de l'oxygène et des substances nutritives vers les cellules et débarrasse celles-ci de leurs déchets. La circulation du sang dans le système sanguin participe au contrôle de la température corporelle ainsi qu'à la régulation du volume de certains liquides dans les tissus. De plus, le sang véhicule les globules blancs, qui défendent notre organisme contre les microbes.

## LA **COMPOSITION** DU **SANG**

Le sang se compose d'un élément liquide, le plasma, dans lequel baignent des cellules sanguines : globules rouges, globules blancs et plaquettes. En moyenne, le plasma représente 54 % du volume total du sang, les globules rouges 45 %, les globules blancs et les plaquettes 1 %. Les globules rouges (ou érythrocytes) transportent l'oxygène des poumons vers les cellules, et le gaz carbonique des cellules vers les poumons. Les globules blancs (ou leucocytes) ont la capacité de franchir la paroi des vaisseaux sanguins et de pénétrer dans les tissus pour défendre l'organisme contre les agents pathogènes. Il existe trois grandes catégories de globules blancs : les lymphocytes, les monocytes et les granulocytes.

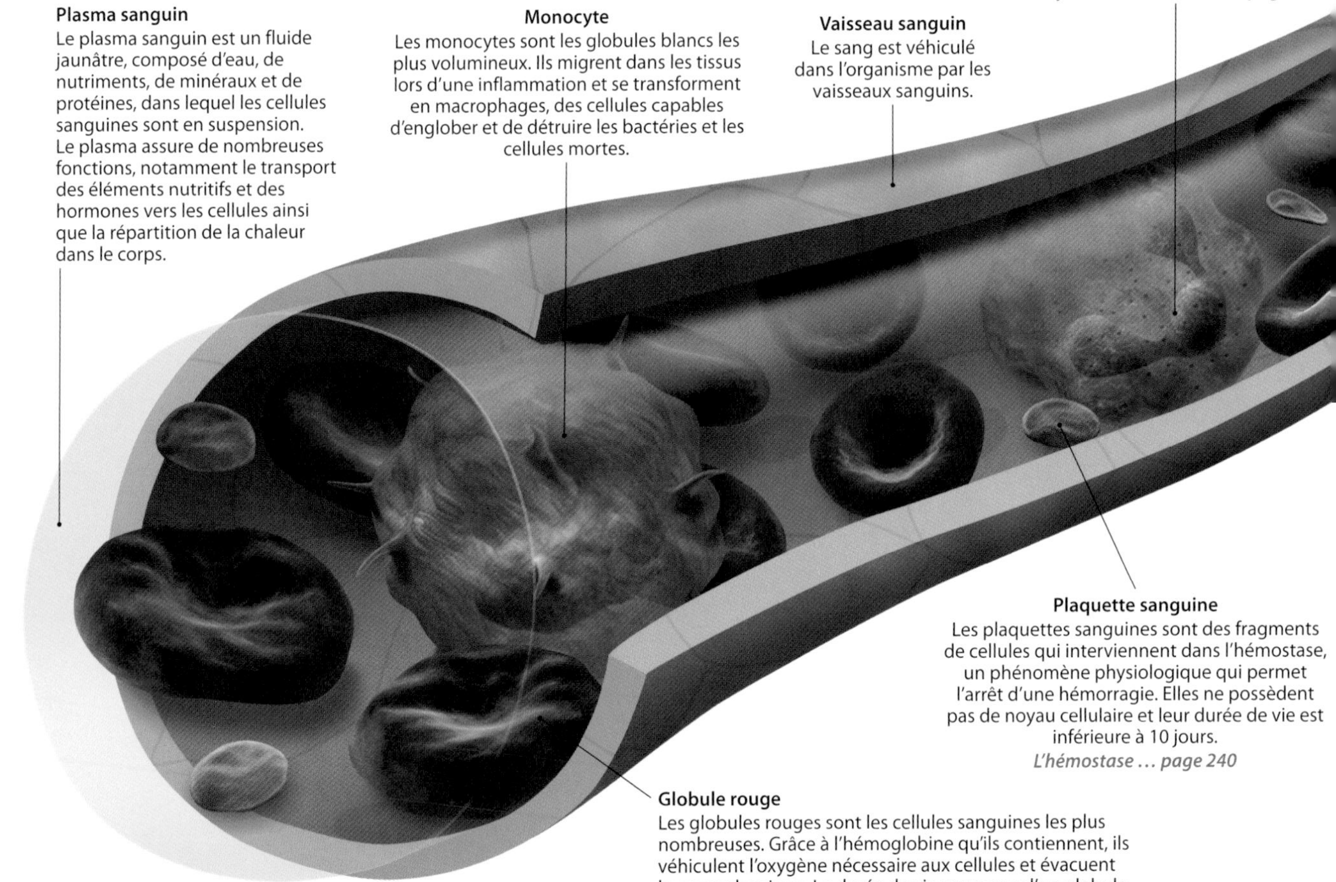

**Granulocyte**
Les granulocytes sont des globules blancs qui présentent des granulations et dont le noyau comporte plusieurs lobes. Il en existe trois types : les neutrophiles, les éosinophiles et les basophiles. Les neutrophiles interviennent rapidement dans la réaction **inflammatoire** en détruisant les bactéries. Les éosinophiles et les basophiles jouent un rôle dans les réactions allergiques.
*Le système immunitaire ... page 278*

**Plasma sanguin**
Le plasma sanguin est un fluide jaunâtre, composé d'eau, de nutriments, de minéraux et de protéines, dans lequel les cellules sanguines sont en suspension. Le plasma assure de nombreuses fonctions, notamment le transport des éléments nutritifs et des hormones vers les cellules ainsi que la répartition de la chaleur dans le corps.

**Monocyte**
Les monocytes sont les globules blancs les plus volumineux. Ils migrent dans les tissus lors d'une inflammation et se transforment en macrophages, des cellules capables d'englober et de détruire les bactéries et les cellules mortes.

**Vaisseau sanguin**
Le sang est véhiculé dans l'organisme par les vaisseaux sanguins.

**Plaquette sanguine**
Les plaquettes sanguines sont des fragments de cellules qui interviennent dans l'hémostase, un phénomène physiologique qui permet l'arrêt d'une hémorragie. Elles ne possèdent pas de noyau cellulaire et leur durée de vie est inférieure à 10 jours.
*L'hémostase ... page 240*

**Globule rouge**
Les globules rouges sont les cellules sanguines les plus nombreuses. Grâce à l'hémoglobine qu'ils contiennent, ils véhiculent l'oxygène nécessaire aux cellules et évacuent le gaz carbonique. La durée de vie moyenne d'un globule rouge est de 120 jours.

## DES GLOBULES ROUGES PAR MILLIARDS

L'organisme adulte contient entre 4 et 5 litres de sang dans lesquels circulent 25 000 milliards de globules rouges, soit 200 millions dans une seule goutte. Chaque globule rouge contient 250 millions de molécules d'hémoglobine, qui donnent au sang sa couleur rouge.

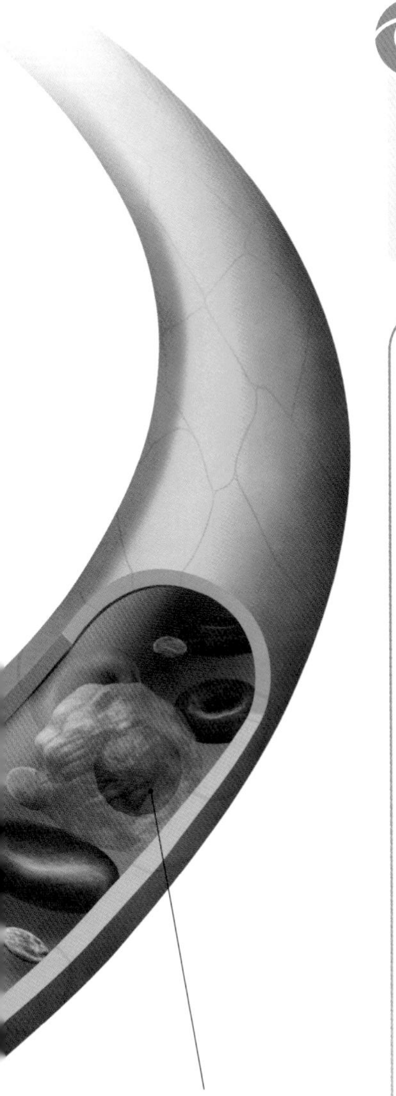

**Lymphocyte**
Les lymphocytes sont des globules blancs qui jouent un rôle essentiel dans l'immunité, c'est-à-dire dans la défense de l'organisme contre les agents pathogènes. Ils produisent des anticorps et des substances toxiques qui détruisent les microbes. Stockés dans le système lymphatique, ils sont rapidement acheminés sur le site d'une **infection** par la circulation sanguine.
*Le système lymphatique … page 281*

## LA **FORMATION** DES **CELLULES SANGUINES**

Les différentes cellules sanguines sont formées en permanence dans la moelle osseuse rouge afin de remplacer les millions qui meurent chaque jour. Ce processus est appelé hématopoïèse. Il est caractérisé par un type de division cellulaire qui permet à une cellule souche de générer une cellule différente d'elle-même. Les cellules souches les plus primitives (hémocytoblastes) donnent naissance à deux types de précurseurs : les cellules souches lymphoïdes et myéloïdes. Celles-ci, en se divisant à leur tour plusieurs fois, produisent les globules blancs, les globules rouges et les plaquettes.

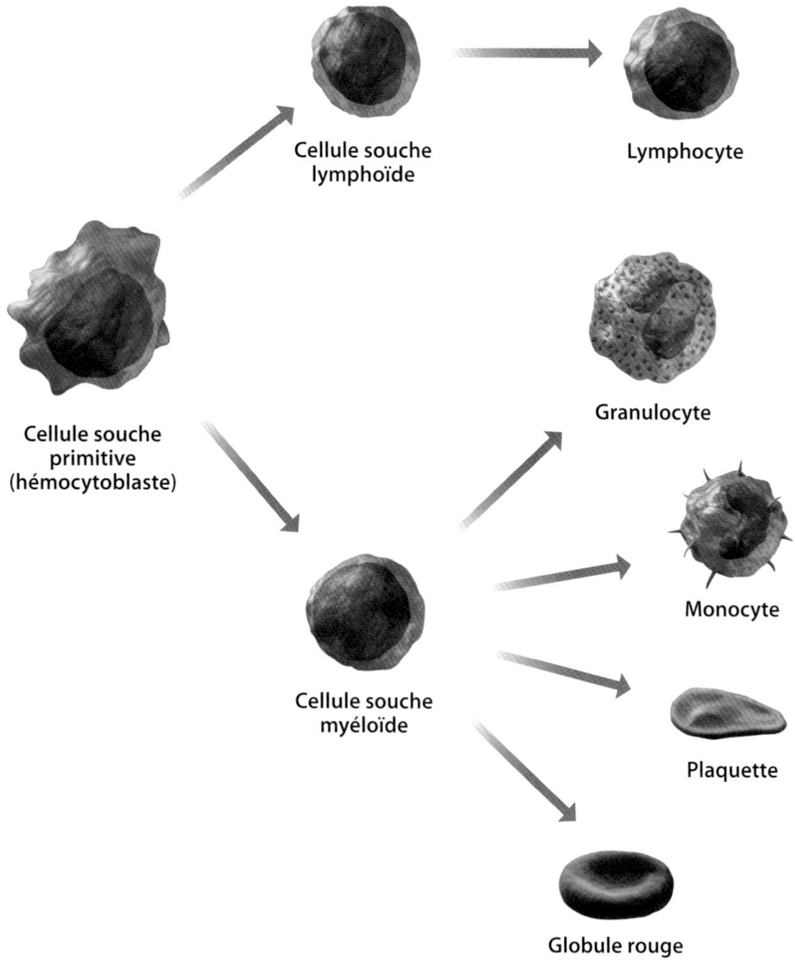
Cellule souche lymphoïde
Lymphocyte
Cellule souche primitive (hémocytoblaste)
Granulocyte
Monocyte
Cellule souche myéloïde
Plaquette
Globule rouge

# LA TRANSFUSION SANGUINE

Des pertes de sang abondantes peuvent être fatales sans le recours à la transfusion sanguine. Celle-ci consiste en une injection d'un concentré de globules rouges, de plaquettes ou de plasma. Elle peut être effectuée non seulement pour compenser une perte de sang (accident, intervention chirurgicale), mais aussi pour contrer les effets secondaires d'une **chimiothérapie** lourde ou pour traiter certaines maladies comme l'**anémie**. La transfusion sanguine comporte plusieurs étapes : le sang est d'abord collecté auprès de donneurs volontaires, puis il est analysé et traité avant d'être injecté à un receveur par perfusion intraveineuse.

## LE **DON** DE **SANG**

Un don de sang est un processus par lequel une personne (donneur) offre volontairement son sang ou l'un des composants de celui-ci afin qu'il puisse être utilisé lors de transfusions sanguines. On procède d'abord à une évaluation médicale du donneur. Le don de sang est complètement inoffensif pour une personne en santé. Des effets secondaires mineurs, comme l'apparition d'une **ecchymose** (ou bleu), un engourdissement au bras, une sensation de faiblesse et de nausée, ou une diminution du taux de fer peuvent toutefois survenir temporairement après un don. Le sang recueilli est analysé afin de s'assurer qu'il ne contient aucun agent **infectieux**. Il peut être séparé en plaquettes, plasma et globules rouges. Ces produits sanguins ont une durée de vie de 5 à 35 jours, à l'exception du plasma, qui peut être congelé et conservé pendant un an.

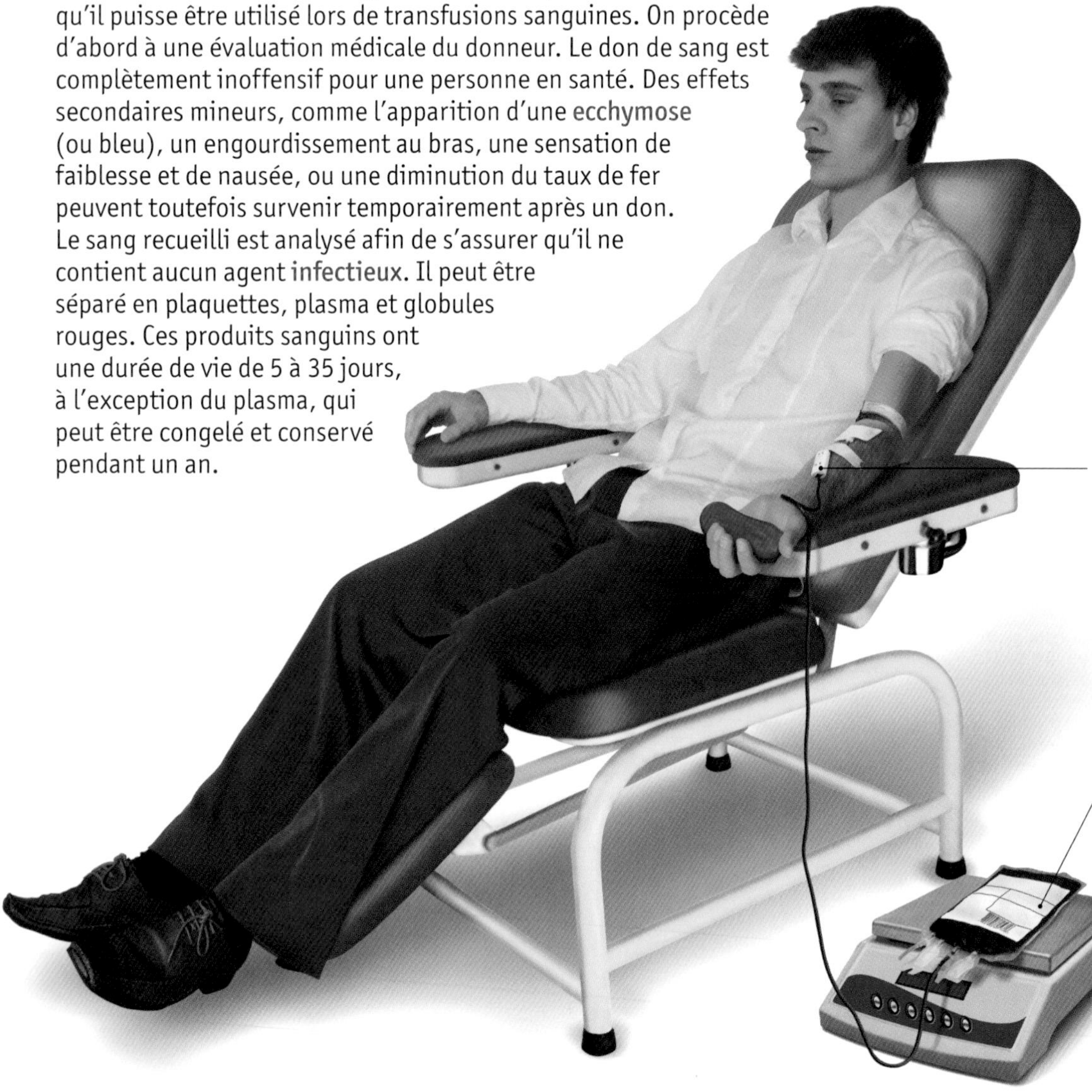

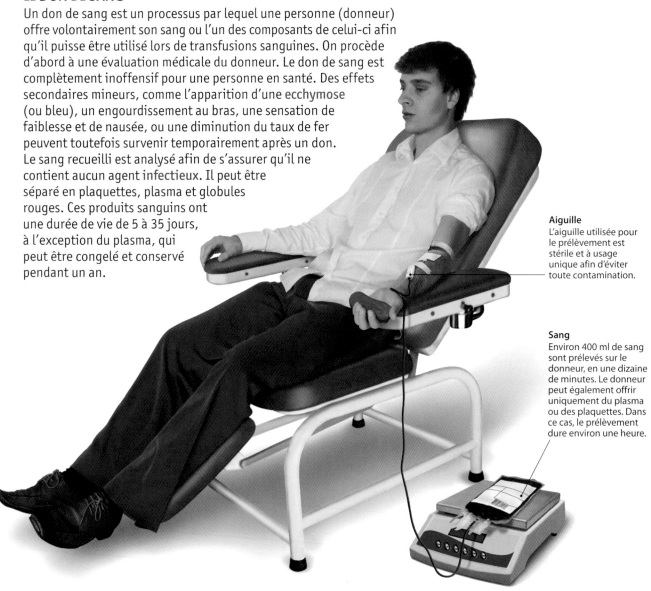

**Aiguille**
L'aiguille utilisée pour le prélèvement est stérile et à usage unique afin d'éviter toute contamination.

**Sang**
Environ 400 ml de sang sont prélevés sur le donneur, en une dizaine de minutes. Le donneur peut également offrir uniquement du plasma ou des plaquettes. Dans ce cas, le prélèvement dure environ une heure.

## LES **GROUPES SANGUINS**

La transfusion sanguine doit tenir compte des groupes sanguins du donneur et du receveur afin d'éviter la destruction du sang transfusé par le système immunitaire du receveur. Pour mener à bien une transfusion sanguine, le donneur et le receveur doivent appartenir au même groupe sanguin, c'est-à-dire que leurs globules rouges doivent posséder les mêmes antigènes. Les anticorps présents dans le sang ne réagissent pas aux antigènes des globules rouges du même groupe sanguin. En revanche, ils détruisent les globules rouges étrangers, qui ont des antigènes différents (phénomène de rejet). Cette réaction immunitaire entraîne une **anémie** chez le receveur et peut même provoquer sa mort. C'est pourquoi la compatibilité des groupes sanguins doit être scrupuleusement respectée. Les groupes sanguins sont regroupés en systèmes, dont les deux principaux sont le système ABO et le système Rhésus.

*Le système immunitaire … page 278*

### LE SYSTÈME ABO

Le système ABO repose sur la présence ou l'absence des antigènes A et B. Les groupes A et B rassemblent les individus respectivement porteurs des antigènes A et B. Les personnes du groupe AB sont porteuses des deux antigènes. Celles du groupe O n'en possèdent aucun. Le sang du groupe A comporte des anticorps contre les antigènes B et vice versa. Le sang du groupe O possède des anticorps contre les deux antigènes, alors que le groupe AB est dépourvu de ces anticorps.

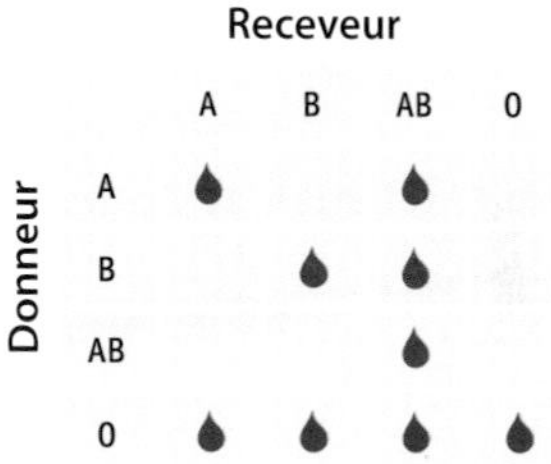
Receveur
A
B
AB
0
Donneur
A
B
AB
0

**Compatibilités dans le système ABO**
Le sang du groupe O peut être transfusé aux individus des quatre groupes, mais un sujet du groupe O ne peut recevoir que du sang appartenant à son propre groupe. À l'inverse, une personne du groupe AB peut recevoir le sang des quatre groupes, mais son sang n'est transfusé qu'aux individus appartenant à son propre groupe.

### LE SYSTÈME RHÉSUS

Le système Rhésus repose sur la présence (Rh+) ou l'absence (Rh-) de l'antigène D dans le sang. Les individus Rh- n'ont pas d'anticorps contre l'antigène D. Ceux-ci peuvent toutefois apparaître à la suite d'une transfusion sanguine provenant d'un donneur Rh+ ou après la naissance d'un enfant Rh+. En l'absence d'un traitement approprié (vaccination), une grossesse subséquente chez une femme Rh- peut engendrer de graves conséquences chez un nouveau-né de groupe Rh+.

*L'incompatibilité Rhésus … page 480*

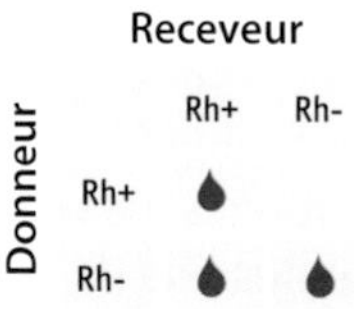
Receveur
Rh+
Rh-
Donneur
Rh+
Rh-

**Compatibilités dans le système Rhésus**
Un individu Rh+ peut recevoir le sang d'une personne Rh+ ou Rh-, mais son sang n'est transfusé qu'aux individus Rh+.

### L'AUTOTRANSFUSION

L'autotransfusion est la transfusion à un individu de son propre sang, qui lui a été prélevé quelques jours auparavant. Ce type d'intervention, pratiqué depuis les années 1960, permet d'éviter les incompatibilités entre le sang du donneur et celui du receveur. Il permet aussi d'éviter la transmission de sang contaminé (hépatite, sida, paludisme, syphilis), bien que les risques soient aujourd'hui extrêmement faibles en raison des nombreuses précautions prises. L'autotransfusion ne peut être pratiquée que si le besoin de sang est connu à l'avance (opération chirurgicale programmée) et que l'individu ne présente pas de contre-indication (**infection**, anémie). L'autotransfusion n'est pas toujours pratiquée pour des raisons médicales. En effet, certains athlètes l'utilisent pour un tout autre motif : le dopage. L'injection d'un concentré de globules rouges, extrait du sang prélevé quelques jours plus tôt, permet d'augmenter le transport d'oxygène vers les muscles, ce qui accroît du même coup, de façon illégale, l'endurance et la performance.

# LE PRÉLÈVEMENT SANGUIN

Faire un prélèvement sanguin, ou une prise de sang, consiste à prendre un échantillon de sang afin d'effectuer des analyses sanguines. Les analyses permettent de déceler de nombreuses affections. Celles-ci se manifestent par la modification, en nombre ou en aspect, des composants sanguins (globules rouges, globules blancs, etc.) ou par la présence de corps étrangers dans le sang : bactéries, parasites, virus.

## LE PRÉLÈVEMENT DE SANG

Le sang est collecté dans une veine ou un capillaire (vaisseau sanguin très fin) en fonction du volume requis et du type d'examen effectué. Le prélèvement veineux est le plus souvent pratiqué au creux du coude. Le prélèvement capillaire consiste à prélever une goutte de sang dans un capillaire, le plus souvent au bout d'un doigt. Il peut être réalisé à domicile grâce à un appareil facile à utiliser, l'autopiqueur, et permet en particulier aux diabétiques de contrôler le taux de glucose dans leur sang.

*Le diabète ... page 228*

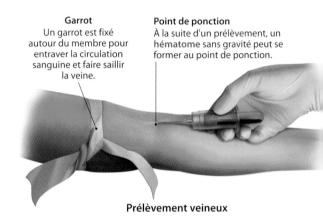

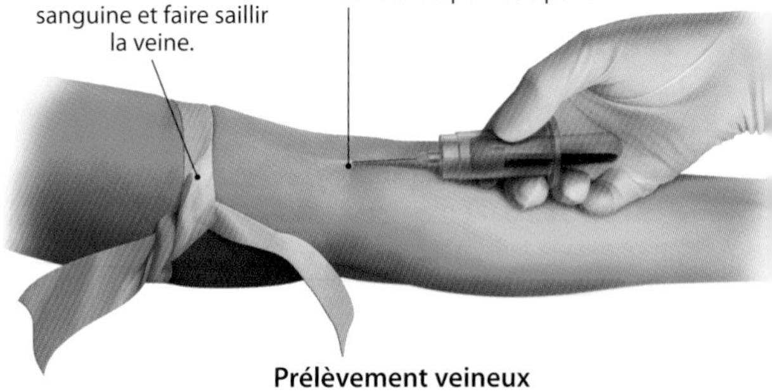
Garrot
Un garrot est fixé autour du membre pour entraver la circulation sanguine et faire saillir la veine.
Point de ponction
À la suite d'un prélèvement, un **hématome** sans gravité peut se former au point de ponction.

**Prélèvement veineux**

## LES TECHNIQUES D'ANALYSE SANGUINE

Diverses techniques de laboratoire permettent d'analyser le sang. Le frottis sanguin est l'examen au microscope d'une goutte de sang. Il permet d'étudier les caractéristiques morphologiques (forme, taille, aspect) des globules rouges, des globules blancs et des plaquettes sanguines afin de déceler la présence d'un parasite ou d'éventuelles anomalies, comme la leucémie et l'**anémie**. La numération-formule sanguine est une analyse sanguine automatisée qui fournit le décompte par millimètre cube des globules rouges, des globules blancs et des plaquettes, ainsi que le pourcentage de chaque type de globules blancs. Elle permet de dépister diverses affections : **infection** bactérienne, virale ou parasitaire, anémie, leucémie, affection du foie, alcoolisme, etc.

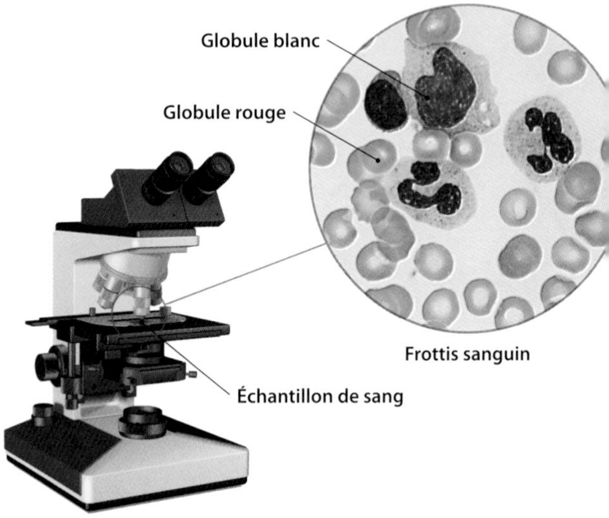
Globule blanc
Globule rouge
Frottis sanguin
Échantillon de sang

**Microscope**

## L'ANALYSE DU SÉRUM SANGUIN

Le sérum sanguin est un liquide transparent et jaunâtre. Il correspond au plasma dépourvu de facteurs de coagulation, les protéines qui permettent la coagulation du sang. L'analyse du sérum consiste à rechercher différentes molécules (cholestérol, glucose, urée, protéines, anticorps, etc.) et à mesurer leur taux. L'excès de cholestérol augmente le risque de maladie cardiovasculaire. La présence d'anticorps spécifiques permet de diagnostiquer une infection bactérienne, virale ou parasitaire. L'accumulation d'urée dans le sérum indique une altération du fonctionnement des reins. La mesure du taux de glucose permet notamment le diagnostic et le suivi du diabète.

# L'HÉMORRAGIE



L'hémorragie est un écoulement plus ou moins important de sang hors des vaisseaux sanguins. Le sang peut s'écouler à l'intérieur ou à l'extérieur du corps. L'hémorragie est souvent provoquée par une blessure ou un choc violent, mais les vaisseaux sanguins peuvent également se rompre spontanément, comme dans le cas d'une rupture d'anévrisme. La gravité d'une hémorragie varie selon le type du vaisseau touché et sa localisation. La perte d'un volume de sang important peut provoquer un **choc hypovolémique**, voire la mort si elle est supérieure à 30 % du volume total. Une transfusion sanguine doit alors être réalisée en urgence.

*L'anévrisme ... page 270*

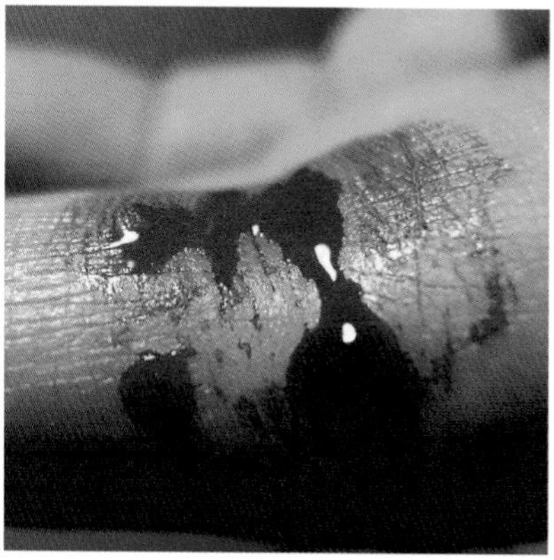

## L'HÉMORRAGIE EXTERNE

L'hémorragie externe est un écoulement de sang hors du corps, généralement causé par une blessure. Elle peut toucher une artère, une veine ou un capillaire (vaisseau de petit calibre). Une hémorragie artérielle, caractérisée par un giclement saccadé de sang rouge vif, peut être très dangereuse car le sang s'écoule rapidement. Une hémorragie veineuse se reconnaît par la couleur rouge sombre du sang et par son écoulement continu. Lorsque l'hémorragie touche un capillaire, la coagulation est rapide et les pertes de sang sont faibles.

*La circulation sanguine et les vaisseaux sanguins ... page 248*

## LE CHOC HYPOVOLÉMIQUE

Le choc hypovolémique est un affaiblissement brutal du fonctionnement de l'organisme (état de choc) dû à une diminution majeure du volume sanguin. Il survient le plus souvent lors d'une hémorragie importante, mais il peut aussi être provoqué par la perte massive de liquides corporels (diarrhée très abondante, brûlure grave, déshydratation sévère). Le choc hypovolémique se traduit par la froideur et la pâleur des extrémités, par des étourdissements et des vomissements, par l'accélération et la faiblesse du pouls, par l'accélération de la respiration, par une soif intense et parfois par la perte de connaissance. La quantité d'oxygène dans les tissus diminue, ce qui peut entraîner des troubles fonctionnels graves. L'organisme assure le plus longtemps possible le maintien de la circulation dans les organes les plus importants (cœur, poumons, cerveau). Lorsque ceux-ci sont touchés, la mort est imminente.

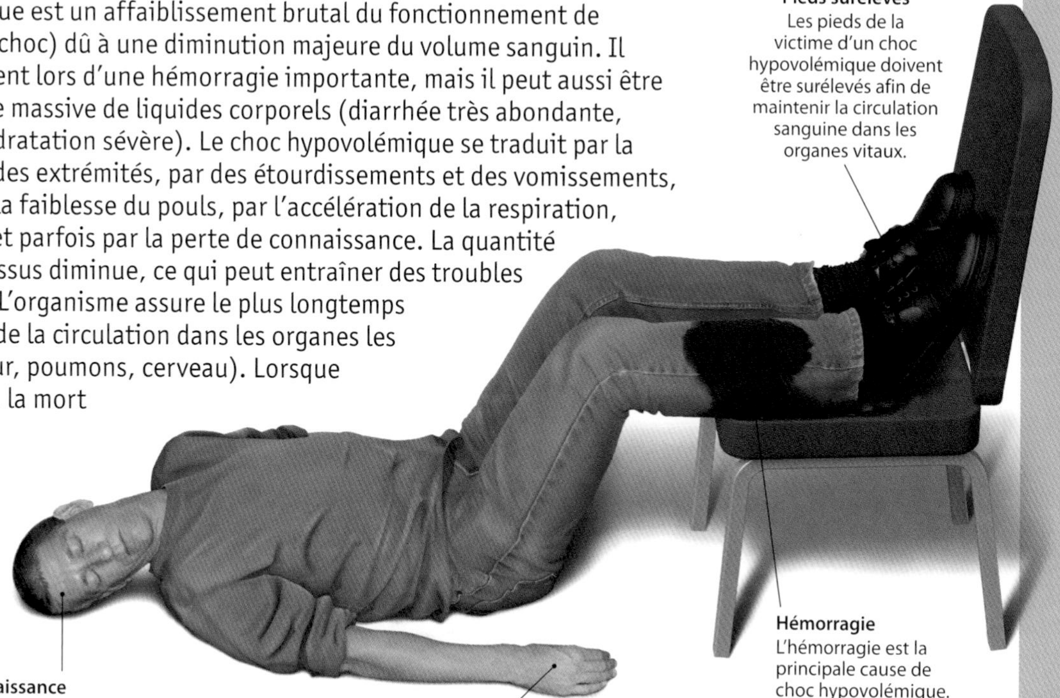

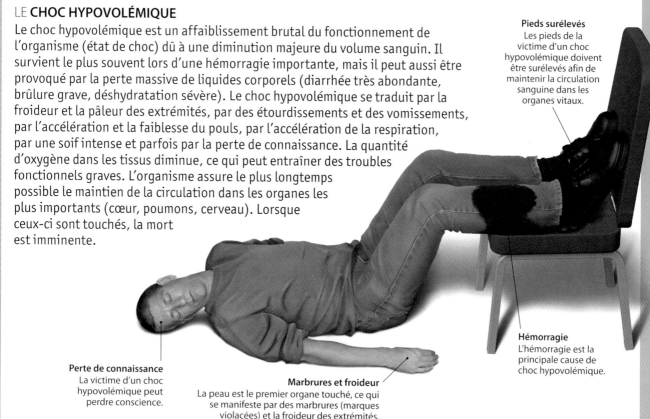

**Pieds surélevés**
Les pieds de la victime d'un choc hypovolémique doivent être surélevés afin de maintenir la circulation sanguine dans les organes vitaux.

**Hémorragie**
L'hémorragie est la principale cause de choc hypovolémique.

**Perte de connaissance**
La victime d'un choc hypovolémique peut perdre conscience.

**Marbrures et froideur**
La peau est le premier organe touché, ce qui se manifeste par des marbrures (marques violacées) et la froideur des extrémités.

## L'HÉMOSTASE

Lorsqu'une blessure provoque un écoulement de sang, l'organisme réagit rapidement en colmatant la brèche par la formation d'un caillot sanguin. On appelle hémostase l'ensemble des phénomènes physiologiques qui conduisent à l'arrêt d'une hémorragie et à la réparation du vaisseau sanguin endommagé. Elle se déroule en trois étapes successives : la vasoconstriction, la formation d'un clou plaquettaire et la coagulation.

**1. Vasoconstriction**
Lorsqu'un vaisseau sanguin est lésé, l'organisme réagit immédiatement en diminuant le calibre du vaisseau (vasoconstriction), ce qui a pour conséquence de réduire localement la circulation sanguine et de limiter les pertes de sang.

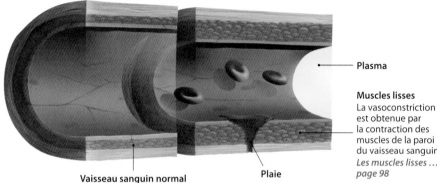

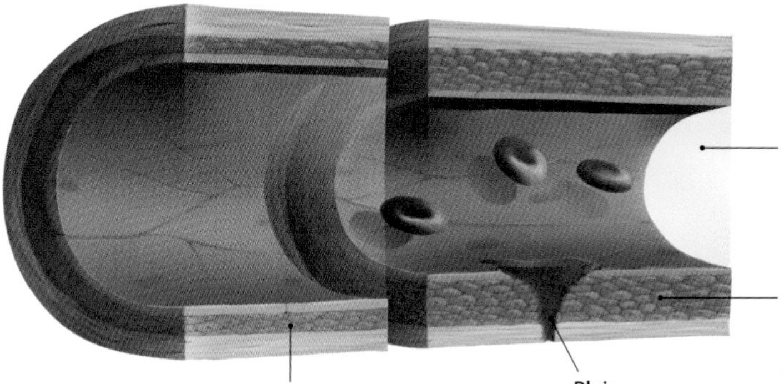
Plasma
Plaie

**Muscles lisses**
La vasoconstriction est obtenue par la contraction des muscles de la paroi du vaisseau sanguin

*Les muscles lisses ... page 98*

**Vaisseau sanguin normal**
À l'état normal, les muscles du vaisseau sanguin sont peu contractés.

**2. Formation d'un clou plaquettaire**
Le clou plaquettaire est un agrégat de plaquettes sanguines qui se forme lorsqu'un vaisseau sanguin est lésé. Les plaquettes gonflent et se fixent au collagène, un type de protéine présent dans la paroi du vaisseau. Parallèlement, elles libèrent des substances qui favorisent la vasoconstriction et attirent de nouvelles plaquettes.

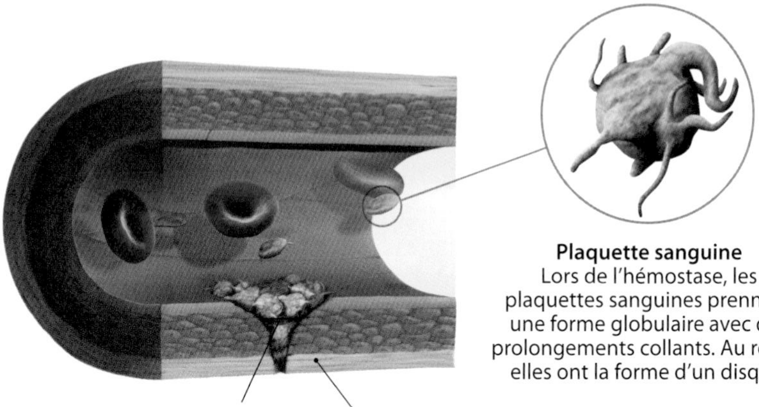
Clou plaquettaire

**Plaquette sanguine**
Lors de l'hémostase, les plaquettes sanguines prennent une forme globulaire avec des prolongements collants. Au repos, elles ont la forme d'un disque.

**Adventice**
L'adventice, la couche externe des vaisseaux sanguins, est riche en fibres de collagène.

**3. Coagulation sanguine**
La coagulation sanguine est la transformation du sang liquide en une masse semi-solide appelée caillot sanguin. Celui-ci est composé de plaquettes sanguines, de globules rouges et de fibrine (une protéine). La fibrine constitue, au niveau de la plaie, une sorte d'armature qui renforce le clou plaquettaire et retient les globules rouges pour former le caillot sanguin. Lorsque la plaie est cicatrisée, le caillot se dissout.

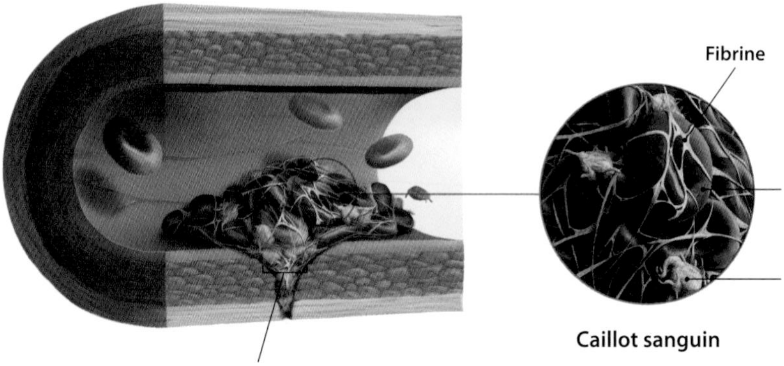
Fibrine
Globule rouge
Plaquette sanguine
Clou plaquettaire

**Caillot sanguin**

## L'HÉMORRAGIE INTERNE

L'hémorragie interne est un écoulement de sang à l'intérieur d'une cavité, d'un organe ou d'un tissu de l'organisme. Elle peut être causée par un choc plus ou moins violent, une anomalie de la grossesse, un problème cardiovasculaire ou par d'autres affections (cancer, hémophilie). Une hémorragie interne se manifeste parfois par un **hématome** ou par un écoulement de sang par les voies naturelles : sang dans l'urine ou dans les selles, crachement ou vomissement de sang. Elle n'est pas nécessairement visible et peut se traduire par des signes indirects comme des douleurs et des troubles fonctionnels. Un épanchement de sang important peut entraîner un **choc hypovolémique**, potentiellement fatal.

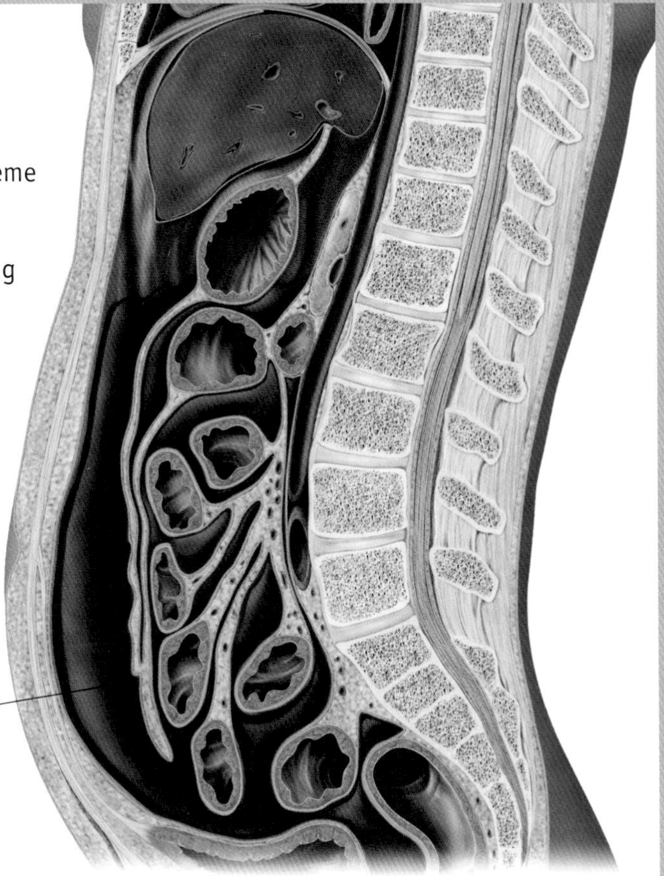

**Hémorragie abdominale**
En cas d'hémorragie abdominale, plusieurs litres de sang peuvent s'épancher dans l'abdomen, ce qui provoque des douleurs, un gonflement et un choc hypovolémique.

## L'HÉMATOME

L'hématome est un amas de sang dans un tissu ou un organe qui apparaît à la suite d'une hémorragie interne. La plupart des hématomes se résorbent spontanément, mais certains peuvent causer une pression sur les tissus environnants et entraîner des dysfonctionnements. En cas d'hématome volumineux et compressif, le sang peut être évacué par ponction ou incision chirurgicale de la peau. Une **ecchymose** (ou bleu) est un hématome sous-cutané, souvent provoqué par un choc. Il se traduit par une coloration noirâtre ou bleutée de la peau et se résorbe en quelques jours.

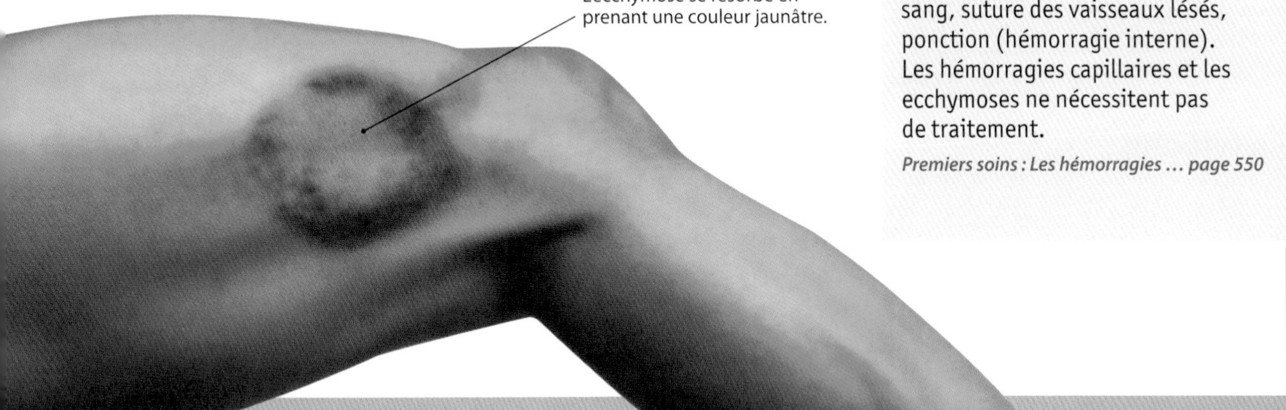

**Ecchymose**
L'ecchymose se résorbe en prenant une couleur jaunâtre.

### L'HÉMORRAGIE

**SYMPTÔMES :**
Hémorragie interne : douleur, gonflement, perte de connaissance, écoulement par les voies naturelles, hématome.

**TRAITEMENTS :**
Compression de la plaie (hémorragie externe), transfusion sanguine en cas de perte importante de sang, suture des vaisseaux lésés, ponction (hémorragie interne). Les hémorragies capillaires et les ecchymoses ne nécessitent pas de traitement.

*Premiers soins : Les hémorragies ... page 550*

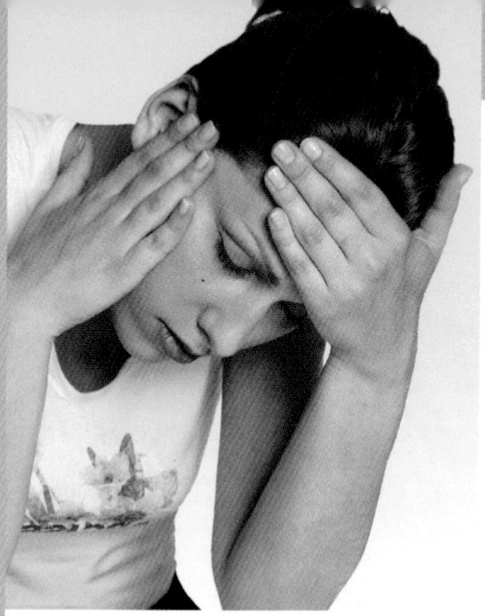

# LES ANÉMIES

L'**anémie** est une diminution anormale du taux d'hémoglobine dans le sang. L'hémoglobine est la protéine qui permet aux globules rouges de transporter l'oxygène dont l'organisme a besoin. L'anémie entraîne donc une réduction de la capacité du sang à transporter l'oxygène vers les cellules, ce qui provoque des troubles généralement bénins (pâleur, fatigue, étourdissements, essoufflement, etc.). Plusieurs types d'anémie peuvent être distingués en fonction de leur origine.

## L'ANÉMIE FERRIPRIVE

L'anémie la plus courante est l'anémie ferriprive. Elle est causée par une carence en fer, un élément minéral essentiel à la formation de l'hémoglobine. L'anémie ferriprive apparaît surtout chez les femmes enceintes ou chez les enfants, dont les besoins en fer sont importants. Elle peut également être provoquée par des règles abondantes ou par une hémorragie, comme des saignements digestifs. L'analyse sanguine révèle des globules rouges plus petits et plus pâles.

## L'ANÉMIE PERNICIEUSE

L'anémie pernicieuse est causée par une carence en vitamines B12 ou B9, qui empêche la formation normale des globules rouges. Cette carence peut provenir d'un apport alimentaire insuffisant, mais elle résulte le plus souvent d'une mauvaise absorption de ces vitamines par la muqueuse intestinale.

## L'ANÉMIE APLASIQUE

L'anémie aplasique, ou aplastique, est causée par la production insuffisante de globules rouges par les cellules souches de la moelle osseuse rouge. Cette forme d'anémie assez rare peut être provoquée par des substances toxiques ou par des traitements médicaux (**chimiothérapie**, **radiothérapie**). Elle peut évoluer vers une leucémie.

## L'ANÉMIE HÉMOLYTIQUE

L'anémie hémolytique est causée par la destruction anormale et excessive des globules rouges. Elle peut être d'origine **auto-immune** ou découler d'une transfusion sanguine incompatible, d'une **infection** (paludisme) ou d'une maladie **congénitale** comme la drépanocytose.

## LES ANÉMIES

**SYMPTÔMES :**
Pâleur, fatigue, étourdissements, essoufflement, sensation de froid, palpitations, maux de tête. Les anémies légères peuvent être asymptomatiques. Drépanocytose : douleurs intenses dans les membres et l'abdomen, ictère (jaunisse).

**TRAITEMENTS :**
Selon l'origine : suppléments de fer ou de vitamine B9, injection intramusculaire de vitamine B12, arrêt de l'hémorragie, traitement de l'infection, transfusion sanguine, greffe de moelle osseuse.

**PRÉVENTION :**
Alimentation suffisamment riche en fer et en vitamines B12 et B9 (viande, poisson, crustacés, etc.).

## LA PRÉVENTION DE L'ANÉMIE FERRIPRIVE

Vous pouvez prévenir l'**anémie** ferriprive en adoptant une alimentation suffisamment riche en fer, surtout si vous faites partie des personnes à risque : enfants et adolescents en pleine croissance, femmes enceintes, femmes qui allaitent ou qui ont des règles abondantes. Les aliments suivants sont riches en fer :

- La viande (notamment le foie et le boudin) ;
- Le poisson et les fruits de mer ;
- Les œufs ;
- Les produits céréaliers à grains entiers ;
- Les légumes feuillus vert foncé (épinards, brocoli, chou frisé, etc.) ;
- Le soja et les légumineuses ;
- Les fruits secs, les graines et les noix.

Le fer de source animale est le mieux absorbé par l'organisme. Il permet aussi une meilleure absorption du fer de source végétale. Les aliments riches en vitamine C (chou, chou-fleur, agrumes, brocoli, poivron, tomate, fraise, kiwi, etc.) favorisent également l'absorption du fer. À l'inverse, la consommation de thé ou de café pendant le repas nuit à son absorption.

## LA THALASSÉMIE

La thalassémie est une maladie héréditaire caractérisée par un défaut de production d'hémoglobine. Elle entraîne le plus souvent une anémie. Les formes les plus sévères nécessitent des transfusions sanguines régulières. La thalassémie affecte essentiellement les populations du bassin méditerranéen, du Moyen-Orient, de l'Inde, de l'Afrique subsaharienne et du Sud-Est asiatique.

## LA DRÉPANOCYTOSE

La drépanocytose, ou anémie falciforme, est une maladie héréditaire récessive caractérisée par la production d'hémoglobine anormale. Les globules rouges, déformés et devenus plus rigides, obstruent les capillaires sanguins les plus fins, ce qui cause des douleurs soudaines et intenses (mains, pieds, abdomen, hanches). La destruction des globules rouges anormaux par la rate provoque une anémie hémolytique et une hypertrophie de la rate. Les malades souffrent d'un déficit nutritionnel, qui provoque un retard de croissance, et sont aussi plus sensibles aux **infections**, ce qui réduit leur espérance de vie. La drépanocytose touche exclusivement les groupes ethniques d'origine africaine et se manifeste à partir de l'âge de six mois. Des transfusions sanguines fréquentes permettent de lutter contre l'anémie. Le seul traitement curatif est la greffe de moelle osseuse.

*L'hérédité ... page 50*

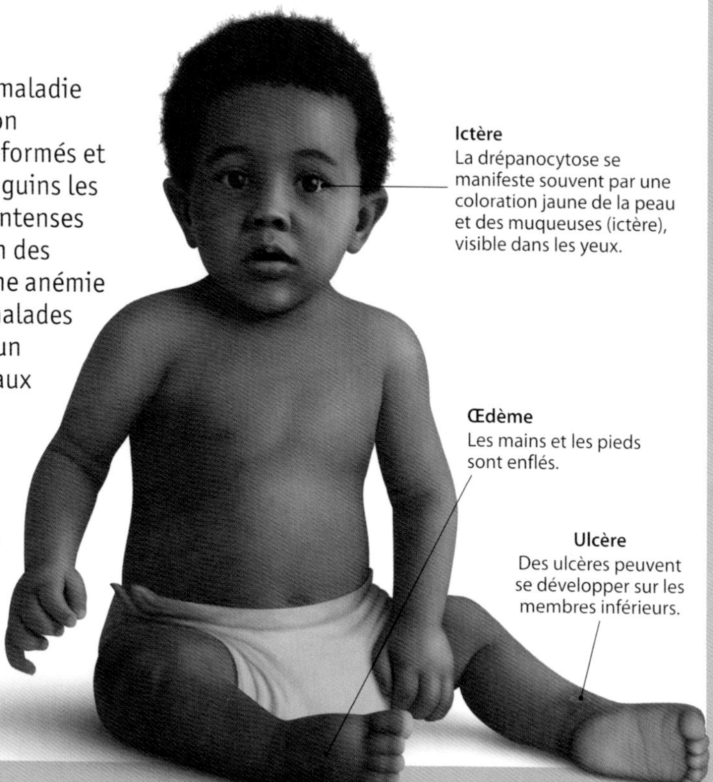
**Ictère**
La drépanocytose se manifeste souvent par une coloration jaune de la peau et des muqueuses (ictère), visible dans les yeux.
**Œdème**
Les mains et les pieds sont enflés.
**Ulcère**
Des ulcères peuvent se développer sur les membres inférieurs.

**Symptômes de la drépanocytose**

# L'HÉMOPHILIE

L'hémophilie est une maladie héréditaire caractérisée par un trouble de la coagulation du sang qui entraîne des hémorragies prolongées. Elle résulte d'une anomalie **génétique** du chromosome X, qui cause un déficit de certaines protéines, appelées facteurs de coagulation, normalement présentes dans le plasma sanguin. La maladie se manifeste presque exclusivement chez les hommes, mais elle est transmise par les femmes. Son traitement repose sur l'administration de facteurs de coagulation au malade.

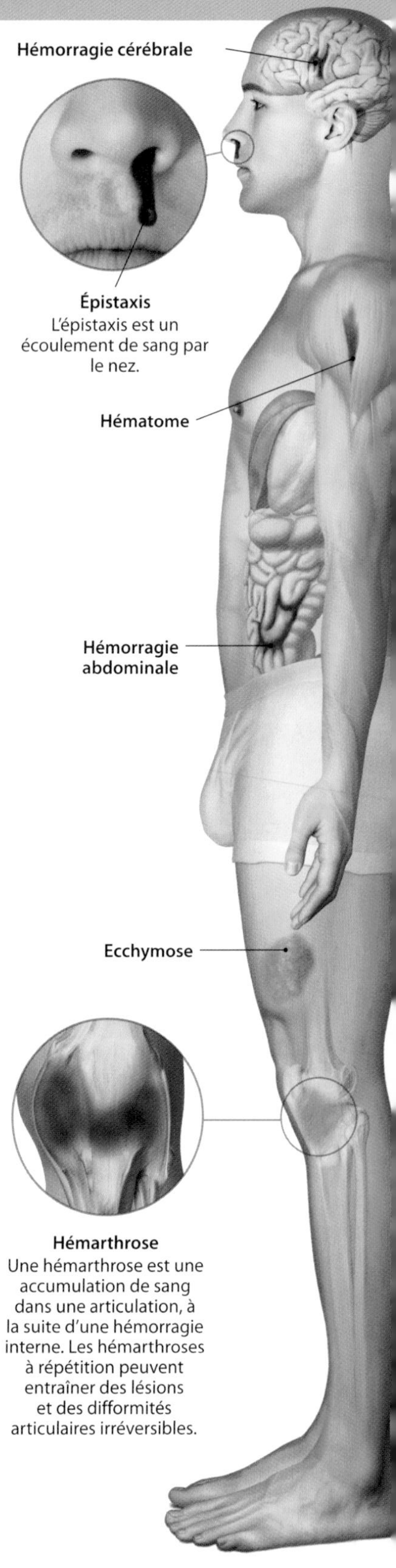
Hémorragie cérébrale
Épistaxis
L'épistaxis est un écoulement de sang par le nez.
Hématome
Hémorragie abdominale
Ecchymose
Hémarthrose
Une hémarthrose est une accumulation de sang dans une articulation, à la suite d'une hémorragie interne. Les hémarthroses à répétition peuvent entraîner des lésions et des difformités articulaires irréversibles.

**Symptômes de l'hémoph**

## LES **TYPES** D'**HÉMOPHILIE**

Il existe deux types d'hémophilie. L'hémophilie A, qui représente 80 % des cas, provient d'un déficit en facteur de coagulation VIII. L'hémophilie B, ou maladie de Christmas, est causée par un déficit en facteur IX. Les symptômes sont les mêmes pour les types A et B : hémorragies internes et externes, **hématomes**, épanchements de sang dans les articulations. Les hémophilies peuvent également être classées en fonction de leur gravité. Dans la forme légère, les hémorragies sont surtout à craindre lors d'interventions chirurgicales. Dans la forme modérée, elles se produisent à la suite de chutes ou de **traumatismes**. Dans la forme sévère, les hémorragies se déclenchent spontanément.

## LA TRANSMISSION DE L'HÉMOPHILIE

L'hémophilie est transmise sur un mode récessif lié au sexe et au chromosome X. Une femme porteuse du gène déficient ne développe pas la maladie car elle possède une copie saine du gène sur son deuxième chromosome X. Elle a une chance sur deux de transmettre l'anomalie génétique à ses enfants. Ses filles atteintes seront porteuses saines, tandis que ses fils atteints seront hémophiles. Un homme hémophile transmet le gène déficient à toutes ses filles, qui sont porteuses saines, mais à aucun de ses fils. Si toutefois les deux parents sont porteurs de chromosomes X anormaux, il y a une chance sur deux que leurs filles soient atteintes et hémophiles.

*L'hérédité ... page 50*

## L'HÉMOPHILIE

**SYMPTÔMES :**
Hémorragies prolongées, qui peuvent se déclencher spontanément.

**TRAITEMENTS :**
Transfusion de concentrés de facteurs VIII ou IX. Des anticorps qui détruisent les facteurs de coagulation sont toutefois susceptibles de se développer, ce qui rend le traitement inefficace et aggrave la maladie. Le facteur VIII peut maintenant être fabriqué, ce qui limite les risques de la transfusion.

# LES LEUCÉMIES

La leucémie est un cancer de la moelle osseuse, site de production des cellules sanguines. Cette maladie est caractérisée par le développement et la prolifération de globules blancs anormaux ou immatures, qui envahissent progressivement la moelle osseuse et l'empêchent de fabriquer des cellules sanguines normales. Bien que les leucémies représentent près de la moitié des cancers de l'enfant, une grande majorité d'entre elles se déclenchent après 50 ans. L'origine de la maladie est le plus souvent inconnue, mais des substances chimiques et des radiations ont été mises en cause. Le diagnostic est établi à partir d'une analyse du sang et d'un échantillon de moelle osseuse prélevé par ponction.

*Les cancers ... page 55*

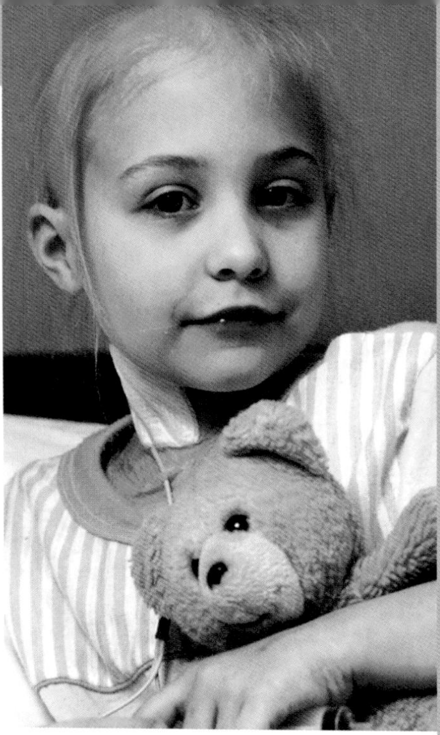



## LES **TYPES** DE **LEUCÉMIE**

Selon le type de globule blanc touché, la leucémie est dite lymphoïde ou myéloïde. La leucémie lymphoïde est caractérisée par une prolifération de lymphocytes anormaux, tandis que la leucémie myéloïde est associée à une prolifération de granulocytes anormaux. Une leucémie peut aussi être **chronique** (d'évolution lente) ou **aiguë** (d'évolution rapide). La combinaison de ces différentes caractéristiques permet de distinguer quatre types principaux de leucémie : myéloïde chronique, myéloïde aiguë, lymphoïde chronique et lymphoïde aiguë. Cette dernière est la forme de leucémie la plus fréquente chez l'enfant et celle qui se soigne le mieux. La leucémie lymphoïde chronique est la plus fréquente chez l'adulte. Elle touche deux fois plus les hommes que les femmes.

*Le sang ... page 234*

## LE **TRAITEMENT** DES **LEUCÉMIES**

Des traitements intensifs de **chimiothérapie** et de **radiothérapie** permettent de détruire la moelle osseuse du malade et les cellules cancéreuses qu'elle contient. Une fois la moelle malade éliminée, on procède à une greffe de moelle osseuse. Des cellules souches sanguines provenant d'un donneur en santé et compatible (frère ou sœur du patient si possible) remplacent alors la moelle malade détruite et se mettent en quelques semaines à produire des cellules sanguines saines. L'autogreffe, effectuée à partir de la propre moelle osseuse du patient, débarrassée des cellules cancéreuses, permet d'éviter les phénomènes de rejet, mais le risque de rechute est plus élevé.

### LES LEUCÉMIES

**SYMPTÔMES :**
Fatigue, fièvre, douleurs osseuses, gonflement de la rate et des ganglions lymphatiques, parfois lésions de la peau, anémie, saignement des gencives, **ecchymoses**, infections sévères et répétées.

**TRAITEMENTS :**
Chimiothérapie, radiothérapie, greffe de moelle osseuse, selon le type de leucémie et l'âge du malade. Hospitalisation de longue durée nécessaire.

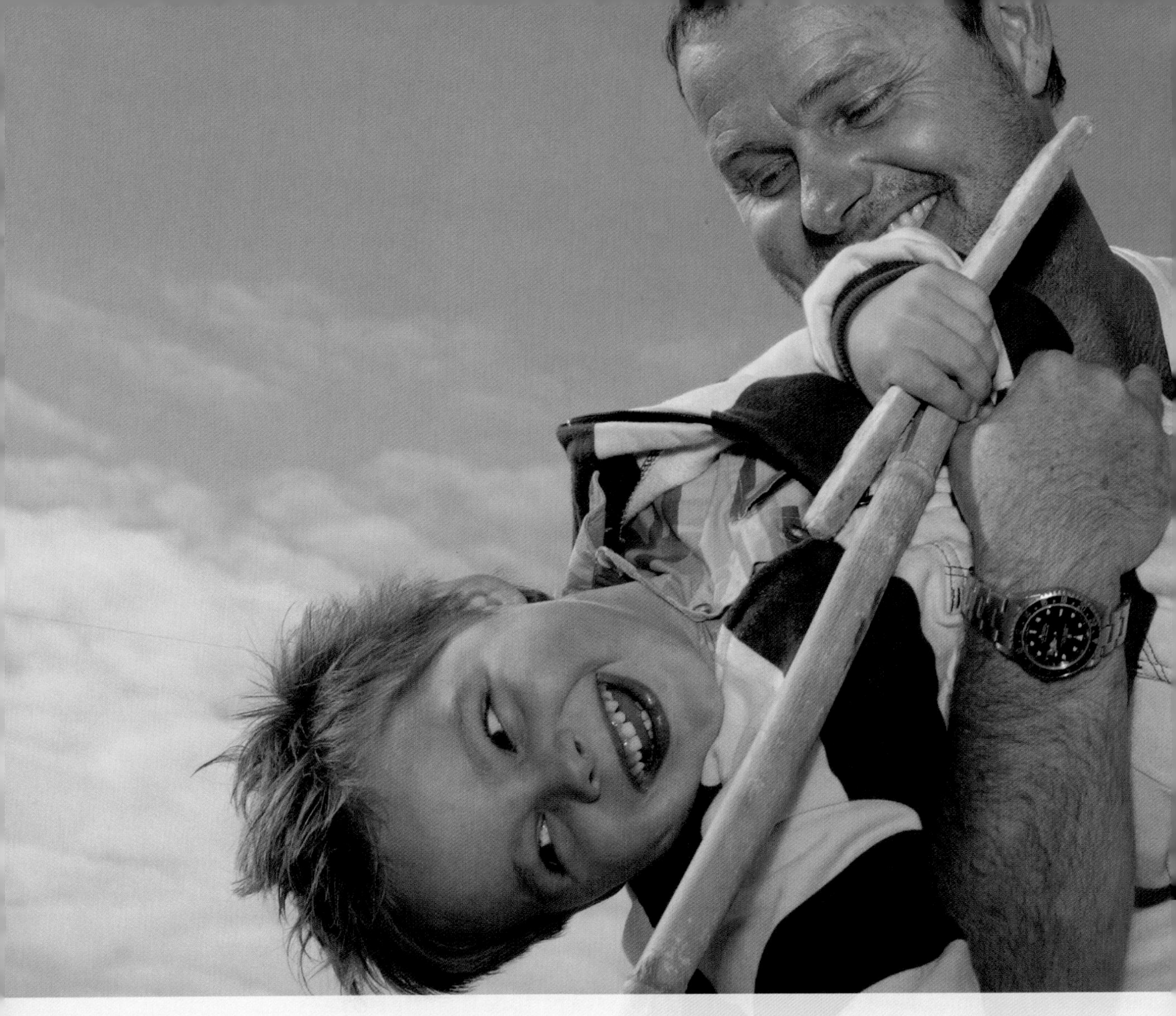

# LE SYSTÈME CARDIOVASCULAIRE

Grâce au cœur et aux vaisseaux sanguins, qui constituent le système cardiovasculaire, le sang circule dans tout l'organisme. Les contractions rythmiques du cœur propulsent le liquide rouge dans les artères puis dans les capillaires sanguins, qui irriguent chaque cellule du corps. Le sang est ensuite réacheminé vers le cœur par les veines.

Les affections du cœur et les troubles de la circulation sanguine peuvent avoir de graves conséquences. Favorisés par la sédentarité et la suralimentation, l'hypertension artérielle et l'athérosclérose sont à l'origine de plusieurs maladies cardiovasculaires, notamment la maladie coronarienne, qui peut causer l'infarctus du myocarde. Les affections du cœur (malformation, **infection**, arythmie) peuvent l'empêcher de pomper efficacement le sang. Une insuffisance cardiaque s'installe, ce qui, dans les cas les plus sévères, peut conduire à un arrêt cardiaque. Quant aux vaisseaux sanguins, ils sont parfois sujets à des dilatations anormales (varices, anévrismes) et à des obstructions potentiellement dangereuses (thromboses, phlébites).

## LE CORPS



## LES MALADIES

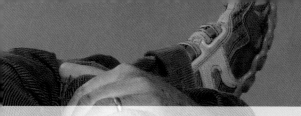

# LA CIRCULATION SANGUINE ET LES VAISSEAUX SANGUINS

Propulsé par le cœur, le sang circule dans tout le corps à travers un vaste réseau de vaisseaux sanguins. Trois types de vaisseaux assurent le transport du sang : les artères, les capillaires et les veines. Les artères acheminent le sang du cœur à toutes les régions de l'organisme. Les capillaires, de minuscules vaisseaux, permettent ensuite les échanges entre le sang et les cellules grâce à leur paroi extrêmement fine. Enfin, le sang retourne au cœur par l'intermédiaire des veines.

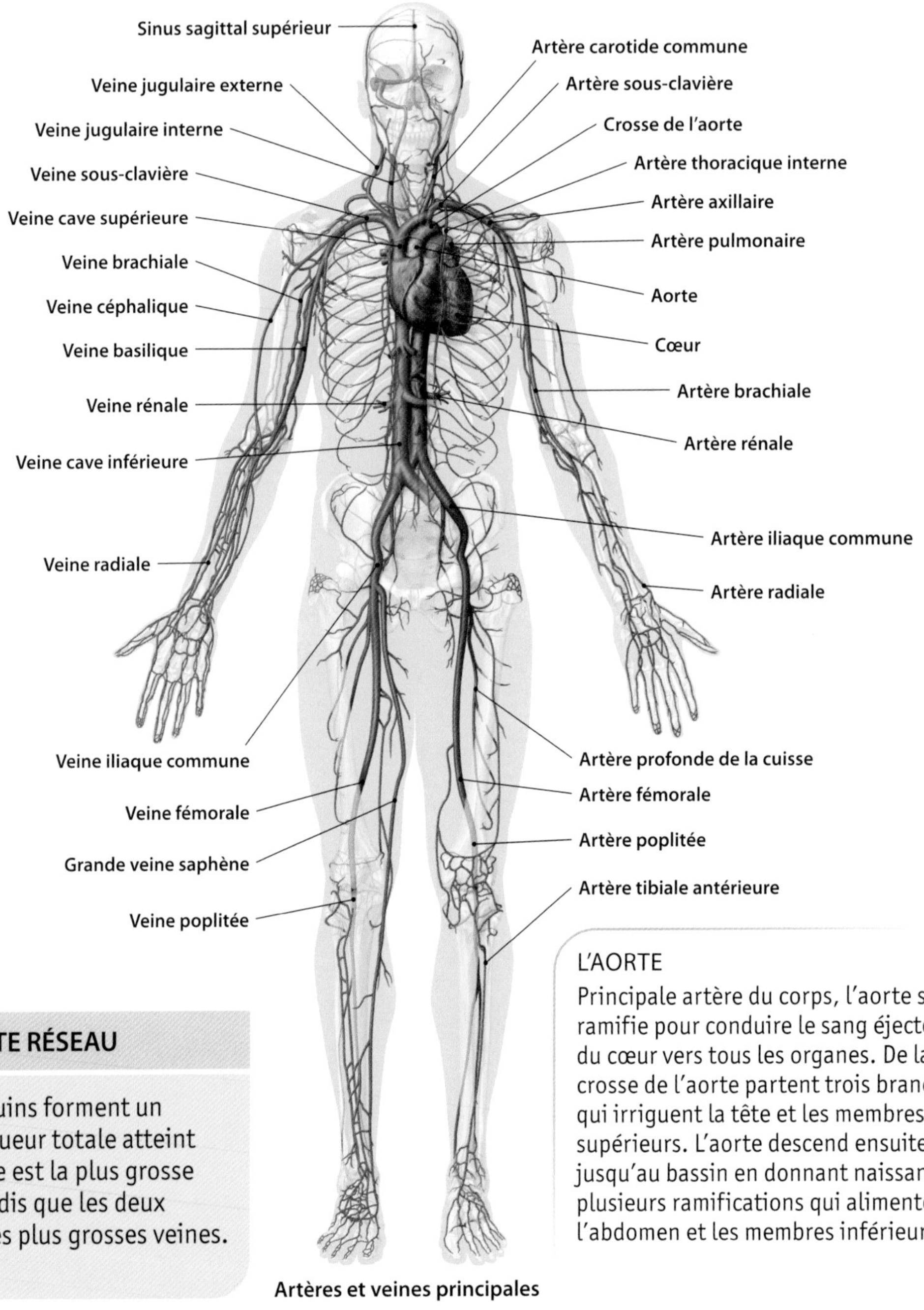

Sinus sagittal supérieur
Veine jugulaire externe
Veine jugulaire interne
Veine sous-clavière
Veine cave supérieure
Veine brachiale
Veine céphalique
Veine basilique
Veine rénale
Veine cave inférieure
Veine radiale
Veine iliaque commune
Veine fémorale
Grande veine saphène
Veine poplitée
Artère carotide commune
Artère sous-clavière
Crosse de l'aorte
Artère thoracique interne
Artère axillaire
Artère pulmonaire
Aorte
Cœur
Artère brachiale
Artère rénale
Artère iliaque commune
Artère radiale
Artère profonde de la cuisse
Artère fémorale
Artère poplitée
Artère tibiale antérieure


Artères et veines principales

### L'AORTE

Principale artère du corps, l'aorte se ramifie pour conduire le sang éjecté du cœur vers tous les organes. De la crosse de l'aorte partent trois branches qui irriguent la tête et les membres supérieurs. L'aorte descend ensuite jusqu'au bassin en donnant naissance à plusieurs ramifications qui alimentent l'abdomen et les membres inférieurs.

### UN VASTE RÉSEAU

Les vaisseaux sanguins forment un réseau dont la longueur totale atteint 150 000 km ! L'aorte est la plus grosse artère du corps tandis que les deux veines caves sont les plus grosses veines.

## LES **DEUX CIRCUITS CARDIOVASCULAIRES**

Les vaisseaux sanguins se répartissent en deux circuits distincts : la circulation pulmonaire et la circulation systémique. La circulation pulmonaire assure les échanges gazeux entre le sang et l'air contenu dans les poumons. La circulation systémique assure l'irrigation sanguine de tous les organes et tissus. Lorsque le cœur se contracte, ses deux ventricules éjectent simultanément le sang dans les deux circuits.

*Le cœur ... page 250*
*L'appareil respiratoire ... page 310*

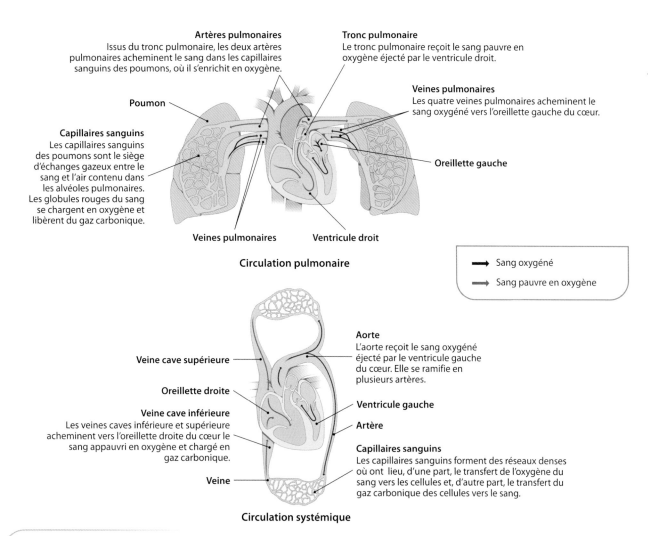

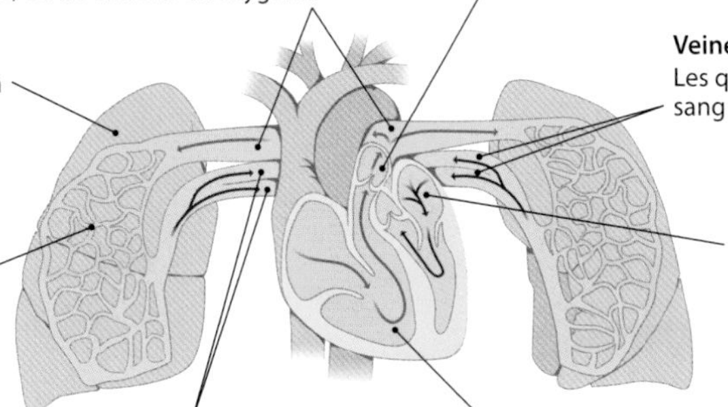
Artères pulmonaires
Issus du tronc pulmonaire, les deux artères pulmonaires acheminent le sang dans les capillaires sanguins des poumons, où il s'enrichit en oxygène.
Tronc pulmonaire
Le tronc pulmonaire reçoit le sang pauvre en oxygène éjecté par le ventricule droit.
Poumon
Veines pulmonaires
Les quatre veines pulmonaires acheminent le sang oxygéné vers l'oreillette gauche du cœur.
Capillaires sanguins
Les capillaires sanguins des poumons sont le siège d'échanges gazeux entre le sang et l'air contenu dans les alvéoles pulmonaires. Les globules rouges du sang se chargent en oxygène et libèrent du gaz carbonique.
Oreillette gauche
Veines pulmonaires
Ventricule droit

**Circulation pulmonaire**

→ Sang oxygéné
→ Sang pauvre en oxygène

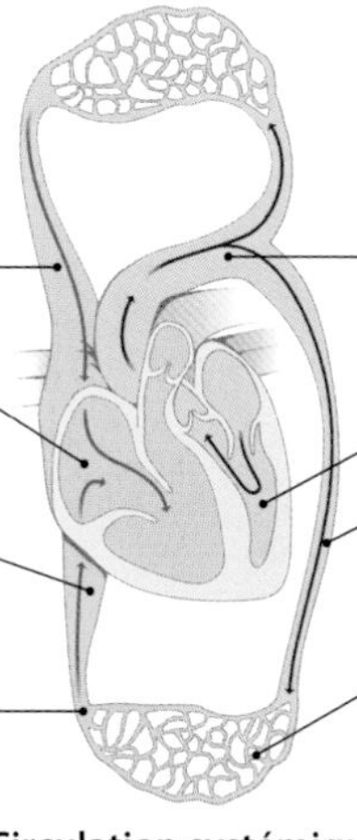
Aorte
L'aorte reçoit le sang oxygéné éjecté par le ventricule gauche du cœur. Elle se ramifie en plusieurs artères.
Veine cave supérieure
Oreillette droite
Ventricule gauche
Veine cave inférieure
Les veines caves inférieure et supérieure acheminent vers l'oreillette droite du cœur le sang appauvri en oxygène et chargé en gaz carbonique.
Artère
Capillaires sanguins
Les capillaires sanguins forment des réseaux denses où ont lieu, d'une part, le transfert de l'oxygène du sang vers les cellules et, d'autre part, le transfert du gaz carbonique des cellules vers le sang.
Veine

**Circulation systémique**

## LA **VASOMOTRICITÉ**

La vasomotricité est la capacité des vaisseaux sanguins, notamment des artères, de réduire leur calibre (vasoconstriction) ou de l'augmenter (vasodilatation) pour réguler le débit sanguin : lorsque l'artère se contracte, la pression artérielle augmente et le débit sanguin diminue, tandis que lorsqu'elle se dilate la pression diminue et le débit augmente. Il s'agit de réactions normales commandées par le système nerveux autonome et les hormones. L'adrénaline, par exemple, une hormone sécrétée lors des situations de stress, agit comme un **vasoconstricteur** naturel. La vasoconstriction et la vasodilatation peuvent également être causées par des maladies ou certains médicaments.

*Le fonctionnement du système nerveux ... page 135*

# LE CŒUR

Le cœur est un organe vital. Telle une puissante pompe, il propulse le sang et le fait ainsi circuler dans l'ensemble des vaisseaux sanguins du corps. Logé au centre gauche de la cage thoracique, entre les poumons, le cœur se contracte en moyenne 70 fois par minute, propulsant chaque jour quelque 7 000 litres de sang dans le système vasculaire. Cet organe est essentiellement formé d'un muscle, le myocarde, qui délimite quatre cavités : deux oreillettes et deux ventricules.

## LES CAVITÉS DU CŒUR

Le cœur est formé de deux parties distinctes, chacune comprenant une oreillette et un ventricule. La partie droite du cœur assure la circulation sanguine en direction des poumons. La partie gauche assure la circulation sanguine à destination de tous les autres organes. Les oreillettes reçoivent le sang tandis que les ventricules, plus gros, l'expulsent. Les ventricules sont fermés par des valves cardiaques, des structures élastiques fines qui s'ouvrent pour permettre le passage du sang, puis se ferment pour éviter qu'il ne reflue.

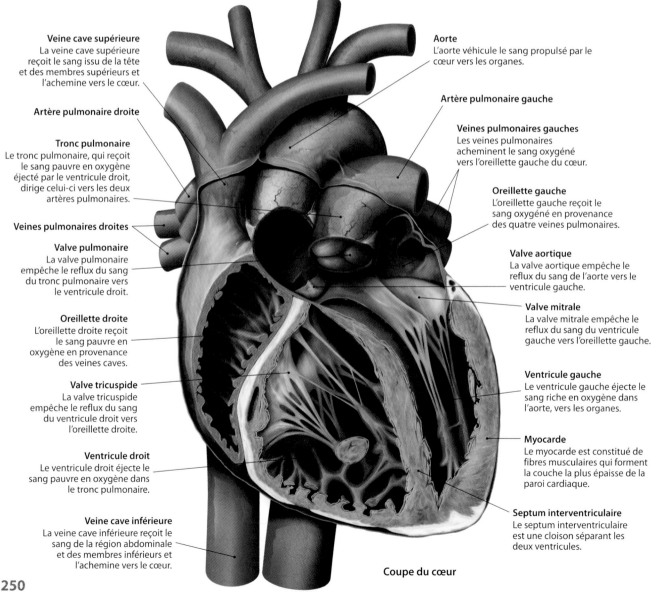

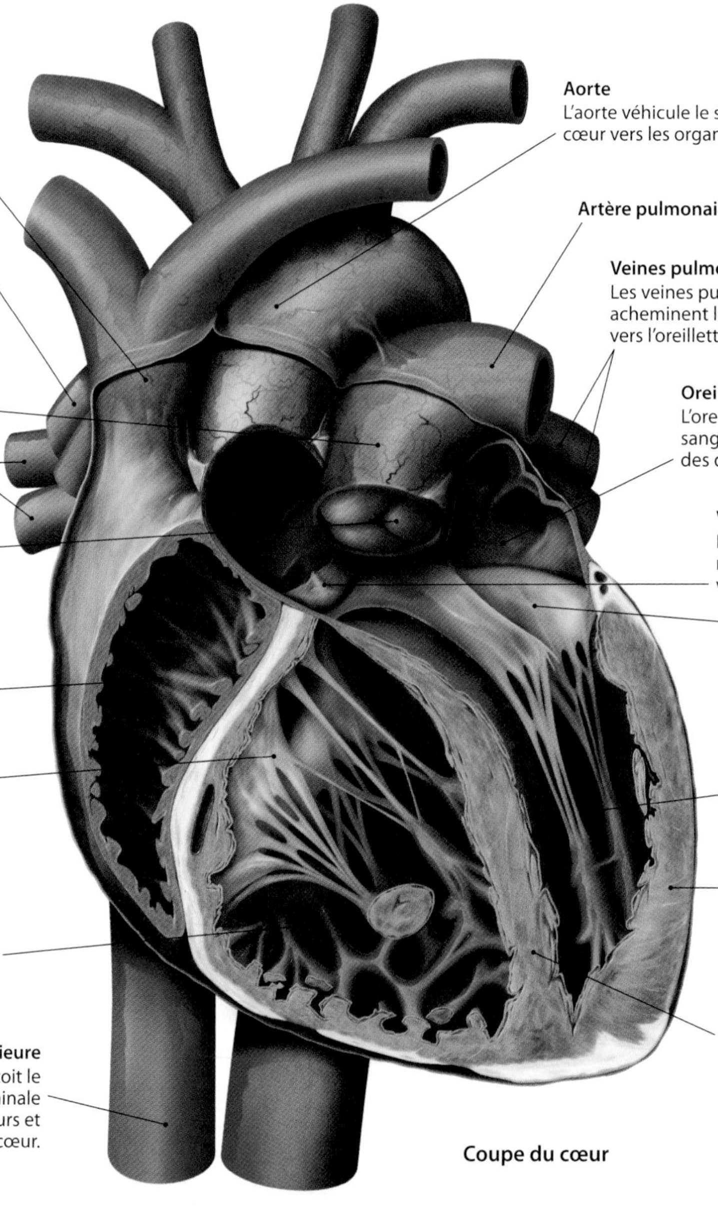
**Veine cave supérieure**
La veine cave supérieure reçoit le sang issu de la tête et des membres supérieurs et l'achemine vers le cœur.
**Artère pulmonaire droite**
**Tronc pulmonaire**
Le tronc pulmonaire, qui reçoit le sang pauvre en oxygène éjecté par le ventricule droit, dirige celui-ci vers les deux artères pulmonaires.
**Veines pulmonaires droites**
**Valve pulmonaire**
La valve pulmonaire empêche le reflux du sang du tronc pulmonaire vers le ventricule droit.
**Oreillette droite**
L'oreillette droite reçoit le sang pauvre en oxygène en provenance des veines caves.
**Valve tricuspide**
La valve tricuspide empêche le reflux du sang du ventricule droit vers l'oreillette droite.
**Ventricule droit**
Le ventricule droit éjecte le sang pauvre en oxygène dans le tronc pulmonaire.
**Veine cave inférieure**
La veine cave inférieure reçoit le sang de la région abdominale et des membres inférieurs et l'achemine vers le cœur.
**Aorte**
L'aorte véhicule le sang propulsé par le cœur vers les organes.
**Artère pulmonaire gauche**
**Veines pulmonaires gauches**
Les veines pulmonaires acheminent le sang oxygéné vers l'oreillette gauche du cœur.
**Oreillette gauche**
L'oreillette gauche reçoit le sang oxygéné en provenance des quatre veines pulmonaires.
**Valve aortique**
La valve aortique empêche le reflux du sang de l'aorte vers le ventricule gauche.
**Valve mitrale**
La valve mitrale empêche le reflux du sang du ventricule gauche vers l'oreillette gauche.
**Ventricule gauche**
Le ventricule gauche éjecte le sang riche en oxygène dans l'aorte, vers les organes.
**Myocarde**
Le myocarde est constitué de fibres musculaires qui forment la couche la plus épaisse de la paroi cardiaque.
**Septum interventriculaire**
Le septum interventriculaire est une cloison séparant les deux ventricules.

**Coupe du cœur**

## LE **CYCLE CARDIAQUE**

Le cycle cardiaque correspond au relâchement (diastole) puis à la contraction (systole) du myocarde. Il dure en moyenne 0,8 seconde chez l'adulte et permet l'expulsion de 70 ml de sang dans les artères.

**1. Diastole**
La diastole est la période du cycle cardiaque au cours de laquelle le myocarde se relâche, permettant le remplissage des oreillettes puis des ventricules.

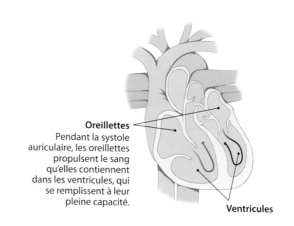

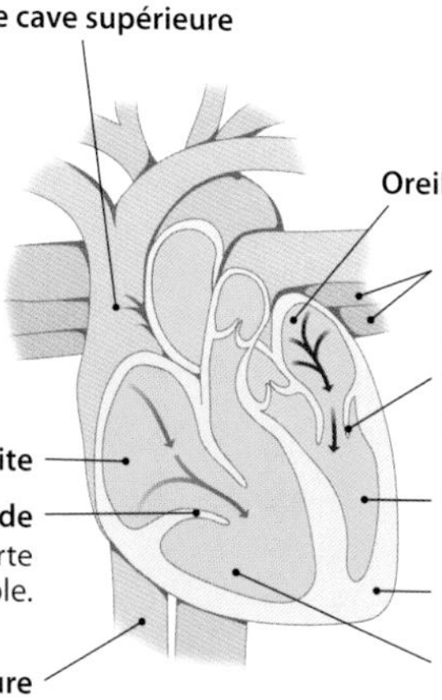
Veine cave supérieure
Oreillette gauche
Veines pulmonaires
Valve mitrale
La valve mitrale est ouverte pendant la diastole.
Oreillette droite
Valve tricuspide
La valve tricuspide est ouverte pendant la diastole.
Ventricule gauche
Myocarde
Ventricule droit
Veine cave inférieure

**2. Systole auriculaire**
En fin de diastole, la contraction des oreillettes (ou systole auriculaire) complète le remplissage des ventricules. La fermeture des valves mitrale et tricuspide produit ensuite un battement sourd.

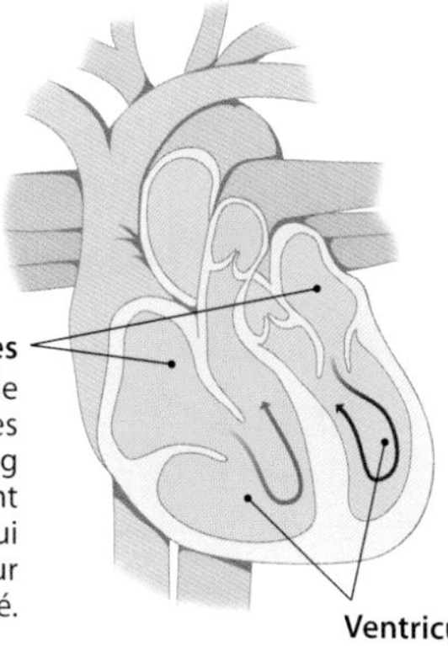
Oreillettes
Pendant la systole auriculaire, les oreillettes propulsent le sang qu'elles contiennent dans les ventricules, qui se remplissent à leur pleine capacité.
Ventricules

**3. Systole ventriculaire**
La systole ventriculaire est la période du cycle cardiaque au cours de laquelle les ventricules du cœur se contractent, provoquant l'expulsion du sang dans l'aorte et le tronc pulmonaire. La fermeture des valves aortique et pulmonaire produit ensuite un battement plus **aigu** que celui de la systole auriculaire.

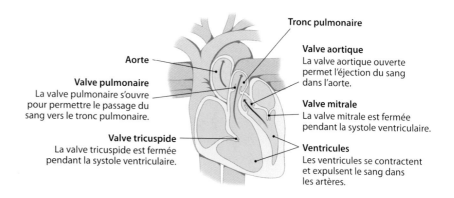

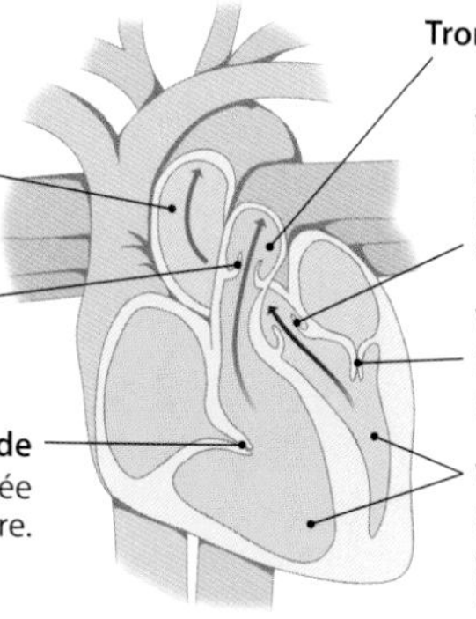
Tronc pulmonaire
Aorte
Valve aortique
La valve aortique ouverte permet l'éjection du sang dans l'aorte.
Valve pulmonaire
La valve pulmonaire s'ouvre pour permettre le passage du sang vers le tronc pulmonaire.
Valve mitrale
La valve mitrale est fermée pendant la systole ventriculaire.
Valve tricuspide
La valve tricuspide est fermée pendant la systole ventriculaire.
Ventricules
Les ventricules se contractent et expulsent le sang dans les artères.

## LE RYTHME CARDIAQUE ET LE POULS

Le rythme cardiaque est le nombre de cycles cardiaques par minute. Il peut être mesuré par des méthodes médicales comme l'auscultation et l'électrocardiographie, mais aussi par la simple prise du pouls. Le pouls est une vague créée chaque fois que le sang est expulsé du cœur lors de sa contraction (systole). Il est perceptible à la palpation d'une artère située près de la surface de la peau. Sa fréquence normale est d'environ 70 pulsations par minute au repos chez l'adulte, mais il peut dépasser 100 pulsations par minute durant un effort physique ou par suite d'une émotion forte. La prise du pouls est habituellement effectuée au niveau de l'artère radiale, sur la face interne du poignet, ou sur l'artère carotide commune, sur le côté du cou.

*Premiers soins : Comment prendre le pouls … page 543*

# LA PRESSION ARTÉRIELLE

La pression artérielle, ou pression sanguine, est la force exercée par le sang sur la paroi des vaisseaux sanguins. Elle est mesurée en millimètres ou en centimètres de mercure. La pression artérielle varie au cours du cycle cardiaque, atteignant une valeur maximale à chaque contraction du cœur et une valeur minimale entre les contractions. L'âge, le sexe, le poids et l'effort physique influencent de façon normale les valeurs de la pression artérielle. De mauvaises habitudes de vie, des prédispositions **génétiques** et certaines maladies, comme le diabète ou l'insuffisance rénale, peuvent provoquer une pression artérielle anormalement élevée, l'hypertension artérielle.

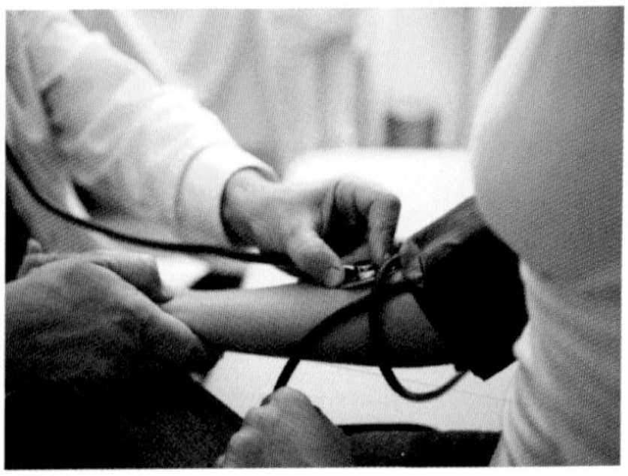

## LA MESURE DE LA PRESSION ARTÉRIELLE

La pression artérielle est mesurée à l'aide d'un tensiomètre, appareil médical constitué d'un brassard gonflable et d'un manomètre. Le brassard sert à contrôler le débit sanguin dans l'artère brachiale, ce qui permet au manomètre de mesurer la pression qu'exerce le sang sur cette artère. La pression artérielle monte lors de la contraction du cœur (systole) et descend entre les contractions (diastole).

### LA PRESSION ARTÉRIELLE SYSTOLIQUE

La prise de la pression artérielle systolique permet de mesurer la force maximale exercée par le sang sur les parois des artères au moment où il est expulsé du cœur. Pour obtenir cette mesure, on comprime l'artère brachiale à l'aide d'un brassard gonflable jusqu'à bloquer le passage du sang (aucun pouls n'est alors audible au stéthoscope). Le brassard est ensuite lentement dégonflé jusqu'à ce qu'il exerce une pression tout juste inférieure à celle du sang sur les parois de l'artère, ce qui est signalé par la reprise de la circulation (un pouls devient perceptible au stéthoscope). La valeur lue sur le manomètre à cet instant correspond à la pression artérielle systolique. Elle est en moyenne de 120 mm (ou 12 cm) de mercure.

### LA PRESSION ARTÉRIELLE DIASTOLIQUE

Le brassard continue à se dégonfler et exerce de moins en moins de pression sur l'artère, jusqu'à ce que la pression minimale exercée par le sang entre deux battements cardiaques soit supérieure à celle exercée par le brassard (le pouls est perçu de plus en plus faiblement, puis devient inaudible). L'artère n'est alors plus comprimée et a repris son diamètre normal. La valeur lue sur le manomètre au moment de la disparition du pouls correspond à la pression artérielle diastolique. Sa valeur moyenne est de 70 mm (ou 7 cm) de mercure.

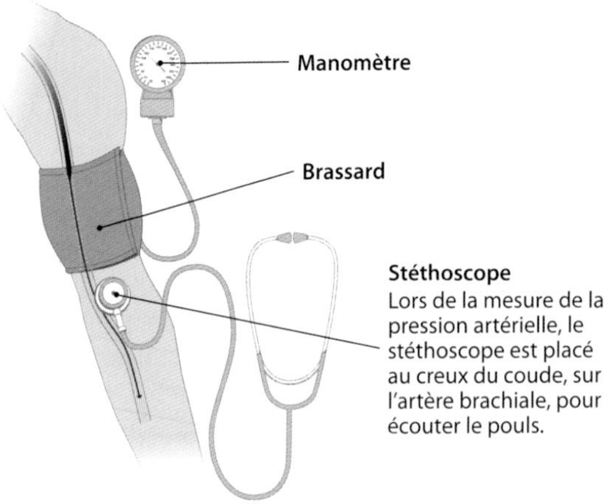
Manomètre
Brassard
Stéthoscope
Lors de la mesure de la pression artérielle, le stéthoscope est placé au creux du coude, sur l'artère brachiale, pour écouter le pouls.

Pression artérielle systolique

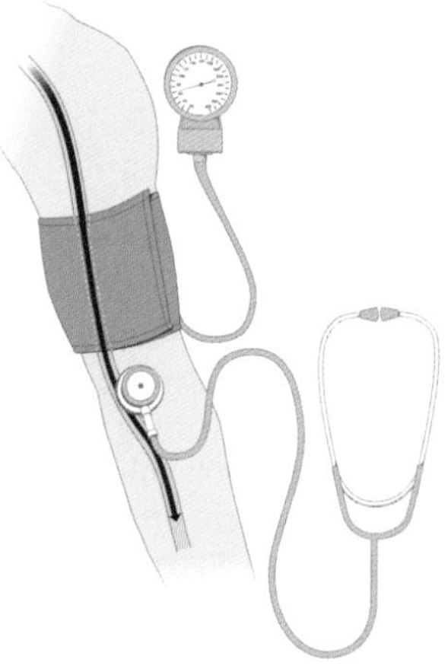

Pression artérielle diastolique

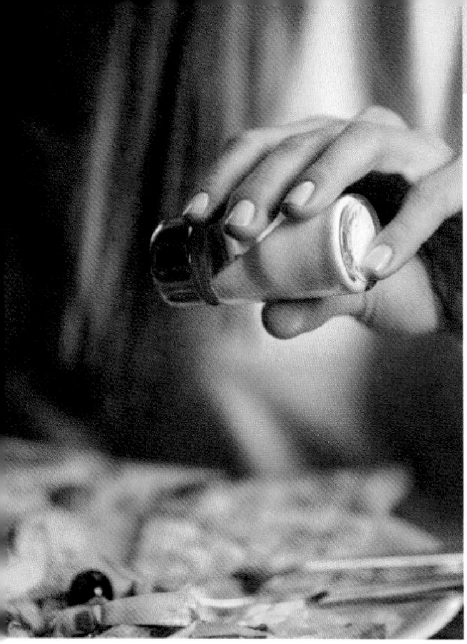

# L'HYPERTENSION ARTÉRIELLE

L'hypertension artérielle survient lorsque la pression artérielle se maintient à un niveau supérieur à la normale. On la surnomme souvent le mal ou le tueur silencieux car elle est asymptomatique dans la plupart des cas et peut entraîner des maladies graves comme l'accident vasculaire cérébral (AVC) ou l'infarctus du myocarde. L'hypertension artérielle affecte environ 15 % de la population dans les pays industrialisés.



## LES **FACTEURS** DE **RISQUE** DE L'**HYPERTENSION**

Bien que la cause précise de l'hypertension artérielle soit généralement inconnue, celle-ci est favorisée ou aggravée par plusieurs facteurs liés au mode de vie occidental : tabagisme, sédentarité, stress, consommation excessive de sel, de graisses et d'alcool, etc. Les hommes et les personnes de plus de 45 ans ou qui ont des antécédents familiaux sont aussi plus susceptibles de développer la maladie.

### L'ALIMENTATION

La consommation excessive de sel est le principal facteur de risque de l'hypertension artérielle. Le sel absorbé provoque en effet une rétention d'eau et une augmentation du débit sanguin aggravée par la vasoconstriction des artères.

*La vasomotricité ... page 249*

### L'OBÉSITÉ

L'obésité, surtout lorsqu'elle s'installe dès l'enfance, augmente les risques d'hypertension artérielle. La concentration de masses adipeuses abdominales est associée à des complications cardiovasculaires.

*L'obésité ... page 355*

### L'ALCOOL

La consommation régulière d'alcool en quantité importante (plus de deux verres de vin par jour, par exemple) augmente de façon significative la pression artérielle.

### LE TABAC

La consommation de tabac provoque une vasoconstriction des vaisseaux sanguins et une élévation immédiate et temporaire de la pression artérielle.

*La vasomotricité ... page 249*

### LES MÉDICAMENTS

La consommation régulière de certains médicaments peut faire apparaître l'hypertension artérielle chez des personnes prédisposées à la maladie. C'est notamment le cas des contraceptifs oraux contenant des œstrogènes et des anti-inflammatoires non stéroïdiens.

## LA CLASSIFICATION DE LA PRESSION

L'hypertension artérielle peut être détectée à l'aide d'un tensiomètre. La pression artérielle, mesurée en centimètres ou en millimètres de mercure, est exprimée par deux nombres : la pression artérielle systolique et la pression artérielle diastolique. Une pression artérielle normale au repos est en dessous de 130/85 (en millimètres) ou 13/8,5 (en centimètres). Il est possible de souffrir d'hypertension systolique et d'avoir une pression diastolique normale, et inversement. Il est également possible de souffrir d'hypotension, une pression artérielle basse. Celle-ci n'est pas traitée si elle ne s'accompagne d'aucun symptôme. Toutefois, l'hypotension doit être traitée en cas d'étourdissement, de faiblesses et de pertes de connaissance.

### LA CLASSIFICATION DE LA PRESSION

| Catégorie | Pression systolique | Pression diastolique |
|---|---|---|
| **Hypotension** | inférieure à 90 mm de mercure | inférieure à 60 mm de mercure |
| **Normale** | de 90 à 129 mm de mercure | de 60 à 84 mm de mercure |
| **À la limite de la normale** | de 130 à 139 mm de mercure | de 85 à 89 mm de mercure |
| **Hypertension - stade 1** (nécessite un suivi médical et des modifications des habitudes de vie) | de 140 à 159 mm de mercure | de 90 à 99 mm de mercure |
| **Hypertension - stade 2** (nécessite un suivi médical, des modifications des habitudes de vie et une médication | 160 mm de mercure et plus | 100 mm de mercure et plus |

## LES CONSÉQUENCES DE L'HYPERTENSION

L'hypertension artérielle entraîne un vieillissement précoce des vaisseaux et du cœur. Il en résulte des complications circulatoires au niveau de plusieurs organes (encéphale, cœur, rein, œil), qui peuvent être potentiellement graves, voire mortelles, si l'hypertension n'est pas traitée.

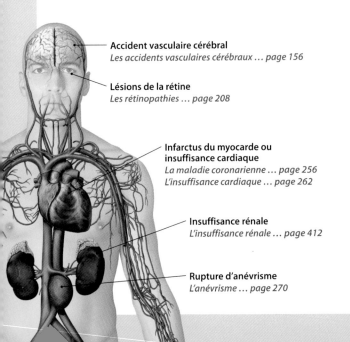

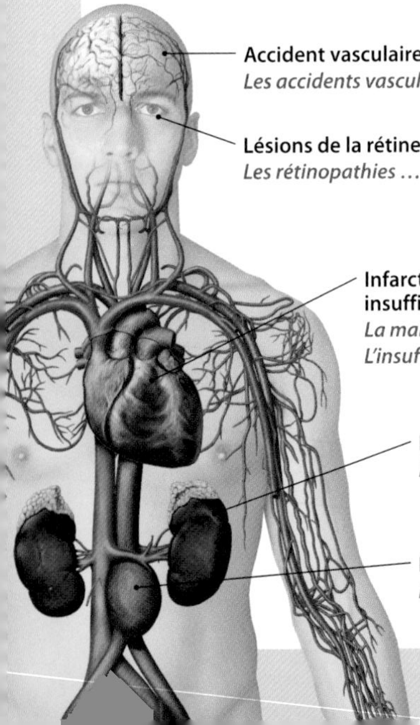
Accident vasculaire cérébral
*Les accidents vasculaires cérébraux ... page 156*
Lésions de la rétine
*Les rétinopathies ... page 208*
Infarctus du myocarde ou insuffisance cardiaque
*La maladie coronarienne ... page 256*
*L'insuffisance cardiaque ... page 262*
Insuffisance rénale
*L'insuffisance rénale ... page 412*
Rupture d'anévrisme
*L'anévrisme ... page 270*

### L'HYPERTENSION ARTÉRIELLE

**SYMPTÔMES :**
Le plus souvent asymptomatique. Maux de tête, pertes de l'équilibre et de la mémoire, troubles oculaires.

**TRAITEMENTS :**
Médicaments antihypertenseurs. Traitement de la cause lorsqu'elle est définie.

**PRÉVENTION :**
Limiter la consommation de sel, de graisses, d'alcool et de tabac. Éviter l'excès de poids et le stress. Pratiquer régulièrement et modérément des sports d'endurance.

## LA PRÉVENTION DE L'HYPERTENSION ARTÉRIELLE

Il est possible de contrôler et de prévenir l'hypertension en réduisant certains facteurs de risques et en suivant quelques recommandations, particulièrement si vous êtes une personne d'âge avancé ou si vous avez des antécédents familiaux.

- ARRÊTEZ DE FUMER

  La consommation de tabac provoque une accélération du rythme cardiaque, une réduction du calibre des vaisseaux sanguins (vasoconstriction) et une élévation temporaire de la pression artérielle.

  *La vasomotricité ... page 249*

- RÉDUISEZ VOTRE CONSOMMATION D'ALCOOL

  Ne consommez pas plus de deux verres d'alcool par jour.

  *La consommation d'alcool, quelques repères ... page 26*

- DIMINUEZ VOTRE CONSOMMATION DE SEL ET ADOPTEZ UNE ALIMENTATION SAINE

  Préférez les aliments frais ou congelés aux aliments transformés (en conserve, précuits, etc.) qui contiennent souvent trop de sel. À table et lors de la cuisson des aliments, remplacez le sel par des épices, des fines herbes, du jus de citron ou de l'ail. Les aliments riches en potassium peuvent vous prémunir contre l'hypertension. Les fruits, les légumes et les légumineuses (notamment les bananes, les oranges, les melons, les tomates, les kiwis, les pommes de terre, les haricots et les fèves) ainsi que le yaourt (yogourt), le lait, les noix, les céréales à grains entiers et le poisson sont de bonnes sources de potassium.

- MAINTENEZ UN POIDS SANTÉ

  Faites modérément et régulièrement des exercices d'endurance et adoptez une alimentation faible en matières grasses.

- ÉVITEZ LA CONSOMMATION DE CERTAINS MÉDICAMENTS

  Évitez de consommer des médicaments tels que les contraceptifs oraux ou les **anti-inflammatoires** non stéroïdiens si vous êtes prédisposé à l'hypertension artérielle.

- FAITES MESURER RÉGULIÈREMENT VOTRE PRESSION ARTÉRIELLE

  La mesure de votre pression artérielle doit être faite au moins une fois par année par un médecin, plus souvent si vous souffrez déjà d'hypertension. La pression artérielle est considérée comme élevée lorsqu'elle est constamment supérieure à 140/90 mm (14/9 cm) de mercure.

- LUTTEZ CONTRE LE STRESS

  Le stress peut augmenter et aggraver l'hypertension artérielle. Réduisez les sources de stress, évitez le surmenage, reposez-vous et dormez suffisamment. Essayez des techniques de relaxation comme le yoga, la méditation ou le tai-chi.

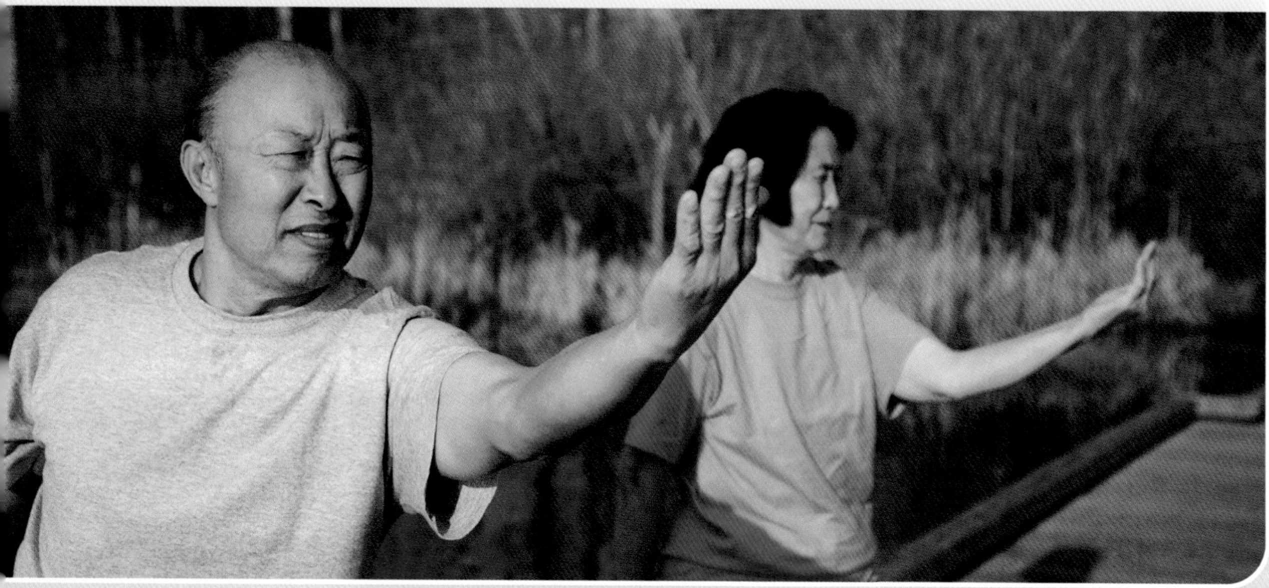

# LA MALADIE CORONARIENNE

La maladie coronarienne constitue la première cause de mortalité dans les pays occidentaux. Elle survient lorsque les artères coronaires, c'est-à-dire les vaisseaux qui nourrissent le cœur, ne peuvent plus assurer convenablement l'irrigation sanguine du muscle cardiaque en raison de leur rétrécissement ou de leur obstruction. La maladie coronarienne se manifeste par des crises douloureuses et, dans sa forme la plus grave, par un infarctus du myocarde, ou crise cardiaque. Cette affection touche majoritairement les hommes de plus de 45 ans et les femmes ménopausées, ainsi que les personnes ayant des antécédents familiaux. Elle est favorisée par un taux excessif de cholestérol dans le sang, l'hypertension artérielle, certaines maladies (comme le diabète) et des facteurs associés au mode de vie : sédentarité, tabagisme, alcoolisme, alimentation riche en graisses animales, stress.

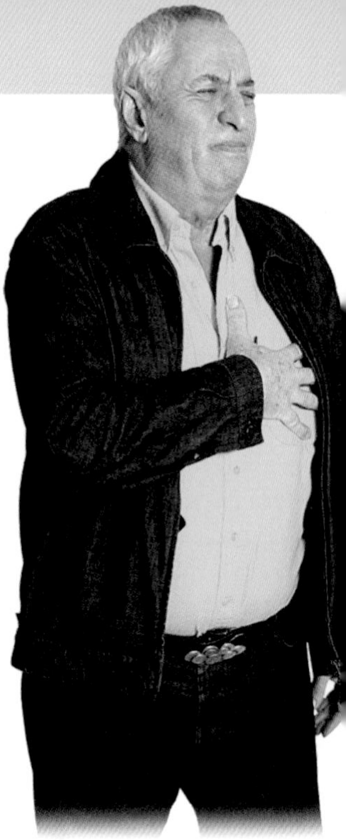

## L'ATHÉROSCLÉROSE

L'athérosclérose est la principale cause de la maladie coronarienne et des maladies cardiovasculaires en général. C'est une affection caractérisée par la croissance d'une plaque (athérome) dans la paroi interne des artères, principalement celles de gros calibre. Elle est souvent associée à un épaississement et à un durcissement de la paroi artérielle. Favorisée par un excès de cholestérol dans le sang, l'athérosclérose est surtout répandue en Europe et en Amérique du Nord.

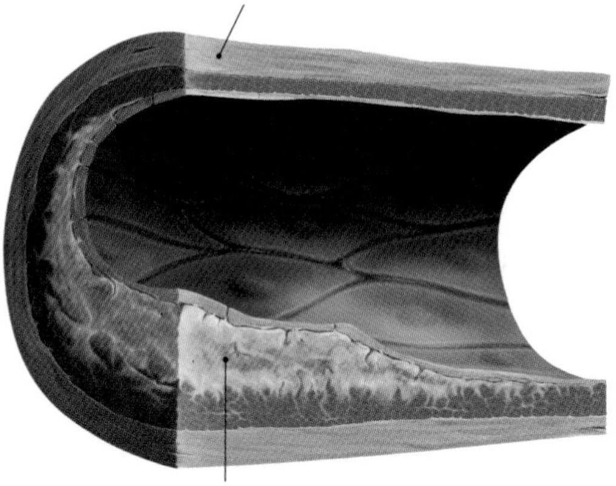
Artère
Athérome

**Athérome**

L'athérome est un dépôt graisseux, riche en cholestérol, qui forme une plaque dans la paroi d'une artère. Il apparaît pendant l'adolescence et augmente progressivement de volume. L'athérome peut causer un rétrécissement de l'artère, à l'origine de crises douloureuses, l'angine de poitrine.

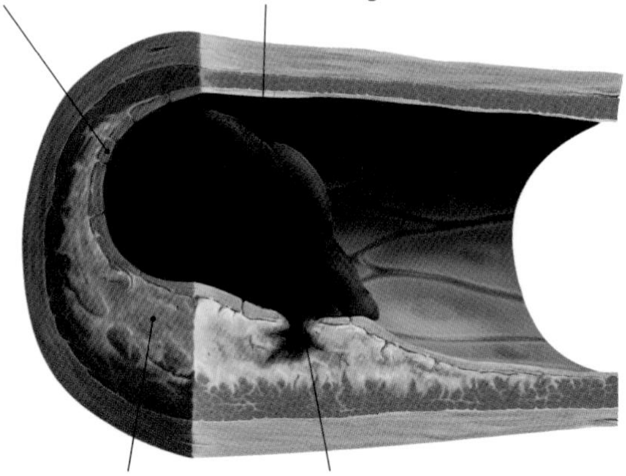
Enveloppe fibreuse
Caillot sanguin
Athérome
Rupture de l'athérome

**Rupture de la plaque d'athérome**

Au stade avancé, la plaque d'athérome est recouverte d'une enveloppe fibreuse qui la sépare du sang. Si cette enveloppe se rompt, un caillot sanguin se forme très rapidement au niveau de l'ouverture. En moins de cinq minutes, ce caillot peut obstruer le vaisseau et empêcher le passage du sang. La rupture de la plaque d'athérome peut avoir des conséquences graves, comme l'infarctus du myocarde ou l'infarctus cérébral, selon la localisation du caillot.

*Les accidents vasculaires cérébraux ... page 156*

## L'ANGINE DE POITRINE

L'angine de poitrine, ou angor, est une douleur thoracique qui se manifeste par une sensation d'écrasement et de brûlure derrière le sternum, au milieu du thorax. Cette douleur peut irradier dans le cou et dans le bras gauche. Elle est provoquée par un manque d'oxygène dans le muscle cardiaque dû habituellement au rétrécissement d'une artère coronaire par un athérome. L'angine de poitrine survient par crises qui durent quelques minutes. La douleur est rapidement calmée par la prise immédiate de médicaments (trinitrine). L'angine stable se caractérise par des crises récurrentes survenant le plus souvent lors d'un effort physique, d'une exposition au froid, d'un choc émotionnel ou pendant la digestion. L'angine instable, due à l'obstruction partielle et brutale d'une artère coronaire, peut survenir à tout moment. Elle constitue un trouble grave qui peut évoluer en infarctus du myocarde en quelques heures.

## L'INFARCTUS DU MYOCARDE

L'infarctus du myocarde, ou crise cardiaque, est la mort (**nécrose**) d'une partie du muscle cardiaque, provoquée par l'interruption de son irrigation sanguine. Il est dû le plus souvent à la formation d'un caillot sanguin dans une artère coronaire à la suite de la rupture d'une plaque d'athérome. Les perturbations du rythme cardiaque engendrées par l'infarctus du myocarde peuvent mener à une insuffisance cardiaque, voire à un arrêt cardiaque, donc au décès, dans les heures ou les jours qui suivent l'infarctus. L'infarctus du myocarde nécessite une hospitalisation d'urgence. Il survient une fois sur deux chez des personnes qui souffrent d'angine de poitrine. Les symptômes sont semblables, mais plus intenses et durables. La douleur apparaît brutalement, généralement au repos ou la nuit. Elle peut être accompagnée, dans les jours qui précèdent, de divers symptômes : faiblesse généralisée, gêne respiratoire, nausées, vertiges, troubles digestifs, transpiration abondante.

*L'insuffisance cardiaque … page 262*

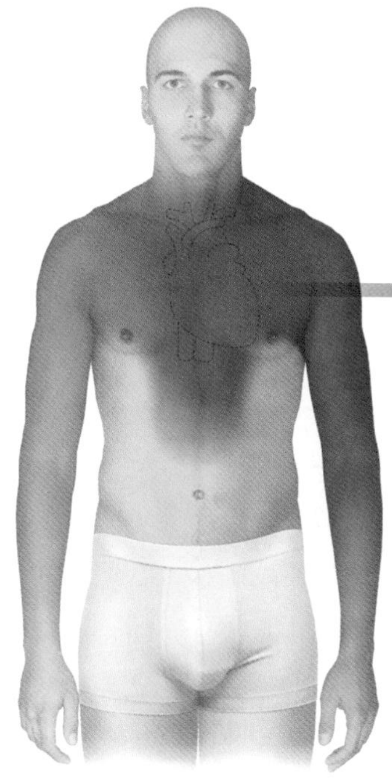

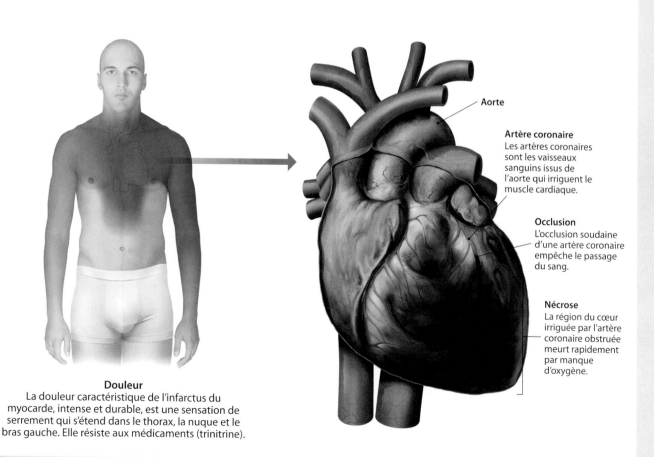

**Douleur**
La douleur caractéristique de l'infarctus du myocarde, intense et durable, est une sensation de serrement qui s'étend dans le thorax, la nuque et le bras gauche. Elle résiste aux médicaments (trinitrine).

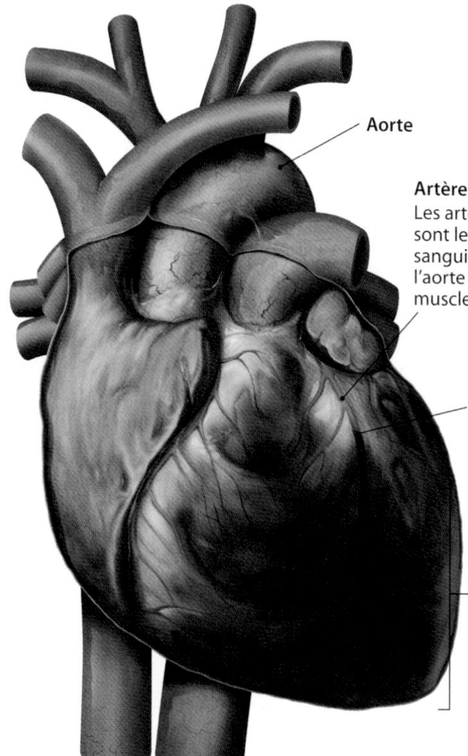
Aorte
Artère coronaire
Les artères coronaires sont les vaisseaux sanguins issus de l'aorte qui irriguent le muscle cardiaque.
Occlusion
L'occlusion soudaine d'une artère coronaire empêche le passage du sang.
Nécrose
La région du cœur irriguée par l'artère coronaire obstruée meurt rapidement par manque d'oxygène.

## LE **BON** ET LE **MAUVAIS CHOLESTÉROL**

Le cholestérol est une substance grasse produite naturellement par le foie et indispensable au bon fonctionnement de notre organisme. Il entre dans la constitution de nos cellules, permet l'élaboration de certaines hormones et contribue au bon fonctionnement de notre système nerveux. Pour circuler dans le sang, le cholestérol s'associe à des protéines, les lipoprotéines, dont il existe divers types. On donne le surnom de « bon cholestérol » aux lipoprotéines de haute densité (HDL) et de « mauvais cholestérol » aux lipoprotéines de basse densité (LDL). Les HDL se chargent de l'excès de cholestérol dans notre sang et le transportent jusqu'au foie où il est éliminé. Les LDL transportent le cholestérol du foie vers nos cellules. Un taux excessif de LDL dans le sang, appelé hypercholestérolémie, favorise l'athérosclérose, c'est-à-dire la formation de plaques graisseuses dans la paroi des artères.

## L'HYPERCHOLESTÉROLÉMIE

L'hypercholestérolémie constitue un facteur de risque pour plusieurs maladies cardiovasculaires : angine de poitrine, infarctus du myocarde, accident vasculaire cérébral, phlébite, rupture d'anévrisme. Asymptomatique, elle ne peut être diagnostiquée que par une analyse sanguine. L'hypercholestérolémie peut être héréditaire ou résulter d'une maladie, comme le diabète ou l'insuffisance rénale. Toutefois, elle survient le plus souvent chez les personnes ayant une alimentation riche en acides gras saturés et trans : viande grasse, abats, charcuterie, beurre, margarine à base d'huile partiellement hydrogénée ou hydrogénée, jaune d'œuf, produit laitier gras, huile de palme ou de noix de coco, pâtisserie, friture et autres aliments contenant de l'huile hydrogénée. Ces aliments favorisent le « mauvais cholestérol », qui tend à bloquer les artères. En revanche, le gras contenu dans les noix, les amandes, les avocats, les huiles végétales (telles que l'huile d'olive et l'huile de canola) et les poissons gras (comme le saumon, les sardines et le hareng) augmente indirectement le taux de « bon cholestérol » dans le sang et contribue à nettoyer les artères.

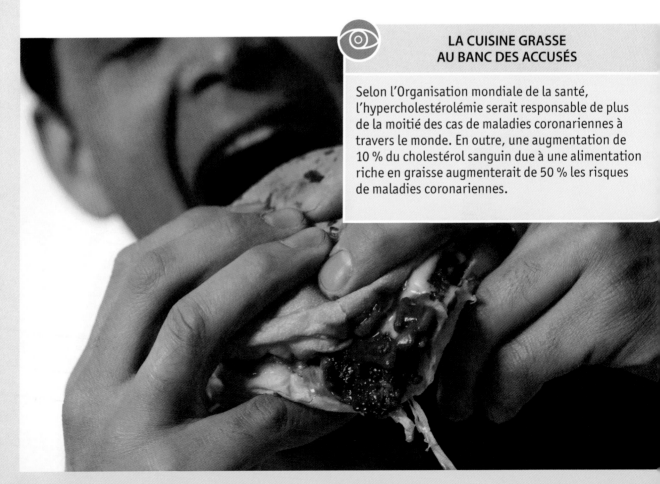

### LA CUISINE GRASSE AU BANC DES ACCUSÉS

Selon l'Organisation mondiale de la santé, l'hypercholestérolémie serait responsable de plus de la moitié des cas de maladies coronariennes à travers le monde. En outre, une augmentation de 10 % du cholestérol sanguin due à une alimentation riche en graisse augmenterait de 50 % les risques de maladies coronariennes.

## LA PRÉVENTION DES MALADIES DU CŒUR

Certains facteurs de risques de la maladie coronarienne, comme l'âge, le sexe ou l'hérédité, sont non modifiables. Toutefois, vous pouvez réduire considérablement vos risques de contracter une maladie du cœur en adoptant un mode de vie sain. Voici quelques règles de base pour garder un cœur en santé.

### SURVEILLEZ VOTRE ALIMENTATION ET CONTRÔLEZ VOTRE POIDS

La suralimentation est un facteur de risque important de la maladie coronarienne. Un régime riche en acides gras saturés et trans favorise le développement de l'hypercholestérolémie. Le sel, consommé de façon excessive, contribue à l'hypertension artérielle, un facteur de risque majeur des maladies cardiovasculaires. La consommation excessive de sucre et d'alcool ainsi qu'un apport insuffisant en légumes et en fruits contribuent également à augmenter les risques. Mangez moins de viande et plus d'aliments riches en fibres : légumes, légumineuses, fruits et produits céréaliers à grains entiers. Préférez les viandes maigres, la volaille, le poisson, les produits laitiers faibles en matières grasses et les méthodes de cuisson sans gras. Choisissez les aliments qui ont subi le moins de transformations.

*La nutrition ... page 11*

### FAITES MESURER VOTRE PRESSION ARTÉRIELLE

En augmentant la pression sur les parois des artères, l'hypertension artérielle favorise la maladie coronarienne. L'évaluation de votre pression artérielle par un médecin vous permettra de prendre les mesures nécessaires en cas d'hypertension.

*L'hypertension artérielle ... page 253*

### FAITES ANALYSER VOTRE SANG

Une analyse sanguine permet de détecter et éventuellement de contrôler une hypercholestérolémie ou un taux de glucose élevé dans le sang (diabète), deux facteurs de risques importants des maladies cardiovasculaires.

*Le diabète ... page 228*

### ÉVITEZ DE FUMER

Le tabac, même consommé modérément, est à l'origine de complications cardiovasculaires, en particulier lorsqu'il est associé à la prise de contraceptifs oraux chez la femme.

*Le tabagisme ... page 338*

### FAITES DE L'EXERCICE

Pratiquez régulièrement et modérément des activités physiques, au moins 30 minutes par jour. Choisissez des activités qui vous font respirer plus rapidement et font battre votre cœur plus vite (sans exagération) : marche rapide, danse, bicyclette, natation, etc. Votre cœur deviendra ainsi un muscle plus puissant et plus efficace. La sédentarité, liée en particulier au mode de vie occidental, favorise l'obésité, l'hypercholestérolémie, le diabète et l'hypertension artérielle, qui sont autant de facteurs de risques de la maladie coronarienne.

*L'exercice ... page 22*

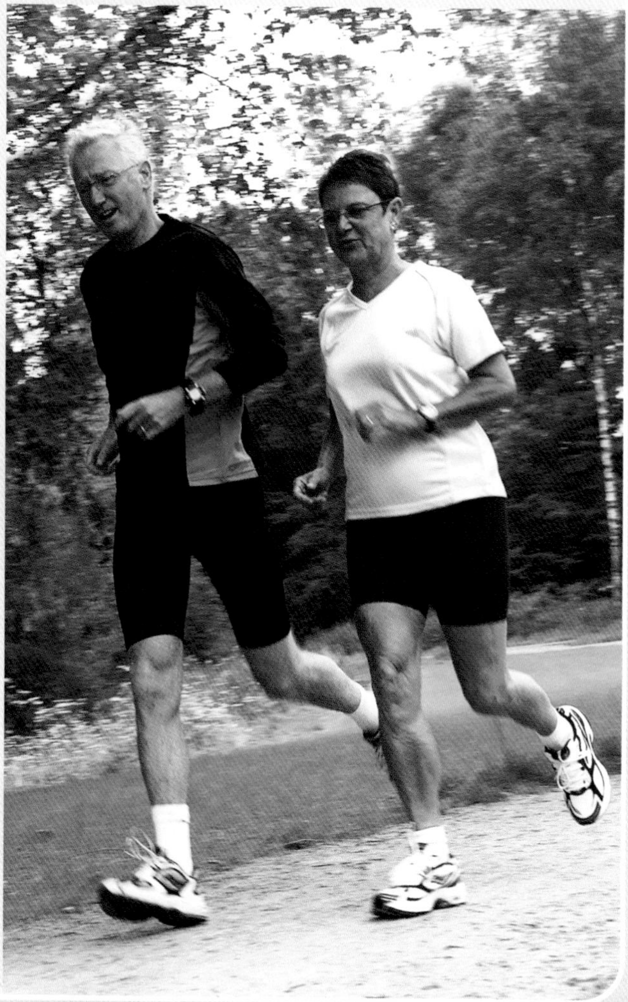

## LES **TRAITEMENTS** DE LA **MALADIE CORONARIENNE**

La maladie coronarienne peut être soignée à l'aide de médicaments comme les **bêtabloquants** ou la trinitrine. Elle nécessite parfois une intervention urgente (angioplastie, pontage coronarien) pour rétablir rapidement la circulation sanguine, à la suite d'un infarctus du myocarde par exemple. La coronarographie (examen radiologique des artères coronaires) permet de déceler et de localiser l'obstruction ou le rétrécissement artériel.

### L'ANGIOPLASTIE

L'angioplastie est une intervention qui vise à rétablir le calibre d'un vaisseau sanguin, en général une artère. L'angioplastie chirurgicale est réalisée en remplaçant la partie lésée par un segment de veine saine. L'angioplastie transcutanée est réalisée à l'aide d'un cathéter muni d'un ballonnet. Elle ne s'applique qu'aux rétrécissements localisés des artères coronaires atteintes d'athérosclérose. L'artère n'est donc pas totalement bouchée.

**1. Introduction du cathéter**
Lors d'une angioplastie transcutanée, un cathéter est introduit à travers la peau dans un vaisseau sanguin périphérique et amené jusqu'à l'emplacement du rétrécissement artériel.

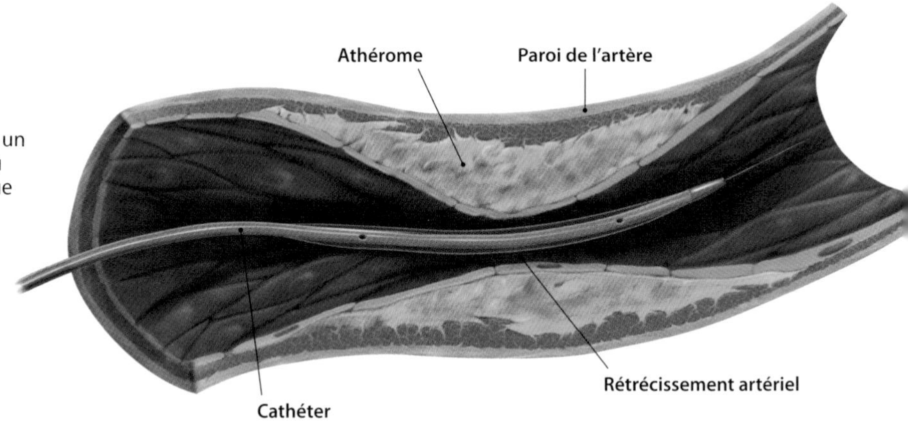
Athérome
Paroi de l'artère
Rétrécissement artériel
Cathéter

**2. Gonflement du ballonnet**
Une fois le cathéter en place, le ballonnet qu'il contient est gonflé. Celui-ci repousse l'athérome sur la paroi de l'artère, qui se dilate.

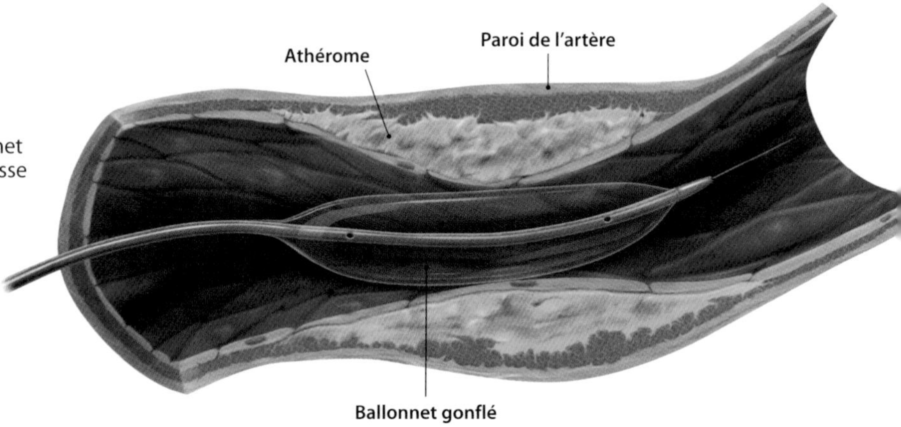
Athérome
Paroi de l'artère
Ballonnet gonflé

**3. Mise en place d'un stent**
Une fois l'artère dilatée, le cathéter et le ballonnet sont retirés. L'angioplastie est souvent accompagnée de la mise en place d'un stent (**prothèse** métallique extensible), qui évite un nouveau rétrécissement de l'artère.

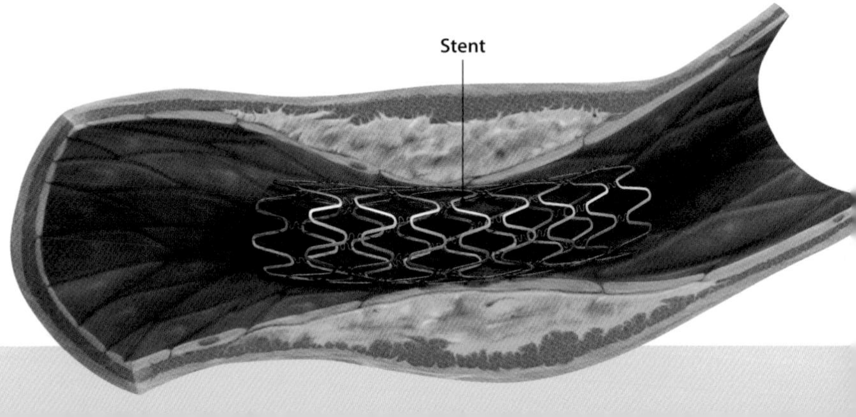
Stent

## LE PONTAGE CORONARIEN

Le pontage coronarien est une opération chirurgicale qui vise à contourner le rétrécissement ou l'obstruction d'une artère coronaire et à rétablir l'irrigation sanguine du myocarde. Il consiste à créer un pont entre la partie saine de l'artère coronaire bloquée et l'aorte à l'aide d'une artère mammaire, ou avec un segment de la grande veine saphène prélevé dans la jambe. L'opération, qui dure plusieurs heures, nécessite le plus souvent une opération à cœur ouvert, c'est-à-dire l'ouverture de la cage thoracique, l'arrêt du cœur et le détournement de la circulation sanguine vers une pompe artificielle externe.

## LA TRINITRINE ET LES BÊTABLOQUANTS

La trinitrine est un médicament utilisé pour traiter l'angine de poitrine. Elle provoque la dilatation des artères coronaires. Les bêtabloquants sont des médicaments qui permettent de réduire la puissance et la fréquence des battements cardiaques. Ils sont surtout prescrits dans les cas d'arythmie cardiaque, de maladie coronarienne, d'hypertension artérielle, de migraine, de névralgie faciale et de glaucome.

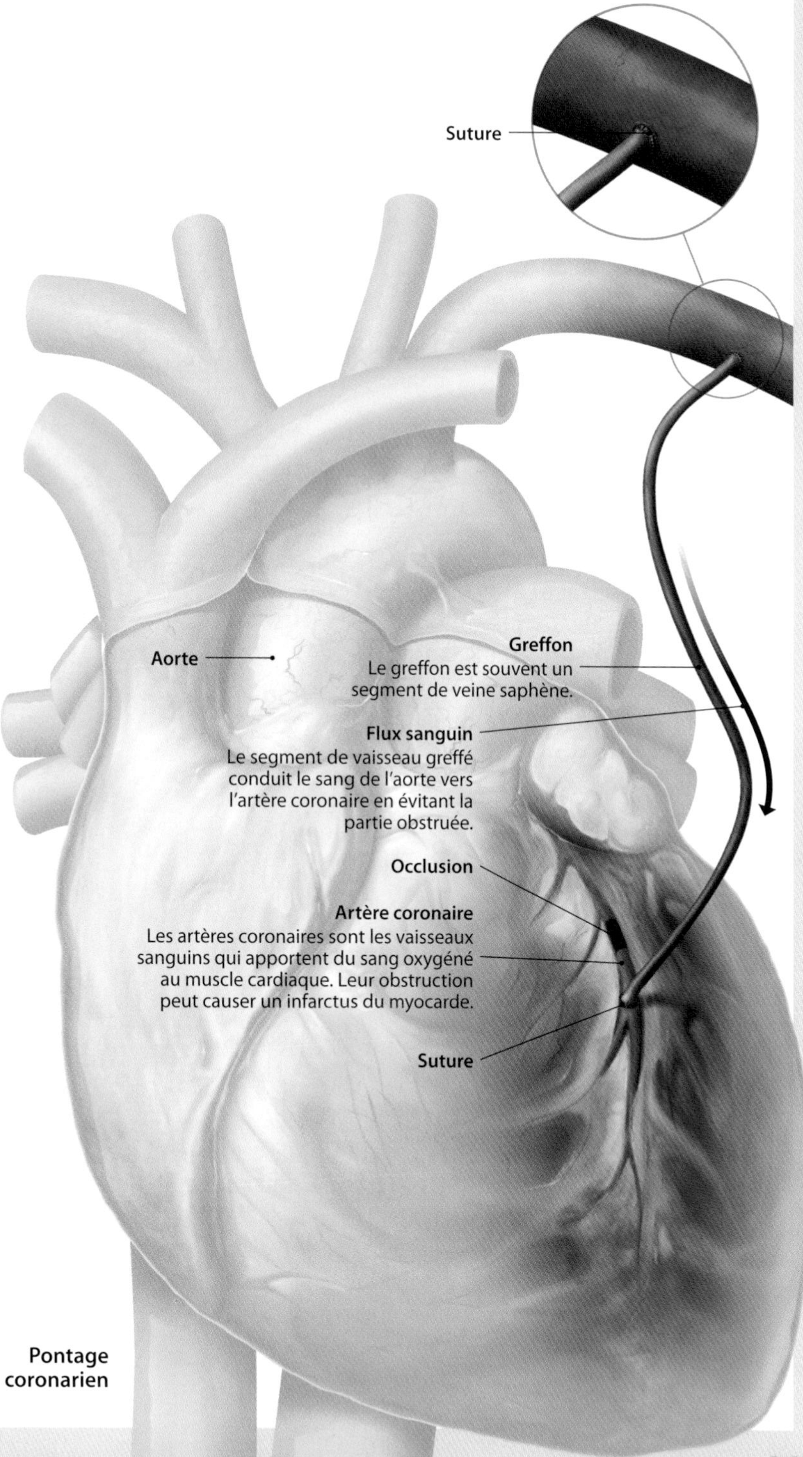

Suture
Aorte
Greffon
Le greffon est souvent un segment de veine saphène.
Flux sanguin
Le segment de vaisseau greffé conduit le sang de l'aorte vers l'artère coronaire en évitant la partie obstruée.
Occlusion
Artère coronaire
Les artères coronaires sont les vaisseaux sanguins qui apportent du sang oxygéné au muscle cardiaque. Leur obstruction peut causer un infarctus du myocarde.
Suture


Pontage coronarien

### LA MALADIE CORONARIENNE

**YMPTÔMES :**

thérosclérose : asymptomatique.
ngine de poitrine : douleur horacique irradiante.
nfarctus du myocarde : douleur horacique très intense t persistante.

**RAITEMENTS :**

**nticoagulants** en urgence, **êtabloquants**, trinitrine, ngioplastie, pontage coronarien.

**RÉVENTION :**

imiter la consommation l'acides gras saturés et trans, de el, de sucre, d'alcool et de tabac.
ratiquer régulièrement des activités hysiques adaptées à l'état de santé.
épistage de l'hypercholestérolémie analyse sanguine) et de hypertension artérielle.

# L'INSUFFISANCE CARDIAQUE

L'insuffisance cardiaque est l'incapacité du cœur à propulser le sang assez efficacement pour répondre aux besoins de l'organisme. Elle est le plus souvent la conséquence d'une maladie cardiovasculaire, comme la maladie coronarienne ou l'hypertension artérielle. L'insuffisance cardiaque est une défaillance grave qui peut affecter un seul côté du cœur ou les deux et mener à un arrêt cardiaque, donc au décès. Elle se manifeste par de la fatigue, une gêne respiratoire importante, de l'arythmie cardiaque et des **œdèmes**. Son évolution peut être freinée par un traitement médical précoce. Lorsque la maladie est très avancée, une transplantation cardiaque permet parfois de prolonger l'espérance de vie.

## L'INSUFFISANCE CARDIAQUE GAUCHE

L'insuffisance cardiaque gauche est liée à l'incapacité du ventricule gauche de se contracter ou de se relâcher adéquatement. Le sang en provenance des poumons n'est plus éjecté normalement dans l'aorte. Le débit sanguin diminue et le sang tend à stagner dans le côté gauche du cœur et dans les poumons, augmentant les risques d'un œdème pulmonaire. Avec le temps, l'insuffisance cardiaque gauche peut également entraîner une hypertension artérielle dans l'artère pulmonaire, ce qui peut causer une insuffisance cardiaque droite. L'insuffisance cardiaque gauche survient le plus souvent dans l'évolution de la maladie coronarienne, soit brutalement à la suite d'un infarctus, soit progressivement par une modification de la structure du muscle cardiaque.

*L'œdème pulmonaire ... page 335*

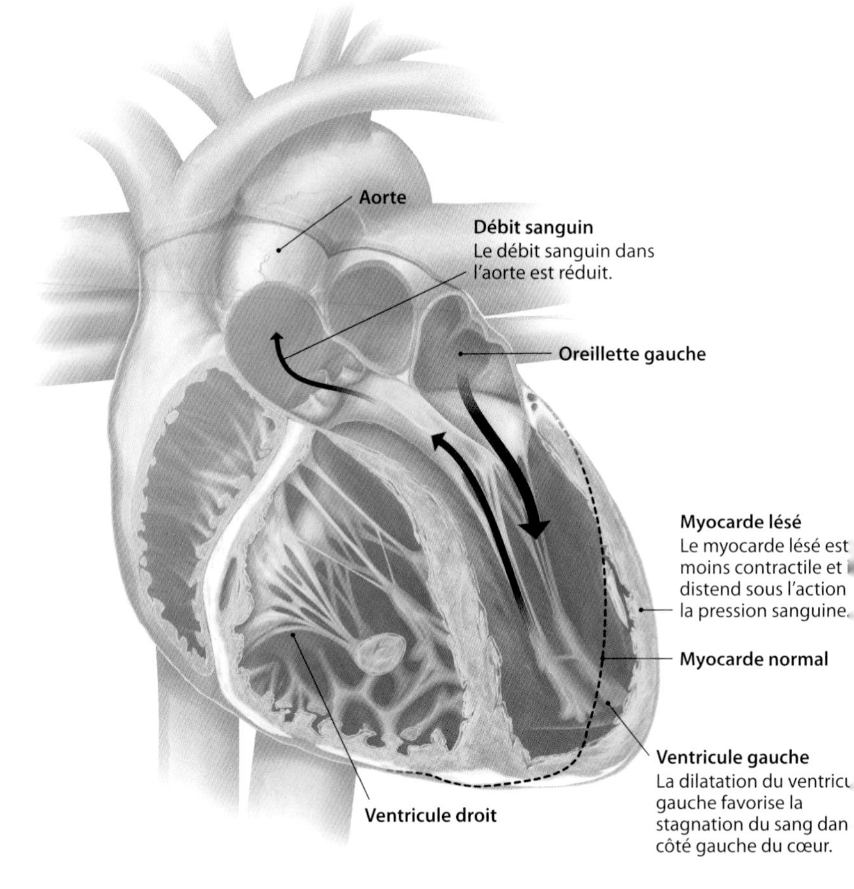
Aorte
Débit sanguin
Le débit sanguin dans l'aorte est réduit.
Oreillette gauche
Myocarde lésé
Le myocarde lésé est moins contractile et distend sous l'action la pression sanguine.
Myocarde normal
Ventricule gauche
La dilatation du ventricu gauche favorise la stagnation du sang dan côté gauche du cœur.
Ventricule droit

**Insuffisance cardiaque gauche**

## L'INSUFFISANCE CARDIAQUE DROITE

L'insuffisance cardiaque droite est l'incapacité du ventricule droit à assurer un débit sanguin suffisant vers les poumons. Elle peut être due à une défaillance du ventricule droit, à une maladie pulmonaire **chronique**, ou encore à une hypertension artérielle dans l'artère pulmonaire, souvent consécutive à une insuffisance cardiaque gauche. L'insuffisance cardiaque droite provoque une augmentation de la pression sanguine dans les veines caves, ce qui entraîne la stagnation du sang dans le foie ainsi que le gonflement des veines jugulaires et des membres inférieurs.

*L'œdème ... page 53*

## LA TRANSPLANTATION CARDIAQUE

La transplantation cardiaque, ou greffe du cœur, est une opération chirurgicale à cœur ouvert qui consiste à remplacer un cœur malade par le cœur sain d'un donneur. Elle est utilisée en dernier recours chez les personnes souffrant d'insuffisance cardiaque terminale, lorsque le risque de décès par **œdème** pulmonaire ou par arrêt cardiaque est très important. La circulation sanguine est dérivée vers une pompe artificielle externe et le cœur malade est retiré, puis remplacé par le cœur du donneur. Celui-ci est suturé au niveau des oreillettes, de l'aorte et du tronc pulmonaire, puis la circulation sanguine est rétablie. Après l'opération, le patient est maintenu sous surveillance dans un service de soins intensifs pendant plusieurs jours. Les risques de rejet de greffon et du décès du receveur dans l'année qui suit sont de 20 %.

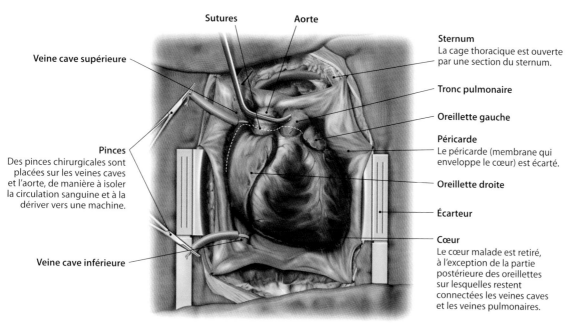

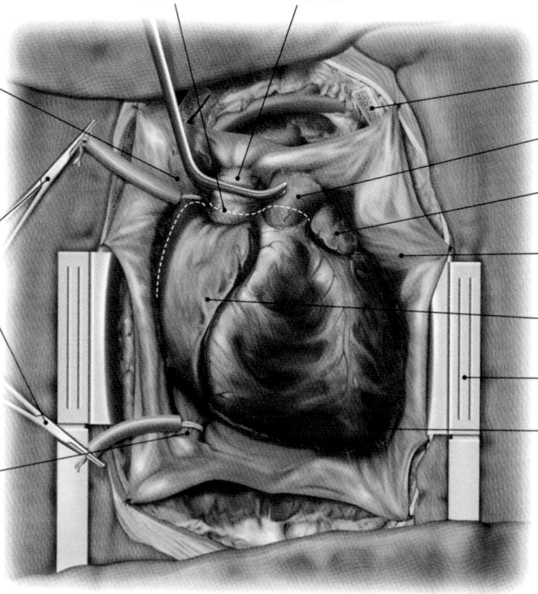
Sutures
Aorte
Veine cave supérieure
Sternum
La cage thoracique est ouverte par une section du sternum.
Tronc pulmonaire
Oreillette gauche
Péricarde
Le péricarde (membrane qui enveloppe le cœur) est écarté.
Pinces
Des pinces chirurgicales sont placées sur les veines caves et l'aorte, de manière à isoler la circulation sanguine et à la dériver vers une machine.
Oreillette droite
Écarteur
Cœur
Le cœur malade est retiré, à l'exception de la partie postérieure des oreillettes sur lesquelles restent connectées les veines caves et les veines pulmonaires.
Veine cave inférieure

**Transplantation cardiaque**

## L'OPÉRATION À CŒUR OUVERT

Une opération à cœur ouvert est une chirurgie intervenant directement sur le cœur. Elle nécessite l'ouverture de la cage thoracique au niveau du sternum, l'arrêt du cœur et le détournement de la circulation sanguine vers un appareil extérieur qui assure l'oxygénation du sang pendant l'opération. Les opérations à cœur ouvert permettent de traiter plusieurs maladies cardiaques : maladie coronarienne, valvulopathie, insuffisance cardiaque, malformations cardiaques.

## L'INSUFFISANCE CARDIAQUE

**SYMPTÔMES :**

Insuffisance cardiaque gauche : gêne respiratoire, fatigue.
Insuffisance cardiaque droite : gonflement des veines du cou, œdème des membres inférieurs, foie volumineux et douloureux à l'effort, troubles digestifs.
L'insuffisance cardiaque s'accompagne souvent d'arythmie.

*L'arythmie cardiaque ... page 264*

**TRAITEMENTS :**

**Bêtabloquants**, **vasodilatateurs**, **diurétiques**, **anticoagulants**, digitaline. Traitement de la maladie en cause. Rééducation cardiaque. Implantation d'un pacemaker ou d'un défibrillateur. Transplantation cardiaque en dernier recours.

**PRÉVENTION :**

Prévention de la maladie coronarienne et de l'hypertension artérielle.

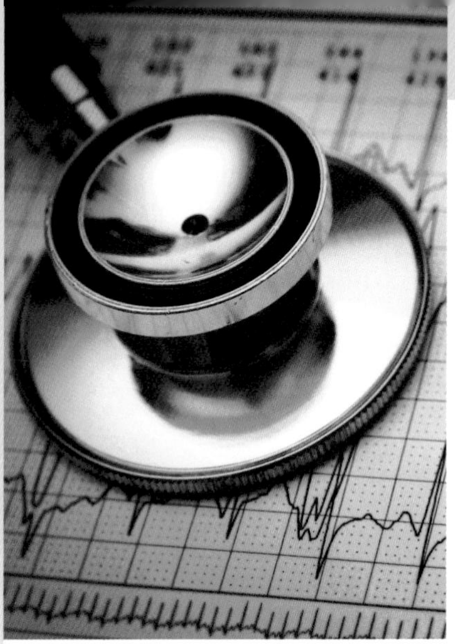

# L'ARYTHMIE CARDIAQUE

L'arythmie cardiaque est une modification du rythme cardiaque. Elle peut prendre la forme d'un ralentissement (bradycardie), d'une accélération (tachycardie), d'une irrégularité (extrasystole) ou d'une désorganisation (fibrillation). Les causes des troubles du rythme cardiaque sont multiples : maladie cardiaque, vieillissement, consommation de médicaments ou d'excitants. Leur gravité est très variable. Certains sont bénins, tandis que d'autres peuvent entraîner un arrêt cardiaque.

## LES PALPITATIONS

Les palpitations sont une sensation de battements cardiaques plus forts et plus rapides. Les palpitations ne sont pas toujours symptomatiques d'une maladie cardiaque. Ainsi, elles apparaissent souvent chez des personnes au cœur sain qui souffrent d'anxiété ou qui ont absorbé un stimulant, comme l'alcool ou la caféine.

## L'ÉLECTROCARDIOGRAPHIE

L'électrocardiographie, ou ÉCG, est un examen médical qui permet de mesurer l'activité électrique du cœur. L'influx électrique qui se propage dans celui-ci à chaque cycle cardiaque est capté par des électrodes et traduit sous la forme d'un tracé, l'électrocardiogramme. Lorsqu'elle est effectuée sur une personne au repos, l'électrocardiographie permet de détecter des troubles du rythme cardiaque (extrasystole, tachycardie, bradycardie). Ces troubles sont révélés par des irrégularités ou des anomalies du tracé. L'électrocardiographie peut aussi être réalisée sur une personne soumise à un exercice physique (épreuve d'effort). Dans ce cas, il permet d'évaluer la résistance du cœur à l'effort et de diagnostiquer une maladie coronarienne.

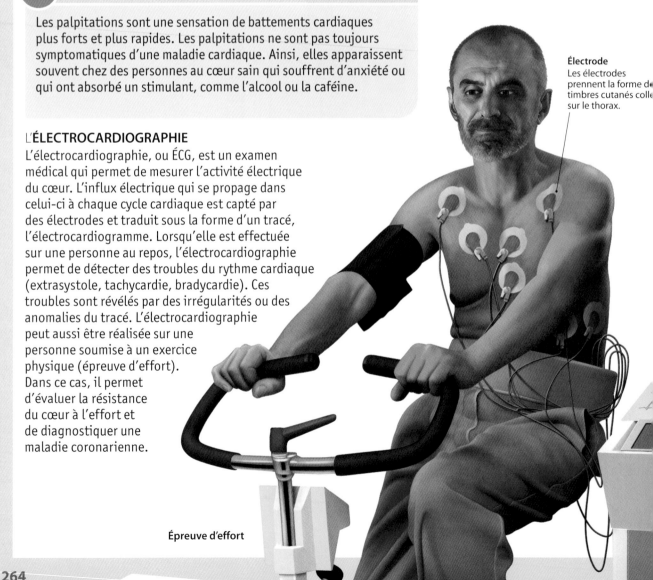

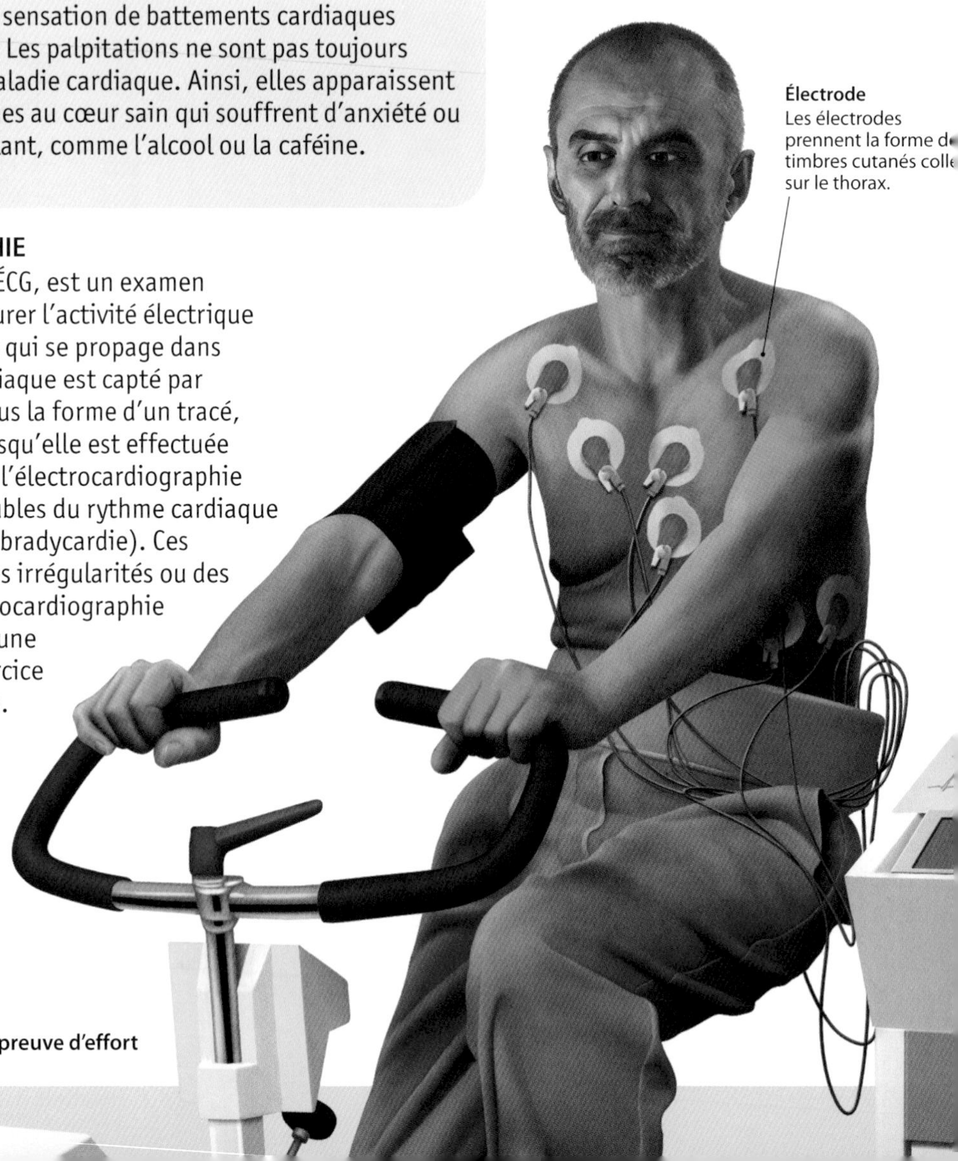
**Électrode**
Les électrodes
prennent la forme d
timbres cutanés coll
sur le thorax.

**Épreuve d'effort**

## LA BRADYCARDIE

La bradycardie est un ralentissement du rythme cardiaque en dessous de 60 pulsations par minute. Elle peut être due à une anomalie de l'activité électrique du cœur, à une maladie (hypothyroïdie, infarctus du myocarde) ou à la prise de certains médicaments. Une bradycardie normale est observée chez certaines personnes, notamment les athlètes et les personnes âgées.

## LA TACHYCARDIE

La tachycardie est l'accélération du rythme cardiaque au-delà de 100 pulsations par minute chez l'adulte. Parfois asymptomatique, elle se traduit fréquemment par des palpitations. La tachycardie peut être normale, notamment lorsqu'elle fait suite à un exercice physique, à une émotion ou à l'absorption d'un stimulant comme la caféine. Elle peut aussi résulter de troubles de l'activité électrique du cœur. La tachycardie ventriculaire est une forme grave de tachycardie qui peut être à l'origine d'une fibrillation ventriculaire.

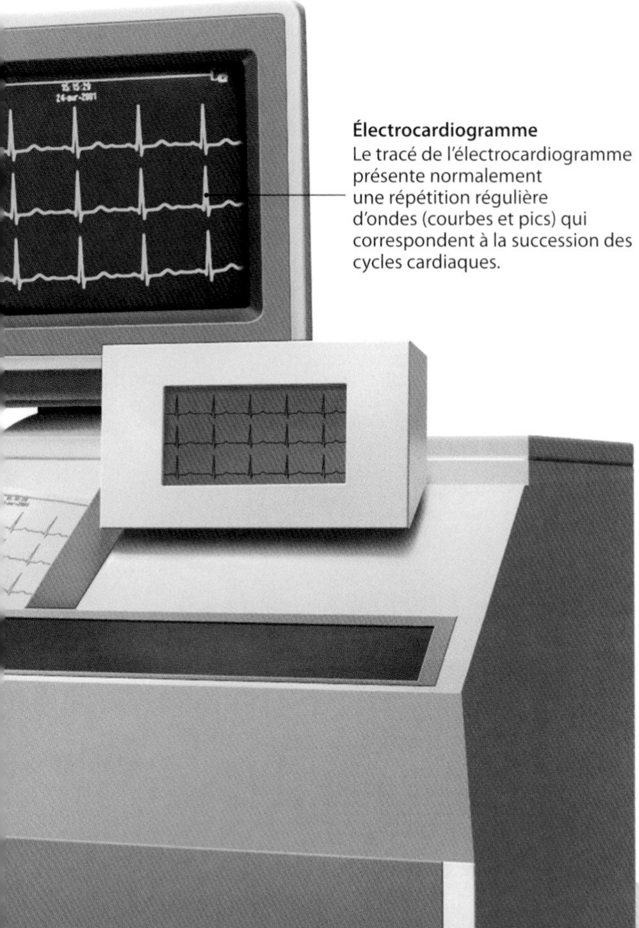

**Électrocardiogramme**
Le tracé de l'électrocardiogramme présente normalement une répétition régulière d'ondes (courbes et pics) qui correspondent à la succession des cycles cardiaques.

## L'EXTRASYSTOLE

L'extrasystole est la survenue prématurée d'une contraction cardiaque. Les extrasystoles se manifestent généralement par des palpitations. Lorsqu'elles sont peu fréquentes, les extrasystoles sont souvent sans gravité. Lorsque leur fréquence augmente, elles peuvent être la manifestation d'une maladie cardiaque sous-jacente. Certaines extrasystoles dégénèrent parfois en tachycardie.

## LA FIBRILLATION

La fibrillation est une succession de contractions rapides et désorganisées du muscle cardiaque. La fibrillation auriculaire est un trouble fréquent caractérisé par la contraction irrégulière des oreillettes. Elle s'accompagne parfois d'une contraction irrégulière et plus rapide des ventricules et se manifeste généralement par des palpitations, ainsi que par une sensation d'oppression et d'essoufflement. La fibrillation auriculaire peut être transitoire ou devenir permanente, en particulier chez les personnes âgées. La fibrillation ventriculaire est de son côté une arythmie cardiaque grave caractérisée par la contraction anarchique des ventricules, incapables de pomper efficacement le sang. Elle peut être causée par un infarctus du myocarde, une maladie cardiaque ou une décharge électrique. La fibrillation ventriculaire provoque un arrêt cardiaque et peut entraîner la mort en quelques minutes si elle n'est pas traitée d'urgence à l'aide d'un choc électrique (défibrillation).

*Le cœur ... page 250*

## L'ARRÊT CARDIAQUE

L'arrêt cardiaque, ou arrêt cardiorespiratoire, est l'arrêt soudain des contractions du cœur. Il provoque une perte de connaissance et un arrêt respiratoire. Un arrêt cardiaque se traduit par l'absence de pouls. Comme il peut provoquer la mort en quelques minutes, il nécessite une réanimation en urgence (massage cardiaque, assistance respiratoire, utilisation d'un défibrillateur externe).

*Premiers soins : L'arrêt cardiorespiratoire ... page 544*

## LE **PACEMAKER**

Le pacemaker, ou stimulateur cardiaque artificiel, est un implant électronique qui envoie des impulsions électriques provoquant la contraction rythmique du cœur. Le pacemaker est principalement utilisé dans le traitement de la bradycardie. Il est composé d'un boîtier, implanté sous la peau du thorax, et de une à trois sondes implantées dans les cavités droites du cœur. Les sondes surveillent et contrôlent le rythme cardiaque en transmettant au cœur les impulsions électriques régulières générées par le boîtier. L'implantation d'un pacemaker nécessite une intervention chirurgicale sous anesthésie locale.

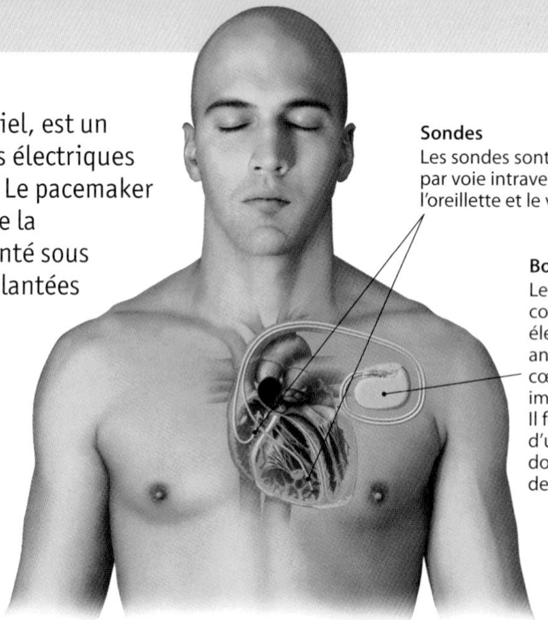
**Sondes**
Les sondes sont introduites par voie intraveineuse dans l'oreillette et le ventricule droits.
**Boîtier du pacemaker**
Le boîtier du pacemaker contient un système électronique qui analyse l'activité du cœur et lui transmet des impulsions électriques. Il fonctionne à l'aide d'une pile au lithium dont la durée de vie est de plusieurs années.

## LA **DÉFIBRILLATION**

La défibrillation est un traitement d'urgence des arythmies cardiaques graves. Elle consiste à administrer au cœur un choc électrique qui rétablit le cycle cardiaque normal. La défibrillation est réalisée à l'aide d'un défibrillateur implantable ou externe. Le défibrillateur implantable est un appareil électronique semblable à un pacemaker qui permet de provoquer instantanément un choc électrique au cœur lorsque celui-ci présente une arythmie grave. Il est implanté sous la peau des personnes ayant subi un arrêt cardiaque ou souffrant de tachycardie ventriculaire risquant d'évoluer en fibrillation. Le défibrillateur externe est un appareil médical qui administre au cœur un choc électrique à l'aide d'électrodes placées sur le thorax. Le choc doit être administré dans les minutes qui suivent la perte de connaissance. La rapidité de l'intervention détermine les chances de survie et les risques de séquelles cérébrales.

### L'ARYTHMIE CARDIAQUE

**SYMPTÔMES :**
Palpitations, fatigue, essoufflement, perte de connaissance complète et brutale, sensation d'oppression.

**TRAITEMENTS :**
Médicamenteux (antiarythmiques, bêtabloquants, digitaline) et électriques (défibrillation, pacemaker). Parfois, chirurgie.

**PRÉVENTION :**
Prévention de la maladie coronarienne et de l'insuffisance cardiaque.

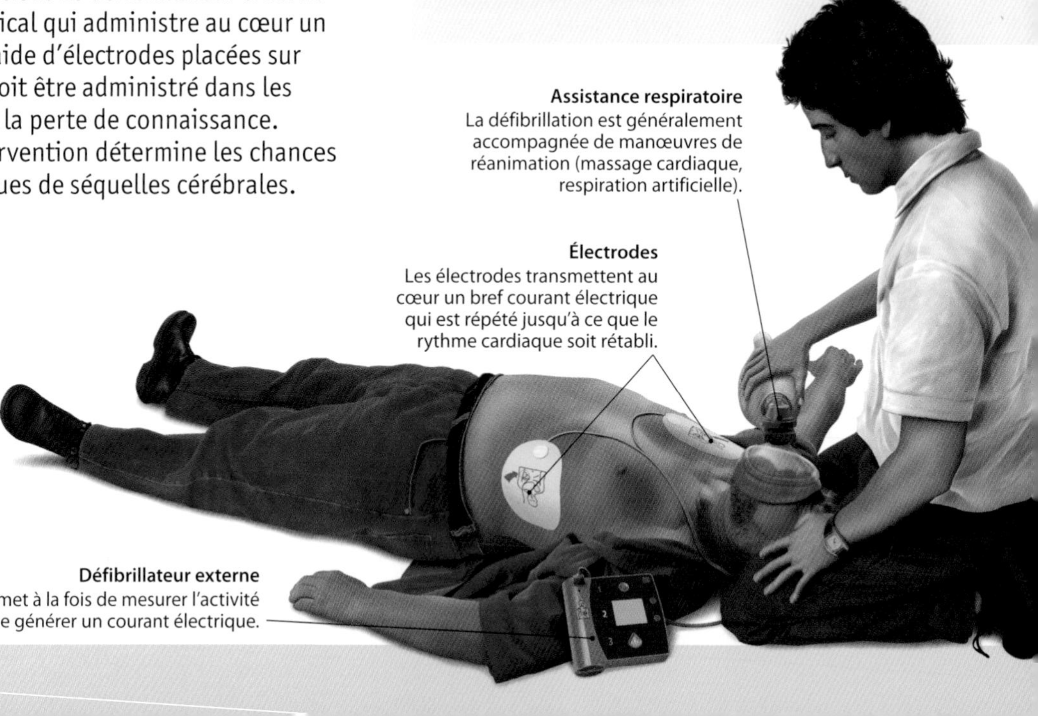
**Assistance respiratoire**
La défibrillation est généralement accompagnée de manœuvres de réanimation (massage cardiaque, respiration artificielle).
**Électrodes**
Les électrodes transmettent au cœur un bref courant électrique qui est répété jusqu'à ce que le rythme cardiaque soit rétabli.
**Défibrillateur externe**
Le défibrillateur permet à la fois de mesurer l'activité électrique du cœur et de générer un courant électrique.

# LES MALFORMATIONS CARDIAQUES



Les malformations du cœur sont des affections **congénitales** relativement communes. Il en existe plusieurs types, de gravité variable. Les formes bénignes ne requièrent aucun traitement, mais les malformations les plus sévères nécessitent un traitement chirurgical dès l'enfance car elles peuvent mener à une insuffisance cardiaque.

## LA **COMMUNICATION INTERVENTRICULAIRE**

La communication interventriculaire est la malformation cardiaque la plus fréquente. Elle est caractérisée par la présence d'un orifice dans le septum interventriculaire (cloison séparant les deux ventricules). Il en résulte un flux sanguin anormal du ventricule gauche vers le ventricule droit, qui produit un son caractéristique perceptible à l'auscultation : le souffle cardiaque. La quantité de sang éjecté dans l'aorte par le ventricule gauche devient insuffisante pour irriguer tout le corps, alors que celle qui part vers les poumons à partir du ventricule droit est augmentée. L'excès de sang dans les poumons accroît la pression dans les capillaires, ce qui endommage les poumons et crée des lésions irréversibles dans les bronches et les vaisseaux. La plupart du temps, l'orifice se referme spontanément durant l'enfance. Dans les formes les plus sévères, une quantité importante de sang passe dans le ventricule droit. Le cœur, anormalement sollicité, se fatigue et une insuffisance cardiaque s'installe.

*L'insuffisance cardiaque ... page 262*

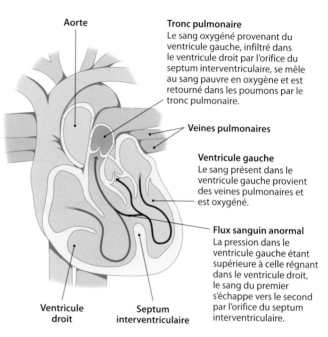

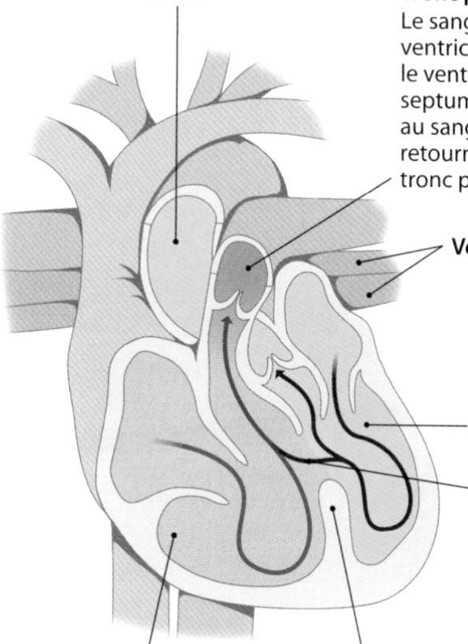
Aorte
**Tronc pulmonaire**
Le sang oxygéné provenant du ventricule gauche, infiltré dans le ventricule droit par l'orifice du septum interventriculaire, se mêle au sang pauvre en oxygène et est retourné dans les poumons par le tronc pulmonaire.
**Veines pulmonaires**
**Ventricule gauche**
Le sang présent dans le ventricule gauche provient des veines pulmonaires et est oxygéné.
**Flux sanguin anormal**
La pression dans le ventricule gauche étant supérieure à celle régnant dans le ventricule droit, le sang du premier s'échappe vers le second par l'orifice du septum interventriculaire.
Ventricule droit
Septum interventriculaire

**Communication interventriculaire**

## LA COMMUNICATION INTERAURICULAIRE

La communication interauriculaire est caractérisée par la présence d'un orifice entre les deux oreillettes, qui laisse passer du sang oxygéné de l'oreillette gauche vers l'oreillette droite. Ce sang retourne ensuite vers les poumons par l'intermédiaire du tronc pulmonaire. Souvent asymptomatique pendant l'enfance, elle se manifeste chez l'adulte par un essoufflement et peut mener à l'arythmie cardiaque, voire à une insuffisance cardiaque.

## LA **TÉTRALOGIE DE FALLOT**

La tétralogie de Fallot découle de la combinaison de quatre malformations : rétrécissement du tronc pulmonaire, communication interventriculaire, chevauchement de l'aorte sur les deux ventricules et épaississement du ventricule droit. Le sang non oxygéné provenant des veines se mélange au sang oxygéné qui est éjecté dans l'aorte, ce qui entraîne une mauvaise oxygénation des tissus de l'organisme. Celle-ci se manifeste par un retard de croissance et par une coloration bleue de la peau, particulièrement visible au niveau des lèvres.

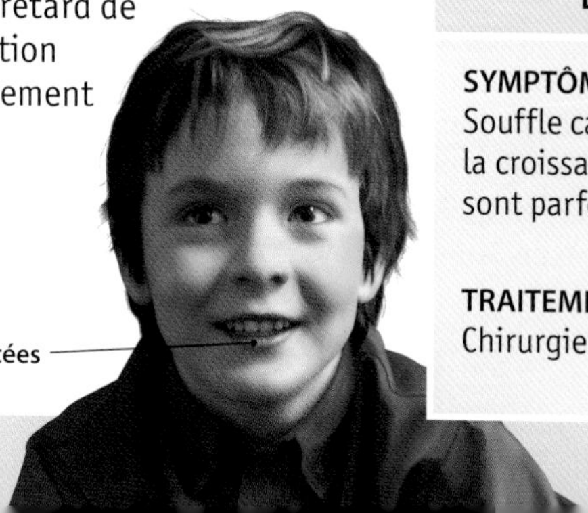
Lèvres bleutées

### LES MALFORMATIONS CARDIAQUES

**SYMPTÔMES :**
Souffle cardiaque, coloration bleue de la peau, troubles de la croissance, essoufflement. Les formes les plus bénignes sont parfois asymptomatiques.

**TRAITEMENTS :**
Chirurgie.

# LA VALVULOPATHIE

La valvulopathie est une affection qui touche une valve cardiaque. Elle peut être causée par une malformation, une **infection**, une **inflammation** ou une **dégénérescence** des tissus. Les quatre valves cardiaques peuvent être sujettes à une valvulopathie, mais les valves aortique et mitrale sont les plus fréquemment touchées. Les valvulopathies sont détectées par un bruit typique à l'auscultation du cœur, le souffle cardiaque. Plus ou moins sévères, elles contribuent généralement à l'apparition d'une arythmie ou d'une insuffisance cardiaque. On distingue deux principaux types de valvulopathies : le rétrécissement valvulaire et l'insuffisance valvulaire.

*Le cœur ... page 250*

## LE RÉTRÉCISSEMENT VALVULAIRE

Le rétrécissement valvulaire provoque le ralentissement du flux sanguin. La valve n'est pas suffisamment ouverte lors du passage du sang.

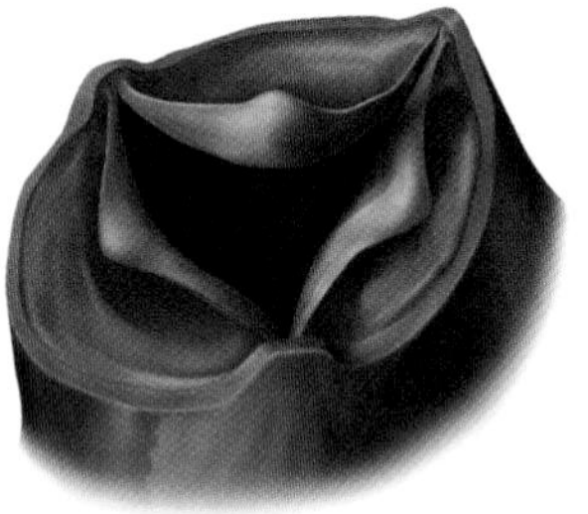

**Valve saine ouverte**
Lorsqu'elle s'ouvre pour laisser passer le sang, les bords d'une valve saine se rabattent.

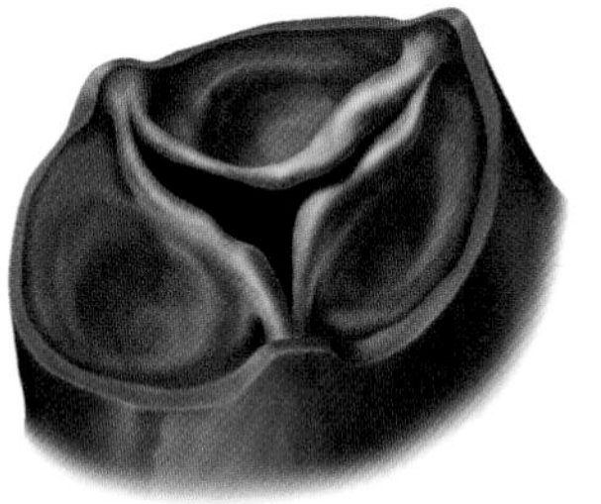

**Rétrécissement valvulaire**
L'épaississement des bords de la valve contribue à réduire l'ouverture et à ralentir le débit sanguin.

## L'INSUFFISANCE VALVULAIRE

L'insuffisance valvulaire est un défaut d'étanchéité d'une valve cardiaque. La valve ne se ferme pas complètement et le sang reflue.

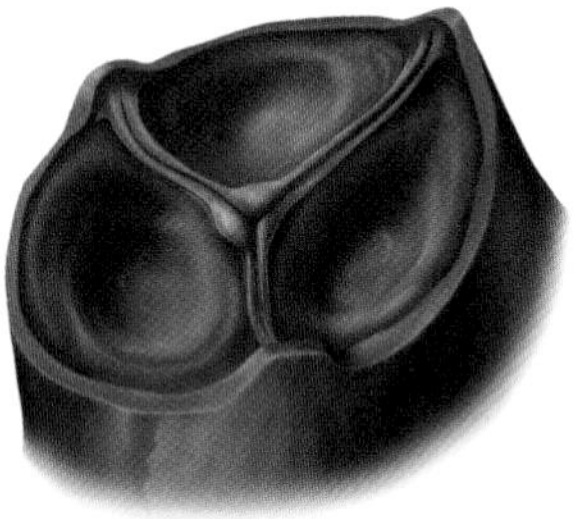

**Valve saine fermée**
Les bords d'une valve saine, souples et fins, ferment hermétiquement.

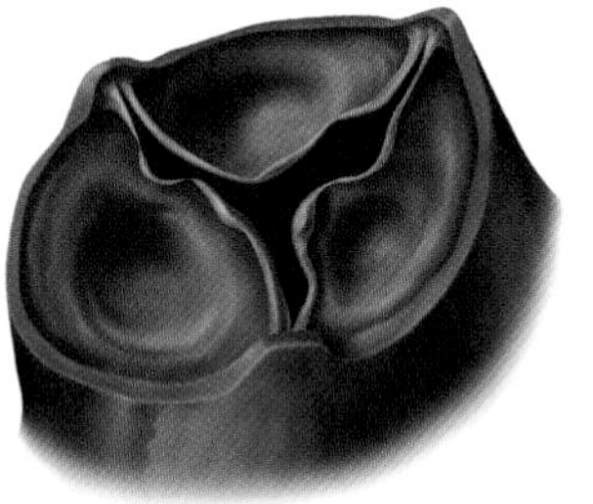

**Insuffisance valvulaire**
Les bords de la valve ne se rejoignent plus au moment de sa fermeture, ce qui provoque une fuite de sang.

## LA VALVULOPLASTIE

La valvuloplastie est une intervention destinée à réparer une valve cardiaque anormale. Le rétrécissement valvulaire peut être dilaté à l'aide d'un ballonnet gonflable monté sur un cathéter. Ce dernier est introduit sous **anesthésie** locale dans un vaisseau superficiel puis poussé jusqu'à la valve endommagée où le ballonnet est soufflé. L'insuffisance valvulaire nécessite une opération chirurgicale plus lourde au cours de laquelle la valve est remodelée. Dans les cas sévères, la valve doit être remplacée par une **prothèse**.

## LA VALVULOPATHIE

**SYMPTÔMES :**
Essoufflement, parfois perte de connaissance, douleur thoracique, palpitations.

**TRAITEMENTS :**
Prévention de l'endocardite infectieuse. Stade avancé : valvuloplastie, prothèse valvulaire.

# LES INFLAMMATIONS DU CŒUR

Les différents tissus qui forment le cœur peuvent être sujets à des **inflammations**. Celles-ci traduisent souvent la présence d'une **infection**, mais leur cause n'est pas toujours définie. Les inflammations peuvent provoquer de graves lésions et perturber le fonctionnement du cœur.



## L'ENDOCARDITE INFECTIEUSE

L'endocardite infectieuse est une infection des valves cardiaques et de la membrane qui tapisse l'intérieur du cœur, l'endocarde. Elle est causée le plus souvent par une bactérie (streptocoque, staphylocoque) ou, plus rarement, par un champignon (*Candida albicans*). L'endocardite affecte en particulier les porteurs de **prothèses** valvulaires ainsi que les personnes dont les valves sont fragilisées par une malformation **congénitale** ou par une maladie comme l'athérosclérose ou le rhumatisme articulaire **aigu**. Les agents infectieux gagnent le cœur par la circulation sanguine, souvent à partir d'une infection mineure (carie, furoncle, otite). Ils produisent des végétations sur les valves, c'est-à-dire des excroissances qui peuvent générer des valvulopathies ou une insuffisance cardiaque.

*Le cœur ... page 250*

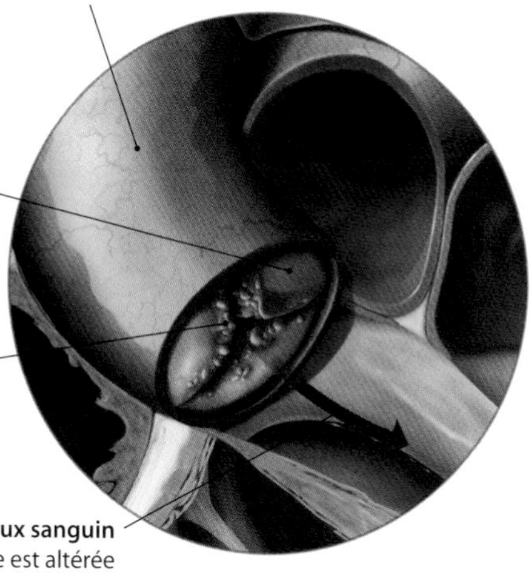

Aorte
**Valve aortique**
Les valves aortique et mitrale sont les valves les plus touchées par l'endocardite infectieuse.
**Végétations**
**Reflux sanguin**
Lorsque la valve aortique est altérée par des végétations, elle perd son étanchéité et le sang reflue de l'aorte vers le ventricule gauche, ce qui peut provoquer une insuffisance cardiaque.


**Endocardite infectieuse**

### LE RHUMATISME ARTICULAIRE AIGU

Le rhumatisme articulaire aigu est une maladie inflammatoire qui touche les grosses articulations (genoux, coudes) et le cœur. Elle fait souvent suite à une angine bactérienne à streptocoque non soignée. Grâce aux traitements **antibiotiques**, la maladie a pratiquement disparu des pays développés.

*L'angine ... page 319*

### LES INFLAMMATIONS DU CŒUR

**SYMPTÔMES :**
Fièvre. Endocardite infectieuse : fatigue intense, transpiration, amaigrissement, pâleur, douleurs articulaires et musculaires. Myocardite : gêne respiratoire, arythmie cardiaque. Péricardite : douleur thoracique, gêne respiratoire.

**TRAITEMENTS :**
Antibiotiques, **anti-inflammatoires**, repos, parfois chirurgie.

**PRÉVENTION :**
Endocardite infectieuse : antibiothérapie préventive chez les personnes à risque avant une opération chirurgicale ou des soins dentaires.

## LA MYOCARDITE ET LA PÉRICARDITE

La myocardite est l'inflammation du muscle cardiaque (myocarde) alors que la péricardite est l'inflammation de la membrane qui le recouvre (péricarde). Ces deux affections sont causées le plus souvent par une infection virale ou bactérienne : angine (inflammation de la gorge), maladie de Lyme, tuberculose, etc. La péricardite aiguë s'accompagne souvent de l'épanchement d'un liquide entre les feuillets superposés du péricarde. Le liquide qui s'accumule peut comprimer le cœur et l'empêcher de se remplir de sang. Il doit donc être ponctionné en urgence. La péricardite **chronique** constrictive est une affection grave caractérisée par l'épaississement et le durcissement du péricarde.

# L'ANÉVRISME

L'anévrisme est la dilatation anormale de la paroi d'une artère, plus rarement d'une veine ou du cœur. On distingue différents types d'anévrismes selon leur localisation (anévrisme cérébral, aortique, cardiaque), leur forme (anévrisme fusiforme, sacculaire) et leur cause. Un anévrisme peut être **congénital** ou apparaître sur une paroi affaiblie par un **traumatisme**, une **infection** (syphilis) ou l'athérosclérose. Asymptomatique, il ne révèle sa présence que lorsqu'il se rompt. Il provoque alors une hémorragie interne qui nécessite une intervention chirurgicale d'urgence, en particulier lorsqu'il s'agit d'un anévrisme aortique ou cérébral.

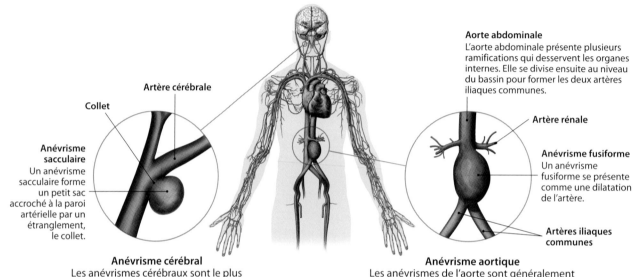

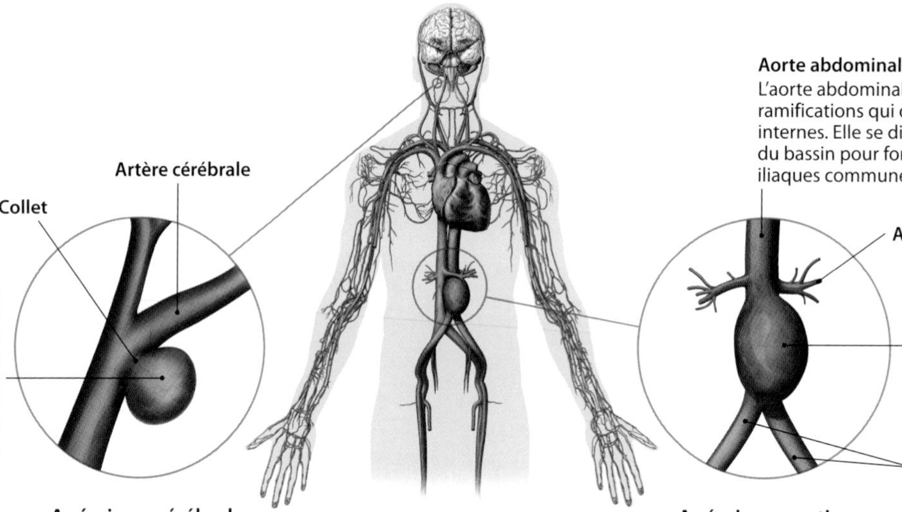
Artère cérébrale
Collet
Anévrisme sacculaire
Un anévrisme sacculaire forme un petit sac accroché à la paroi artérielle par un étranglement, le collet.
Aorte abdominale
L'aorte abdominale présente plusieurs ramifications qui desservent les organes internes. Elle se divise ensuite au niveau du bassin pour former les deux artères iliaques communes.
Artère rénale
Anévrisme fusiforme
Un anévrisme fusiforme se présente comme une dilatation de l'artère.
Artères iliaques communes

**Anévrisme cérébral**
Les anévrismes cérébraux sont le plus souvent des anévrismes sacculaires d'origine congénitale. Ils se forment fréquemment à une bifurcation artérielle.

**Anévrisme aortique**
Les anévrismes de l'aorte sont généralement fusiformes. Ils affectent le plus souvent la section de l'aorte abdominale située en dessous des artères rénales.

## LA **RUPTURE** D'**ANÉVRISME**

Les anévrismes tendent à se dilater avec le temps, sous la pression du sang. Ils peuvent saigner légèrement ou se rompre brutalement. La rupture d'anévrisme est favorisée par le vieillissement des parois artérielles, par l'athérosclérose et par l'hypertension artérielle. La rupture d'un anévrisme aortique provoque une hémorragie interne très importante, souvent mortelle. Elle affecte en majorité les hommes de plus de 55 ans. La rupture d'un anévrisme cérébral survient généralement à partir de 35 ans et touche plus souvent les femmes. Elle cause une hémorragie cérébrale qui peut entraîner des complications neurologiques : paralysies, troubles de la mémoire, troubles du langage.

*Les accidents vasculaires cérébraux ... page 156*

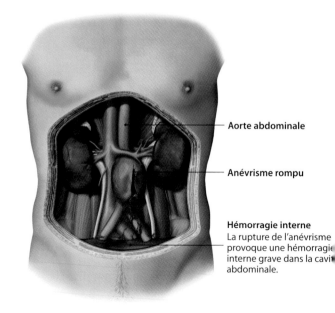

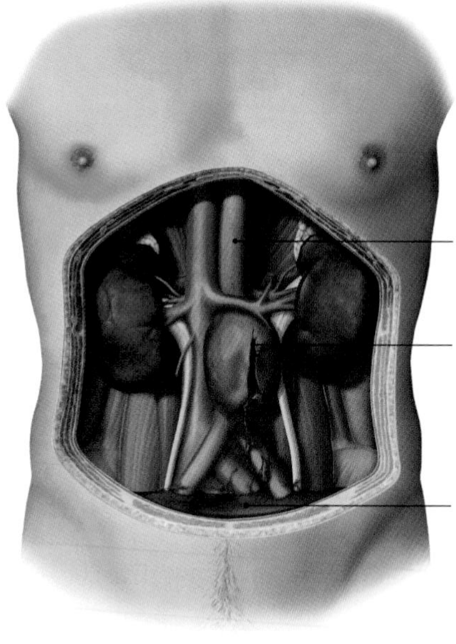
Aorte abdominale
Anévrisme rompu
Hémorragie interne
La rupture de l'anévrisme provoque une hémorragi interne grave dans la cavi abdominale.

**Rupture d'anévrisme aortique**

## LE TRAITEMENT DES ANÉVRISMES

Le traitement des anévrismes fait appel à plusieurs techniques chirurgicales (clampage, embolisation, greffe d'un vaisseau) qui sont pratiquées de façon préventive sur des anévrismes de taille importante présentant des risques de rupture, ou en urgence pour obturer un anévrisme rompu. Les petits anévrismes font l'objet d'examens de surveillance réguliers qui permettent de vérifier leur diamètre et d'intervenir chirurgicalement si celui-ci devient critique.

### L'EMBOLISATION

L'embolisation consiste à obstruer une artère qui présente un anévrisme ou qui alimente une structure pathologique, comme un fibrome ou une tumeur. Elle peut être réalisée à l'aide d'un ballonnet, de particules synthétiques ou d'un filament métallique. L'obstruction d'un anévrisme empêche le sang d'y circuler et de provoquer sa rupture.

### LE CLAMPAGE

Le clampage consiste à agrafer un vaisseau sanguin dans le but d'arrêter une hémorragie ou d'isoler un anévrisme. Dans le cas d'anévrismes ayant un large collet, le clampage permet une meilleure occlusion que l'embolisation. Cette technique entraîne par ailleurs moins de risques de thrombose (formation d'un caillot sanguin).

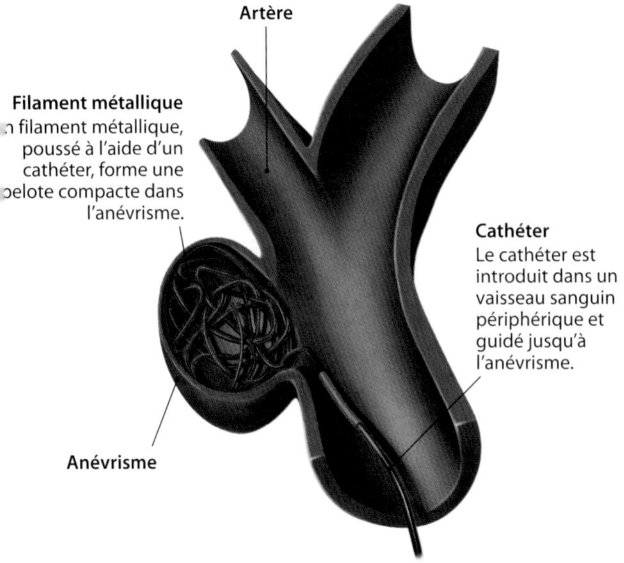
Artère
Filament métallique
Un filament métallique, poussé à l'aide d'un cathéter, forme une pelote compacte dans l'anévrisme.
Cathéter
Le cathéter est introduit dans un vaisseau sanguin périphérique et guidé jusqu'à l'anévrisme.
Anévrisme

Embolisation

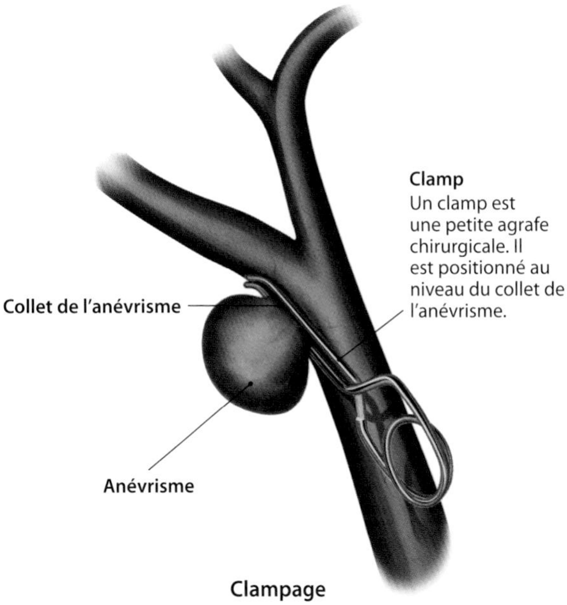
Clamp
Un clamp est une petite agrafe chirurgicale. Il est positionné au niveau du collet de l'anévrisme.
Collet de l'anévrisme
Anévrisme

Clampage

## L'ANÉVRISME

**SYMPTÔMES :**
Asymptomatique avant la rupture. Rupture d'anévrisme : douleur, malaise généralisé, tuméfaction dans le cas d'un anévrisme touchant une artère superficielle.

**TRAITEMENTS :**
Chirurgie (clampage, embolisation, greffe vasculaire, prothèse endovasculaire). Anévrismes infectieux : chirurgie et antibiotiques.

**PRÉVENTION :**
Diagnostic précoce et surveillance régulière. Prévention de l'hypertension artérielle et de l'athérosclérose.

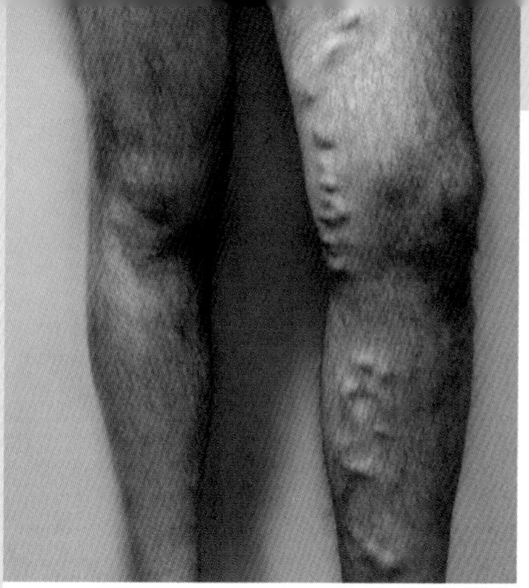

# LES VARICES

Les varices sont des veines dilatées et déformées de façon permanente. Elles affectent le plus souvent les jambes, notamment les vaisseaux superficiels, c'est-à-dire les vaisseaux situés sous la peau. C'est une affection très fréquente qui touche une personne sur trois dans les pays occidentaux, en majorité les femmes.

## LES CAUSES DES VARICES

Les varices se forment à la suite d'une insuffisance veineuse : un mauvais fonctionnement de la circulation veineuse qui survient lorsque la paroi des veines manque de tonus et que leurs valvules ne fonctionnent pas bien. Le sang tend alors à stagner dans les veines, ce qui provoque leur dilatation anormale. Les varices évoluent lentement. Elles forment des cordons bleus de plus en plus visibles sous la peau, qui deviennent saillants au fil des années si aucun traitement n'est entrepris. Les traitements permettent non seulement d'éliminer les varices, mais aussi d'éviter certaines complications dont la phlébite et l'ulcère.

*Les ulcères ... page 76*
*La phlébite ... page 274*

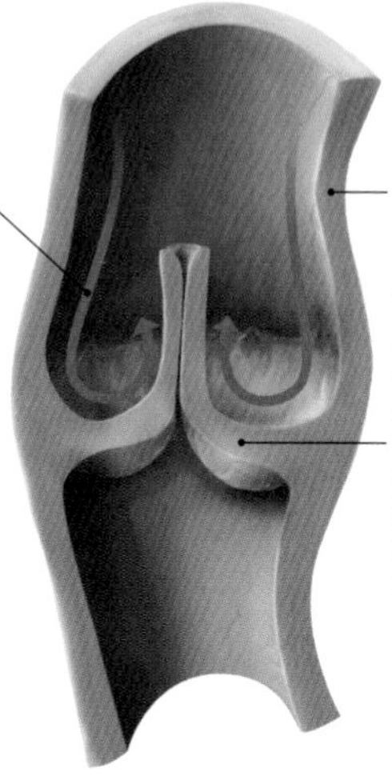
Flux sanguin
Le sang est retenu par les valvules.
Veine
Valvule
Les valvules sont des replis membraneux situés à l'intérieur des veines. Elles forment des barrières étanches qui empêchent le sang de refluer vers le bas sous l'action de la gravité.

**Circulation veineuse normale**

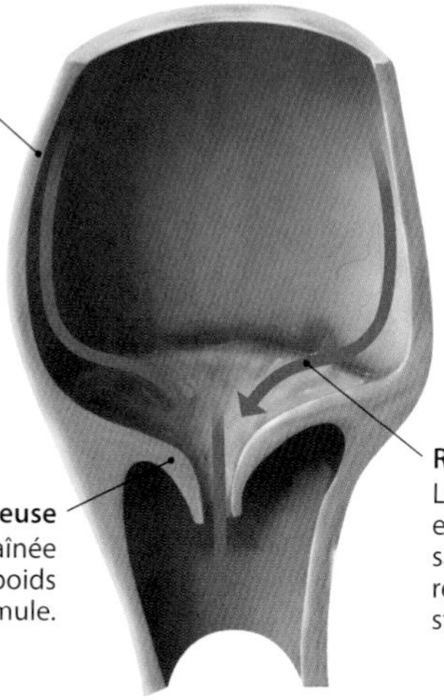
Veine dilatée
L'accumulation du sang dans la veine provoque son gonflement.
Valvule défectueuse
La valvule est entraînée vers le bas par le poids du sang qui s'accumule.
Reflux sanguin
Lorsque la valvule est défaillante, le sang a tendance à refluer vers le bas e
stagner dans la vei

**Circulation veineuse anormale**

### L'INSUFFISANCE VEINEUSE

L'insuffisance veineuse se traduit par une sensation de jambes lourdes, en particulier en fin de journée, qui peut s'accompagner d'un **œdème** (enflure). L'insuffisance veineuse **chronique** se manifeste par le développement de varices.

### L'EXAMEN DOPPLER ULTRASONORE

L'examen Doppler ultrasonore permet de mesurer la vitesse du sang à l'aide d'ultrasons et de diagnostiquer les anomalies de la circulation sanguine. Cet examen médical est souvent associé à une **échographie** ultrasonore, qui permet d'obtenir une image en deux ou trois dimensions des vaisseaux sanguins (ou des cavités cardiaques) étudiés. Ces deux techniques permettent notamment de localiser les varices et d'évaluer leur état.

## LE TRAITEMENT DES VARICES

Le traitement des varices consiste à pallier l'insuffisance veineuse ou à supprimer les veines touchées par différents moyens : bas de contention, sclérothérapie, stripping, laser. Les bas de contention sont des bas élastiques conçus de façon à aider la circulation veineuse. Ils exercent une pression qui diminue progressivement du pied vers la cuisse. La sclérothérapie consiste à injecter dans les varices un produit atrophiant destiné à les faire disparaître. Le stripping est l'extraction chirurgicale d'une veine superficielle variqueuse, en général la grande veine saphène. Après la suppression d'une veine superficielle, la circulation sanguine reflue naturellement vers d'autres veines plus profondes.

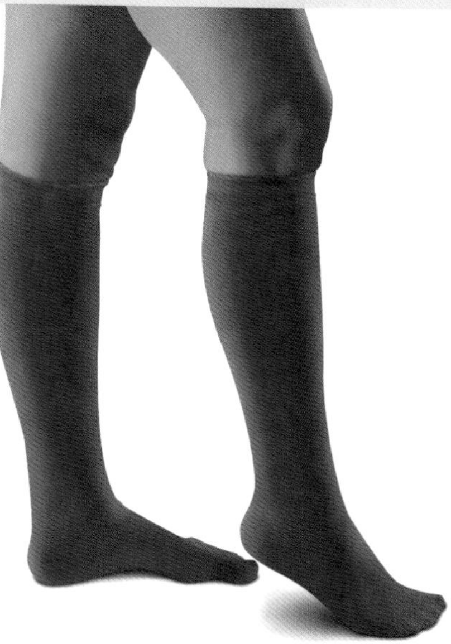

**Bas de contention**
Les bas de contention sont des bas élastiques destinés à soulager l'insuffisance veineuse en exerçant une pression dégressive du pied à la cuisse. Il en existe différents types, adaptés à la gravité de l'insuffisance veineuse.

## LA PRÉVENTION DES VARICES

De nombreux facteurs favorisent la fragilisation de la paroi des veines et leur dilatation : antécédents familiaux, fluctuations hormonales chez la femme, prise de contraceptifs oraux, grossesse, excès de poids, sédentarité, station debout prolongée, chaleur, vieillissement. Si l'hérédité, l'âge et le sexe sont des facteurs non modifiables, certaines mesures peuvent vous aider à prévenir l'apparition ou l'aggravation des varices.

- BOUGEZ

  La pratique d'exercices physiques comme la marche, la natation ou le vélo favorisent la circulation sanguine. À l'inverse, les stations debout et assise prolongées contribuent à la stagnation du sang.

- CONSERVEZ UN POIDS SANTÉ

  L'excès de poids rend difficile le retour du sang vers le cœur.

- ÉVITEZ DE PORTER DES CHAUSSURES ET DES VÊTEMENTS TROP SERRÉS

  Les pantalons, les chaussettes, les bas et les bottes trop serrés peuvent agir comme un garrot et empêcher une bonne circulation veineuse.

- PORTEZ DES BAS DE CONTENTION LE JOUR

  Le port régulier de bas de contention permet d'éviter la formation de nouvelles varices et de limiter l'aggravation de celles qui sont déjà formées. Idéalement, vous devez enfiler les bas avant de vous lever le matin.

- SURÉLEVEZ LES JAMBES LA NUIT

  Le retour du sang vers le cœur sera facilité si vous dormez avec des oreillers sous les jambes ou si le pied de votre lit est surélevé.

- ÉVITEZ L'EXPOSITION DES JAMBES À LA CHALEUR

  Les douches ou les bains très chauds ainsi que les saunas et les bains de soleil favorisent la dilatation des veines.

## LES VARICES

**SYMPTÔMES :**
Veines dilatées formant des cordons bleus sous la peau, qui deviennent saillants avec le temps. Insuffisance veineuse : jambes lourdes et enflées en fin de journée, veines douloureuses, fourmillements, crampes nocturnes.

**TRAITEMENTS :**
Sclérothérapie, stripping, laser, bas de contention.

**PRÉVENTION :**
Pratique d'exercices physiques favorisant la circulation sanguine (marche, natation, vélo). Surélévation des jambes la nuit et port de bas de contention le jour.

# LA **THROMBOSE**

La thrombose est la formation d'un caillot sanguin dans une artère ou une veine. Lorsqu'une thrombose se produit dans une veine profonde, elle peut entraîner de graves complications, notamment une embolie pulmonaire. La thrombose veineuse est favorisée par de nombreux facteurs dont l'immobilisation prolongée (alitement, port d'un plâtre, voyages en avion), l'obésité, la grossesse, les antécédents familiaux, le tabagisme, la prise de contraceptifs oraux et certaines maladies (insuffisance veineuse ou cardiaque, certains cancers, etc.). Lorsqu'une thrombose se produit dans une artère, elle empêche l'irrigation sanguine d'une région plus ou moins étendue, ce qui peut provoquer une gangrène ou un infarctus et mettre la vie du malade en danger. La thrombose artérielle est favorisée par le tabagisme, le diabète et l'athérosclérose. La thrombose, ainsi que ses complications, sont des états graves qui nécessitent un traitement médical rapide, à base d'**anticoagulants**.

## LA **THROMBOSE VEINEUSE PROFONDE**

La thrombose veineuse profonde est la formation d'un caillot sanguin, appelé thrombus, dans une veine profonde, généralement localisée dans les membres inférieurs. Elle provoque une phlébite, c'est-à-dire une **inflammation** de la veine. Celle-ci s'accompagne d'une inflammation des tissus environnants et parfois d'un **œdème** (enflure), mais les symptômes peuvent être discrets, voire inexistants. La thrombose veineuse peut entraîner des complications graves, notamment lorsque le caillot se décroche et migre vers les poumons, provoquant une embolie pulmonaire.

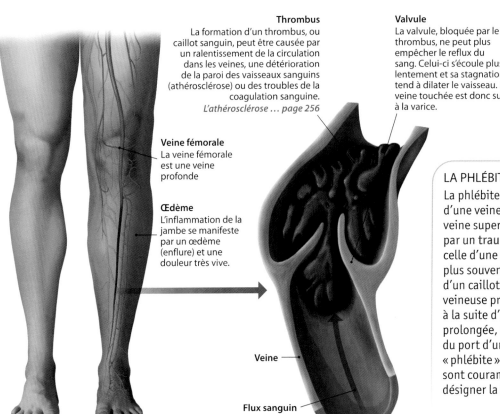

**Thrombus**
La formation d'un thrombus, ou caillot sanguin, peut être causée par un ralentissement de la circulation dans les veines, une détérioration de la paroi des vaisseaux sanguins (athérosclérose) ou des troubles de la coagulation sanguine.
*L'athérosclérose … page 256*

**Valvule**
La valvule, bloquée par le thrombus, ne peut plus empêcher le reflux du sang. Celui-ci s'écoule plus lentement et sa stagnation tend à dilater le vaisseau. La veine touchée est donc sujette à la varice.

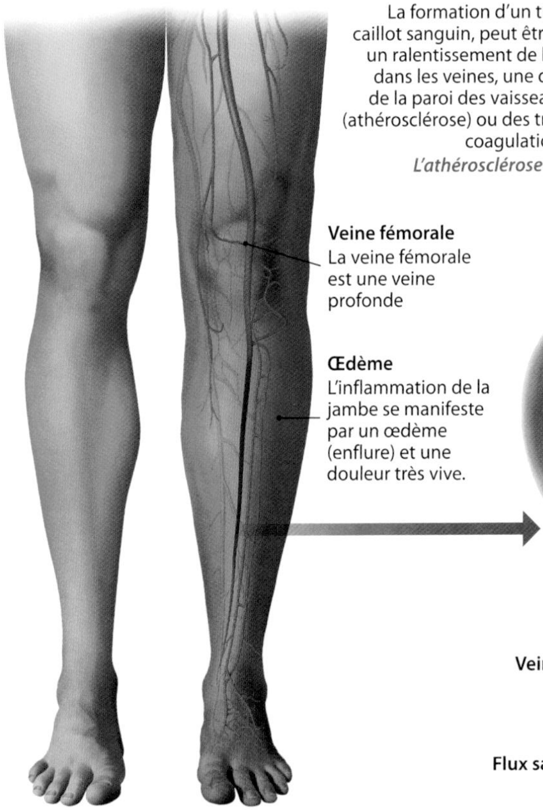
**Veine fémorale**
La veine fémorale est une veine profonde
**Œdème**
L'inflammation de la jambe se manifeste par un œdème (enflure) et une douleur très vive.

**Thrombose veineuse profonde**

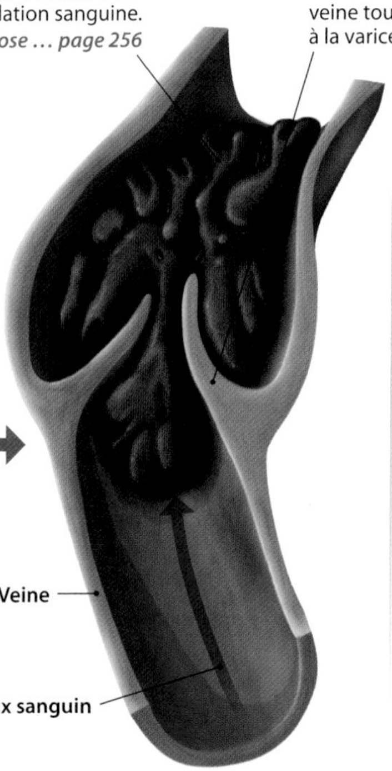
Veine
Flux sanguin

### LA PHLÉBITE

La phlébite est l'inflammation d'une veine. L'inflammation d'une veine superficielle peut être causée par un **traumatisme**, tandis que celle d'une veine profonde est le plus souvent due à la formation d'un caillot sanguin (thrombose veineuse profonde), notamment à la suite d'une immobilisation prolongée, d'une chirurgie ou du port d'un plâtre. Les termes « phlébite » et « thrombophlébite » sont couramment utilisés pour désigner la thrombose veineuse.

## L'EMBOLIE

L'embolie est l'obstruction soudaine d'un vaisseau sanguin par un embole, c'est-à-dire un corps de nature diverse véhiculé par la circulation sanguine. L'embolie touche le plus souvent une artère et empêche l'irrigation sanguine d'un tissu ou d'un organe. L'embolie est une affection grave, potentiellement mortelle. Elle nécessite un traitement médical d'urgence, en particulier lorsqu'elle affecte les organes vitaux tels que les poumons (embolie pulmonaire) ou le cerveau (embolie cérébrale).

*Les accidents vasculaires cérébraux ... page 156*

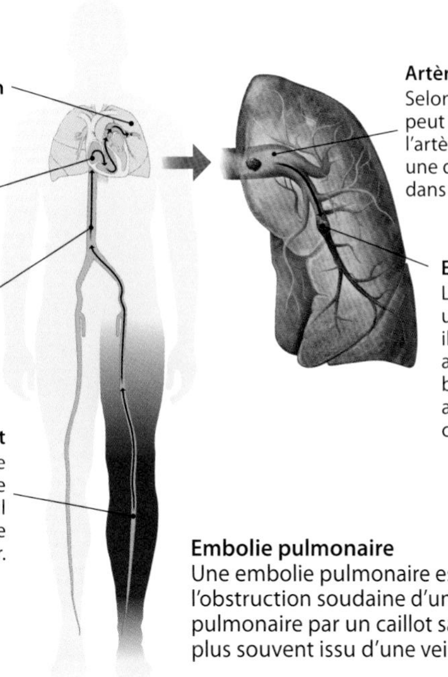

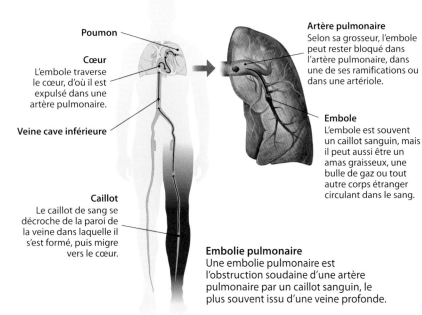

**Poumon**
**Cœur**
L'embole traverse le cœur, d'où il est expulsé dans une artère pulmonaire.
**Veine cave inférieure**
**Caillot**
Le caillot de sang se décroche de la paroi de la veine dans laquelle il s'est formé, puis migre vers le cœur.
**Artère pulmonaire**
Selon sa grosseur, l'embole peut rester bloqué dans l'artère pulmonaire, dans une de ses ramifications ou dans une artériole.
**Embole**
L'embole est souvent un caillot sanguin, mais il peut aussi être un amas graisseux, une bulle de gaz ou tout autre corps étranger circulant dans le sang.


**Embolie pulmonaire**
Une embolie pulmonaire est l'obstruction soudaine d'une artère pulmonaire par un caillot sanguin, le plus souvent issu d'une veine profonde.

## LA PRÉVENTION DE LA THROMBOSE VEINEUSE

L'immobilisation prolongée figure parmi les principaux facteurs de risque de la thrombose veineuse et de la phlébite car elle entraîne une stagnation du sang dans les veines. Restreignez si possible la durée de l'alitement après une chirurgie ou un accouchement et évitez de rester dans la même position pendant plusieurs heures. Si vous y êtes contraint, par exemple lors d'un voyage de plus de six heures en avion, suivez les quelques recommandations suivantes :

- Buvez beaucoup d'eau et évitez la consommation de breuvages déshydratants (café, alcool). La déshydratation favorise l'insuffisance veineuse.
- Étirez régulièrement vos jambes (flexion et extension des chevilles) et faites quelques pas, idéalement toutes les deux heures, afin de stimuler la circulation sanguine. Lorsque vous prenez l'avion, évitez la prise de somnifère, qui favorise l'immobilité.
- Portez des vêtements et des chaussures confortables. Lorsqu'ils sont trop serrés, ceux-ci gênent la circulation sanguine. Pour la même raison, ne croisez pas les jambes.
- Si vous souffrez déjà d'insuffisance veineuse (jambes lourdes, varices), portez vos bas de contention et prenez le médicament anticoagulant prescrit par votre médecin. Surélevez les jambes lorsque l'espace le permet.

## LA THROMBOSE

**SYMPTÔMES :**
Thrombose artérielle : douleur, pâleur, absence de pouls. Thrombose veineuse : **inflammation**, **œdème** (enflure), fièvre, douleur vive, parfois asymptomatique. Embolie pulmonaire : douleur thoracique, sensation d'étouffement, accélération de la respiration, coloration bleutée de la peau, forte transpiration.

**TRAITEMENTS :**
**Anticoagulants**, dissolution du thrombus (thrombolyse), **anti-inflammatoires**, bas de contention, parfois ablation du thrombus (thrombectomie). Thrombose artérielle : angioplastie.

**PRÉVENTION :**
Réduire les temps d'immobilisation et d'alitement après une opération chirurgicale ou un accouchement, exercice physique, administration préventive d'anticoagulants.

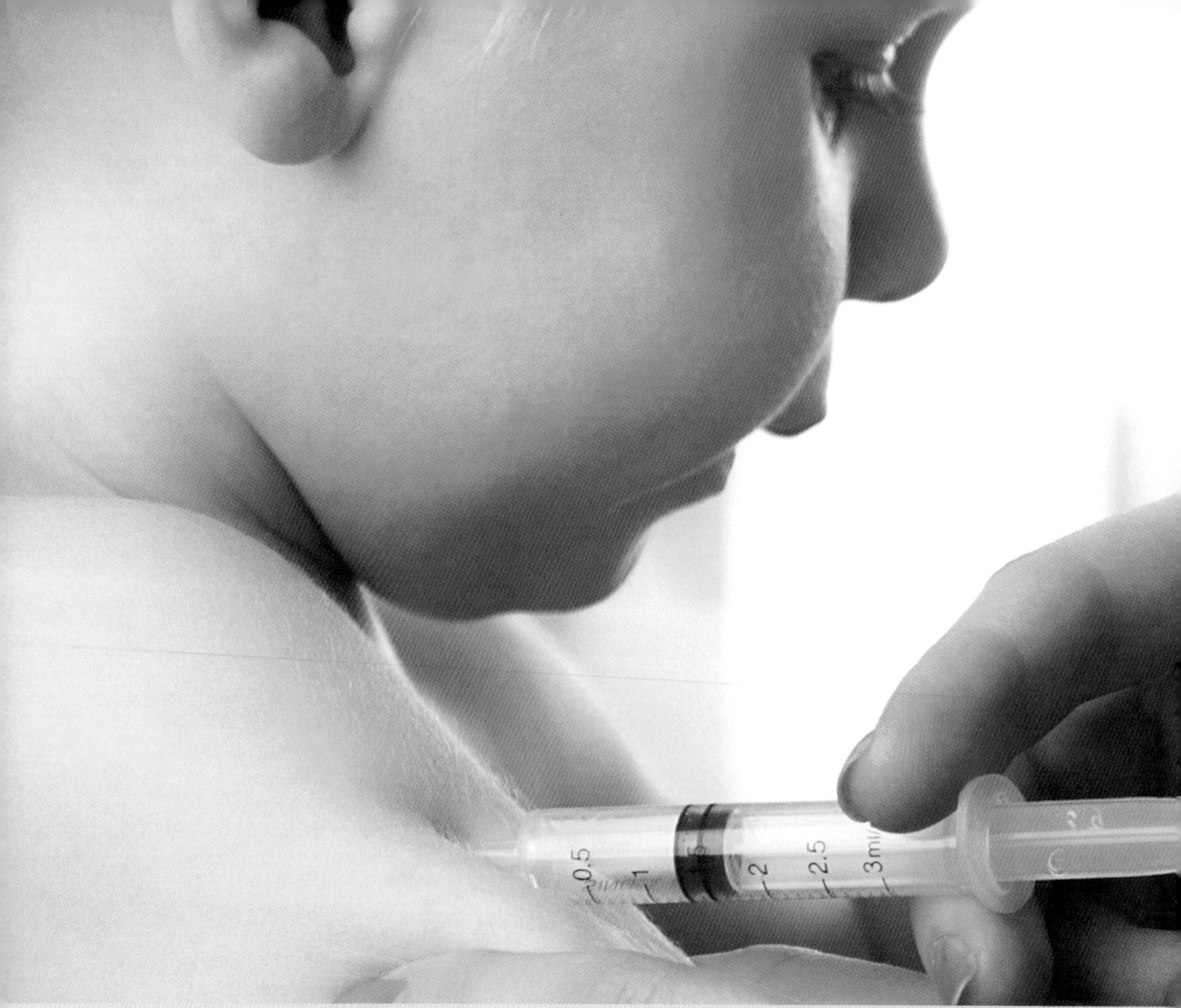
0.5
1
2
2.5
3ml

**LE CORPS**

# LE **SYSTÈME IMMUNITAIRE**

À chaque instant, notre corps est en contact avec des microorganismes (virus, bactéries, parasites, champignons) susceptibles de provoquer des maladies **infectieuses**. Pour se protéger, notre organisme peut compter sur un système de défense très efficace, le système immunitaire. Celui-ci est constitué de différentes composantes qui, en collaboration avec le système lymphatique, ont pour rôle de détecter et de détruire ces agents nocifs lorsqu'ils pénètrent dans l'organisme. La fièvre, la réaction **inflammatoire** ainsi que la production d'anticorps sont quelques-unes des manisfestations du système immunitaire.

Grâce à l'action du système immunitaire, plusieurs maladies infectieuses guérissent spontanément, mais les plus graves nécessitent un traitement médicamenteux. En outre, il arrive que ce système se dérègle et provoque des allergies, une immunodéficience ou des maladies **auto-immunes**. Les organes du système lymphatique peuvent également être le siège d'infections et de tumeurs qui favorisent l'accumulation de lymphe et le gonflement des tissus.

**LES MALADIES**

# LE **SYSTÈME IMMUNITAIRE**

Le système immunitaire est l'ensemble des mécanismes de défense qui, avec le système lymphatique, permettent à l'organisme de lutter contre les agressions extérieures comme les maladies **infectieuses**. Ce système assure également l'élimination de cellules anormales potentiellement cancéreuses. La défense immunitaire repose sur des barrières physiques telles que la peau, ainsi que sur des mécanismes comme la fièvre, l'**inflammation** et l'action de cellules et de protéines spécialisées (lymphocytes, anticorps). Le système immunitaire peut être sujet à des dérèglements responsables d'allergies, d'immunodéficience ou de maladies **auto-immunes**. Divers traitements médicaux et chirurgicaux permettent de renforcer ce système ou de contrôler ses dérèglements : **vaccins**, **antibiotiques**, **immunosuppresseurs**, greffe de moelle osseuse, etc.

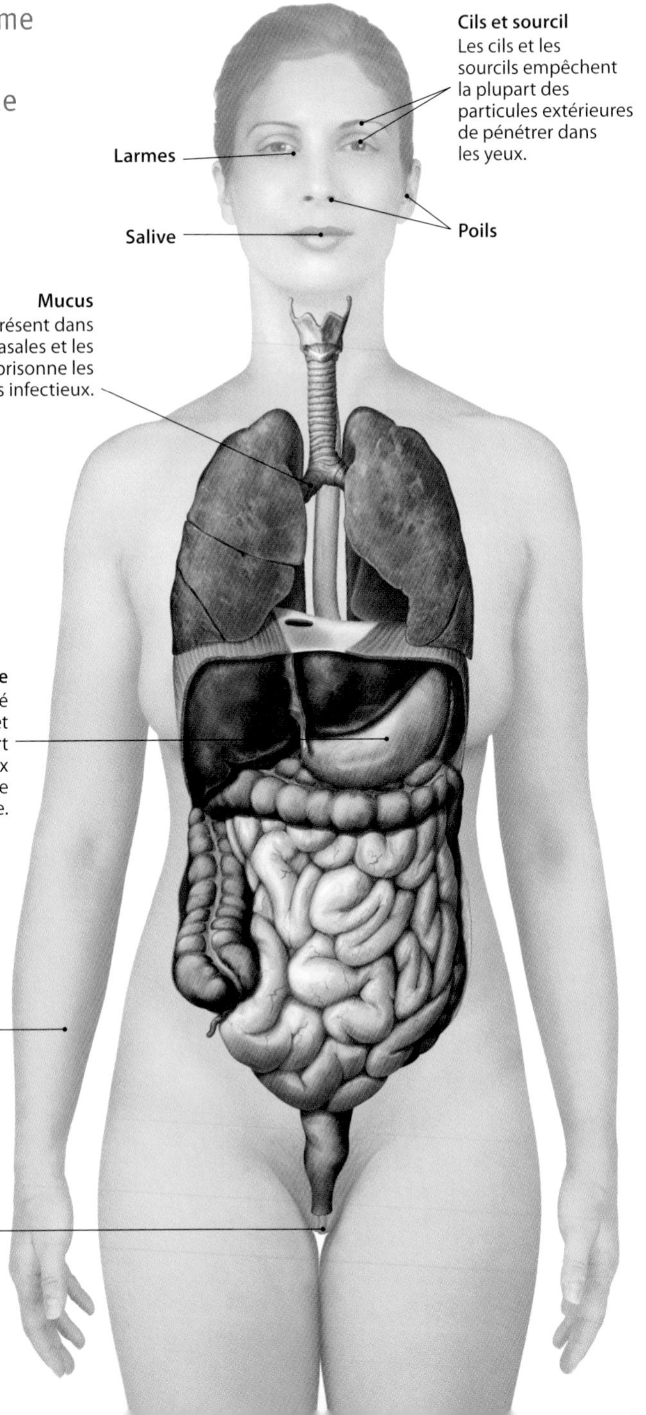

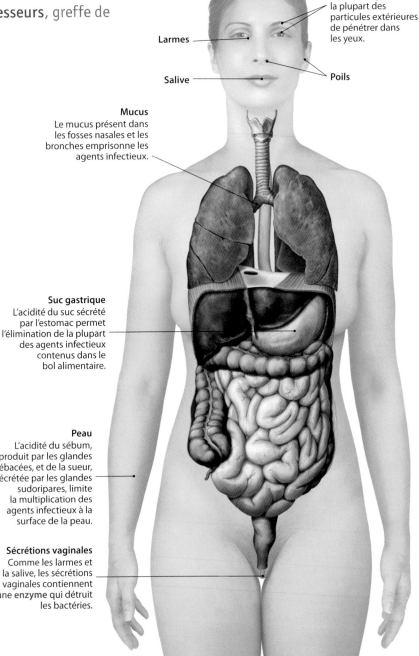

**Cils et sourcil**
Les cils et les sourcils empêchent la plupart des particules extérieures de pénétrer dans les yeux.
Larmes
Poils
Salive
**Mucus**
Le mucus présent dans les fosses nasales et les bronches emprisonne les agents infectieux.
**Suc gastrique**
L'acidité du suc sécrété par l'estomac permet l'élimination de la plupart des agents infectieux contenus dans le bol alimentaire.
**Peau**
L'acidité du sébum, produit par les glandes sébacées, et de la sueur, sécrétée par les glandes sudoripares, limite la multiplication des agents infectieux à la surface de la peau.
**Sécrétions vaginales**
Comme les larmes et la salive, les sécrétions vaginales contiennent une **enzyme** qui détruit les bactéries.


## LES **BARRIÈRES PHYSIQUES**

La surface externe du corps est recouverte de peau tandis que des muqueuses tapissent ses cavités internes. Cette protection est renforcée par diverses sécrétions (mucus, larmes, sueur, sébum, salive, sucs gastriques, etc.), par les flores bactériennes ainsi que par les poils situés à proximité des voies naturelles. Ces éléments forment une barrière physique qui empêche la pénétration d'agents infectieux dans l'organisme.

### LES FLORES BACTÉRIENNES

Une multitude de bactéries vivent naturellement sur la peau et dans les cavités internes du corps telles que les intestins ou le vagin. Ces flores bactériennes ne sont pas nuisibles à l'organisme, au contraire, elles favorisent l'immunité en combattant les microorganismes étrangers et pathogènes.

## L'INFLAMMATION

Face à une agression extérieure comme une **infection** ou une lésion, l'organisme réagit d'abord par une **inflammation**. Celle-ci peut survenir dans tous les tissus et organes. La réaction inflammatoire se traduit par un érythème (rougeur), un **œdème** (enflure), une sensation de chaleur et une douleur. Elle entraîne parfois un inconfort ou une gêne fonctionnelle, qui peuvent être réduits par l'application locale de compresses froides ou la prise d'anti-inflammatoires.

**1. Pénétration d'agents infectieux**
Une plaie cutanée favorise la pénétration d'agents infectieux dans l'organisme. Des cellules spécialisées présentes sous la peau réagissent alors en sécrétant des messagers chimiques tels que l'histamine.

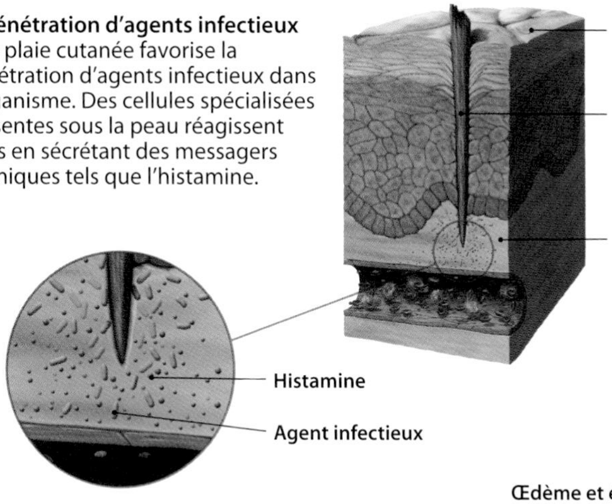
Peau
Corps étranger
Tissu conjonctif de la peau
Histamine
Agent infectieux

**2. Apparition d'un œdème et d'un érythème**
Les agents infectieux se multiplient localement dans le tissu conjonctif. L'histamine provoque la dilatation des capillaires sanguins, qui deviennent plus perméables, ce qui entraîne l'apparition d'un érythème (rougeur sur la peau) et d'un œdème. Un œdème est un épanchement de liquide dans le tissu, qui se manifeste par une enflure. Lorsqu'il est important, il comprime les nerfs adjacents et provoque une douleur ainsi que des démangeaisons.

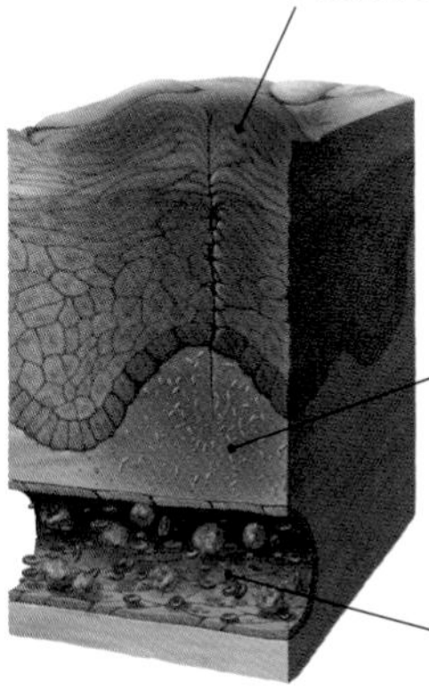
Œdème et érythème
Foyer infectieux
Le foyer infectieux est la région du tissu où se développe l'infection.
Capillaire sanguin dilaté
L'histamine rend la paroi des capillaires sanguins plus perméable.

**3. Digestion des agents infectieux**
Les messagers chimiques attirent un grand nombre de globules blancs (macrophages, neutrophiles) qui participent activement à la digestion des agents infectieux.

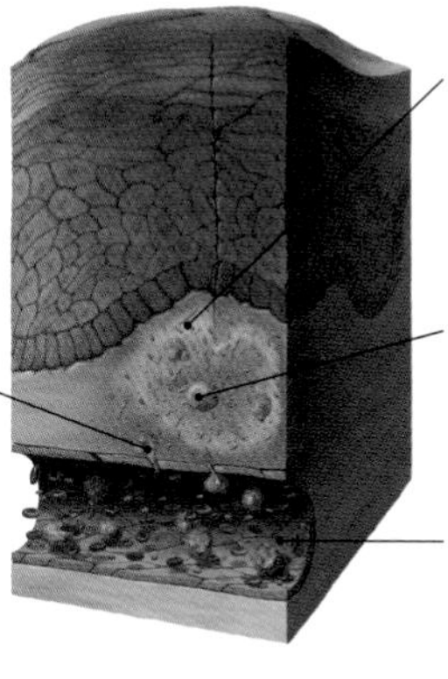
Foyer infectieux
Macrophage
Les macrophages sont présents dans la plupart des tissus.
Neutrophile
Les neutrophiles traversent la paroi des capillaires sanguins dilatés pour gagner le foyer infectieux.
Capillaire sanguin dilaté

### LA FIÈVRE

La fièvre est une élévation de la température corporelle provoquée, le plus souvent, par la réaction inflammatoire. Elle se manifeste généralement par une sensation de malaise et de chaleur ainsi que des frissons. Une fièvre modérée, de 37,8 °C à 38,5 °C, est bénéfique car elle favorise la destruction de certains agents infectieux. En revanche, une forte fièvre, supérieure à 39 °C, peut provoquer des **convulsions** fébriles chez l'enfant et des troubles du comportement chez les personnes âgées. Il est donc utile de la faire baisser à l'aide de bains tièdes, de compresses froides ou d'**antipyrétiques**.

### LES ANTI-INFLAMMATOIRES

Un anti-inflammatoire est un médicament qui permet de réduire certains symptômes de l'inflammation (douleur, œdème), sans toutefois en traiter la cause. Les **anti-inflammatoires stéroïdiens** sont dérivés des **corticostéroïdes**, des hormones sécrétées par les glandes surrénales. Très puissants, ils entraînent de nombreux effets secondaires (sécheresse de la peau, fragilité des os, etc.). D'usage plus courant, les **anti-inflammatoires non stéroïdiens** comprennent un large éventail de substances comme l'aspirine ou l'ibuprofène.

## LES **LYMPHOCYTES** ET LES **ANTICORPS**

Après la réaction inflammatoire provoquée par une infection, l'organisme met en place une réponse immunitaire plus lente qui implique des cellules spécialisées, les lymphocytes, et des protéines complexes, les anticorps. Un lymphocyte est un type de globule blanc dont il existe deux grandes lignées : les lymphocytes T et les lymphocytes B. Lors d'une infection, les lymphocytes T migrent vers le foyer infectieux. Ils se divisent et participent à la réponse immunitaire en détruisant les cellules reconnues comme étrangères ou anormales. De leur côté, les lymphocytes B se transforment, dans des organes tels que les ganglions lymphatiques ou la rate, en plasmocytes, des cellules productrices d'anticorps.

La production d'anticorps résulte de la présence dans le corps d'un antigène (molécule étrangère). Un antigène peut être un constituant d'agent infectieux ou de toxine bactérienne, mais aussi une substance inoffensive ou un composant de l'organisme reconnu comme anormal ou étranger (allergie, maladie auto-immune, phénomène de rejet). Dans tous les cas, les anticorps sont élaborés par les plasmocytes de façon à pouvoir reconnaître spécifiquement l'antigène en cause et le neutraliser. Lorsqu'un antigène est recouvert d'anticorps, d'autres cellules, comme les globules blancs (neutrophiles, macrophages) procèdent à sa destruction. Une fois les antigènes détruits et l'infection vaincue, l'organisme conserve une partie de ses anticorps. Il garde donc en mémoire un certain temps la réponse immunitaire appropriée contre l'antigène combattu, ce qui lui permettra de l'éliminer plus rapidement en cas de récidive.

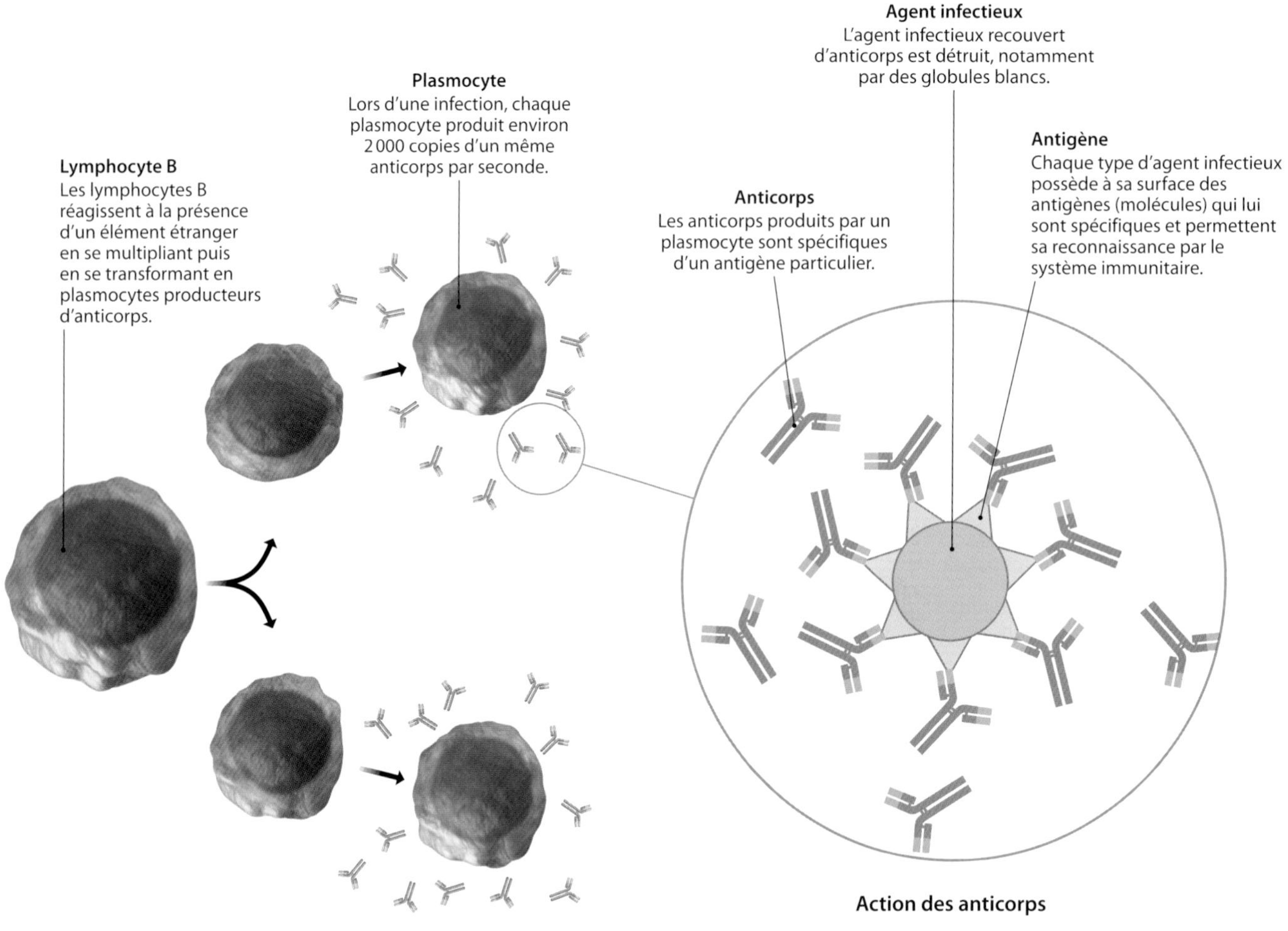
**Lymphocyte B**
Les lymphocytes B réagissent à la présence d'un élément étranger en se multipliant puis en se transformant en plasmocytes producteurs d'anticorps.
**Plasmocyte**
Lors d'une infection, chaque plasmocyte produit environ 2 000 copies d'un même anticorps par seconde.
**Agent infectieux**
L'agent infectieux recouvert d'anticorps est détruit, notamment par des globules blancs.
**Anticorps**
Les anticorps produits par un plasmocyte sont spécifiques d'un antigène particulier.
**Antigène**
Chaque type d'agent infectieux possède à sa surface des antigènes (molécules) qui lui sont spécifiques et permettent sa reconnaissance par le système immunitaire.

**Action des anticorps**

# LE SYSTÈME LYMPHATIQUE

Le système lymphatique est composé d'un ensemble de vaisseaux et d'organes intimement liés aux systèmes immunitaire et cardiovasculaire. Il transporte la lymphe, un liquide jaune clair issu des tissus de l'organisme. Le système lymphatique débarrasse la lymphe de ses agents **infectieux** avant de la déverser dans le sang. Il empêche également l'accumulation de liquide dans les tissus, maintient un volume sanguin constant et joue un rôle majeur dans l'immunité, notamment en assurant la production et la circulation des lymphocytes.

## LES VAISSEAUX LYMPHATIQUES

Les vaisseaux lymphatiques longent les vaisseaux sanguins. Ils véhiculent la lymphe issue du liquide interstitiel, c'est-à-dire le liquide dans lequel baignent toutes les cellules de l'organisme. La lymphe circule lentement sous l'action de la pression du liquide interstitiel, des contractions musculaires et des mouvements respiratoires. Elle traverse un ou plusieurs ganglions lymphatiques avant de se déverser dans le système cardiovasculaire par l'intermédiaire des veines sous-clavières.

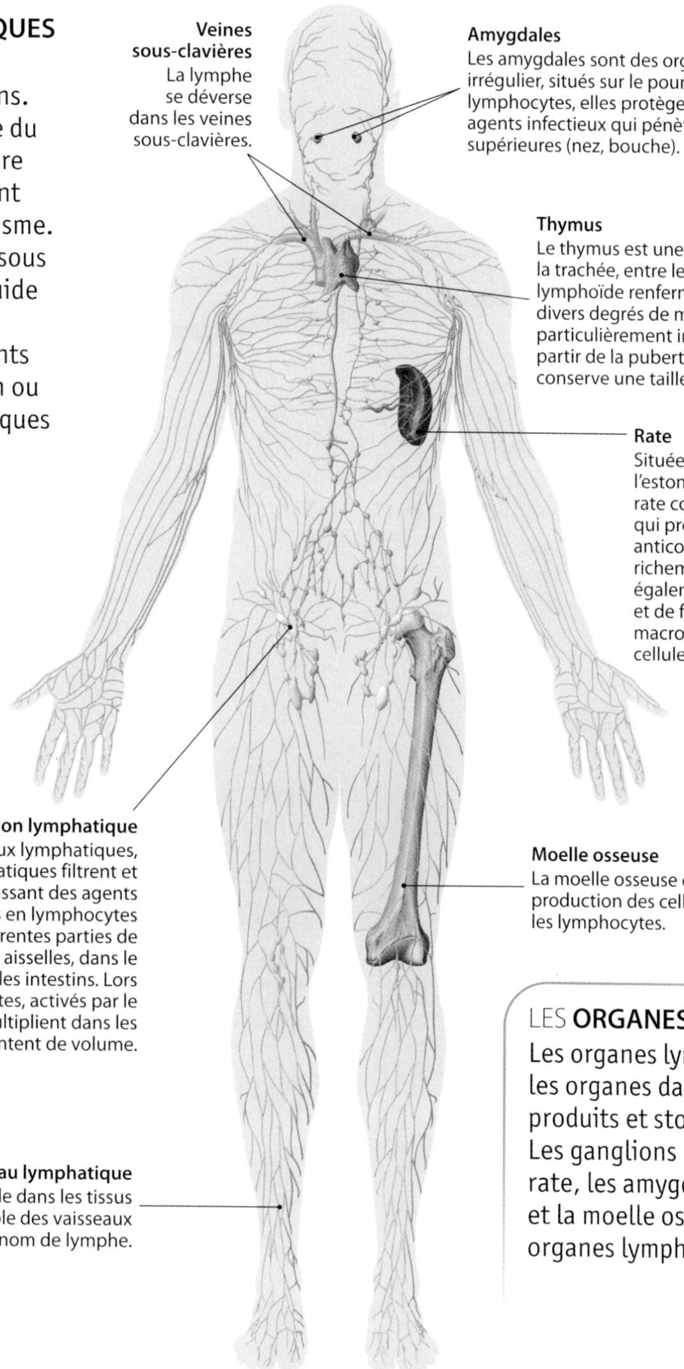

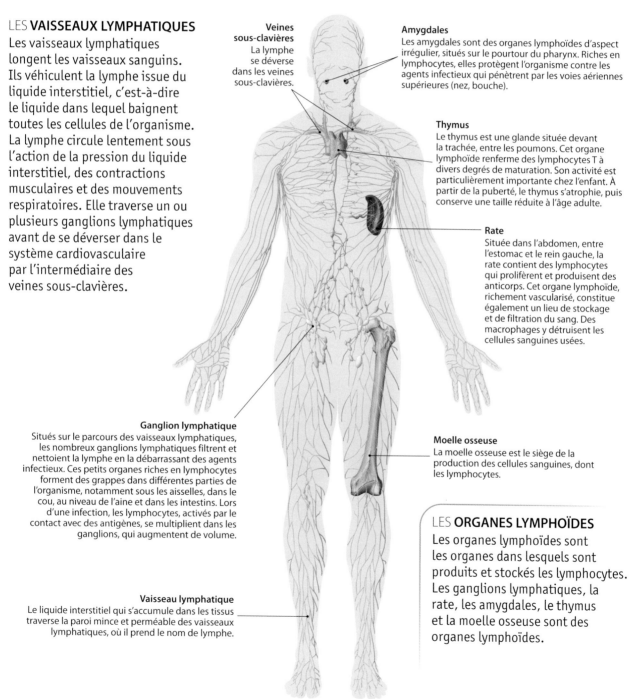

**Veines sous-clavières**
La lymphe se déverse dans les veines sous-clavières.

**Amygdales**
Les amygdales sont des organes lymphoïdes d'aspect irrégulier, situés sur le pourtour du pharynx. Riches en lymphocytes, elles protègent l'organisme contre les agents infectieux qui pénètrent par les voies aériennes supérieures (nez, bouche).

**Thymus**
Le thymus est une glande située devant la trachée, entre les poumons. Cet organe lymphoïde renferme des lymphocytes T à divers degrés de maturation. Son activité est particulièrement importante chez l'enfant. À partir de la puberté, le thymus s'atrophie, puis conserve une taille réduite à l'âge adulte.

**Rate**
Située dans l'abdomen, entre l'estomac et le rein gauche, la rate contient des lymphocytes qui prolifèrent et produisent des anticorps. Cet organe lymphoïde, richement vascularisé, constitue également un lieu de stockage et de filtration du sang. Des macrophages y détruisent les cellules sanguines usées.

**Ganglion lymphatique**
Situés sur le parcours des vaisseaux lymphatiques, les nombreux ganglions lymphatiques filtrent et nettoient la lymphe en la débarrassant des agents infectieux. Ces petits organes riches en lymphocytes forment des grappes dans différentes parties de l'organisme, notamment sous les aisselles, dans le cou, au niveau de l'aine et dans les intestins. Lors d'une infection, les lymphocytes, activés par le contact avec des antigènes, se multiplient dans les ganglions, qui augmentent de volume.

**Moelle osseuse**
La moelle osseuse est le siège de la production des cellules sanguines, dont les lymphocytes.

**Vaisseau lymphatique**
Le liquide interstitiel qui s'accumule dans les tissus traverse la paroi mince et perméable des vaisseaux lymphatiques, où il prend le nom de lymphe.

## LES ORGANES LYMPHOÏDES

Les organes lymphoïdes sont les organes dans lesquels sont produits et stockés les lymphocytes. Les ganglions lymphatiques, la rate, les amygdales, le thymus et la moelle osseuse sont des organes lymphoïdes.

# LES AGENTS INFECTIEUX

Un agent **infectieux** est un organisme, le plus souvent microscopique, qui provoque une infection lorsqu'il pénètre et se multiplie dans l'organisme. Les bactéries, les virus, les champignons microscopiques et les parasites sont des agents infectieux. Tous ces microorganismes peuvent exister à l'état latent dans l'environnement ou être transmis par des vecteurs : puce, tique, moustique, etc. Leur présence dans l'organisme déclenche une réaction immunitaire qui vise à les éliminer. Des médicaments spécifiques (**antibiotiques**, antiviraux, **antifongiques**, antiparasitaires) peuvent détruire la plupart des agents infectieux.

## LES **BACTÉRIES**

Une bactérie est un microorganisme unicellulaire, c'est-à-dire constitué d'une seule cellule. Celle-ci est entourée d'une paroi et se reproduit par simple division cellulaire. Les bactéries se présentent sous diverses formes : bâtonnets, sphères, filaments spiralés. Certaines sont munies d'un flagelle, un long filament qui leur permet de se déplacer. La plupart des bactéries ne sont pas nocives et certaines sont même nécessaires au bon fonctionnement de l'organisme, comme celles qui composent les flores cutanée, intestinale ou vaginale. La vaccination préventive, les mesures d'hygiène et les antibiotiques permettent de lutter contre les bactéries pathogènes ou les toxines qu'elles produisent.

## LES **PARASITES**

Un parasite est un organisme qui vit et se développe aux dépens d'un autre. Certains, appelés protozoaires, sont constitués d'une seule cellule. D'autres sont composés de plusieurs cellules comme certains vers, insectes ou acariens. La pénétration des parasites dans l'organisme se fait généralement par l'ingestion d'aliments contaminés ou par le biais de piqûres d'insectes. Ils provoquent des parasitoses, des infections plus fréquentes dans les pays tropicaux.

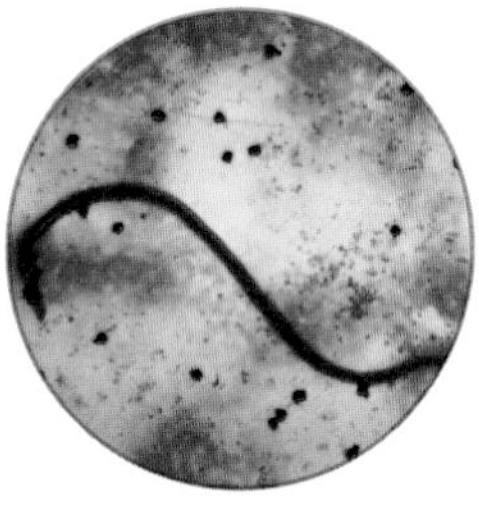

**Filaire**
La filaire est le ver parasite responsable de la filariose.
*La filariose lymphatique ... page 306*

## LES **CHAMPIGNONS MICROSCOPIQUES**

Un champignon microscopique est un champignon invisible à l'œil nu, pathogène ou non. On distingue les levures, composées d'une seule cellule, et les moisissures, composées de plusieurs cellules filamenteuses. Les champignons microscopiques peuvent être à l'origine d'infections appelées mycoses : teigne, pied d'athlète, mycose vaginale, aspergillose, etc.

## LES **VIRUS**

Un virus est un agent infectieux de très petite taille (100 à 1 000 fois plus petit qu'une cellule), composé d'une capsule de protéines contenant un acide nucléique. Pour se multiplier, le virus dépend de la cellule hôte qu'il infecte. Les virus peuvent être à l'origine d'affections bénignes (rhume, verrues) ou graves (rage, hépatite B), parfois épidémiques (grippe, méningite, sida). La vaccination et les antiviraux permettent de prévenir ou de traiter certaines maladies virales.

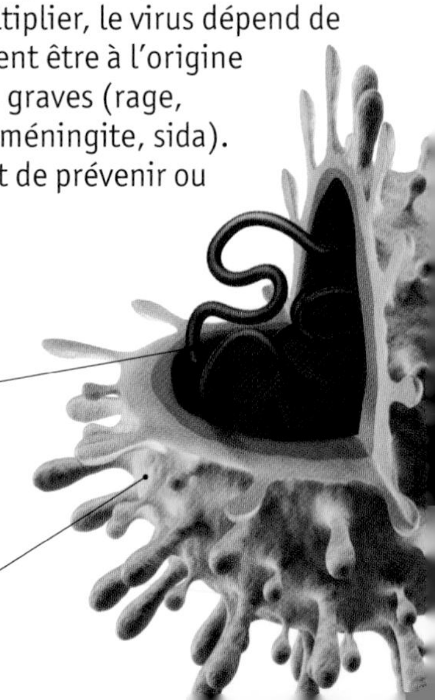

**Acide nucléique**
L'acide nucléique est le matériel génétique du virus. Il est injecté dans la cellule hôte dont il utilise les structures pour se multiplier.
*La filariose lymphatique ... page 306*

**Capsule protéique**

## LES **VOIES** D'**INFECTION**

La pénétration d'un agent **infectieux** dans l'organisme peut avoir lieu à travers la peau, à la suite par exemple d'une coupure, d'une piqûre, d'une fracture ouverte ou d'une brûlure. Toutefois, elle a lieu le plus souvent à travers les muqueuses, comme celles qui tapissent les voies digestives, respiratoires et urogénitales. Il arrive également que l'agent pathogène soit introduit accidentellement dans l'organisme à l'occasion d'une transfusion sanguine ou d'une intervention chirurgicale.

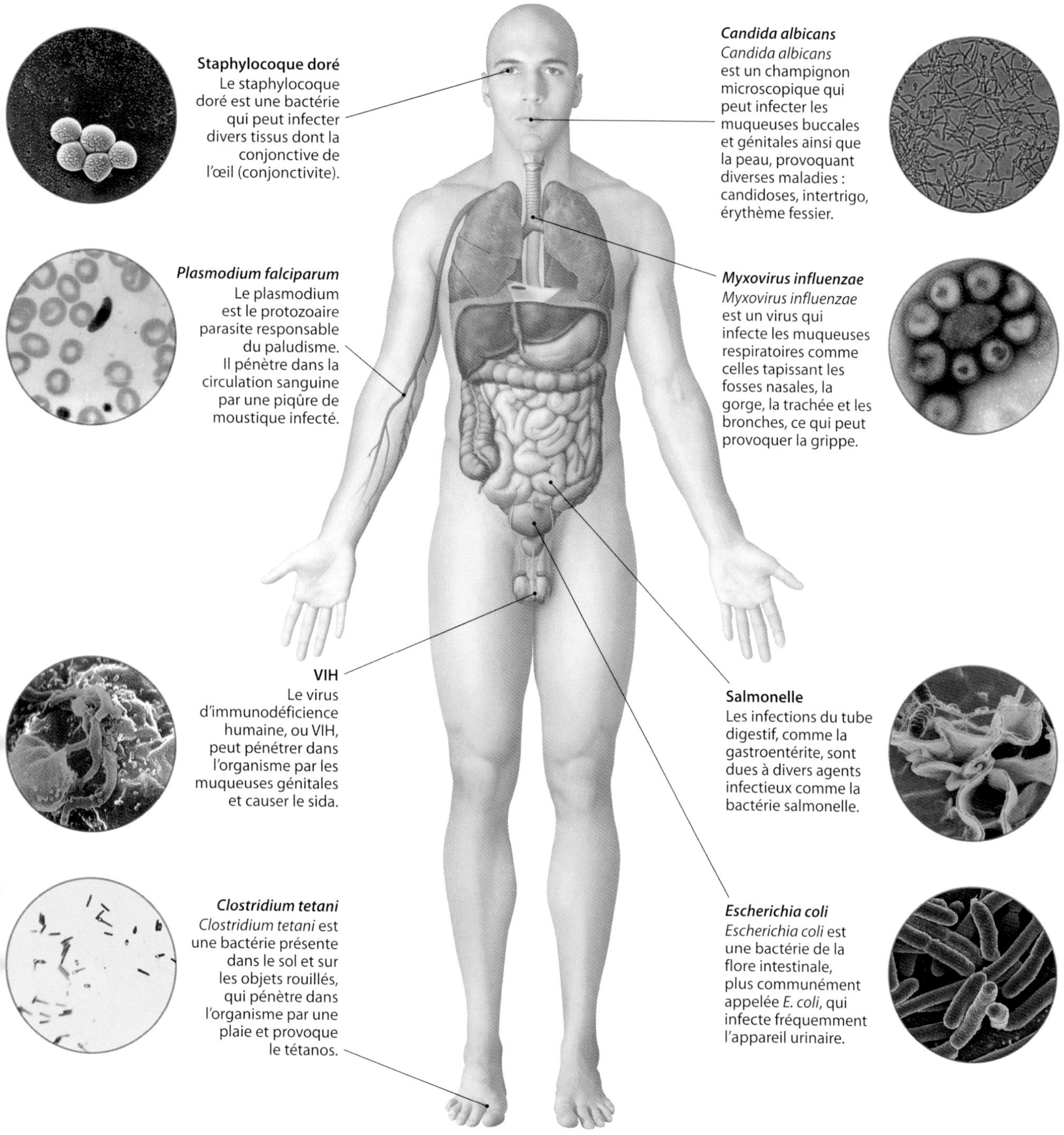
**Staphylocoque doré**
Le staphylocoque doré est une bactérie qui peut infecter divers tissus dont la conjonctive de l'œil (conjonctivite).
***Plasmodium falciparum***
Le plasmodium est le protozoaire parasite responsable du paludisme. Il pénètre dans la circulation sanguine par une piqûre de moustique infecté.
**VIH**
Le virus d'immunodéficience humaine, ou VIH, peut pénétrer dans l'organisme par les muqueuses génitales et causer le sida.
***Clostridium tetani***
*Clostridium tetani* est une bactérie présente dans le sol et sur les objets rouillés, qui pénètre dans l'organisme par une plaie et provoque le tétanos.
***Candida albicans***
*Candida albicans* est un champignon microscopique qui peut infecter les muqueuses buccales et génitales ainsi que la peau, provoquant diverses maladies : candidoses, intertrigo, érythème fessier.
***Myxovirus influenzae***
*Myxovirus influenzae* est un virus qui infecte les muqueuses respiratoires comme celles tapissant les fosses nasales, la gorge, la trachée et les bronches, ce qui peut provoquer la grippe.
**Salmonelle**
Les infections du tube digestif, comme la gastroentérite, sont dues à divers agents infectieux comme la bactérie salmonelle.
***Escherichia coli***
*Escherichia coli* est une bactérie de la flore intestinale, plus communément appelée *E. coli*, qui infecte fréquemment l'appareil urinaire.

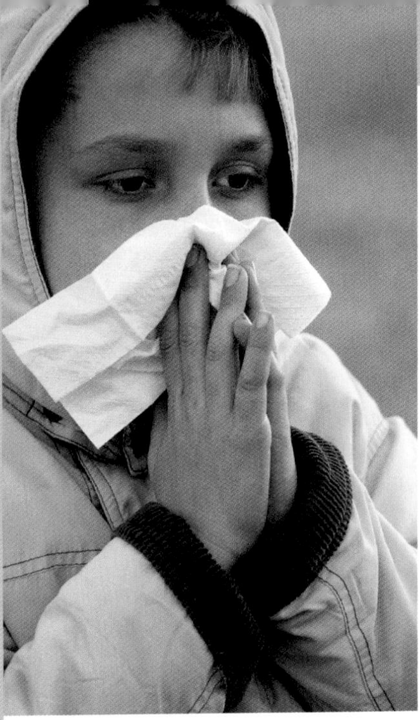

# LES MALADIES INFECTIEUSES

Une maladie **infectieuse** est l'invasion de l'organisme par un agent infectieux. L'infection, ou contamination, peut avoir lieu par contact direct ou indirect avec un malade infecté, par le biais d'un animal porteur de l'agent infectieux (vecteur) ou accidentellement lors d'une intervention médicale ou chirurgicale. Le mode de transmission, la durée d'incubation, les symptômes et les tissus atteints dépendent de l'agent infectieux et de la voie de pénétration. Différentes techniques de laboratoire permettent d'identifier le microorganisme à l'origine de la maladie et d'adapter le traitement en conséquence.

*Les infections respiratoires … page 318*
*Les maladies infectieuses de l'enfant … page 519*

## LA CONTAGION

La contagion est la transmission d'une maladie infectieuse d'un malade à un individu sain. Elle survient par contact direct (peau, sang, sperme, salive, mucus) ou par le biais d'un agent de dissémination (air, eau) ou d'un objet contaminé. Certaines maladies sont plus contagieuses que d'autres, selon la nature de l'agent infectieux. La période de contagion est la période pendant laquelle le malade est susceptible de transmettre l'agent infectieux à d'autres individus.

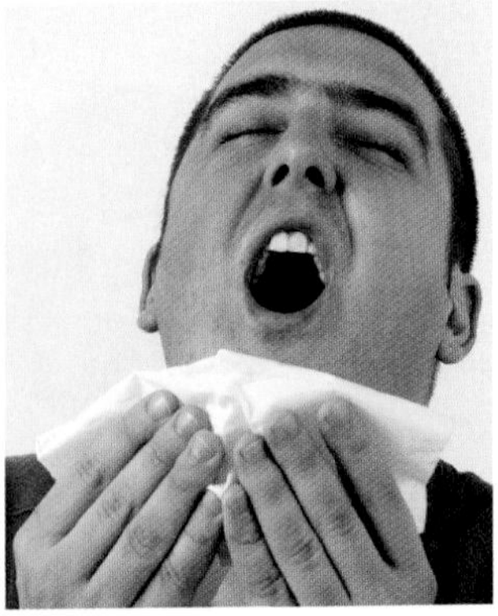

**Éternuement**
L'éternuement est l'expulsion réflexe d'air par la bouche et le nez, en réponse à une irritation de la muqueuse nasale (corps étranger, infection). Les postillons projetés lors d'un éternuement peuvent transmettre des agents infectieux.

## LA TRANSMISSION ANIMALE

Certaines maladies infectieuses sont transmises à l'homme par le biais d'un contact avec un animal contaminé, appelé vecteur. Ainsi, la maladie de Lyme est transmise par la morsure d'une tique. La fièvre jaune, la dengue et le paludisme sont transmis par la piqûre de différentes espèces de moustiques. Le typhus est inoculé par des poux, la peste par des puces.

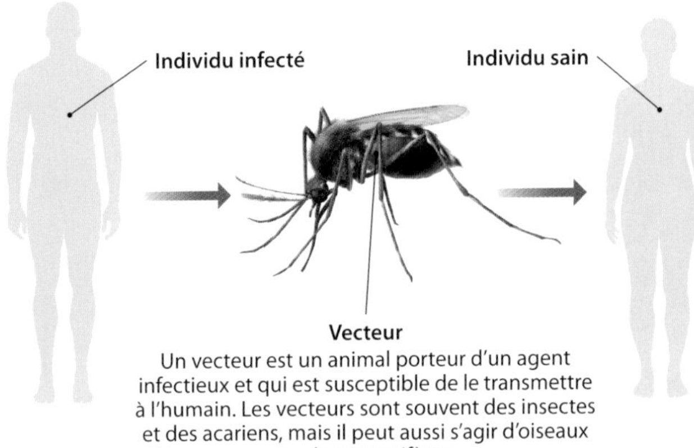
Individu infecté
Individu sain

**Vecteur**
Un vecteur est un animal porteur d'un agent infectieux et qui est susceptible de le transmettre à l'humain. Les vecteurs sont souvent des insectes et des acariens, mais il peut aussi s'agir d'oiseaux ou de mammifères.

## L'INCUBATION

L'incubation est la période s'écoulant entre l'infection d'un individu par un microorganisme pathogène et l'apparition des premiers symptômes de la maladie infectieuse qu'il provoque. Chaque maladie se caractérise par une période d'incubation qui lui est propre, qui dure de quelques jours à quelques mois, parfois quelques années. Certaines maladies, telles que la rougeole ou la varicelle, sont contagieuses dès la période d'incubation.

## LA **SÉROPOSITIVITÉ**

La séropositivité est la présence dans le sang d'anticorps spécifiques d'un agent **infectieux**, indiquant que le patient a été contaminé par cet agent. La séropositivité s'applique à toutes les maladies infectieuses, mais le terme est souvent employé pour décrire l'état d'une personne contaminée par le virus du sida. La séronégativité caractérise l'absence dans le sang d'anticorps contre un agent infectieux.

## LE **PUS**

Le pus est un liquide opaque, plus ou moins épais, produit par l'organisme lors d'une infection bactérienne. Il est constitué de débris de cellules mortes, de globules blancs et de bactéries. Le pus peut être de couleur jaune, verte ou brune, selon la nature de l'agent infectieux en cause. Lorsqu'une plaie ou une lésion est infectée, le pus tend à se concentrer et peut former un abcès. Celui-ci doit être ponctionné ou incisé afin d'éliminer le pus. En absence de traitement, les abcès importants tendent à devenir **chroniques**. Les bactéries contenues dans le pus peuvent alors infecter le sang et se disséminer dans tout l'organisme (**septicémie**).

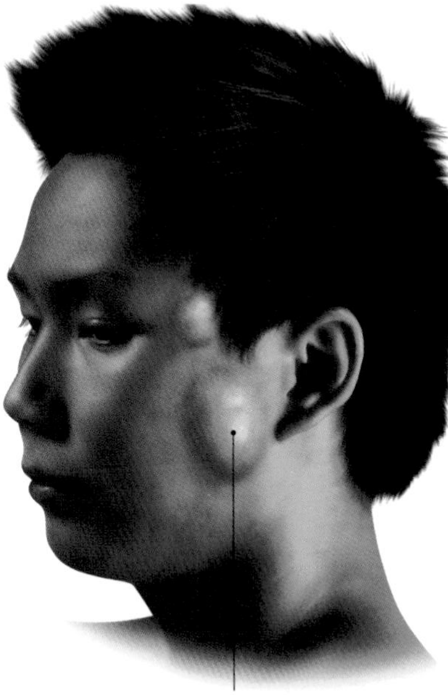

**Abcès**
Un abcès est une accumulation de pus dans un tissu infecté par une bactérie.

## LA **SEPTICÉMIE**

La septicémie est une infection généralisée. Elle est provoquée par la libération dans le sang de quantités importantes et régulières de microorganismes pathogènes à partir d'un foyer infectieux initial. La septicémie se manifeste par une forte fièvre et une altération de l'état général. C'est une maladie grave qui nécessite une hospitalisation d'urgence et un traitement **antibiotique** prolongé.

## LA **CULTURE BACTÉRIENNE**

La culture bactérienne est une technique de laboratoire qui consiste à multiplier des bactéries dans le but de les identifier. Les bactéries, obtenues par **biopsie** ou par prélèvement (sang, plaie, pus, sécrétion), sont placées sur un milieu solide ou liquide qui favorise leur développement. Elles se multiplient en formant des colonies de formes et de couleurs particulières, ce qui permet de les reconnaître au microscope. Les bactéries peuvent ensuite être mises en présence de différents antibiotiques (antibiogramme) afin de déterminer lequel est le plus efficace pour un traitement.

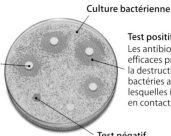

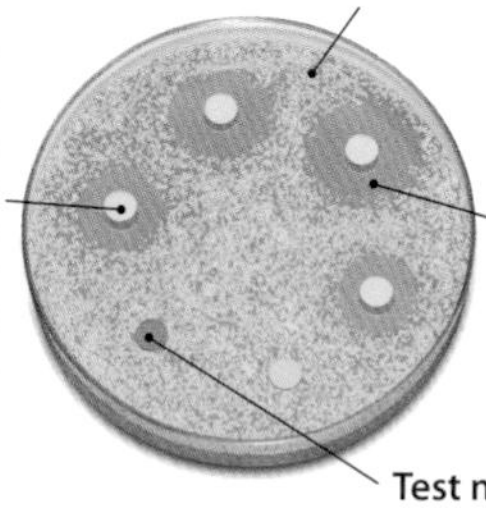
Culture bactérienne
Antibiotique
Des pastilles imprégnées d'antibiotiques différents ou à différentes concentrations sont déposées sur la culture pendant quelques heures.
Test positif
Les antibiotiques efficaces provoquent la destruction des bactéries avec lesquelles ils sont en contact.
Test négatif

**Antibiogramme**
Réalisé à partir d'une culture bactérienne, l'antibiogramme consiste à mettre une bactérie en présence de divers antibiotiques pour tester sa résistance ou sa sensibilité vis-à-vis de chacun d'eux.

## LE **TRAITEMENT** DES **INFECTIONS**

Plusieurs types de médicaments inhibent la prolifération de certains agents **infectieux** ou provoquent leur destruction. Les **antibiotiques** constituent le traitement de base des infections bactériennes. Les **antifongiques** sont utilisés pour combattre les infections causées par des champignons microscopiques, alors que les antiparasitaires tels que les vermifuges permettent de traiter les infections dues à des parasites. Enfin, les antiviraux sont utilisés dans le traitement des infections virales sévères comme l'hépatite, la grippe ou le sida. Les médicaments anti-infectieux peuvent être injectés, administrés par voie orale ou appliqués localement (crème, pommade, etc.). La durée du traitement varie de quelques jours à plusieurs mois. Certains médicaments, notamment les antibiotiques et les antiviraux, peuvent occasionner des effets secondaires : allergies, troubles digestifs, troubles neurologiques, etc.

### LA SÉROTHÉRAPIE

La sérothérapie est un traitement basé sur l'injection intraveineuse d'un sérum thérapeutique, qui contient des anticorps spécifiques à un agent infectieux. Elle permet de protéger rapidement, mais temporairement, un patient infecté ou à haut risque d'infection, en attendant que celui-ci développe des anticorps ou lorsqu'il ne peut en produire. Les anticorps du sérum sont obtenus à partir d'un animal ou d'un donneur immunisé contre l'agent infectieux. La sérothérapie peut être utilisée à titre préventif ou curatif, selon que le sérum est administré avant ou après l'infection.

## LES **ANTISEPTIQUES**

Un **antiseptique** est un produit destiné à détruire les agents infectieux présents sur la peau et les muqueuses, afin d'éviter les infections. Il existe de nombreux antiseptiques comme l'alcool, l'eau oxygénée, l'hexamidine, l'éosine ou le thymol. La plupart sont réservés exclusivement à un usage externe. Certains peuvent toutefois être administrés par voie orale, pour traiter les infections urinaires et certaines infections intestinales.

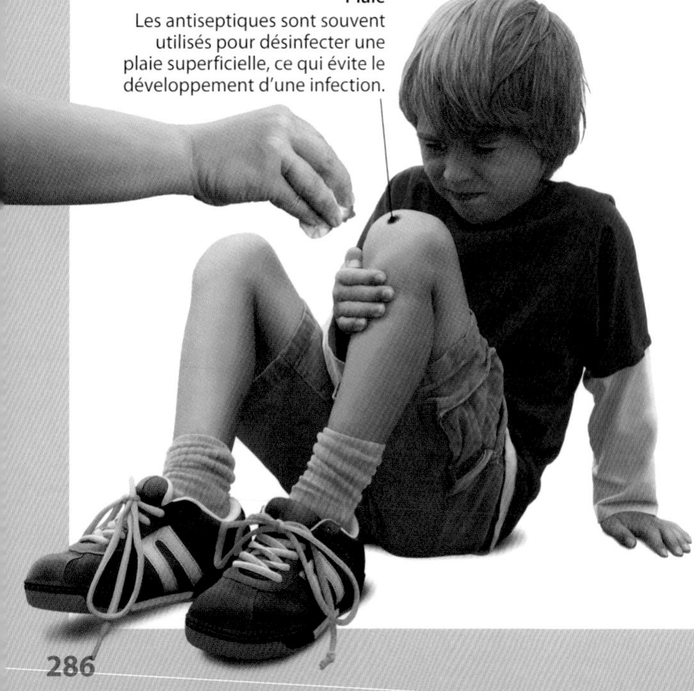

**Plaie**
Les antiseptiques sont souvent utilisés pour désinfecter une plaie superficielle, ce qui évite le développement d'une infection.

## LE **VACCIN**

Le **vaccin** est une substance préparée à partir d'un élément infectieux transformé (virus, parasite, microbe, toxine), rendu inactif mais encore capable de stimuler l'immunité naturelle de l'organisme. L'inoculation d'un vaccin à un individu, ou vaccination, permet de forcer la production d'anticorps contre un agent infectieux particulier. Si par la suite l'individu contracte cet agent infectieux, le système immunitaire le reconnaît rapidement et le détruit avant que la maladie n'ait le temps de se développer. Chaque pays possède un calendrier de vaccination, incluant des vaccins obligatoires et des vaccins recommandés, en fonction des conditions épidémiologiques qui lui sont propres. La vaccination peut provoquer des effets secondaires comme une douleur temporaire, une fièvre passagère ou une réaction **inflammatoire** (rougeur, enflure) autour du site d'inoculation. Elle reste néanmoins le moyen le plus efficace d'éviter la propagation de maladies infectieuses graves.

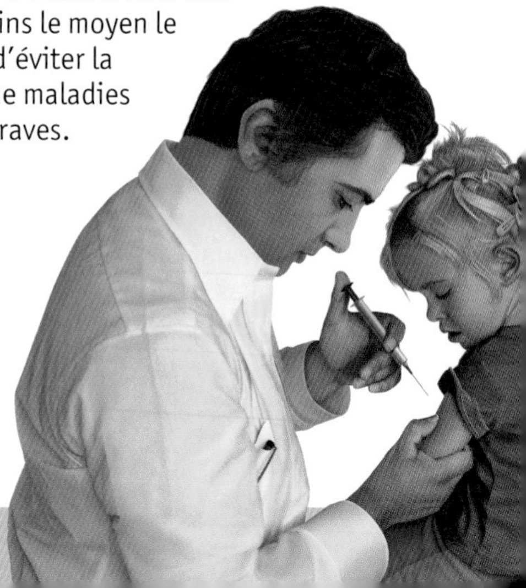

## LA FORTIFICATION DU SYSTÈME IMMUNITAIRE ET LA PRÉVENTION DES INFECTIONS



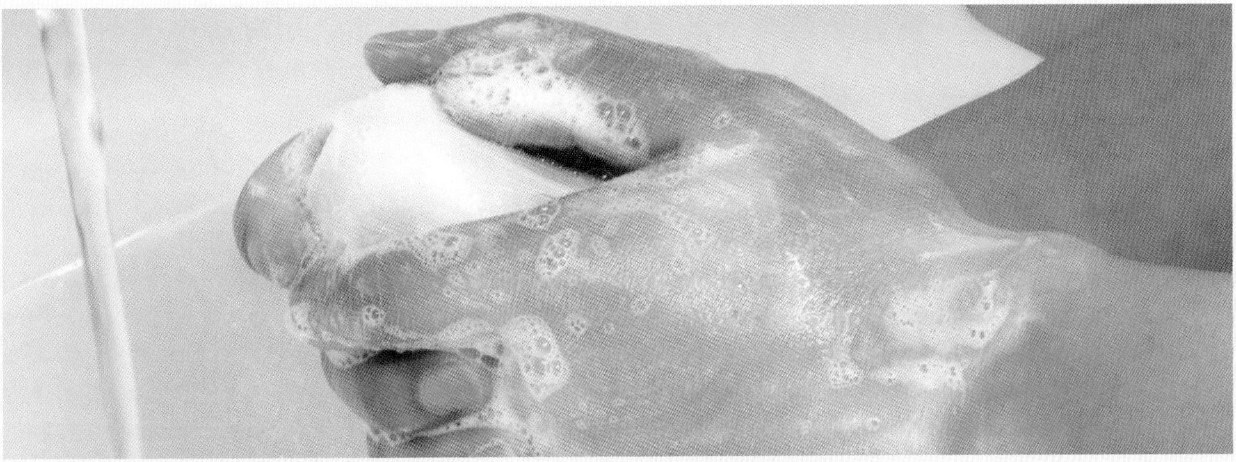

- LAVEZ-VOUS RÉGULIÈREMENT LES MAINS ET LE CORPS

Le nettoyage régulier, à l'eau et au savon, des mains et des autres parties du corps élimine les agents **infectieux** potentiellement présents.

- PROTÉGEZ-VOUS ET PROTÉGEZ LES AUTRES

La contagion peut être prévenue par certaines mesures simples, comme le port d'un masque contre les maladies transmises par voie aérienne, l'utilisation de préservatifs contre les infections transmissibles sexuellement et le port de gants contre la transmission d'agents pathogènes par contact direct. Si vous souffrez d'une maladie contagieuse, évitez les contacts directs, l'échange d'objets ou le partage de nourriture. Couvrez-vous le nez et la bouche à l'aide de votre coude ou à l'aide d'un mouchoir lors d'un éternuement ou d'une toux afin d'éviter de propager l'agent infectieux par vos postillons.

- DÉSINFECTEZ LES PLAIES

La désinfection d'une plaie à l'aide d'un **antiseptique** prévient une infection de celle-ci par des microorganismes pathogènes.

- UTILISEZ LES ANTIBIOTIQUES DE FAÇON ADÉQUATE

Un traitement par des **antibiotiques** ne doit être entrepris que sur prescription d'un médecin et ne doit pas être interrompu, sous peine d'annuler son efficacité. L'utilisation inadaptée d'antibiotiques peut rendre certaines bactéries résistantes et compromettre le traitement d'infections ultérieures.

*L'hygiène et la prévention des infections ... page 30*

- MANGEZ SAINEMENT ET DE FAÇON ÉQUILIBRÉE

Une consommation excessive d'aliments riches en sucres, en gras ou en allergènes, ainsi que les abus de boissons alcoolisées, sont susceptibles d'affaiblir le système immunitaire. À l'inverse, la consommation régulière d'aliments riches en vitamines A et C et en minéraux, comme les fruits et légumes frais, les légumineuses, les noix et les grains entiers, renforce le système immunitaire. Les yaourts (yogourts) à base de ferments lactiques contiennent des bactéries bénéfiques qui permettent d'équilibrer la flore intestinale et de renforcer l'immunité. Enfin, buvez suffisamment d'eau afin d'assurer une bonne hydratation de votre organisme et de retarder la propagation des infections.

- CONTRÔLEZ VOTRE STRESS

Le stress prolongé affaiblit le système immunitaire. Contrôlez votre stress en employant diverses techniques telles que la méditation ou la relaxation. En outre, le repos, notamment par un nombre suffisant d'heures de sommeil, permet à l'organisme de se régénérer et de combattre le stress. Enfin, la pratique régulière et modérée d'une activité physique permet non seulement de soulager le stress, mais également de stimuler la circulation sanguine et certains éléments du système immunitaire.

- ÉVITEZ LES PRODUITS NOCIFS

Les pesticides ainsi que certains produits nettoyants domestiques contiennent des substances chimiques nocives qui peuvent affaiblir le système immunitaire. Évitez-les autant que possible.

# LES **ALLERGIES**

L'allergie, ou hypersensibilité, est une réaction anormale du système immunitaire lors d'un contact avec un allergène, c'est-à-dire une substance habituellement inoffensive. De nombreuses substances peuvent constituer des allergènes : pollens, aliments, médicaments, etc. Des facteurs héréditaires et environnementaux participent au développement des allergies, sans que leur cause soit précisément connue. Les réactions allergiques, rapides ou retardées, peuvent être plus ou moins sévères : rougeur, eczéma, urticaire, asthme, **inflammation** nasale, gonflement au niveau du visage et du cou, choc anaphylactique. Divers traitements permettent de réduire les symptômes de l'allergie ou d'atténuer de façon préventive la sensibilité d'un individu à un allergène.

## LES **ALLERGÈNES**

Un allergène est une substance anodine qui provoque une réaction allergique chez une personne sensibilisée. Il en existe différents types dans l'environnement, qui peuvent être cutanés ou respiratoires (pollens, moisissures, acariens, produits industriels, poils et plumes), ingérés (cacahuètes, fruits de mer, etc.) ou introduits dans l'organisme par voie sanguine (venins d'insecte, médicaments). Une personne sensibilisée est souvent allergique à plusieurs allergènes dont la composition chimique est voisine.

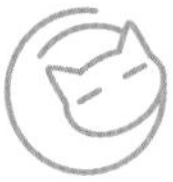

### LES ANIMAUX DOMESTIQUES

Certaines personnes sont allergiques aux peaux mortes, à la salive, aux poils ou aux plumes de certains animaux.

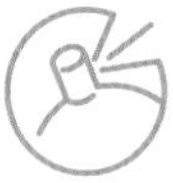

### LES PRODUITS NATURELS OU INDUSTRIELS

Diverses substances comme le latex naturel ainsi que certains parfums, cosmétiques, produits d'entretien ou colorants peuvent être allergènes.

### LES GRAINS DE POLLEN

Selon les pays et les saisons, plusieurs végétaux, comme les herbes ou le bouleau, libèrent des grains de pollen qui sont responsables du rhume des foins. À l'automne, certaines moisissures peuvent aussi entraîner des allergies.

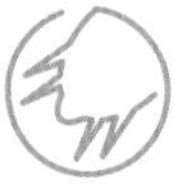

### LES ACARIENS

Le contact avec les déjections d'acariens contenus dans les poussières des maisons et dans les draps de lit sont une des principales causes des rhinites allergiques, notamment chez les enfants.

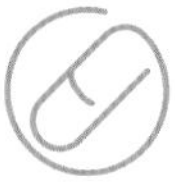

### LES MÉDICAMENTS

Certains médicaments comme l'aspirine et certains **antibiotiques** sont connus pour causer des allergies graves.

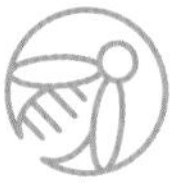

### LES PIQÛRES D'INSECTES

Chez une personne sensibilisée, le venin de certains insectes (abeille, guêpe, frelon) peut déclencher une réaction allergique plus ou moins sévère.

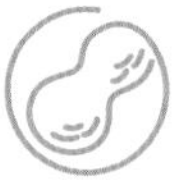

### LES ALIMENTS

Parmi les allergènes alimentaires les plus communs, on note les œufs, les cacahuètes, le lait, les poissons, les fruits de mer, les noix et les fraises. L'allergie alimentaire peut devenir très grave si l'aliment responsable n'est pas supprimé de la diète.

## LE **MÉCANISME** DE L'**ALLERGIE**

Une allergie se développe en deux étapes. Un premier contact avec l'allergène provoque une sensibilisation de l'individu, sans apparition de symptômes : le système immunitaire produit des anticorps spécifiques, qui se fixent sur certaines cellules présentes dans les tissus et le sang. Lors du deuxième contact, les anticorps reconnaissent l'allergène. Les cellules auxquelles ils sont fixés sécrètent alors l'histamine, une substance chimique impliquée dans le mécanisme de l'**inflammation** et qui provoque les symptômes caractéristiques de la réaction allergique : rougeur, gonflement des tissus, etc. Dans le cas de l'hypersensibilité immédiate, la plus fréquente des réactions allergiques, la réponse du système immunitaire est rapide, soit quelques minutes.

*Le système immunitaire … page 278*

## LA **RHINITE ALLERGIQUE**

La rhinite allergique est une inflammation de la muqueuse des fosses nasales, qui affecte les personnes sensibilisées à certains allergènes véhiculés par l'air. On distingue les rhinites saisonnières, ou rhumes des foins, provoquées par le pollen de certaines plantes, et les rhinites persistantes, dues aux phanères (poils, plumes) d'animaux domestiques ou aux acariens contenus dans la poussière. La rhinite allergique se manifeste lors du contact avec l'allergène par des éternuements suivis d'un écoulement nasal, une congestion nasale, des démangeaisons, des larmoiements et parfois une conjonctivite. Elle peut également déclencher, dans certains cas, une crise d'asthme ou d'urticaire. Le traitement repose sur la suppression du contact avec l'allergène et l'administration d'antihistaminiques. Une désensibilisation peut aussi être entreprise selon les cas.

## LES **ANTIHISTAMINIQUES**

Un **antihistaminique** est un médicament qui permet de réduire ou de bloquer la synthèse de l'histamine par l'organisme lors d'une inflammation ou d'une allergie. Les antihistaminiques permettent de soulager les symptômes de la réaction allergique (**œdème**, écoulement nasal, larmoiements, etc.) sans toutefois guérir l'allergie. Ils existent sous forme de comprimés, de gouttes oculaires, d'aérosols pour le nez ou de solutions injectables. Certains de ces médicaments peuvent avoir des effets secondaires : sécheresse de la bouche, constipation, somnolence.

### UNE DES MALADIES LES PLUS COURANTES

D'après la World Allergy Organization, le nombre de personnes souffrant d'allergies a considérablement augmenté dans le monde au cours des dernières décennies. Aujourd'hui, près de 400 millions de personnes souffriraient de rhinite allergique. Jusqu'à 4 % des adultes et 8 % des enfants seraient touchés par une allergie alimentaire. L'Organisation mondiale de la santé place les allergies au quatrième rang des maladies les plus fréquentes.

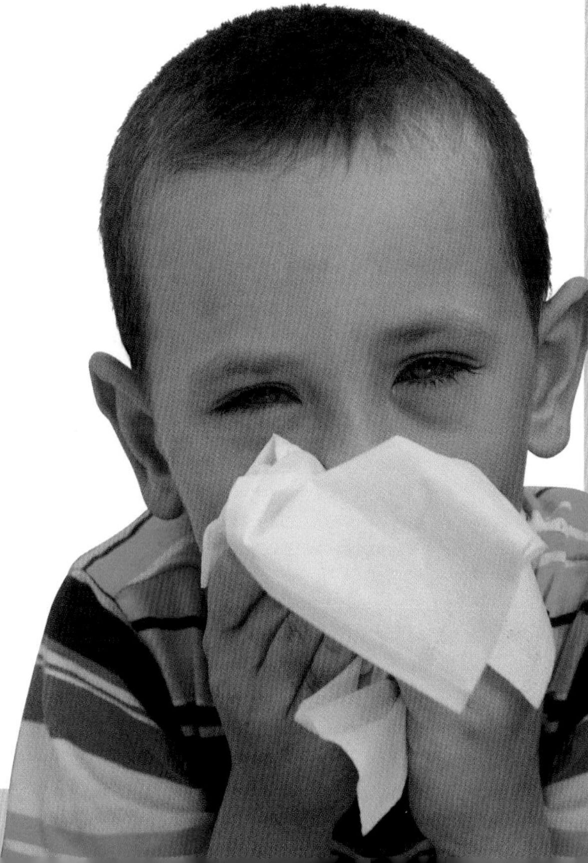

## L'ŒDÈME DE QUINCKE

L'**œdème** de Quincke est une réaction allergique brusque qui se manifeste par un œdème des couches profondes de la peau du visage et des muqueuses de la gorge. Il se traduit par un gonflement des lèvres, de la langue, du larynx, du pharynx et des paupières, qui peut s'accompagner de fièvre et de douleurs musculaires et articulaires. Plusieurs allergènes peuvent provoquer un œdème de Quincke, notamment certains aliments (fromages, œufs, cacahuètes, fruits de mer, tomates, fraises, etc.), certains médicaments (**antibiotiques**, aspirine, etc.) et les piqûres d'insectes. Le risque d'asphyxie causée par l'obstruction du pharynx est important et l'œdème de Quincke peut se compliquer en choc anaphylactique. Un traitement médical d'urgence, reposant sur l'administration rapide de **corticostéroïdes** et d'adrénaline, est donc nécessaire.

## LE CHOC ANAPHYLACTIQUE

Le choc anaphylactique est une réaction allergique grave qui se traduit par une insuffisance circulatoire sévère, accompagnée d'une détresse respiratoire **aiguë**. En l'absence de traitement, il peut provoquer le décès. Plusieurs types d'allergènes (aliments, médicaments, venins) sont susceptibles de provoquer un choc anaphylactique dans les minutes qui suivent le contact. L'état de choc se traduit par la chute de la pression artérielle, des difficultés respiratoires et par divers symptômes : frissons, transpiration, vomissements, diarrhée sanglante, urticaire, œdème de Quincke. Le risque d'asphyxie et d'arrêt cardiaque est important et l'hospitalisation d'urgence dans un service de réanimation est nécessaire.

## LES CAUSES POSSIBLES DE L'AUGMENTATION DES ALLERGIES

Une augmentation constante de l'ensemble des allergies est observée dans les populations de plusieurs pays industrialisés. Selon certains chercheurs, notre mode de vie plus aseptisé rendrait le système immunitaire plus sensible aux allergies. Ainsi, le contact avec certaines bactéries, parasites ou virus, notamment pendant la petite enfance, permettrait de stimuler la maturation du système immunitaire et réduirait ainsi le risque de développer des allergies. D'autres hypothèses établissent plutôt un lien entre l'augmentation des allergies et la pollution atmosphérique, le tabagisme ou l'alimentation riche en gras et pauvre en fruits et légumes.

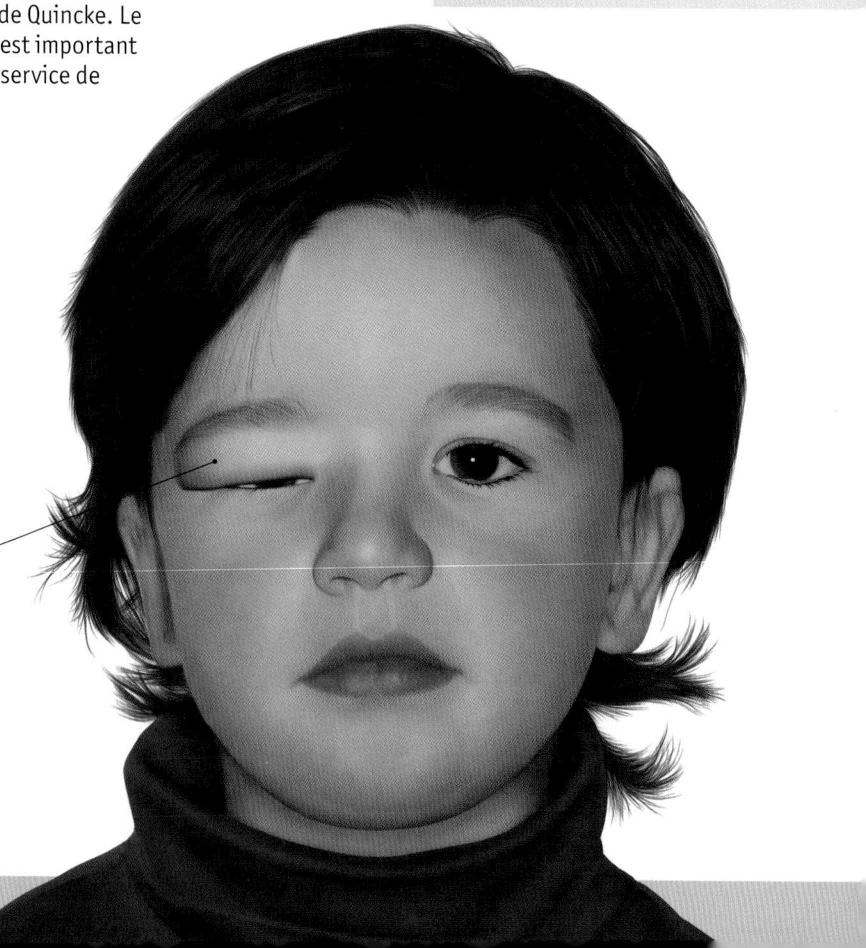

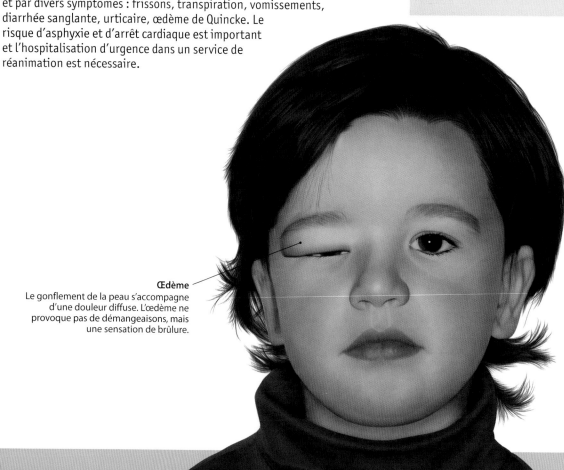

**Œdème**
Le gonflement de la peau s'accompagne d'une douleur diffuse. L'œdème ne provoque pas de démangeaisons, mais une sensation de brûlure.

## L'AUTO-INJECTION D'ADRÉNALINE

L'auto-injection d'adrénaline est pratiquée dans le cadre de premiers soins (**œdème** de Quincke, choc anaphylactique), à l'aide d'une seringue à usage unique délivrée sur ordonnance médicale. Dès l'apparition des premiers symptômes (rougeur, chaleur, démangeaisons), l'injection doit être pratiquée dans la cuisse, en maintenant la position pendant une dizaine de secondes. Des effets secondaires tels que des nausées, des étourdissements, des bouffées de chaleur ou des troubles du rythme cardiaque peuvent survenir à la suite de l'injection. La possession en tout temps d'un auto-injecteur d'adrénaline est recommandée aux personnes qui souffrent d'allergies graves, notamment d'allergies alimentaires.

*Premiers soins : Les difficultés respiratoires ... page 548*

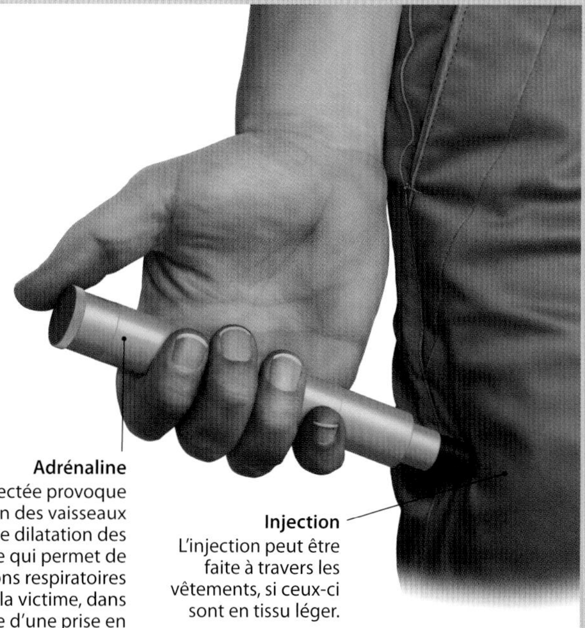
**Adrénaline**
L'adrénaline injectée provoque une vasoconstriction des vaisseaux sanguins et une dilatation des bronches, ce qui permet de maintenir les fonctions respiratoires et circulatoires de la victime, dans l'attente d'une prise en charge médicale.
**Injection**
L'injection peut être faite à travers les vêtements, si ceux-ci sont en tissu léger.

## LA DÉSENSIBILISATION

La désensibilisation, ou **immunothérapie** spécifique, est un traitement qui vise à réduire la sensibilité d'une personne allergique à un allergène particulier. Un test cutané est réalisé au préalable sur la peau afin de déterminer à quel allergène le patient est sensible. Le traitement consiste ensuite à effectuer l'injection régulière de très faibles doses de cet allergène, qui sont progressivement augmentées, afin de permettre à l'organisme de développer une tolérance vis-à-vis de la substance. Le traitement doit être suivi pendant plusieurs mois, voire plusieurs années, pour obtenir une réduction significative des symptômes allergiques. Pour certaines allergies, en particulier celles qui sont reliées aux piqûres d'insectes, ce traitement donne de bons résultats. Les enfants présentent par ailleurs une meilleure réceptivité au traitement que les adultes.

### LES ALLERGIES

**SYMPTÔMES :**
Réactions cutanées (rougeur, gonflement, urticaire, etc.), irritation des yeux, troubles digestifs, **inflammation** des voies aériennes supérieures (nez, gorge). Difficultés respiratoires (crise d'asthme) et troubles cardiovasculaires dans les cas les plus sévères.

**TRAITEMENTS :**
**Antihistaminiques**, **corticostéroïdes**, adrénaline, désensibilisation.

**PRÉVENTION :**
Suppression du contact avec l'allergène.

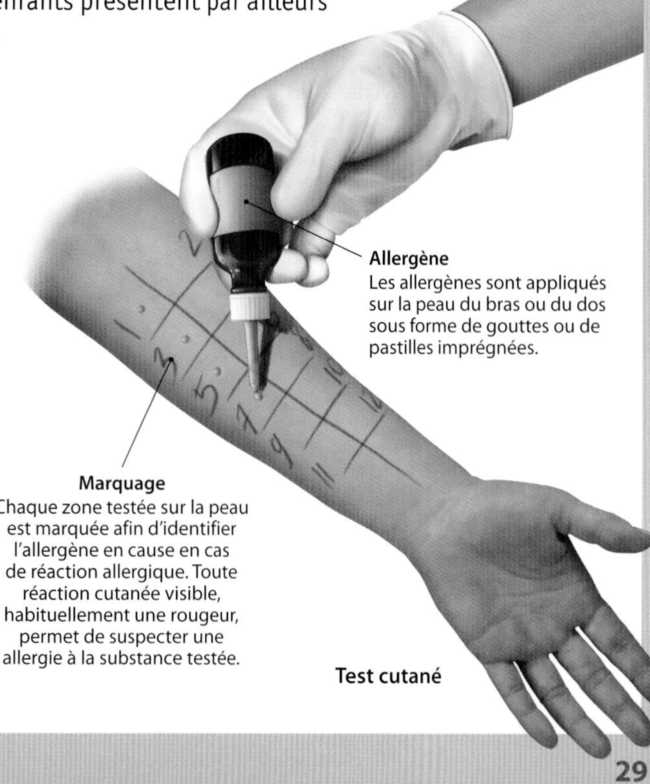
**Allergène**
Les allergènes sont appliqués sur la peau du bras ou du dos sous forme de gouttes ou de pastilles imprégnées.
**Marquage**
Chaque zone testée sur la peau est marquée afin d'identifier l'allergène en cause en cas de réaction allergique. Toute réaction cutanée visible, habituellement une rougeur, permet de suspecter une allergie à la substance testée.

**Test cutané**

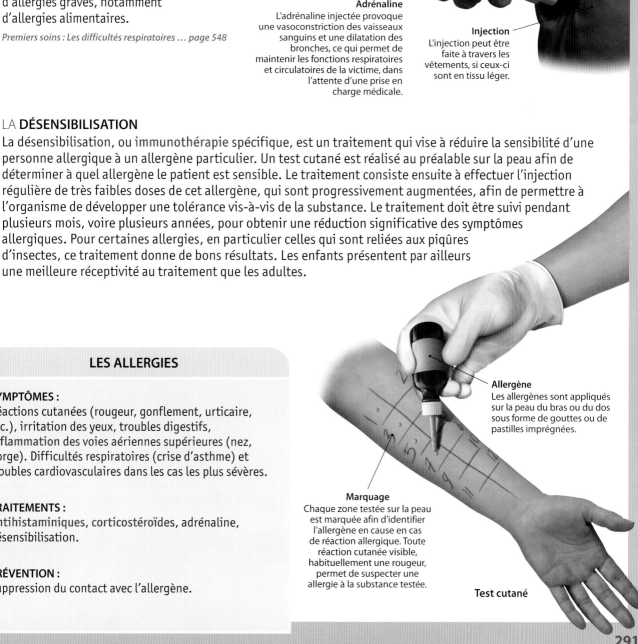

# LE SIDA

Le sida, ou syndrome d'immunodéficience acquise, est une grave maladie **infectieuse** causée par le virus de l'immunodéficience humaine (VIH). Il provoque la destruction progressive de certaines cellules du système immunitaire, ce qui entraîne un affaiblissement majeur de celui-ci. La maladie, transmise lors de relations sexuelles non protégées ou d'un contact avec du sang contaminé (survenant par exemple lors du partage de seringues chez les consommateurs de drogues injectables), peut demeurer asymptomatique pendant plusieurs années. Le stade avancé du sida se caractérise par le développement de multiples infections qui peuvent entraîner le décès. La pandémie de sida constitue depuis les années 1980 un important problème de santé publique et affecte des dizaines de millions de personnes dans le monde. Malgré les progrès médicaux, la maladie reste incurable et aucun **vaccin** n'a encore pu être mis au point.

## LE **VIRUS** DE L'**IMMUNODÉFICIENCE HUMAINE**

Le VIH infecte essentiellement les lymphocytes T, dont il dépend pour se multiplier. La prolifération du virus a lieu principalement dans les organes lymphoïdes, en particulier dans les ganglions lymphatiques. Les individus porteurs du virus qui ne présentent pas encore les symptômes de la maladie sont dits séropositifs pour le VIH.

*Les lymphocytes et les anticorps … page 280*

## LA **TRANSMISSION** DU **VIH**

Le VIH est présent dans le sang et les sécrétions génitales. Dans 75 % des cas, la transmission a lieu lors d'un rapport sexuel. Elle peut également survenir par contact sanguin, par l'intermédiaire d'une seringue souillée ou lors d'une transfusion de sang contaminé. Une mère contaminée a par ailleurs 25 % de risques de transmettre le virus à son enfant lors de la grossesse, de l'accouchement ou de l'allaitement si elle ne suit pas de traitement antiviral. Les mesures de prévention, comme l'utilisation systématique d'un préservatif lors d'un rapport sexuel, l'analyse du sang transfusé, l'utilisation de matériel d'injection stérile et l'administration d'antiviraux aux femmes enceintes séropositives permettent de réduire considérablement les risques de contagion.

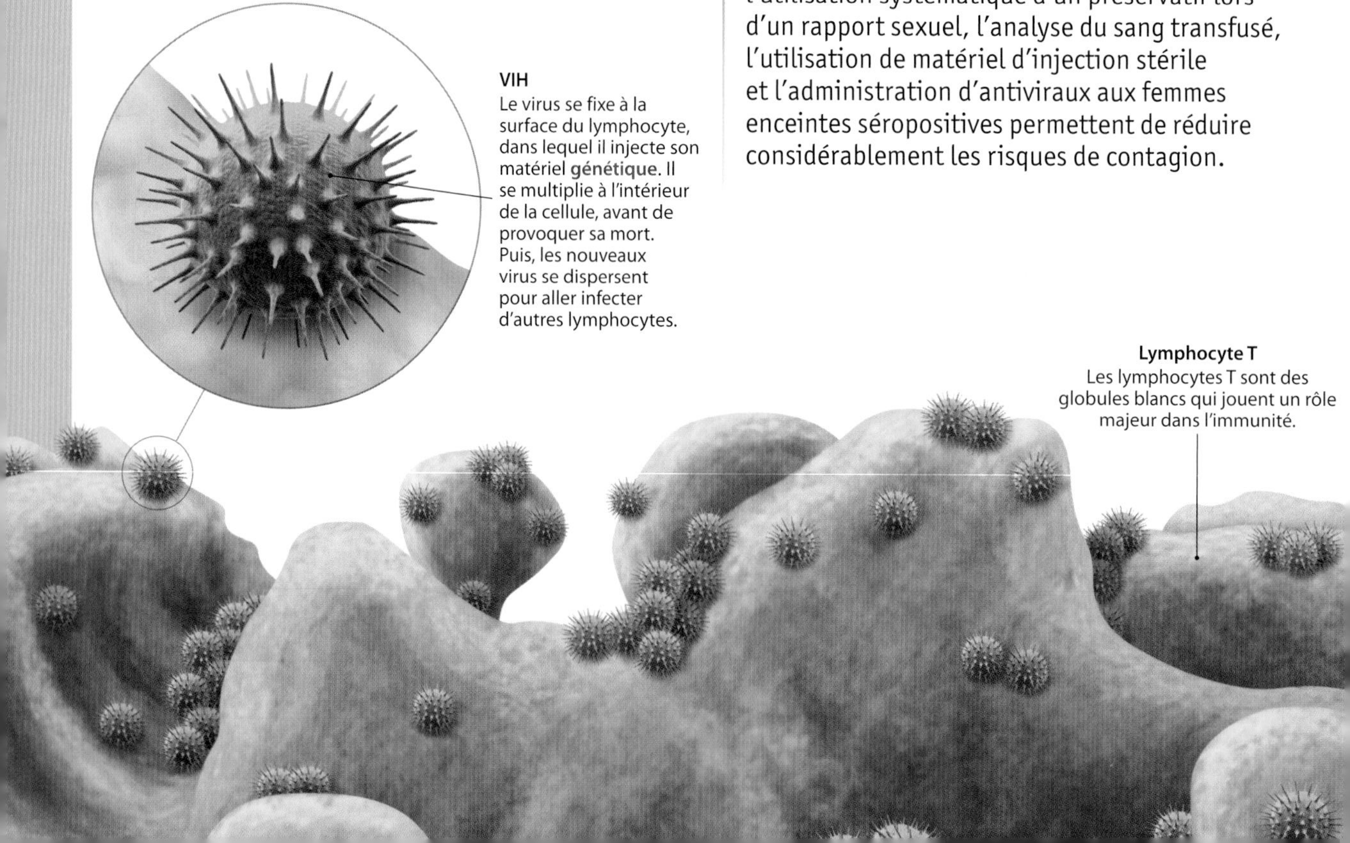
**VIH**
Le virus se fixe à la surface du lymphocyte, dans lequel il injecte son matériel **génétique**. Il se multiplie à l'intérieur de la cellule, avant de provoquer sa mort. Puis, les nouveaux virus se dispersent pour aller infecter d'autres lymphocytes.
**Lymphocyte T**
Les lymphocytes T sont des globules blancs qui jouent un rôle majeur dans l'immunité.

## L'ÉVOLUTION DU SIDA

Le sida évolue en plusieurs phases successives, à un rythme qui varie d'un individu à l'autre. En l'absence de traitement, des symptômes non spécifiques (fièvre, éruption cutanée, courbatures, angine) apparaissent généralement de une à six semaines après l'**infection**, mais il arrive que celle-ci soit asymptomatique pendant des mois, voire des années. Dans tous les cas, des anticorps anti-VIH peuvent être détectés dans le sang (séropositivité) environ un mois après la contamination, ce qui permet de diagnostiquer la maladie. Cette dernière évolue, en moyenne au bout de 5 à 10 ans, vers un affaiblissement du système immunitaire du malade. On note alors l'apparition de différents symptômes de plus en plus sévères : dans un premier temps, amaigrissement, infections répétées des voies respiratoires, apparition de lésions cutanées ; et dans un deuxième temps, forte fièvre, diarrhées persistantes, gonflement des ganglions lymphatiques, infections bactériennes sévères, tuberculose, **inflammation aiguë** détruisant les tissus de la bouche. Le stade ultime est atteint (la maladie prend alors le nom de sida) lorsque l'organisme devient le siège d'infections opportunistes et de cancers liés au VIH, comme le sarcome de Kaposi ou le lymphome. Le recours à la trithérapie antisida permet désormais de ralentir la progression de la maladie de façon importante chez une majorité de patients.

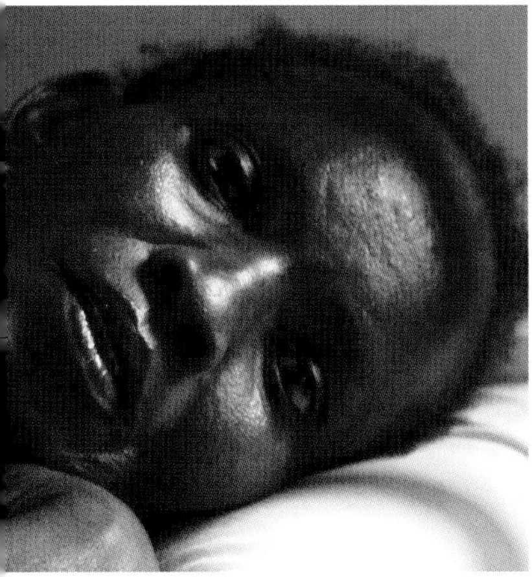

## LES INFECTIONS OPPORTUNISTES

Les infections opportunistes sont des infections qui surviennent chez des patients dont l'immunité est affaiblie par un traitement (**immunosuppresseurs**, **chimiothérapie**) ou par une maladie, comme le sida. Elles sont provoquées par différents types d'agents infectieux, parfois inoffensifs pour un individu en bonne santé, mais qui peuvent entraîner de graves complications, voire le décès, chez les personnes dont le système immunitaire est altéré. De nombreuses infections opportunistes affectent les malades du sida au niveau de la peau, des muqueuses, des organes internes ou du système nerveux. D'autres altèrent les sens (cécité provoquée par le cytomégalovirus) ou peuvent provoquer une infection généralisée.

## LE SARCOME DE KAPOSI

La cause du sarcome de Kaposi, une forme de cancer, n'est pas connue, mais son apparition a été associée à un affaiblissement du système immunitaire, par exemple dans les cas de sida, ou à l'exposition au virus de l'herpès humain de type 8 (VHH-8). Il se développe aux dépens de la paroi des vaisseaux sanguins et de certaines cellules de la peau. C'est une maladie rare, mais qui se rencontre fréquemment chez les sidatiques. Elle se manifeste par des taches violacées sur les muqueuses et la peau, qui se transforment en plaques et en nodules. Ces lésions gagnent souvent le tube digestif et les poumons, provoquant des hémorragies internes et une insuffisance respiratoire qui réduisent l'espérance de vie du patient. Le traitement repose sur la chimiothérapie, la **radiothérapie** et la chirurgie. Toutefois, lorsque le sarcome de Kaposi est associé au sida, l'utilisation des antiviraux (trithérapie) constitue le meilleur traitement.

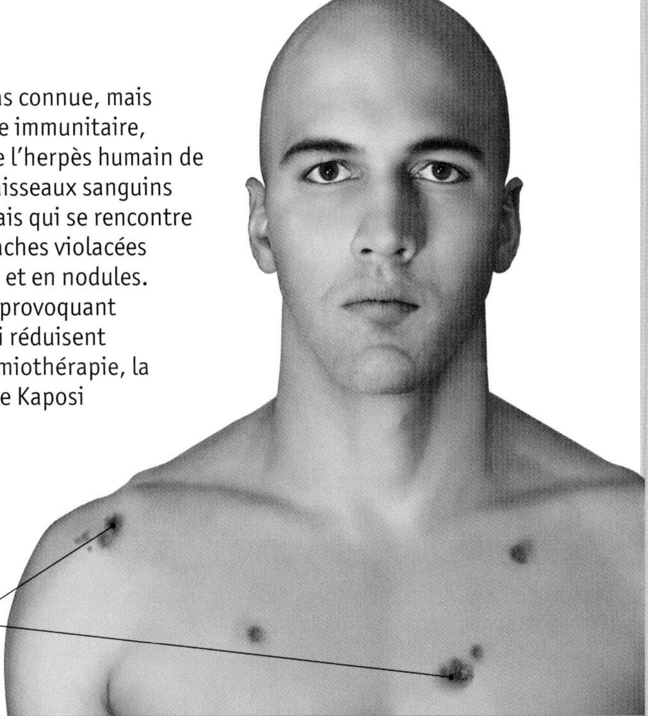

**Lésions cutanées**
Les lésions cutanées du sarcome de Kaposi peuvent affecter toutes les parties du corps. Elles disparaissent généralement après quelques semaines de traitement.

## LA **PRÉVALENCE** DU **SIDA** DANS LE **MONDE**

Environ 35 millions d'adultes et d'enfants dans le monde sont aujourd'hui infectés par le VIH. L'Afrique est le continent le plus touché par le sida, avec plus d'une personne sur trois affectée par la maladie dans certains pays comme le Botswana ou le Swaziland. L'Europe de l'Est, l'Asie du Sud-Est, l'Amérique latine et les États-Unis sont également particulièrement touchés par la pandémie. Depuis 1981, date à laquelle les premiers cas ont été diagnostiqués, le sida a causé la mort de plus de 25 millions de personnes dans le monde. Cette maladie entraîne le recul de l'espérance de vie dans les pays en voie de développement, où l'on recense la grande majorité des nouveaux cas d'**infection**. L'accès aux moyens de prévention et aux traitements médicaux reste un défi majeur dans ces pays.

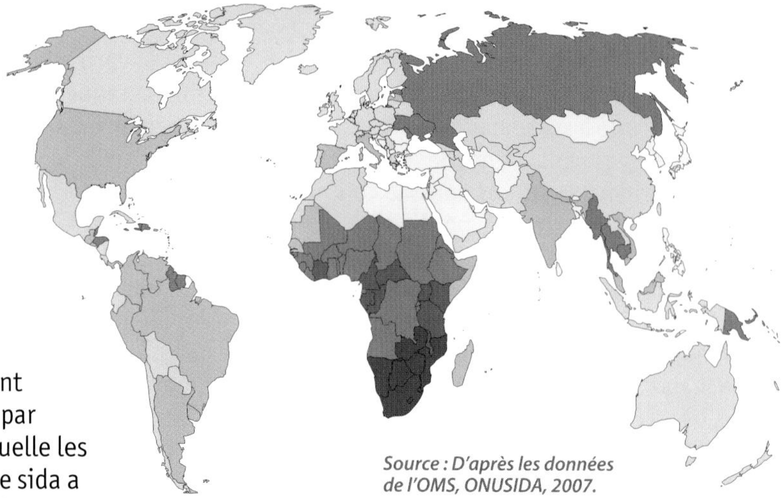

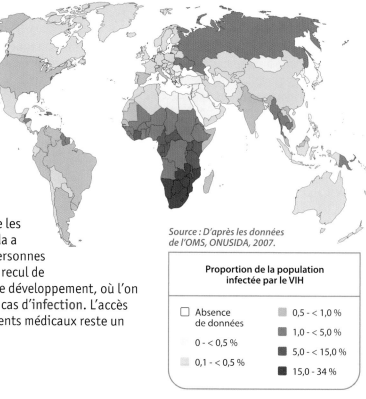

*Source : D'après les données de l'OMS, ONUSIDA, 2007.*

**Proportion de la population infectée par le VIH**

- Absence de données
- 0 - < 0,5 %
- 0,1 - < 0,5 %
- 0,5 - < 1,0 %
- 1,0 - < 5,0 %
- 5,0 - < 15,0 %
- 15,0 - 34 %

## LA **TRITHÉRAPIE**

La trithérapie antisida repose sur l'administration de trois médicaments antiviraux, dont l'action combinée limite la multiplication du virus et atténue les symptômes, sans toutefois permettre la guérison. Mise au point en 1996, elle constitue une avancée dans le traitement du sida. Grâce à elle, une grande majorité des individus séropositifs ne développent pas la maladie pendant de nombreuses années. Par ailleurs, la trithérapie réduit considérablement l'apparition d'infections opportunistes chez les malades, ce qui prolonge leur espérance de vie. Il s'agit cependant d'un traitement qui peut avoir de graves effets secondaires (diabète, hypercholestérolémie) et qui s'avère inefficace chez certains patients. Des avancées médicales ont permis de le rendre moins lourd, entre autres en combinant les principaux ingrédients actifs en un seul cachet.

### LE SIDA

**SYMPTÔMES :**
Primo-infection : fièvre, éruption cutanée, courbatures, angine. Infection **chronique** : début asymptomatique, parfois pendant plusieurs années, se terminant par une phase d'amaigrissement rapide, avec gonflement des ganglions lymphatiques, fièvre, diarrhée persistante, infections respiratoires et cutanées. Phase ultime : infections opportunistes, cancers.

**TRAITEMENTS :**
La trithérapie permet d'empêcher l'évolution de la maladie. Les infections opportunistes font l'objet d'un traitement curatif et parfois préventif.

**PRÉVENTION :**
Utilisation de préservatifs lors des rapports sexuels, traitement antiviral de la femme enceinte infectée, utilisation de seringues stériles à usage unique, analyse du sang transfusé. Éviter le contact direct avec du sang contaminé.

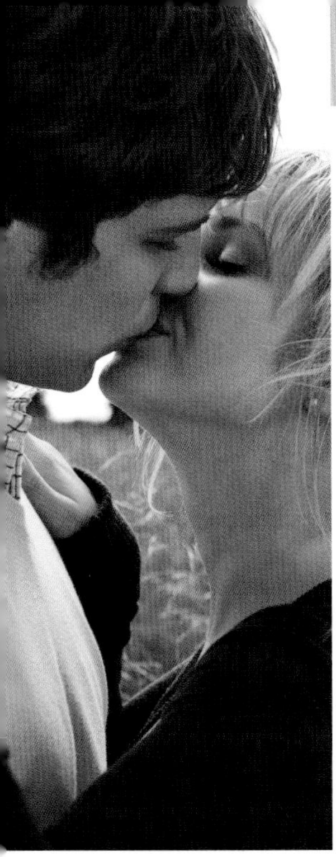

# LA MONONUCLÉOSE INFECTIEUSE

La mononucléose **infectieuse** est une maladie bénigne due au virus d'Epstein-Barr. Contagieuse, elle se transmet essentiellement par la salive, notamment à l'occasion d'un baiser. La contamination, qui se produit généralement pendant l'enfance ou l'adolescence, est souvent asymptomatique. Lorsque les symptômes se manifestent, ils touchent généralement les organes lymphoïdes (ganglions lymphatiques, amygdales, rate). Des traitements permettent de les soulager mais pas d'éliminer le virus, qui reste à l'état latent dans les ganglions lymphatiques pendant toute la vie, sans provoquer de récidive. On estime que 80 % des adultes sont porteurs du virus. De 20 % à 30 % d'entre eux le sécrètent dans leur salive et sont donc susceptibles de contaminer d'autres personnes.



## LES **SYMPTÔMES** DE LA **MONONUCLÉOSE**

Bien qu'elle soit le plus souvent asymptomatique, la mononucléose peut également se manifester par divers symptômes, qui apparaissent après une incubation qui dure de deux à huit semaines. Une fièvre survient alors soudainement, accompagnée de maux de tête et de douleurs musculaires. Ces symptômes s'accompagnent d'un état de faiblesse généralisé et d'une angine qui peut rendre douloureuse la **déglutition** et provoquer une gêne respiratoire. Les amygdales sont recouvertes d'un dépôt gris caractéristique. Une augmentation de volume de la rate et de certains ganglions lymphatiques (cou, aisselle, aine) est également caractéristique. Plus rarement, la peau et les muqueuses prennent une coloration jaune et une éruption cutanée apparaît au niveau du tronc et à la naissance des membres. Les symptômes régressent généralement spontanément en une à deux semaines, mais l'état de faiblesse peut persister pendant plusieurs mois.

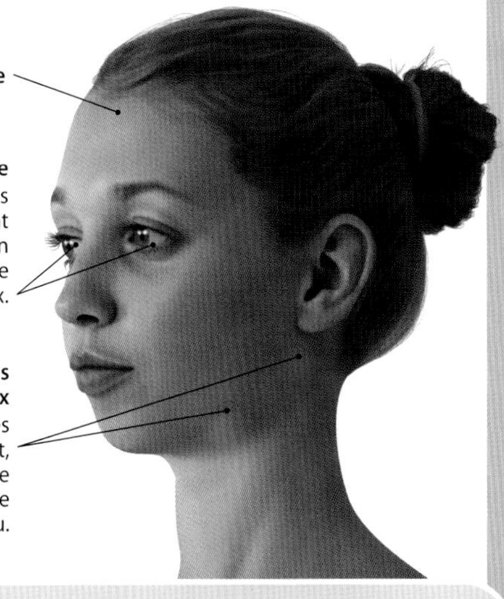

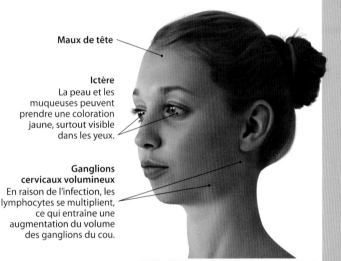

**Maux de tête**
**Ictère**
La peau et les muqueuses peuvent prendre une coloration jaune, surtout visible dans les yeux.
**Ganglions cervicaux volumineux**
En raison de l'infection, les lymphocytes se multiplient, ce qui entraîne une augmentation du volume des ganglions du cou.


## LA **LYMPHOCYTOSE**

La lymphocytose est l'augmentation du nombre de lymphocytes dans le sang. Fréquente chez les enfants, elle est souvent le signe d'une infection virale (mononucléose, varicelle, oreillons, rubéole, hépatite) ou plus rarement bactérienne (coqueluche).

*Les lymphocytes et les anticorps … page 280*

### LA MONONUCLÉOSE INFECTIEUSE

**SYMPTÔMES :**
Souvent asymptomatique. Fièvre, maux de tête, douleurs musculaires, état de faiblesse généralisé, angine avec présence d'un dépôt gris sur les amygdales. Augmentation du volume de la rate et de certains ganglions lymphatiques (surtout ceux du cou), jaunissement de la peau et des muqueuses, éruption cutanée.

**TRAITEMENTS :**
Traitement des symptômes : repos, **antipyrétiques**, **antalgiques**.

# LA FIÈVRE JAUNE

La fièvre jaune est une maladie **infectieuse** virale transmise par la piqûre de moustiques infectés. Elle est endémique en Afrique et en Amérique du Sud, où elle est parfois responsable de grandes épidémies. Après une incubation qui dure de trois à six jours, les premiers symptômes apparaissent. Cette phase **aiguë**, caractérisée par la congestion du visage, est appelée phase rouge. Dans 85 % des cas, l'état des malades s'améliore et les symptômes disparaissent rapidement. Pour les autres, la maladie entre dans la phase jaune, caractérisée par une atteinte du foie et des reins qui peut conduire à la mort.

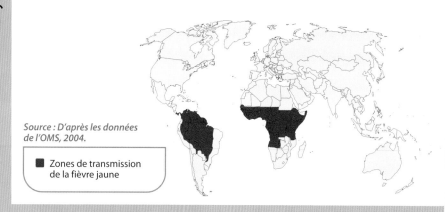
Zones de transmission de la fièvre jaune

*Source : D'après les données de l'OMS, 2004.*

### LA FIÈVRE JAUNE

**SYMPTÔMES :**
Phase rouge : fièvre, maux de tête, agitation, nausée, douleurs abdominales et musculaires, congestion et rougeur du visage, de la langue et des yeux, soif intense.
Phase jaune : jaunissement de la peau, vomissements et selles noirâtres, diminution ou absence d'urine, hémorragie des gencives, du nez et de la peau, confusion mentale.

**TRAITEMENTS :**
Aucun traitement curatif. Traitement **palliatif** qui vise à soutenir les fonctions vitales : hydratation, dialyse, transfusion.

**PRÉVENTION :**
Protection contre les moustiques. La **vaccination**, efficace pendant 10 ans, doit être faite au moins 10 jours avant un voyage dans un pays d'endémie.

# LA DENGUE

La dengue est une maladie infectieuse virale transmise généralement par le moustique *Aedes aegypti*. Elle se manifeste quatre à huit jours après la contamination par un syndrome grippal, qui disparaît définitivement en une dizaine de jours. Toutefois, dans 1 % à 2 % des cas, la maladie peut évoluer vers une forme sévère et potentiellement mortelle, la dengue hémorragique. Endémique dans plus d'une centaine de pays tropicaux et subtropicaux, la dengue est en expansion et affecte plus de 50 millions de personnes par année.

*Le syndrome grippal ... page 320*

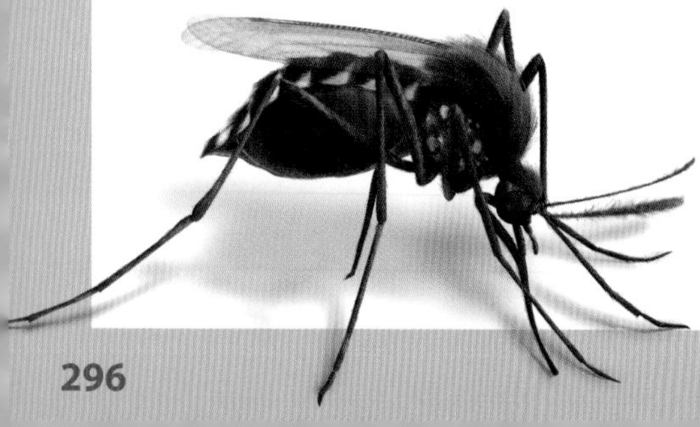

***Aedes aegypti***
*Aedes aegypti* est un moustique diurne des zones urbaines des pays tropicaux et subtropicaux. Il est le principal vecteur de la dengue et de la fièvre jaune. Le virus est inoculé par la piqûre d'une femelle infectée.

### LA DENGUE

**SYMPTÔMES :**
Syndrome grippal avec vomissements et éruptions cutanées, disparaissant au bout d'une dizaine de jours ou évoluant en dengue hémorragique (hémorragies de la peau, des gencives, des organes génitaux et du système digestif).

**TRAITEMENTS :**
**Antipyrétiques**, réhydratation. Dengue hémorragique : transfusion sanguine.

**PRÉVENTION :**
Lutte et protection contre les moustiques vecteurs (insectifuges, vêtements longs).

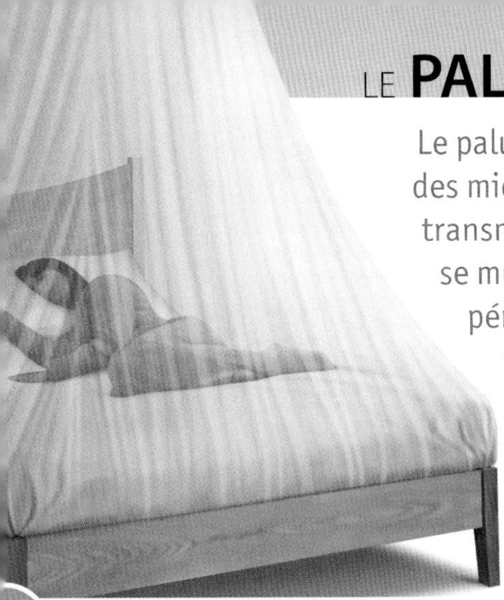

# LE PALUDISME

Le paludisme, ou malaria, est une maladie **infectieuse** causée par des microorganismes parasites, les plasmodiums, lesquels sont transmis par la piqûre d'un moustique, l'anophèle. Le parasite se multiplie dans le foie et le sang en provoquant des accès périodiques de fièvre. En l'absence de traitement, le paludisme peut évoluer plus ou moins rapidement vers une atteinte grave des organes et entraîner la mort. Autrefois présente dans les pays tempérés, la maladie est aujourd'hui confinée aux régions tropicales de la planète.



## LA PRÉVENTION DU PALUDISME

Lors d'un voyage dans un pays à risque, la prévention du paludisme passe par la protection contre les moustiques et contre les plasmodiums. Pour vous protéger des piqûres de moustiques, portez des vêtements longs, employez des insectifuges, évitez les activités extérieures au crépuscule et utilisez des moustiquaires imprégnées d'insecticides pendant la nuit. Contre le plasmodium, il existe différents médicaments (antipaludéens) qui limitent considérablement, mais pas complètement, les risques d'infection. Leur utilisation varie en fonction des pays et de la résistance des plasmodiums à leur action.

## LE PALUDISME

**SYMPTÔMES :**
Environ 15 jours après l'infection : fièvre, frissons, maux de tête, nausées, vomissements, diarrhée, jaunissement de la peau, tremblements. Crise (tous les deux ou trois jours selon le type de plasmodium mis en cause) : fièvre importante, frissons, **anémie**. Les crises peuvent récidiver des mois, voire des années, après l'infection.

**TRAITEMENTS :**
Différents médicaments antipaludéens selon la résistance des plasmodiums.

**PRÉVENTION :**
Lutte contre les moustiques, protection contre les piqûres, traitement préventif avec des antipaludéens pendant et après un séjour en zone endémique.

## LES **CRISES** DE **PALUDISME**

Le paludisme se caractérise par des crises de fièvre périodiques accompagnées de frissons, de sueurs et d'un affaiblissement. La première poussée survient de 8 à 30 jours après l'infection et se répète ensuite tous les 2 ou 3 jours. Le neuropaludisme est une complication fréquente et souvent fatale du paludisme causée spécifiquement par une infection au parasite *Plasmodium falciparum*. Il peut provoquer des **convulsions**, une **hypoglycémie**, une difficulté respiratoire et un coma.

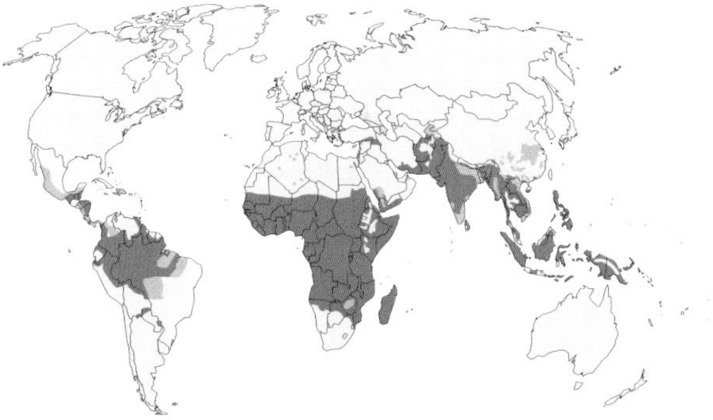

*Source : D'après les données de l'OMS, 2007.*

- Zones à risque élevé d'infection
- Zones à risque faible
- Zones sans paludisme

**Répartition mondiale du paludisme**
Le paludisme est l'infection parasitaire la plus répandue dans le monde. Chaque année, environ 500 millions de personnes sont infectées et 2 millions en meurent, principalement des enfants. L'Afrique regroupe 90 % des cas de paludisme, mais l'Asie et l'Amérique tropicales sont également touchées. La résistance du plasmodium aux traitements et le réchauffement planétaire font craindre une propagation de la maladie.

# LA LEISHMANIOSE

La leishmaniose est une maladie **infectieuse** causée par des microorganismes parasites, les leishmanies, transmis par la piqûre d'une petite mouche, le phlébotome. Il existe divers types de leishmanioses, de gravité variable. La forme la plus grave, la leishmaniose viscérale, affecte le foie et la rate. En l'absence de traitement, elle entraîne la mort. Moins graves, les formes cutanées affectent la peau et les muqueuses sous forme d'ulcérations. La leishmaniose sévit en Amérique centrale et du Sud, en Inde, au Moyen-Orient et dans tous les pays du pourtour méditerranéen.

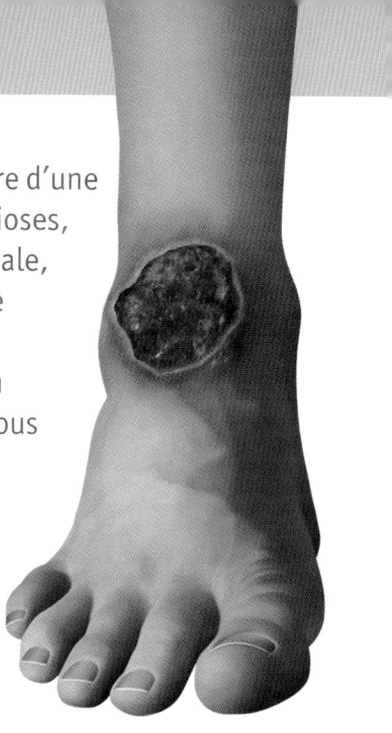

**Leishmaniose cutanée**
La femelle du phlébotome se nourrit de sang de mammifères à la tombée de la nuit. La leishmaniose cutanée, qui se développe à partir de la piqûre du phlébotome, entraîne la formation d'ulcères isolés.

## LA LUTTE CONTRE LES INSECTES VECTEURS

Les maladies infectieuses transmises par des insectes sont responsables de grandes épidémies, surtout dans les pays tropicaux et subtropicaux où elles affectent chaque année plusieurs centaines de millions d'individus. Depuis la fin de la Seconde Guerre mondiale, la lutte contre les insectes vecteurs s'est faite principalement par l'épandage d'insecticides chimiques. En particulier, le dichloro-diphényl-trichloréthane, ou DDT, a permis de combattre la propagation de la malaria et du typhus. Il a toutefois été interdit dans les années 1970 dans la plupart des pays industrialisés. L'utilisation du DDT et des autres insecticides chimiques reste très controversée. D'une part, les insecticides contaminent l'air, l'eau et le sol. D'autre part, leurs résidus peuvent entraîner des troubles de santé graves chez les humains. On préfère de plus en plus les méthodes de lutte biologique qui font appel aux ennemis naturels des insectes vecteurs. Celles-ci comportent toutefois des risques à considérer pour le maintien de l'équilibre écologique dans la zone d'introduction des nouvelles espèces prédatrices. La protection personnelle contre les piqûres, notamment au moyen de moustiquaires, ainsi que l'amélioration des conditions sanitaires sont également privilégiées.

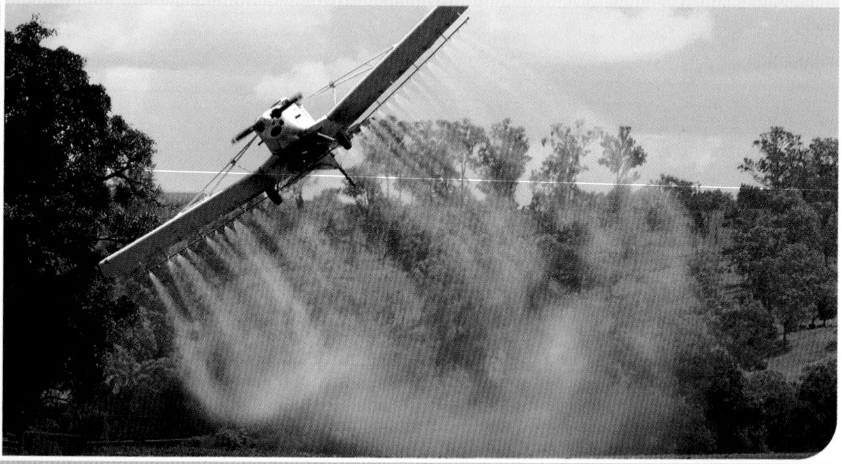

## LA LEISHMANIOSE

**SYMPTÔMES :**
Durée d'incubation : un à quelques mois. Forme viscérale : fièvre fluctuante, **anémie** sévère, augmentation du volume de la rate et du foie. Formes cutanées : ulcères, lésions mutilantes de la peau et des muqueuses.

**TRAITEMENTS :**
Dérivés d'antimoine ou antiparasitaires, injectés dans la lésion ou par voie intramusculaire ou intraveineuse.

**PRÉVENTION :**
Utilisation de moustiquaires et d'insectifuges, port de vêtements longs. Munir les chiens de colliers insecticides.

# LE TYPHUS

Maladie **infectieuse** grave et contagieuse, le typhus est causé par un type de bactéries, les rickettsies. Celles-ci vivent et se multiplient à l'intérieur des cellules de leur hôte, les poux de corps (pas les poux de tête), ou plus rarement les puces de rat. Présent sur tous les continents, le typhus se propage surtout dans les milieux où l'hygiène est déficiente et la promiscuité importante, comme les casernes, les prisons ou les camps de réfugiés. La maladie est souvent fatale en deux ou trois semaines si aucun traitement **antibiotique** n'est entrepris.

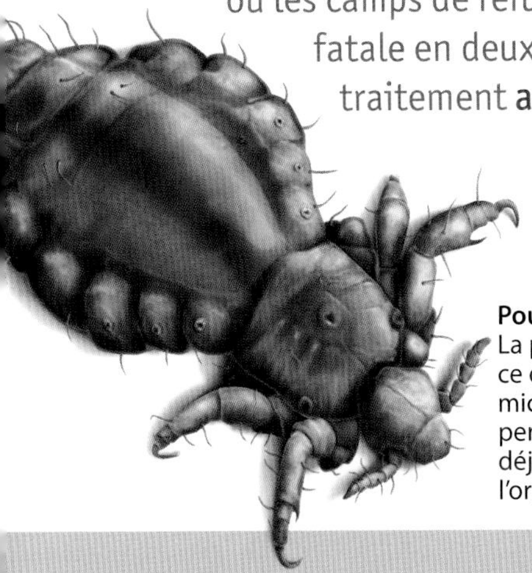

**Pou de corps**
La piqûre du pou provoque une démangeaison, ce qui peut conduire l'hôte à se gratter. Les microlésions de la peau qui en résultent permettent aux bactéries, présentes dans les déjections du pou contaminé, de pénétrer dans l'organisme humain.

### LE TYPHUS

**SYMPTÔMES :**
Après une période d'incubation d'environ 10 jours : éruption cutanée, forte fièvre, douleurs diffuses, maux de tête, état de stupeur, confusion mentale, délire. Complications cardiovasculaires, nerveuses et hémorragiques graves en l'absence de traitement.

**TRAITEMENTS :**
Antibiotiques. Hospitalisation dans un service de réanimation dans les cas les plus graves.

**PRÉVENTION :**
Hygiène corporelle. Épouillage ou dératisation. Isolement des malades déclarés afin d'éviter la contagion.

# LA PESTE

La peste est une maladie infectieuse grave causée par la bactérie *Yersinia pestis*. La peste bubonique, la forme la plus fréquente de la maladie, est provoquée par la piqûre d'une puce ayant parasité un rat porteur de la bactérie. La peste pulmonaire, très contagieuse, se déclare lorsque la bactérie envahit les poumons et se transmet par voie aérienne d'un individu à l'autre. La peste septicémique est une complication grave de la peste bubonique, qui provoque rapidement la mort en l'absence de traitement. Autrefois à l'origine d'épidémies meurtrières, la peste est aujourd'hui peu répandue, mais des foyers persistent en Afrique, en Asie et en Amérique.

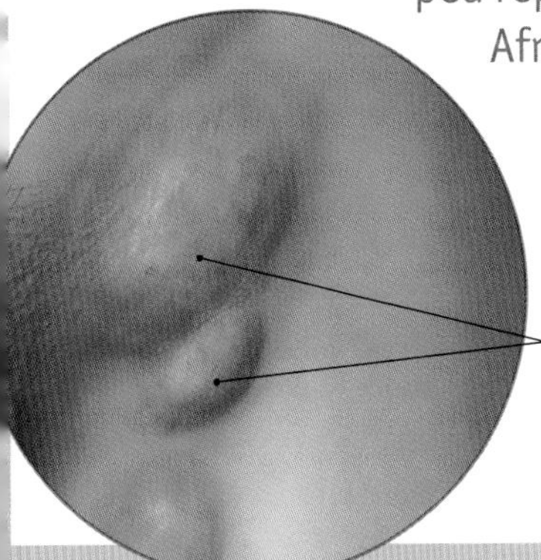

**Bubons**
La peste bubonique se caractérise par l'**inflammation** et le gonflement des ganglions lymphatiques situés dans le périmètre de la piqûre d'une puce. Ces bubons se forment le plus souvent à l'aine et tendent à produire du pus.

### LA PESTE

**SYMPTÔMES :**
Fièvre élevée, maux de tête, troubles digestifs, fatigue intense. Peste bubonique : douleurs diffuses, bubons douloureux. Peste pulmonaire : difficulté respiratoire, toux, expectorations abondantes et sanguinolentes, douleurs thoraciques. Peste septicémique : délire, abattement profond, troubles cardiovasculaires, gangrène des extrémités.

**TRAITEMENTS :**
Administration précoce d'antibiotiques, incision et drainage des bubons.

**PRÉVENTION :**
Dératisation et désinsectisation. Déclaration et isolement des malades.

# LA BILHARZIOSE

La bilharziose, ou schistosomiase, est une maladie **infectieuse** causée par un ver parasite, le schistosome. La contamination se produit par contact cutané avec de l'eau infestée par les larves de schistosomes. La maladie, qui affecte les appareils digestif et urinaire, est endémique dans la plupart des pays tropicaux. Elle touche plusieurs millions de personnes et cause un grand nombre de décès chaque année, malgré l'existence de traitements médicaux efficaces.

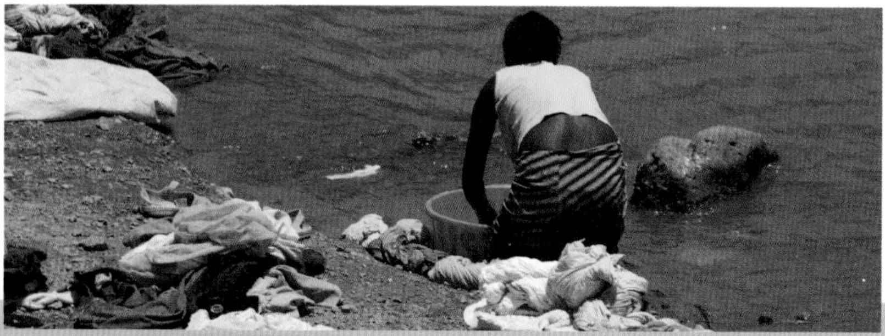

### LA BILHARZIOSE

**SYMPTÔMES :**
Contamination : rougeur, démangeaison. Quelques semaines plus tard : fièvre, maux de tête, douleurs abdominales et articulaires. Plusieurs mois plus tard : diarrhée, vomissement, gonflement du foie et de la rate, présence de sang dans les urines, miction douloureuse, douleurs abdominales.

**TRAITEMENTS :**
Traitement antiparasitaire par voie orale.

**PRÉVENTION :**
Éviter le contact avec l'eau douce en milieu naturel dans les pays à risques.

# LA FIÈVRE TYPHOÏDE

La fièvre typhoïde est une maladie infectieuse et contagieuse, causée par la bactérie *Salmonella typhi*. Elle se transmet le plus souvent par l'ingestion d'eau ou d'aliments souillés par des excréments d'individus infectés. Une fois dans l'organisme, la bactérie se multiplie dans les ganglions lymphatiques avant de gagner la circulation sanguine et de provoquer une infection généralisée. Elle libère dans le sang des toxines qui sont à l'origine de complications graves : hémorragies intestinales, atteintes cardiaques, encéphalite. Le traitement de la fièvre typhoïde repose sur la **vaccination**, l'amélioration des conditions d'hygiène et l'administration rapide d'antibiotiques.

### LA FIÈVRE TYPHOÏDE

**SYMPTÔMES :**
Après une période d'incubation d'une à deux semaines : fièvre, état de faiblesse, **anorexie**, nausées, douleurs abdominales, maux de tête, vertiges, insomnie, abattement extrême, taches rosées sur le tronc, diarrhées de couleur jaune-ocre.

**TRAITEMENTS :**
**Antibiotiques**, réhydratation, repos.

**PRÉVENTION :**
Vaccination des personnes résidant ou voyageant dans les pays à risques, amélioration des conditions d'hygiène.

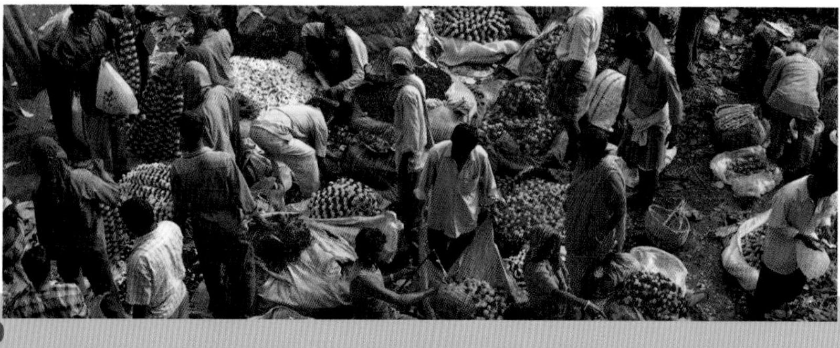

**Diffusion de la fièvre typhoïde**
Endémique en Afrique, en Asie et en Amérique latine, la fièvre typhoïde se rencontre principalement dans les régions où l'hygiène est déficiente.

# LA DIPHTÉRIE

Maladie **infectieuse** contagieuse, potentiellement mortelle, la diphtérie est causée par la bactérie *Corynebacterium diphteriae*. Elle se transmet par la salive (postillons, toux) et affecte surtout les enfants. La bactérie se multiplie dans la gorge, où elle provoque une **inflammation**, et sécrète dans le corps une toxine qui affecte le système nerveux et le cœur. Grâce à la **vaccination** systématique, la diphtérie a presque disparu des pays occidentaux. Elle est toutefois en recrudescence dans les pays d'Europe de l'Est et reste une cause importante de mortalité infantile dans les pays en voie de développement.

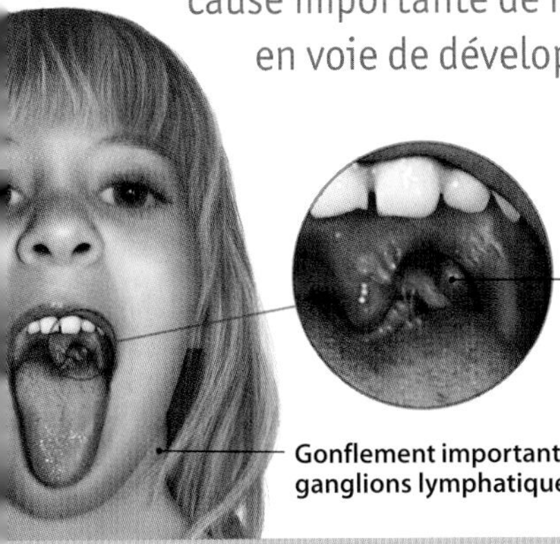
**Amygdale**
Les amygdales se recouvrent de fausses membranes
**Gonflement important des ganglions lymphatiques**

## LA DIPHTÉRIE

**SYMPTÔMES :**
Fièvre, maux de tête, fatigue intense et gonflement des ganglions lymphatiques du cou. Angine avec fausses membranes sur les amygdales, qui s'étendent rapidement (palais, luette, larynx), entraînant l'obstruction des voies respiratoires.

**TRAITEMENTS :**
Administration de sérum antidiphtérique et d'**antibiotiques** dès qu'une infection est suspectée.

**PRÉVENTION :**
Vaccination systématique des personnes vivant ou voyageant dans les pays à risques.

# LA LÈPRE

La lèpre est une maladie infectieuse causée par une bactérie, le bacille de Hansen. Elle provoque des lésions **chroniques** de la peau et des troubles nerveux à l'origine de paralysies, de pertes de sensibilité et de mutilations. La maladie se transmet par inhalation directe de postillons contaminés ou par contact direct avec des lésions cutanées d'un malade contagieux. Après une période d'incubation qui dure en moyenne cinq ans, la maladie évolue en lèpre tuberculoïde (non contagieuse) ou en lèpre lépromateuse (plus sévère et contagieuse), selon l'état du système immunitaire du malade. Presque inexistante dans les pays occidentaux, la lèpre demeure endémique dans plusieurs pays d'Afrique, d'Asie et d'Amérique latine.

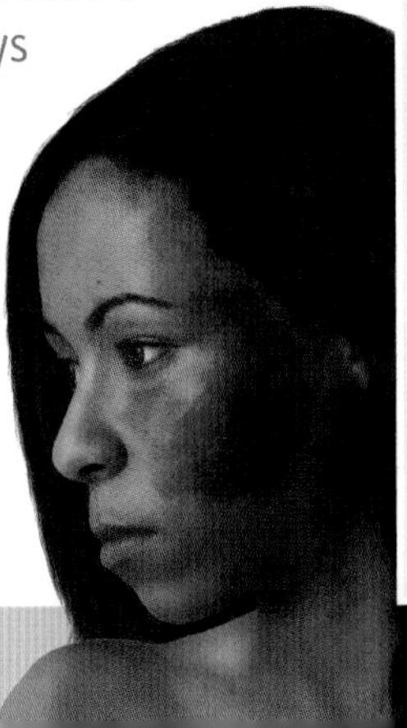

**Lèpre tuberculoïde**
La lèpre tuberculoïde, non contagieuse, est la forme la plus fréquente de la lèpre. Elle se traduit notamment par la formation de grandes taches insensibles sur la peau.

## LA LÈPRE

**SYMPTÔMES :**
Premier stade : taches cutanées dépigmentées de quelques millimètres de diamètre. Lèpre tuberculoïde : larges taches cutanées, gonflement des nerfs formant des cordons palpables sous la peau, troubles de la sensibilité et troubles moteurs, mutilation des extrémités. Lèpre lépromateuse : lépromes (nodules cutanés), rhinite, inflammation et hypertrophie des nerfs, fièvre, fatigue intense.

**TRAITEMENTS :**
Antibiothérapie précoce (trithérapie) et de longue durée.

**PRÉVENTION :**
Bonne hygiène personnelle, bonne alimentation, déclaration et traitement rapide des malades afin de prévenir les complications.

# LA LISTÉRIOSE

La listériose est une maladie **infectieuse** bactérienne causée par *Listeria monocytogenes*. Fréquente chez les animaux, elle affecte beaucoup plus rarement l'être humain. Transmise par l'intermédiaire d'aliments contaminés, la listériose se manifeste généralement par un syndrome grippal (fièvre, douleurs dans les muscles et les articulations) ou par une gastroentérite. Chez les femmes enceintes, les nouveau-nés, les personnes âgées ou **immunodéprimées**, elle peut entraîner des complications graves : avortement spontané, infection généralisée, méningite, encéphalite. La maladie est traitée efficacement par des **antibiotiques**.

*Le syndrome grippal ... page 320*

## LA **LISTÉRIOSE** CHEZ LA **FEMME ENCEINTE**

Contractée au cours de la grossesse, la listériose peut entraîner un accouchement prématuré, un avortement ou une infection du fœtus. Un enfant infecté pendant la grossesse peut développer, dans les jours suivant sa naissance, une infection pulmonaire ou sanguine puis, dans les semaines suivantes, une méningite. Les femmes enceintes doivent donc porter une attention particulière aux aliments qu'elles consomment, notamment en lavant les fruits et légumes frais, en évitant les fromages au lait cru et en faisant cuire correctement la viande.

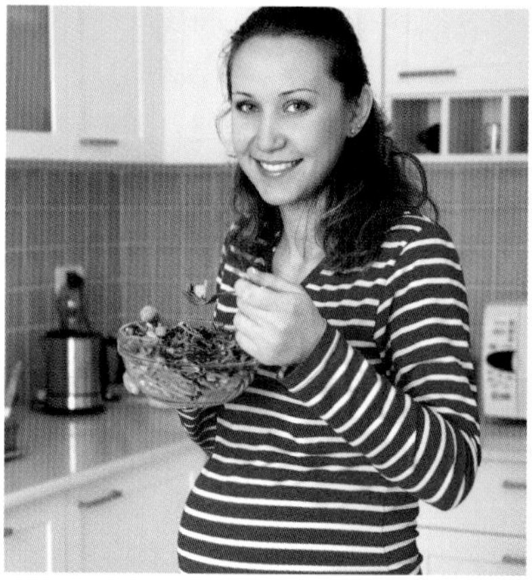

## LA **LISTÉRIOSE** ET LES **ALIMENTS CRUS**

Très répandue dans l'environnement, la bactérie *Listeria monocytogenes* contamine fréquemment les aliments crus (charcuterie, viande hachée, œufs, fromages au lait cru, certains végétaux, certains poissons fumés), mais dans des quantités généralement insuffisantes pour provoquer la maladie. Toutefois, elle peut se multiplier facilement, même à température basse. C'est pourquoi des aliments faiblement contaminés peuvent devenir dangereux s'ils sont conservés longtemps au réfrigérateur.

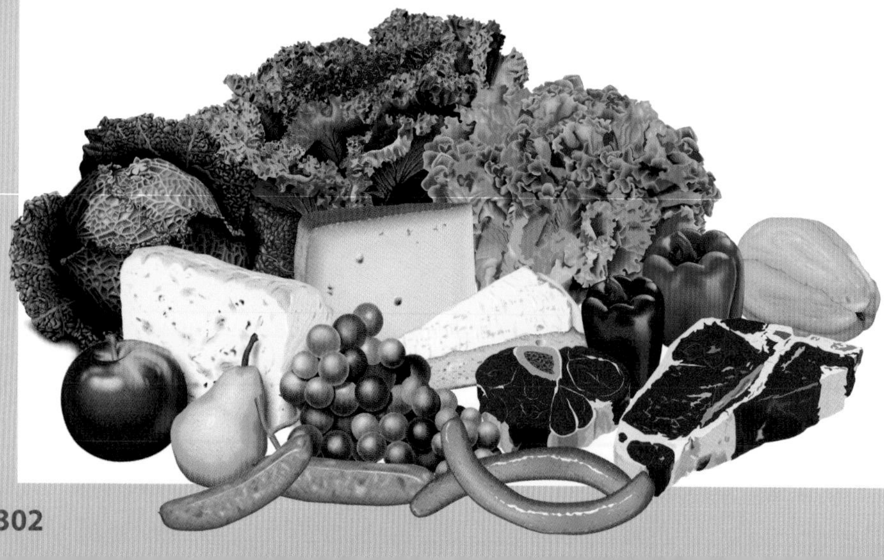

### LA LISTÉRIOSE

**SYMPTÔMES :**
Syndrome grippal, gastroentérite (diarrhée).

**TRAITEMENTS :**
Combinaison de deux antibiotiques, dont la pénicilline, par voie intraveineuse.

**PRÉVENTION :**
Cuire la viande de façon adéquate, éviter de garder longtemps les aliments crus dans le réfrigérateur, nettoyer ce dernier régulièrement avec un produit désinfectant et stocker les aliments cuits séparément des crus.

# LA MALADIE DE LYME

La maladie de Lyme, ou borréliose de Lyme, est une maladie bactérienne **infectieuse** qui se transmet d'un animal infecté à l'humain par l'intermédiaire d'une tique contaminée. C'est une maladie répandue dans les régions tempérées et froides de l'hémisphère Nord. Elle évolue sur plusieurs mois, voire plusieurs années, et peut entraîner des complications articulaires et neurologiques invalidantes. Un traitement **antibiotique** dès les premiers symptômes (érythème) permet une guérison rapide et prévient toute complication.

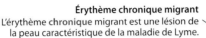

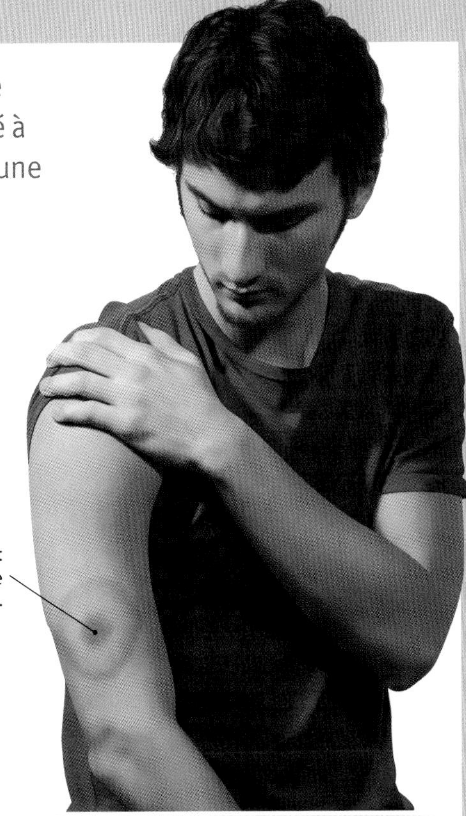

**Érythème chronique migrant**
L'érythème **chronique** migrant est une lésion de la peau caractéristique de la maladie de Lyme.

## L'ÉVOLUTION DE LA MALADIE DE LYME

La maladie de Lyme évolue en deux phases. Après une incubation de quelques jours, la première phase se manifeste par une rougeur caractéristique de la peau centrée sur la morsure, parfois accompagnée de fièvre. Cet érythème s'étend progressivement en prenant l'aspect d'un anneau (érythème chronique migrant) et finit par disparaître. La deuxième phase, survenant plusieurs semaines ou plusieurs mois plus tard, se caractérise par diverses manifestations neurologiques (maux de tête, névralgies, paralysie faciale), **inflammatoires** (arthrite, méningite, péricardite, conjonctivite) ou cardiaques (arythmie, insuffisance cardiaque).

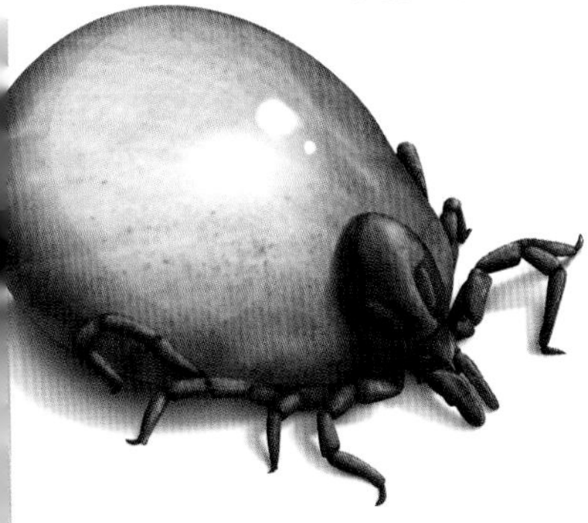

**Tique**
La tique est un acarien parasite de nombreuses espèces animales forestières. Elle se nourrit du sang de son hôte auquel elle reste accrochée pendant quatre à cinq jours. Le risque de contamination par une tique infectée augmente avec la durée de la morsure.

## EN CAS DE MORSURE DE TIQUE

Enlevez la tique le plus rapidement possible : saisissez la tête à l'aide d'une pince fine et plate, le plus près possible de la peau, et tirez, mais sans l'écraser. N'utilisez pas d'éther ou d'alcool pour l'endormir car cela provoque une régurgitation de salive et augmente les risques d'infection. Une fois la tique retirée, désinfectez la plaie avec un **antiseptique**. Surveillez la morsure pendant trois semaines et consultez un médecin en cas d'apparition d'un érythème circulaire.

## LA MALADIE DE LYME

**SYMPTÔMES :**
Première phase : érythème circulaire apparaissant à l'endroit de la morsure et s'étendant ensuite en formant un anneau. Deuxième phase : troubles neurologiques, inflammatoires ou cardiaques qui s'aggravent avec le temps.

**TRAITEMENTS :**
Antibiotiques par voie orale, si le traitement est précoce, ou par voie intraveineuse si le traitement est tardif.

**PRÉVENTION :**
Utiliser des insectifuges, porter des vêtements longs qui recouvrent la peau, marcher au centre des sentiers et éviter le contact avec les herbes hautes. Vérifier la présence de tiques sur la peau et sur les animaux domestiques, les retirer avec une pince sans les écraser.

# LE LUPUS

Le lupus est une maladie **auto-immune** caractérisée par l'**inflammation chronique** d'un ou de plusieurs organes. La maladie, qui affecte des femmes de 15 à 50 ans dans 85 % des cas, est liée à des facteurs **génétiques**, hormonaux et environnementaux. Elle peut être déclenchée par un stress prolongé ou par une exposition aux rayons ultraviolets, à certaines substances chimiques ou à certains virus. Son évolution, imprévisible, est caractérisée par des poussées entrecoupées de rémissions.

## LES FORMES DE LUPUS

Le lupus se présente sous différentes formes, de gravité variable. Le lupus discoïde, peu sévère, affecte uniquement la peau et se manifeste par un érythème après une exposition au soleil. Dans environ 15 % des cas, le lupus discoïde évolue en lupus érythémateux disséminé. Celui-ci est une forme sévère de lupus caractérisée par des atteintes viscérales parfois fatales. Les symptômes, nombreux et peu spécifiques, se présentent différemment d'un patient à l'autre, ce qui rend difficile le premier diagnostic. La maladie peut affecter la peau, les articulations (douleurs, arthrite), les reins, les poumons, le système cardiovasculaire ou le système nerveux.

## LA MALADIE AUTO-IMMUNE

Les maladies auto-immunes, comme le lupus, la sclérose en plaques ou le diabète insulinodépendant, sont provoquées par un dysfonctionnement du système immunitaire. Celui-ci produit des cellules (lymphocytes) et des anticorps dirigés contre certains constituants de l'organisme même, ce qui entraîne des lésions de tissus et le dysfonctionnement d'organes : peau, reins, fibres nerveuses, pancréas, etc. Les causes des maladies auto-immunes sont mal connues, mais elles seraient favorisées par des facteurs génétiques et héréditaires, associés à un événement déclencheur. Leur traitement repose sur des médicaments **immunosuppresseurs**, qui inhibent l'activité du système immunitaire.

*Les lymphocytes et les anticorps ... page 280*

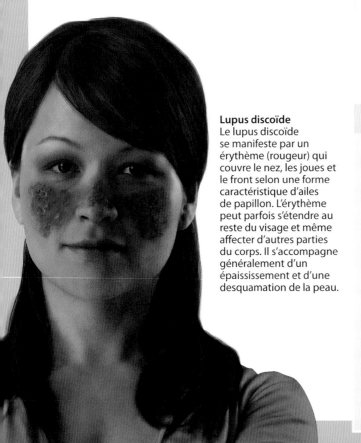

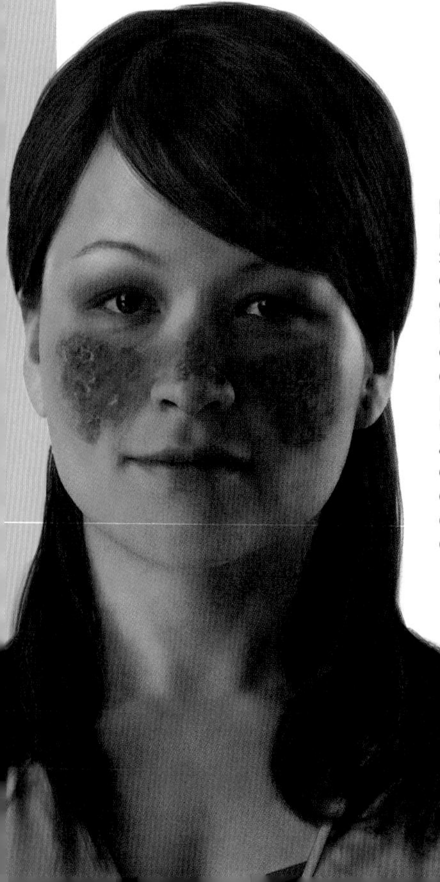

**Lupus discoïde**
Le lupus discoïde se manifeste par un érythème (rougeur) qui couvre le nez, les joues et le front selon une forme caractéristique d'ailes de papillon. L'érythème peut parfois s'étendre au reste du visage et même affecter d'autres parties du corps. Il s'accompagne généralement d'un épaississement et d'une desquamation de la peau.

### LE LUPUS

**SYMPTÔMES :**
Lupus discoïde : érythème (rougeur) affectant surtout les parties de la peau exposées au soleil, notamment le visage. Lupus érythémateux disséminé : variables selon les organes touchés par l'inflammation.

**TRAITEMENTS :**
Aucun traitement curatif. Les traitements visent à réduire la réaction inflammatoire et à diminuer la réponse immunitaire : **corticostéroïdes**, **anti-inflammatoires non stéroïdiens**, immunosuppresseurs, antipaludéens.

**PRÉVENTION :**
Prévention des poussées : ne pas s'exposer aux rayons ultraviolets (lumière solaire et halogène), éviter le stress prolongé.

# LES INFLAMMATIONS DU SYSTÈME LYMPHATIQUE

Les **inflammations** du système lymphatique peuvent affecter les vaisseaux lymphatiques, les ganglions lymphatiques ou les amygdales. Elles sont généralement provoquées par des **infections** et affectent l'organe lymphoïde voisin du point d'entrée de l'agent infectieux. En absence de traitement, l'inflammation peut se compliquer en abcès (amas de pus) ou gagner les tissus voisins. L'infection peut aussi se propager dans le système lymphatique, passer dans la circulation sanguine et provoquer une **septicémie**, c'est-à-dire une infection généralisée.

*Le système lymphatique ... page 281*

## LA LYMPHANGITE

La lymphangite est une inflammation des vaisseaux lymphatiques, généralement causée par une infection bactérienne, plus rarement par des métastases de cancers bronchopulmonaires. La lymphangite se traduit par un érythème douloureux et chaud localisé autour du foyer d'infection. Cet érythème forme des lignes qui suivent le trajet des vaisseaux lymphatiques jusqu'au ganglion lymphatique le plus proche, qui peut s'infecter à son tour (adénite).

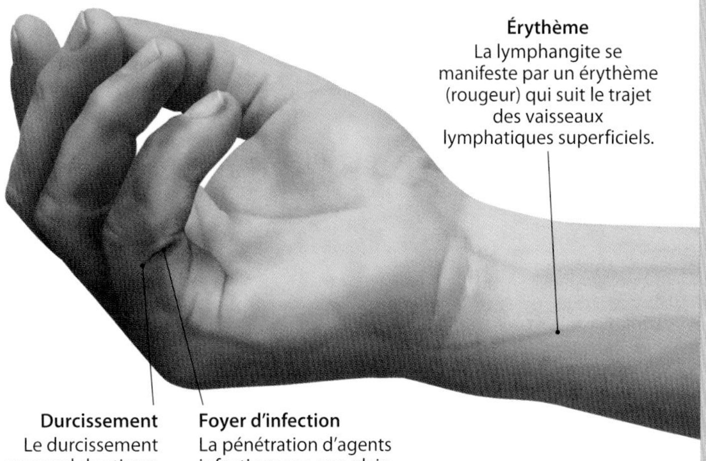

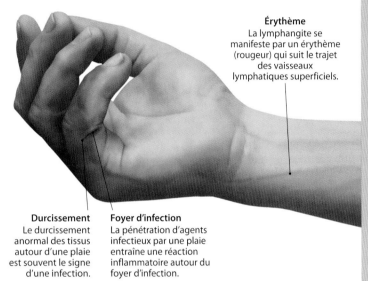

**Érythème**
La lymphangite se manifeste par un érythème (rougeur) qui suit le trajet des vaisseaux lymphatiques superficiels.

**Durcissement**
Le durcissement anormal des tissus autour d'une plaie est souvent le signe d'une infection.

**Foyer d'infection**
La pénétration d'agents infectieux par une plaie entraîne une réaction inflammatoire autour du foyer d'infection.

## L'ADÉNITE

L'adénite est une inflammation des ganglions lymphatiques causée par une infection. Elle affecte souvent les ganglions de l'aine, du cou et des aisselles, plus rarement ceux de la région abdominale ou des poumons. Une adénite se traduit parfois par l'augmentation du volume des ganglions lymphatiques, qui deviennent chauds et douloureux.

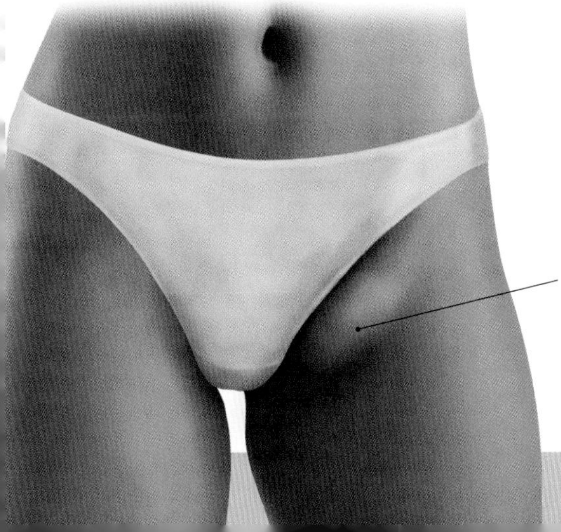

**Ganglion lymphatique hypertrophié**
L'hypertrophie du ganglion lymphatique causée par l'inflammation n'est pas toujours visible. Elle peut être dépistée par palpation. L'augmentation de volume des ganglions est due à la multiplication des lymphocytes qui sont activés par le contact avec les antigènes du virus.

### LES INFLAMMATIONS DU SYSTÈME LYMPHATIQUE

**SYMPTÔMES :**
Fièvre, fatigue. Lymphangite : érythème douloureux et chaud formant un tracé irrégulier sur la peau. Adénite : gonflement des ganglions lymphatiques.

**TRAITEMENTS :**
**Antibiotiques** en cas d'infection bactérienne, **antipyrétiques** et **analgésiques**.

**PRÉVENTION :**
Désinfection des plaies.

# LE LYMPHŒDÈME

Le lymphœdème est une accumulation de lymphe dans les tissus, provoquée par l'obstruction ou la destruction de vaisseaux ou de ganglions lymphatiques. Cette maladie invalidante se manifeste par le gonflement, parfois spectaculaire, d'un ou de plusieurs membres. Le lymphœdème affecte environ 250 millions de personnes dans le monde. Il n'existe pas de traitements curatifs, mais des exercices et des massages permettent d'en réduire les symptômes.

*Le système lymphatique ... page 281*

## LES CAUSES DU LYMPHŒDÈME

Les deux principales causes du lymphœdème sont liées au traitement chirurgical du cancer du sein dans les pays industrialisés et à une infection parasitaire, la filariose lymphatique, dans plusieurs pays en voie de développement. Plus rarement, le lymphœdème est dû à une malformation **congénitale**, à une tumeur (lymphome), à un traitement de **radiothérapie** ou à une lymphangite.

**Mastectomie**
Le lymphœdème touche environ 25 % des femmes qui subissent une mastectomie (ablation du sein), car cette opération s'accompagne généralement de l'ablation des ganglions lymphatiques axillaires, qui drainent la lymphe du membre supérieur.

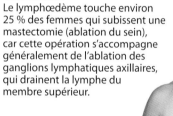

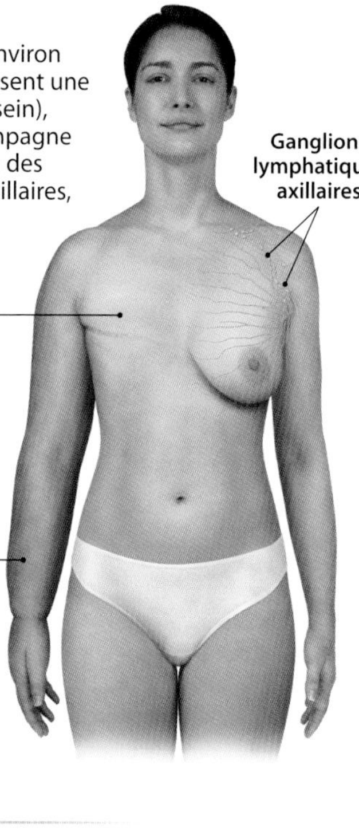
Ganglions lymphatiques axillaires
Mastectomie
Lymphœdème
La lymphe s'accumule dans le membre supérieur à la suite de l'ablation des ganglions qui la drainent.

## LA FILARIOSE LYMPHATIQUE

La filariose lymphatique est une maladie **infectieuse** causée par des vers, les filaires. Ceux-ci sont inoculés sous forme larvaire par la piqûre d'un moustique. Ils s'installent dans le système lymphatique où ils se développent en obstruant les vaisseaux, ce qui entraîne le gonflement progressif d'un ou plusieurs membres, des organes génitaux et parfois des seins chez la femme. En l'absence de traitement, la maladie peut évoluer vers une forme extrême de lymphœdème appelée éléphantiasis. Le gonflement démesuré des tissus entrave alors les mouvements du malade.

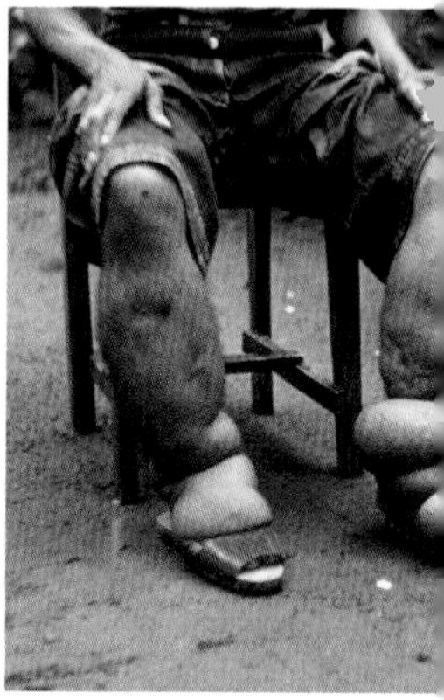

**Éléphantiasis**

## LE DRAINAGE LYMPHATIQUE

Le drainage lymphatique est un type de massage effectué sur un membre affecté par un lymphœdème. Il a pour effet d'évacuer la lymphe accumulée en déplaçant celle-ci vers une région du corps où les vaisseaux lymphatiques sont fonctionnels.

### LE LYMPHŒDÈME

**SYMPTÔMES :**
Sensation de pression dans un membre, d'étirement de la peau ou de lourdeur, picotements, douleur, augmentation de volume parfois considérable du membre accompagnée d'un épaississement et de fissurations de la peau dans le cas de l'éléphantiasis.

**TRAITEMENTS :**
Compression, drainage lymphatique et surélévation du membre affecté, exceptionnellement ablation des tissus affectés. Filariose lymphatique : traitement antiparasitaire.

**PRÉVENTION :**
Chez les femmes opérées d'un cancer du sein : éviter la chaleur, les infections cutanées et les mouvements brusques du bras, ne pas porter de vêtements serrés ni de bijoux.

# LES LYMPHOMES

Les lymphomes sont des tumeurs malignes qui se développent dans les organes lymphoïdes comme les ganglions lymphatiques, le thymus, les amygdales, la rate ou la moelle osseuse. On distingue la maladie de Hodgkin, une forme peu fréquente de lymphome des ganglions lymphatiques, et les lymphomes non hodgkiniens, qui regroupent de nombreuses formes de tumeurs malignes du système lymphatique. Les lymphomes sont traités par une **chimiothérapie**, associée à une **radiothérapie** ou une **immunothérapie**, avec une efficacité qui dépend de la forme et du stade de la maladie. Dans le cas de la maladie de Hodgkin, le taux de guérison est d'environ 80 %.

*Le système lymphatique ... page 281*

## LA MALADIE DE HODGKIN

La maladie de Hodgkin, ou lymphome de Hodgkin, est un cancer des ganglions lymphatiques caractérisé par la présence typique des cellules de Reed-Sternberg, des cellules anormalement grandes et contenant plusieurs noyaux. Cette maladie peu fréquente affecte plus souvent les hommes entre 15 et 30 ans et de plus de 60 ans. Le lymphome naît dans un ganglion lymphatique, dont il fait augmenter le volume, puis s'étend aux ganglions voisins et à d'autres organes. Appliqués aux premiers stades de la maladie, les traitements de chimiothérapie et de radiothérapie, associés à une autogreffe de moelle osseuse en cas de récidive, permettent de guérir la plupart des malades.

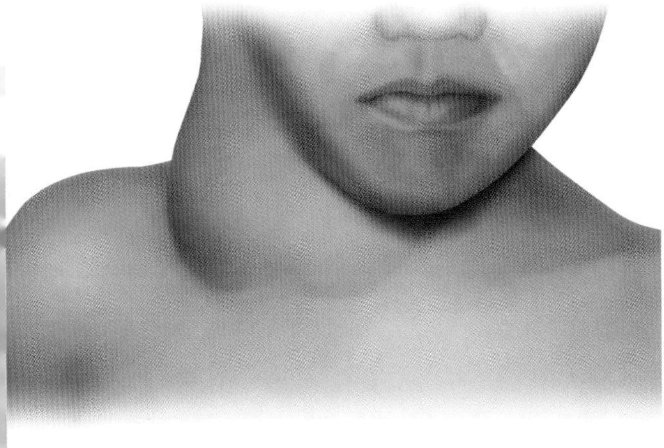

**Lymphome de Hodgkin**
La prolifération des cellules cancéreuses provoque l'augmentation du volume du ganglion lymphatique affecté.

## LES LYMPHOMES NON HODGKINIENS

Les lymphomes non hodgkiniens sont des cancers du système lymphatique, autres que la maladie de Hodgkin. Ils résultent de la division anarchique des lymphocytes dans un organe lymphoïde. De trois à cinq fois plus fréquents que la maladie de Hodgkin, les lymphomes non hodgkiniens affectent plus fréquemment les hommes de plus de 60 ans et sont favorisés par l'utilisation de traitements **immunosuppresseurs** et par l'exposition aux pesticides ou à certains agents pathogènes (virus Epstein-Barr et VIH, bactérie *Helicobacter pylori*). Les traitements reposent principalement sur la chimiothérapie et leur efficacité dépend du type et de l'extension du lymphome.

### LES LYMPHOMES

**SYMPTÔMES :**
Augmentation du volume d'un ou plusieurs ganglions lymphatiques (visible dans le cou, aux aisselles et à l'aine), augmentation du volume de la rate, démangeaisons, fièvre, amaigrissement, faiblesse générale, sudation nocturne, douleurs abdominales.

**TRAITEMENTS :**
Chimiothérapie qui associe plusieurs agents anticancéreux, radiothérapie, immunothérapie, autogreffe de moelle osseuse.

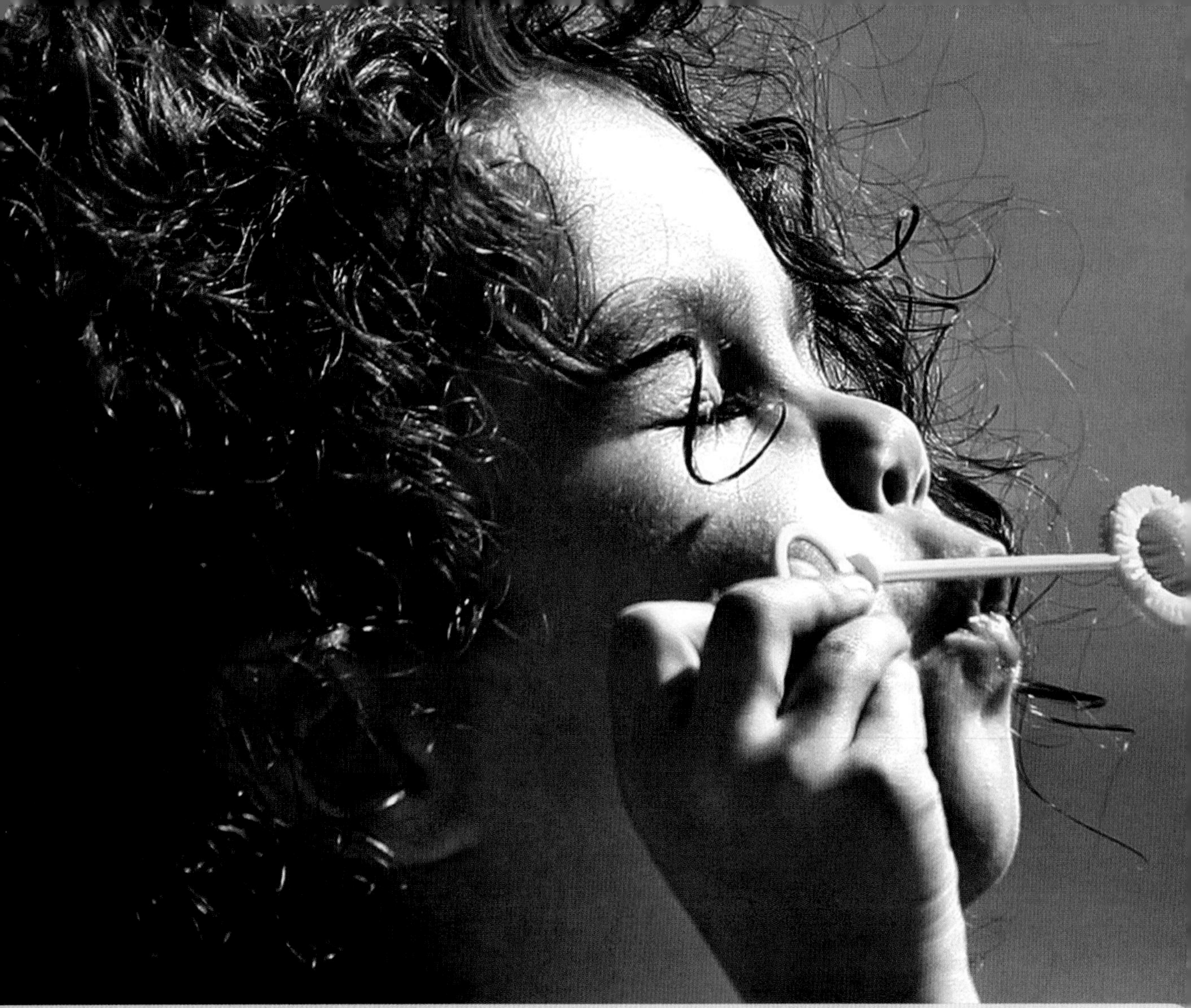

LE CORPS

# L'APPAREIL RESPIRATOIRE

La respiration est un processus vital qui permet à notre organisme de recevoir l'oxygène nécessaire à son fonctionnement et de rejeter le dioxyde de carbone, un déchet issu de l'activité des cellules. Elle est assurée par plusieurs organes qui constituent l'appareil respiratoire. Le mouvement d'inspiration de la cage thoracique permet à l'air chargé d'oxygène d'atteindre les alvéoles des poumons, où s'effectuent les échanges gazeux. L'air chargé de dioxyde de carbone est ensuite rejeté à l'extérieur grâce au mouvement d'expiration.

Les organes de l'appareil respiratoire sont fortement exposés aux microorganismes et aux particules polluantes du milieu aérien. Ils sont donc sujets aux **infections** comme le rhume ou la grippe ainsi qu'aux maladies liées au tabagisme et à la pollution atmosphérique. Toute entrave au passage de l'air dans les voies aériennes ou à la diffusion de l'oxygène dans le sang entraîne des troubles de la respiration qui, lorsqu'ils sont importants, peuvent conduire à une insuffisance respiratoire et à une asphyxie.

**LES MALADIES**

# L'APPAREIL RESPIRATOIRE

L'appareil respiratoire correspond à l'ensemble des organes qui contribuent à l'échange constant entre l'air et le sang, fournissant l'oxygène nécessaire à l'organisme tout en éliminant le gaz carbonique qu'il produit. Outre la respiration, l'appareil respiratoire joue un rôle primordial dans la parole et dans l'odorat.

## LE FONCTIONNEMENT DE L'APPAREIL RESPIRATOIRE

L'alternance rythmée des inspirations et des expirations, grâce aux mouvements de la cage thoracique, assure l'oxygénation du sang et le renouvellement constant de l'air contenu dans les poumons. L'air inspiré emprunte les voies respiratoires supérieures, la trachée et les bronches, puis parvient aux poumons où s'effectuent les échanges gazeux. En partie réflexes, les mouvements respiratoires sont commandés par les besoins en oxygène de l'organisme et par la nécessité d'en chasser le gaz carbonique, un déchet toxique du **métabolisme**. Toutefois, ils peuvent aussi être volontaires, lors d'inspirations et d'expirations forcées ou lors d'apnée délibérée.

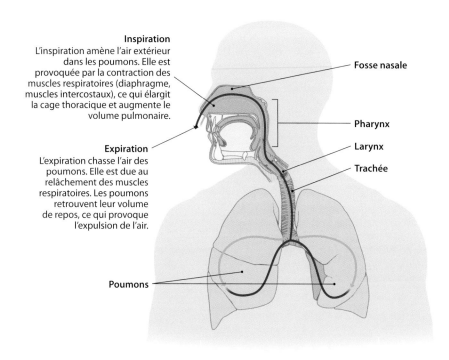

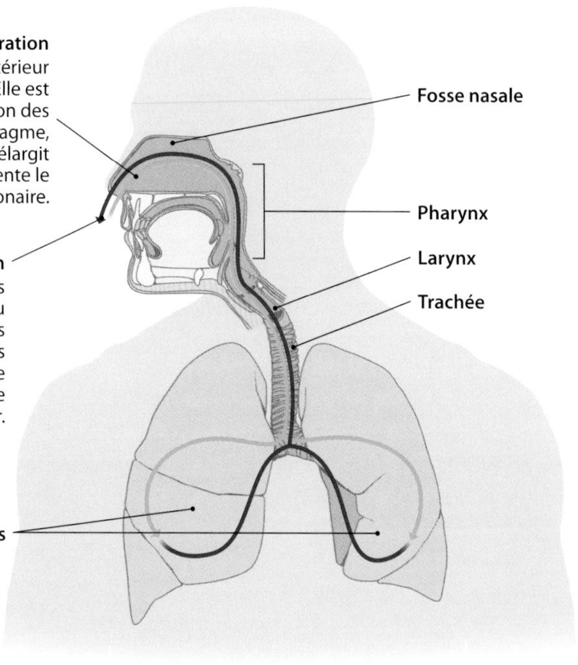
Inspiration
L'inspiration amène l'air extérieur dans les poumons. Elle est provoquée par la contraction des muscles respiratoires (diaphragme, muscles intercostaux), ce qui élargit la cage thoracique et augmente le volume pulmonaire.
Expiration
L'expiration chasse l'air des poumons. Elle est due au relâchement des muscles respiratoires. Les poumons retrouvent leur volume de repos, ce qui provoque l'expulsion de l'air.
Poumons
Fosse nasale
Pharynx
Larynx
Trachée

### L'OXYGÈNE, UN GAZ INDISPENSABLE À LA VIE

L'oxygène est présent naturellement dans l'air et est assimilé par l'organisme lors de la respiration. Il se fixe à l'hémoglobine des globules rouges du sang, puis est transporté à chaque cellule de l'organisme au moyen de la circulation sanguine. L'oxygène agit notamment en transformant les nutriments apportés par l'alimentation en énergie utilisable par les cellules. Une diminution de l'apport d'oxygène aux cellules peut se traduire par un bleuissement de la peau et des muqueuses et risque d'entraîner la mort par asphyxie.

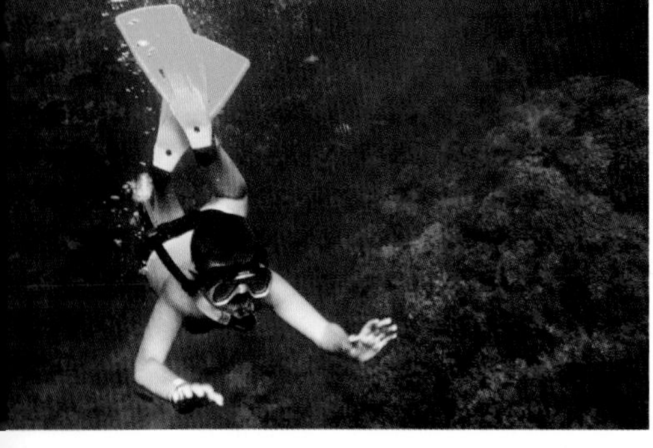

### L'APNÉE

L'apnée est un arrêt temporaire, volontaire ou non, des mouvements respiratoires, sans arrêt cardiaque. La durée maximale d'une apnée n'excède généralement pas trois minutes, mais elle peut se prolonger jusqu'à huit minutes chez les personnes très entraînées, notamment chez certains sportifs de haut niveau comme les plongeurs en apnée. Si elle ne cesse pas, l'asphyxie qu'elle provoque mène à la mort. L'apnée involontaire peut être provoquée par la pénétration de liquide dans le larynx ou par une drogue, mais sa cause principale est l'obstruction des voies aériennes par un corps étranger ou par des tissus du pharynx (apnée du sommeil).

# LES VOIES RESPIRATOIRES SUPÉRIEURES

Le nez, les sinus, la bouche et la gorge, laquelle est composée du pharynx et du larynx, constituent les voies respiratoires supérieures. Elles permettent le passage de l'air vers la trachée et les poumons et jouent un rôle important dans la production des sons ainsi que dans la défense immunitaire.

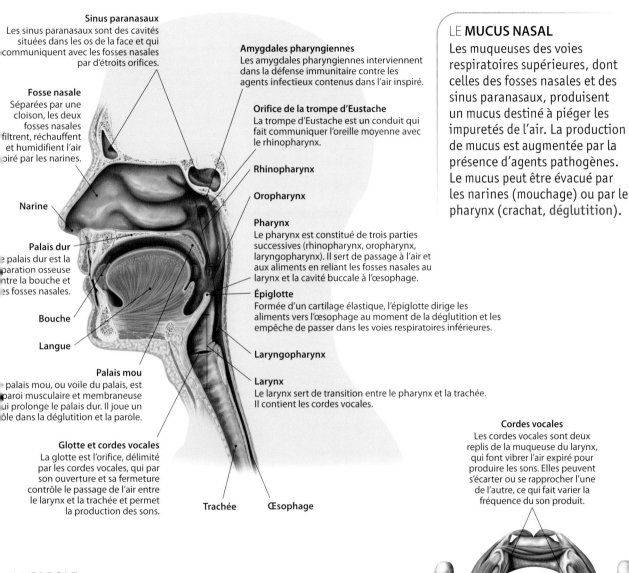

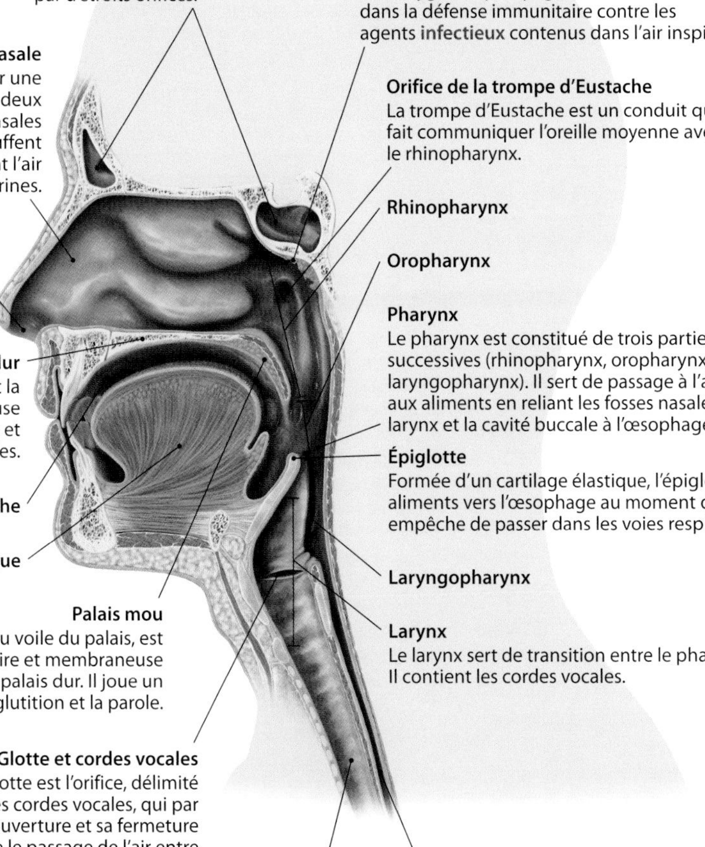
Sinus paranasaux
Les sinus paranasaux sont des cavités situées dans les os de la face et qui communiquent avec les fosses nasales par d'étroits orifices.
Fosse nasale
Séparées par une cloison, les deux fosses nasales filtrent, réchauffent et humidifient l'air ɔiré par les narines.
Narine
Palais dur
e palais dur est la paration osseuse ntre la bouche et es fosses nasales.
Bouche
Langue
Palais mou
palais mou, ou voile du palais, est paroi musculaire et membraneuse ui prolonge le palais dur. Il joue un ôle dans la déglutition et la parole.
Glotte et cordes vocales
La glotte est l'orifice, délimité par les cordes vocales, qui par son ouverture et sa fermeture contrôle le passage de l'air entre le larynx et la trachée et permet la production des sons.
Trachée
Œsophage
Amygdales pharyngiennes
Les amygdales pharyngiennes interviennent dans la défense immunitaire contre les agents infectieux contenus dans l'air inspiré.
Orifice de la trompe d'Eustache
La trompe d'Eustache est un conduit qui fait communiquer l'oreille moyenne avec le rhinopharynx.
Rhinopharynx
Oropharynx
Pharynx
Le pharynx est constitué de trois parties successives (rhinopharynx, oropharynx, laryngopharynx). Il sert de passage à l'air et aux aliments en reliant les fosses nasales au larynx et la cavité buccale à l'œsophage.
Épiglotte
Formée d'un cartilage élastique, l'épiglotte dirige les aliments vers l'œsophage au moment de la déglutition et les empêche de passer dans les voies respiratoires inférieures.
Laryngopharynx
Larynx
Le larynx sert de transition entre le pharynx et la trachée. Il contient les cordes vocales.

## LE MUCUS NASAL

Les muqueuses des voies respiratoires supérieures, dont celles des fosses nasales et des sinus paranasaux, produisent un mucus destiné à piéger les impuretés de l'air. La production de mucus est augmentée par la présence d'agents pathogènes. Le mucus peut être évacué par les narines (mouchage) ou par le pharynx (crachat, **déglutition**).

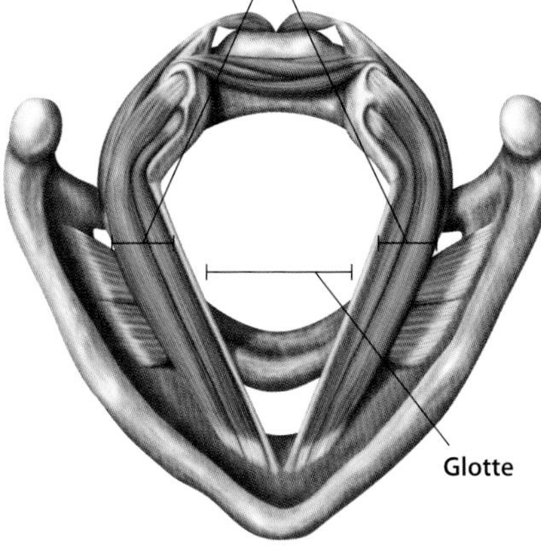
Cordes vocales
Les cordes vocales sont deux replis de la muqueuse du larynx, qui font vibrer l'air expiré pour produire les sons. Elles peuvent s'écarter ou se rapprocher l'une de l'autre, ce qui fait varier la fréquence du son produit.
Glotte

**Vue supérieure du larynx**

## LA PAROLE

La production des sons articulés a lieu pendant l'expiration, lorsque l'air provenant des poumons est mis en vibration par les cordes vocales. À la sortie du larynx, le son est amplifié par la cavité buccale, les fosses nasales, les sinus et le pharynx. L'articulation du son est assurée par les muscles du pharynx, le palais mou, la langue et les lèvres. L'ensemble des sons produits compose la voix, qui varie en amplitude (chuchotement, cri), en fréquence (sons graves ou aigus) et selon le sexe, l'âge et l'état de santé.

# LES POUMONS

Situés à l'intérieur de la cage thoracique, de part et d'autre du cœur, les poumons sont responsables des échanges gazeux entre l'air et le sang. Reliés aux voies respiratoires supérieures par les bronches et la trachée, ces organes spongieux et élastiques, richement vascularisés, se gonflent d'air puis se dégonflent, au rythme de la respiration.

## LA RESPIRATION

La respiration comprend d'une part la ventilation et d'autre part, l'hématose. La ventilation est la circulation de l'air dans les poumons, au rythme de l'inspiration et de l'expiration. L'hématose est l'échange des gaz entre l'air et le sang, qui se produit dans la zone de contact entre une alvéole pulmonaire et des capillaires sanguins. Le rythme et l'amplitude de la respiration peuvent varier en fonction du taux de gaz carbonique dans le sang, de l'âge, de l'état de santé, de l'activité physique et de facteurs environnementaux comme l'altitude et la qualité de l'air inspiré. Le rythme normal chez un adulte en bonne santé et au repos est de 12 à 20 respirations par minute.

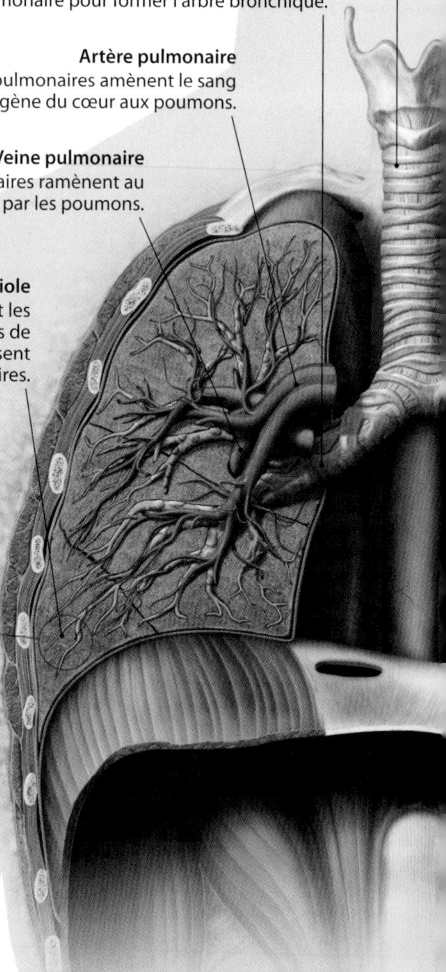
Trachée
Longue d'une dizaine de centimètres, la trachée permet le passage de l'air entre le larynx et les bronches. Sa paroi intérieure est tapissée d'une muqueuse pourvue de cils, dont les mouvements chassent les particules solides et l'excès de mucus vers les voies respiratoires supérieures.
Bronche
Issues de la trachée, les bronches sont des conduits qui permettent à l'air de parvenir à l'intérieur des poumons. Elles se divisent en multiples ramifications dans le tissu pulmonaire pour former l'arbre bronchique.
Artère pulmonaire
Les artères pulmonaires amènent le sang pauvre en oxygène du cœur aux poumons.
Veine pulmonaire
Les veines pulmonaires ramènent au cœur le sang oxygéné par les poumons.
Bronchiole
Les bronchioles sont les subdivisions les plus étroites de l'arbre bronchique, qui aboutissent aux alvéoles pulmonaires.

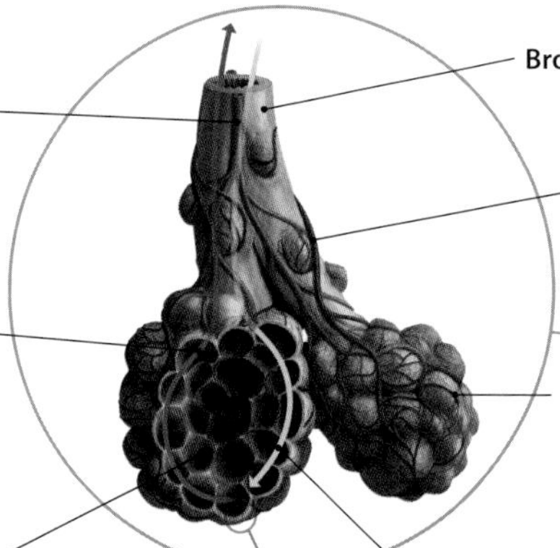
Artériole
L'artère pulmonaire se divise en multiples artérioles qui amènent le sang désoxygéné jusqu'aux alvéoles pulmonaires.
Bronchiole
Veinule
Le sang oxygéné est transporté par des veinules qui se rejoignent dans les veines pulmonaires.
Air chargé en gaz carbonique
Alvéole pulmonaire
Les alvéoles pulmonaires sont des petites cavités situées à l'extrémité des bronchioles. Rassemblées en grappes, elles sont entourées d'une paroi mince qui permet les échanges gazeux avec les capillaires sanguins environnants.
Capillaire sanguin
Les alvéoles pulmonaires sont entourées de nombreux capillaires sanguins.
Air oxygéné

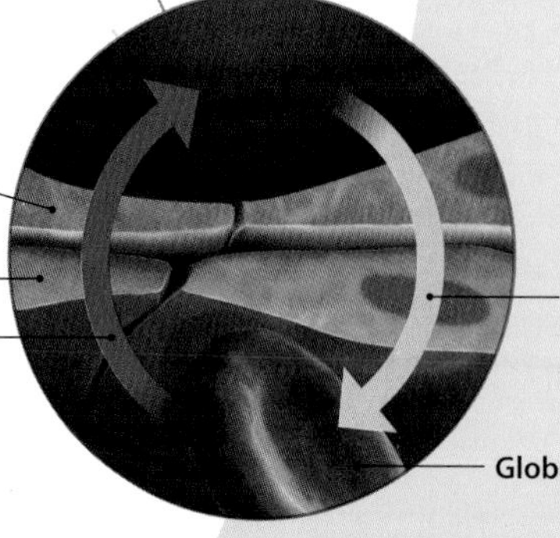
Cellule alvéolaire
Cellule endothéliale du capillaire sanguin
Gaz carbonique
Le gaz carbonique est transporté par les globules rouges vers les poumons, où il est éliminé par la respiration.
Oxygène
L'oxygène issu de la respiration est amené aux cellules par l'hémoglobine des globules rouges.
Globule rouge

## LES **LOBES PULMONAIRES**

Les lobes pulmonaires sont des subdivisions des poumons. Plus volumineux que le poumon gauche, le poumon droit est constitué de trois lobes, tandis que le poumon gauche en possède deux en raison de l'espace occupé par le cœur entre les deux poumons, au centre gauche du thorax.

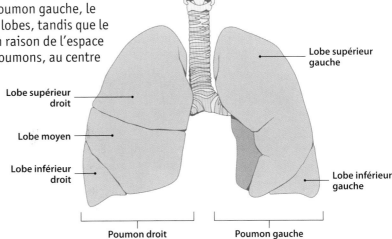

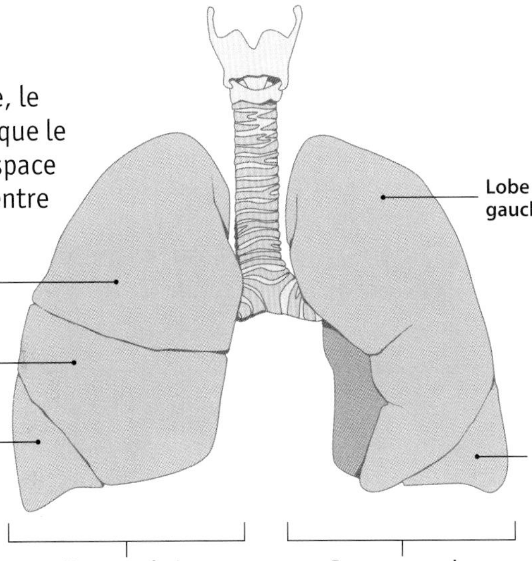
Lobe supérieur gauche
Lobe supérieur droit
Lobe moyen
Lobe inférieur droit
Lobe inférieur gauche
Poumon droit
Poumon gauche

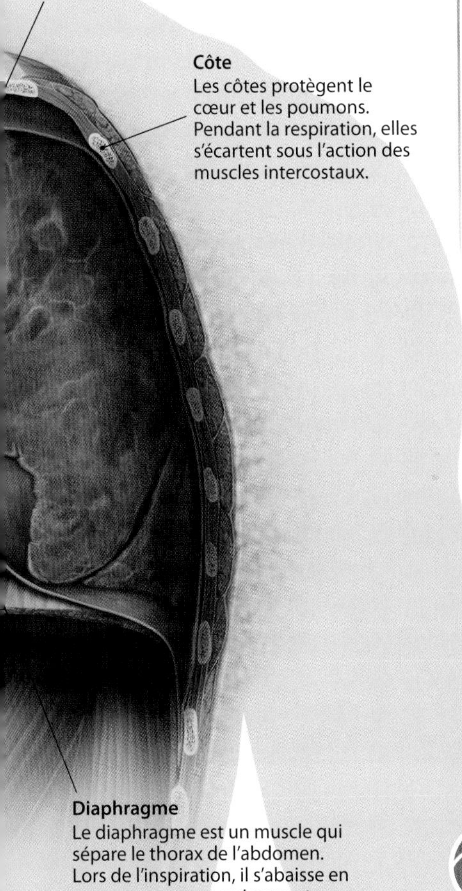
**Plèvre**
La plèvre est une double membrane qui enveloppe les poumons et tapisse la face interne des côtes. Entre ses deux feuillets se trouve une petite quantité de liquide lubrifiant qui empêche son irritation au cours de la ventilation.
**Côte**
Les côtes protègent le cœur et les poumons. Pendant la respiration, elles s'écartent sous l'action des muscles intercostaux.
**Diaphragme**
Le diaphragme est un muscle qui sépare le thorax de l'abdomen. Lors de l'inspiration, il s'abaisse en se contractant, ce qui permet aux poumons de se remplir d'air.

## LE **HOQUET**

Le hoquet est un spasme involontaire du diaphragme qui survient par crises dont la durée n'excède généralement pas quelques minutes. Chaque spasme est suivi d'un son, qui résulte de la brusque fermeture de la glotte et de la vibration des cordes vocales. Il s'agit d'une affection bénigne le plus souvent liée à l'ingestion d'aliments : ingestion trop rapide, quantité trop abondante, aliments trop chauds ou trop froids, etc. Une crise de hoquet qui persiste plusieurs heures peut nécessiter l'utilisation d'**antispasmodiques**.

## LA **TOUX**

Réflexe ou volontaire, la toux est une expiration brutale et bruyante qui force l'expulsion de l'air des poumons. Elle permet d'éliminer un excès de mucus ou des éléments irritants (poussières, corps étranger, agent chimique) présents dans le larynx, la trachée ou les bronches. Habituellement passagère, elle peut aussi indiquer une affection respiratoire lorsqu'elle devient **chronique**. Au contraire de la toux sèche, la toux grasse est accompagnée d'expectoration. Les toux sèches persistantes peuvent être soulagées avec des **antitussifs**, généralement sous la forme de sirops, tandis que les toux grasses sont soulagées par la prise d'**expectorants**, qui fluidifient le mucus et facilitent son évacuation. Une cuillérée de miel peut également apaiser les toux légères, car celui-ci contient des antioxydants et des antibactériens naturels.

### DES MILLIONS D'ALVÉOLES

Les poumons contiennent environ 300 millions d'alvéoles. La surface totale des alvéoles pulmonaires équivaut à celle d'un court de tennis.

## LA SANTÉ DE L'APPAREIL RESPIRATOIRE

Les voies respiratoires sont sujettes aux **infections** (rhume, grippe, etc.) et à diverses maladies associées au tabagisme et à la pollution atmosphérique. Pour préserver la santé de l'appareil respiratoire, il convient donc de mettre celui-ci à l'abri de ses principaux irritants.

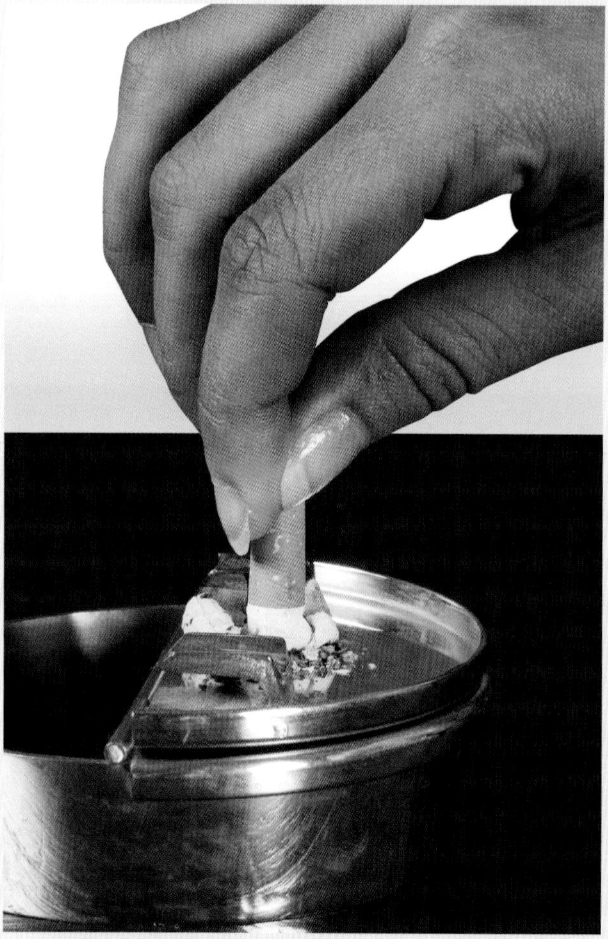

### ■ ÉVITEZ DE FUMER

Le tabagisme, qu'il soit actif ou passif (fumée secondaire), est une des principales causes de cancer (poumons, bronches, trachée, gorge, bouche, etc.) et de maladies pulmonaires comme la bronchite **chronique**, l'emphysème ou l'insuffisance respiratoire. Vous préviendrez donc de nombreuses affections de l'appareil respiratoire en évitant ou en cessant de fumer. Essayez également d'éviter la fumée secondaire dans les lieux publics, au travail et à la maison.

*Le tabagisme ... page 338*

### ■ NE VOUS EXPOSEZ PAS À LA POLLUTION ATMOSPHÉRIQUE

L'exposition prolongée à des polluants atmosphériques, notamment dans les grandes villes où les industries sont nombreuses et la circulation automobile très dense, constitue un facteur de risque pour de nombreuses maladies respiratoires comme l'asthme, l'emphysème, l'insuffisance respiratoire et les cancers bronchopulmonaires. Ces polluants peuvent irriter les voies respiratoires et les rendre plus sensibles aux infections et aux maladies, particulièrement chez les individus qui souffrent d'asthme, les personnes âgées et les jeunes enfants. On recommande d'ailleurs à ces personnes de s'abstenir de pratiquer une activité physique extérieure en période de forte pollution ou de smog. Selon l'Organisation mondiale de la santé, la pollution atmosphérique est responsable du décès prématuré de plus de deux millions de personnes chaque année dans le monde.

### ■ CONTRIBUEZ À AMÉLIORER LA QUALITÉ DE L'AIR

Vous pouvez contribuer à réduire la pollution atmosphérique et à préserver la santé pulmonaire de tous et chacun en limitant vos déplacements en automobile et en privilégiant, lorsque c'est possible, un autre moyen de transport comme la marche, la bicyclette ou les transports en commun.

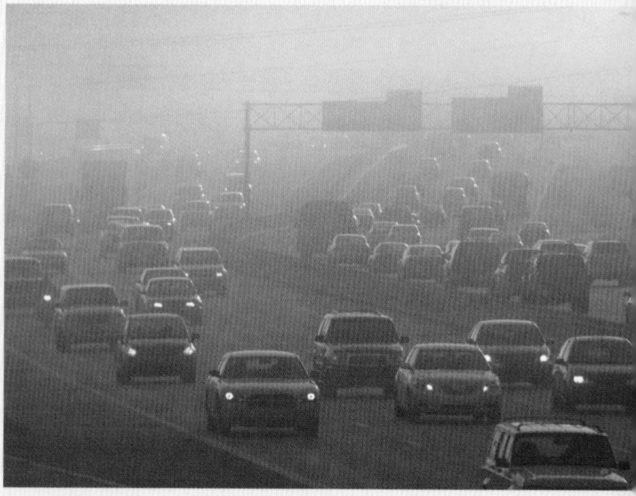

## LA SANTÉ DE L'APPAREIL RESPIRATOIRE

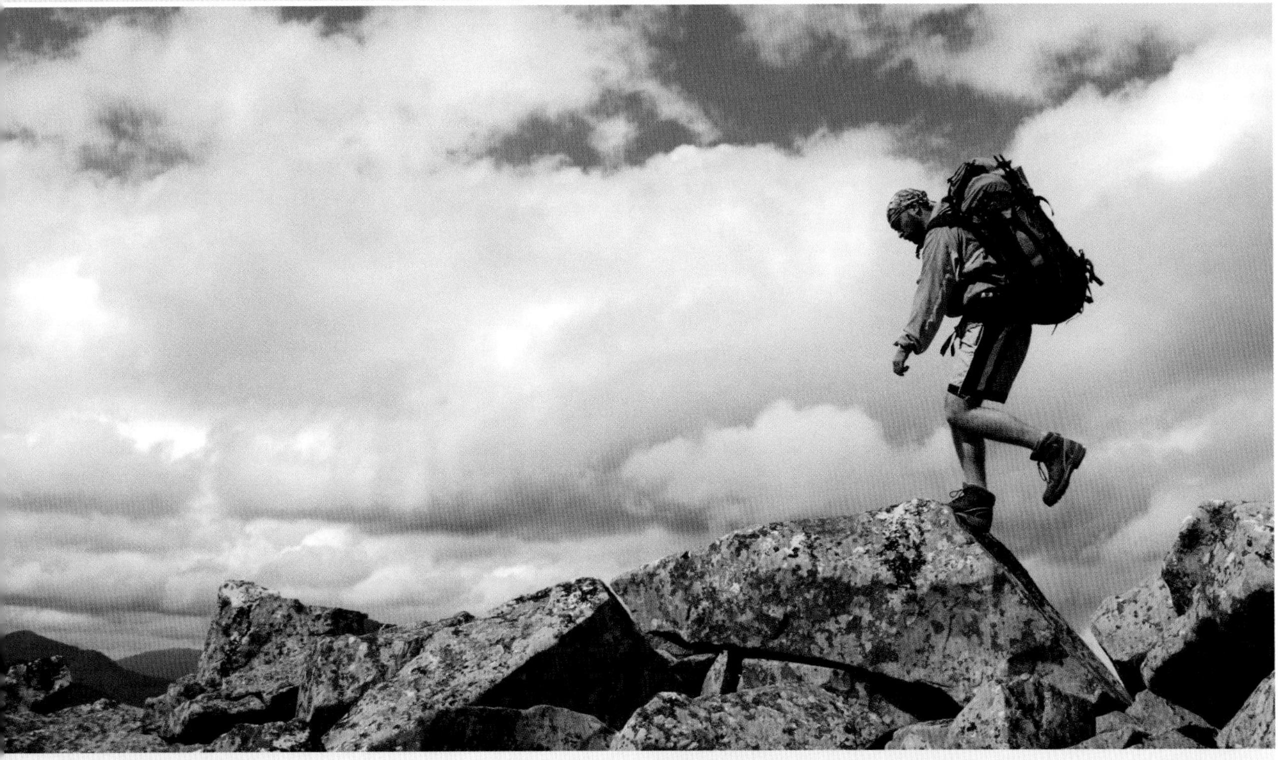

### FAITES RÉGULIÈREMENT DE L'EXERCICE PHYSIQUE

La pratique régulière d'activités physiques comme la marche, le yoga ou la natation stimule l'apport d'oxygène aux poumons et augmente leur capacité respiratoire. En plus d'être bénéfique à l'ensemble de l'organisme en favorisant son oxygénation, l'exercice physique renforce également l'immunité contre les infections respiratoires.

### ÉVITEZ LES PRODUITS NOCIFS AUTANT QUE POSSIBLE

Les produits chimiques comme certains nettoyants domestiques, les solvants, les peintures et les pesticides contiennent de nombreuses substances volatiles qui sont toxiques pour les voies respiratoires et les poumons. Évitez ces produits ou manipulez-les avec prudence en portant un masque de protection ou en aérant les lieux pour ne pas inhaler leurs émanations toxiques. Portez une attention particulière à la qualité de l'air intérieur aussi bien à la maison qu'au travail. Chez certains professionnels à risques comme les mineurs ou les travailleurs de la construction, l'inhalation prolongée de poussières de charbon, d'amiante ou de ciment peut provoquer des maladies pulmonaires graves. La santé pulmonaire doit alors faire l'objet d'une surveillance médicale attentive.

### PROTÉGEZ-VOUS ET PROTÉGEZ LES AUTRES DES INFECTIONS

La transmission des maladies **infectieuses** comme le rhume ou la grippe peut être évitée en adoptant des règles d'hygiène simples : se laver fréquemment les mains, se couvrir la bouche et le nez lors d'éternuements ou de toux. Une bonne hygiène buccodentaire peut aussi aider à prévenir les infections respiratoires ou la détérioration de maladies respiratoires existantes, particulièrement chez les personnes âgées.

### MANGEZ SAINEMENT ET DE FAÇON ÉQUILIBRÉE

Mangez une quantité suffisante de céréales entières, de légumes et de fruits. En plus de contribuer à renforcer l'immunité naturelle de l'organisme, ces aliments riches en antioxydants rendront votre appareil respiratoire plus résistant aux **inflammations** et à l'asthme. L'abus de boissons alcoolisées peut favoriser ou aggraver les infections et les cancers des voies respiratoires supérieures.

*La nutrition ... page 11*

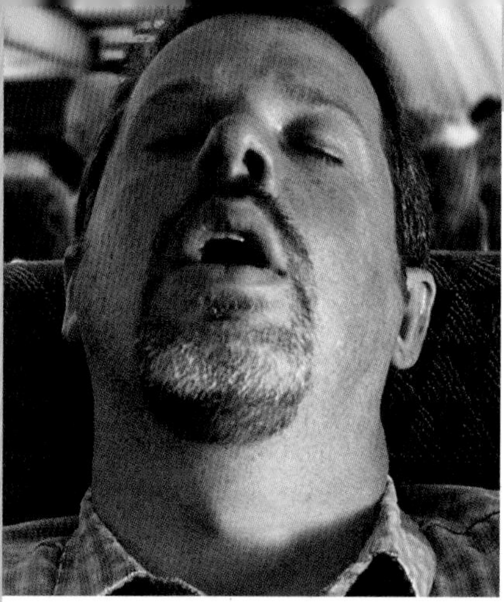

# L'APNÉE DU SOMMEIL

L'apnée du sommeil est caractérisée par des arrêts intermittents de la respiration qui surviennent pendant le sommeil. Elle est causée par l'obstruction des voies aériennes supérieures (apnée obstructive) ou, plus rarement, par l'interruption de la contraction des muscles respiratoires.

## L'APNÉE OBSTRUCTIVE DU SOMMEIL

L'apnée obstructive du sommeil affecte surtout les hommes obèses de plus de 40 ans. Elle est due à la combinaison de deux facteurs : le relâchement normal du tonus des muscles de la gorge pendant le sommeil et la réduction du diamètre du pharynx causée par l'obésité ou des anomalies au niveau du palais, des amygdales, de la langue ou de la mâchoire. L'apnée obstructive du sommeil et le manque de repos qui l'accompagne se manifestent par divers symptômes généralement bénins : ronflement, sommeil agité, éveils fréquents pendant la nuit, somnolence le jour, fatigue générale, troubles de la mémoire et de l'attention, irritabilité, dépression. Les formes graves peuvent entraîner des complications comme l'insuffisance respiratoire, l'arythmie cardiaque ou l'hypertension.
La consommation d'alcool ou de certains somnifères avant le coucher est un facteur aggravant.

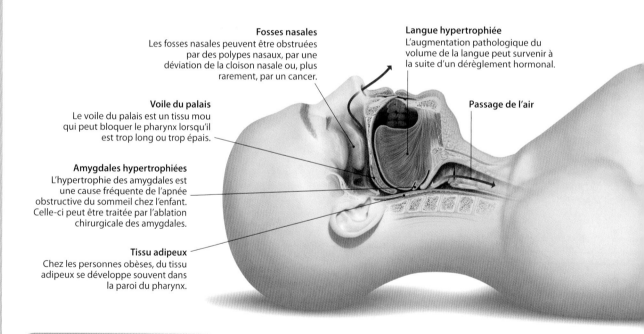

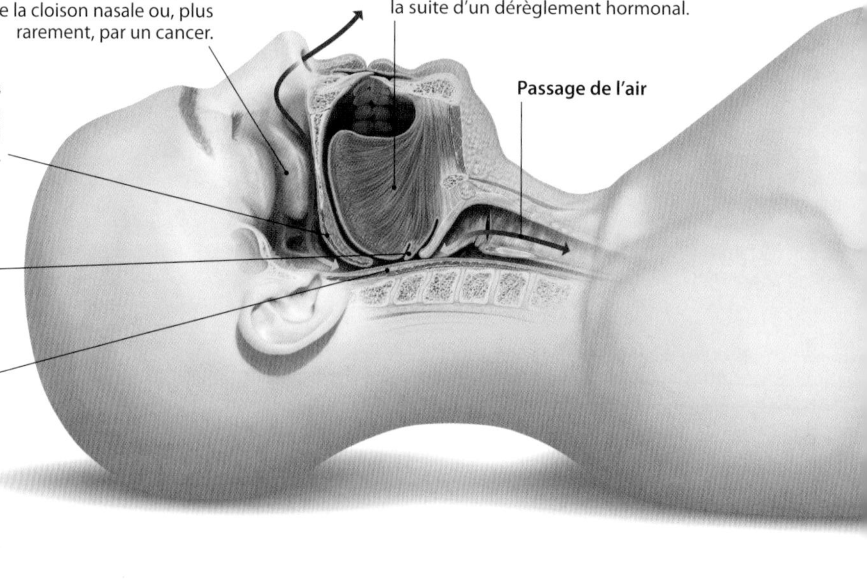
**Fosses nasales**
Les fosses nasales peuvent être obstruées par des polypes nasaux, par une déviation de la cloison nasale ou, plus rarement, par un cancer.
**Langue hypertrophiée**
L'augmentation pathologique du volume de la langue peut survenir à la suite d'un dérèglement hormonal.
**Voile du palais**
Le voile du palais est un tissu mou qui peut bloquer le pharynx lorsqu'il est trop long ou trop épais.
**Passage de l'air**
**Amygdales hypertrophiées**
L'hypertrophie des amygdales est une cause fréquente de l'apnée obstructive du sommeil chez l'enfant. Celle-ci peut être traitée par l'ablation chirurgicale des amygdales.
**Tissu adipeux**
Chez les personnes obèses, du tissu adipeux se développe souvent dans la paroi du pharynx.

### LE RONFLEMENT

Le ronflement est le bruit généré pendant le sommeil par la vibration des tissus mous de la gorge et de la bouche. Il se produit le plus souvent pendant l'inspiration et est causé par l'obstruction du passage de l'air par le nez, par exemple lors d'un rhume, ou par le relâchement des muscles de la gorge pendant le sommeil. Dans le second cas, il peut être le symptôme d'une apnée du sommeil. Le ronflement affecte surtout les hommes sédentaires, possédant un surplus de poids. Il est aggravé par la consommation d'alcool avant le coucher et la prise de somnifères.

### LES TRAITEMENTS DES APNÉES DU SOMMEIL

Les traitements des apnées du sommeil reposent sur des techniques chirurgicales (ablation de tissus mous de la gorge, chirurgie nasale) ou de ventilation assistée. Cette dernière consiste à insuffler de l'air sous pression au moment de l'inspiration et pendant toute la durée du sommeil grâce à une pompe placée à proximité du lit et reliée à un masque nasal. Les traitements doivent s'accompagner d'une suppression des facteurs aggravants (obésité, alcool, tabac, somnifères).

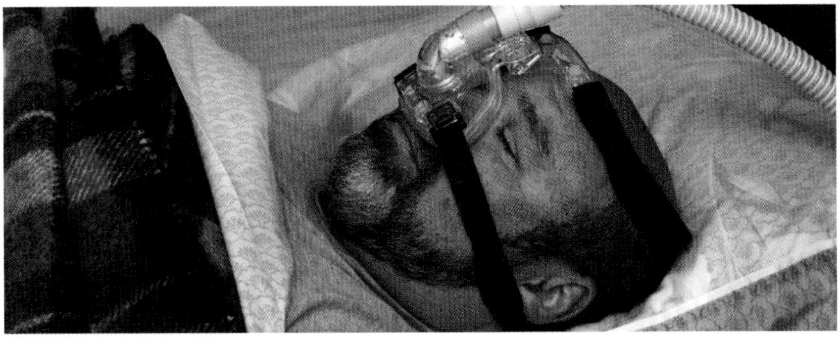

**Ventilation assistée**

### L'APNÉE DU SOMMEIL

**SYMPTÔMES :**
Ronflement, éveils fréquents, somnolence diurne, fatigue, perte de la vigilance, irritabilité, dépression.

**TRAITEMENTS :**
Ventilation assistée, ablation chirurgicale d'une partie des tissus mous de la gorge et cure d'amaigrissement en cas de surpoids.

**PRÉVENTION :**
Éviter l'alcool et les somnifères avant le coucher, éliminer le tabac, essayer de dormir sur le côté lorsque le problème survient habituellement sur le dos.

## LES LÉSIONS DE LA CLOISON NASALE

La cloison qui sépare les deux fosses nasales peut être sujette à des déviations ou des perforations dues à des malformations, à des **traumatismes**, au vieillissement ou à l'inhalation de substances chimiques comme la cocaïne. Ces lésions sont à l'origine de plusieurs troubles de la respiration : ronflement, gêne respiratoire, **infections** récurrentes (sinusite, rhume). Si ces troubles sont importants ou mal tolérés, une opération chirurgicale, la septoplastie nasale, peut être pratiquée afin de corriger les lésions.

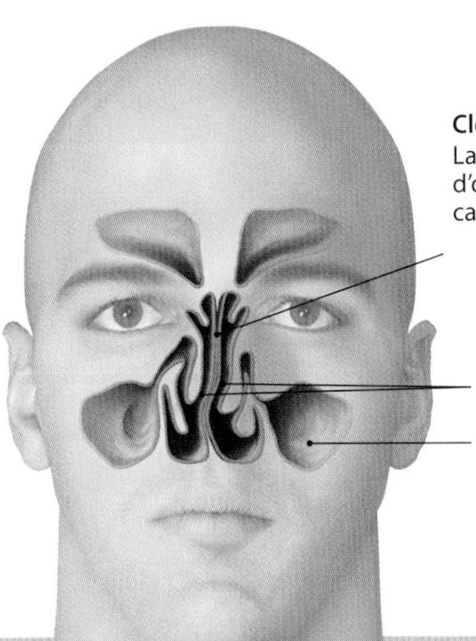
Cloison nasale
La cloison nasale est composée d'os dans sa partie supérieure et de cartilage dans sa partie inférieure.
Fosses nasales
Sinus paranasal
La déviation de la cloison nasale peut obstruer l'ouverture des sinus paranasaux, ce qui provoque des sinusites chroniques.

### LES LÉSIONS DE LA CLOISON NASALE

**SYMPTÔMES :**
Ronflement ou sifflement, apnée du sommeil, congestion nasale, maux de tête, saignements nasaux.

**TRAITEMENTS :**
Chirurgie (septoplastie).

**PRÉVENTION :**
Ne pas inhaler de substances chimiques comme la cocaïne, en raison des risques de perforation de la cloison nasale.

# LES INFECTIONS RESPIRATOIRES

L'air inspiré contient souvent des bactéries ou des virus pathogènes capables de provoquer l'**infection** des voies respiratoires. Généralement bénignes, ces infections guérissent spontanément en quelques jours, mais des médicaments peuvent soulager leurs symptômes : douleurs locales, écoulements de mucus, fièvre, fatigue, gêne respiratoire. Toutefois, l'angine, la sinusite et la laryngite doivent être traitées et surveillées chez le jeune enfant, car elles peuvent entraîner des complications sévères.

*L'hygiène et la prévention des infections ... page 30*
*Les maladies infectieuses ... page 284*

## LE RHUME

Le rhume, ou rhinite **aiguë**, est une **inflammation** de la muqueuse des fosses nasales causée par une infection virale. Cette affection bénigne mais très contagieuse se traduit par une congestion nasale, une rhinorrhée, une irritation de l'intérieur du nez, des éternuements, de la fatigue et parfois de la fièvre. Les symptômes sont soulagés par des décongestionnants et des médicaments contre la fièvre.

**Attention ! Si vous utilisez un décongestionnant, veillez à respecter la posologie indiquée et à ne pas le combiner avec d'autres médicaments sans l'accord d'un médecin.**

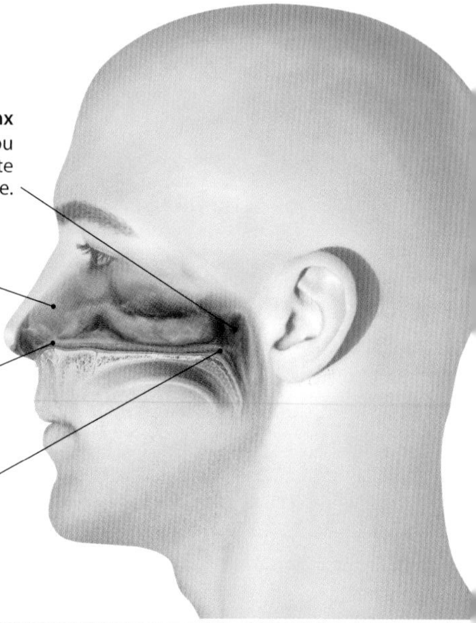
**Rhinopharynx**
L'infection du rhinopharynx, ou rhinopharyngite, peut se compliquer en otite chez l'enfant et en sinusite chez l'adulte.
**Congestion nasale**
La congestion nasale est causée par l'accumulation de mucus et par l'augmentation de volume des muqueuses qui tapissent les fosses nasales.
**Rhinorrhée**
La rhinorrhée est un écoulement de sécrétions nasales abondantes et fluides.
**Mucus**
L'écoulement de mucus dans la gorge peut propager l'infection au pharynx et au larynx.

### L'ÉTERNUEMENT

L'éternuement est une expulsion réflexe d'air par la bouche et le nez, en réponse à une stimulation de la muqueuse nasale par un corps étranger ou une infection. L'air est expulsé à une vitesse d'environ 150 km/h !

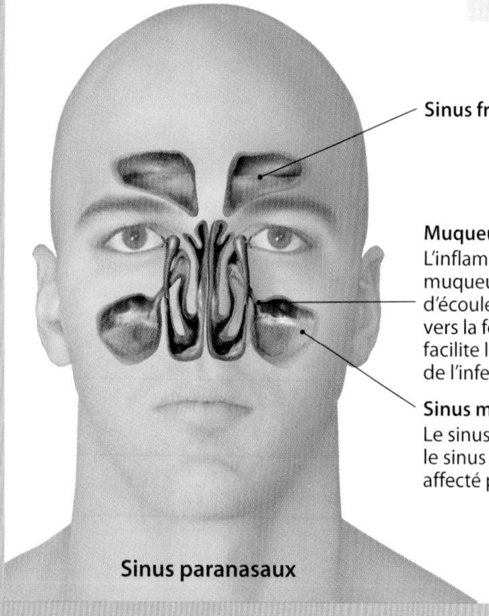
**Sinus frontal**
**Muqueuse**
L'inflammation de la muqueuse ferme la voie d'écoulement du mucus vers la fosse nasale et facilite le développement de l'infection.
**Sinus maxillaire**
Le sinus maxillaire est le sinus le plus souvent affecté par une sinusite.

**Sinus paranasaux**

## LA SINUSITE

La sinusite est une inflammation des sinus paranasaux, qui est généralement causée par la propagation d'une infection déjà existante comme le rhume ou une infection dentaire. Elle se traduit par une congestion nasale, une rhinorrhée, de la fièvre, des douleurs autour des orbites et une sensation de pression dans la tête. Une sinusite qui persiste plus de trois mois peut être due à une surinfection, une allergie, une déviation de la cloison nasale ou une obstruction (due à un polype, par exemple) dans un des sinus. Non soignée, une sinusite peut se compliquer en méningite.

## L'ANGINE

L'angine (mal de gorge) est une **infection** de la gorge. Elle associe souvent une amygdalite et une pharyngite. L'angine est habituellement causée par le virus du rhume ou de la grippe, mais peut aussi être due à une bactérie, le plus souvent un streptocoque. Fréquente chez les enfants et les adolescents, elle se manifeste par une douleur vive dans la gorge, accentuée par la **déglutition** et par le gonflement des ganglions lymphatiques du cou. Alors qu'une angine d'origine virale guérit spontanément, l'angine à streptocoque doit être traitée par **antibiotiques** en raison de ses complications possibles. L'origine virale ou bactérienne d'une angine est déterminée par un test bactériologique effectué à partir d'un prélèvement.

### L'AMYGDALITE

L'amygdalite est une inflammation des amygdales. À l'observation, les amygdales peuvent apparaître rouges ou couvertes de taches blanches. L'amygdalectomie, ou ablation des amygdales, est pratiquée en cas d'infections répétées ou lorsque les amygdales sont trop volumineuses et obstruent le pharynx. L'opération nécessite une journée d'hospitalisation et se déroule sans **anesthésie** générale.

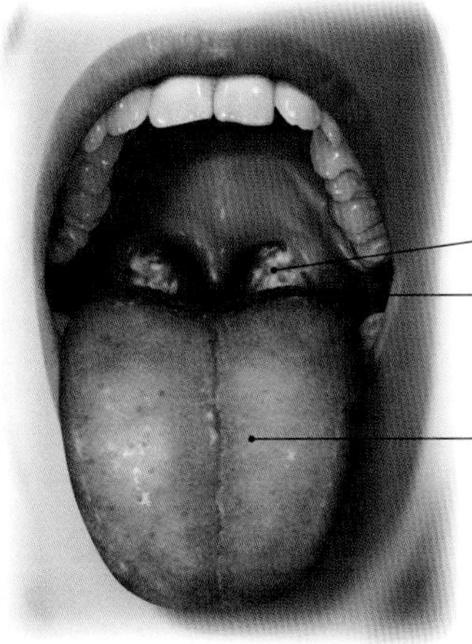
Amygdalite
Pharynx
Langue

### LA PHARYNGITE

La pharyngite est une inflammation du pharynx. La pharyngite aiguë, d'origine infectieuse, est souvent associée à une amygdalite. La pharyngite chronique peut être due à une rhinite ou une sinusite chroniques, à un reflux gastrique ou à l'irritation du pharynx par le tabac, l'alcool ou des produits chimiques.

## LA LARYNGITE

La laryngite est une **inflammation** du larynx. La laryngite **aiguë**, le plus souvent d'origine virale, est fréquente chez l'enfant. Elle doit être surveillée car elle peut entraîner une obstruction du larynx et nécessiter une intubation en urgence. La laryngite **chronique** peut être causée par la propagation d'une infection (angine, sinusite, infection dentaire), par un surmenage de la voix ou par le tabagisme. Les laryngites provoquent une toux rauque et sèche, des douleurs dans la gorge ainsi qu'une inflammation des cordes vocales qui entraîne l'enrouement de la voix, pouvant aller jusqu'à son extinction.

## LA TRACHÉITE

La trachéite est une inflammation de la trachée, d'origine virale ou bactérienne, souvent associée à une autre maladie infectieuse des voies respiratoires (rhume, bronchite, etc.). Elle se manifeste par des quintes de toux sèche, devenant parfois grasse, accompagnées d'une sensation d'inconfort au niveau de la poitrine. Son traitement repose sur les **antitussifs**.

### LES INFECTIONS RESPIRATOIRES

**SYMPTÔMES :**
Irritation des voies respiratoires, congestion nasale, gêne respiratoire, écoulements abondants de mucus, éternuement, toux, douleurs localisées, modification de la voix, fièvre, fatigue.

**TRAITEMENTS :**
Repos, humidification de l'air, **analgésiques**, **antipyrétiques**, décongestionnants, **anti-inflammatoires**, antitussifs. Infection bactérienne : antibiotiques. Sinusite chronique : ablation du polype, s'il est présent. Angines répétées : ablation des amygdales.

**PRÉVENTION :**
Laryngite et pharyngite chroniques : réduction de la consommation d'alcool et de tabac.

# LA GRIPPE

La grippe, ou influenza, est une **infection** virale courante et généralement bénigne qui touche principalement l'appareil respiratoire. Très contagieuse, la grippe affecte chaque hiver environ 10 % de la population des pays industrialisés et constitue une cause de mortalité importante chez les personnes fragiles comme les personnes âgées ou **immunodéprimées.** Bien qu'il n'existe aucun traitement curatif contre la grippe, la **vaccination** offre une bonne protection à condition qu'elle soit renouvelée chaque année.

*Les maladies infectieuses ... page 284*

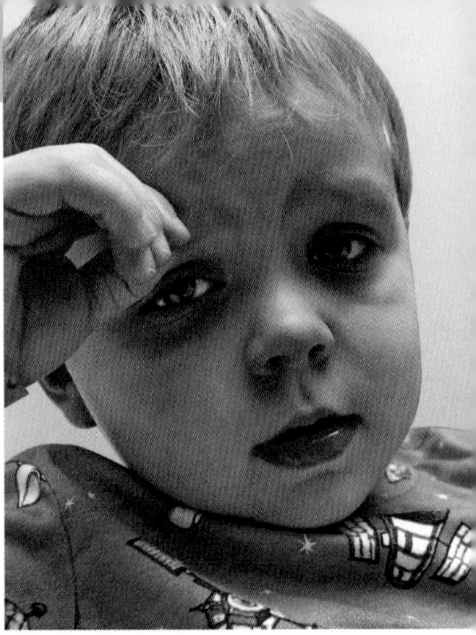

## LE RHUME OU LA GRIPPE ?

L'angine (mal de gorge), la congestion nasale et les écoulements du nez sont le plus souvent les symptômes d'un rhume. La fièvre élevée, les courbatures, les maux de tête et la fatigue intense sont plutôt associés à la grippe.

*Le rhume ... page 318*

## LE SYNDROME GRIPPAL

Le syndrome grippal, ou état grippal, est un ensemble de symptômes provoqués par la grippe : fièvre supérieure à 40 °C, frissons, douleurs musculaires et articulaires, maux de tête et fatigue importante. Il se manifeste aussi dans le cadre d'autres maladies infectieuses, le plus souvent d'origine virale. Dans le cas de la grippe, le syndrome grippal apparaît dans les 48 heures après la contamination par le virus et s'accompagne d'une **inflammation** généralisée des voies respiratoires (nez, gorge, trachée, bronches) et de toux sèche. En général, la grippe guérit spontanément en une semaine. Chez les personnes souffrant de maladies cardiaques ou respiratoires **chroniques**, une surinfection bactérienne peut causer une pneumonie.

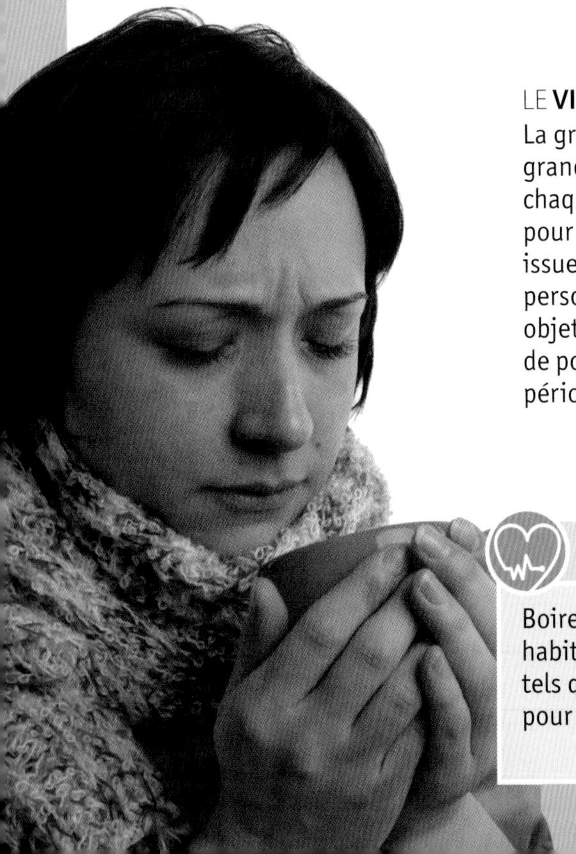

## LE VIRUS DE LA GRIPPE

La grippe est due au virus *Myxovirus influenzae*, qui possède une très grande capacité de mutation. Ainsi, le virus de la grippe est différent chaque année et la vaccination doit être renouvelée chaque automne pour être efficace. Le virus se propage par les microgouttelettes issues des éternuements ou de la toux et par le contact direct avec une personne infectée. Très résistant, il est capable de survivre sur des objets comme un clavier d'ordinateur, un téléphone ou une poignée de porte pendant au moins 24 heures. Le lavage fréquent des mains en période d'épidémie reste donc un des moyens efficaces de prévention.

## LE SOULAGEMENT DES SYMPTÔMES DE LA GRIPPE

Boire beaucoup d'eau ou d'autres liquides et se reposer au lit permettent habituellement d'apaiser les symptômes de la grippe. Des médicaments tels que des **antipyrétiques** et des **analgésiques** peuvent aussi être utilisés pour abaisser la fièvre et soulager les courbatures et les maux de tête.

## LES NOUVELLES SOUCHES DE LA GRIPPE ET LE RISQUE DE PANDÉMIE

Chaque année les épidémies de grippe saisonnière provoquent entre 250 000 et 500 000 décès à travers le monde. Il s'agit de l'une des plus importantes causes de décès par une maladie **infectieuse**. De nouvelles souches de virus de la grippe, très différentes du virus de la grippe saisonnière, apparaissent périodiquement. Elles peuvent résulter de la mutation d'un virus existant ou de la combinaison d'un virus grippal humain avec un virus de grippe porcine ou aviaire. Ces grippes, contre lesquelles les hommes ne sont pas immunisés, sont susceptibles d'infecter la population et de se répandre rapidement, provoquant une pandémie. Pour une raison inconnue, ce phénomène survient trois ou quatre fois par siècle, comme au 20e siècle, au cours duquel ont eu lieu les pandémies de grippe espagnole (1918-1919), de grippe asiatique (1957-1958) et de grippe de Hong-Kong (1968-1969). Il est difficile de prévoir l'incidence et l'importance d'une pandémie grippale. Ses symptômes peuvent être identiques à ceux de la grippe saisonnière ou plus sévères, présentant un risque élevé de décès. Le virus peut également évoluer et réapparaître avec plus de virulence. Les scientifiques et les gouvernements sont donc vigilants face à l'apparition de ces nouvelles souches de la grippe, comme dans le cas des virus de la grippe aviaire de 2003 (H5N1) et de la grippe d'origine porcine de 2009 (H1N1).

Face au risque de pandémie grippale et pour se préparer à la combattre, les autorités sanitaires élaborent différentes stratégies : mise en place par l'Organisation mondiale de la santé d'une échelle d'alerte mondiale composée de six phases, mise en quarantaine d'animaux infectés, élaboration d'un **vaccin** (dont la production peut prendre plusieurs mois). En cas de pandémie avérée de grippe et dans l'attente d'un vaccin, il est préférable de limiter ses déplacements, notamment en transport en commun, d'éviter les lieux à forte concentration humaine, de porter un masque de protection couvrant le nez et la bouche et d'appliquer systématiquement les règles élémentaires d'hygiène comme se laver et se désinfecter les mains fréquemment, éternuer dans un mouchoir ou dans son coude, etc.

*L'hygiène et la prévention des infections ... page 30*

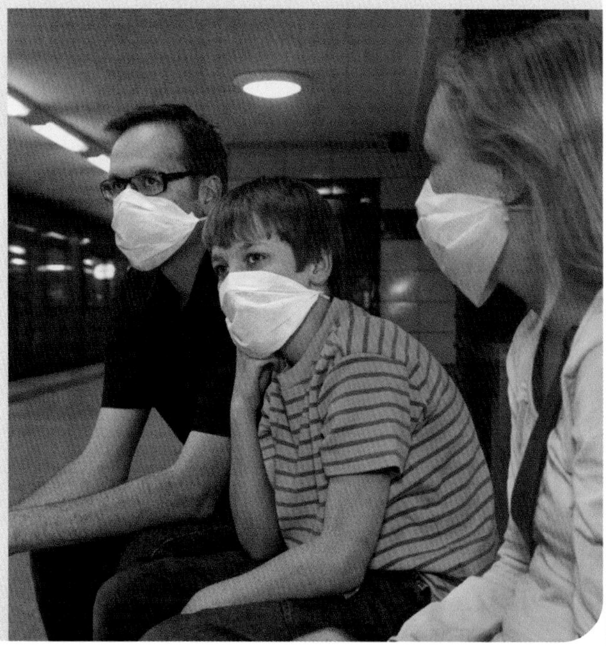

## LA GRIPPE

**SYMPTÔMES :**
Fièvre élevée supérieure à 40 °C, frissons, courbatures, douleurs articulaires, fatigue, maux de tête, toux sèche, douleurs des voies respiratoires.

**TRAITEMENTS :**
**Analgésique** et **antipyrétique** pour soulager les symptômes. **Antibiotiques** en cas de surinfection bactérienne des voies respiratoires.

**PRÉVENTION :**
Vaccination annuelle, antiviraux prescrits par un médecin pour les personnes à risques (pris rapidement après un contact avec une personne infectée). Éviter les contacts avec les malades.

# LA BRONCHITE

La bronchite est une **inflammation** des bronches, qui se manifeste par une toux grasse accompagnée d'expectorations. On distingue la bronchite **aiguë**, due à une **infection**, et la bronchite **chronique**, favorisée par le tabagisme, qui peut évoluer vers l'emphysème. L'inflammation peut s'étendre à la trachée et, chez les nourrissons, à la muqueuse des bronchioles.

*L'emphysème ... page 329*

## LA BRONCHITE AIGUË

Le plus souvent d'origine virale, la bronchite aiguë est une affection fréquente en automne et en hiver. Elle survient brusquement et se manifeste d'abord par une toux sèche, qui évolue en trois à quatre jours en une toux grasse. Celle-ci est accompagnée d'expectorations de mucus provenant des bronches et parfois de faible fièvre. La bronchite aiguë guérit spontanément en une dizaine de jours. Toutefois, chez les jeunes enfants et les personnes âgées ou souffrant de problèmes respiratoires, il existe des risques de surinfection bactérienne qui nécessitent un traitement **antibiotique**.

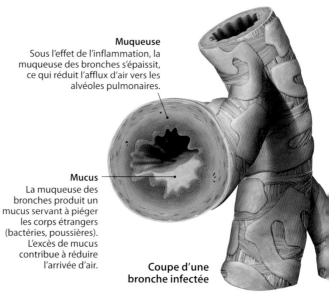

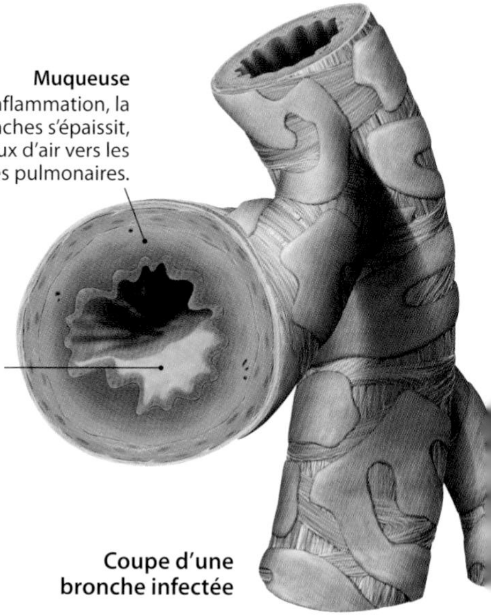
**Muqueuse**
Sous l'effet de l'inflammation, la muqueuse des bronches s'épaissit, ce qui réduit l'afflux d'air vers les alvéoles pulmonaires.
**Mucus**
La muqueuse des bronches produit un mucus servant à piéger les corps étrangers (bactéries, poussières). L'excès de mucus contribue à réduire l'arrivée d'air.

**Coupe d'une bronche infectée**

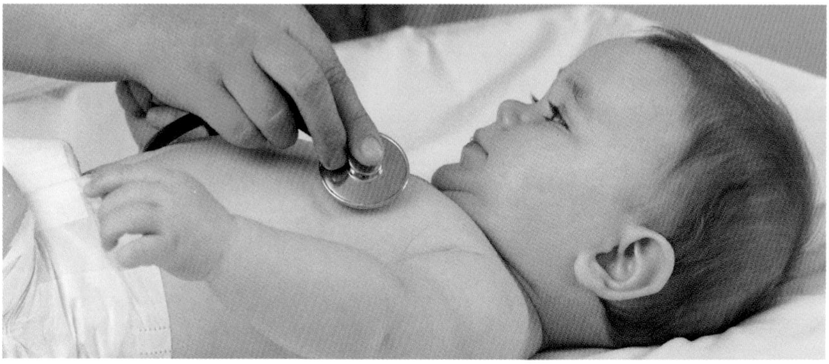

## LA BRONCHIOLITE

La bronchiolite est une inflammation des bronchioles, souvent causée par une infection virale comme le rhume. Contagieuse, elle touche surtout les enfants de moins de 2 ans. Elle guérit spontanément en une semaine, mais elle peut entraîner une insuffisance respiratoire aiguë par obstruction des bronchioles, en particulier chez les nourrissons de moins de 6 mois. Les traitements visent alors à faciliter la respiration en aidant l'élimination du mucus qui encombre les bronches (kinésithérapie respiratoire, prise de médicaments bronchodilatateurs). Une bonne hydratation et le maintien d'un taux d'humidité entre 40 % et 60 % favorisent également la décongestion des voies respiratoires.

### LA BRONCHITE

**SYMPTÔMES :**
Toux sèche puis grasse, expectoration de mucus, écoulement nasal, fièvre faible. Bronchiolite : respiration difficile, sifflante et rapide.

**TRAITEMENTS :**
**Antipyrétique**, **antitussif** contre la toux sèche (à éviter chez le nourrisson et l'enfant), **expectorant** contre la toux grasse. Bronchiolite : **kinésithérapie** respiratoire, bronchodilatateurs. Des antibiotiques sont prescrits en cas d'infection ou de surinfection bactérienne.

**PRÉVENTION :**
Bronchiolite : hygiène, éviter les contacts entre enfants en cas d'épidémie, éviter les contacts entre adultes enrhumés et enfants.

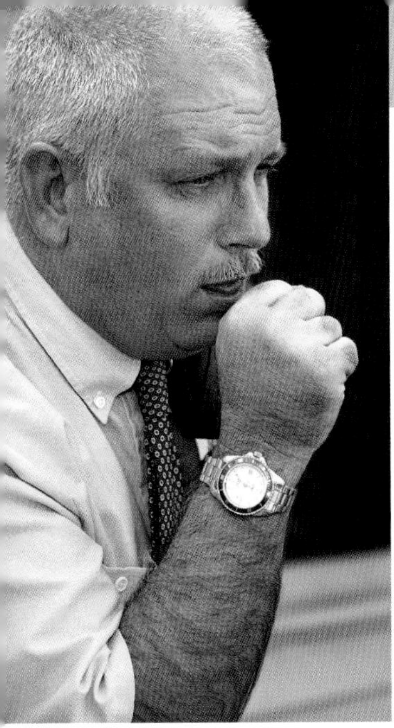

# LES PNEUMONIES



La pneumonie, ou pneumopathie, est une maladie des poumons généralement causée par une **infection** bactérienne (pneumocoque, Mycoplasma, staphylocoque). Elle est parfois due à une infection virale, notamment chez les jeunes enfants. La pneumonie lobaire **aiguë**, due au pneumocoque, est la plus commune, mais il en existe plusieurs autres formes. Le diagnostic est établi le plus souvent au moyen d'une radiographie thoracique. Les traitements **antibiotiques** sont efficaces, mais il existe des risques de complications chez les personnes âgées, les jeunes enfants et les individus au système immunitaire affaibli ou souffrant d'insuffisance respiratoire.

## LA **PNEUMONIE LOBAIRE AIGUË**

La pneumonie lobaire aiguë, ou pneumonie à pneumocoque, est due à une infection bactérienne des poumons par le pneumocoque, le plus souvent limitée à un ou deux lobes pulmonaires. Les symptômes (fièvre, frissons, douleurs thoraciques, difficulté à respirer, toux sèche) apparaissent brusquement et sont suivis par une toux grasse. La guérison est obtenue en quelques semaines grâce à un traitement par antibiotiques. Chez les personnes âgées ou les nourrissons, la maladie peut se compliquer en méningite.

*La méningite ... page 161*

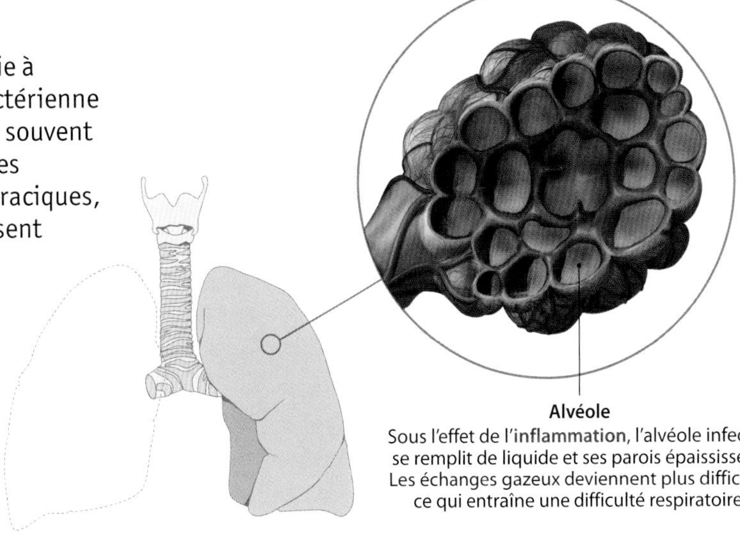

**Alvéole**
Sous l'effet de l'**inflammation**, l'alvéole infectée se remplit de liquide et ses parois épaississent. Les échanges gazeux deviennent plus difficiles, ce qui entraîne une difficulté respiratoire.

## LA **LÉGIONELLOSE**

La légionellose, ou maladie du légionnaire, est une forme de pneumonie rare provoquée par la bactérie *Legionella pneumophila*. Cette dernière affectionne particulièrement les eaux tièdes et peut contaminer les canalisations domestiques d'alimentation en eau chaude, les systèmes de climatisation ou les tours de refroidissement. L'infection se contracte par l'inspiration de gouttelettes d'eau contaminée. Après 2 à 10 jours d'incubation, les symptômes sont ceux d'un syndrome grippal puis de la pneumonie : douleur thoracique, difficulté respiratoire, toux sèche. L'évolution peut aller jusqu'à l'insuffisance respiratoire aiguë, voire le décès.

*Le syndrome grippal ... page 320*

### LES PNEUMONIES

**SYMPTÔMES :**
Fièvre élevée, frissons, douleur thoracique, difficultés respiratoires, toux devenant grasse avec des expectorations verdâtres ou brunâtres.

**TRAITEMENTS :**
Antibiotiques, par voie intraveineuse dans les cas graves.

**PRÉVENTION :**
Vaccination antipneumococcique chez les personnes à risques. Légionellose : désinfection des systèmes de climatisation.

# LA TUBERCULOSE

Maladie **infectieuse** très contagieuse, la tuberculose est causée par le bacille de Koch, une bactérie qui affecte principalement les poumons. La maladie, en expansion, est responsable de près de deux millions de décès dans le monde chaque année, surtout parmi les jeunes adultes. Sa progression est favorisée par l'absence de mesures d'hygiène, la malnutrition, la pauvreté, la toxicomanie et par l'expansion de l'épidémie de sida. Le diagnostic de la tuberculose repose sur un examen bactériologique des expectorations, une radiographie thoracique et un test cutané à la tuberculine (une substance extraite du bacille de Koch). Le traitement **antibiotique** est efficace s'il est suivi rigoureusement.

## LA **PRIMO-INFECTION TUBERCULEUSE**

Le premier contact avec le bacille de Koch provoque une infection limitée des poumons, le plus souvent bénigne et asymptomatique, appelée primo-infection tuberculeuse ou tuberculose primaire. Dans 90 % des cas, la primo-infection tuberculeuse est définitivement contrôlée par le système immunitaire. Dans les autres cas, ce dernier ne parvient pas à éliminer toutes les bactéries, ce qui entraîne le développement de la tuberculose active, après une période de latence plus ou moins longue, à la faveur par exemple d'une **immunodépression**.

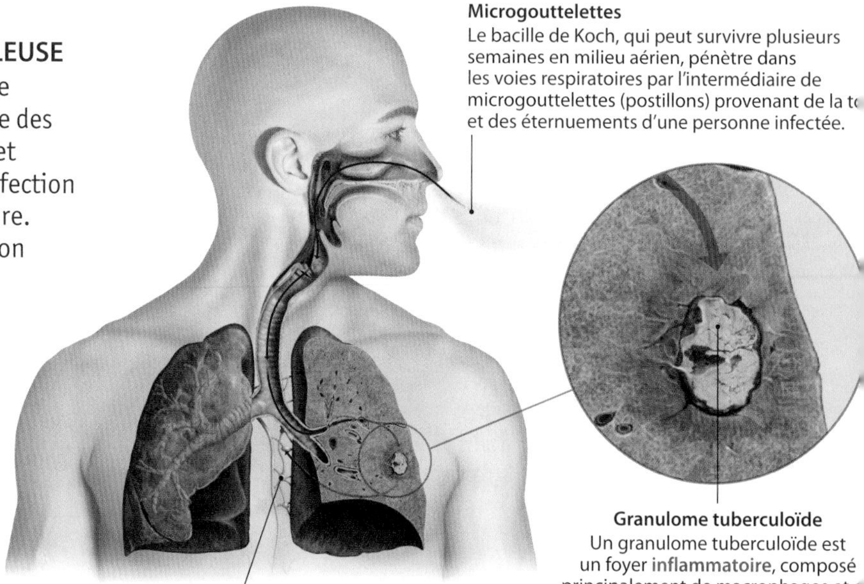

**Microgouttelettes**
Le bacille de Koch, qui peut survivre plusieurs semaines en milieu aérien, pénètre dans les voies respiratoires par l'intermédiaire de microgouttelettes (postillons) provenant de la to[illegible] et des éternuements d'une personne infectée.

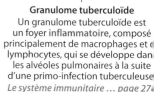

**Granulome tuberculoïde**
Un granulome tuberculoïde est un foyer **inflammatoire**, composé principalement de macrophages et [illegible] lymphocytes, qui se développe dan[illegible] les alvéoles pulmonaires à la suite d'une primo-infection tuberculeuse.
*Le système immunitaire ... page 27[illegible]*

**Ganglion lymphatique**
Lors de la primo-infection, les bacilles se multiplient dans les alvéoles pulmonaires et migrent jusqu'aux ganglions lymphatiques qui entourent les poumons. Ils déclenchent alors une réaction immunitaire qui aboutit à la formation d'un granulome tuberculoïde.

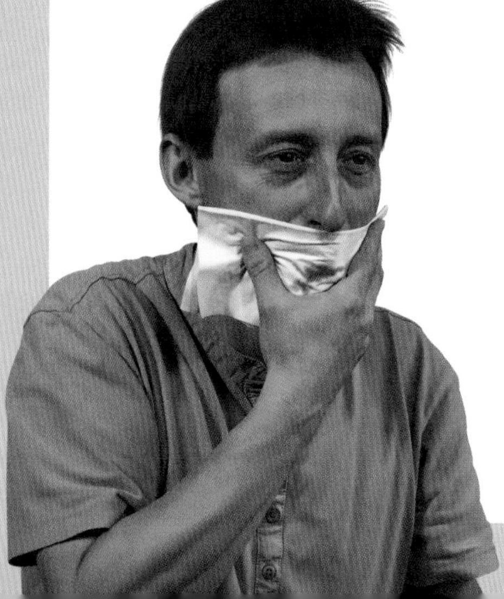

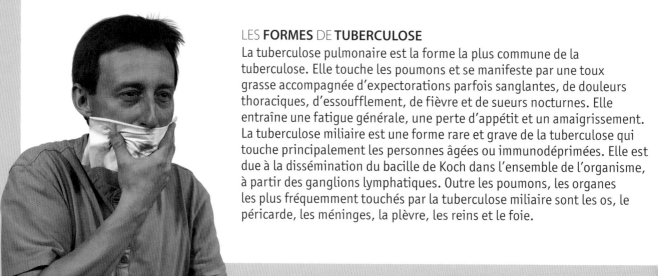

## LES **FORMES** DE **TUBERCULOSE**

La tuberculose pulmonaire est la forme la plus commune de la tuberculose. Elle touche les poumons et se manifeste par une toux grasse accompagnée d'expectorations parfois sanglantes, de douleurs thoraciques, d'essoufflement, de fièvre et de sueurs nocturnes. Elle entraîne une fatigue générale, une perte d'appétit et un amaigrissement. La tuberculose miliaire est une forme rare et grave de la tuberculose qui touche principalement les personnes âgées ou immunodéprimées. Elle est due à la dissémination du bacille de Koch dans l'ensemble de l'organisme, à partir des ganglions lymphatiques. Outre les poumons, les organes les plus fréquemment touchés par la tuberculose miliaire sont les os, le péricarde, les méninges, la plèvre, les reins et le foie.

## LA DIFFUSION DE LA TUBERCULOSE

Les régions les plus touchées par l'expansion de la maladie sont l'Afrique subsaharienne, l'Asie du Sud-Est et, dans une moindre mesure, l'Europe de l'Est. La propagation de la tuberculose, surtout favorisée par les mauvaises conditions de vie (hygiène déficiente, pauvreté, malnutrition, toxicomanie, sous-médicalisation), bénéficie aussi de l'extension de l'épidémie de sida. L'immunodéficience provoquée par le VIH facilite en effet la réactivation du bacille de Koch après une primo-infection. La multiplication des cas de résistance du bacille de Koch aux traitements antibiotiques contribue également à la progression de la tuberculose.

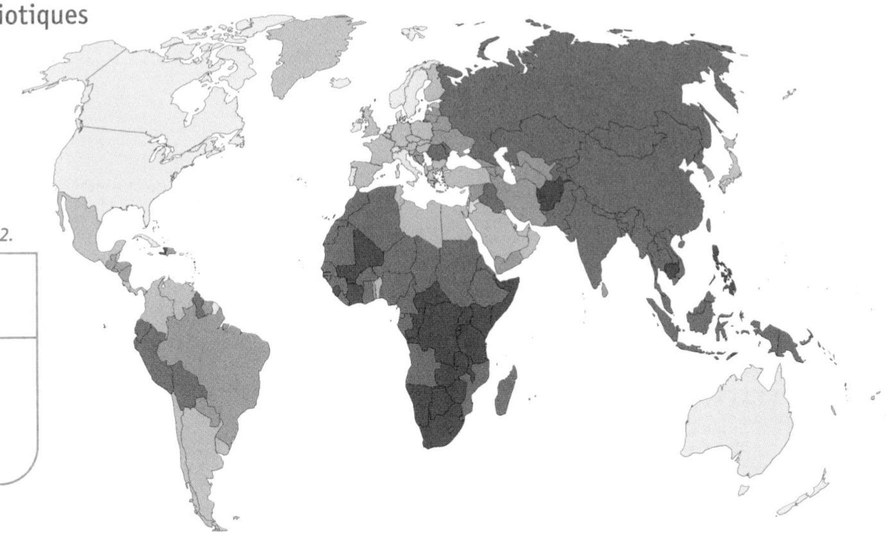

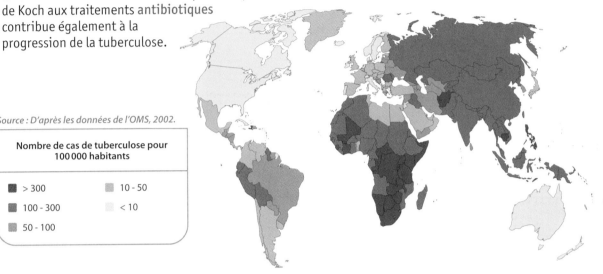

*Source : D'après les données de l'OMS, 2002.*

**Nombre de cas de tuberculose pour 100 000 habitants**

- > 300
- 100 - 300
- 50 - 100
- 10 - 50
- < 10

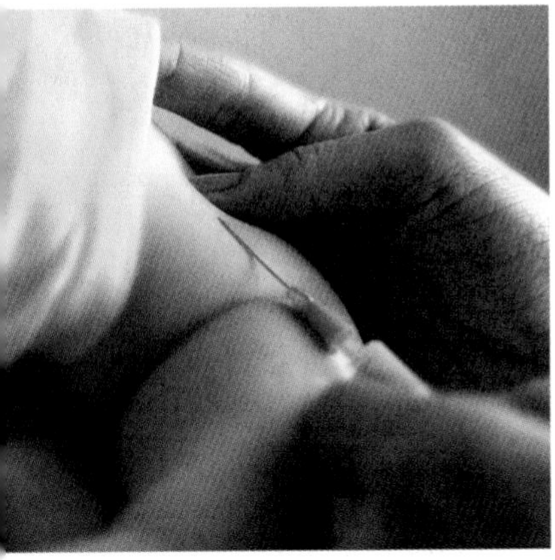

## LE VACCIN BCG

Le vaccin BCG est un vaccin contre la tuberculose. Il est composé d'une forme vivante atténuée de *Mycobacterium bovis*, un bacille très proche du bacille de Koch. Le vaccin BCG ne protège pas contre la primo-infection, mais il permet au système immunitaire d'éliminer plus efficacement le bacille de Koch et de limiter les risques qu'il soit disséminé dans l'organisme. Il prévient 70 % des cas de formes graves (tuberculose miliaire) chez l'enfant et 50 % des cas de tuberculose pulmonaire chez l'adulte.

*Le vaccin ... page 286*

## LA TUBERCULOSE

**SYMPTÔMES :**
Toux, expectorations sanglantes, douleurs thoraciques, difficulté à respirer, fièvre, sueurs nocturnes, fatigue, perte d'appétit, amaigrissement.

**TRAITEMENTS :**
Antibiothérapie à base de trois ou quatre antibiotiques administrés par voie orale, pendant un minimum de six mois.

**PRÉVENTION :**
Le vaccin BCG accorde une protection relative. Le dépistage des malades contagieux permet de limiter la contamination.

# L'ASTHME

L'asthme est une **inflammation chronique** des bronches, qui se manifeste par des crises caractérisées par une difficulté respiratoire importante. Ces crises sont causées par des facteurs déclenchants, variables selon le patient. Favorisé par un facteur héréditaire, l'asthme est une maladie fréquente (2 % à 5 % de la population), en particulier chez les enfants. Sa prévalence augmente régulièrement depuis une vingtaine d'années. Un diagnostic précoce, un traitement des symptômes et un suivi attentif permettent de bien contrôler la maladie.

## LES **CRISES** D'**ASTHME**

Les crises d'asthme peuvent se manifester occasionnellement ou plusieurs fois dans une même journée. Une crise survient souvent la nuit et débute généralement par une toux sèche, rapidement suivie par d'autres symptômes : essoufflement, respiration sifflante, sensation d'oppression dans la poitrine, expectorations. N'ayant pas toujours la même intensité, les crises d'asthme peuvent s'estomper spontanément en quelques minutes ou s'aggraver et mener à une insuffisance respiratoire.

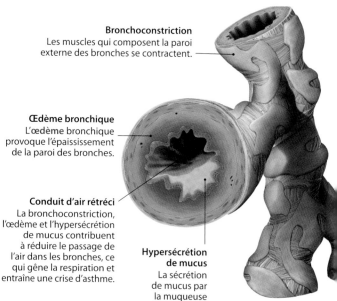

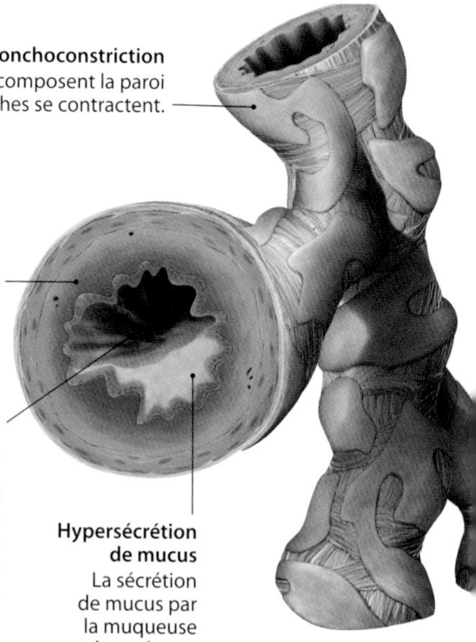
**Bronchoconstriction**
Les muscles qui composent la paroi externe des bronches se contractent.
**Œdème bronchique**
L'**œdème** bronchique provoque l'épaississement de la paroi des bronches.
**Conduit d'air rétréci**
La bronchoconstriction, l'œdème et l'hypersécrétion de mucus contribuent à réduire le passage de l'air dans les bronches, ce qui gêne la respiration et entraîne une crise d'asthme.
**Hypersécrétion de mucus**
La sécrétion de mucus par la muqueuse bronchique est augmentée sous l'effet de l'inflammation.

**Inflammation des bronches**

## LES **FACTEURS DÉCLENCHANTS** DE L'**ASTHME**

Une crise d'asthme est une réaction anormale des bronches à différents facteurs déclenchants. Les asthmatiques peuvent être sensibles à un ou plusieurs facteurs, avec une sensibilité différente pour chacun d'entre eux.

### LA POLLUTION

Plusieurs polluants atmosphériques ont été reconnus comme des déclencheurs de l'asthme : ozone, dioxydes de soufre et d'azote, fumée de cigarette, produits de combustion du bois, aérosols, substances irritantes et odeurs fortes.

### LES CONDITIONS MÉTÉOROLOGIQUES

Les brusques écarts de température ou une forte humidité ambiante peuvent déclencher des crises d'asthme.

### L'EFFORT PHYSIQUE

Un effort physique soutenu ou modéré peut entraîner une crise d'asthme, notamment lorsque le temps est froid.

### LES ÉMOTIONS

Les émotions fortes, les contrariétés et le stress sont des facteurs psychologiques déclencheurs.

### LES INFECTIONS

Les **infections** des voies aériennes comme le rhume représentent 80 % des facteurs déclenchants de l'asthme chez l'enfant. L'asthme n'augmente toutefois pas les risques d'infection respiratoire.

### LES ALLERGÈNES

Le contact avec des allergènes (poussières, acariens, pollens, poils et salive d'animaux) est une cause fréquente de l'asthme.

### LES MÉDICAMENTS

Certains médicaments sont connus pour provoquer des crises d'asthme, notamment l'aspirine, les **bêtabloquants** et les **anti-inflammatoires non stéroïdiens**.

## LES TRAITEMENTS DE L'ASTHME

Les crises d'asthme sont traitées à l'aide de bronchodilatateurs, des médicaments qui agissent rapidement en provoquant le relâchement des muscles des bronches. Les traitements des crises sont généralement associés à un traitement de fond, à base de **corticostéroïdes**, dont le but à long terme est d'éliminer l'**inflammation chronique** des bronches. Certains médicaments sont administrés directement dans les voies aériennes, à l'aide d'un inhalateur, alors que d'autres le sont par voie orale, sous forme de comprimés. Certaines crises graves peuvent nécessiter une hospitalisation temporaire et le recours à une oxygénation artificielle.

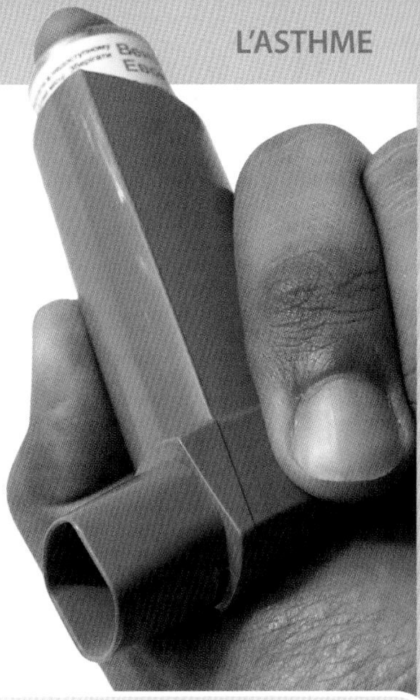

**Inhalateur**
Un inhalateur, ou aérosol-doseur, permet d'administrer un médicament par les voies aériennes, en propulsant la substance médicamenteuse sous forme de gouttelettes ou de particules (poudre sèche).

## LA PRATIQUE D'UN SPORT CHEZ LES ASTHMATIQUES

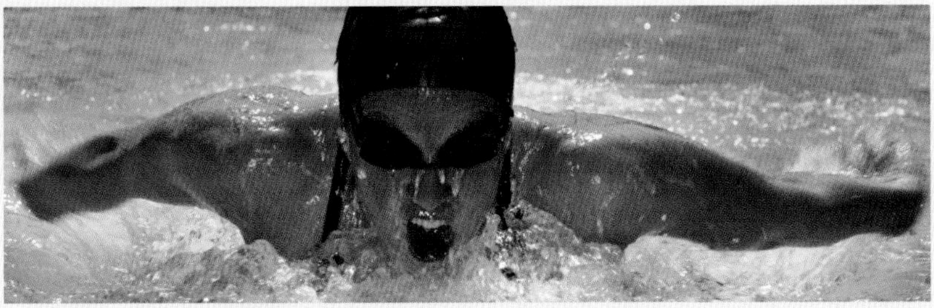

Bien que l'effort physique soit un facteur déclenchant de l'asthme, la pratique régulière d'un sport n'est pas contre-indiquée chez un asthmatique. Un échauffement de quelques minutes et l'utilisation d'un bronchodilatateur avant l'effort permettent généralement d'éviter le déclenchement d'une crise. Si la natation est particulièrement recommandée, il est toutefois préférable de consulter un médecin avant de pratiquer certains sports d'endurance, une activité en haute altitude ou la plongée sous-marine.

## L'ASTHME

**SYMPTÔMES :**
Difficultés respiratoires, essoufflement, respiration sifflante, sensation d'oppression dans la poitrine, expectorations, angoisse.

**TRAITEMENTS :**
Crises : bronchodilatateurs en inhalation. Traitement de fond : corticostéroïdes, en inhalation ou en comprimés.

**PRÉVENTION :**
Éviter les facteurs déclenchants permet de diminuer la fréquence des crises.

## LA SPIROMÉTRIE

La spirométrie est un examen médical destiné à évaluer la qualité de la ventilation pulmonaire. Assis, les narines bloquées par un pince-nez, le patient réalise une série d'inspirations et d'expirations forcées à travers un tube placé sur la bouche et relié à l'appareil de mesure. Dans le cas de l'asthme, la mesure du volume maximal expiré pendant la première seconde (ou VEMS) donne une estimation du degré d'ouverture des bronches. Cette mesure permet un suivi de l'évolution de la maladie au cours du temps.

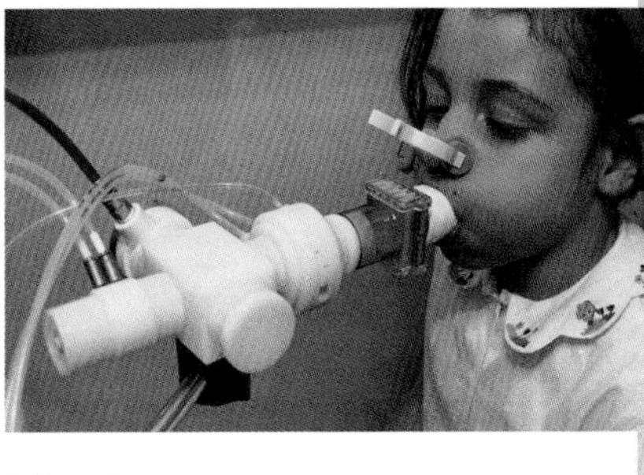

**Spiromètre**
Le spiromètre mesure la vitesse, le volume et le débit d'air qui passe par la bouche lors d'inspirations et d'expirations forcées.

# LA MUCOVISCIDOSE

La mucoviscidose, ou fibrose kystique, est une maladie héréditaire récessive qui affecte principalement le fonctionnement des glandes muqueuses. Elle est caractérisée par l'accumulation de sécrétions visqueuses de composition anormale, qui entraînent des dilatations (kystes), des obstructions et de nombreuses autres complications. La mucoviscidose se déclare dès la naissance et affecte fortement la qualité et l'espérance de vie des malades, malgré l'existence de traitements qui soulagent les symptômes.

*L'hérédité … page 50*

## LES SYMPTÔMES DE LA MUCOVISCIDOSE

Les symptômes de la mucoviscidose apparaissent précocement, certains dès la naissance. Pour l'essentiel, ils concernent les systèmes digestif (pancréas, intestins) et respiratoire (bronches, poumons).

## LA KINÉSITHÉRAPIE RESPIRATOIRE

La kinésithérapie respiratoire regroupe un ensemble de manipulations, de postures et de rééducation respiratoire destinées à améliorer la respiration. Dans le traitement de la mucoviscidose, le drainage postural et la pression expiratoire positive visent à désencombrer les bronches obstruées par les sécrétions de mucus. La pression expiratoire positive consiste à utiliser un embout buccal ou un masque afin de créer une résistance à l'expiration qui permet d'ouvrir les bronches et de mobiliser le mucus qu'elles contiennent.

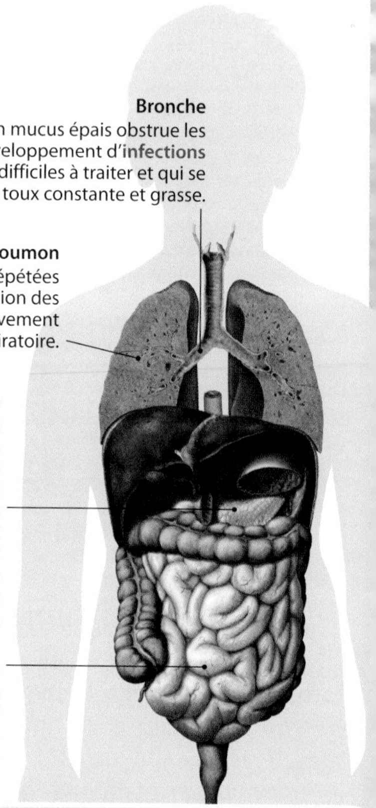
**Bronche**
L'accumulation d'un mucus épais obstrue les bronches et favorise le développement d'infections bactériennes qui sont très difficiles à traiter et qui se traduisent par une toux constante et grasse.
**Poumon**
Les infections bactériennes répétées contribuent à une dégradation des poumons conduisant progressivement à l'insuffisance respiratoire.
**Pancréas**
Le pancréas ne produit pas suffisamment de sucs digestifs, ce qui rend difficile l'assimilation des aliments, particulièrement des gras, par les intestins. Cette mauvaise digestion se traduit par une diarrhée à l'aspect huileux et s'accompagne de carences alimentaires graves et de signes de malnutrition.
**Intestin**
La viscosité des sécrétions intestinales peut provoquer de la constipation et des occlusions intestinales.

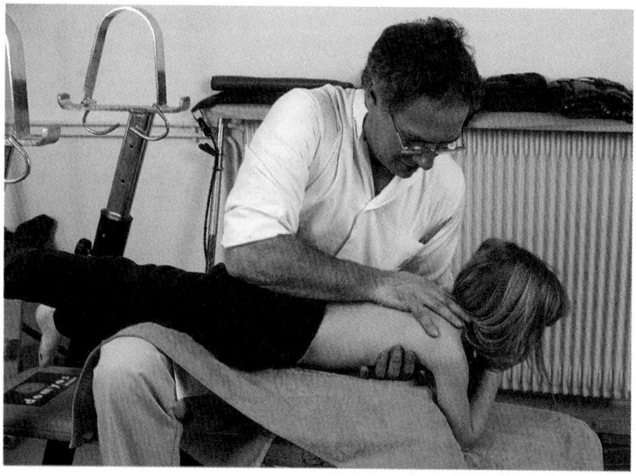

**Drainage postural**
Le drainage postural utilise la gravité pour faciliter l'évacuation du mucus des bronches.

### LA MUCOVISCIDOSE

**SYMPTÔMES :**
Toux grasse persistante, infections respiratoires à répétition, difficulté respiratoire, bleuissement des extrémités, diarrhée chronique à l'aspect huileux, occlusion intestinale, signes de malnutrition, stérilité masculine.

**TRAITEMENTS :**
Système respiratoire : kinésithérapie respiratoire, fluidifiants de sécrétions, bronchodilatateurs, oxygénothérapie, antibiotiques, corticostéroïdes. Système digestif : suppléments enzymatiques, régime alimentaire adapté.

**PRÉVENTION :**
Dépistage prénatal par biopsie du placenta.

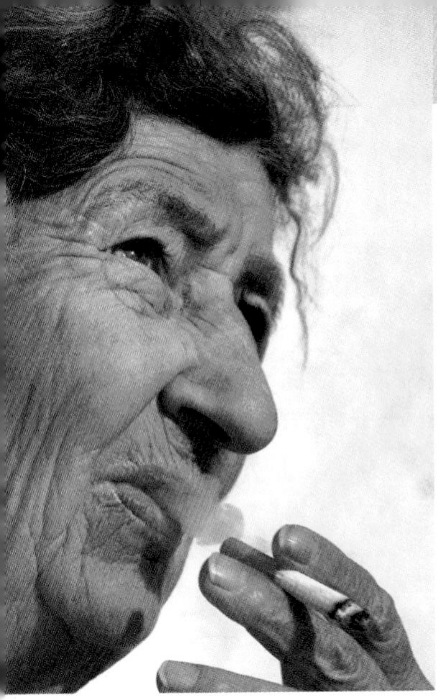

# LA BRONCHOPNEUMOPATHIE CHRONIQUE OBSTRUCTIVE



Le tabagisme et la pollution atmosphérique peuvent entraîner une dégradation progressive des bronches et des poumons menant à la bronchite **chronique** et à l'emphysème. Caractérisées par une respiration de plus en plus difficile, ces affections chroniques sont regroupées sous le terme médical de bronchopneumopathie chronique obstructive (BPCO), ou maladie pulmonaire obstructive chronique (MPOC). Maladie invalidante, la BPCO constitue une cause croissante de décès dans les pays industrialisés. Un spiromètre permet de la diagnostiquer.

*La spirométrie ... page 327*

## L'EMPHYSÈME

L'emphysème est une affection chronique des poumons due à l'élargissement des alvéoles pulmonaires par la destruction de leur paroi. Il est souvent une complication de la bronchite chronique et est principalement causé par le tabagisme. L'emphysème se traduit par une respiration difficile (essoufflement) et bruyante, une toux accompagnée d'expectorations, de la fatigue et une perte de poids. Il peut évoluer vers l'insuffisance respiratoire chronique et l'insuffisance cardiaque.

## LA BRONCHITE CHRONIQUE

La bronchite chronique est une **inflammation** permanente ou répétée de la muqueuse des bronches, associée à une hypersécrétion de mucus. Comme la bronchite **aiguë**, elle se manifeste par une toux fréquente accompagnée d'expectorations fluides ou épaisses. Ces symptômes doivent durer au moins trois mois par année pendant deux années consécutives pour que la bronchite soit déclarée chronique. Causée principalement par le tabagisme, la maladie favorise les **infections** répétées. Elle peut se compliquer en emphysème.

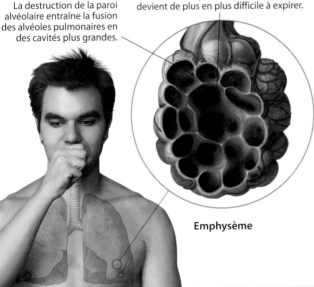

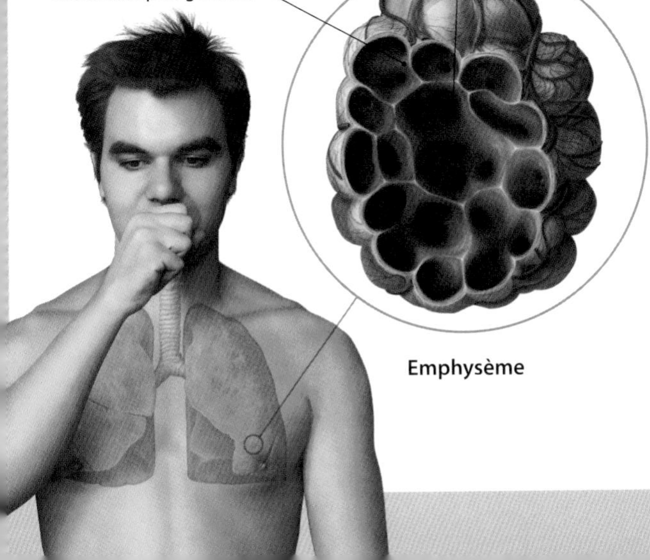
**Alvéole pulmonaire dilatée**
En s'agrandissant, les alvéoles perdent leur élasticité, si bien que l'air qu'elles contiennent devient de plus en plus difficile à expirer.
**Paroi alvéolaire**
La destruction de la paroi alvéolaire entraîne la fusion des alvéoles pulmonaires en des cavités plus grandes.

**Emphysème**

### LA BRONCHOPNEUMOPATHIE CHRONIQUE OBSTRUCTIVE

**SYMPTÔMES :**
Toux, expectorations, difficulté respiratoire, essoufflement, respiration bruyante, fatigue, perte de poids ; coloration bleue de la peau, des lèvres et des ongles (stade avancé).

**TRAITEMENTS :**
Bronchodilatateurs, **corticostéroïdes**, fluidifiants des sécrétions, **kinésithérapie** respiratoire, **antibiotiques** en cas d'infection, **oxygénothérapie**.

**PRÉVENTION :**
Ne pas consommer de tabac, **vaccination** contre la grippe et la pneumonie.

# LE PNEUMOTHORAX

Le pneumothorax est un épanchement d'air dans la cavité pleurale, c'est-à-dire l'espace situé entre les deux feuillets de la membrane (plèvre) enveloppant les poumons. Il entraîne la séparation des deux feuillets et l'affaissement partiel ou complet du poumon affecté. Le pneumothorax se traduit par une douleur thoracique, une toux sèche, une respiration plus rapide et plus difficile et une accélération du rythme cardiaque. Les formes plus graves s'accompagnent d'une insuffisance respiratoire **aiguë**. La guérison du pneumothorax est souvent spontanée. Elle peut aussi être obtenue en réalisant une thoracostomie, qui consiste à pratiquer une petite ouverture dans le thorax afin de retirer l'air de la cavité pleurale.

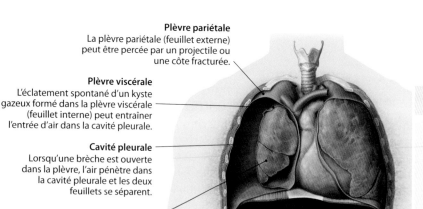

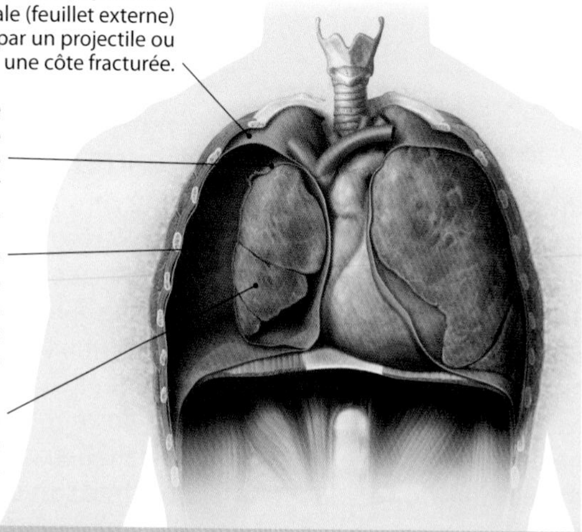
**Plèvre pariétale**
La plèvre pariétale (feuillet externe) peut être percée par un projectile ou une côte fracturée.
**Plèvre viscérale**
L'éclatement spontané d'un kyste gazeux formé dans la plèvre viscérale (feuillet interne) peut entraîner l'entrée d'air dans la cavité pleurale.
**Cavité pleurale**
Lorsqu'une brèche est ouverte dans la plèvre, l'air pénètre dans la cavité pleurale et les deux feuillets se séparent.
**Poumon**
Le décollement des deux feuillets provoque l'affaissement du poumon.

### LE PNEUMOTHORAX

**SYMPTÔMES :**
Douleur thoracique, toux sèche qui accentue la douleur, difficultés respiratoires.

**TRAITEMENTS :**
Repos, thoracostomie.

# LA PLEURÉSIE

La pleurésie est une **inflammation** aiguë ou **chronique** de la plèvre, qui s'accompagne généralement d'un épanchement de liquide dans la cavité pleurale. Ses causes principales sont les cancers, les **infections** pulmonaires et l'insuffisance cardiaque. La pleurésie peut se traduire par une douleur thoracique vive irradiant vers l'épaule, par un essoufflement ou par une toux sèche accentuant la douleur. Le diagnostic est établi à partir d'une radiographie thoracique et d'une ponction pleurale, dont l'analyse aide à déterminer la cause de la pleurésie et à choisir son traitement.

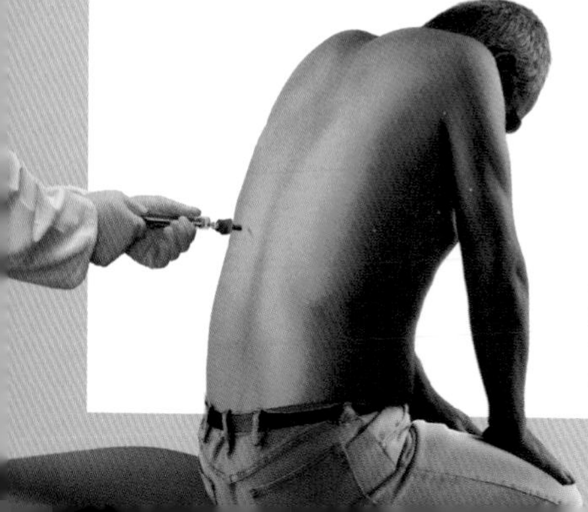

**Ponction pleurale**
La ponction pleurale est le prélèvement du liquide pleural pour évacuer un excès de celui-ci ou dans un but diagnostique. Elle est pratiquée sous **anesthésie** locale en introduisant un trocart (instrument de ponction) entre deux côtes jusqu'à la plèvre.

### LA PLEURÉSIE

**SYMPTÔMES :**
Douleur thoracique aiguë unilatérale qui irradie vers l'épaule, difficultés respiratoires, toux sèche en quinte. L'intensité des symptômes varie avec la position du malade.

**TRAITEMENTS :**
**Antibiotiques** ou anticancéreux selon la cause, ponction du liquide pleural excessif.

### LES **PNEUMOCONIOSES**

L'inhalation prolongée de particules minérales est responsable de maladies pulmonaires appelées pneumoconioses. Ce sont généralement des maladies professionnelles dont les symptômes se manifestent après plusieurs années d'exposition : essoufflement à l'effort, toux sèche, plus grande sensibilité aux **infections**. Elles sont diagnostiquées à la suite d'une radiographie thoracique, parfois avant même que les premiers symptômes se manifestent. L'évolution des pneumoconioses conduit plus ou moins rapidement à l'insuffisance respiratoire **chronique**. Il existe deux types de pneumoconioses. Les pneumoconioses de surcharge (anthracose, sidérose, etc.) correspondent à l'accumulation de particules dans les poumons, sans effet toxique sur les tissus. Les pneumoconioses fibrogènes (silicose, asbestose, etc.), plus graves, se caractérisent par le développement irréversible d'une fibrose pulmonaire.



#### L'**ASBESTOSE**

L'asbestose, ou amiantose, est une pneumoconiose causée par l'inhalation de fibres d'amiante. Elle touche principalement des mineurs ou des employés de la construction qui sont exposés à l'amiante. Les risques de développer la maladie sont d'autant plus grands que l'exposition à l'amiante a été longue et qu'elle a commencé à un jeune âge. Les symptômes (essoufflement à l'effort, toux sèche) s'aggravent avec l'évolution de la maladie, qui peut se compliquer en insuffisance respiratoire ou en cancer des poumons.

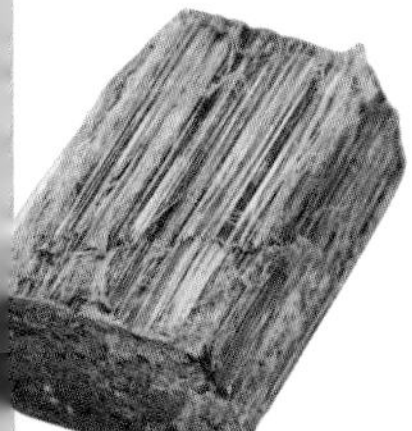

**Amiante**
L'amiante est un minéral fibreux qui est exploité industriellement, notamment pour ses propriétés isolantes. L'inhalation prolongée de poussières d'amiante provoque plusieurs maladies de la plèvre et des poumons.

#### LA **SILICOSE**

La silicose est une pneumoconiose causée par l'inhalation de particules de silice. Elle se caractérise par le développement progressif de lésions pulmonaires arrondies et dures. La silicose touche surtout les professionnels qui travaillent dans les mines, les carrières ou les chantiers de construction.

#### L'**ANTHRACOSE**

L'anthracose est une pneumoconiose due à l'accumulation de particules de charbon dans les poumons. Elle touche principalement les mineurs, parfois en association avec la silicose.

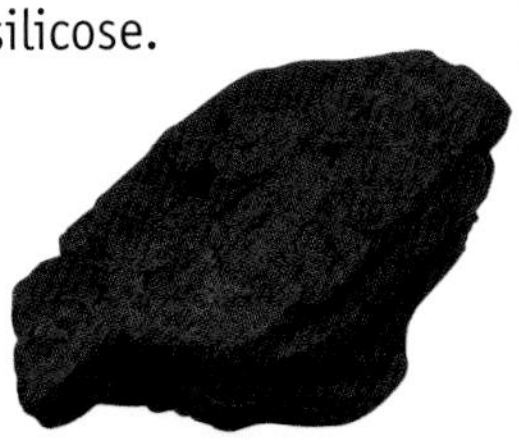

**Charbon**

#### LA **FIBROSE PULMONAIRE**

La fibrose pulmonaire est le développement de tissus fibreux dans les poumons, ou l'épaississement des tissus pulmonaires, qui se manifeste par une difficulté respiratoire à l'effort, une toux sèche et parfois une déformation des ongles. Si sa cause exacte reste souvent inconnue, elle peut être due à une **inflammation** provoquée par un médicament, des radiations, ou l'inhalation de particules. Son évolution conduit à l'insuffisance respiratoire.

#### LES PNEUMOCONIOSES

**SYMPTÔMES :**
Essoufflement après un effort, toux sèche, plus grande sensibilité aux infections pulmonaires.

**TRAITEMENTS :**
Pas de traitements. **Oxygénothérapie** en cas d'insuffisance respiratoire.

**PRÉVENTION :**
Port d'un masque et surveillance médicale par radiographie thoracique pour les professions à risques.

# L'INSUFFISANCE RESPIRATOIRE

L'insuffisance respiratoire est une déficience **aiguë** ou **chronique** du système respiratoire, qui entraîne une mauvaise oxygénation du sang, parfois accompagnée d'une incapacité à éliminer le gaz carbonique qui s'y accumule. Elle est causée par une obstruction des voies respiratoires, une réduction des mouvements respiratoires, une perturbation des échanges gazeux ou une mauvaise circulation sanguine dans les poumons. Potentiellement fatale, l'insuffisance respiratoire peut se manifester par une respiration rapide et difficile, accompagnée de sudation importante, d'arythmie cardiaque et d'un bleuissement de la peau et des muqueuses. Son traitement vise à rétablir l'oxygénation du sang par différents moyens auxquels on peut recourir selon la gravité et l'origine de l'insuffisance.

## L'INSUFFISANCE RESPIRATOIRE AIGUË

L'insuffisance respiratoire aiguë est l'incapacité soudaine du système respiratoire à assurer l'oxygénation du sang ou à éliminer le gaz carbonique. Elle peut être due à divers facteurs : obstruction des voies aériennes (corps étranger, tumeur, crise d'asthme, épiglottite, apnée du sommeil, etc.), réduction des mouvements respiratoires (atteinte neuromusculaire, lésion pulmonaire), perturbation des échanges gazeux (pneumonie foudroyante, œdème pulmonaire, syndrome de détresse respiratoire aiguë), mauvaise circulation sanguine dans les poumons (insuffisance cardiaque, embolie pulmonaire) et complication d'une insuffisance respiratoire chronique. Quelle que soit son origine, l'insuffisance respiratoire aiguë peut entraîner la mort par asphyxie et nécessite une prise en charge médicale urgente.

### LE SYNDROME DE DÉTRESSE RESPIRATOIRE AIGUË

Le syndrome de détresse respiratoire aiguë (ou SDRA) est une insuffisance respiratoire aiguë causée par une lésion de la membrane alvéolocapillaire, qui correspond au site d'échange gazeux dans les alvéoles pulmonaires. Elle entraîne une réaction **inflammatoire** généralisée et la formation d'un **œdème** pulmonaire. La lésion peut avoir diverses origines : pneumonie, **contusion**, noyade, inhalation de substances chimiques, brûlure étendue, **infection** généralisée, etc. Le SDRA entraîne la défaillance rapide des autres organes vitaux (cœur, reins) et provoque le décès dans 40 % à 60 % des cas.

*L'œdème pulmonaire ... page 335*

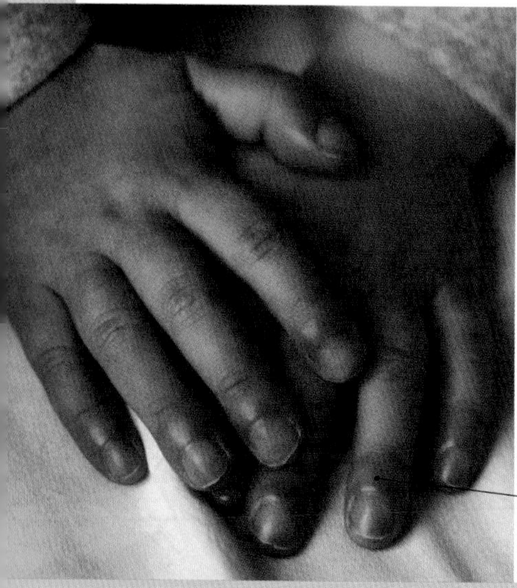

## L'INSUFFISANCE RESPIRATOIRE CHRONIQUE

L'insuffisance respiratoire chronique est l'incapacité permanente du système respiratoire à assurer une bonne oxygénation du sang. Elle survient à la suite d'une maladie pulmonaire obstructive (bronchite chronique, asthme, mucoviscidose, emphysème) ou d'une restriction du volume d'air respiré (tuberculose, fibrose pulmonaire, pneumectomie, poliomyélite, sclérose latérale amyotrophique, scoliose sévère). L'insuffisance respiratoire chronique se manifeste par un essoufflement à l'effort et par une cyanose. À long terme, elle fragilise l'organisme et peut évoluer vers une forme aiguë.

**Cyanose**
Signe d'une mauvaise oxygénation du sang, la cyanose est le bleuissement des muqueuses et de la peau. Elle est particulièrement marquée aux extrémités des membres et sur les lèvres.

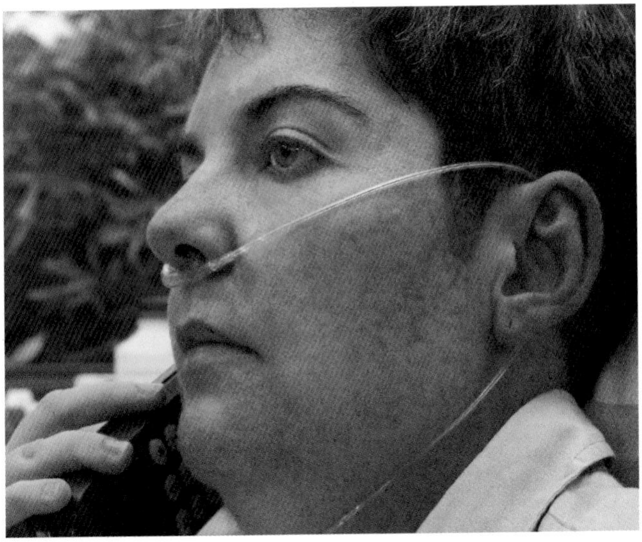

**Lunettes à oxygène**
Les lunettes à oxygène sont constituées d'un tube souple dont une extrémité est placée à l'entrée des narines et l'autre est reliée à un réservoir d'oxygène portatif.

## L'OXYGÉNOTHÉRAPIE

La mauvaise oxygénation du sang peut être suppléée par différents traitements d'**oxygénothérapie** qui augmentent la teneur en oxygène de l'air inspiré. Les méthodes d'administration varient selon la quantité d'oxygène nécessaire. Un simple enrichissement en oxygène peut être obtenu à l'aide de lunettes à oxygène. Un contrôle plus précis de la quantité d'oxygène s'exerce grâce à l'utilisation d'un masque facial, d'une sonde introduite dans la trachée ou d'un cathéter connecté à une canule à la suite d'une trachéotomie. Dans certains cas, l'oxygène peut aussi être administré à une pression supérieure à la pression atmosphérique (oxygénothérapie hyperbare). Les traitements d'oxygénothérapie peuvent être dispensés de façon temporaire ou permanente, en milieu hospitalier ou à domicile.

## LA TRACHÉOTOMIE

La trachéotomie est une opération chirurgicale qui consiste à inciser la trachée dans la région du cou pour y insérer une canule communiquant avec l'extérieur. C'est une technique utilisée en oxygénothérapie pour faciliter la ventilation pulmonaire en éliminant la résistance au passage de l'air occasionnée par le trajet dans les voies aériennes supérieures. Elle permet aussi de contrôler la quantité d'oxygène apportée aux poumons.

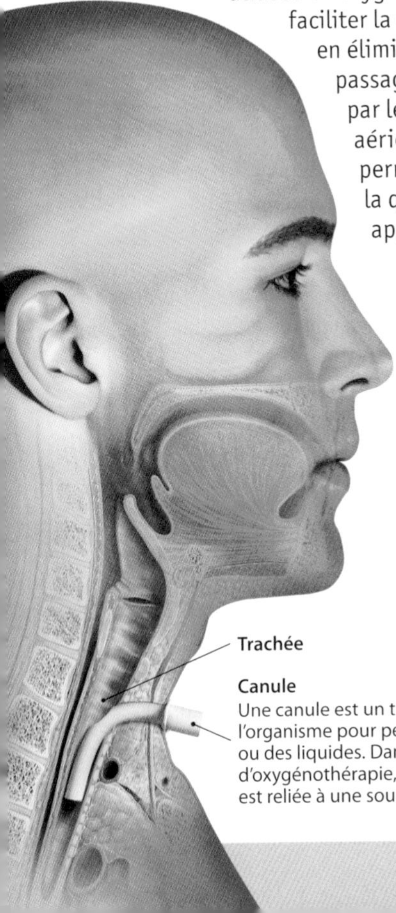
Trachée

**Canule**
Une canule est un tube creux inséré dans l'organisme pour permettre le passage des gaz ou des liquides. Dans le cas d'un traitement d'oxygénothérapie, son extrémité extérieure est reliée à une source d'oxygène.

## L'OXYGÉNOTHÉRAPIE HYPERBARE

L'oxygénothérapie hyperbare est une technique d'oxygénothérapie qui consiste à administrer de l'oxygène à une pression supérieure à la pression atmosphérique. Elle se déroule dans un caisson étanche en augmentant progressivement la pression de l'air, ce qui a pour effet d'accroître la quantité d'oxygène dissous dans le sang. L'oxygénothérapie hyperbare est utilisée notamment en cas d'intoxication par le monoxyde de carbone, d'accident de décompression (plongée sous-marine) et de mal des montagnes. Elle aurait également un effet positif contre certaines infections bactériennes et accélérerait la cicatrisation cutanée. En outre, elle est utilisée par certains sportifs pour accroître leurs performances physiques.

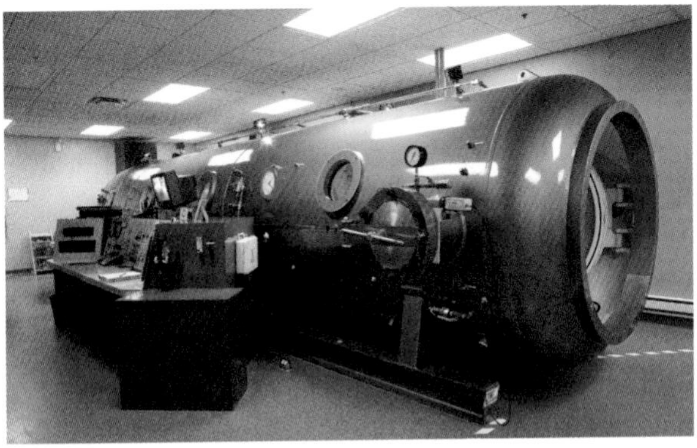

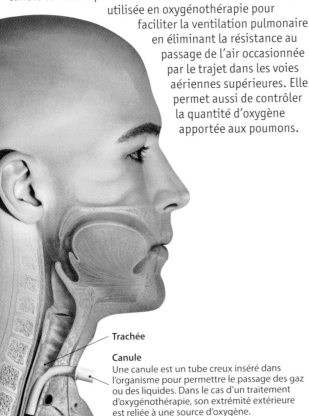

**Caisson hyperbare**
Un caisson hyperbare peut accueillir une ou plusieurs personnes.

## LA **RESPIRATION ARTIFICIELLE**

La respiration artificielle, ou ventilation artificielle, est un ensemble de techniques permettant d'assurer la respiration d'un patient dont les mouvements respiratoires sont absents ou insuffisants (paralysie, coma, noyade). Elle consiste à insuffler de l'air, enrichi en oxygène ou non, à une pression suffisante pour remplir les poumons. Dans le cadre de la réanimation cardiorespiratoire en situation d'urgence, elle se fait par bouche-à-bouche. Dans les autres cas, on utilise un respirateur artificiel.

*Premiers soins :*
*L'arrêt cardiorespiratoire ... page 544*

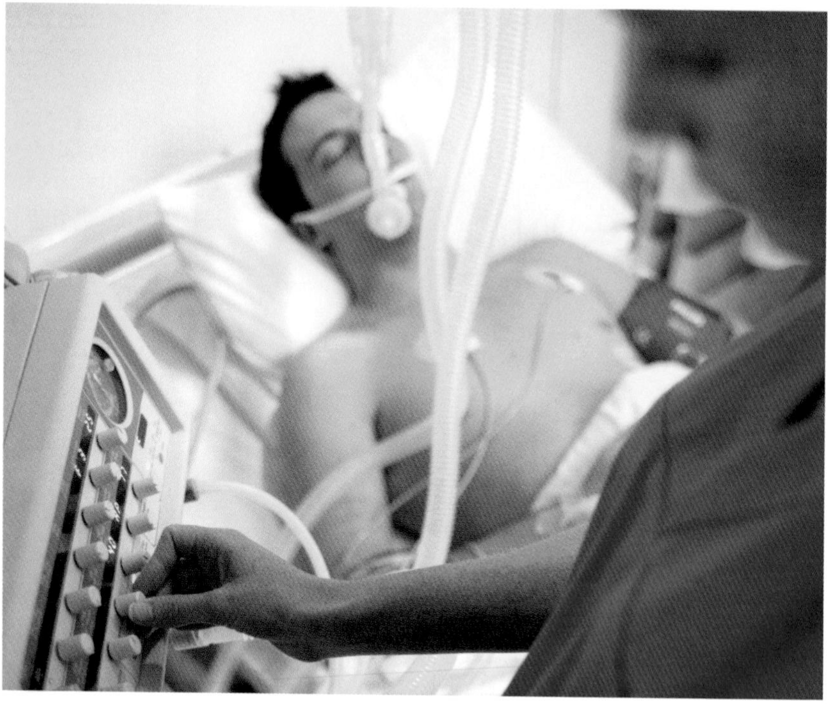

**Respirateur artificiel**
Un respirateur artificiel est un appareil constitué d'une pompe et d'un système de mesure permettant de régler certains paramètres de la respiration (pression de l'air, volume, fréquence et durée de l'inspiration). Il est souvent relié à un masque étanche appliqué sur le nez ou sur l'ensemble du visage.

### LA SONDE ENDOTRACHÉALE

La sonde endotrachéale est un tube souple introduit par le nez ou par la bouche, qui permet d'acheminer de l'air dans la trachée à partir d'un respirateur artificiel. Par comparaison avec l'utilisation d'un masque, les techniques telles que la sonde endotrachéale ou la trachéotomie comportent des désavantages : elles sont moins bien tolérées par les patients, accroissent les risques d'infection et gênent davantage la parole et l'alimentation.

## LA **GREFFE PULMONAIRE**

La greffe pulmonaire est une opération chirurgicale qui consiste à remplacer un poumon déficient par un poumon sain. Elle est indiquée en cas d'hypertension artérielle pulmonaire ou d'une atteinte grave des poumons mettant en danger la vie du patient. La greffe pulmonaire est une opération délicate, peu pratiquée en raison du manque de donneurs et de la fragilité des poumons. La transplantation dure de six à huit heures et exige ensuite plusieurs semaines de convalescence en milieu hospitalier. Le greffé doit suivre toute sa vie un traitement qui permet d'éviter les risques de rejet.

### L'INSUFFISANCE RESPIRATOIRE

**SYMPTÔMES :**
Troubles du rythme respiratoire, bleuissement de la peau et des muqueuses, arythmie cardiaque, sudation, perte de conscience, sensation de manquer d'air.

**TRAITEMENTS :**
Premiers secours : manœuvre de Heimlich, bouche-à-bouche.
À plus long terme : kinésithérapie respiratoire, oxygénothérapie, respiration artificielle, greffe pulmonaire.

**PRÉVENTION :**
Ne pas fumer. Traitement de l'asthme et des maladies pulmonaires obstructives.

# L'ŒDÈME PULMONAIRE

Potentiellement mortel, l'**œdème** pulmonaire est une infiltration de plasma sanguin dans les alvéoles pulmonaires, ce qui entraîne une mauvaise oxygénation du sang. Sa cause la plus fréquente est l'augmentation de la pression sanguine dans les capillaires des poumons, généralement provoquée par une insuffisance cardiaque. Plus rarement, l'infiltration de plasma est due à un **traumatisme** sévère ou à l'augmentation de la perméabilité des surfaces conjointes des capillaires et des alvéoles pulmonaires. Ce dernier type d'œdème découle de causes variées (pneumonie, inhalation de gaz toxiques, mal des montagnes, etc.) et est souvent associé au syndrome de détresse respiratoire **aiguë**.

*Le syndrome de détresse respiratoire aiguë ... page 332*



## LES **SYMPTÔMES** DE L'ŒDÈME PULMONAIRE

Selon son origine, les symptômes de l'œdème pulmonaire peuvent survenir brusquement ou s'installer plus progressivement. Le premier signe est une respiration difficile, rapide et bruyante, procurant un sentiment de suffocation, particulièrement en position couchée. Elle s'accompagne souvent de toux et d'expectorations de couleur rosâtre à l'aspect mousseux. Ces symptômes témoignent de l'obstruction des voies respiratoires par l'infiltration de plasma dans les alvéoles pulmonaires. Lorsque l'œdème pulmonaire est important, il se traduit par une coloration bleutée de la peau et des muqueuses (cyanose).

### L'ŒDÈME PULMONAIRE

**SYMPTÔMES :**
Essoufflement, toux, expectorations rosâtres et mousseuses, bleuissement de la peau et des muqueuses. Œdème pulmonaire grave : troubles de la conscience, sueurs, refroidissement des doigts et des orteils, peau à l'aspect marbré.

**TRAITEMENTS :**
Oxygénation du sang, diminution de la pression sanguine pulmonaire à l'aide de **vasodilatateurs** et de **diurétique.**

**PRÉVENTION :**
Prévention des maladies cardiovasculaires. Mal des montagnes : ascension progressive.

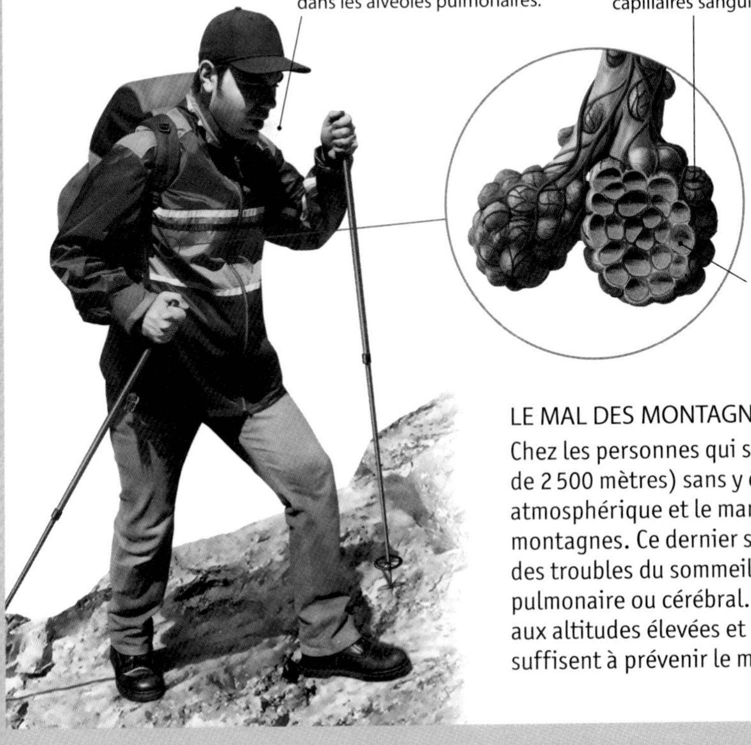
**Expectorations**
Les expectorations rosées et mousseuses témoignent de la présence de plasma sanguin dans les alvéoles pulmonaires.
**Capillaire sanguin**
L'alvéole se remplit de plasma en provenance des capillaires sanguins.
**Alvéole pulmonaire**
Le remplissage des alvéoles pulmonaires empêche les échanges gazeux. L'oxygénation du sang diminue.

## LE MAL DES MONTAGNES

Chez les personnes qui séjournent à des altitudes élevées (au-dessus de 2 500 mètres) sans y être préparées, la diminution de la pression atmosphérique et le manque d'oxygène peuvent entraîner le mal des montagnes. Ce dernier se traduit par des nausées, des maux de tête, des troubles du sommeil et peut provoquer la formation d'un œdème pulmonaire ou cérébral. Quelques jours de repos afin de s'acclimater aux altitudes élevées et une ascension progressive lors des randonnées suffisent à prévenir le mal des montagnes.

# LES TUMEURS DE L'APPAREIL RESPIRATOIRE

Les tumeurs de l'appareil respiratoire peuvent être bénignes, comme les polypes nasaux et les polypes des cordes vocales, ou malignes, comme les cancers du larynx, des poumons ou de la plèvre. Les tumeurs bénignes peuvent guérir spontanément, mais sont souvent retirées chirurgicalement. Les tumeurs malignes peuvent être traitées en fonction de leur stade par ablation chirurgicale, **radiothérapie** ou **chimiothérapie**, ou par une combinaison de ces traitements. Néanmoins, elles constituent une cause importante de mortalité : les cancers des poumons causent environ un million de décès par an dans le monde.

*Les cancers ... page 55*

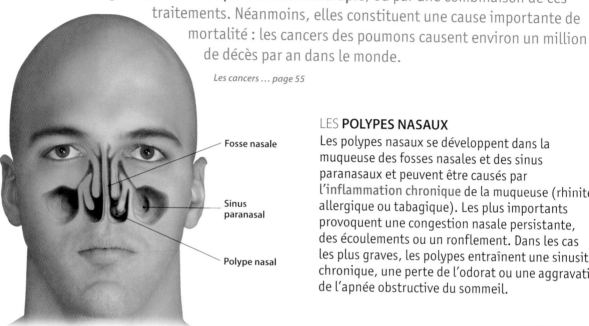

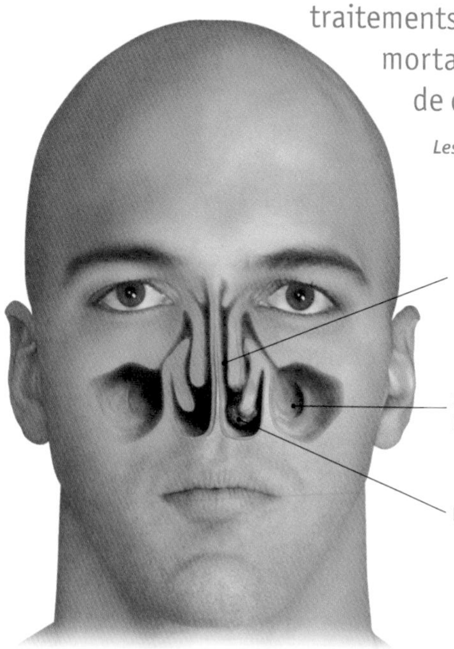
Fosse nasale
Sinus paranasal
Polype nasal

## LES POLYPES NASAUX

Les polypes nasaux se développent dans la muqueuse des fosses nasales et des sinus paranasaux et peuvent être causés par l'**inflammation chronique** de la muqueuse (rhinite allergique ou tabagique). Les plus importants provoquent une congestion nasale persistante, des écoulements ou un ronflement. Dans les cas les plus graves, les polypes entraînent une sinusite chronique, une perte de l'odorat ou une aggravation de l'apnée obstructive du sommeil.

## LES POLYPES DES CORDES VOCALES

Des polypes peuvent se développer sur les cordes vocales à la suite d'un surmenage de la voix ou d'une inflammation chronique causée par une allergie ou une exposition à des substances irritantes. Ils entraînent une modification de la voix (dysphonie). Leur traitement consiste en une ablation chirurgicale pratiquée par les voies naturelles. Les polypes ne doivent pas être confondus avec les nodules des cordes vocales, des lésions bénignes qui apparaissent à la suite d'un surmenage de la voix et guérissent le plus souvent spontanément.

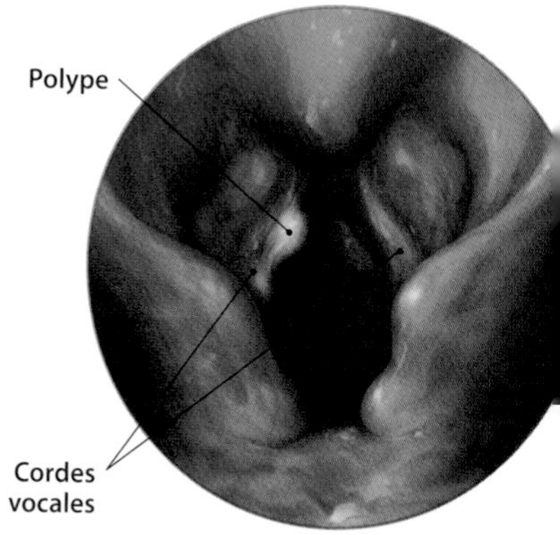
Polype
Cordes vocales

### LA DYSPHONIE

La dysphonie est une anomalie de la voix signalant un trouble du larynx ou des nerfs qui le commandent : voix plus aiguë, plus grave, enrouée, voilée, rauque ou s'éteignant. Elle est fréquemment causée par des nodules ou des polypes apparaissant sur les cordes vocales, mais peut aussi être le symptôme d'autres affections du système respiratoire : laryngite, cancer du larynx, cancer des bronches, etc.

*La laryngite ... page 319*

## LES TUMEURS DU PHARYNX

Les tumeurs du pharynx sont parfois bénignes, mais il s'agit le plus souvent de cancers qui prennent naissance dans la muqueuse du pharynx. Ces cancers sont surtout causés par le tabagisme, l'alcoolisme et l'exposition à des substances cancérigènes. Chez certains groupes ethniques à risque (Asie du Sud-Est, bassin méditerranéen), les cancers du pharynx peuvent être favorisés par le virus Epstein-Barr, aussi responsable de la mononucléose.

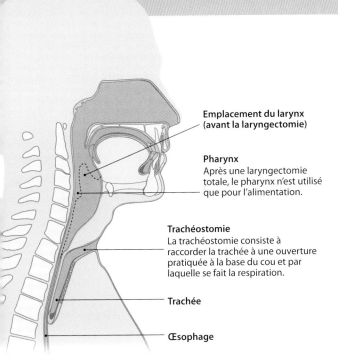

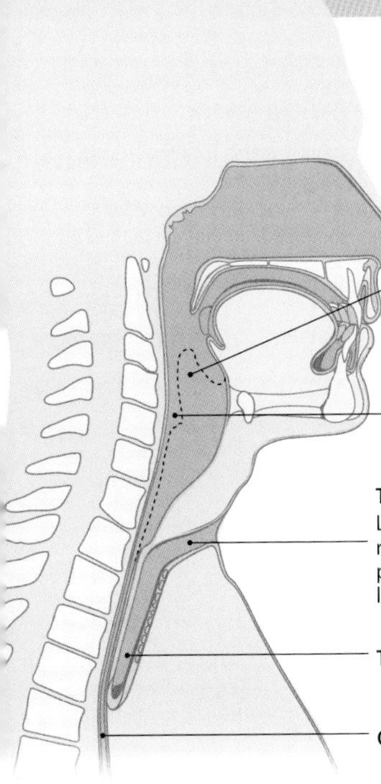
Emplacement du larynx (avant la laryngectomie)
Pharynx
Après une laryngectomie totale, le pharynx n'est utilisé que pour l'alimentation.
Trachéostomie
La trachéostomie consiste à raccorder la trachée à une ouverture pratiquée à la base du cou et par laquelle se fait la respiration.
Trachée
Œsophage

Laryngectomie totale

## LE **CANCER** DU **LARYNX**

Le cancer du larynx se développe dans les cordes vocales ou dans la paroi du larynx. Le tabagisme et l'alcoolisme sont les causes principales de cette maladie qui affecte majoritairement les hommes de 40 à 60 ans. Le cancer du larynx se manifeste notamment par des troubles de la voix, de la respiration et de la **déglutition**, accompagnés de douleurs dans l'oreille. Le traitement repose sur la **radiothérapie** (souvent associée à une **chimiothérapie**) et sur la laryngectomie. Celle-ci consiste à retirer une partie ou la totalité du larynx, selon l'étendue de la tumeur. Une laryngectomie partielle permet au patient de continuer à respirer et à manger par les voies naturelles, mais une rééducation de la voix peut être nécessaire. Une laryngectomie totale entraîne la perte de la voix et s'accompagne d'un remodelage complet de la gorge impliquant une trachéostomie.

## LES **CANCERS BRONCHOPULMONAIRES**

Les cancers bronchopulmonaires, ou cancers des poumons, sont des tumeurs malignes qui se développent dans les bronches ou, moins fréquemment, dans les alvéoles pulmonaires. Leur cause principale est le tabagisme. L'exposition prolongée à des polluants atmosphériques est également un facteur de risque important. Les cancers bronchopulmonaires se manifestent par de la toux, des expectorations de sang, un essoufflement ou des douleurs thoraciques. Ces symptômes peuvent s'accompagner de fatigue, de perte d'appétit et de perte de poids. Les traitements des cancers des poumons dépendent du type de tumeur et de leur extension. S'ils sont diagnostiqués à un stade précoce, la plupart des cancers bronchopulmonaires peuvent être traités avec une certaine efficacité par l'ablation chirurgicale d'une portion ou de la totalité d'un poumon, parfois suivie de radiothérapie ou de chimiothérapie.

## LE **CANCER PRIMITIF** DE LA **PLÈVRE**

Le cancer primitif de la plèvre est une forme rare de cancer qui affecte principalement les personnes ayant été exposées à l'amiante (mineurs, employés de la construction, etc.). Il se déclare de 30 à 50 ans après l'exposition à l'amiante et se manifeste par une douleur thoracique et de la difficulté à respirer, associées à une inflammation de la plèvre.

*La pleurésie … page 330*
*Les pneumoconioses … page 331*

### LES TUMEURS DE L'APPAREIL RESPIRATOIRE

**SYMPTÔMES :**
Tumeurs malignes : trouble de la voix, de la respiration et de la déglutition, toux, expectoration de sang, douleur thoracique, pneumonie, pleurésie.

**TRAITEMENTS :**
Tumeurs bénignes : repos pour les cordes vocales, **anti-inflammatoires**, ablation. Tumeurs malignes : ablation, chimiothérapie, radiothérapie.

**PRÉVENTION :**
L'arrêt du tabagisme permet de diminuer les risques de cancer. Éviter l'exposition prolongée à des substances cancérigènes comme l'amiante.

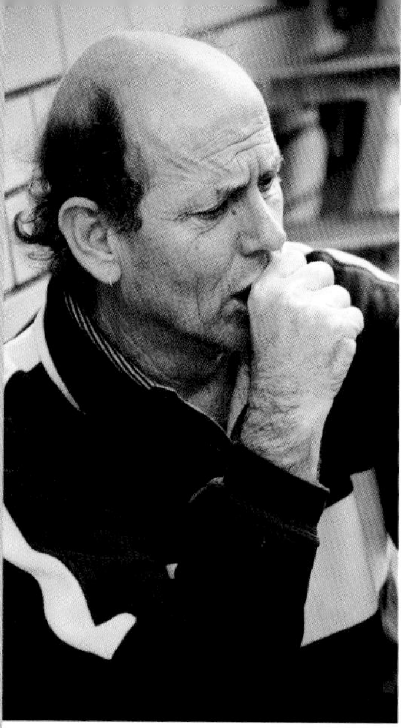

# LE TABAGISME

La consommation de tabac ou l'inhalation de ses fumées secondaires entraînent une intoxication **chronique** aux substances qu'il contient. Consommé pour ses effets stimulants, dus notamment à la nicotine, le tabac crée une dépendance en quelques mois de consommation régulière. Plusieurs substances contenues dans le tabac ou issues de sa combustion (goudron, monoxyde de carbone, benzène, etc.) sont responsables de cancers et de maladies cardiovasculaires, en plus de représenter un facteur de risque pour de nombreuses autres maladies. Le tabagisme cause plus de cinq millions de décès par an dans le monde.

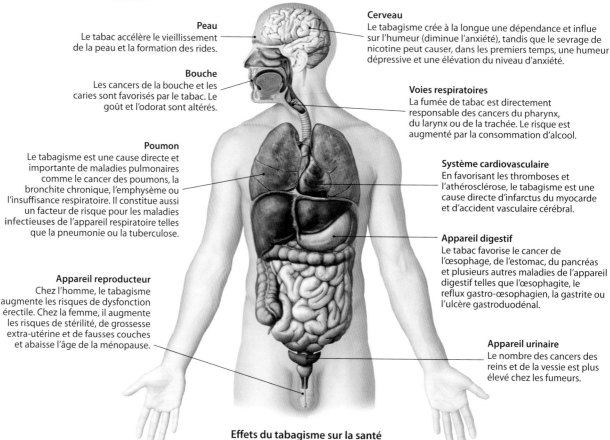

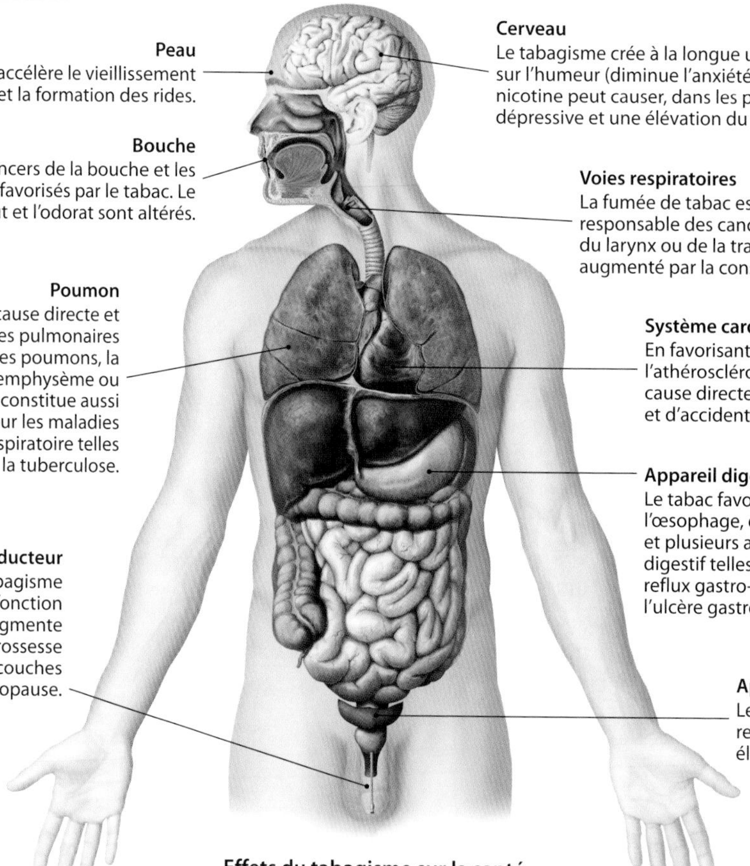
Peau
Le tabac accélère le vieillissement de la peau et la formation des rides.
Bouche
Les cancers de la bouche et les caries sont favorisés par le tabac. Le goût et l'odorat sont altérés.
Poumon
Le tabagisme est une cause directe et importante de maladies pulmonaires comme le cancer des poumons, la bronchite chronique, l'emphysème ou l'insuffisance respiratoire. Il constitue aussi un facteur de risque pour les maladies infectieuses de l'appareil respiratoire telles que la pneumonie ou la tuberculose.
Appareil reproducteur
Chez l'homme, le tabagisme augmente les risques de dysfonction érectile. Chez la femme, il augmente les risques de stérilité, de grossesse extra-utérine et de fausses couches et abaisse l'âge de la ménopause.
Cerveau
Le tabagisme crée à la longue une dépendance et influe sur l'humeur (diminue l'anxiété), tandis que le sevrage de nicotine peut causer, dans les premiers temps, une humeur dépressive et une élévation du niveau d'anxiété.
Voies respiratoires
La fumée de tabac est directement responsable des cancers du pharynx, du larynx ou de la trachée. Le risque est augmenté par la consommation d'alcool.
Système cardiovasculaire
En favorisant les thromboses et l'athérosclérose, le tabagisme est une cause directe d'infarctus du myocarde et d'accident vasculaire cérébral.
Appareil digestif
Le tabac favorise le cancer de l'œsophage, de l'estomac, du pancréas et plusieurs autres maladies de l'appareil digestif telles que l'œsophagite, le reflux gastro-œsophagien, la gastrite ou l'ulcère gastroduodénal.
Appareil urinaire
Le nombre des cancers des reins et de la vessie est plus élevé chez les fumeurs.

**Effets du tabagisme sur la santé**

## UNE ÉPIDÉMIE DE TABAGISME

D'après l'Organisation mondiale de la santé, le nombre de fumeurs est en constante augmentation, en particulier dans les pays en développement. Le tabagisme constitue une véritable épidémie qui touche plus de 1,2 milliard de personnes à travers le monde et en tue environ 5,4 millions par an. Ce nombre pourrait atteindre les 8 millions en 2030.

## LA **NICOTINE**

Présente en grande quantité dans le tabac, la nicotine est une substance naturelle d'origine végétale, qui interagit avec le système nerveux. Libérée par la combustion du tabac, elle est absorbée par les poumons et se répand dans le sang. Quelques secondes après l'inhalation, elle parvient au cerveau, où elle exerce des effets **psychotropes** légers tels que l'apaisement, la diminution de l'anxiété ou l'euphorie. La nicotine agit en stimulant la libération de plusieurs neurotransmetteurs, en particulier de la dopamine, responsable de la dépendance. La nicotine a plusieurs autres effets : accélération du rythme cardiaque, constriction des vaisseaux sanguins, modification du rythme de la respiration, stimulation de l'activité de l'appareil digestif, diminution de l'appétit, nausée, augmentation du taux de graisses dans le sang, etc. Elle est dégradée en quelques heures, ce qui explique le besoin fréquent de fumer.

### LE TABAGISME

**SYMPTÔMES :**
État de manque en cas d'abstinence : irritabilité, difficultés de concentration, insomnie, envie irrésistible de fumer.

**TRAITEMENTS :**
Sevrage complet.

**PRÉVENTION :**
Ne pas commencer à fumer. Éviter l'inhalation de fumées secondaires.

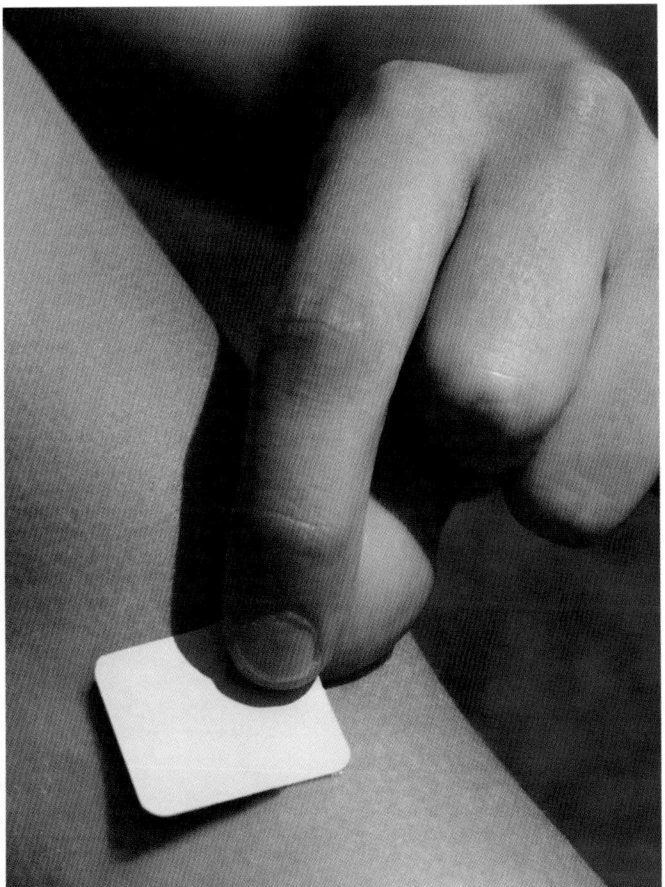

## LE **SEVRAGE TABAGIQUE**

Lorsqu'il y a dépendance au tabac, le sevrage tabagique apparaît rapidement à la suite de l'interruption de sa consommation. Il est souvent associé à des troubles du sommeil, de l'irritabilité, de l'anxiété et une augmentation de l'appétit, qui peuvent durer de quelques jours à quelques semaines. Dans la plupart des cas, les fumeurs parviennent à surmonter ces symptômes sans assistance médicale ni soutien psychologique. Les fumeurs plus dépendants peuvent bénéficier de différentes méthodes qui aident à vaincre la dépendance à la nicotine. Les plus utilisées permettent de remplacer la nicotine du tabac par un apport sous d'autres formes : timbre transdermique, gomme à mâcher, comprimés ou aérosols à inhaler. Ces méthodes permettent d'éliminer la dépendance comportementale associée à l'acte de fumer, puis de limiter les symptômes du sevrage par une diminution progressive des doses de nicotine.

*Le tabac, l'alcool et les drogues ... page 26*

**Timbre transdermique**
Dans le cas d'un sevrage tabagique, le timbre transdermique est utilisé pour administrer dans le sang des doses décroissantes de nicotine par diffusion progressive à travers la peau.

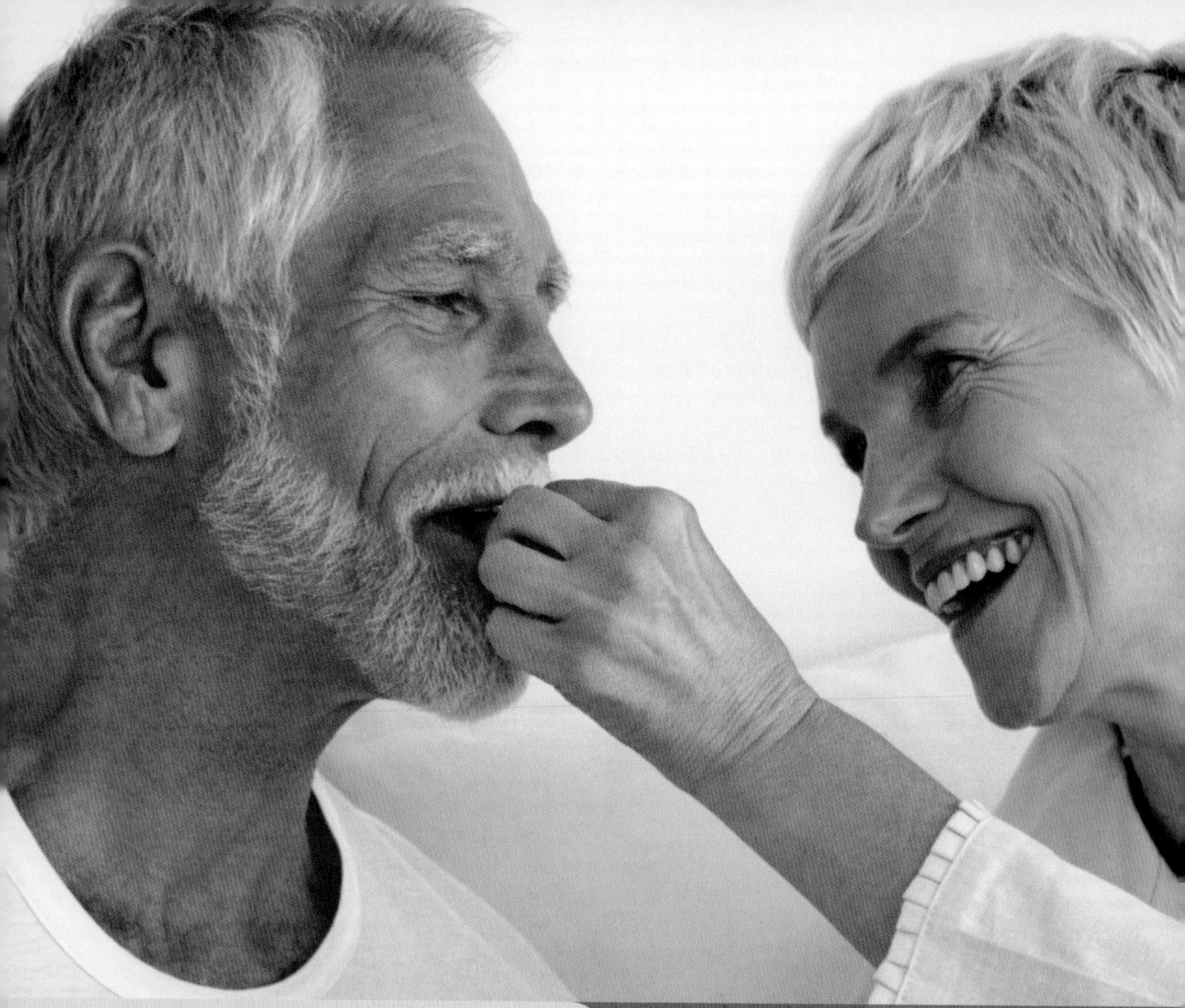

## LE CORPS



## LES MALADIES LIÉES À L'ALIMENTATION



## LES MALADIES DE LA BOUCHE

# L'APPAREIL DIGESTIF

Se nourrir de façon équilibrée est indispensable à la bonne santé notre organisme. Les aliments fournissent le carburant et les matières premières nécessaires à son bon fonctionnement. Le rôle de l'appareil digestif est de transformer ces aliments en particules assez petites pour être absorbées dans la circulation sanguine et lymphatique. C'est la digestion. Quant aux éléments non assimilables, ils sont évacués sous la forme de matières fécales.

Une alimentation excessive ou insuffisante peut avoir des conséquences majeures sur notre état de santé général. Tout comme les diverses maladies de l'appareil digestif, qui peuvent limiter l'ingestion des aliments, empêcher leur transformation mécanique ou chimique et nuire à leur transit dans le tube digestif ou à leur assimilation. Une **infection**, une **inflammation** de la muqueuse digestive ou une tumeur peuvent aussi perturber le fonctionnement des organes digestifs.

**LES MALADIES DU TUBE DIGESTIF**



**LES MALADIES DU FOIE ET DU PANCRÉAS**

# L'APPAREIL DIGESTIF

L'appareil digestif transforme les aliments en nutriments, des éléments assimilables par l'organisme. Il fournit ainsi l'énergie et les matières premières indispensables au développement et au fonctionnement du corps humain. Près de 95 % des aliments sont assimilés au cours de la digestion, le reste est évacué à l'extérieur du corps sous forme de matières fécales. Une alimentation déséquilibrée ou une maladie de l'appareil digestif ont donc des répercussions importantes sur l'état de santé général.

## LES **ORGANES** DE L'**APPAREIL DIGESTIF**

L'appareil digestif est composé de trois parties : la bouche, le tube digestif (œsophage, estomac, intestins) et les organes annexes (glandes salivaires, foie, vésicule biliaire, pancréas). Ingérés par la bouche, les aliments sont mastiqués, transformés par la salive et déglutis, ce qui les fait passer dans le tube digestif, où ils sont progressivement dégradés par des moyens mécaniques et chimiques. Les nutriments sont absorbés, puis les éléments non assimilables sont éliminés par la défécation.

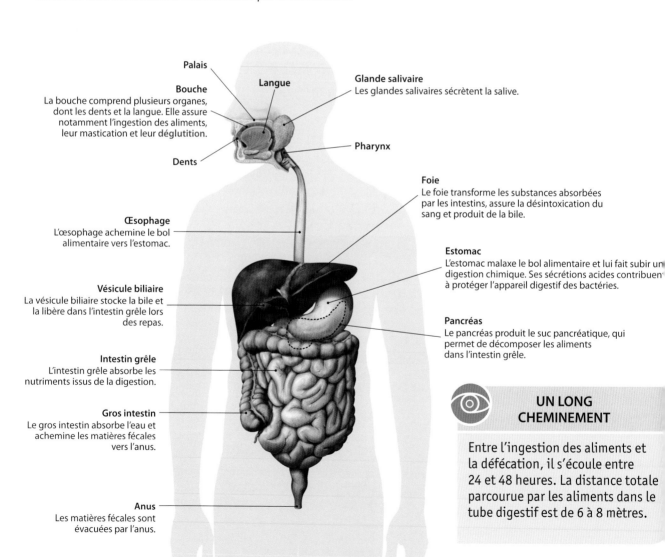

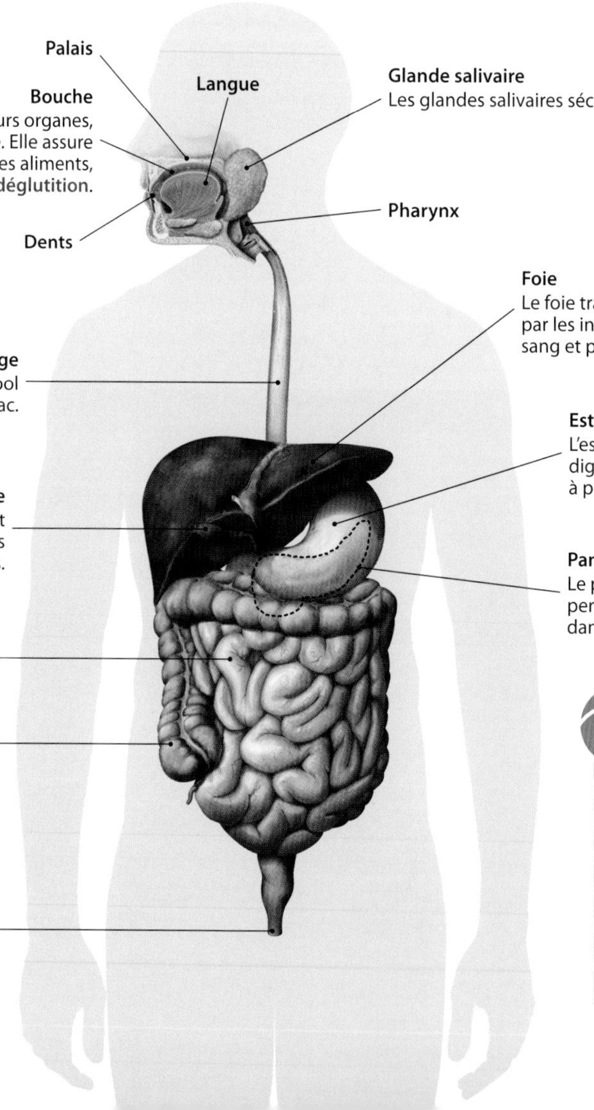
Palais
Bouche
La bouche comprend plusieurs organes, dont les dents et la langue. Elle assure notamment l'ingestion des aliments, leur mastication et leur **déglutition**.
Langue
Dents
Glande salivaire
Les glandes salivaires sécrètent la salive.
Pharynx
Foie
Le foie transforme les substances absorbées par les intestins, assure la désintoxication du sang et produit de la bile.
Œsophage
L'œsophage achemine le bol alimentaire vers l'estomac.
Estomac
L'estomac malaxe le bol alimentaire et lui fait subir un digestion chimique. Ses sécrétions acides contribuen à protéger l'appareil digestif des bactéries.
Vésicule biliaire
La vésicule biliaire stocke la bile et la libère dans l'intestin grêle lors des repas.
Pancréas
Le pancréas produit le suc pancréatique, qui permet de décomposer les aliments dans l'intestin grêle.
Intestin grêle
L'intestin grêle absorbe les nutriments issus de la digestion.
Gros intestin
Le gros intestin absorbe l'eau et achemine les matières fécales vers l'anus.
Anus
Les matières fécales sont évacuées par l'anus.

### UN LONG CHEMINEMENT

Entre l'ingestion des aliments et la défécation, il s'écoule entre 24 et 48 heures. La distance totale parcourue par les aliments dans le tube digestif est de 6 à 8 mètres.

# LA BOUCHE

Voie d'entrée des aliments dans le tube digestif, la bouche (ou cavité buccale) assure leur première transformation. Lors de la mastication, les aliments sont broyés par les dents et mélangés à la salive pour former une pâte, le bol alimentaire. Celui-ci est dirigé vers l'œsophage par la **déglutition**. La bouche joue un rôle essentiel dans le goût et intervient également dans la respiration et la production de la parole.

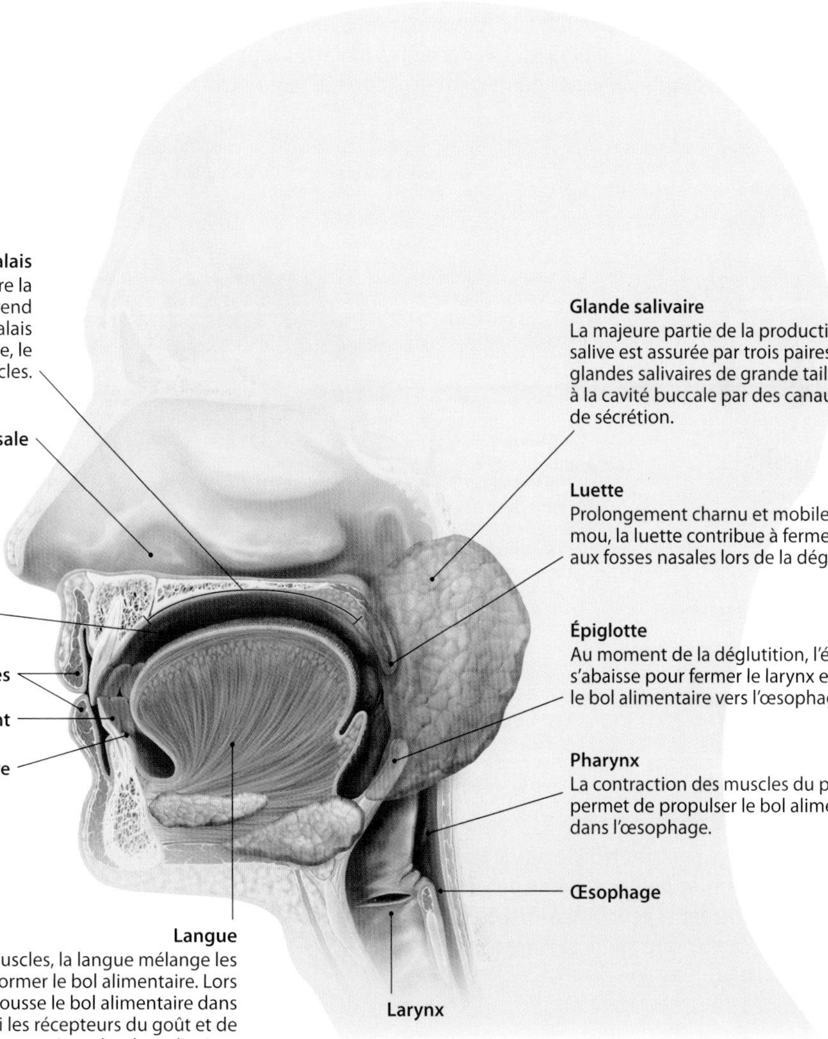

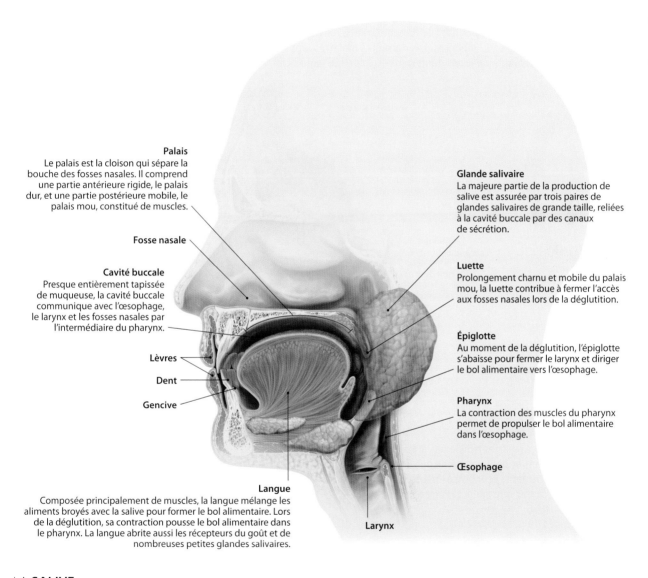

Palais
Le palais est la cloison qui sépare la bouche des fosses nasales. Il comprend une partie antérieure rigide, le palais dur, et une partie postérieure mobile, le palais mou, constitué de muscles.
Fosse nasale
Cavité buccale
Presque entièrement tapissée de muqueuse, la cavité buccale communique avec l'œsophage, le larynx et les fosses nasales par l'intermédiaire du pharynx.
Lèvres
Dent
Gencive
Langue
Composée principalement de muscles, la langue mélange les aliments broyés avec la salive pour former le bol alimentaire. Lors de la déglutition, sa contraction pousse le bol alimentaire dans le pharynx. La langue abrite aussi les récepteurs du goût et de nombreuses petites glandes salivaires.
Larynx
Glande salivaire
La majeure partie de la production de salive est assurée par trois paires de glandes salivaires de grande taille, reliées à la cavité buccale par des canaux de sécrétion.
Luette
Prolongement charnu et mobile du palais mou, la luette contribue à fermer l'accès aux fosses nasales lors de la déglutition.
Épiglotte
Au moment de la déglutition, l'épiglotte s'abaisse pour fermer le larynx et diriger le bol alimentaire vers l'œsophage.
Pharynx
La contraction des muscles du pharynx permet de propulser le bol alimentaire dans l'œsophage.
Œsophage


## LA SALIVE

La salive est un liquide plus ou moins visqueux, sécrété par les glandes salivaires. Elle est surtout composée d'eau (de 97 % à 99 %), de mucus, de sels minéraux et de protéines : **enzymes**, anticorps, antibactériens, etc. La salive joue un rôle important dans la formation du bol alimentaire, dans le goût ainsi que dans la digestion chimique des aliments, puisqu'elle commence la décomposition de certains glucides. En outre, la salive lubrifie la langue, les lèvres et les joues et agit comme **antiseptique** en détruisant les microbes. Environ un litre de salive est produit chaque jour, principalement pendant les repas. L'odeur, la vue et la présence d'aliments dans la bouche stimulent la salivation.

## LES **DENTS**

Ancrées dans les os de la mâchoire, les dents sont des organes durs émergeant des gencives. Elles sont constituées de tissus vivants et pourvues de nerfs et de vaisseaux sanguins. L'ensemble des dents compose la denture, qui a pour principale fonction la mastication, c'est-à-dire le découpage et le broyage des aliments.

### LA DENTURE

Les dents sont distribuées symétriquement pour former la denture inférieure et la denture supérieure. Jusqu'à l'âge de 6 ans environ, la denture comprend 20 dents temporaires. La denture complète de l'adulte compte 32 dents : 8 incisives, 4 canines, 8 prémolaires et 12 molaires. Les dernières molaires, appelées dents de sagesse, sont parfois absentes ou mal insérées. Le mauvais alignement des dents peut être corrigé par un traitement d'orthodontie.

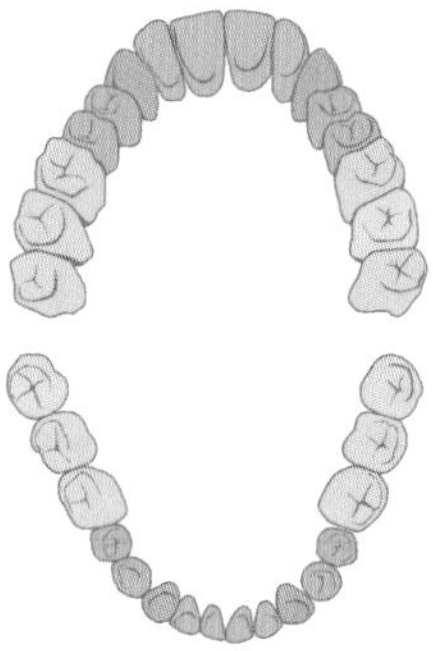

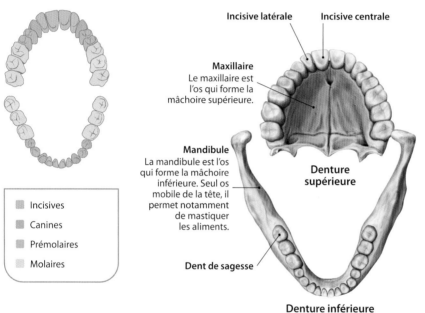

- Incisives
- Canines
- Prémolaires
- Molaires

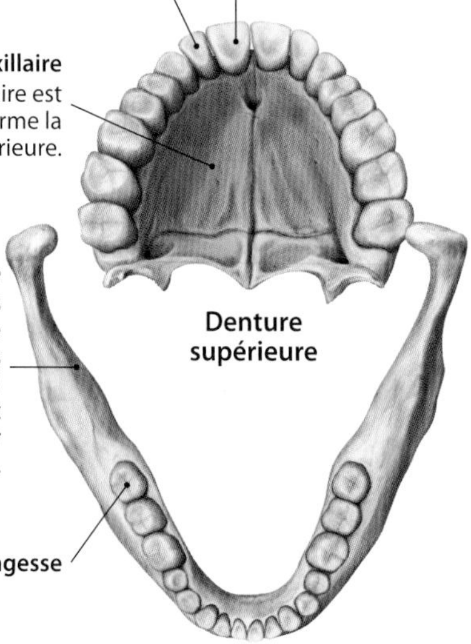

Incisive latérale
Incisive centrale
**Maxillaire**
Le maxillaire est l'os qui forme la mâchoire supérieure.
**Mandibule**
La mandibule est l'os qui forme la mâchoire inférieure. Seul os mobile de la tête, il permet notamment de mastiquer les aliments.
Denture supérieure
Dent de sagesse
Denture inférieure


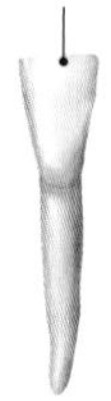

Arête


**Incisive**
Situées à l'avant de la mâchoire, les huit incisives sont dotées d'une arête tranchante qui coupe les aliments.

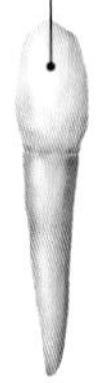

Couronne


**Canine**
Situées entre les incisives et les prémolaires, les quatre canines possèdent une couronne pointue capable de transpercer et de déchirer les aliments.

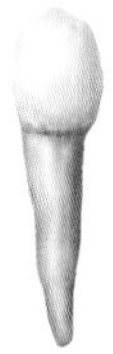

**Prémolaire**
Situées entre les canine et les molaires, les huit prémolaires jouent le même rôle que les molaires mais sont moins massives.

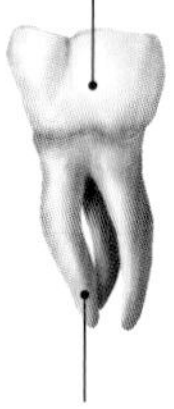

Couronne
Racine


**Molaire**
Les molaires sont les douze dents situées à l'arrière de la mâchoire. Massives et pourvues de deux ou trois racines elles possèdent une couronne plane, munie de pointes et de fosses, qui leur permet de broyer les aliments.

### LES DENTS DE SAGESSE

Les dents de sagesse sont les troisièmes molaires. Elles surgissent rarement avant l'âge de 18 ans et peuvent même ne jamais apparaître ou apparaître seulement partiellement. Leur percée peut entraîner le déplacement de dents déjà en place et causer une malocclusion dentaire.

*La malocclusion dentaire … page 371*

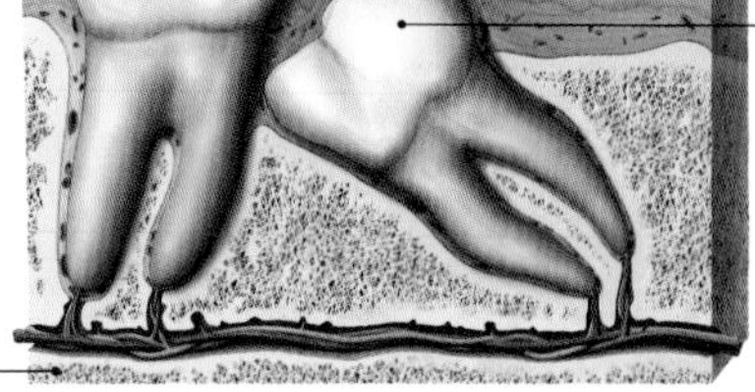

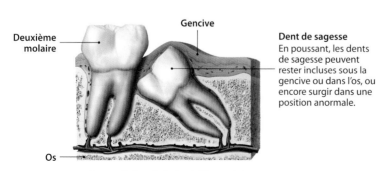

Deuxième molaire
Gencive
**Dent de sagesse**
En poussant, les dents de sagesse peuvent rester incluses sous la gencive ou dans l'os, ou encore surgir dans une position anormale.
Os


**Coupe de la mâchoire à l'âge adulte**

## L'ANATOMIE DE LA DENT

La dent est constituée de deux parties : la couronne, qui émerge de la gencive et assure la mastication, et la racine, qui s'insère dans l'os. La dent est principalement composée d'un tissu vivant calcifié, la dentine. Elle abrite en son centre une cavité remplie de tissu conjonctif, de vaisseaux et de nerfs, la pulpe dentaire. Au niveau de la couronne, la dent est couverte d'une substance minérale très résistante, l'émail.

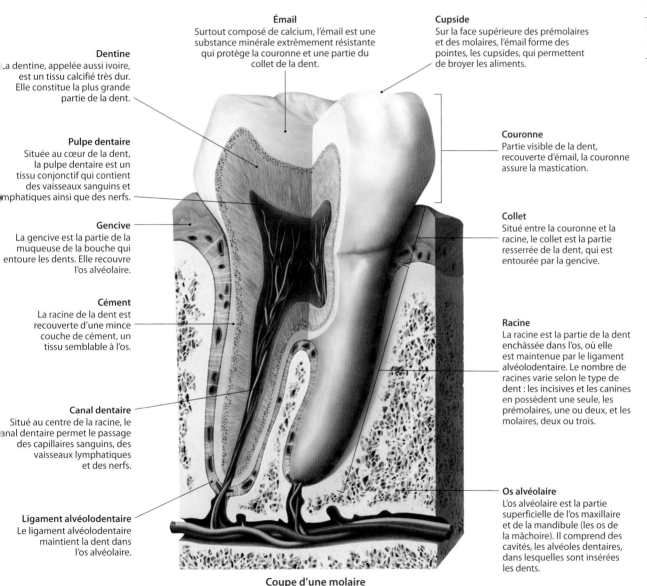

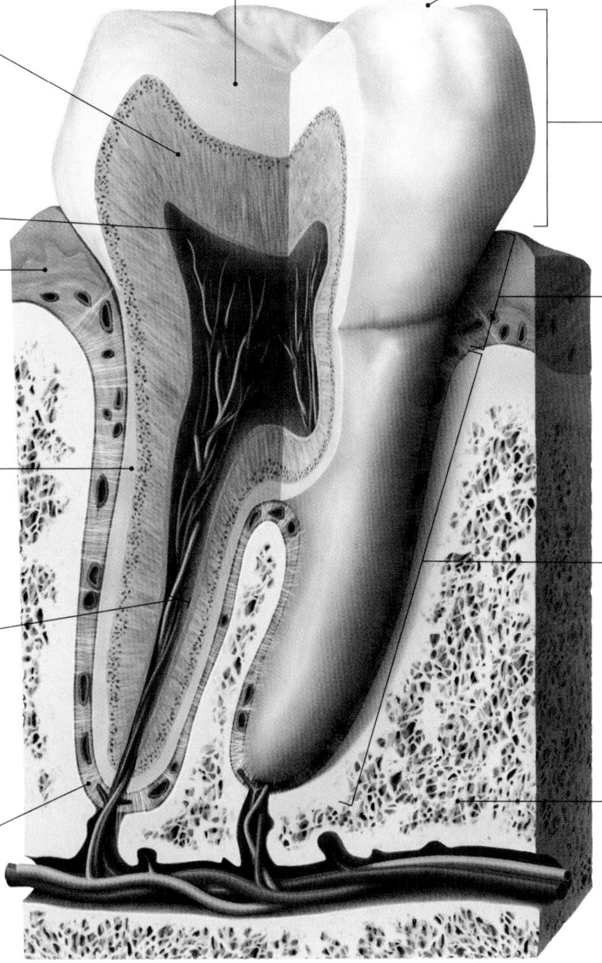
**Émail**
Surtout composé de calcium, l'émail est une substance minérale extrêmement résistante qui protège la couronne et une partie du collet de la dent.
**Cupside**
Sur la face supérieure des prémolaires et des molaires, l'émail forme des pointes, les cupsides, qui permettent de broyer les aliments.
**Dentine**
La dentine, appelée aussi ivoire, est un tissu calcifié très dur. Elle constitue la plus grande partie de la dent.
**Couronne**
Partie visible de la dent, recouverte d'émail, la couronne assure la mastication.
**Pulpe dentaire**
Située au cœur de la dent, la pulpe dentaire est un tissu conjonctif qui contient des vaisseaux sanguins et lymphatiques ainsi que des nerfs.
**Gencive**
La gencive est la partie de la muqueuse de la bouche qui entoure les dents. Elle recouvre l'os alvéolaire.
**Collet**
Situé entre la couronne et la racine, le collet est la partie resserrée de la dent, qui est entourée par la gencive.
**Cément**
La racine de la dent est recouverte d'une mince couche de cément, un tissu semblable à l'os.
**Racine**
La racine est la partie de la dent enchâssée dans l'os, où elle est maintenue par le ligament alvéolodentaire. Le nombre de racines varie selon le type de dent : les incisives et les canines en possèdent une seule, les prémolaires, une ou deux, et les molaires, deux ou trois.
**Canal dentaire**
Situé au centre de la racine, le canal dentaire permet le passage des capillaires sanguins, des vaisseaux lymphatiques et des nerfs.
**Os alvéolaire**
L'os alvéolaire est la partie superficielle de l'os maxillaire et de la mandibule (les os de la mâchoire). Il comprend des cavités, les alvéoles dentaires, dans lesquelles sont insérées les dents.
**Ligament alvéolodentaire**
Le ligament alvéolodentaire maintient la dent dans l'os alvéolaire.

**Coupe d'une molaire**

### UNE RIGIDITÉ EXTRÊME

La couche d'émail qui recouvre les dents est la structure la plus dure du corps humain. La dentine l'est un peu moins, mais demeure presque aussi dure qu'un os.

# LE TUBE DIGESTIF

Composé de l'œsophage, de l'estomac et des intestins, le tube digestif assure le transit des aliments et leur digestion. Ces organes creux se succèdent pour former un conduit d'environ 8 mètres de longueur qui joint le pharynx à l'anus. La muqueuse qui tapisse la paroi interne du tube digestif produit des sucs digestifs et du mucus, et assure l'absorption des nutriments. Elle repose sur une couche musculaire dont les contractions involontaires permettent la progression des aliments. Les matières résiduelles sont éliminées par l'anus.

## L'ŒSOPHAGE

L'œsophage est un conduit d'environ 25 cm de long et de 2,5 cm de diamètre. Il propulse le bol alimentaire dans l'estomac en quatre à huit secondes, grâce aux contractions involontaires de sa paroi (péristaltisme). L'œsophage est fermé à ses deux extrémités par deux muscles en forme d'anneau, les sphincters œsophagiens.

## L'ÉRUCTATION

Un repas trop rapide, la consommation de boissons gazeuses ou une **déglutition** répétée s'accompagnent d'une importante ingestion d'air. La présence excessive de gaz dans l'estomac entraîne une sensation de ballonnement et peut provoquer leur expulsion par la bouche. C'est l'éructation, ou rot. Le son émis lors du rot est dû à la vibration du cardia lorsque les gaz passent de l'estomac à l'œsophage.

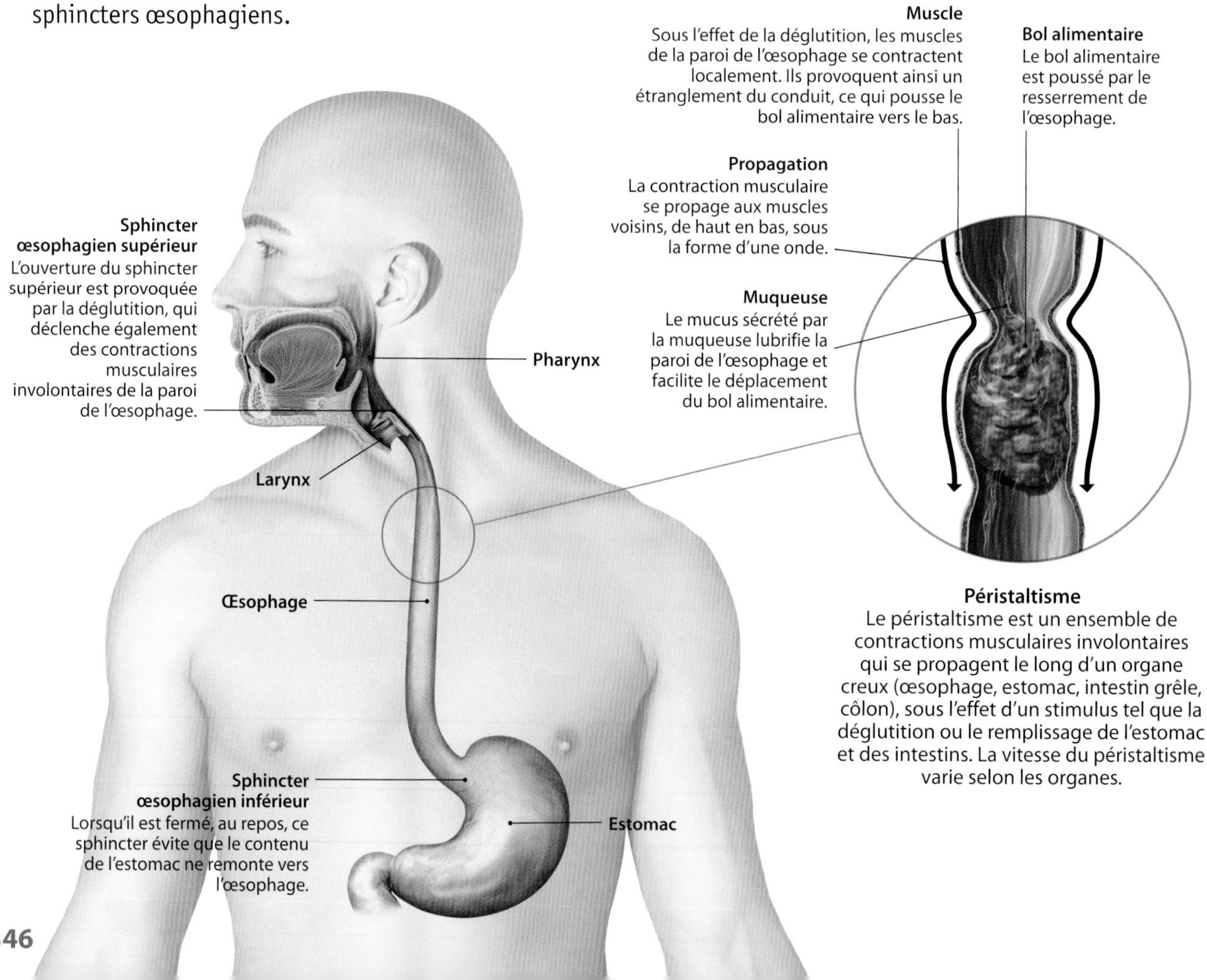
Muscle
Sous l'effet de la déglutition, les muscles de la paroi de l'œsophage se contractent localement. Ils provoquent ainsi un étranglement du conduit, ce qui pousse le bol alimentaire vers le bas.
Bol alimentaire
Le bol alimentaire est poussé par le resserrement de l'œsophage.
Propagation
La contraction musculaire se propage aux muscles voisins, de haut en bas, sous la forme d'une onde.
Sphincter œsophagien supérieur
L'ouverture du sphincter supérieur est provoquée par la déglutition, qui déclenche également des contractions musculaires involontaires de la paroi de l'œsophage.
Muqueuse
Le mucus sécrété par la muqueuse lubrifie la paroi de l'œsophage et facilite le déplacement du bol alimentaire.
Pharynx
Larynx
Œsophage
Péristaltisme
Le péristaltisme est un ensemble de contractions musculaires involontaires qui se propagent le long d'un organe creux (œsophage, estomac, intestin grêle, côlon), sous l'effet d'un stimulus tel que la déglutition ou le remplissage de l'estomac et des intestins. La vitesse du péristaltisme varie selon les organes.
Sphincter œsophagien inférieur
Lorsqu'il est fermé, au repos, ce sphincter évite que le contenu de l'estomac ne remonte vers l'œsophage.
Estomac

## L'ESTOMAC

L'estomac forme une poche extensible qui transforme les aliments ayant transité par l'œsophage en une bouillie épaisse, le chyme. Cette transformation, qui dure de trois à quatre heures, est assurée par d'abondantes sécrétions de suc gastrique (digestion chimique) et par le pétrissage continu des aliments par les contractions involontaires de la paroi de l'estomac (digestion mécanique). À mesure qu'il se forme, le chyme est propulsé dans le duodénum, où il est mélangé à la bile et au suc pancréatique afin de compléter la digestion chimique.

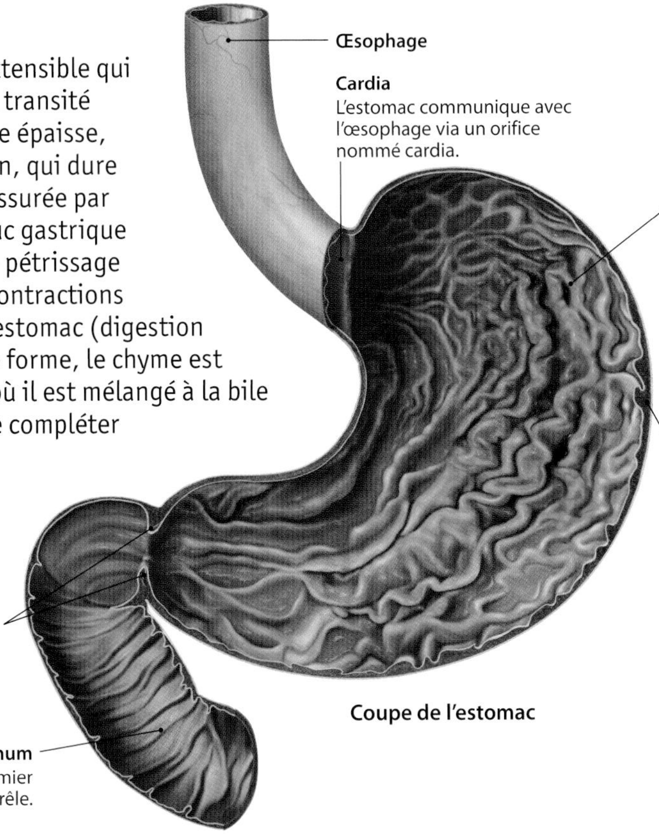
Œsophage
Cardia
L'estomac communique avec l'œsophage via un orifice nommé cardia.
Muqueuse gastrique
Fortement plissée, la muqueuse gastrique tapisse la face interne de l'estomac. L'épais mucus qu'elle sécrète forme une barrière de protection contre le suc gastrique. Extrêmement acide, celui-ci peut en effet causer une **inflammation** ou une lésion de la muqueuse.
Paroi de l'estomac
Les contractions régulières des muscles de la paroi de l'estomac se propagent vers le bas et mélangent vigoureusement les aliments avec le suc gastrique, ce qui contribue à les transformer en chyme.
Sphincter pylorique
Le sphincter pylorique ferme l'orifice inférieur de l'estomac. Son relâchement répétitif, sous l'effet des contractions de l'estomac, laisse passer de petites quantités de chyme dans le duodénum.
Duodénum
Le duodénum est le premier segment de l'intestin grêle.

**Coupe de l'estomac**

## LE SUC GASTRIQUE

Le suc gastrique est un liquide très acide produit par la muqueuse gastrique. Il contribue notamment à la digestion des aliments dans l'estomac en dégradant les protéines et les glucides. Dans certaines conditions, le suc gastrique peut endommager la muqueuse de l'estomac ou du duodénum (ulcère gastroduodénal) ou remonter dans l'œsophage (reflux gastro-œsophagien).

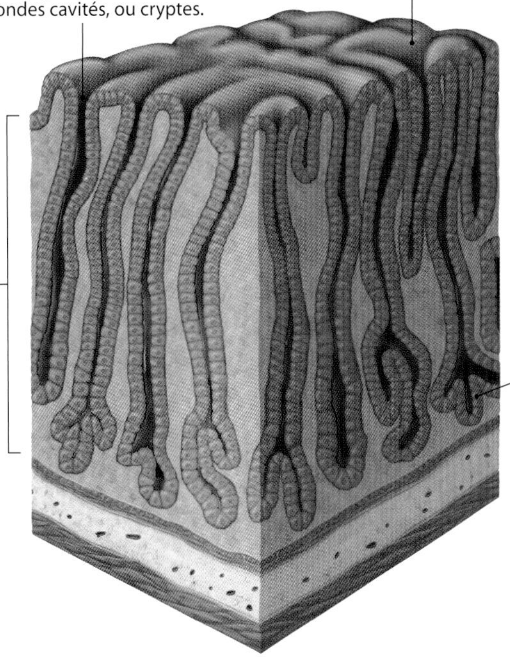
Crypte
Les nombreux replis de la muqueuse gastrique forment de profondes cavités, ou cryptes.
Surface de la muqueuse gastrique
Muqueuse gastrique
Glande gastrique
Situées au fond des cryptes, de petites glandes gastriques produisent le suc gastrique.

**Coupe de la muqueuse gastrique**

### UN ORGANE ÉLASTIQUE

L'estomac vide a un volume d'environ un demi-litre, mais sa contenance maximale peut atteindre quatre litres après un repas.

## LES **INTESTINS**

Les intestins sont composés de l'intestin grêle et du gros intestin. L'essentiel de la digestion a lieu dans ce long conduit grâce à l'action des sécrétions du foie, du pancréas et de la vésicule biliaire, et grâce aux bactéries de la flore intestinale. Les intestins réalisent également l'absorption des nutriments et l'élimination des matières fécales. La progression du contenu intestinal dure en moyenne de 24 à 48 heures, mais elle peut être influencée par différents facteurs : alimentation, stress, sédentarité, maladie, etc.

*Le foie et le pancréas … page 350*

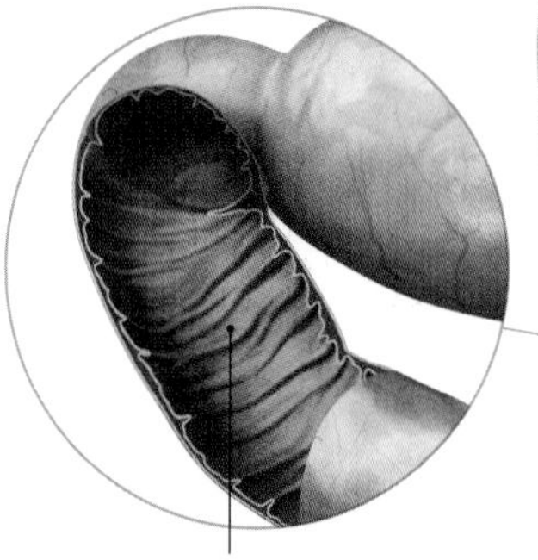

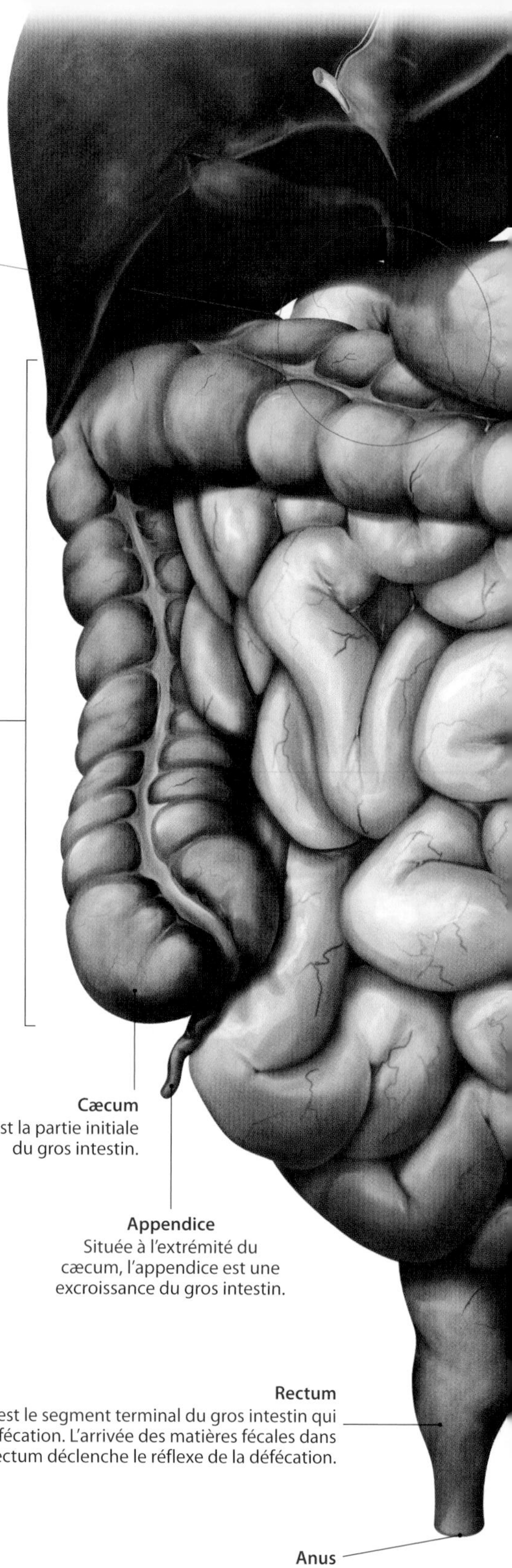
**Duodénum**
Segment initial de l'intestin grêle, le duodénum recueille la bile et les sucs pancréatiques, qui complètent la digestion chimique du chyme. Il produit aussi des sécrétions qui neutralisent l'acidité des sucs gastriques.
**Gros intestin**
Composé du cæcum, du côlon et du rectum, le gros intestin relie l'intestin grêle à l'anus.
**Cæcum**
Le cæcum est la partie initiale du gros intestin.
**Appendice**
Située à l'extrémité du cæcum, l'appendice est une excroissance du gros intestin.
**Rectum**
Le rectum est le segment terminal du gros intestin qui permet la défécation. L'arrivée des matières fécales dans le rectum déclenche le réflexe de la défécation.
**Anus**
L'anus est l'orifice terminal du tube digestif, par lequel sont évacuées les matières fécales. Il est fermé par deux muscles circulaires, les sphincters anaux. Le sphincter externe, dont le relâchement est volontaire, permet de retarder la défécation.

## LES **MATIÈRES FÉCALES**

Produits de la digestion non assimilables par l'organisme, les matières fécales (ou selles) sont éliminées par l'anus au cours de la défécation. Les matières fécales sont composées d'environ 80 % d'eau, de 15 % de résidus déshydratés comme les fibres végétales, de bactéries de la flore intestinale et de cellules mortes du tube digestif. Leur coloration brunâtre provient de la bile, tandis que leur odeur est due aux gaz de fermentation produits par la flore intestinale. Un adulte excrète normalement entre 100 et 200 g de selles par jour.

### LA CONSTIPATION

La constipation est la difficulté à éliminer les matières fécales. Elle se traduit par des selles déshydratées, dures et moins fréquentes. La constipation est souvent associée à un ralentissement du péristaltisme des intestins, à un régime alimentaire pauvre en fibres ou à un manque d'exercice physique. Elle est généralement bénigne et temporaire.

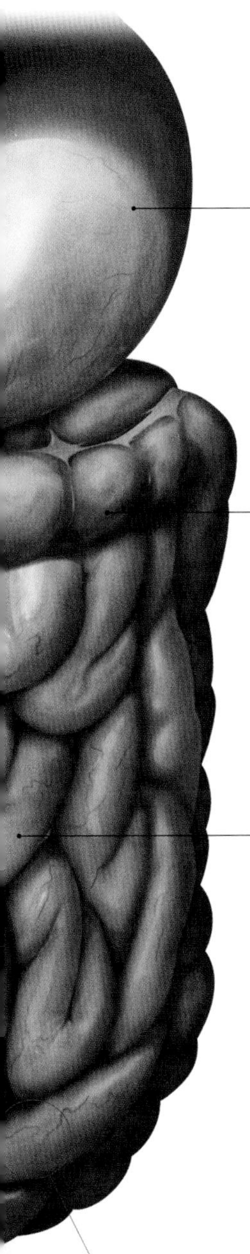

**Estomac**
L'estomac amorce le processus de digestion des aliments et les prépare pour leur transit dans les intestins.

**Côlon**
Long d'environ 1,5 m et d'un diamètre de 7 cm, le côlon est le segment intermédiaire du gros intestin. Il achève l'absorption de l'eau et des minéraux. Grâce à la flore intestinale, le côlon complète aussi la dégradation du contenu intestinal, qu'il transforme en matières fécales. Enfin, il élimine ces dernières en les faisant progresser vers le rectum par des contractions involontaires de sa paroi.

**Intestin grêle**
L'intestin grêle, qui relie l'estomac au gros intestin, mesure environ 7 m de longueur pour un diamètre de 2 à 4 cm. Grâce aux nombreux plis et replis de sa muqueuse interne, l'intestin grêle absorbe la majorité des nutriments, ainsi qu'une grande partie de l'eau et des sels minéraux. Sa muqueuse produit aussi du suc intestinal, un liquide composé principalement de mucus et d'eau, qui facilite la dissolution et l'absorption des nutriments.

**Pli**
La muqueuse de l'intestin grêle forme de grands plis recouverts de villosités qui augmentent sa surface d'absorption.

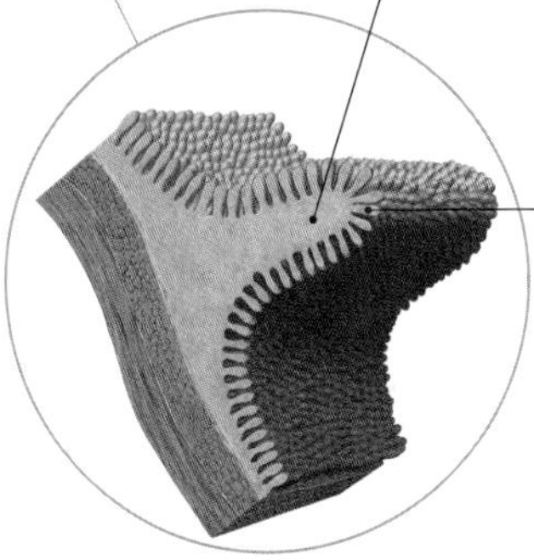

**Villosité intestinale**
Grâce aux vaisseaux qui irriguent chaque villosité intestinale, les nutriments absorbés passent dans la circulation sanguine qui les achemine jusqu'au foie, où ils sont filtrés.

**Coupe de la muqueuse intestinale**

## LA FLORE INTESTINALE

Des milliards de bactéries vivent dans les intestins, notamment dans le gros intestin, et constituent la flore intestinale. Ces bactéries bénéfiques dégradent les aliments non digérés par les sucs digestifs et produisent certaines substances indispensables à l'organisme comme la vitamine K. Elles préviennent également le développement de microorganismes pathogènes et stimulent l'immunité naturelle contre les **infections**. Apportées par la nourriture, ces bactéries colonisent rapidement les intestins après la naissance. Tout événement qui perturbe l'équilibre de la flore intestinale, comme la prise d'**antibiotiques** ou une gastroentérite, peut entraîner l'apparition de diarrhées ou le développement d'agents infectieux.

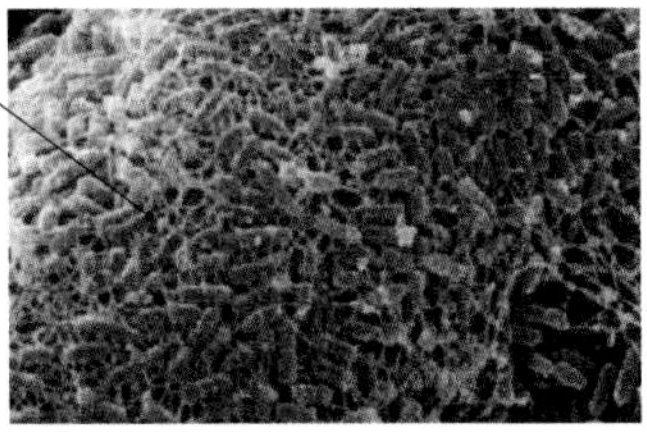
Bactérie

**Flore intestinale vue au microscope électronique**

## LES GAZ INTESTINAUX

Composés surtout d'hydrogène et de méthane, les gaz intestinaux (ou flatulences) proviennent de la fermentation des aliments par la flore intestinale. Ils contiennent aussi, en plus faible quantité, de l'air ingéré avec les aliments. Les gaz intestinaux sont évacués par l'anus (pets). La proportion de chaque gaz et la quantité émise (de 0,5 à 1,5 litre par jour) varient selon les individus et leur régime alimentaire.

## UNE COLONISATION DE MASSE

Il y a environ 10 fois plus de bactéries dans le gros intestin que de cellules dans le corps humain ! Parmi ces quelque 100 000 milliards de bactéries, on recense plusieurs centaines d'espèces différentes, dont la plupart vivent en l'absence d'oxygène.

# LE FOIE ET LE PANCRÉAS

Sans l'aide du foie, du pancréas et de la vésicule biliaire, le tube digestif ne pourrait assurer pleinement la digestion des aliments. Ces organes annexes sécrètent ou stockent de nombreuses substances digestives, puis les déversent dans le segment initial de l'intestin grêle, le duodénum.

## LE **FOIE**

Glande volumineuse située dans la partie supérieure droite de l'abdomen, le foie joue un rôle important dans la digestion et le **métabolisme**. Il traite le sang chargé de nutriments provenant des intestins et en utilise une partie pour produire la bile, le cholestérol et de nombreuses protéines du plasma sanguin. D'autres substances y sont stockées, comme les vitamines, le fer et le glycogène, une forme de réserve du glucose (sucre). En outre, le foie détruit les substances toxiques (dont l'alcool), les bactéries et les cellules endommagées circulant dans le sang.

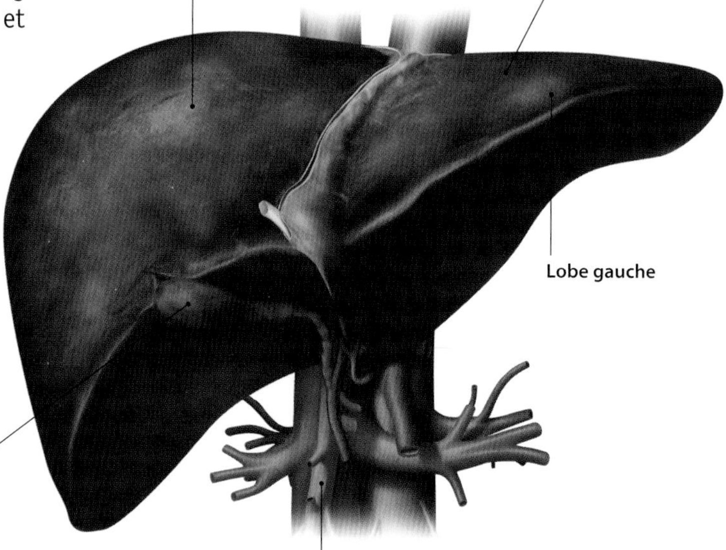

**Foie**
Composé de deux lobes, le foie contient un réseau dense de capillaires sanguins, qui lui donne sa coloration rougeâtre. Chaque minute, il reçoit 1,5 litre de sang issu principalement du tube digestif. Après avoir été filtré par le foie, le sang est renvoyé vers le cœur.
**Lobe droit**
**Lobe gauche**
**Vésicule biliaire**
La vésicule biliaire est une petite poche logée sous le foie, destinée à stocker et à excréter la bile. Elle recueille la bile produite par le foie, la concentre en réabsorbant une partie de son eau et l'excrète dans le duodénum, au cours de la digestion.
**Veine porte hépatique**
La veine porte hépatique amène au foie le sang qui provient des intestins, de l'estomac, du pancréas et de la rate.


## LA BILE

La bile est un liquide jaune-verdâtre produit par le foie et composé principalement d'eau et de sels biliaires. La bile est stockée par la vésicule biliaire puis excrétée dans le duodénum, où elle se mélange au chyme provenant de l'estomac. Elle joue un rôle important dans la digestion en participant à la dégradation des lipides (gras) et en diminuant l'acidité du chyme.

## LE **PANCRÉAS**

Le pancréas est une glande de forme allongée, localisée derrière l'estomac. Il produit le suc pancréatique, un liquide digestif libéré dans le duodénum et qui complète la dégradation chimique des aliments en nutriments (glucides, lipides, acides aminés) pouvant être absorbés par l'intestin grêle. Le pancréas sécrète également deux hormones (insuline et glucagon) qui permettent le contrôle de la **glycémie**, c'est-à-dire le taux de glucose dans le sang.

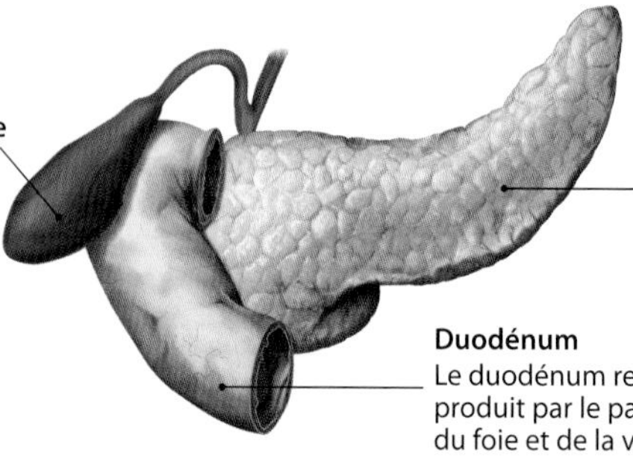

**Vésicule biliaire**
**Pancréas**
**Duodénum**
Le duodénum reçoit le suc pancréatique produit par le pancréas et la bile provenant du foie et de la vésicule biliaire.

# E MÉTABOLISME

Le **métabolisme** est l'ensemble des réactions biochimiques qui se déroulent dans les cellules et assurent le fonctionnement de l'organisme. Il utilise les nutriments fournis par la digestion et l'oxygène apporté par la respiration. Selon les besoins de l'organisme, le métabolisme sert à la production d'énergie ou à l'élaboration de la matière vivante qui constitue les cellules et qui permet notamment la croissance, le renouvellement et la réparation des tissus.

*L'appareil respiratoire … page 310*

## LA **DÉGRADATION** DES **MOLÉCULES COMPLEXES**

Au cours de la digestion, les molécules complexes apportées par l'alimentation sont dégradées grâce à l'action des enzymes contenues dans les différents sucs digestifs. Les molécules plus simples qui en résultent, les nutriments, sont absorbées par la muqueuse intestinale et passent dans le sang, ce qui leur permet de gagner toutes les cellules du corps. Les nutriments servent à la production d'énergie ou à la synthèse de constituants cellulaires. Ils peuvent aussi être stockés dans les tissus adipeux (tissus graisseux), le foie ou les muscles.

### LES ENZYMES

Les **enzymes** sont des molécules protéiques qui accélèrent les réactions biochimiques de l'organisme. Les enzymes digestives, qui aident à dégrader les grosses molécules composant les aliments, sont produites par les glandes salivaires, l'estomac, le pancréas, le foie et l'intestin grêle.

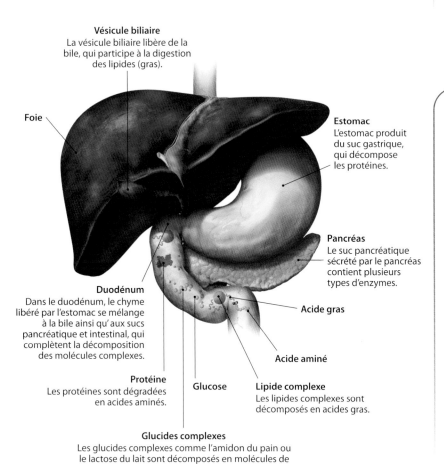

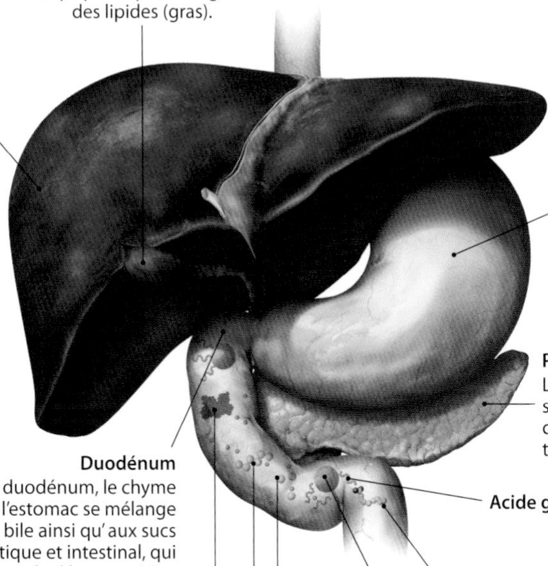
**Vésicule biliaire**
La vésicule biliaire libère de la bile, qui participe à la digestion des lipides (gras).
**Foie**
**Estomac**
L'estomac produit du suc gastrique, qui décompose les protéines.
**Pancréas**
Le suc pancréatique sécrété par le pancréas contient plusieurs types d'enzymes.
**Duodénum**
Dans le duodénum, le chyme libéré par l'estomac se mélange à la bile ainsi qu'aux sucs pancréatique et intestinal, qui complètent la décomposition des molécules complexes.
**Acide gras**
**Acide aminé**
**Protéine**
Les protéines sont dégradées en acides aminés.
**Glucose**
**Lipide complexe**
Les lipides complexes sont décomposés en acides gras.
**Glucides complexes**
Les glucides complexes comme l'amidon du pain ou le lactose du lait sont décomposés en molécules de glucose (glucides simples), qui constituent la principale source d'énergie du corps.

### LES **DÉPENSES ÉNERGÉTIQUES**

Le corps consomme de l'énergie de trois manières principales. Le métabolisme basal, qui assure les fonctions vitales au repos (respiration, circulation sanguine, activité de base des organes), utilise environ 60 % de l'énergie. Le maintien de la température corporelle en consomme environ 10 %. Quant à l'activité physique, elle représente entre 15 % et 30 % des dépenses énergétiques, selon le mode de vie. Les dépenses énergétiques liées au métabolisme basal sont plus élevées chez l'homme que chez la femme et elles ont tendance à diminuer avec l'âge.

# LA SANTÉ DE L'APPAREIL DIGESTIF

L'alimentation et le mode de vie ont un impact considérable sur la santé de l'appareil digestif et celle du corps dans son ensemble. Voici quelques conseils qui vous permettront de prévenir certaines maladies et certains troubles digestifs incommodants tels que la constipation, la diarrhée et les ballonnements.

## LA PRÉVENTION DES TROUBLES DIGESTIFS

### MANGEZ SAINEMENT ET DE FAÇON ÉQUILIBRÉE

Une alimentation saine et équilibrée contribue à prévenir l'obésité, les carences alimentaires ainsi que de nombreuses maladies de l'appareil digestif. Elle est particulièrement importante pendant l'enfance et l'adolescence et lors d'une grossesse, car ces périodes de la vie demandent un apport alimentaire plus important, mais aussi très complet.

*La nutrition ... page 11*

### OPTEZ POUR DES ALIMENTS RICHES EN FIBRES

Les fibres alimentaires se rencontrent en abondance dans les légumes, les fruits, les produits céréaliers à grains entiers et les légumineuses. Elles facilitent le déplacement et l'expulsion des matières fécales en augmentant leur volume et en les ramollissant grâce à l'eau qu'elles retiennent. Leur consommation permet de diminuer le risque de certains problèmes du tube digestif comme les hémorroïdes, la fissure anale, la diverticulose, le cancer colorectal, l'occlusion intestinale et le syndrome du côlon irritable.

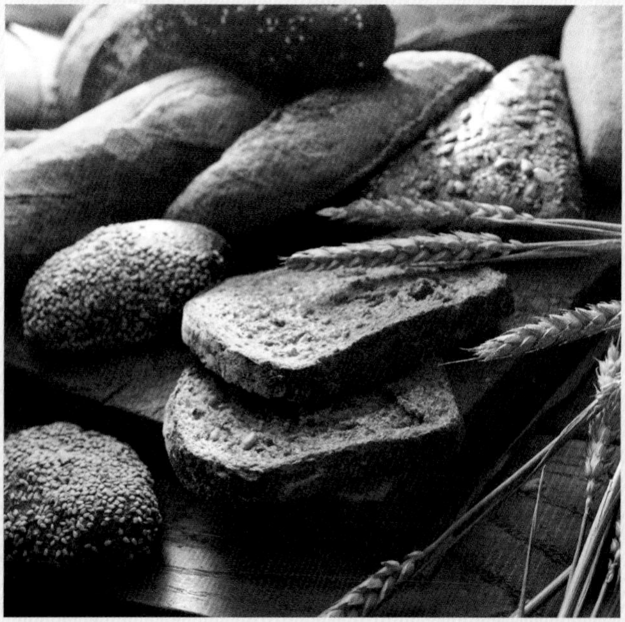

### CONSOMMEZ DES PROBIOTIQUES

Les probiotiques sont des bactéries et des levures ajoutées dans les aliments tels que certain yaourts (yogourts) ou jus. Consommées en quantité suffisante, elles auraient un effet bénéfique sur la santé, en particulier celle de l'appareil digestif. En complétant la flore intestinale, elles permettraient notamment de stimuler le système immunitaire, d'aider à la digestion et de prévenir ou guérir les troubles digestifs tels que la diarrhée causée par la prise d'**antibiotiques**. La consommation de probiotiques participerait également au traitement du syndrome du côlon irritable, de la constipation, des colites ulcéreuses et de la maladie de Crohn, mais d'autres études sont nécessaires pour confirmer ces bienfaits.

### CONNAISSEZ LES ALIMENTS CONSTIPANTS OU LAXATIFS

En cas de constipation, consommez des fibres alimentaires (produits céréaliers à grains entiers, légumineuses, etc.), mais veillez aussi à boire beaucoup : pour remplir leur fonction **laxative**, les fibres doivent être hydratées. Privilégiez l'eau, mais pensez également aux jus, au lait ou aux boissons de soja, qui sont à la fois hydratants et nutritifs. Misez aussi sur la consommation de fruits et légumes (avec la pelure de préférence), qui contiennent à la fois de l'eau et des fibres. Si vous êtes affecté par une diarrhée, peu importe sa cause (virus, irritation, etc.), laissez votre intestin au repos un jour ou deux : évitez les mets épicés, gras, très sucrés ou riches en fibres et buvez beaucoup. Les boissons sucrées ou gazéifiées sont à proscrire. Reprenez graduellement votre alimentation normale.

## LA PRÉVENTION DES TROUBLES DIGESTIFS

### PRÉVENEZ LES MAUX DE VENTRE ET LES BALLONNEMENTS

La présence excessive de gaz dans l'intestin entraîne une sensation de gonflement, de lourdeur et d'inconfort. Pour prévenir de tels ballonnements, facilitez le travail de votre côlon en mastiquant bien et lentement, en consommant de petits repas intercalés de collations, et en vous abstenant de mâcher de la gomme. Vous pouvez également diminuer votre consommation de certains aliments, qui produisent naturellement (par fermentation) plus de gaz que la moyenne : fruits et légumes crus ou séchés, légumineuses, céréales entières, choux, brocoli, produits laitiers, alcool et féculents. En outre, vous pouvez remplacer les plats cuisinés gras par leur version faite à base de viande maigre, grillée, cuite à la vapeur ou bouillie, plus faciles à digérer. Enfin, évitez de façon générale les boissons gazéifiées ainsi que les mets à haute teneur en glucides.

### CONTREZ LES BRÛLURES D'ESTOMAC

Plusieurs facteurs peuvent occasionner une sensation de brûlure dans l'estomac : problème physiologique, stress, présence d'une bactérie, surconsommation de certains produits irritants (tabac, alcool, chocolat, boissons caféinées ou gazéifiées, agrumes, tomates et épices). Diminuez la consommation de ces produits et évitez également ceux qui sont riches en graisses, puisqu'ils retardent la digestion et favorisent l'accumulation des sucs gastriques. Réduisez les portions de vos repas et évitez de les prendre immédiatement avant de vous coucher. Prenez des collations légères entre les repas afin de régulariser la production d'acide dans votre estomac.

### ÉVITEZ DE FUMER

Le tabac est nuisible à la santé de votre appareil digestif. Il est reconnu pour être un facteur de risque des cancers de l'œsophage, de l'estomac et du pancréas. Il favorise également plusieurs autres maladies de l'appareil digestif telles que l'œsophagite, le reflux gastro-œsophagien, la gastrite ou l'ulcère gastroduodénal.

*Le tabagisme ... page 338*

### BUVEZ SUFFISAMMENT D'EAU

Buvez au moins 1,5 litre d'eau par jour afin de favoriser votre transit intestinal et d'éviter la constipation.

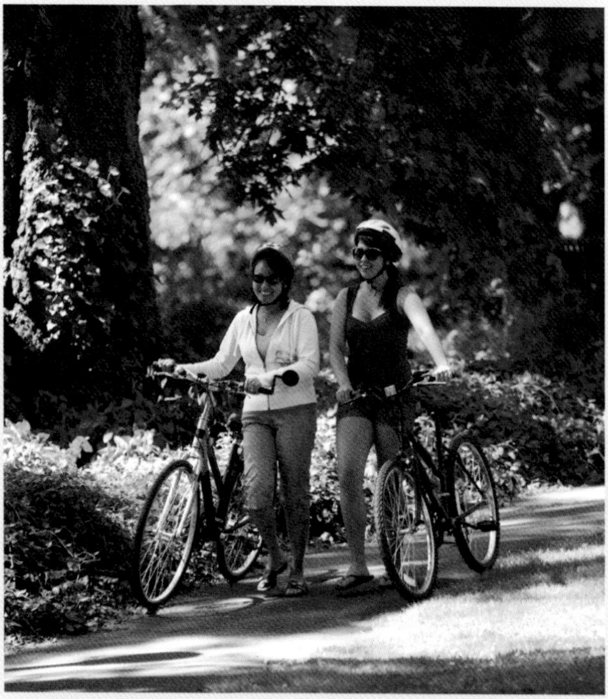

### FAITES DE L'EXERCICE

La sédentarité favorise les hémorroïdes, l'obésité et de nombreux troubles intestinaux (ballonnements, flatulences, constipation). Faire de l'exercice régulièrement peut vous aider à éviter ces désagréments, notamment en stimulant votre transit intestinal.

*L'exercice ... page 22*

### LIMITEZ VOTRE CONSOMMATION D'ALCOOL

L'alcool est une substance toxique et irritante pour l'organisme. Sa consommation abusive et non contrôlée provoque de nombreux effets sur le métabolisme et l'appareil digestif. Une forte consommation occasionnelle d'alcool conduit généralement à l'ivresse et peut s'accompagner de troubles digestifs tels que des nausées et des vomissements. À plus long terme, la consommation fréquente et régulière d'alcool est susceptible d'entraîner de graves maladies du tube digestif (cancers de la bouche, de l'œsophage ou de l'estomac, gastrite, polypes du côlon) et du foie (hépatite, cirrhose, cancer du foie).

*L'alcoolisme ... page 358*

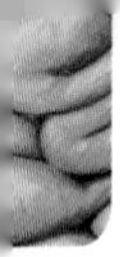





## LA PRÉVENTION DES TROUBLES DIGESTIFS

### RELAXEZ

Le stress favorise plusieurs troubles de l'appareil digestif comme la constipation, l'ulcère gastroduodénal, le syndrome du côlon irritable et l'occlusion intestinale. Relaxez et mangez lentement en prenant bien le temps de mastiquer les aliments afin de faciliter leur digestion.

*Le contrôle du stress … page 28*

### PROTÉGEZ VOTRE APPAREIL DIGESTIF CONTRE LES INFECTIONS

Une **infection** de vos intestins par des parasites, des bactéries ou des virus peut être évitée en respectant certaines règles élémentaires :

- Lavez-vous les mains avant de manipuler les aliments et nettoyez bien les ustensiles de cuisine ;
- Faites cuire suffisamment les viandes et lavez les fruits et légumes avec de l'eau potable ;
- Évitez le contact entre des aliments et des ustensiles (ou surfaces) qui ont servi à apprêter la viande ;
- Lorsque vous séjournez dans des pays à risque, buvez de l'eau embouteillée ou traitée ;
- Portez attention à la conservation de vos aliments et stérilisez correctement vos conserves artisanales ;
- Vous pouvez vous faire **vacciner** contre les hépatites B et C.

*L'hygiène et la prévention des infections … page 30*

### ALLEZ RÉGULIÈREMENT À LA SELLE

Essayez d'être régulier et évitez de retarder le moment de la défécation. Ces précautions favorisent le bon fonctionnement de l'appareil digestif et contribuent à prévenir certaines maladies comme les hémorroïdes.

### AYEZ UN SUIVI MÉDICAL RÉGULIER

La fréquence de certaines maladies de l'appareil digestif comme les polypes du côlon et le cancer colorectal augmente avec l'âge. Les personnes de plus de 50 ans devraient avoir un suivi médical régulier pour détecter ces affections de façon précoce.

### ÉVITEZ LA SURMÉDICATION

Pris de façon intensive, certains médicaments provoquent des troubles intestinaux. C'est le cas des **anti-inflammatoires non stéroïdiens**, des **analgésiques**, des **antibiotiques** et des **immunosuppresseurs**, qui peuvent favoriser l'ulcère gastroduodénal, la cirrhose du foie, la gastroentérite et les colites.

### PROTÉGEZ-VOUS LORS DE RAPPORTS SEXUELS

Certaines hépatites, notamment l'hépatite B, sont transmissibles sexuellement. Utilisez un préservatif lors de vos rapports sexuels.

*Les infections transmissibles sexuellement … page 444*

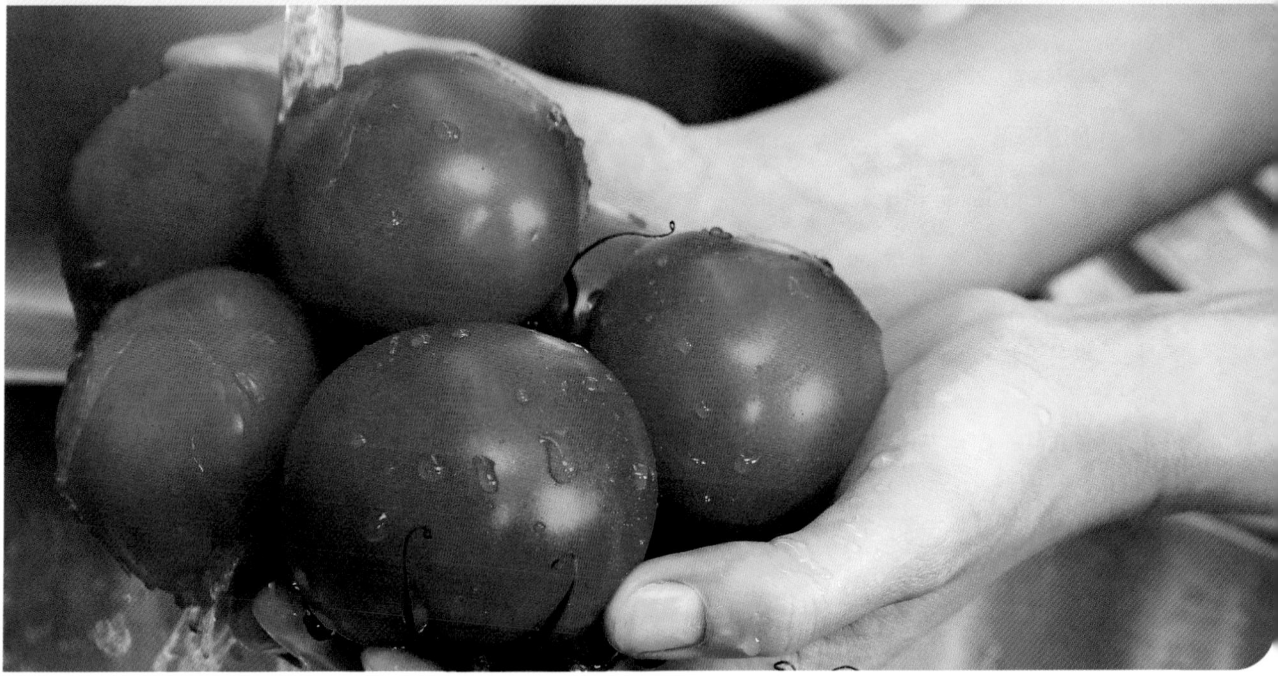

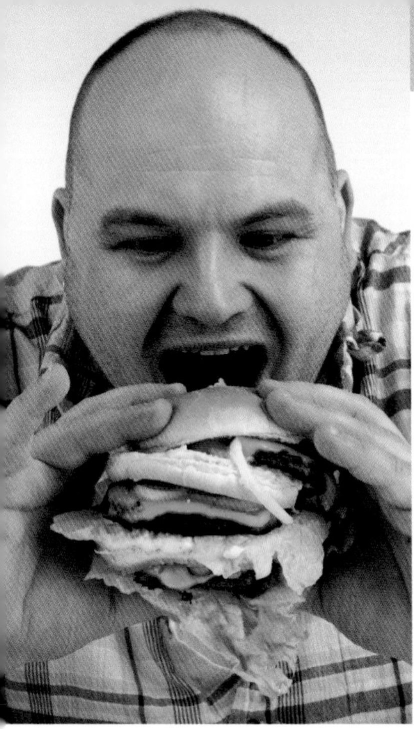

# L'OBÉSITÉ

L'obésité est le développement excessif des tissus adipeux, qui se traduit par une prise de poids importante. Ses causes sont multiples : troubles du comportement alimentaire, mauvais équilibre nutritionnel, troubles hormonaux, prédisposition **génétique**, stress et sédentarité. Ce problème de santé touche principalement les pays industrialisés, mais il progresse dans tous les pays, affectant toutes les tranches d'âge. L'Organisation mondiale de la santé estime que, d'ici 2015, la population mondiale comptera 400 millions d'adultes obèses. L'obésité présente plusieurs degrés de sévérité et plusieurs aspects, selon la répartition des graisses dans le corps. Elle est souvent définie par la valeur de l'indice de masse corporelle (IMC).



## LES **TISSUS ADIPEUX**

Le corps de la femme est composé de 18 % à 25 % de tissus adipeux, tandis que celui de l'homme n'en compte que 10 % à 15 %. Cette différence réside dans le fait que, chez la femme, les tissus adipeux constituent une réserve d'énergie essentielle lors de la grossesse et de l'allaitement. Indispensables au fonctionnement de l'organisme, les tissus adipeux sont une source importante d'énergie et de chaleur. Ils sont constitués de cellules spécialisées, les adipocytes, qui stockent les graisses. Avant la naissance et pendant l'enfance, le nombre d'adipocytes augmente jusqu'à atteindre 20 milliards. À partir de l'âge de 15 ans, le volume des adipocytes existants peut être multiplié jusqu'à 50 fois en raison d'un excès d'apport calorique. Les graisses sont surtout situées sous la peau, mais il existe des graisses plus profondes qui entourent les organes, notamment ceux de la cavité abdominale.

## L'INDICE DE MASSE CORPORELLE

L'indice de masse corporelle (IMC) permet d'estimer la quantité de tissus adipeux dans l'organisme et d'évaluer les risques pour la santé associés à un excès de poids chez les personnes entre 18 et 65 ans (sauf exceptions). Il est calculé en divisant le poids (en kilogrammes) par le carré de la taille (en mètres). Un IMC qui se situe entre 18,5 et 25 indique que le poids d'un individu n'a pas d'incidence sur sa santé. On parle alors de « poids santé ». En dehors de cet intervalle, le poids devient un facteur de risque d'autant plus important que l'IMC s'en écarte.

*Le poids santé ... page 20*

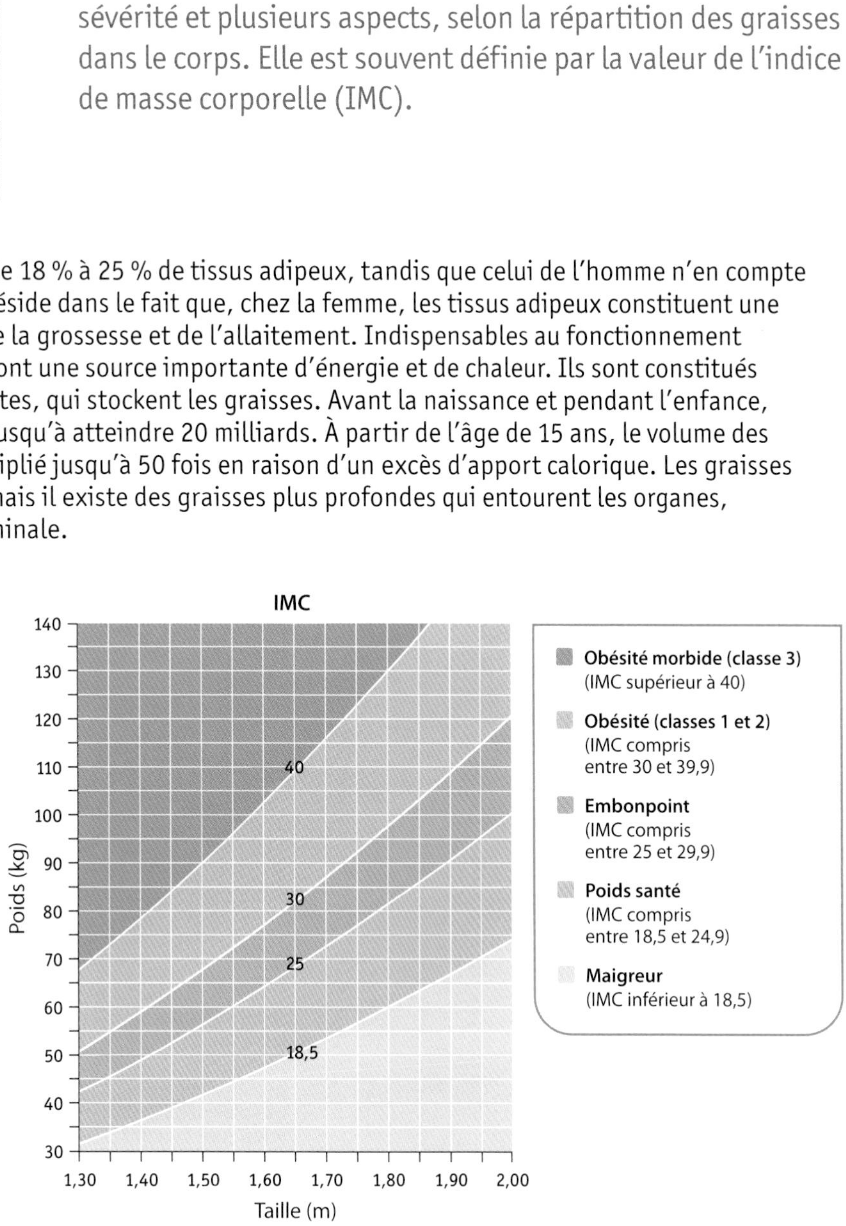
IMC
140
130
120
110
100
90
80
70
60
50
40
30
Poids (kg)
40
30
25
18,5
1,30
1,40
1,50
1,60
1,70
1,80
1,90
2,00
Taille (m)
Obésité morbide (classe 3)
(IMC supérieur à 40)
Obésité (classes 1 et 2)
(IMC compris entre 30 et 39,9)
Embonpoint
(IMC compris entre 25 et 29,9)
Poids santé
(IMC compris entre 18,5 et 24,9)
Maigreur
(IMC inférieur à 18,5)

## LA STÉATOMÉRIE

La stéatomérie est la formation de tissus adipeux localisés profondément sous la peau et dans certaines régions du corps. Sur la face externe des cuisses, cette accumulation de graisses est mieux connue sous le nom de culotte de cheval. Des accumulations de tissus adipeux peuvent aussi être localisées sur la face postérieure des bras, dans le cou, sur le ventre et sur la face interne des genoux. D'origine **génétique**, la stéatomérie affecte généralement les femmes à partir de 40 ans et plus rarement les jeunes femmes. Elle se manifeste par une modification de la silhouette et par une prise de poids. Elle peut entraîner de l'arthrose aux genoux, en cas de surpoids important, et accroître les risques de maladies cardiovasculaires.

## LA CELLULITE ESTHÉTIQUE

La cellulite esthétique est un développement de tissus adipeux dans certaines régions du corps, le plus souvent dans les cuisses, les fesses, le ventre et les bras, qui entraîne une altération de la peau connue sous le terme de peau d'orange. Elle affecte, à divers degrés, 90 % des femmes et environ 2 % des hommes. La cellulite est due en grande partie aux hormones féminines, les œstrogènes, qui stimulent la formation d'amas de tissus adipeux dans les tissus conjonctifs situés sous la peau. Elle débute à la puberté et son développement peut être accéléré par une grossesse, la ménopause et certains médicaments à base d'œstrogènes. Plusieurs autres facteurs comme l'hérédité, une mauvaise circulation sanguine dans les jambes, une alimentation trop riche ou la sédentarité influencent la formation de cellulite esthétique.

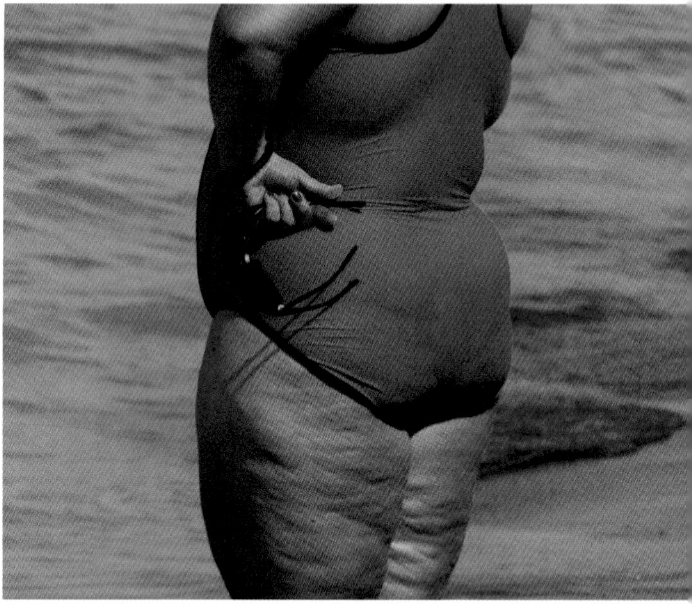

**Peau d'orange**
L'aspect irrégulier donné à la peau par la cellulite est dû à la croissance d'amas de tissus adipeux.

## LES TYPES D'OBÉSITÉ

Selon la répartition des graisses dans le corps, on distingue deux grands types d'obésité, souvent liés au sexe et à des facteurs héréditaires. L'obésité gynoïde affecte principalement les femmes, tandis que l'obésité androïde est plus fréquente chez les hommes.

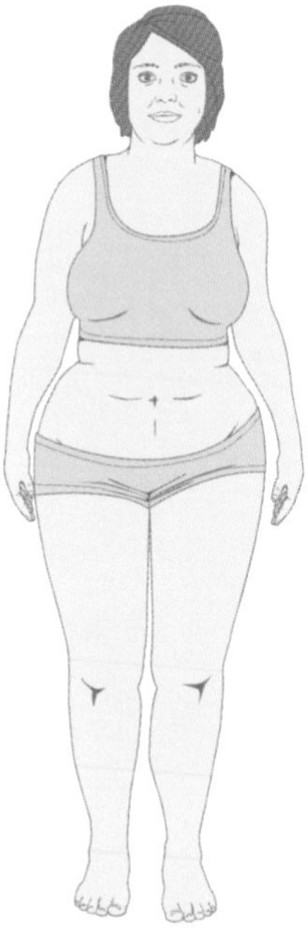

**Obésité gynoïde**
L'obésité gynoïde se caractérise par une accumulation des graisses dans la partie inférieure du corps, particulièrement dans les hanches, les cuisses et les fesses.

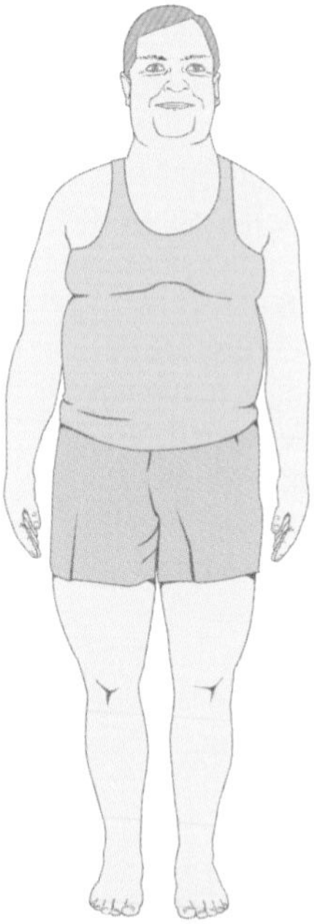

**Obésité androïde**
L'obésité androïde, ou obésité abdominale, se traduit par un excès de tissus adipeux dans la partie supérieure du corps, principalement le ventre, le tronc et le cou. Cette forme d'obésité est plus sujette aux complications.

## LES **COMPLICATIONS** DE L'**OBÉSITÉ**

Les répercussions de l'obésité sur la santé sont nombreuses et d'autant plus importantes que l'indice de masse corporelle (IMC) est élevé. L'obésité, en particulier la forme androïde, augmente les risques de maladies cardiovasculaires telles que l'insuffisance cardiaque, la maladie coronarienne, l'hypertension artérielle et les accidents vasculaires cérébraux. D'autres maladies, comme le diabète de type 2 et l'hypercholestérolémie, peuvent également être causées par un excès de poids. Il en va de même pour certains troubles respiratoires tels que l'apnée du sommeil et les ronflements nocturnes. L'obésité favorise l'arthrose, la lithiase biliaire et certains cancers, comme ceux de l'endomètre, des ovaires, du côlon et de la prostate. Elle peut aussi être une cause de stérilité. Dans les formes les plus graves d'obésité, la qualité de vie est grandement affectée par des difficultés respiratoires, des troubles du sommeil, une transpiration excessive, une incontinence urinaire ainsi qu'une réduction de la mobilité et de l'autonomie. D'une façon générale, l'obésité réduit l'espérance de vie.

## LES **TRAITEMENTS** DE L'**OBÉSITÉ**

Le traitement de l'obésité varie selon ses causes. L'approche la plus courante consiste à suivre un régime alimentaire qui limite l'apport calorique. Celui-ci repose sur une modification profonde des habitudes alimentaires et doit être couplé à la pratique régulière d'exercices physiques qui augmentent les dépenses énergétiques du corps. Il existe plusieurs types de régimes alimentaires. Adapté à chaque individu, le régime alimentaire doit être équilibré et réaliste afin de ne pas entraîner de carences alimentaires ou de rechutes. Il doit être encadré par un médecin et peut, dans certains cas, être accompagné d'une psychothérapie. Dans les cas les plus graves ou par suite de l'échec de tous les autres traitements, la mise en place d'un anneau gastrique peut être envisagée. Il s'agit d'une procédure réversible de réduction du volume de l'estomac, désormais plus courante que l'agrafage de l'estomac, qui est permanent et plus invasif.

*La nutrition ... page 11*

### L'OBÉSITÉ

**SYMPTÔMES :**
Excès de poids, amas de graisses.

**TRAITEMENTS :**
Régime alimentaire, exercice physique, psychothérapie, liposuccion, anneau gastrique.

**PRÉVENTION :**
Alimentation équilibrée, exercice physique régulier. Limiter et contrôler le stress.

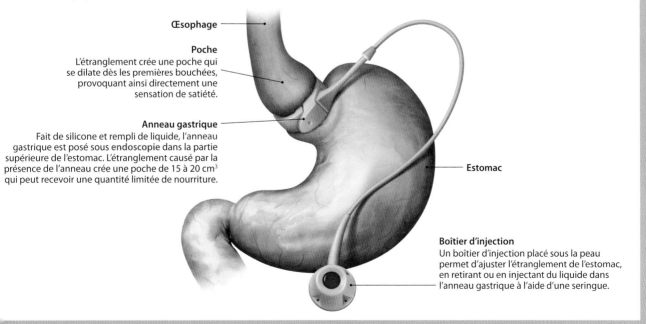

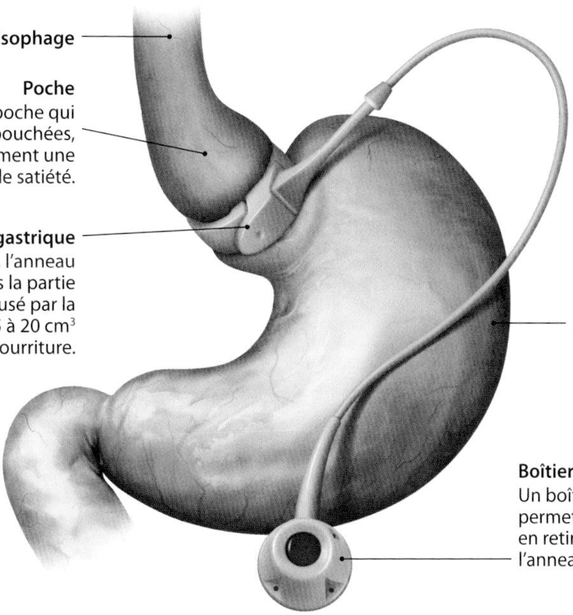
Œsophage
Poche
L'étranglement crée une poche qui se dilate dès les premières bouchées, provoquant ainsi directement une sensation de satiété.
Anneau gastrique
Fait de silicone et rempli de liquide, l'anneau gastrique est posé sous endoscopie dans la partie supérieure de l'estomac. L'étranglement causé par la présence de l'anneau crée une poche de 15 à 20 cm³ qui peut recevoir une quantité limitée de nourriture.
Estomac
Boîtier d'injection
Un boîtier d'injection placé sous la peau permet d'ajuster l'étranglement de l'estomac, en retirant ou en injectant du liquide dans l'anneau gastrique à l'aide d'une seringue.

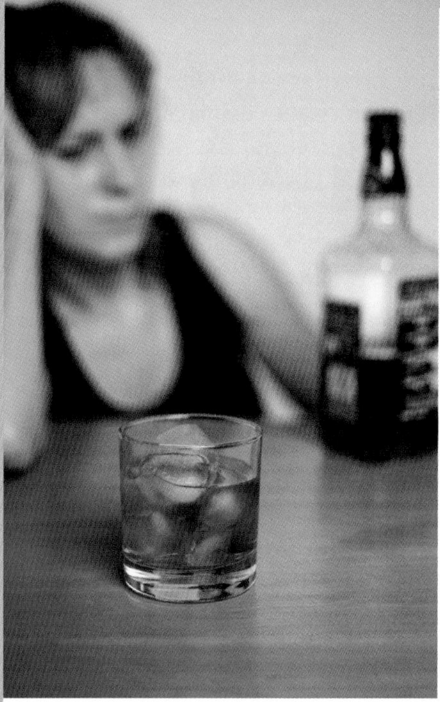

# L'ALCOOLISME

L'alcoolisme touche environ 4 % de la population mondiale et plus particulièrement la population européenne. Il se caractérise par une dépendance (ou addiction) à l'alcool, qui entraîne une consommation non contrôlée de boissons alcoolisées menant à une intoxication **chronique**. La quantité nécessaire au développement d'une dépendance alcoolique varie selon les individus et dépend de facteurs **génétiques**, psychologiques et sociaux. L'alcoolisme est une cause importante de décès par maladies et par suite d'accidents de la route, de suicides ou d'homicides. Chez la femme enceinte, une consommation chronique et excessive d'alcool peut entraîner une alcoolisation fœtale dangereuse pour l'enfant.

*Le tabac, l'alcool et les drogues ... page 26*
*Le syndrome d'alcoolisation fœtale ... page 479*

## LE **PARCOURS** DE L'**ALCOOL** DANS LE **SANG**

Après avoir été totalement absorbé par l'estomac et l'intestin grêle, l'alcool ingéré est transporté par le sang jusqu'au foie, où il est partiellement transformé en un composé chimique toxique. L'alcool étant soluble dans l'eau et dans les graisses, la portion qui ne peut pas être immédiatement filtrée par le foie se diffuse dans l'ensemble de l'organisme, y compris dans le lait maternel et les tissus adipeux. Le passage continu du sang dans le foie permet d'éliminer graduellement l'alcool encore présent dans la circulation sanguine après un premier filtrage. L'alcoolémie, ou taux d'alcool sanguin, augmente proportionnellement à la quantité d'alcool consommée et ne commence à diminuer qu'après l'arrêt de la consommation. La vitesse d'élimination de l'alcool est de 0,1 à 0,3 gramme par heure.

## L'**ÉTHYLOMÈTRE**

L'éthylomètre, appelé aussi alcootest, permet d'évaluer l'alcoolémie à partir de la quantité d'alcool contenue dans l'air expiré. Très volatil, l'alcool diffuse facilement du sang vers les alvéoles des poumons. La quantité d'alcool dans l'air expiré est donc proportionnelle à celle du sang. Elle peut être mesurée par différents types d'éthylomètres. Certains contiennent un composé chimique qui change de couleur plus ou moins intensément au contact de l'alcool. L'ivressomètre, plus précis que l'éthylomètre, fournit une mesure de la concentration d'alcool en milligrammes par litre d'air expiré et en grammes par litre de sang.

*Les poumons ... page 312*

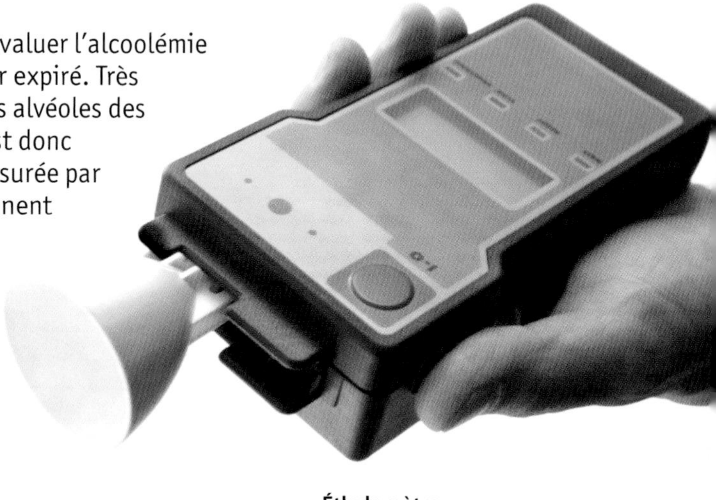

**Éthylomètre**

## LES **EFFETS** DE L'**ALCOOL**

L'absorption excessive d'alcool peut entraîner une intoxication alcoolique **aiguë**, caractérisée par un état d'ivresse. Débutant environ 30 minutes après l'ingestion de boissons alcoolisées, elle se manifeste généralement à partir d'une alcoolémie de 0,5 gramme par litre (g/l). Ses effets augmentent avec l'alcoolémie et peuvent s'accompagner de nausées et de vomissements. Une alcoolémie supérieure à 3 g/l conduit généralement au coma, et à la mort au-delà de 5 g/l. L'individu ivre présente des troubles psychomoteurs comme un ralentissement des réflexes ou des difficultés d'élocution. Les effets de l'alcool peuvent également entraîner un rétrécissement du champ visuel, un ralentissement du rythme cardiaque, des brûlures d'estomac, une perte de chaleur par la peau et une déshydratation. La consommation régulière, fréquente et abondante d'alcool entraîne une intoxication alcoolique **chronique**, caractérisée par le développement d'une dépendance à l'alcool (alcoolisme) et d'une plus grande tolérance à ses effets. À moyen et à long terme, l'alcool a de nombreux effets sur le métabolisme et provoque différents dommages, parfois irréversibles, sur plusieurs organes.

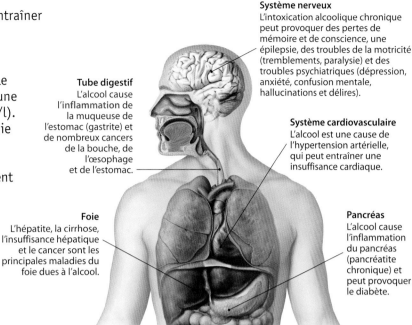

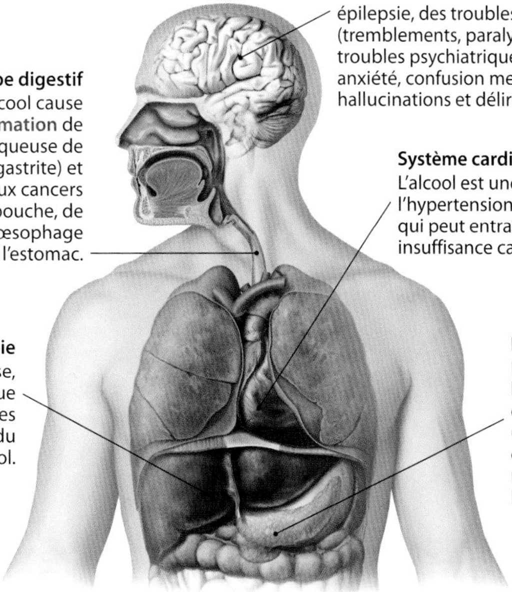
**Système nerveux**
L'intoxication alcoolique chronique peut provoquer des pertes de mémoire et de conscience, une épilepsie, des troubles de la motricité (tremblements, paralysie) et des troubles psychiatriques (dépression, anxiété, confusion mentale, hallucinations et délires).
**Tube digestif**
L'alcool cause l'**inflammation** de la muqueuse de l'estomac (gastrite) et de nombreux cancers de la bouche, de l'œsophage et de l'estomac.
**Système cardiovasculaire**
L'alcool est une cause de l'hypertension artérielle, qui peut entraîner une insuffisance cardiaque.
**Foie**
L'hépatite, la cirrhose, l'insuffisance hépatique et le cancer sont les principales maladies du foie dues à l'alcool.
**Pancréas**
L'alcool cause l'inflammation du pancréas (pancréatite chronique) et peut provoquer le diabète.

**Effets de l'intoxication alcoolique chronique**

### LE TRAITEMENT DE L'ALCOOLISME

Le traitement de l'alcoolisme nécessite, de la part du patient, une bonne compréhension de la maladie, une prise de conscience de sa dépendance à l'alcool et la volonté de la surmonter. Il consiste à suivre une cure de désintoxication, généralement complétée par une psychothérapie et par un soutien médical. Après le sevrage, les risques de récidive sont importants. Ils peuvent toutefois être minimisés par un accompagnement psychologique et par l'administration de certains médicaments qui provoquent des malaises en cas d'ingestion d'alcool ou qui empêchent la sensation de plaisir qui accompagne la prise d'alcool.

## L'ALCOOLISME

**SYMPTÔMES :**
Intoxication aiguë : ralentissement des réflexes, levée des inhibitions, changement d'humeur, difficulté d'élocution, diminution de la coordination motrice, perte d'équilibre, nausées, vomissements, déshydratation, **hypothermie**. Intoxication chronique : épilepsie, tremblements, paralysie, confusion mentale, hallucinations, délires.

**TRAITEMENTS :**
Cure de désintoxication (sevrage, psychothérapie, soutien médical, médication).

**PRÉVENTION :**
En l'absence de dépendance : limiter la consommation d'alcool. En cas de dépendance : un diagnostic précoce doit être posé afin de permettre une prise en charge rapide de la maladie.

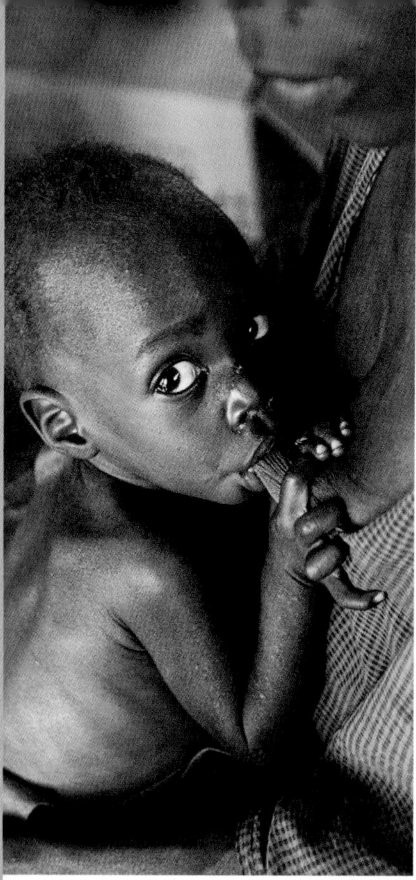

# LES CARENCES NUTRITIONNELLES

Les carences nutritionnelles sont des états caractérisés par le manque ou l'absence d'une ou plusieurs substances apportées par les aliments et nécessaires au bon fonctionnement du corps. Le manque de nourriture, dans les cas de famine par exemple, et plus rarement de maladies (**anorexie**, intolérance alimentaire, etc.) entraînent un apport d'aliments insuffisant et peuvent conduire à une carence nutritionnelle générale (sous-alimentation ou sous-nutrition). La malnutrition, pour sa part, est un état pathologique causé par le manque ou l'excès d'un ou plusieurs nutriments, qu'il s'agisse de minéraux, d'oligoéléments ou de vitamines. Quelle que soit leur origine, les carences nutritionnelles ont des conséquences graves et parfois irréversibles sur le développement des enfants et peuvent entraîner de nombreux problèmes de santé à tous les âges.

*La nutrition ... page 11*

## LES CONSÉQUENCES DE LA SOUS-ALIMENTATION

La sous-alimentation s'accompagne d'une sensation permanente de faim et de soif, de faiblesse musculaire et de fatigue. Elle entraîne une **hypoglycémie**, une déshydratation, un amaigrissement, une perte de masse musculaire et mène à la mort si elle se prolonge. Même temporaire, la sous-alimentation est particulièrement grave pour le fœtus, le nouveau-né et l'enfant, car elle nuit à leur développement et peut entraîner des déficiences physiques et mentales.

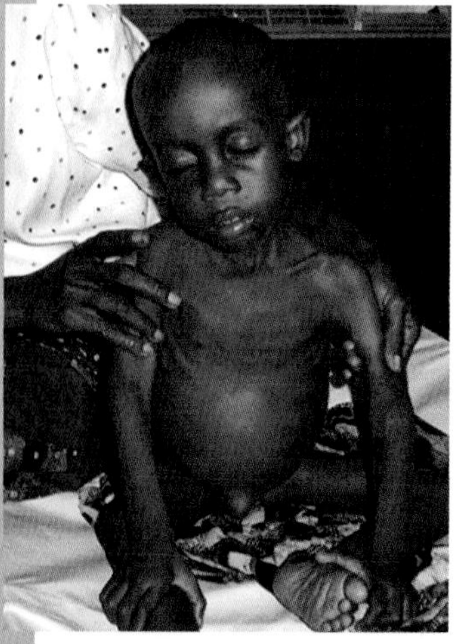

**Enfant souffrant de sous-alimentation**
Le gonflement de l'abdomen est caractéristique d'un état de sous-alimentation avancée. Il est dû à deux phénomènes : l'affaiblissement des muscles abdominaux et la fuite de plasma sanguin dans la cavité abdominale due à la diminution du taux de protéines dans le sang.

## LES MALADIES LIÉES À LA MALNUTRITION

La malnutrition entraîne des maladies propres à chaque carence : scorbut (vitamine C), hypothyroïdie (iode), rachitisme et ostéomalacie (vitamine D), xérophtalmie (vitamine A), béribéri (vitamine B1), pellagre (vitamine B3), kwashiorkor (protéines), etc. Dans la plupart des cas, la réintroduction de la substance manquante dans l'alimentation permet d'inverser ses effets. Mais, en l'absence de traitement, la malnutrition peut entraîner la mort.

*Les maladies de la glande thyroïde ... page 225*
*Les déformations du squelette ... page 525*

### UN FLÉAU

Dans le monde, en particulier dans les pays en voie de développement, plus de 800 millions de personnes souffrent de sous-alimentation et plus de 25 000 en meurent chaque jour. La malnutrition, quant à elle, touche un peu plus de la moitié de la population mondiale.

## LE SCORBUT

Le scorbut est une maladie qui résulte d'une carence en vitamine C. Il se manifeste, après un à trois mois de carence, par une **inflammation** des gencives, des hémorragies (gencives, peau, nez), de l'**anémie** et une faiblesse. L'apparition de ces symptômes s'accompagne d'un risque élevé de défaillance cardiaque. Chez les enfants, la carence en vitamine C provoque également des douleurs dans les membres et augmente les risques de mort subite.

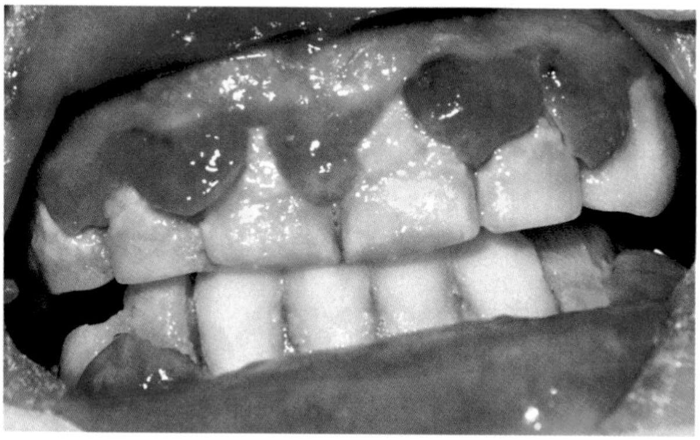

**Scorbut**

## LA KWASHIORKOR

Le kwashiorkor survient chez l'enfant après un sevrage brutal, devenu nécessaire en raison de la naissance d'un nouvel enfant devant être allaité, par exemple. Il touche les enfants des pays en voie de développement, principalement en Afrique tropicale. Le kwashiorkor résulte d'une alimentation trop pauvre en protéines. Il entraîne des lésions cutanées noires et un gonflement caractéristique de l'abdomen. Il peut aussi provoquer de la diarrhée, une perte de poids, une anémie, un retard de croissance et des troubles psychiques et mentaux.

## LA XÉROPHTALMIE

La xérophtalmie est une maladie due à une carence en vitamine A, qui affecte surtout les enfants des pays en voie de développement. Elle est caractérisée par une sécheresse oculaire, qui se prolonge par l'apparition de taches opaques dans la cornée. Ces lésions peuvent s'étendre et entraîner la destruction de la cornée ainsi que sa perforation. En l'absence de traitement, la xérophtalmie mène à la cécité.

## LE BÉRIBÉRI

Le béribéri est causé par une carence en vitamine B1. Dans les pays en voie de développement, il est favorisé par les régimes alimentaires à base de riz raffiné dont on a extrait le péricarpe, ou l'enveloppe externe, riche en vitamine B1. Il se manifeste par différents symptômes : faiblesse, amaigrissement, anorexie, constipation, troubles de la sensibilité, atrophie musculaire, etc. La maladie peut ensuite provoquer des atteintes aux nerfs, au cœur ou au cerveau.

## LA PELLAGRE

La pellagre est une maladie rare causée par une carence en vitamine B3 (ou PP), caractéristique d'un régime alimentaire pauvre en protéines animales. Elle est plus fréquente dans les pays en voie de développement qui éprouvent des problèmes de sous-alimentation et ceux où l'aliment de base est le maïs (Amérique centrale, Amérique du Sud). La pellagre se traduit par la formation de taches bien délimitées, d'une couleur plus foncée ou plus rouge, sur les zones de peau exposées au soleil. Elle provoque également des diarrhées, des douleurs abdominales et des troubles neurologiques tels que l'anxiété, l'insomnie ou les pertes de mémoire, qui peuvent évoluer vers la démence.

### LES CARENCES NUTRITIONNELLES

**SYMPTÔMES :**
Variables selon la carence. Les symptômes sont souvent réversibles quand ils sont traités à temps.

**TRAITEMENTS :**
Apport de l'élément manquant dans l'alimentation, d'abord en quantité importante (voie orale ou intraveineuse), puis par une alimentation équilibrée.

**PRÉVENTION :**
Alimentation diversifiée, suffisante et régulière.

# LES INTOLÉRANCES ALIMENTAIRES

L'intolérance alimentaire est l'incapacité du tube digestif à assurer la digestion de certains aliments. Les intolérances au lactose et au gluten sont parmi les plus fréquentes, même si leur importance varie beaucoup en fonction des populations et des groupes ethniques.

## L'INTOLÉRANCE AU LACTOSE

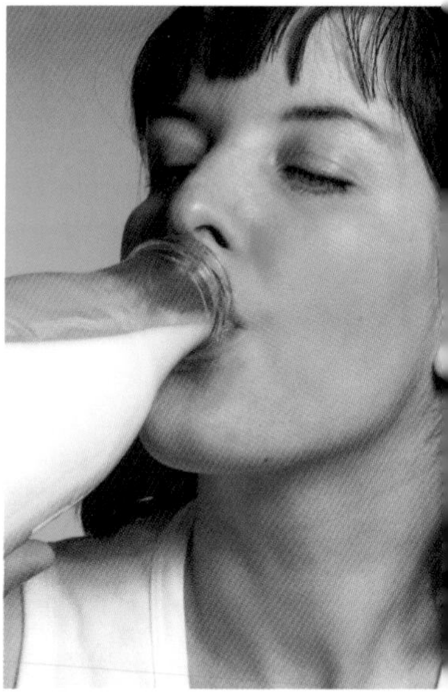

Le lactose est le principal glucide du lait et est présent seulement dans les produits laitiers. L'intolérance au lactose est une maladie fréquente qui affecte environ trois quarts des adultes dans le monde. Elle est causée par l'absence ou le déficit d'une **enzyme** de l'intestin grêle, la lactase, qui permet de digérer le lactose. Présente naturellement chez tous les enfants, la lactase diminue ou disparaît à l'âge adulte chez certaines personnes et dans certaines populations, particulièrement en Asie, en Afrique et en Amérique du Sud. Lorsque la lactase est absente ou insuffisante, le lactose non digéré stimule les contractions de l'intestin, ce qui provoque divers troubles de la digestion et du transit intestinal. Le traitement de l'intolérance au lactose consiste à éviter la consommation de lait et à favoriser les produits laitiers fermentés comme les yaourts (yogourts) et les fromages. Il existe aussi des suppléments enzymatiques sous forme de tablettes ou de gouttes à ajouter aux aliments contenant du lait ou de la crème.

## LA MALADIE CŒLIAQUE

La maladie cœliaque, ou l'intolérance au gluten, est une maladie **chronique** de l'intestin grêle, causée par une protéine contenue dans certaines céréales. Elle est relativement fréquente chez les populations européennes du Nord. Chez les personnes prédisposées génétiquement, le gluten provoque une réaction immunitaire qui se traduit par une **inflammation**, un **œdème** et la destruction de la surface de la muqueuse intestinale, ce qui réduit sa capacité d'absorption. Outre des troubles digestifs, la mauvaise absorption des nutriments peut entraîner un amaigrissement, des carences nutritionnelles diverses et des retards de croissance et de la puberté chez l'enfant.

*Le système immunitaire ... page 278*

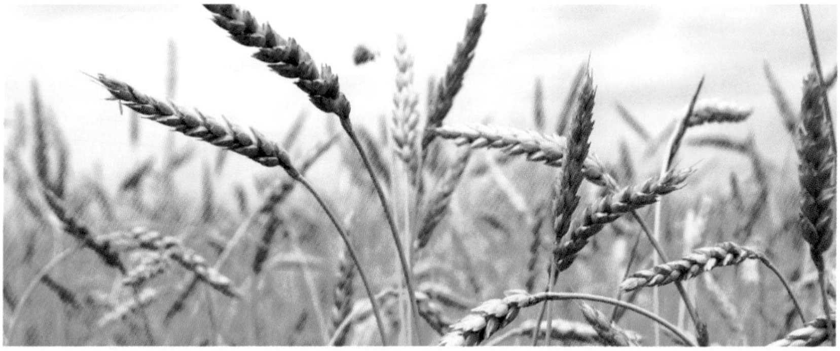

**Gluten**
Le gluten est une protéine présente dans les graines de certaines céréales dont le blé, le seigle et l'orge. Il entre aussi dans la composition de nombreux aliments transformés comme les soupes, la chapelure, les pâtes ou les sauces. Plusieurs céréales comme le maïs, l'amarante, le millet et le sarrasin ne contiennent pas de gluten. Le caractère toxique de l'avoine pour les malades cœliaques est aujourd'hui remis en cause.

### LES INTOLÉRANCES ALIMENTAIRES

**SYMPTÔMES :**
Diarrhée, crampes et douleurs abdominales, gaz intestinaux, amaigrissement, fatigue. La maladie cœliaque s'accompagne aussi de troubles liés à la malnutrition.

**TRAITEMENTS :**
Suppression de l'aliment responsable, substitution par un équivalent nutritionnel si possible. Intolérance au lactose : suppléments enzymatiques.

# INDIGESTION

Ballonnement, nausée, vomissement et douleurs abdominales composent un ensemble de symptômes dus à une digestion difficile, que l'on qualifie d'indigestion. Bien qu'elle soit le plus souvent causée par un repas trop copieux en nourriture ou en alcool, l'indigestion peut toutefois être le signe d'un trouble plus grave de l'appareil digestif ou d'autres organes, comme une gastroentérite, une intoxication alimentaire, voire un infarctus du myocarde ou une tumeur cérébrale.

## E VOMISSEMENT

e vomissement est l'expulsion réflexe du contenu de l'estomac par a bouche. Il est produit par la contraction brusque du diaphragme et les muscles abdominaux, qui comprime l'estomac. Le muscle circulaire qui ferme l'orifice supérieur de l'œsophage, le sphincter œsophagien supérieur, se relâche alors, ce qui laisse le contenu gastrique refluer dans l'œsophage. Des vomissements répétés entraînent un risque de déshydratation et de dénutrition. Dans certains cas, ils peuvent aussi entraîner une asphyxie. Les vomissements peuvent être calmés par des médicaments **antispasmodiques** ou **antiémétiques** (qui empêchent le vomissement), mais leur cause doit être trouvée et traitée.

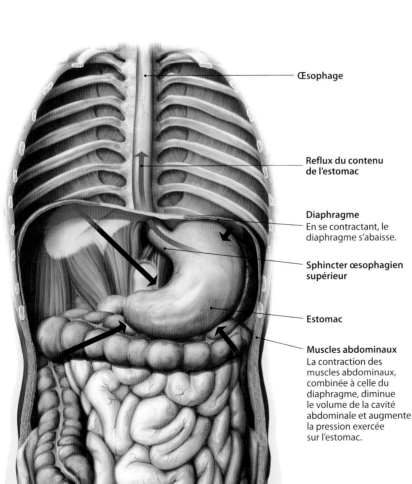

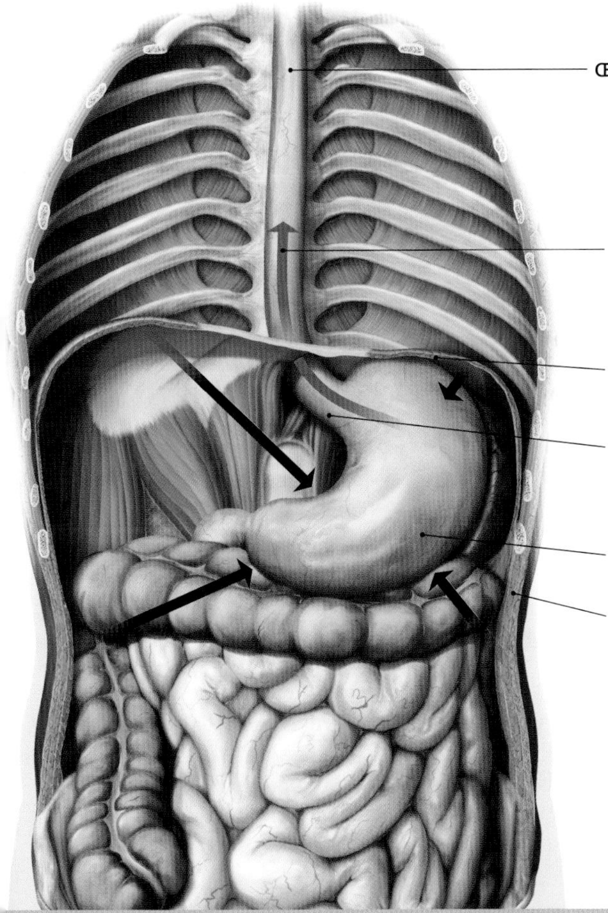
Œsophage
Reflux du contenu de l'estomac
Diaphragme
En se contractant, le diaphragme s'abaisse.
Sphincter œsophagien supérieur
Estomac
Muscles abdominaux
La contraction des muscles abdominaux, combinée à celle du diaphragme, diminue le volume de la cavité abdominale et augmente la pression exercée sur l'estomac.

### LA NAUSÉE

La nausée est une sensation désagréable qui précède généralement le vomissement. Elle peut être le symptôme d'une maladie du système digestif, du système nerveux central ou de l'oreille interne. Elle peut aussi survenir lors de la grossesse, du mal des transports, d'un stress, de la prise de médicaments (notamment pendant une **chimiothérapie**) ou encore être causée par un goût ou une odeur désagréables. Une fois son origine déterminée, elle peut être traitée par des médicaments antiémétiques.

### L'INDIGESTION

**SYMPTÔMES :**
Nausée, vomissement, douleur abdominale, ballonnement, maux de tête.

**TRAITEMENTS :**
Diète. Vomissement : traitement de la cause, antiémétiques, antispasmodiques.

**PRÉVENTION :**
Alimentation équilibrée. Éviter la consommation excessive d'alcool.

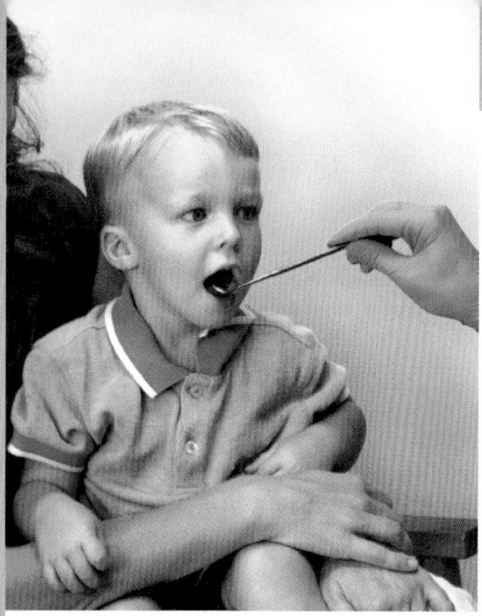

# LES MALADIES DE LA BOUCHE

Les maladies qui affectent la bouche peuvent être causées par une mauvaise hygiène buccodentaire (carie, gingivite, parodontite), par des **infections** ou des lésions de la muqueuse buccale (aphte, muguet, glossite) ou par le tabagisme (cancer de la bouche). Elles sont le plus souvent bénignes, mais certaines, plus sévères, peuvent limiter le fonctionnement de la bouche et gêner l'alimentation, la parole et la respiration.

*La carie ... page 367*

## LA **GINGIVITE**

L'accumulation de la plaque dentaire et du tartre à la surface des dents peut provoquer une **inflammation** de la gencive, appelée gingivite. Cette dernière se manifeste par la rougeur et le gonflement de la gencive, et par des saignements fréquents, en particulier au moment du brossage des dents. Certaines formes de gingivite, beaucoup plus rares, peuvent être causées par l'usage de médicaments ou par des déficiences du système immunitaire (**immunodépression**).

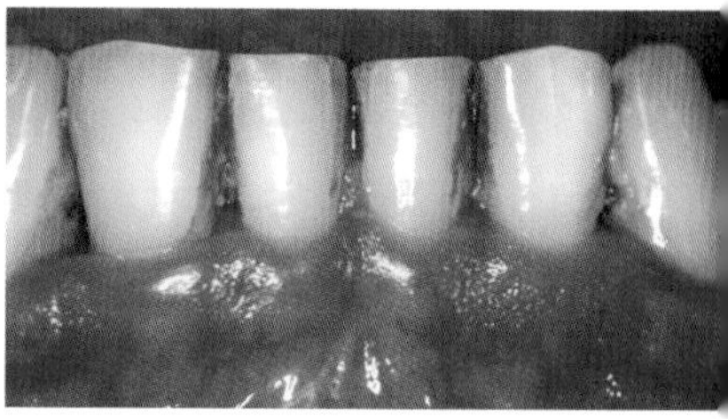

**Gingivite**
La gencive enflammée présente un aspect boursouflé et rouge. Elle peut recouvrir une partie de la dent.

## LA **PARODONTITE**

En l'absence de traitement, la gingivite peut se propager à tous les tissus de soutien de la dent : gencive, os alvéolaire, cément et ligaments alvéolodentaires. Elle se transforme alors en parodontite. Cette maladie entraîne un déchaussement dentaire. Les gencives se rétractent et dévoilent progressivement la base des dents, entraînant une mobilité plus ou moins prononcée des dents, qui peuvent se détacher dans les cas les plus graves. Une bonne hygiène buccodentaire et un détartrage régulier permettent de soigner la gingivite et de prévenir ou stopper l'évolution d'une parodontite.

*La santé buccodentaire ... page 369*

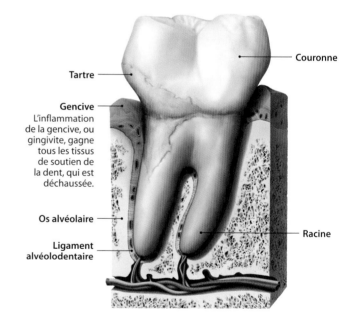

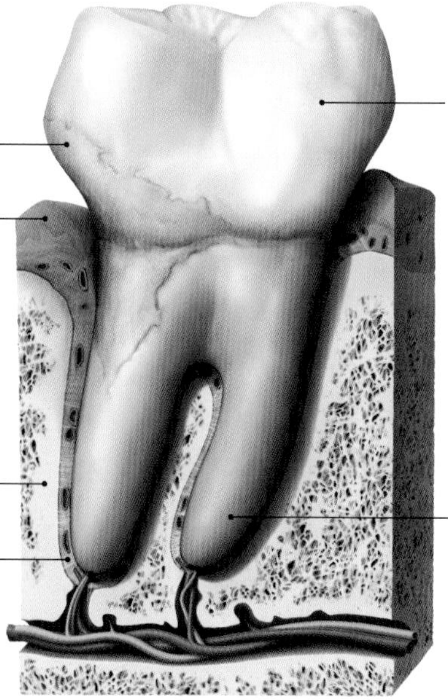
Couronne
Tartre
Gencive
L'inflammation de la gencive, ou gingivite, gagne tous les tissus de soutien de la dent, qui est déchaussée.
Os alvéolaire
Racine
Ligament alvéolodentaire

**Parodontite**

## LA PLAQUE DENTAIRE

Substance molle et blanchâtre, la plaque dentaire est composée principalement de bactéries de la flore buccale, qui se déposent continuellement à la surface des dents et des gencives. En l'absence de brossage des dents, elle se transforme en un enduit dur, le tartre dentaire, qui est à l'origine des caries et des gingivites. Résistant au brossage des dents, le tartre doit être éliminé par un dentiste à l'aide d'ultrasons ou d'une curette (petit outil de grattage). La fréquence du détartrage varie selon les personnes, mais un examen semestriel ou annuel permet de limiter sa formation.

## A GLOSSITE

a glossite est une **inflammation** de la langue causée e plus souvent par une brûlure, des frottements, un ontact avec des substances irritantes, une **infection**, es allergies ou encore des carences en fer ou en itamines. Cette affection change l'aspect d'une partie u de toute la langue. La glossite est généralement énigne, notamment la glossite migratoire (ou langue éographique), fréquente surtout chez les enfants. a glossite peut être accompagnée de douleurs et 'inconfort lors de la mastication, de la **déglutition** ou de a parole. Une hospitalisation peut être nécessaire dans e cas où elle conduirait au gonflement de la langue et à 'obstruction du pharynx (gorge).

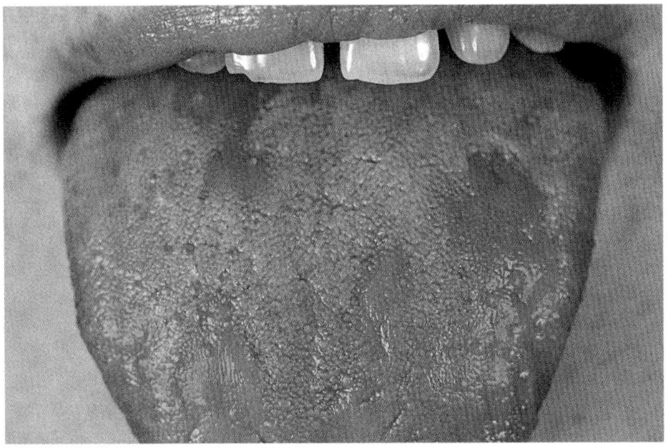

**Glossite**
En cas de glossite, la langue peut augmenter de volume, sa surface peut devenir lisse et sa coloration rouge peut s'atténuer ou s'intensifier.

## E MUGUET

e muguet, ou mycose buccale, est une infection le la bouche par un champignon microscopique, *andida albicans*. Il provoque l'apparition d'un enduit lanchâtre sur les muqueuses de la bouche, de la gorge t parfois de l'œsophage et peut s'accompagner de icotements, de brûlures, de difficultés à avaler et d'une erte d'appétit. Fréquent et généralement bénin chez le rès jeune enfant, le muguet peut aussi se développer à a suite d'une faiblesse du système immunitaire, causée ar une maladie comme le sida ou le diabète, ou par des raitements : **corticostéroïdes**, **antibiotiques** u **chimiothérapie**.

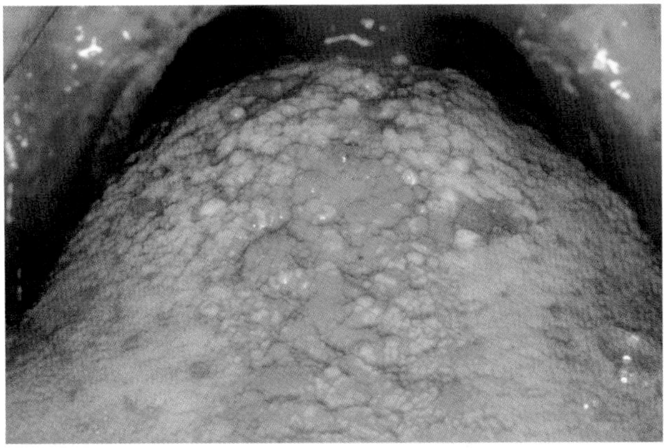

**Muguet**
La langue infectée par *Candida albicans* se couvre d'une pellicule blanchâtre caractéristique, qui peut aussi recouvrir la face interne des joues, le palais et s'étendre au pharynx, au larynx et à l'œsophage.

### LE MUGUET CHEZ LE NOUVEAU-NÉ

Durant la grossesse, les variations hormonales provoquent parfois la prolifération de *Candida albicans* dans le vagin maternel. Le champignon peut être transmis à l'enfant au moment de l'accouchement. Le nouveau-né est alors susceptible de développer un muguet qui peut gêner son alimentation. Il peut également transmettre le champignon à sa mère lors de l'allaitement, ce qui provoque généralement des douleurs au niveau des mamelons.

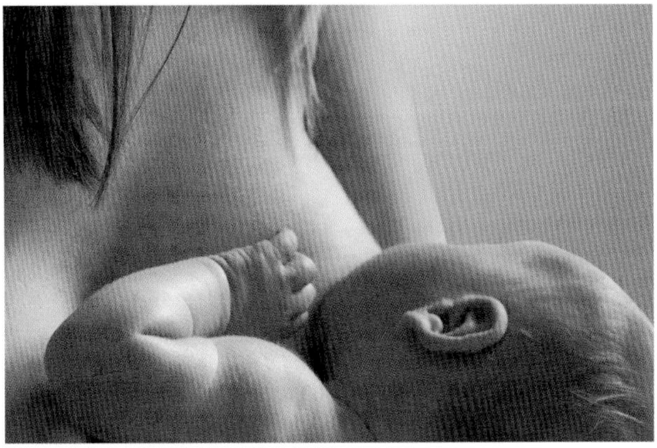

## L'APHTE

L'aphte est un petit ulcère douloureux localisé sur la muqueuse de la bouche. Il se caractérise par une petite tache jaunâtre de forme ronde ou ovale, entourée d'un halo rouge traduisant une **inflammation**. Les aphtes sont le plus souvent des lésions bénignes et isolées. Leurs causes sont multiples : **traumatisme** (frottement d'un appareil ou d'une arête dentaire), intolérance alimentaire, **infection**, stress, fatigue, etc. Ils ne nécessitent aucun traitement et disparaissent spontanément au bout de 8 à 10 jours. Toutefois, des poussées d'aphtes multiples peuvent être le signe d'une affection **chronique**.

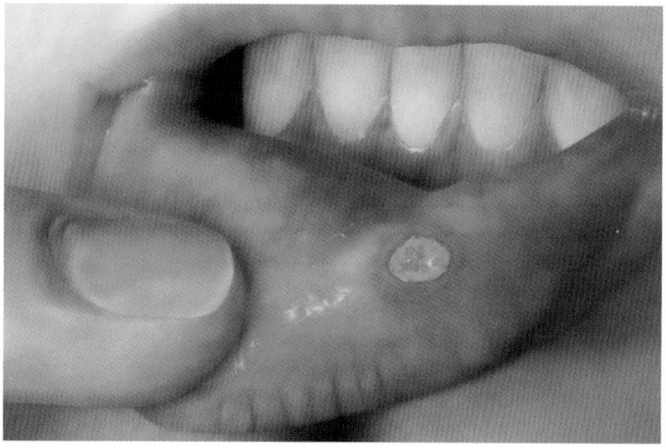

**Aphte de la bouche**
Les aphtes apparaissent sur la face interne des joues et des lèvres, sur les gencives ou sur la langue.

## LE CANCER DE LA BOUCHE

Le cancer de la bouche, ou cancer oral, est une tumeur maligne affectant un ou plusieurs organes de la bouche (lèvres, langue, gencives, joues, palais, glandes salivaires). Souvent indolore au début, il peut prendre différentes formes : petite plaie, plaque rouge ou blanche, ulcération, nodule sur la lèvre ou dans le cou. Ces lésions s'aggravent avec le temps et s'accompagnent d'autres symptômes : saignements, douleurs persistantes dans la bouche ou dans la gorge, difficultés à mâcher, à avaler ou à bouger la langue, engourdissements. L'association alcool-tabac et la mauvaise hygiène buccodentaire constituent des facteurs de risques importants du cancer de la bouche, qui affecte surtout les hommes de plus de 50 ans. Le succès de son traitement dépend de la précocité du diagnostic.

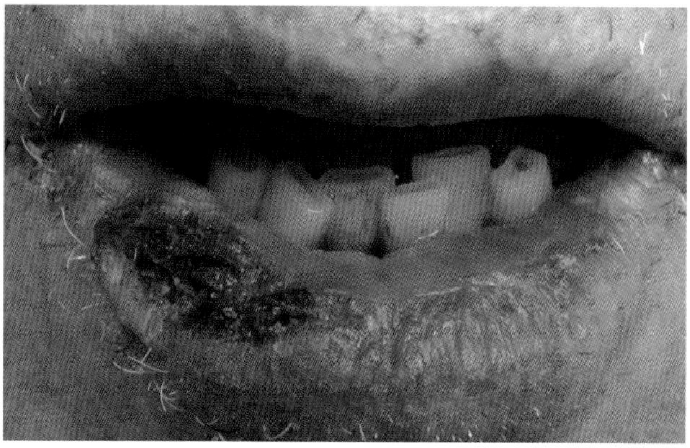

**Cancer de la lèvre**
Les risques de développer un cancer de la lèvre sont accrus par le tabagisme et l'exposition prolongée au soleil.

### LES MALADIES DE LA BOUCHE

**SYMPTÔMES :**
Inflammation, lésion ou changement d'aspect de l'organe affecté, pouvant s'accompagner de douleur et de l'altération de certaines fonctions : mastication, **déglutition**, **phonation**, respiration.

**TRAITEMENTS :**
Gingivite, parodontite : détartrage. Glossite : **corticostéroïdes** en bains de bouche et **antibiotiques** ou **antifongiques** dans les cas d'origine infectieuse. Muguet : antifongiques en bains de bouche. Cancer de la bouche : ablation chirurgicale, **radiothérapie**, **chimiothérapie** quand les tumeurs sont très étendues.

**PRÉVENTION :**
Hygiène buccodentaire, examen régulier par un dentiste (au moins une fois par année).

*La santé buccodentaire ... page 369*

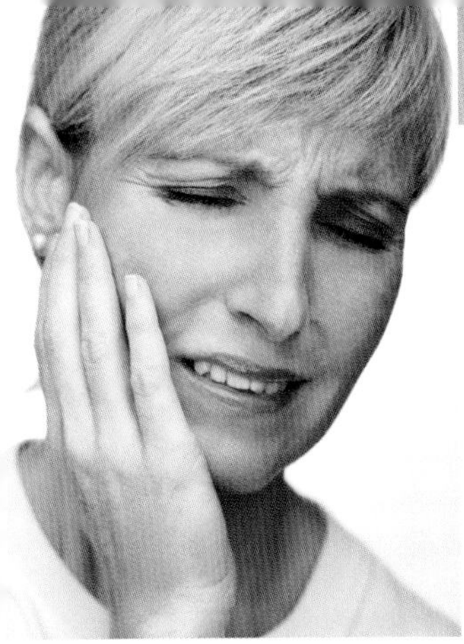

# LA CARIE

Il arrive que les bactéries présentes dans la plaque dentaire prolifèrent, nourries par les sucres provenant des aliments. En se développant, celles-ci détruisent progressivement les différents tissus durs de la dent, formant ainsi une carie. La consommation importante ou fréquente de sucre, la mauvaise hygiène buccodentaire et la production insuffisante de salive favorisent la formation des caries. En l'absence de traitement, les caries peuvent évoluer en abcès.

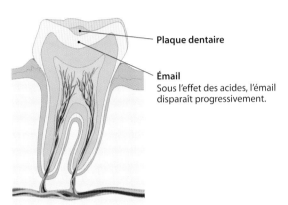

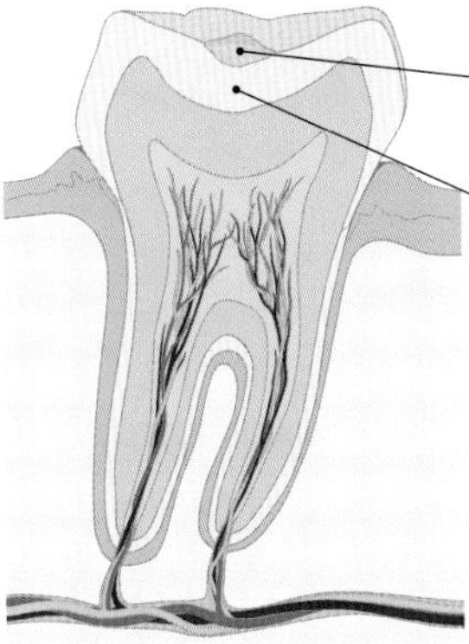
Plaque dentaire
Émail
Sous l'effet des acides, l'émail disparaît progressivement.

**1. Dégradation de l'émail**
Les bactéries de la plaque dentaire transforment les sucres des aliments en acides, qui dissolvent la couche d'émail de la dent.

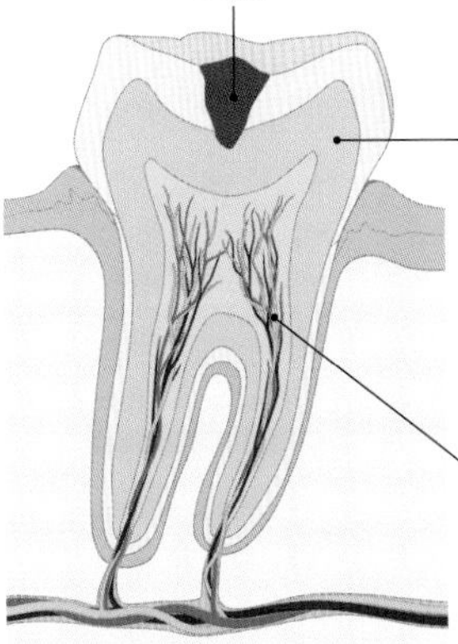
Carie
Dentine
Lorsque l'**infection** atteint la dentine, la progression de la carie provoque une destruction irréversible de la dentine. Le dentiste peut stopper la carie à ce stade.
Nerf
En absence d'émail pour protéger la dentine, les nerfs de la dent reçoivent des stimulations de la cavité buccale. La dent devient alors sensible au froid, à la chaleur, à la pression et à certains aliments.

**2. Destruction de la dentine**
La dégradation de l'émail crée une brèche par laquelle les bactéries pénètrent dans la dent. L'infection se propage jusqu'à la dentine et la détruit.

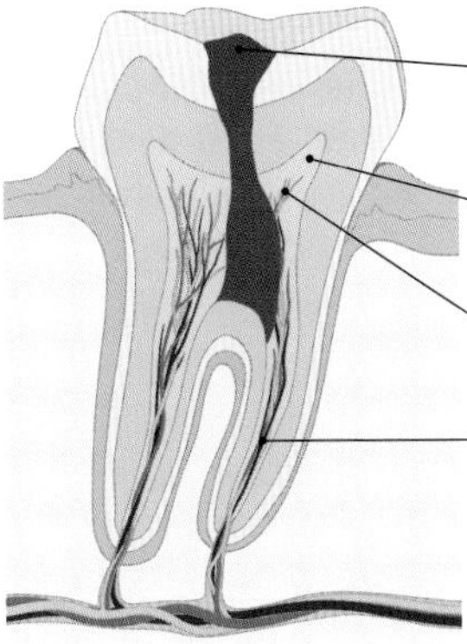
Carie
Pulpe
Nerf
Capillaire sanguin

**3. Inflammation de la pulpe**
L'infection gagne la pulpe, richement innervée, et provoque son **inflammation**. La douleur est alors intense et continuelle.

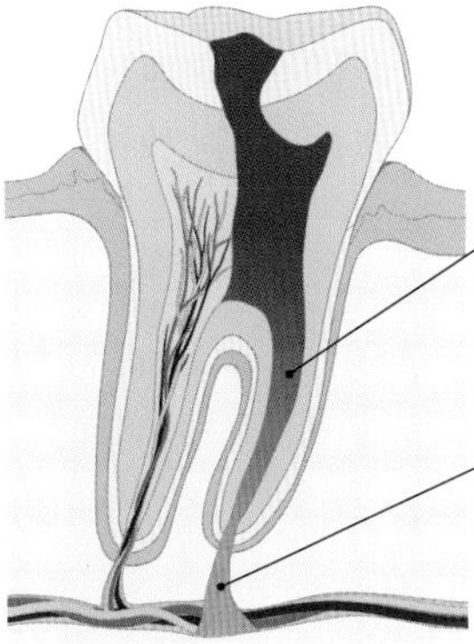
Canal dentaire
Abcès
L'accumulation de pus au-delà de la racine de la dent crée un abcès. Il se manifeste par une rougeur et par un gonflement douloureux de la gencive, associé parfois à de la fièvre et des maux de tête.

**4. Création d'un abcès**
En l'absence de soins, l'infection emprunte le canal dentaire. Elle peut entraîner une **nécrose** de la dent et former un abcès. L'infection peut se propager à l'ensemble de l'organisme et causer des complications graves, telles que des méningites, des endocardites et des infections articulaires.

## LA RADIOGRAPHIE DENTAIRE

Rapide et indolore, la radiographie dentaire permet de visualiser les tissus durs de la dent ainsi que les traitements préalablement réalisés afin d'établir le diagnostic d'une affection de la dent ou de la gencive.

## LE TRAITEMENT DE LA CARIE

Le fraisage est la première étape du traitement d'une carie. Il consiste à éliminer l'ensemble des tissus infectés de la dent à l'aide d'une fraise en métal. La cavité créée est ensuite comblée à l'aide d'un matériau résistant et non toxique, qui peut être soit un amalgame, soit une résine composite. Le dentiste façonne le matériau d'obturation en respectant la forme de la dent puis le polit, ce qui permet de restaurer l'aspect de la dent et sa capacité à mastiquer les aliments. Une dent traitée est plus fragile et doit faire l'objet d'une surveillance particulière car de nouvelles caries peuvent se former sous une obturation ancienne. Lorsque la carie est profonde, un traitement de canal et la pose d'une couronne artificielle peuvent devenir nécessaires.

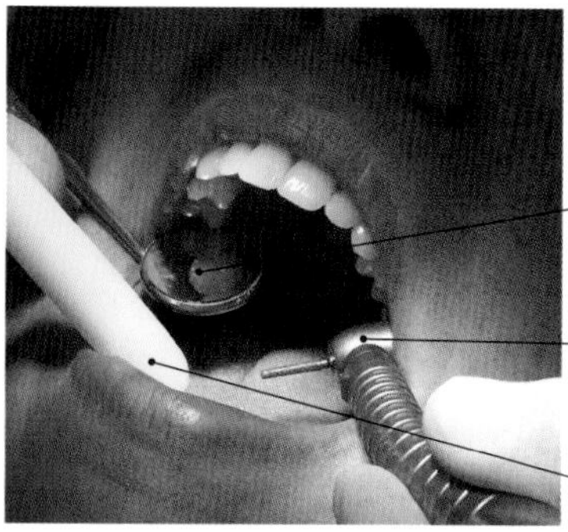

**Miroir**
Un miroir permet au dentiste de voir les parties les moins accessibles. Il permet aussi d'écarter les joues, les lèvres et la langue.

**Fraise**
La fraise est une petite tige dont l'extrémité est couverte de poussière de diamant ou munie de lames coupantes. Elle est animée d'un mouvement rotatif plus ou moins rapide qui permet de creuser la dent.

**Tube d'aspiration**
Un tube d'aspiration permet d'éliminer la salive, les liquides de rinçage et les débris produits par le fraisage qui s'accumulent dans la bouche.

**Fraisage**

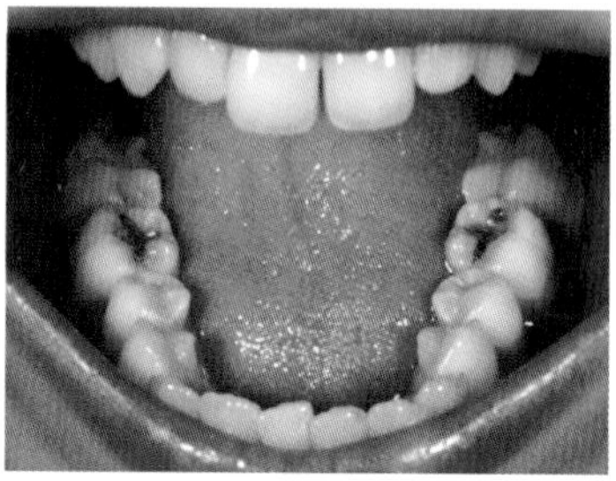

**Amalgame**
Un amalgame, aussi appelé plombage, est un matériau très résistant composé d'un mélange de métaux de couleur grise. De son côté, la résine composite est un mélange de matières organiques et minérales.

### LE TRAITEMENT DE CANAL

Dans les cas de caries profondes, d'abcès dentaire ou encore lorsqu'une dent est brisée, un traitement de canal (ou dévitalisation) peut être pratiqué sous anesthésie locale. Après avoir retiré toute la pulpe de la dent, les canaux dentaires sont nettoyés, élargis, désinfectés et remplis avec un matériau d'obturation. La partie supérieure de la dent est obturée par un amalgame ou une résine composite. Privée de pulpe, la dent n'est plus irriguée par les vaisseaux sanguins et devient donc plus fragile. Lorsque la couronne naturelle est très endommagée, le traitement de canal est souvent suivi de la pose d'une couronne artificielle. L'ensemble du traitement est indolore, mais exige un travail long et minutieux qui peut être étalé sur plusieurs séances.

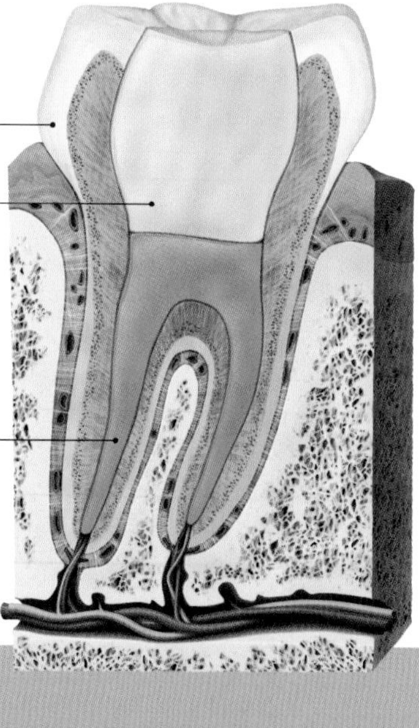

**Couronne**

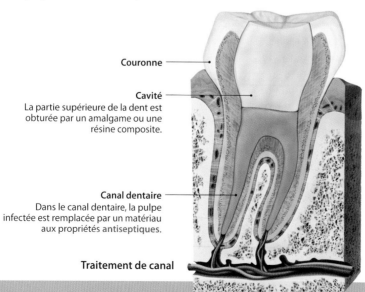

**Cavité**
La partie supérieure de la dent est obturée par un amalgame ou une résine composite.

**Canal dentaire**
Dans le canal dentaire, la pulpe infectée est remplacée par un matériau aux propriétés antiseptiques.

**Traitement de canal**

### LA CARIE

**SYMPTÔMES :**
Douleur localisée, parfois vive, déclenchée par le froid, la chaleur, la pression sur la dent ou certains aliments. Abcès : douleur permanente, gonflement et rougeur de la gencive pouvant s'étendre à la joue.

**TRAITEMENTS :**
Retrait des tissus cariés par fraisage, obturation dentaire. Carie importante : traitement de canal et pose d'une couronne artificielle, au besoin. Abcès : antibiotiques pour contrôler l'infection, analgésiques pour soulager la douleur.

**PRÉVENTION :**
Bonne hygiène buccodentaire. Examen régulier de la dentition par un dentiste. Éviter l'abus de sucreries.

## LA SANTÉ BUCCODENTAIRE

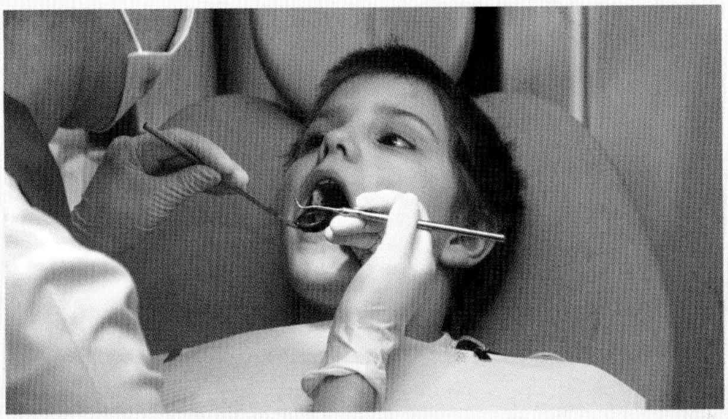

■ **ADOPTEZ DE BONNES PRATIQUES D'HYGIÈNE BUCCODENTAIRE**

L'hygiène buccodentaire consiste à éliminer régulièrement la plaque dentaire qui se forme continuellement sur les dents, par le brossage de celles-ci et par l'utilisation de fil dentaire. Bien pratiquée, elle permet de préserver la santé des dents, des gencives et des muqueuses de la bouche en prévenant l'apparition de caries et d'**infections** des tissus qui soutiennent les dents (gingivite, parodontite). Le brossage des dents devrait être effectué au moins deux fois par jour, après chaque repas, et durer trois minutes. Le fil dentaire devrait être passé quotidiennement entre chaque dent avant le brossage. Une mauvaise hygiène buccodentaire favorise la prolifération des bactéries de la flore buccale, laquelle cause une mauvaise haleine. Ce trouble, appelé halitose, peut aussi être provoqué par un défaut de salivation, un rhume, une sinusite ou par l'ingestion de substances telles que l'ail, l'oignon, le café, le chou-fleur, le tabac ou l'alcool.

■ **LIMITEZ VOTRE CONSOMMATION DE BOISSONS ET D'ALIMENTS SUCRÉS OU ACIDES**

Certains aliments transformés et certaines boissons (sodas, jus de fruits) contiennent de grandes quantités de glucides simples comme le saccharose, le glucose et le fructose, qui favorisent la formation de caries. Préférez-leur les aliments et les boissons sans sucres raffinés ajoutés. Quant aux aliments à teneur élevée en acide (boissons sportives, boissons gazeuses, café, vin, etc.), ils provoquent l'érosion de l'émail dentaire, ce qui peut entraîner l'apparition de caries, de décolorations et de douleurs au niveau des dents. Évitez donc de siroter des boissons acides pendant de longues périodes et limitez leur temps de contact avec votre dentition. Ne vous brossez pas les dents immédiatement après en avoir consommé : pour ne pas abîmer l'émail fragilisé, rincez plutôt votre bouche en buvant de l'eau, du lait ou une boisson de soja.

*La nutrition ... page 11*

■ **FAITES EXAMINER VOS DENTS RÉGULIÈREMENT PAR UN DENTISTE**

Selon les individus, un nettoyage et un examen semestriels ou annuels des dents dans une clinique dentaire permettent de prévenir le développement des caries et l'accumulation de tartre.

■ **ÉVITEZ DE FUMER**

La consommation active de tabac favorise le développement des caries, de la parodontite et des cancers de la bouche.

*Le tabagisme ... page 338*

■ **VEILLEZ À LA SANTÉ DE VOS ENFANTS**

- Afin d'éviter l'apparition de caries, limitez la consommation d'aliments sucrés chez votre enfant, en particulier avant le coucher. Évitez notamment de lui donner un biberon de lait ou un jus de fruits juste avant qu'il ne s'endorme.
- Dès que les premières dents apparaissent, lavez-les avec un linge humide. Un peu plus tard, utilisez une petite brosse à dents souple et un dentifrice adapté pour nettoyer les dents de votre enfant deux fois par jour. Apprenez-lui progressivement à le faire lui-même.
- Emmenez régulièrement votre enfant chez le dentiste après la poussée de sa première dent et régulièrement par la suite.
- Afin de prévenir un désalignement des dents, évitez la succion prolongée du pouce.

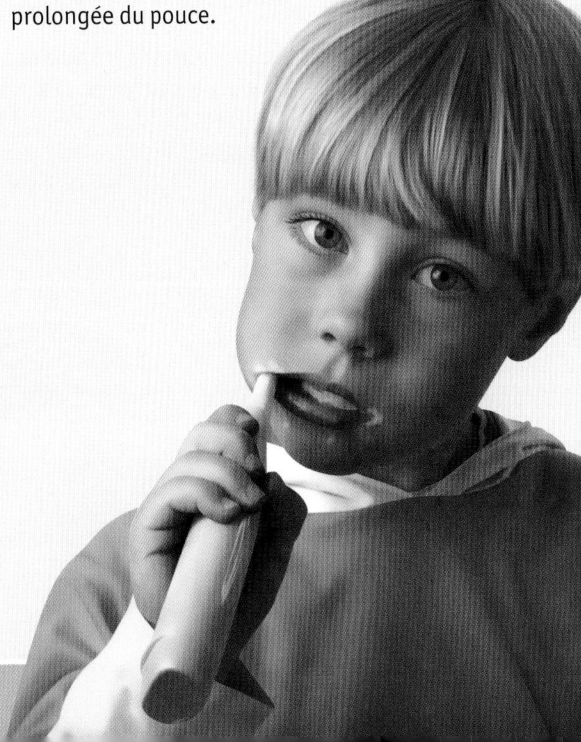

# LES PROTHÈSES DENTAIRES

La **prothèse** dentaire est un dispositif fixe ou amovible, destiné à remplacer une ou plusieurs dents. Elle permet d'améliorer la mastication et prévient notamment le déchaussement des dents et les troubles de l'articulation de la mâchoire. Les prothèses dentaires jouent également un rôle esthétique et psychologique important en restaurant l'aspect d'une denture normale.

## LA COURONNE ARTIFICIELLE

Lorsque la couronne naturelle est très abîmée ou à la suite d'un traitement de canal, une couronne artificielle est habituellement posée afin de protéger le reste de la dent contre des dommages supplémentaires. Les couronnes artificielles peuvent être composées d'un alliage métallique, de céramique ou de métal recouvert de céramique.

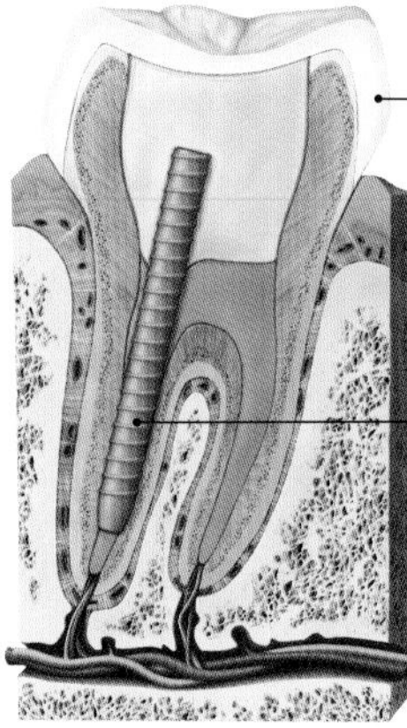
**Couronne artificielle**
La couleur de la couronne en céramique est ajustée à la couleur naturelle de la dent.
**Pivot dentaire**
Certaines couronnes artificielles sont maintenues par une tige vissée dans la racine de la dent.

## LE BRIDGE

Le bridge (ou pont fixe) remplace une ou plusieurs dents manquantes en prenant appui sur les dents voisines. Il est constitué d'une seule pièce incluant la ou les dents artificielles et leurs fixations.

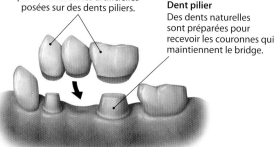

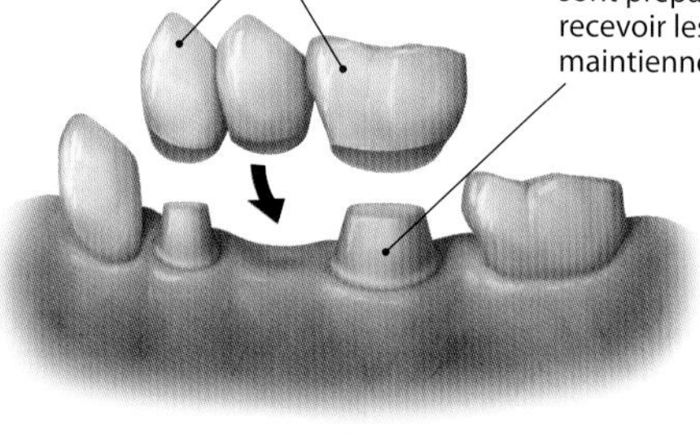
**Couronnes artificielles**
Constitué d'une seule pièce, le bridge est fixé à ses deux extrémités par des couronnes artificielles posées sur des dents piliers.
**Dent pilier**
Des dents naturelles sont préparées pour recevoir les couronnes qui maintiennent le bridge.

**Bridge**

## LE DENTIER

Prothèse dentaire amovible, le dentier sert à remplacer plusieurs dents ou toute la denture. Le port d'un dentier nécessite un temps d'adaptation au cours duquel des douleurs, de la difficulté à parler et à manger peuvent être ressenties.

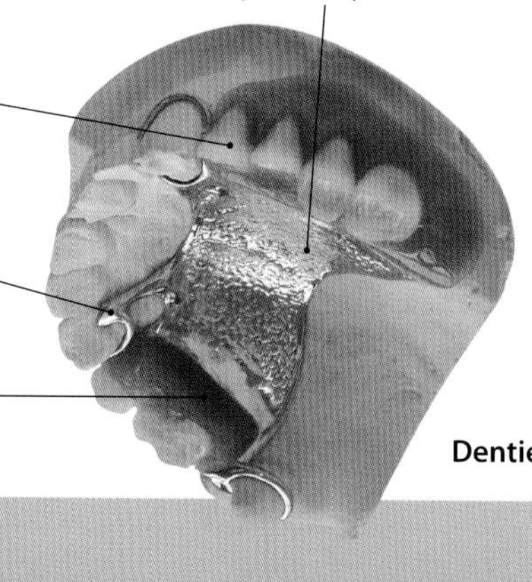
**Faux palais**
Les deux côtés du dentier sont reliés par une pièce ajustée au palais.
**Dent artificielle**
Les dents artificielles sont constituées d'une armature métallique recouverte de résine composite dont la couleur correspond à celle de la denture naturelle.
**Crochet**
Les prothèses partielles sont maintenues par les dents restantes au moyen de crochets métalliques.
**Fausse gencive**
Moulée sur la gencive, la base du dentier y adhère naturellement grâce à la salive.

**Dentier**

## L'IMPLANT DENTAIRE

Lorsque la racine naturelle d'une dent a été extraite, un implant dentaire constitué d'une tige métallique est intégré dans l'os de la mâchoire afin de supporter une couronne artificielle, un bridge (pont fixe) ou un dentier. Son installation est réalisée en plusieurs étapes sous **anesthésie** locale, après incision de la gencive. Quelques mois sont nécessaires à l'intégration de l'implant dans l'os. Une prothèse peut ensuite être fixée sur l'implant.

# LA MALOCCLUSION DENTAIRE

Un mauvais alignement des dents les unes par rapport aux autres entraîne une superposition imparfaite de la denture supérieure et de la denture inférieure, appelée malocclusion dentaire. Les anomalies d'alignement de la denture sont généralement dues à une malformation **congénitale**, à des dents surnuméraires ou manquantes ou encore à la succion du pouce. Les malocclusions peuvent entraîner des troubles de mastication ou de **déglutition**. Elles peuvent également rendre difficile le brossage des dents et être à l'origine de caries et de maladies de la bouche. Leur traitement fait appel aux techniques de l'orthodontie. Ces dernières consistent à exercer des pressions faibles et continues sur les dents pendant une période de six mois à trois ans à l'aide d'appareils fixes (attelles orthodontiques) ou amovibles.

## LES **ATTELLES ORTHODONTIQUES**

Une attelle orthodontique est un appareillage temporaire, fixé sur les dents, qui permet de corriger l'alignement de la denture. Elle est composée de plusieurs ancrages fixés sur les dents par un ciment ou une colle et reliés entre eux par un fil en forme d'arc. La force exercée par le fil est réglée pour obtenir un déplacement lent et progressif des dents.

**Arc**
L'arc est un fil métallique ou élastique qui relie chaque ancrage et permet d'appliquer une force sur les dents. Cette dernière doit être réajustée toutes les quatre à sept semaines. Un réajustement peut s'accompagner de douleurs durant quelques jours.

**Ancrage**
Un ancrage, ou bague, est une pièce faite de métal, de composite ou de céramique, collée ou scellée à une dent. Elle lui transmet la force exercée par l'arc.

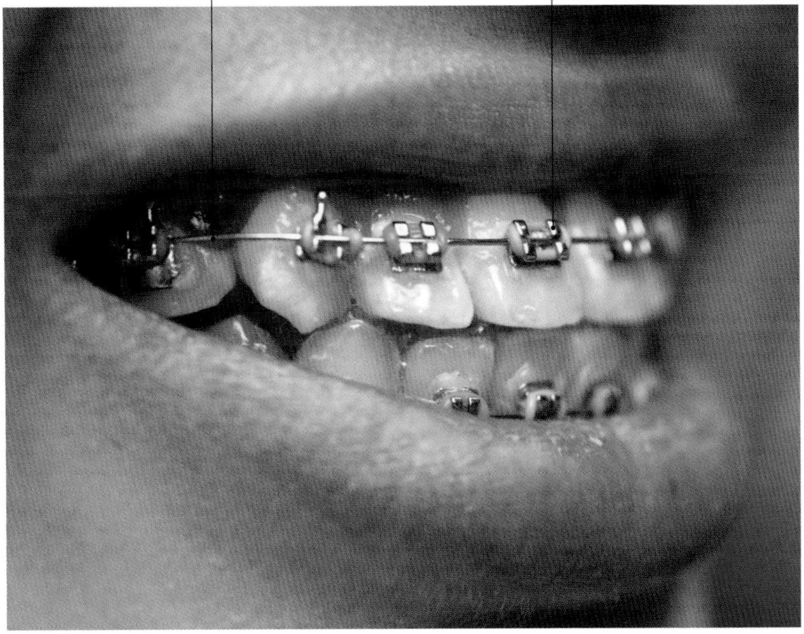

**Attelle orthodontique**

### LA FIN DU TRAITEMENT ORTHODONTIQUE

Le traitement d'orthodontie se termine par une période de contention, qui consiste à immobiliser les dents pour maintenir le résultat obtenu. D'une durée variable, la contention est réalisée par le port de gouttières moulées en résine transparente ou par des fils métalliques collés sur la face intérieure des dents.

### LA MALOCCLUSION DENTAIRE

**SYMPTÔMES :**
Troubles de la mastication, de la déglutition, de la parole ou de la respiration, douleurs ou spasmes musculaires dans la mâchoire, maux de tête.

**TRAITEMENTS :**
Léger meulage des dents, orthodontie. Les traitements orthodontiques sont plus efficaces avant l'âge adulte.

**PRÉVENTION :**
Éviter de sucer son pouce.

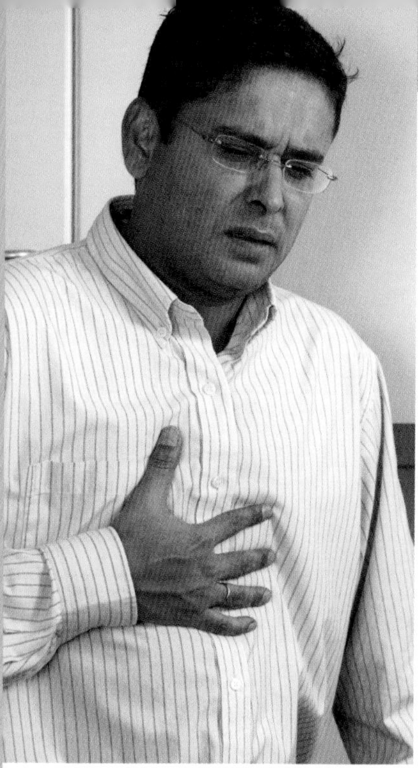

# LE REFLUX GASTRO-ŒSOPHAGIEN

Affectant 10 % à 20 % de la population, le reflux gastro-œsophagien est un trouble digestif relativement bénin, caractérisé par le retour d'une partie du contenu de l'estomac dans l'œsophage. Il s'accompagne de régurgitations acides et de brûlures le long de l'œsophage. Ces symptômes surviennent généralement une à trois heures après les repas et sont aggravés par la position couchée. Le reflux gastro-œsophagien se produit occasionnellement chez l'adulte, notamment après un repas copieux, et plus régulièrement chez le nourrisson jusqu'à l'âge de trois mois. Ses complications sont exceptionnelles mais graves (sténose, ulcère, cancer).

## LES CAUSES DU REFLUX GASTRO-ŒSOPHAGIEN

Le reflux gastro-œsophagien est principalement causé par l'affaiblissement du sphincter œsophagien, le muscle situé entre l'estomac et l'œsophage. Chez des personnes prédisposées par des antécédents familiaux, le relâchement de ce muscle peut être déclenché ou aggravé par certaines substances alimentaires (graisses, chocolat, café, alcool), par le tabagisme ou par certains médicaments. D'autres facteurs peuvent également favoriser le reflux gastro-œsophagien : diminution de la production de salive, insuffisance du péristaltisme de l'œsophage, hernie hiatale, asthme, obésité, diabète, grossesse, etc.

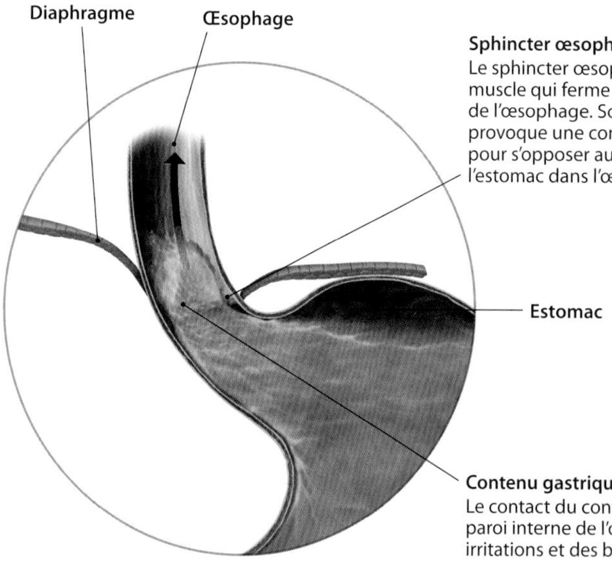
Diaphragme
Œsophage
Estomac

**Sphincter œsophagien inférieur**
Le sphincter œsophagien inférieur est le muscle qui ferme l'extrémité inférieure de l'œsophage. Son affaiblissement provoque une contraction insuffisante pour s'opposer au reflux du contenu de l'estomac dans l'œsophage.

**Contenu gastrique**
Le contact du contenu gastrique avec la paroi interne de l'œsophage cause des irritations et des brûlures.

## LA PRÉVENTION DU REFLUX GASTRO-ŒSOPHAGIEN

Si vous êtes sujet au reflux gastro-œsophagien, voici quelques précautions à prendre pour l'éviter ou pour limiter son aggravation :

- Arrêtez votre consommation de tabac, d'alcool, de café et d'aliments gras ou épicés ;
- Perdez votre excès de poids ;
- Prenez de petits repas ;
- Évitez les efforts après les repas ;
- Dormez en surélevant la tête du lit ;
- Évitez de porter des vêtements serrés.

## LES **TRAITEMENTS** DU **REFLUX GASTRO-ŒSOPHAGIEN**

Le traitement du reflux gastro-œsophagien dépend de sa gravité. Dans la plupart des cas, il repose sur la prise de médicaments qui neutralisent les sécrétions acides de l'estomac ou qui inhibent leur production. D'autres médicaments agissent en favorisant le transit du bol alimentaire vers l'estomac et en renforçant le sphincter œsophagien inférieur. Ces traitements doivent s'accompagner de mesures visant à limiter les facteurs aggravants. En cas de lésions sévères de l'œsophage ou d'intolérance aux médicaments, une opération chirurgicale peut être pratiquée. Réalisée sous anesthésie générale, la fundoplicature consiste à replier la partie supérieure de l'estomac pour former un manchon autour de l'extrémité inférieure de l'œsophage. L'opération peut entraîner une difficulté temporaire à avaler et un sentiment de distension de l'estomac. Dans 85 % des cas, elle permet d'éliminer complètement le reflux gastro-œsophagien.

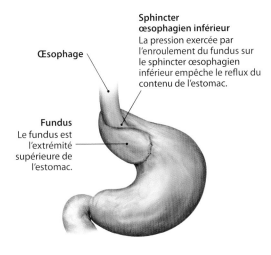

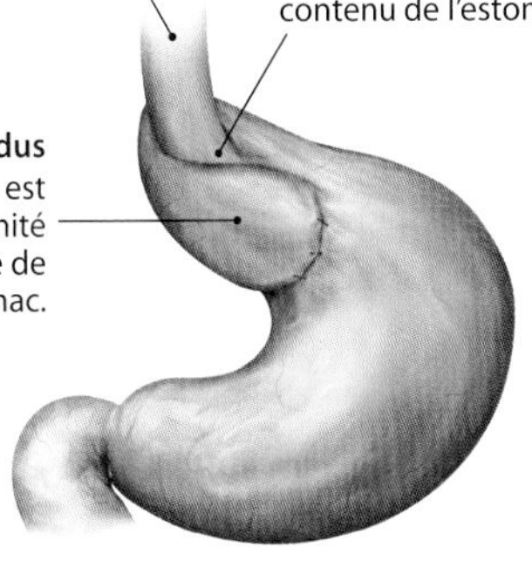
Sphincter œsophagien inférieur
La pression exercée par l'enroulement du fundus sur le sphincter œsophagien inférieur empêche le reflux du contenu de l'estomac.
Œsophage
Fundus
Le fundus est l'extrémité supérieure de l'estomac.

**Fundoplicature**

## LA **HERNIE HIATALE**

La hernie hiatale est une anomalie anatomique caractérisée par la saillie d'une partie de l'estomac dans le thorax, à travers le diaphragme. Ce trouble, encore mal expliqué, pourrait être causé par une malformation congénitale du diaphragme, par un traumatisme ou par une augmentation de la pression dans l'abdomen, notamment à cause d'une obésité, d'une grossesse ou d'une constipation **chronique**. Généralement asymptomatique, la hernie hiatale peut parfois aggraver le reflux gastro-œsophagien et se compliquer en **inflammation** de l'œsophage (œsophagite).

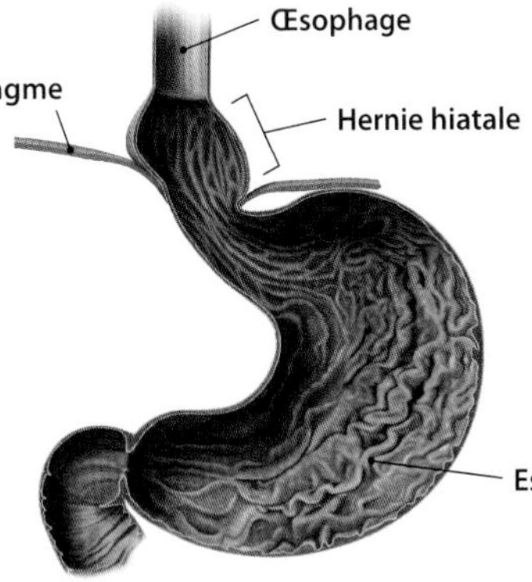
Œsophage
Diaphragme
Hernie hiatale
Estomac

**Hernie hiatale**

## LA **STÉNOSE** DE L'**ŒSOPHAGE**

La sténose de l'œsophage est le rétrécissement de la lumière (diamètre intérieur) de l'œsophage. Elle peut être causée par une inflammation, par une tumeur bénigne ou maligne, par une maladie provoquant l'épaississement de sa paroi ou par la présence d'une cicatrice consécutive à une **radiothérapie**, à un reflux gastro-œsophagien ou à l'ingestion de substances caustiques. La sténose de l'œsophage se traduit par une difficulté à avaler et parfois par des régurgitations. Selon sa cause et sa gravité, le traitement consiste à dilater mécaniquement la lumière de l'œsophage ou à retirer chirurgicalement le segment rétréci.

### LE REFLUX GASTRO-ŒSOPHAGIEN

**SYMPTÔMES :**
Régurgitations acides, brûlures dans le haut de l'estomac remontant le long de l'œsophage, difficulté à avaler, toux nocturne. Ces symptômes apparaissent ou s'accentuent après les repas et en position couchée.

**TRAITEMENTS :**
Médicaments neutralisant les sécrétions acides ou leur production, ou favorisant le transit vers l'estomac, opération chirurgicale (fundoplicature).

**PRÉVENTION :**
Limitation des facteurs aggravants.

# L'ULCÈRE GASTRODUODÉNAL

L'ulcère gastroduodénal est une lésion de la paroi de l'estomac ou du duodénum, qui se traduit par des douleurs et des crampes dans le haut et le centre de l'abdomen, irradiant parfois dans le milieu du dos. Ces symptômes sont ressentis régulièrement entre les repas et sont apaisés par la prise d'aliments. L'ulcère est caractérisé par le creusement progressif de la paroi de l'estomac ou du duodénum. Il survient lorsque les sécrétions acides de l'estomac sont trop abondantes ou lorsque la production de mucus protecteur est insuffisante. La cause principale de ce dérèglement est l'**infection** par *Helicobacter pylori*, une bactérie qui peut contaminer l'estomac. L'utilisation répétée d'**anti-inflammatoires non stéroïdiens**, l'excès d'alcool, une maladie **inflammatoire** (comme la maladie de Crohn) et le cancer sont au nombre des facteurs de risque. En légère diminution dans les pays industrialisés, l'ulcère gastroduodénal touche surtout les personnes âgées de plus de 50 ans.

## LA GASTRITE

La gastrite est une inflammation de la muqueuse de l'estomac. Elle peut être due aux mêmes facteurs que ceux qui sont à l'origine de l'ulcère gastroduodénal (infection par *Helicobacter pylori*, utilisation répétée d'anti-inflammatoires non stéroïdiens, excès d'alcool, maladie de Crohn, cancer). Elle se manifeste par des maux d'estomac (aigreurs, brûlures), des ballonnements, un reflux gastro-œsophagien et une digestion difficile, accompagnée parfois de nausées.

## LA GASTROSCOPIE

La gastroscopie est une **endoscopie** de l'estomac, de l'œsophage et du duodénum qui permet de diagnostiquer certaines maladies du tube digestif comme la gastrite, l'ulcère gastroduodénal, le cancer de l'œsophage et le cancer de l'estomac. L'examen, inconfortable mais indolore, est pratiqué à la suite d'un jeûne de six heures. Le tube souple de l'endoscope est introduit par la bouche ou par le nez, sous **anesthésie** locale, pendant que le patient est allongé sur le dos ou le côté. La progression de l'endoscope le long du tube digestif est facilitée par l'insufflation d'air, qui dilate légèrement les organes. L'examen dure moins de 10 minutes et permet de réaliser des prélèvements.

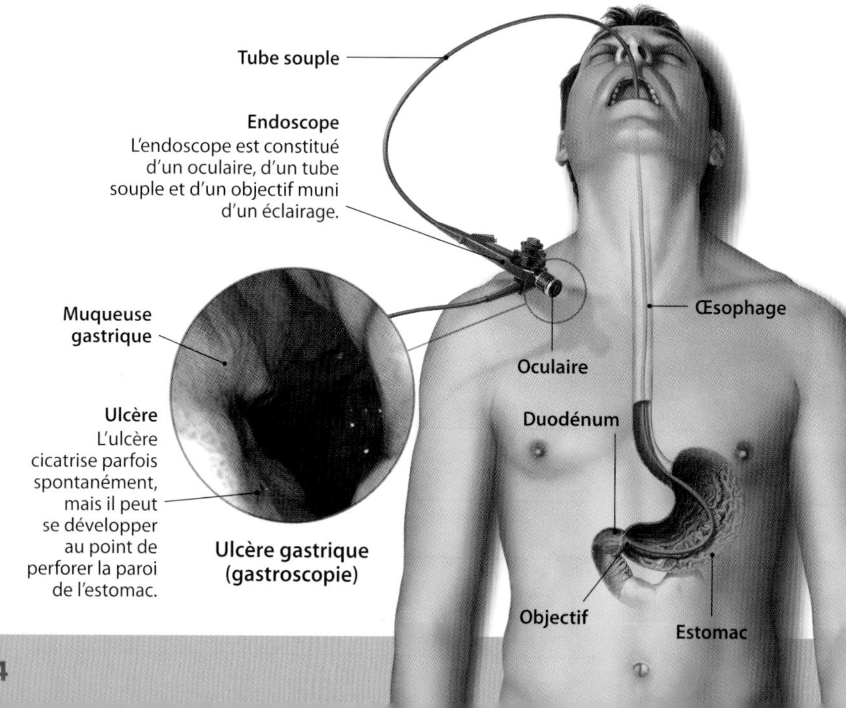
Tube souple
Endoscope
L'endoscope est constitué d'un oculaire, d'un tube souple et d'un objectif muni d'un éclairage.
Muqueuse gastrique
Ulcère
L'ulcère cicatrise parfois spontanément, mais il peut se développer au point de perforer la paroi de l'estomac.
Ulcère gastrique (gastroscopie)
Oculaire
Œsophage
Duodénum
Objectif
Estomac

### L'ULCÈRE GASTRODUODÉNAL

**SYMPTÔMES :**
Douleurs, crampes dans l'abdomen à la hauteur de l'estomac, pouvant s'étendre jusqu'au milieu du dos. Ulcère grave : vomissements pouvant contenir du sang, selles foncées.

**TRAITEMENTS :**
Médicaments neutralisant les sécrétions acides ou leur production, **antibiotiques** en cas d'infection à *Helicobacter pylori*.

**PRÉVENTION :**
Éviter l'alcool et les anti-inflammatoires non stéroïdiens.

# LES CANCERS DU TUBE DIGESTIF

Toutes les portions du tube digestif peuvent être le siège d'une tumeur maligne, en particulier le gros intestin, l'estomac et l'œsophage. Les cancers du tube digestif touchent surtout les personnes de plus de 45 ans, plus fréquemment les hommes. Ils sont favorisés par le tabagisme et l'alcoolisme (cancer de l'œsophage), la gastrite et l'ulcère gastrique (cancer de l'estomac), les antécédents familiaux, certains types de polypes du côlon, une alimentation pauvre en fibres, la sédentarité et l'obésité (cancer colorectal). Il s'agit de maladies graves dont le pronostic peut être défavorable. Le traitement des cancers du tube digestif consiste souvent en l'ablation chirurgicale de la région atteinte. Son succès dépend de l'étendue de la tumeur et il est souvent complété par une **chimiothérapie** ou une **radiothérapie**.

## LE **CANCER** DE L'**ŒSOPHAGE**

Le cancer de l'œsophage est une tumeur maligne qui se développe dans la paroi de l'œsophage. Il se manifeste d'abord par une difficulté à déglutir (dysphagie), suivie d'un amaigrissement, de douleurs thoraciques et, parfois, de vomissements contenant du sang. Généralement diagnostiqué à un stade avancé, ce cancer est traité par l'ablation chirurgicale de l'œsophage (œsophagectomie partielle ou totale), associée à des traitements de chimiothérapie et de radiothérapie. L'estomac est ensuite étiré ou un segment de côlon est transplanté à la place de l'œsophage. Si l'état du malade et l'extension de la tumeur rendent l'opération impossible, seuls des traitements de chimiothérapie et de radiothérapie sont dispensés. Bien que l'ablation chirurgicale soit le traitement curatif du cancer de l'œsophage le plus efficace, son taux de succès à long terme est limité.

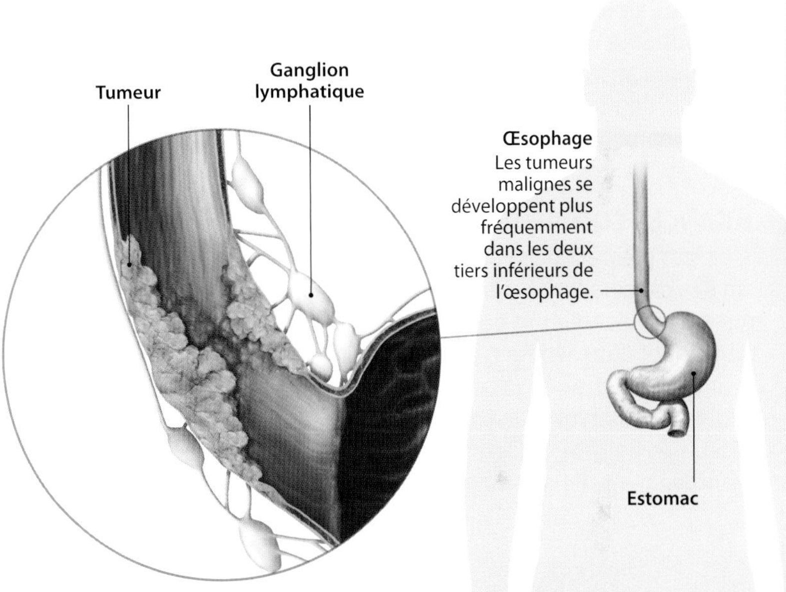
Tumeur
Ganglion lymphatique
**Œsophage**
Les tumeurs malignes se développent plus fréquemment dans les deux tiers inférieurs de l'œsophage.
Estomac

**Cancer de l'œsophage**
La tumeur s'étend rapidement à tous les tissus de la paroi de l'œsophage (muqueuse, muscles lisses). Elle peut aussi envahir les organes voisins : ganglions lymphatiques, trachée, aorte. Pendant l'œsophagectomie, la tumeur de même que les ganglions lymphatiques et la portion de l'œsophage et de l'estomac qui l'entourent sont retirés.

### LA DYSPHAGIE

La dysphagie est la difficulté à déglutir. Elle peut être mécanique (obstruction par un corps étranger, rétrécissement de l'œsophage, reflux gastro-œsophagien) ou être due à une **infection** (laryngite, pharyngite, amygdalite), une tumeur (cancer du pharynx, du larynx ou de l'œsophage) ou une maladie neurologique (achalasie, dystrophie musculaire, maladie de Parkinson). La dysphagie peut aussi être provoquée par un déficit de salive, le stress ou une émotion intense.

## LE **CANCER** DE L'**ESTOMAC**

Le cancer de l'estomac est une tumeur maligne qui se développe dans la paroi de l'estomac. Il se manifeste d'abord par des signes peu spécifiques : douleurs à l'estomac, digestion difficile et parfois douloureuse, vomissements. Ces symptômes sont suivis d'**anorexie**, d'amaigrissement et de fatigue générale. Le diagnostic est établi par l'examen interne de l'estomac (gastroscopie) et par l'analyse d'échantillons de la muqueuse. Le cancer de l'estomac est la deuxième cause de mortalité par cancer dans le monde. Son traitement consiste à extraire chirurgicalement une partie ou la totalité de l'estomac (gastrectomie), une partie de l'œsophage ou du duodénum ainsi que les ganglions lymphatiques voisins. L'œsophage ou la portion restante de l'estomac est ensuite raccordé à l'intestin grêle. Dans certains cas, l'opération doit être complétée par des traitements de **chimiothérapie** et, parfois, de **radiothérapie**. L'absence ou la réduction du volume de l'estomac a plusieurs conséquences négatives : digestion difficile ou impossible des fibres végétales crues, diminution des quantités d'aliments absorbables, ballonnements, diarrhées. Le patient doit aussi recevoir régulièrement des suppléments de vitamine B12 afin d'éviter le développement d'une **anémie** pernicieuse.

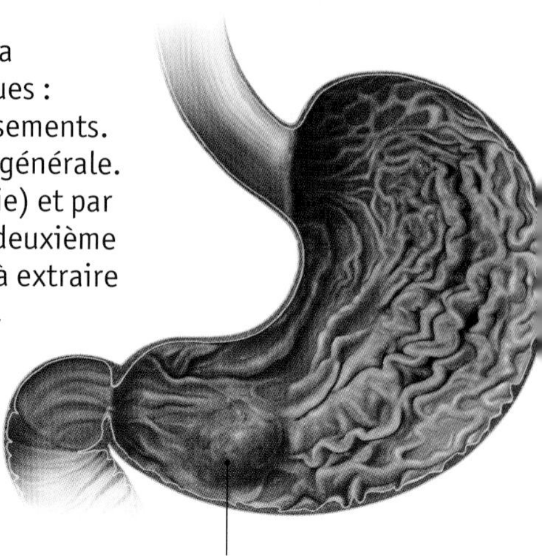

**Tumeur maligne de l'estomac**
La majorité des tumeurs malignes de l'estomac se développent dans sa muqueuse.

## LE **CANCER COLORECTAL**

Le cancer colorectal est une tumeur maligne qui se développe dans la paroi du côlon ou du rectum. Il s'agit de l'un des cancers les plus fréquents. Il se manifeste par des troubles du transit intestinal, par la présence de sang rouge dans les selles et par des douleurs abdominales. Ces symptômes peuvent également s'accompagner d'une faiblesse et d'un amaigrissement. Le développement de la tumeur peut entraîner une occlusion intestinale ou une perforation de la paroi du gros intestin. Le traitement du cancer colorectal consiste en l'ablation de la tumeur (**colectomie**). Après avoir retiré une partie ou la totalité du côlon, le chirurgien raccorde les deux extrémités du tube digestif restant en place. Dans certains cas, il peut aussi connecter, temporairement ou définitivement, l'extrémité du tube digestif à un orifice percé dans l'abdomen (colostomie).

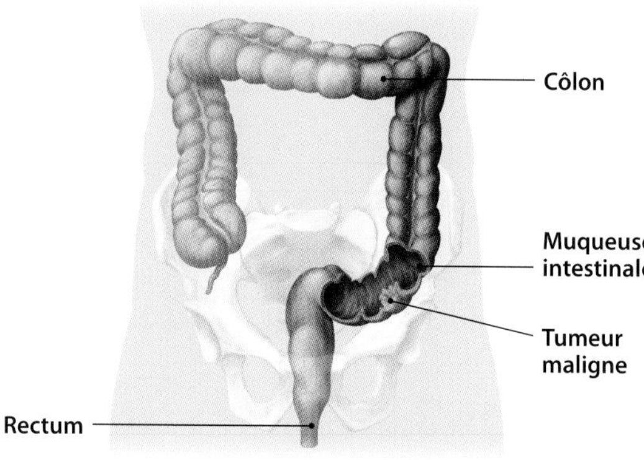
Côlon
Muqueuse intestinale
Tumeur maligne
Rectum

**Cancer colorectal**
Le cancer colorectal se développe d'abord dans la muqueuse, puis envahit progressivement les autres tissus de la paroi intestinale. Il peut se propager aux organes voisins (intestin grêle, vessie, vagin, prostate, sacrum), envahir le système lymphatique et former des métastases dans le foie, les poumons, les os, le péritoine et le cerveau.

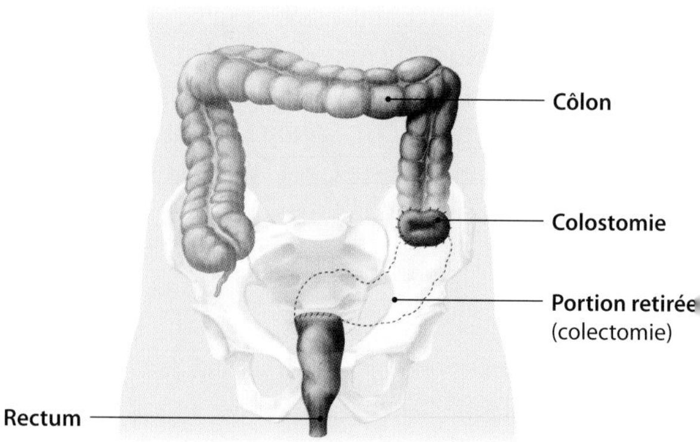
Côlon
Colostomie
Portion retirée
(colectomie)
Rectum

**Colostomie**
La colostomie, ou anus artificiel, permet d'évacuer les matières fécales dans une poche en plastique adhérant à la peau et munie d'un filtre qui élimine les odeurs.

LE DÉPISTAGE DU CANCER COLORECTAL

Le dépistage régulier du cancer colorectal est recommandé chez les personnes âgées de plus de 50 ans ou ayant des antécédents familiaux. Il débute par un examen des selles visant à y détecter la présence de sang, suivi d'une **coloscopie**. Cet examen endoscopique du côlon, pratiqué avec ou sans **anesthésie** générale, consiste à introduire un tube souple d'environ 1 cm de diamètre dans l'intestin par l'anus. La coloscopie permet également de prélever des échantillons à analyser et d'effectuer l'ablation de polypes. Un lavement baryté ou une coloscopie virtuelle (coloscanner) peuvent également être réalisés. Ces deux examens radiologiques indolores d'une durée de 30 minutes environ permettent de visualiser les intestins à l'aide d'un liquide opaque aux rayons X. Ils permettent également de déceler des anomalies non cancéreuses de la paroi du gros intestin telles que des polypes, des diverticules ou une **inflammation**. La veille d'une coloscopie ou d'un examen radiologique, le patient doit absorber une substance laxative afin d'éliminer toute matière fécale de ses intestins. Pour le dépistage du cancer du rectum, un toucher rectal doit être réalisé.

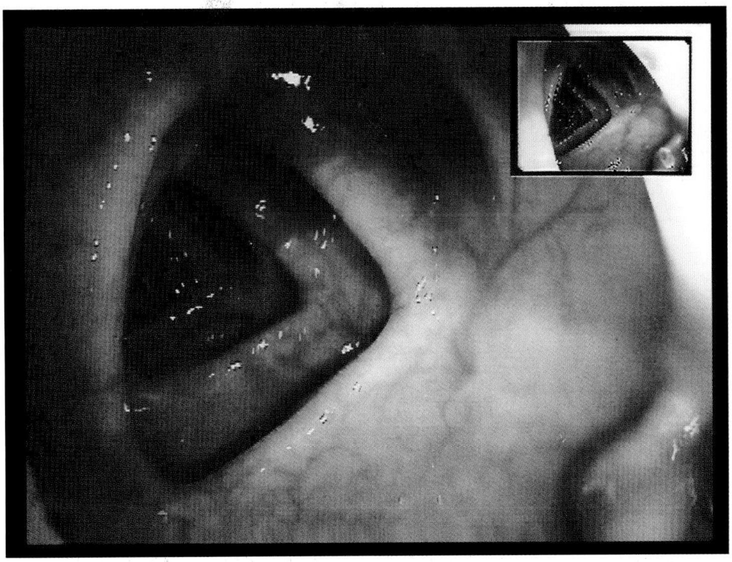

**Vue intérieure du colon tirée d'une coloscopie**

## LES **HÉMORRAGIES DIGESTIVES**

Une hémorragie digestive est un saignement de la paroi interne du tube digestif. Les hémorragies hautes, qui touchent l'œsophage, l'estomac ou le duodénum, se traduisent par des vomissements sanglants ou des selles noirâtres, colorées par le sang digéré. Elles indiquent l'existence d'un ulcère gastroduodénal, d'une tumeur ou d'une inflammation de l'œsophage ou de l'estomac. Les hémorragies basses, localisées par exemple au niveau du côlon, du rectum ou de l'anus, entraînent généralement des selles rouge vif. Elles peuvent être le signe de lésions de l'anus (hémorroïde,fissure anale, tumeur) ou des intestins (diverticulite, cancer colorectal).

## LES CANCERS DU TUBE DIGESTIF

**SYMPTÔMES :**
Difficultés à avaler, à digérer, vomissements (parfois sanglants), diarrhée, constipation, sang dans les selles, douleurs localisées, amaigrissement, faiblesse.

**TRAITEMENTS :**
Ablation de la tumeur maligne, **chimiothérapie**, **radiothérapie**.

**PRÉVENTION :**
Éviter le tabac et l'alcool. Alimentation riche en fruits et en fibres. Dépistage régulier du cancer colorectal après 50 ans.

# LA GASTROENTÉRITE

La gastroentérite est une **inflammation** de la muqueuse de l'estomac et des intestins qui se traduit, entre autres, par une diarrhée et des vomissements. Elle est le plus souvent provoquée par une **infection** due à l'ingestion d'eau ou d'aliments contaminés par des éléments pathogènes, comme des bactéries, des virus (norovirus, rotavirus) ou des parasites intestinaux. La gastroentérite peut aussi être causée par une intolérance alimentaire ou une intoxication alimentaire. Cette dernière est due à l'ingestion d'aliments contenant des substances toxiques (champignon vénéneux, viande hachée ou mayonnaise contaminée par une toxine, etc.).

*L'hygiène et la prévention des infections ... page 30*
*Les intolérances alimentaires ... page 362*

## LES **NOROVIRUS**

Les norovirus sont des virus très contagieux, responsables de gastroentérites. Leur transmission a généralement lieu par l'intermédiaire d'eau ou de nourriture contaminées, particulièrement les fruits de mer. Ils peuvent aussi être transmis d'une personne à l'autre lorsque les règles d'hygiène sont négligées. Les symptômes de la gastroentérite se déclarent un à deux jours après la contamination et la guérison survient spontanément deux à trois jours plus tard.

## LES **SALMONELLOSES**

Les salmonelloses sont des maladies infectieuses des intestins, causées par des bactéries du genre *Salmonella*. La contamination découle de la consommation d'eau ou d'aliments infectés par les bactéries (produits laitiers, œufs crus, volaille, fruits de mer). Les premiers symptômes de la gastroentérite apparaissent entre 12 et 24 heures après l'ingestion de produits contaminés. Dans la plupart des cas, les malades guérissent spontanément en trois à cinq jours. Toutefois, chez les personnes au système immunitaire affaibli, l'infection peut prendre une forme plus grave et nécessiter une hospitalisation et l'administration d'**antibiotiques**.

## LA **TURISTA**

La turista est une gastroentérite infectieuse contractée au cours d'un séjour dans un pays étranger. Aussi appelée « diarrhée des voyageurs », elle est généralement causée par la consommation d'eau ou d'aliments infectés par la bactérie *Escherichia coli*, mais elle peut aussi être due à un virus ou à un parasite. Les symptômes cessent généralement après quelques jours. S'ils persistent, s'ils s'accompagnent d'une fièvre importante ou de sang dans les selles, il faut consulter un médecin.

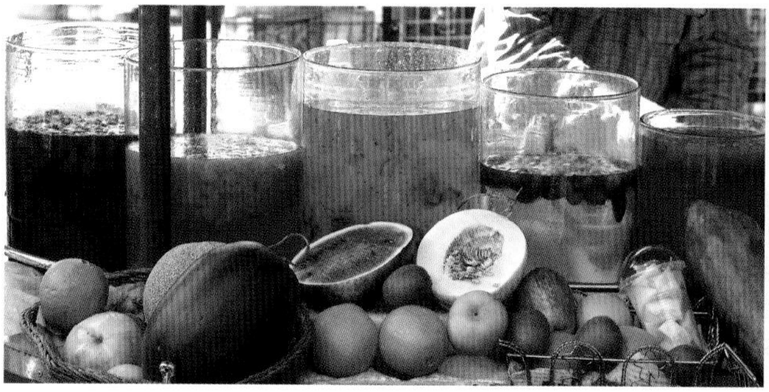

**Fruits et légumes**
Les fruits et les légumes doivent être pelés ou lavés avec une eau traitée avant d'être consommés.

### LA DIARRHÉE ET SON SOULAGEMENT

La diarrhée associée à une gastroentérite infectieuse apparaît brusquement. Dans la plupart des cas, la guérison survient spontanément après quelques jours de repos et de diète à base d'aliments liquides et caloriques (solutions de réhydratation). La prise de médicaments antidiarrhéiques soulage temporairement les symptômes, mais peut retarder l'élimination de l'agent pathogène et la guérison. Ils doivent être utilisés seulement lorsque c'est nécessaire (dans le cas de déplacements, par exemple).

## LE **BOTULISME**

Le botulisme est une intoxication alimentaire rare mais grave, causée par une substance toxique produite par la bactérie *Clostridium botulinum*. La contamination découle de la consommation d'aliments infectés, le plus souvent des viandes et des charcuteries contaminées ou des conserves mal stérilisées. Les premiers symptômes de gastroentérite (douleurs abdominales, vomissements, diarrhée) sont suivis d'une atteinte du système nerveux : troubles de la **déglutition**, de l'élocution et de la vision. Les formes sévères de botulisme entraînent une paralysie et des troubles cardiaques et respiratoires, parfois fatals.

## LES **INTOXICATIONS ALIMENTAIRES DUES** AUX **CHAMPIGNONS VÉNÉNEUX**

Plusieurs champignons sont vénéneux, c'est-à-dire qu'ils contiennent des substances toxiques pour l'être humain lorsqu'elles sont ingérées. C'est le cas de l'amanite phalloïde, de l'amanite tue-mouche ou de la lépiote brune. La consommation de champignons vénéneux entraîne une gastroentérite ou divers troubles plus graves. Les symptômes se manifestent entre 15 minutes et plus de 10 heures après la consommation du champignon vénéneux. Le traitement dépend de la toxine ingérée et de la gravité des symptômes. Une assistance médicale de plusieurs jours peut parfois être nécessaire. Afin de prévenir toute intoxication, il est préférable de faire identifier les champignons cueillis par un spécialiste et de ne pas placer des espèces différentes dans un même contenant.

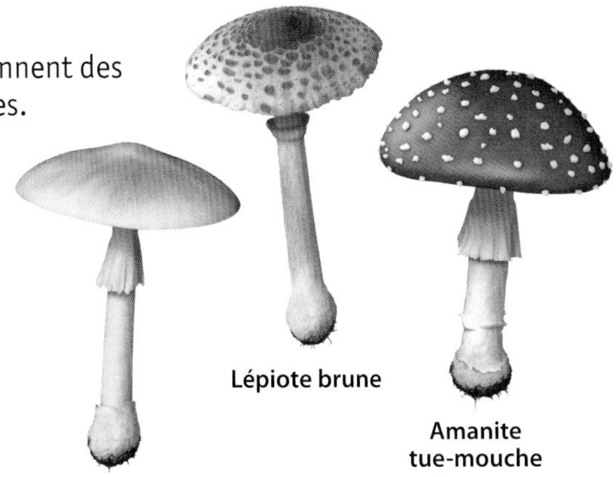
Lépiote brune
Amanite tue-mouche
Amanite phalloïde

### LA GASTROENTÉRITE

**SYMPTÔMES :**
Diarrhée, vomissements, crampes et douleurs abdominales, parfois fièvre.

**TRAITEMENTS :**
Infection bactérienne : **antibiotiques** au besoin. Antidiarrhéiques dans des cas exceptionnels seulement. Des solutions de réhydratation doivent être administrées jusqu'à la disparition des symptômes.

**PRÉVENTION :**
Lavage des mains et des aliments, méthode adéquate de conservation et de cuisson des aliments.
Turista : Consommation d'aliments cuits, d'eau traitée ou embouteillée, et de fruits et légumes pelés ou lavés avec une eau traitée.

## LA **MALADIE** DU **HAMBURGER**

La maladie du hamburger est ainsi nommée parce qu'elle met principalement en cause la viande de bœuf hachée insuffisamment cuite. Il s'agit d'une intoxication alimentaire due à la production d'une toxine par la bactérie *Escherichia coli* 0157:H7, présente dans les intestins des bœufs et qui peut contaminer la viande préparée lors de l'abattage. Les symptômes de la gastroentérite qui en résulte se limitent le plus souvent à des douleurs abdominales importantes et à une diarrhée parfois sanglante. Une fièvre modérée peut également être présente. Chez l'enfant de moins de 15 ans, la maladie peut être plus grave et conduire à une insuffisance rénale **aiguë** qui nécessite une dialyse.

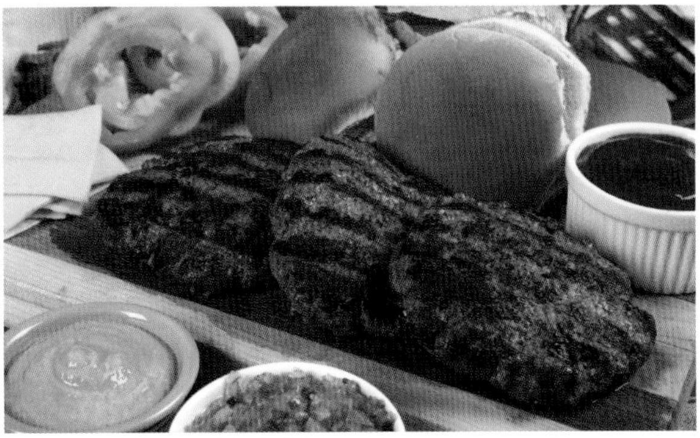

**Viande hachée**
La viande hachée doit avoir perdu sa coloration rosée avant d'être consommée.

# LES PARASITES INTESTINAUX

Les intestins peuvent être infectés par des parasites, principalement des vers. La contamination a lieu par l'ingestion de larves ou d'œufs, transportés par les mains, les objets, l'eau ou les aliments. Les parasites se développent dans les intestins en se nourrissant des aliments qu'ils contiennent et en provoquant divers troubles digestifs, parfois sévères.

*Les maladies infectieuses ... page 284*

## L'OXYUROSE

Répandue dans les pays tempérés, notamment chez les enfants de moins de 2 ans et les personnes âgées, l'oxyurose est une maladie parasitaire du gros intestin, due à un petit ver rond de quelques millimètres de longueur, l'oxyure. Le ver adulte migre dans le côlon pour pondre plusieurs milliers d'œufs au niveau de l'anus, ce qui cause d'importantes démangeaisons.

## LES TÉNIASES

Les téniases sont causées par des vers plats, les ténias (ou vers solitaires). Ingérée par l'intermédiaire de viande de porc (ténia du porc) ou de bœuf (ténia du bœuf) insuffisamment cuite, la larve de ténia se fixe sur la paroi de l'intestin grêle et se transforme en ténia adulte. La perte de poids et la présence d'anneaux de ver dans les selles ou les sous-vêtements sont des signes de téniase. Plus rarement, des larves de ténia peuvent affecter les muscles, le cerveau, la moelle épinière ou les yeux en formant des kystes.

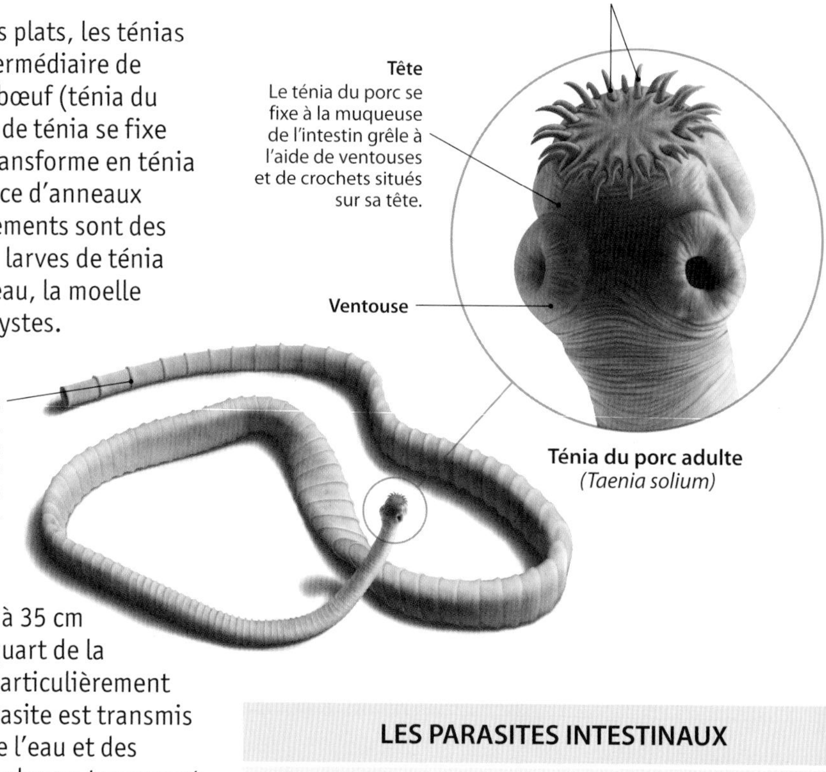
Crochets
Tête
Le ténia du porc se fixe à la muqueuse de l'intestin grêle à l'aide de ventouses et de crochets situés sur sa tête.
Ventouse
Anneaux
Ruban blanchâtre long de plusieurs mètres, le ténia est constitué de nombreux anneaux dont les derniers se détachent facilement, ce qui permet la dissémination des œufs qu'ils contiennent par l'intermédiaire des selles.

**Ténia du porc adulte** *(Taenia solium)*

## L'ASCARIDIOSE

Causée par l'ascaris, un ver rond de 5 à 35 cm de longueur, l'ascaridiose affecte le quart de la population mondiale et touche plus particulièrement les enfants des pays tropicaux. Le parasite est transmis sous forme d'œufs, transportés par de l'eau et des aliments souillés. Une fois écloses, ses larves traversent la paroi de l'intestin grêle et migrent dans la circulation sanguine. Elles gagnent ensuite les poumons, provoquant souvent une gêne respiratoire. Elles remontent jusqu'au larynx, sont dégluties et retournent dans l'intestin grêle où, après leur métamorphose, les ascaris poursuivent leur cycle à l'état adulte. En l'absence de traitement, l'ascaridiose peut entraîner des complications graves comme l'occlusion intestinale, la pancréatite et la péritonite.

### LES PARASITES INTESTINAUX

**SYMPTÔMES :**
Troubles digestifs : nausées, vomissements, diarrhée, douleurs abdominales, amaigrissement.

**TRAITEMENTS :**
Antiparasitaires (vermicides) spécifiques, sous forme topique ou par voie orale ou intraveineuse.

**PRÉVENTION :**
Hygiène, lavage et cuisson des aliments.

# LES DYSENTERIES

Les dysenteries touchent particulièrement les enfants de moins de 5 ans dans les pays en voie de développement, où elles sont responsables d'environ un million de décès par an. Ces maladies **infectieuses** très fréquentes dans les régions tropicales se transmettent par l'eau et les aliments contaminés. S'attaquant à la muqueuse du côlon, elles se traduisent par une diarrhée sanglante, visqueuse et abondante. On distingue l'amibiase, causée par une amibe, et la shigellose, due à des bactéries du genre *Shigella*. En l'absence de traitement, les dysenteries entraînent de graves complications.

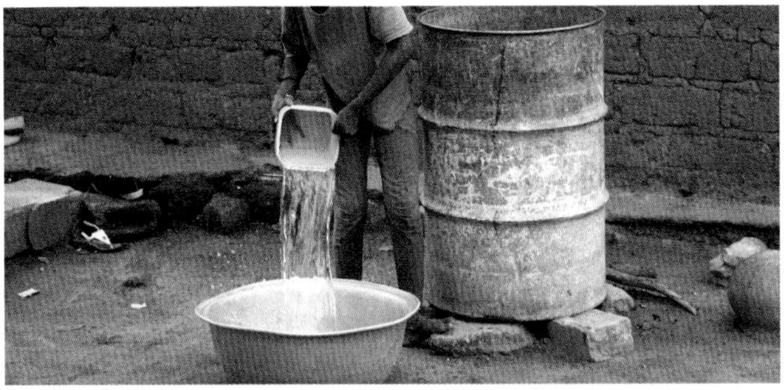

**Épidémie**
Dans les pays en guerre ou en proie à des catastrophes humanitaires, le surpeuplement (notamment dans les camps de réfugiés) et le manque d'accès à l'eau potable provoquent de graves épidémies de choléra et de dysenterie. Le rétablissement rapide d'un réseau d'eau potable et d'un système d'assainissement et d'évacuation des eaux usées permet d'éviter leur propagation.

### LES DYSENTERIES

**SYMPTÔMES :**
Diarrhée sanglante et visqueuse, crampes et douleurs abdominales, vomissements, spasmes douloureux de l'anus.

**TRAITEMENTS :**
Hydratation par voie orale ou intraveineuse, antiparasitaires ou **antibiotiques** selon la cause.

**PRÉVENTION :**
Dans les pays à risque : boire de l'eau traitée ou en bouteille scellée, laver les fruits avec cette eau ou les peler, se laver les mains avant de manger.

# LE CHOLÉRA

Le choléra est une maladie infectieuse causée par une bactérie, le vibrion cholérique. Une fois ingérée par l'intermédiaire d'eau ou d'aliments contaminés par les selles des malades, la bactérie se multiplie dans l'intestin grêle. Elle provoque une diarrhée abondante et fréquente, des vomissements et de fortes crampes abdominales. Le choléra est répandu dans de nombreux pays en développement, sur tous les continents. Le vibrion peut survivre plusieurs mois dans les eaux chaudes et stagnantes et plusieurs jours dans les poissons et crustacés. En l'absence de traitement, la maladie ou ses complications peuvent entraîner la mort par déshydratation.

### LE CHOLÉRA

**SYMPTÔMES :**
Diarrhées abondantes, soudaines, liquides et fréquentes, crampes abdominales, vomissements, déshydratation et perte de poids rapides, **convulsions** chez les enfants.

**TRAITEMENTS :**
Réhydratation par perfusion intraveineuse de sels minéraux et de glucose, antibiotiques.

**PRÉVENTION :**
Dans les pays à risque : boire de l'eau embouteillée et traitée, respecter les mesures d'hygiène élémentaire. La **vaccination** permet de protéger temporairement les personnes à haut risque d'exposition ou dont le système immunitaire est affaibli.

# LES COLITES



L'**inflammation** du côlon, ou colite, peut survenir à la suite de l'utilisation de médicaments **laxatifs** ou **antibiotiques**, mais elle est le plus souvent due à une **infection** par la bactérie *Clostridium difficile*. Elle s'accompagne alors de diarrhées, de fièvre, de nausées et de crampes abdominales, et peut entraîner une déshydratation et des complications plus sérieuses telles que la dilatation ou la perforation du côlon. Plus rares, les colites **chroniques**, incluant la maladie de Crohn et la rectocolite hémorragique, touchent surtout les jeunes adultes entre 15 et 30 ans et n'ont pas de causes bien définies. Ce sont des maladies incapacitantes, qui évoluent par poussées.

## LES COLITES CHRONIQUES

La rectocolite hémorragique est une affection chronique qui touche la muqueuse du rectum et s'étend généralement au côlon. Elle provoque des diarrhées sanglantes ainsi que des maux de ventre et peut entraîner plusieurs complications (dilatation du côlon, perforation de l'intestin). Quant à la maladie de Crohn, il s'agit d'une inflammation chronique du tube digestif, qui touche plus particulièrement l'iléon (segment terminal de l'intestin grêle), le côlon et l'anus. Elle peut se traduire par de nombreux symptômes digestifs : diarrhée intermittente, contenant parfois du sang et du pus, constipation, occlusion, crampes abdominales, vomissements, lésions anales. Les colites chroniques s'accompagnent aussi de symptômes non digestifs : inflammation chronique des articulations vertébrales, inflammation de l'œil, aphtes, lithiases biliaire et urinaire.

### *CLOSTRIDIUM DIFFICILE*

*Clostridium difficile* (ou *C.difficile*) est une bactérie responsable d'infections de la muqueuse intestinale. Elle est naturellement présente dans le sol et les excréments et fait partie de la flore intestinale. Elle devient pathogène lorsque sa prolifération est favorisée par un traitement antibiotique ou par des **immunosuppresseurs** qui détruisent une partie de la flore intestinale. Les toxines qu'elle sécrète s'attaquent alors à la paroi intestinale et provoquent une diarrhée abondante. *Clostridium difficile* est résistante à la plupart des antibiotiques.

## LES TRAITEMENTS DES COLITES

Les colites infectieuses se résorbent lorsque cesse la prise de l'antibiotique ayant perturbé la flore intestinale. Les colites chroniques peuvent être contrôlées par des traitements à base d'**anti-inflammatoires** ou d'immunosuppresseurs. Lorsque ces traitements sont inefficaces, l'ablation chirurgicale du rectum et parfois de l'anus (proctectomie) est envisagée. La proctectomie peut s'accompagner d'une ablation partielle ou totale du côlon (coloproctectomie).

### LES COLITES

**SYMPTÔMES :**
Diarrhée, crampes et douleurs abdominales, vomissements, **anorexie**, amaigrissement, fièvre. Maladie de Crohn et rectocolite hémorragique : selles sanglantes, constipation, arthrite, aphtes, uvéite, lithiases urinaire et biliaire.

**TRAITEMENTS :**
Colites infectieuses : arrêt des antibiotiques ou changement d'antibiotiques. Colites chroniques : anti-inflammatoires, immunosuppresseurs, ablation chirurgicale du côlon, du rectum ou de l'anus.

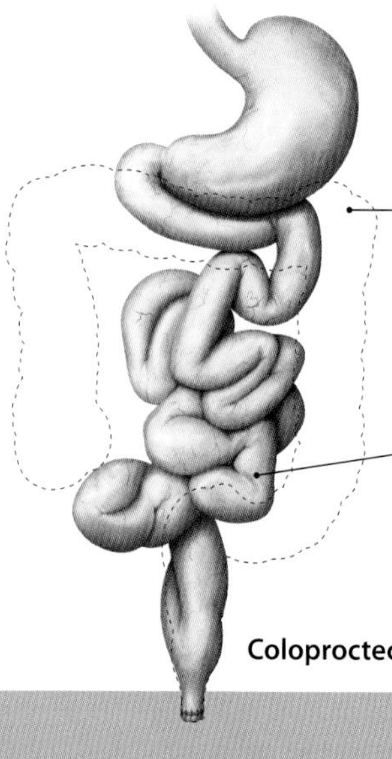
**Côlon supprimé**
Le côlon et le rectum sont ici supprimés. L'anus est conservé.
**Intestin grêle**
Après l'ablation du rectum et du côlon, l'intestin grêle est raccordé à l'anus. L'iléon est replié pour former un réservoir pour les matières fécales, en remplacement du rectum.

**Coloproctectomie**

# LES POLYPES DU CÔLON



Les polypes du côlon sont des tumeurs bénignes qui se forment dans la muqueuse du côlon et qui font saillie à sa surface. Ils apparaissent dans toutes les tranches d'âge, mais leur fréquence augmente avec la vieillesse. Les causes de leur développement sont mal connues, sauf dans le cas des formes d'origine **génétique**. Leur apparition est favorisée par les **inflammations** du côlon (colites), par la consommation d'alcool, la sédentarité et l'obésité. Les polypes du côlon ne provoquent généralement aucun symptôme lorsqu'ils sont de petite taille. Par contre, les plus volumineux peuvent se manifester par des troubles de la digestion (diarrhées, constipation) et par la présence épisodique de sang rouge dans les selles. Les polypes du côlon sont généralement diagnostiqués au cours d'une **coloscopie** et retirés pendant l'examen par polypectomie, car ils présentent un risque d'évolution en cancer colorectal.

*Les tumeurs bénignes ... page 54*

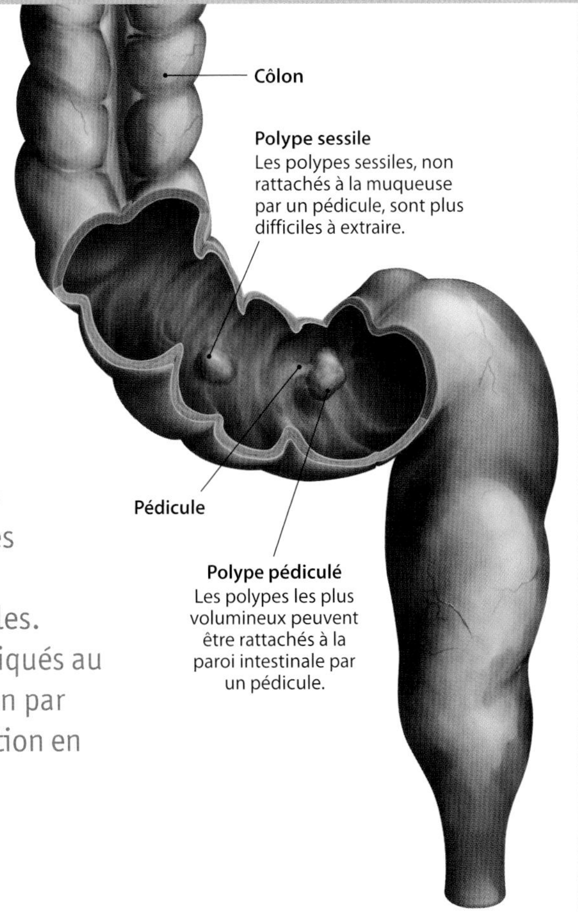
Côlon
Polype sessile
Les polypes sessiles, non rattachés à la muqueuse par un pédicule, sont plus difficiles à extraire.
Pédicule
Polype pédiculé
Les polypes les plus volumineux peuvent être rattachés à la paroi intestinale par un pédicule.

## LES **TYPES** DE **POLYPES** DU **CÔLON**

La plupart des polypes du côlon sont le résultat de la multiplication des cellules de la muqueuse du tube digestif (côlon, rectum) et demeurent bénins. Ils se présentent généralement sous la forme d'excroissances rondes, lisses et d'environ 5 mm de diamètre, rattachées ou non à la muqueuse par un pédicule. Certains polypes pédiculés de grande taille sont des adénomes. Moins fréquents, mais plus dangereux, ces derniers peuvent se former dans tous les segments du gros intestin. Après 5 à 10 ans en moyenne, certains adénomes évoluent en cancer colorectal.

## LA **POLYPECTOMIE**

L'ablation chirurgicale d'un polype, la polypectomie, est pratiquée par coloscopie, avec ou sans **anesthésie** générale. Les instruments chirurgicaux sont introduits dans le tube souple de l'endoscope, par l'anus. Les polypes sont sectionnés puis analysés en laboratoire afin de déterminer s'il s'agit de tumeurs bénignes ou malignes.

### LES POLYPES DU CÔLON

**SYMPTÔMES :**
Les petits polypes sont asymptomatiques. Les plus grands peuvent se manifester par du sang dans les selles, des diarrhées ou de la constipation.

**TRAITEMENTS :**
Ablation chirurgicale des tumeurs (polypectomie, **colectomie**).

**PRÉVENTION :**
Dépistage régulier à partir de 50 ans, alimentation riche en fibres et en fruits, éviter le tabac et la consommation abusive d'alcool.

# LE SYNDRÔME DU COLÔN IRRITABLE

Les contractions des muscles intestinaux sont normalement coordonnées pour faire progresser les matières fécales vers l'anus. Dans le syndrome du côlon irritable, des contractions fortes et désordonnées perturbent le transit intestinal et entraînent une défécation irrégulière. Plusieurs facteurs qui déclenchent ces spasmes ont été reconnus : stress (problèmes familiaux, changement de travail, etc.), anxiété, dépression, certains aliments (produits laitiers, café, chocolat, alcool), gastroentérite. Cependant, les causes exactes du syndrome du côlon irritable ne sont pas connues et aucune anomalie de la paroi intestinale n'a pu être mise en évidence. Se déclarant généralement chez le jeune adulte, ce trouble **chronique** touche environ 20 % de la population et affecte deux fois plus les femmes que les hommes. Son traitement symptomatique vise à normaliser le transit intestinal et à soulager la douleur abdominale.

## LES SYMPTÔMES DU CÔLON IRRITABLE

Le syndrome du côlon irritable se manifeste par des épisodes de diarrhée ou de constipation. Ces troubles du transit intestinal sont souvent associés à des douleurs et à des crampes abdominales, parfois à des ballonnements dus à la production de gaz intestinaux. En outre, les selles sont parfois accompagnées d'un mucus clair et transparent. Ces symptômes ont une gravité variable selon les individus et peuvent apparaître de façon intermittente. Dans les cas sévères, ils portent atteinte à la qualité de vie des malades.

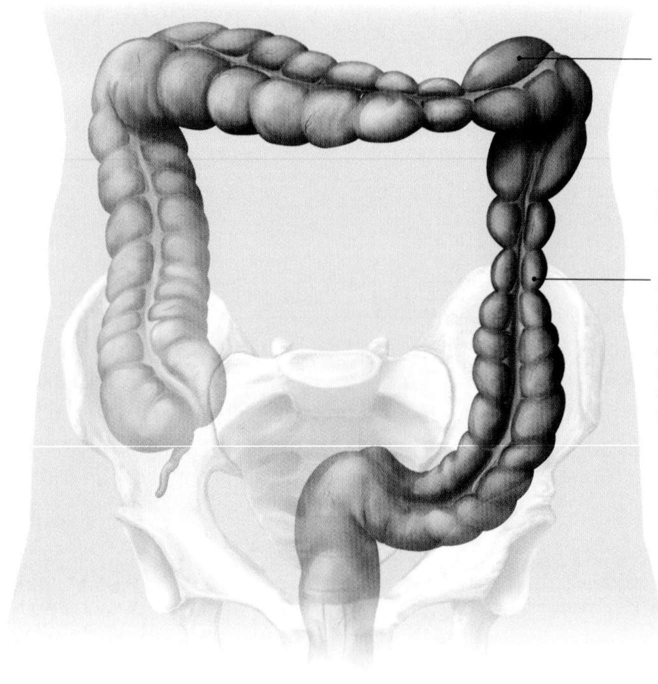
Dilatation
Des gaz intestinaux peuvent s'accumuler dans un segment de l'intestin et provoquer une distension douloureuse de sa paroi.
Spasmes
Les spasmes des muscles lisses peuvent accélérer le transit des matières fécales (diarrhée) ou le ralentir (constipation).

Colôn irritable

| LE SYNDROME DU COLÔN IRRITABLE |
| --- |
| **SYMPTÔMES :** Diarrhée et constipation (parfois en alternance), douleurs et crampes abdominales, ballonnements, selles contenant du mucus. |
| **TRAITEMENTS :** Traitements symptomatiques visant à régulariser le transit intestinal (**antispasmodiques**, antidiarrhéiques, anticonstipants) et traitement de la douleur abdominale. |

# LA DIVERTICULOSE

La diverticulose est la formation, sur la paroi du tube digestif, de nombreuses petites poches, les diverticules. Elle affecte le plus souvent le gros intestin, en particulier le côlon sigmoïde (qui précède le rectum). De cause inconnue, la diverticulose est favorisée par une alimentation pauvre en fibres qui elle-même favorise la constipation et l'augmentation de la pression exercée par les matières fécales sur les parois du gros intestin. Bénigne et souvent asymptomatique, la maladie occasionne parfois des crampes abdominales. La diverticulose est souvent diagnostiquée par hasard lors d'un examen du tube digestif. C'est un trouble fréquent qui touche environ 1 personne sur 2 à partir de 65 ans. Sa principale complication, qui survient dans 10 % à 25 % des cas, est l'**infection** des diverticules (diverticulite).

## LA DIVERTICULOSE

**SYMPTÔMES :**
Crampes abdominales. Diverticulite : douleur dans la partie inférieure gauche de l'abdomen, constipation, nausée, fièvre, parfois saignements de l'anus.

**TRAITEMENTS :**
Diverticulite : **antibiotiques** et **analgésiques**. En cas de complications (abcès, perforation, occlusion intestinale, fistule) : ablation de la partie atteinte (**colectomie**).

**PRÉVENTION :**
Alimentation riche en fibres, en fruits et en liquide.

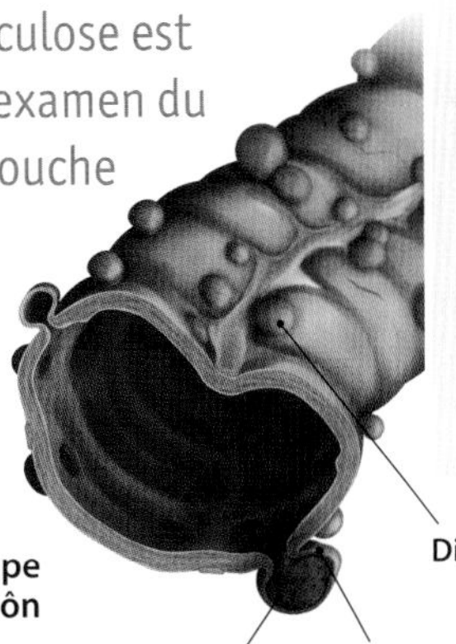

**Coupe du colôn**

**Diverticule**

**Matière fécale**
La matière fécale emprisonnée dans un diverticule crée des conditions favorables à la prolifération locale des bactéries de la flore intestinale et à la formation d'un foyer infectieux.

**Diverticule infecté**
Dans le cas d'une diverticulite, un diverticule infecté peut se perforer et l'infection peut se propager dans la cavité abdominale.

# L'OCCLUSION INTESTINALE

Une occlusion intestinale est un arrêt du transit intestinal. Elle peut avoir diverses causes : arrêt du réflexe de péristaltisme dû à un abcès ou à une péritonite ; obstruction de l'intestin par une tumeur ou un calcul biliaire ; étranglement par une hernie inguinale, une torsion ou un tissu cicatriciel. Elle se traduit par des douleurs abdominales intenses, des vomissements et un gonflement de l'abdomen. L'occlusion intestinale est un trouble grave qui conduit rapidement à une déshydratation et à un état de choc. Elle peut provoquer une **nécrose** des tissus de l'intestin et parfois leur perforation.

## L'OCCLUSION INTESTINALE

**SYMPTÔMES :**
Douleur abdominale intense (colique), vomissements, gonflement abdominal.

**TRAITEMENTS :**
Le traitement, urgent, consiste à vidanger le contenu intestinal à l'aide d'une sonde gastrique et, au besoin, à traiter la cause de l'occlusion, le plus souvent chirurgicalement.

**PRÉVENTION :**
Déceler les facteurs déclenchants, éviter le stress, éviter les aliments générateurs de gaz, enrichir l'alimentation en fibres.

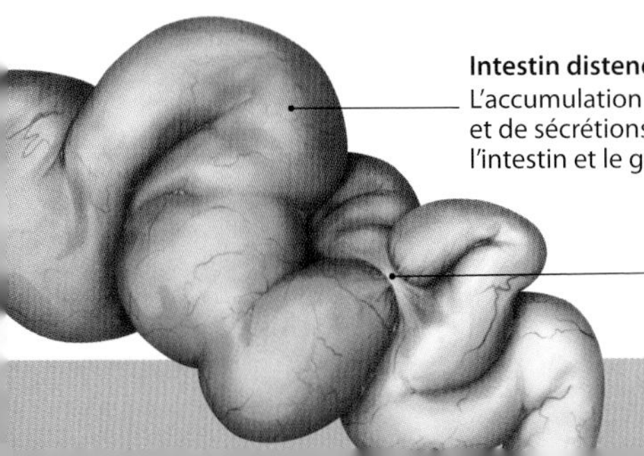

**Intestin distendu**
L'accumulation de matières fécales, de gaz intestinaux et de sécrétions digestives provoque la distension de l'intestin et le gonflement de l'abdomen.

**Étranglement**

# LES HERNIES

La hernie est une anomalie anatomique caractérisée par le déplacement d'un organe ou d'une partie d'organe en dehors de sa cavité naturelle. Elle peut se produire à travers un orifice naturel (hernie hiatale) ou à travers l'enveloppe qui contient l'organe, soit par une lésion (hernie discale), soit par un point faible (hernies inguinale et ombilicale). Les hernies inguinale et ombilicale sont le plus souvent bénignes et indolores, mais elles peuvent étrangler une portion des intestins, bloquer le transit des matières fécales et provoquer une occlusion intestinale. Le seul traitement efficace est chirurgical.

## LA HERNIE INGUINALE

La hernie inguinale est la saillie d'une partie du péritoine ou des intestins au niveau de l'aine ou du scrotum. Elle représente 90 % des hernies de l'abdomen et affecte plus souvent les hommes à partir de 50 ans. La hernie inguinale est généralement causée par un affaiblissement des muscles abdominaux et peut être favorisée par des efforts répétés. Elle provoque une enflure dont la taille peut varier en fonction de la pression exercée sur l'abdomen : effort, position, transit des matières fécales, toux.

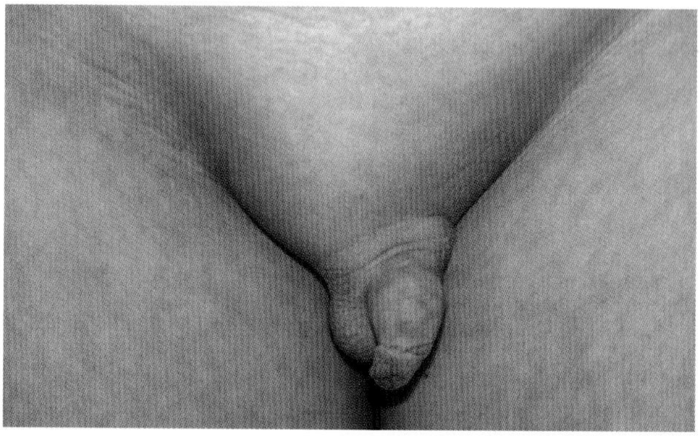

**Hernie inguinale**
L'enflure de l'aine est indolore et peut être réduite momentanément par une pression de la main.

## LA HERNIE OMBILICALE

La hernie ombilicale est la saillie d'une partie des intestins au niveau du nombril. Assez rare, elle ne représente que 5 % des hernies de l'abdomen et touche principalement les jeunes enfants de moins de 2 ans (principalement les nouveau-nés prématurés), les femmes de plus de 50 ans ayant eu de multiples grossesses et les obèses. Chez l'enfant, la hernie ombilicale se résorbe spontanément avant l'âge de 4 ans dans 90 % des cas.

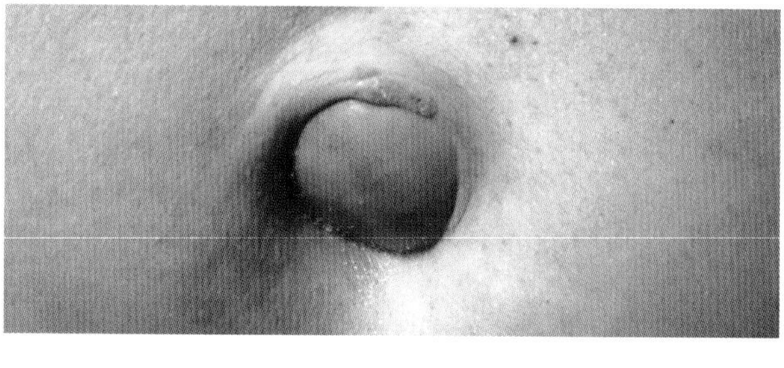

**Hernie ombilicale**
Chez l'enfant, le développement progressif des muscles abdominaux entourant le nombril permet de réduire spontanément la hernie ombilicale.

### LES HERNIES

**SYMPTÔMES :**
Enflure de l'abdomen, localisée (nombril, aine, scrotum) et indolore, qui peut être réduite temporairement par une simple pression des doigts. Le rougissement ou le bleuissement de la hernie, son durcissement, des douleurs ou des vomissements signalent une complication et imposent une intervention chirurgicale urgente.

**TRAITEMENTS :**
Opération chirurgicale consistant à replacer les intestins et à fermer le point de passage, éventuellement à l'aide d'un treillis synthétique.

# APPENDICITE



L'appendicite est l'**inflammation aiguë** de l'appendice vermiforme, une excroissance du gros intestin, généralement provoquée par son **infection**. C'est une maladie fréquente, qui touche 7 % de la population des pays industrialisés, principalement les personnes âgées de 15 à 30 ans. Lorsque son diagnostic est établi, le seul traitement curatif est l'ablation chirurgicale de l'appendice, qui doit être réalisée rapidement en raison des risques élevés de complication (péritonite, **septicémie**). Elle a lieu sous **anesthésie** générale, par une incision dans la paroi de l'abdomen ou par **cœliochirurgie**.

## LES **SYMPTÔMES** DE L'**APPENDICITE**

L'appendicite se manifeste brusquement par des douleurs intenses. Celles-ci débutent au-dessus ou autour du nombril, puis se localisent rapidement dans la partie inférieure droite de l'abdomen, qui peut se contracter au toucher. Les douleurs s'accompagnent parfois d'**anorexie**, de nausées, de vomissements et d'une fièvre modérée (environ 38 °C). Le diagnostic de l'appendicite peut être difficile si les symptômes sont atténués ou si la position de l'appendice est anormale.

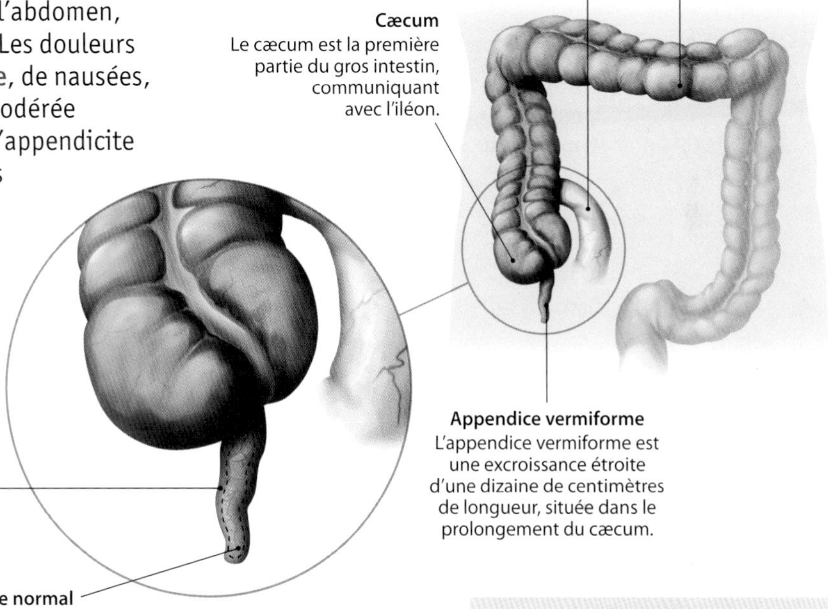
**Iléon**
L'iléon est le segment terminal de l'intestin grêle qui communique avec le gros intestin.
**Côlon**
**Cæcum**
Le cæcum est la première partie du gros intestin, communiquant avec l'iléon.
**Appendice vermiforme**
L'appendice vermiforme est une excroissance étroite d'une dizaine de centimètres de longueur, située dans le prolongement du cæcum.
**Appendice vermiforme infecté**
Sous l'effet de l'inflammation, le volume de l'appendice augmente, ce qui peut provoquer sa rupture et causer une péritonite.
**Appendice vermiforme normal**

## LA **PÉRITONITE**

La péritonite est l'inflammation du péritoine causée par la propagation d'une infection ou par la perforation d'un organe digestif. Elle se manifeste par une douleur intense et permanente de l'abdomen, qui devient extrêmement dur. La péritonite s'accompagne de vomissements, de l'arrêt du transit intestinal, de fièvre élevée et de plusieurs autres symptômes généraux : respiration et battements cardiaques rapides, tension basse, faiblesse, pâleur. Il s'agit d'une affection grave qui nécessite une attention médicale d'urgence. Les soins, une fois la source de l'infection traitée, consistent en un lavage chirurgical du péritoine et en l'administration d'**antibiotiques** afin de combattre l'infection.

### L'APPENDICITE

**SYMPTÔMES :**
Douleurs intenses et permanentes dans la partie inférieure droite de l'abdomen, nausée, vomissements, anorexie, constipation, fièvre modérée, paroi abdominale dure au toucher. En position allongée sur le côté gauche, la douleur s'accentue lorsque la jambe droite est soulevée et tendue.

**TRAITEMENTS :**
Ablation de l'appendice, antibiotiques au besoin.

# LES HÉMORROÏDES

L'hémorroïde est la dilatation d'un vaisseau sanguin de l'anus ou de la partie basse du rectum. On en distingue deux types, les hémorroïdes externes et les hémorroïdes internes, qui diffèrent par leur localisation, leurs symptômes et leurs complications. Les hémorroïdes sont un trouble généralement bénin et fréquent, surtout après 45 ans. Dans certains cas, la gêne, la douleur ou les complications qu'elles occasionnent impliquent de les traiter chirurgicalement.

## LES **FACTEURS** DE **RISQUE** D'**HÉMORROÏDES**

La formation d'hémorroïdes est influencée par plusieurs facteurs, en particulier l'hérédité et l'irritation **chronique** de l'anus due, notamment, à une alimentation épicée ou à l'usage de **laxatifs**. Elle est aussi favorisée par le ralentissement du retour veineux causé par une sédentarité ou une position assise prolongée et par l'augmentation de la pression dans l'abdomen due à divers facteurs : constipation, obésité, grossesse, certaines activités sportives.

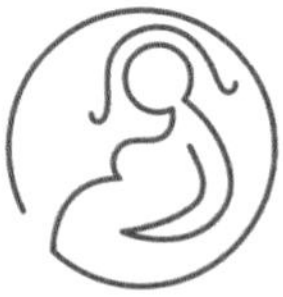

### LA GROSSESSE

Environ une femme enceinte sur trois souffre d'hémorroïdes, le plus souvent au cours du second trimestre de la grossesse. Elles peuvent être provoquées par une constipation ou par la pression exercée par l'utérus sur les vaisseaux sanguins abdominaux.

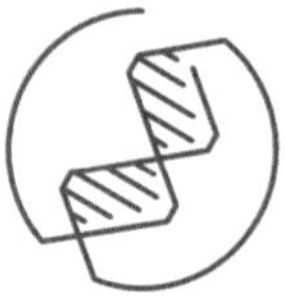

### L'HÉRÉDITÉ

Dans certaines familles, les hémorroïdes sont fréquentes en raison d'une faiblesse **congénitale** de la paroi des vaisseaux sanguins. Cette caractéristique héréditaire se traduit aussi par de l'insuffisance veineuse et des varices des membres inférieurs.

*Les varices ... page 272*

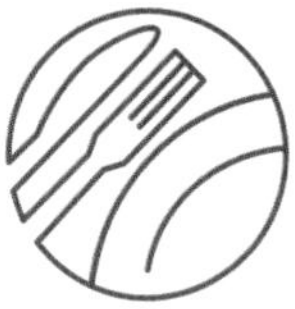

### L'ALIMENTATION

L'alimentation a une grande influence sur la formation des hémorroïdes. La consommation d'aliments épicés, d'alcool, de café et de thé peut favoriser leur apparition. Au contraire, une alimentation riche en fibres et l'absorption d'eau favorisent la production de selles plus molles et diminuent le risque de développer des hémorroïdes.

## LES **HÉMORROÏDES INTERNES**

Les hémorroïdes internes sont localisées dans la muqueuse de la partie basse du rectum ou du canal anal. Elles provoquent des saignements rouge vif et peu abondants, pendant et peu après la défécation. Les hémorroïdes internes sont généralement indolores et invisibles. Lorsque leur volume augmente, elles peuvent descendre hors de l'anus et entraîner des démangeaisons, des douleurs vives, ainsi que des spasmes au niveau de l'anus. Si elles ne remontent pas spontanément ou ne peuvent être repoussées manuellement, les hémorroïdes qui font saillie doivent être éliminées chirurgicalement.

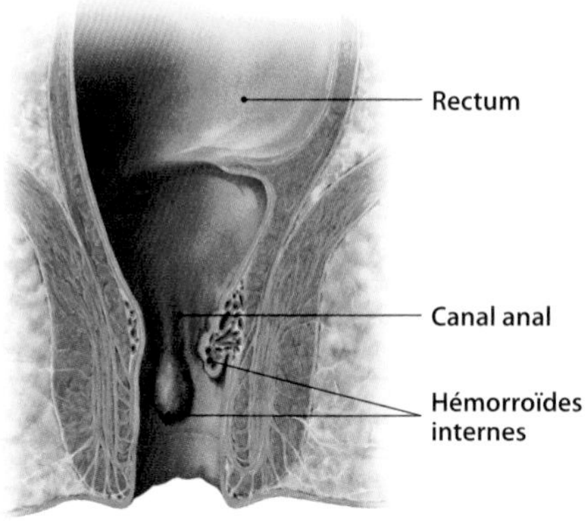
Rectum
Canal anal
Hémorroïdes internes

## LES HÉMORROÏDES EXTERNES

Localisées sur le pourtour de l'anus, les hémorroïdes externes sont généralement douloureuses en raison des nombreux nerfs sensitifs qui parcourent la peau dans cette région. Elles peuvent être sujettes à la formation de caillots sanguins, qui provoquent une douleur importante et permanente dans la région de l'anus. L'œdème qui en résulte peut régresser spontanément au bout d'une quinzaine de jours, en ne laissant qu'un repli cutané.

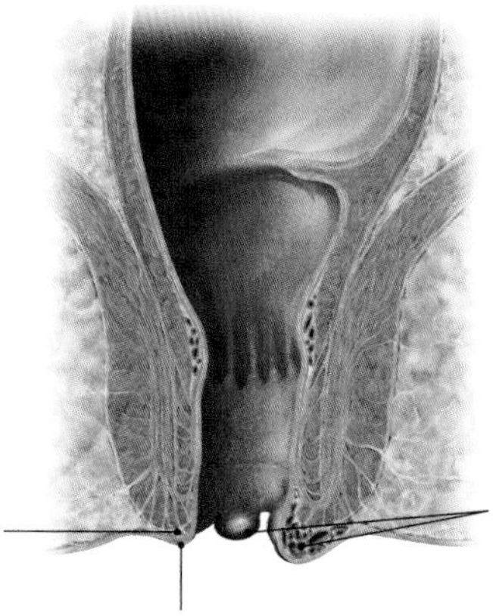
Vaisseaux sanguins
Peau

**Hémorroïdes externes**
L'accumulation de sang dans une hémorroïde externe peut provoquer la formation de caillots sanguins. Ceux-ci se traduisent par un œdème prenant l'aspect d'une boursouflure bleuâtre.

## LA FISSURE ANALE

La fissure anale est une plaie superficielle localisée dans les plis de l'anus, qui s'accompagne d'une contraction permanente du muscle interne de l'anus. Ses causes sont mal connues et, bien qu'elle soit parfois associée aux hémorroïdes, il s'agit de deux pathologies différentes. La fissure anale se traduit par une sensation très douloureuse de brûlure et de déchirure lors de la défécation. Son traitement repose sur une bonne hygiène, un régime alimentaire adapté et l'application locale d'anesthésiques, de cicatrisants et de relaxants musculaires. La cicatrisation peut toutefois être longue. Si le traitement médical est inefficace, une intervention chirurgicale peut être proposée pour enlever la fissure et détendre le sphincter.

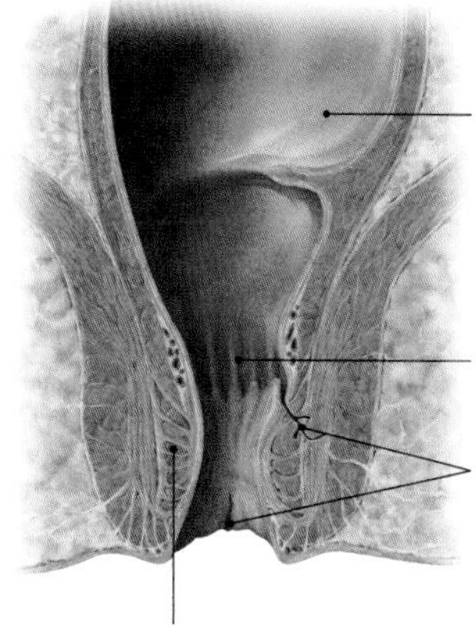
Rectum
Canal anal
Fissures anales

**Sphincter anal interne**
Les douleurs ressenties sont en partie dues à la contraction permanente du sphincter anal interne.

## LES TRAITEMENTS DES HÉMORROÏDES

Les traitements des hémorroïdes dépendent de la gravité des symptômes qu'elles causent. Pour réduire l'inflammation, combattre la douleur et résorber la dilatation des vaisseaux sanguins, un traitement médical peut être administré par voie orale ou appliqué localement sous forme de crèmes ou de suppositoires. Un autre type d'intervention peut être envisagé dans les cas d'échec ou de récidive des hémorroïdes. Plusieurs techniques non chirurgicales permettent de brûler l'hémorroïde (photocoagulation, électrocoagulation, cryothérapie) ou de provoquer sa nécrose (ligature des hémorroïdes, sclérothérapie). En cas d'infection ou lorsqu'une hémorroïde descend trop hors de l'anus ou forme un caillot sanguin, son ablation chirurgicale est nécessaire. Pratiquée sous anesthésie, l'opération nécessite une courte hospitalisation. Pendant la convalescence, le patient doit suivre temporairement une diète destinée à ramollir les selles.

### LES HÉMORROÏDES

**SYMPTÔMES :**
Saignement faible provoqué par la défécation, irritations et démangeaisons, spasmes, douleurs importantes et constantes dans certains cas. Les hémorroïdes externes sont visibles, les internes le sont parfois.

**TRAITEMENTS :**
Anti-inflammatoires, toniques veineux, analgésiques. Photocoagulation, cryothérapie, sclérothérapie, ligature ou ablation des hémorroïdes.

**PRÉVENTION :**
Alimentation riche en fibres et en liquides, activité physique, ne pas retarder la défécation.

# LES HÉPATITES

L'hépatite est une **inflammation aiguë** ou **chronique** du foie, qui entraîne la destruction de ses cellules. Les hépatites aiguës sont le plus souvent causées par une **infection** virale, plus rarement par une intoxication par l'alcool ou les médicaments. Certains virus responsables de l'hépatite aiguë peuvent infecter le foie de façon durable et provoquer une cirrhose. Les hépatites chroniques sont des maladies graves qui entraînent la destruction progressive du foie et parfois l'apparition d'un cancer du foie. Elles peuvent nécessiter une greffe de foie.

*La cirrhose du foie ... page 392*

## LES HÉPATITES VIRALES

Les hépatites virales sont classées de A à G selon le type de virus en cause. Les virus responsables peuvent se transmettre par voie digestive (hépatites A, E et F), par suite de l'ingestion d'eau ou d'aliments contaminés (fruits de mer, fruits ou légumes mal lavés), par voie sanguine (hépatites B, C, D et G), à travers une seringue contaminée ou une transfusion, ainsi que par voie sexuelle ou maternelle (hépatite B, D et G). Après un temps d'incubation variable, les hépatites virales aiguës provoquent des malaises, des nausées, des vomissements, de la fièvre et de la fatigue. Au bout de quelques jours, un ictère (jaunisse) peut se développer, accompagné d'une gêne dans la région du foie et d'une **anorexie**. L'urine devient foncée et les selles prennent parfois une coloration claire. Dans la plupart des cas, les hépatites aiguës guérissent spontanément en quelques semaines. Toutefois, certaines d'entre elles (hépatites B, C, D) peuvent évoluer vers une forme chronique, qui dure plus de six mois. Exceptionnellement, les hépatites aiguës conduisent à une dégradation rapide du foie et de l'état du malade, nécessitant souvent une greffe de foie en urgence. L'hépatite A et l'hépatite B, qui peuvent représenter un danger pour les personnes **immunodéprimées** et les jeunes enfants, peuvent être prévenues par la **vaccination**.

### LES HÉPATITES EN CHIFFRES

Les hépatites les plus fréquentes sont les hépatites A, B et C. L'hépatite A, la plus courante et la plus bénigne, touche environ 90 % de la population des pays en voie de développement en raison de conditions sanitaires déficientes. L'hépatite B affecte environ 350 millions de personnes dans le monde, et l'hépatite C environ 170 millions.

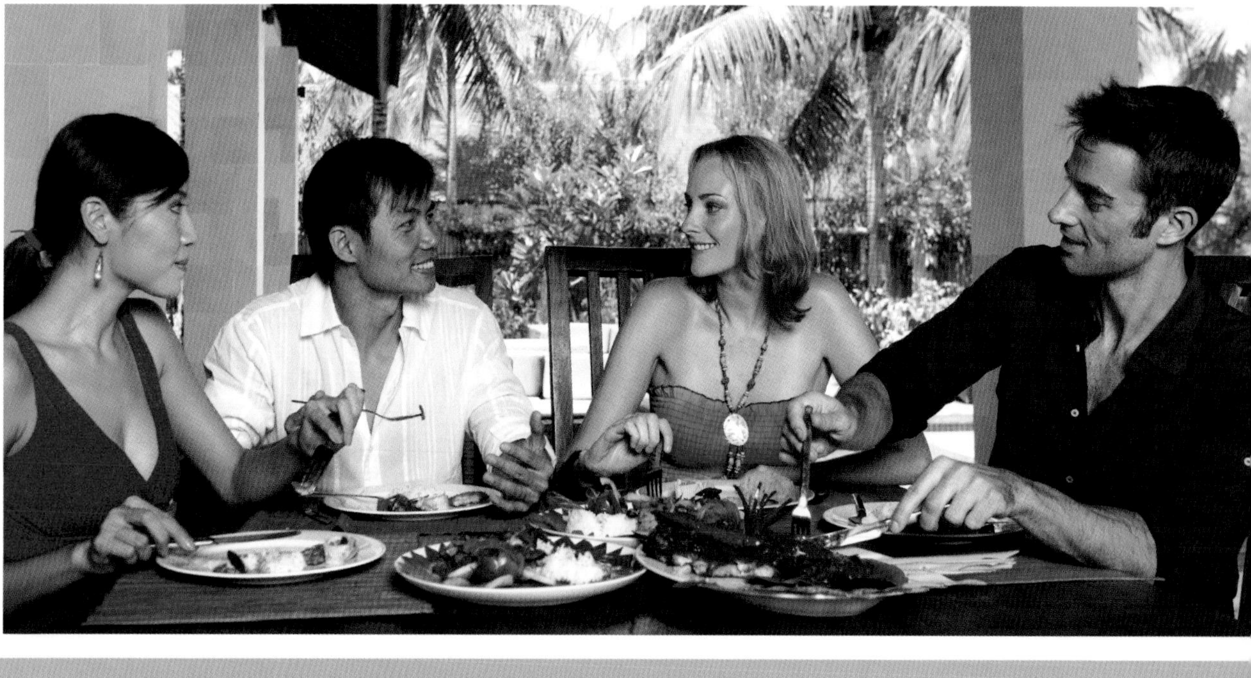

## L'HÉPATITE ALCOOLIQUE AIGUË

La consommation régulière et abondante de boissons alcoolisées peut entraîner la destruction de cellules du foie et ainsi provoquer une hépatite alcoolique aiguë. La maladie se manifeste généralement par des symptômes spécifiques (anorexie, nausées, fatigue, ictère, douleurs et fièvre légère), qui peuvent s'accompagner dans les cas plus sévères d'un gonflement de l'abdomen (ascite), d'hémorragies digestives, de troubles de la conscience et du rythme cardiaque. À long terme, les malades peuvent développer une cirrhose. Les formes graves ont un mauvais pronostic avec un taux de mortalité voisin de 50 %. Dans les formes moins sévères, la guérison nécessite un arrêt complet de la consommation d'alcool et peut prendre jusqu'à six mois.

### L'ICTÈRE

L'ictère, ou jaunisse, est une coloration jaune de la peau et des muqueuses due à la présence excessive dans le sang de bilirubine, un pigment dérivé de l'hémoglobine. Il peut être causé par une maladie du foie, des voies biliaires, du pancréas ou du sang. L'ictère s'accompagne de la production d'urine foncée et parfois de selles claires. Il disparaît avec le traitement de sa cause. Chez le nouveau-né, il existe une forme fréquente d'ictère physiologique due à l'immaturité du foie, qui se dissipe normalement en quelques jours.

*L'ictère du nouveau-né ... page 515*

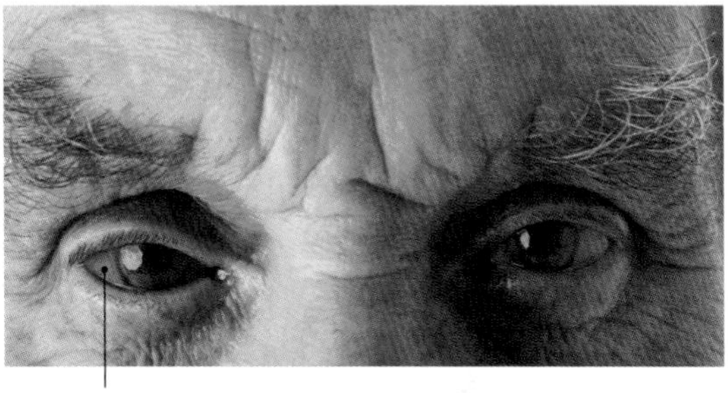

**Œil**
La coloration jaune du blanc de l'œil est un signe d'ictère.

## LA GREFFE DE FOIE

Un foie endommagé de manière irrémédiable (hépatite, cirrhose, cancer) peut ne plus assurer ses fonctions ; on parle alors d'insuffisance hépatique. Une greffe de foie est envisagée pour remplacer le foie malade par un foie sain. Il s'agit de la greffe la plus pratiquée après celle du rein. Au cours de cette opération d'une durée de quatre à six heures, le foie du malade est complètement retiré pour être remplacé, soit par un foie entier prélevé sur un patient en état de mort cérébrale, soit par une partie d'un foie prélevée sur un donneur volontaire. Après l'opération, une hospitalisation d'au moins 20 jours est nécessaire afin de vérifier le bon fonctionnement du nouveau foie. Le risque de rejet, qui est maximal pendant les premiers mois, est contrôlé par un traitement immunosuppresseur qui doit être suivi à vie. Le patient reprend progressivement une vie normale, mais il doit s'abstenir de consommer de l'alcool et doit s'astreindre à un suivi médical régulier.

## LES HÉPATITES

**SYMPTÔMES :**
Parfois asymptomatique. Ictère (jaunisse), urine foncée, selles claires, anorexie, faiblesse, nausée, amaigrissement, fièvre, gêne douloureuse dans la région du foie. Les cas sévères peuvent s'accompagner de confusion mentale.

**TRAITEMENTS :**
Hépatites chroniques non virales : corticostéroïdes. Hépatites chroniques virales : antiviraux, interféron. Insuffisance hépatique sévère : greffe de foie.

**PRÉVENTION :**
Consommation modérée d'alcool, pratiques sexuelles sécuritaires (préservatif), utilisation de seringues stériles, hygiène rigoureuse dans les pays en voie de développement et dans les milieux à risque (hôpital, centre d'hébergement, laboratoire), vaccination contre les virus de l'hépatite A et B, respect des posologies dans les traitements à l'acétaminophène.

# LA CIRRHOSE DU FOIE

Le virus de l'hépatite, la consommation excessive et durable d'alcool ou de médicaments, la mucoviscidose ainsi que certaines maladies **auto-immunes** agressent le foie et peuvent provoquer la désorganisation progressive de ses tissus. Il en résulte une maladie **chronique**, la cirrhose du foie. D'abord asymptomatique, la cirrhose du foie se manifeste par le gonflement de la rate, une coloration jaune de la peau et des muqueuses (ictère), des éruptions cutanées caractéristiques (angiome stellaire), le rougissement de la paume des mains, un **œdème** des membres inférieurs, une grande faiblesse et un amaigrissement. C'est une maladie grave et irréversible qui peut entraîner de nombreuses complications : cancer du foie, insuffisance hépatique, hémorragies digestives, gonflement de l'abdomen, ostéoporose, confusion mentale. Les traitements de la cirrhose se limitent à ralentir son évolution et à soulager ses symptômes. Dans les cas les plus graves, une transplantation du foie peut être envisagée.

## LE FOIE CIRRHOTIQUE

La cirrhose entraîne une modification de l'organisation du foie. Ses tissus, détruits par des agressions répétées, se régénèrent en formant des petites boules, les nodules de régénération. Ces nodules, bien que composés de cellules fonctionnelles, sont désorganisés et séparés par des cicatrices de tissu conjonctif fibreux, ce qui nuit à la circulation du sang dans le foie. Celui-ci devient graduellement incapable d'assurer efficacement la filtration sanguine.

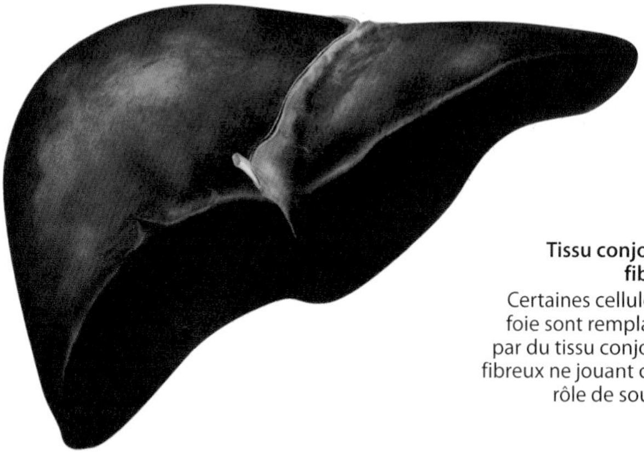

**Foie sain**
Le foie sain a une couleur brun rougeâtre et présente une surface lisse et homogène.

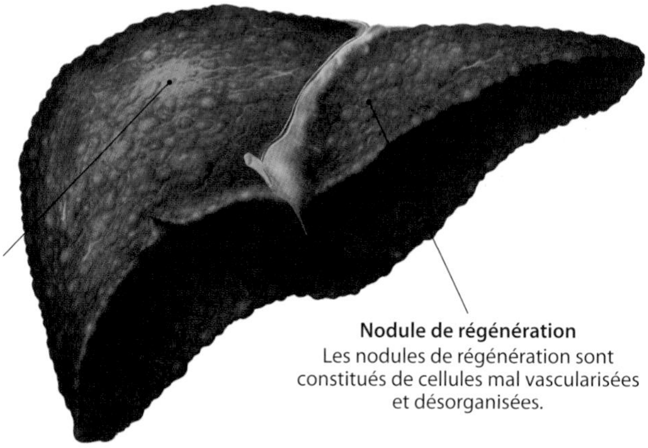
**Tissu conjonctif fibreux**
Certaines cellules du foie sont remplacées par du tissu conjonctif fibreux ne jouant qu'un rôle de soutien.
**Nodule de régénération**
Les nodules de régénération sont constitués de cellules mal vascularisées et désorganisées.

**Foie cirrhotique**
Le foie cirrhotique a une taille plus petite ou plus grande que le foie normal. Son aspect hétérogène est dû à la présence de cordons de tissus conjonctifs séparant des nodules de régénération.

## LA PONCTION-BIOPSIE HÉPATIQUE

Pour diagnostiquer des maladies telles que la cirrhose ou l'hépatite, un petit fragment du foie peut être prélevé par ponction-**biopsie** hépatique. Pratiquée sous **anesthésie** locale, l'intervention consiste à insérer une aiguille creuse entre deux côtes, jusqu'au foie. Elle ne dure qu'une dizaine de minutes, mais le patient doit ensuite rester alité pendant quelques heures afin de diminuer les risques de saignements.

## L'INSUFFISANCE HÉPATIQUE

L'incapacité du foie à assurer ses fonctions est appelée insuffisance hépatique. Elle se manifeste par des troubles variés, qui dépendent de sa gravité : grande faiblesse, ictère (jaunisse), problèmes dermatologiques (angiome stellaire, rougeur des paumes des mains), troubles de la coagulation (hémorragies), infections répétées, troubles neurologiques (**apathie**, somnolence, confusion, coma). L'insuffisance hépatique est due à la destruction des cellules du foie par divers agents : alcool, virus, médicaments, inflammation, tumeur maligne. Elle est souvent une complication de la cirrhose. Il s'agit d'un trouble grave pour lequel il n'existe que des traitements symptomatiques peu efficaces. Dans les cas les plus sévères, la greffe de foie est le seul recours possible.

## L'ASCITE

L'ascite est une accumulation de liquide entre les deux feuillets du péritoine, causée par une cirrhose du foie, une insuffisance cardiaque ou par un cancer de l'appareil digestif ou de l'ovaire. Elle se traduit par un gonflement plus ou moins rapide de l'abdomen, souvent non douloureux, pouvant s'accompagner de nausées. Ses principales complications sont l'infection du liquide contenu dans le péritoine, la formation d'une hernie ombilicale et la difficulté respiratoire causée par la pression exercée sur le diaphragme. Le traitement de l'ascite est basé sur un régime pauvre en sodium et la prise de **diurétiques**. En cas d'échec, le liquide peut être retiré par une ponction.

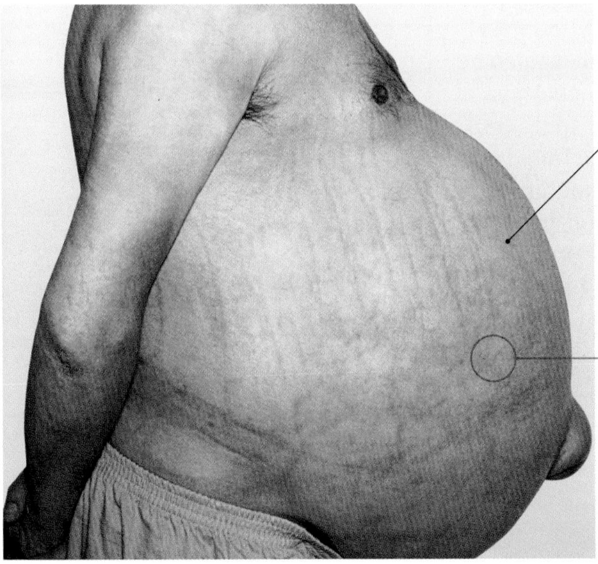

**Abdomen**
L'ascite est détectable lorsque le volume de liquide contenu dans l'abdomen atteint 2,5 litres. La ponction du liquide permet de soulager le patient et de préciser les causes de l'ascite.

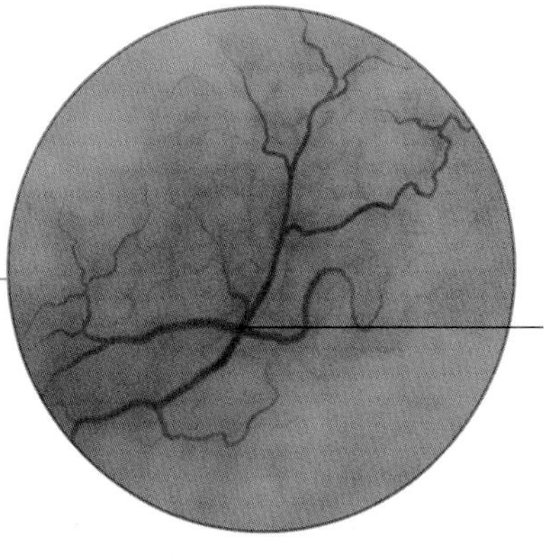

**Angiome stellaire**
L'angiome stellaire est une lésion en forme d'étoile des vaisseaux sanguins de la peau. Les angiomes stellaires son, notamment, une caractéristique de la cirrhose du foie.

### LA CIRRHOSE DU FOIE

**SYMPTÔMES :**
Faiblesse, amaigrissement, gonflement de la rate, ictère (jaunisse), angiome stellaire, rougeur de la paume des mains, **œdème** des membres inférieurs, stéatose (présence de gras dans le foie).

**TRAITEMENTS :**
Les traitements visent à atténuer les symptômes. La greffe de foie est envisagée dans le cas d'insuffisance hépatique grave.

**PRÉVENTION :**
Éviter la consommation excessive d'alcool. **Vaccination** contre l'hépatite B.

# LE CANCER DU FOIE

Le cancer du foie est le plus souvent dû à la présence de métastases, c'est-à-dire qu'il se développe à partir d'un cancer issu d'un autre organe (organes du tube digestif, pancréas, poumons, sein, rein, prostate). Lorsqu'il s'agit d'un cancer primitif, donc qui est issu du foie, sa principale forme est le carcinome hépatocellulaire. Bien qu'il soit en augmentation dans les pays occidentaux, il se rencontre plus souvent dans les pays d'Asie et d'Afrique, où il représente la cinquième cause de cancer chez les hommes. Les cancers du foie sont des maladies graves, qui ont un pronostic peu favorable. En cas de cancer primitif du foie et en l'absence de métastases, un traitement chirurgical peut s'imposer, allant de l'ablation d'une partie du foie (hépatectomie) à la greffe de foie.

*Les cancers ... page 55*

## LE **CARCINOME HÉPATOCELLULAIRE**

Le carcinome hépatocellulaire est un cancer primitif du foie qui se développe, dans la plupart des cas (90 %), dans un foie atteint par une cirrhose. Asymptomatique à ses débuts, il est souvent découvert à l'occasion d'une complication de la cirrhose telle qu'un ictère (jaunisse), une ascite ou des hémorragies digestives, ou encore lors d'un examen de dépistage chez des individus atteints de cirrhose. D'autres symptômes apparaissent lorsque la tumeur maligne est très développée : **anorexie**, amaigrissement, faiblesse, fièvre, douleurs, grossissement du foie. Le diagnostic est établi à l'aide d'une technique d'imagerie (échographie, scanner ou résonance magnétique) et parfois par une ponction-**biopsie**. Le traitement choisi dépend de l'étendue de la tumeur : ablation partielle du foie, **chimiothérapie**, destruction localisée de la tumeur ou greffe du foie.

### L'ABLATION DU FOIE

L'ablation chirurgicale partielle ou totale du foie, ou hépatectomie, est surtout pratiquée dans le traitement du carcinome hépatocellulaire. L'ablation partielle du foie, qui peut atteindre 75 % de son volume, est suivie d'une régénération de la partie manquante à partir des tissus laissés en place. Son succès dépend donc principalement de la qualité des tissus restants. Une hépatectomie totale doit immédiatement être suivie d'une greffe de foie.

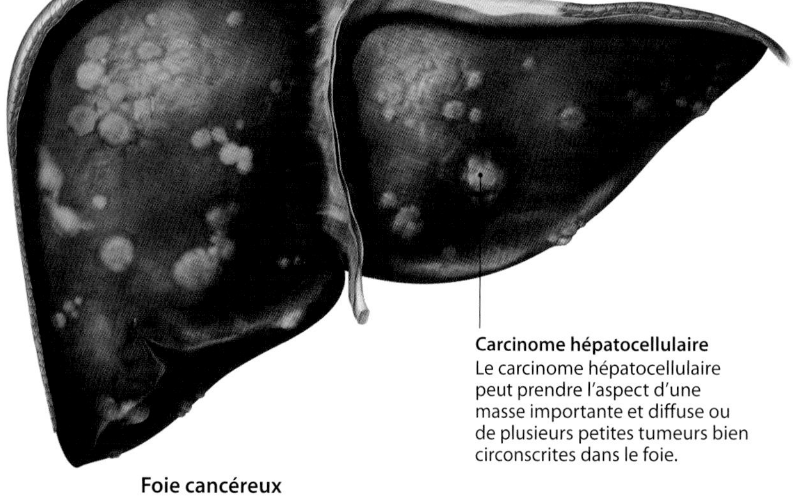

**Carcinome hépatocellulaire**
Le carcinome hépatocellulaire peut prendre l'aspect d'une masse importante et diffuse ou de plusieurs petites tumeurs bien circonscrites dans le foie.

**Foie cancéreux**

### LE CANCER DU FOIE

**SYMPTÔMES :**
Asymptomatique au début. Anorexie, amaigrissement, grande faiblesse, fièvre, douleur au foie avec augmentation de son volume.

**TRAITEMENTS :**
Ablation partielle du foie, chimiothérapie, destruction localisée de la tumeur ou greffe de foie.

**PRÉVENTION :**
**Vaccination** contre l'hépatite B, prévention de l'alcoolisme.

# LA LITHIASE BILIAIRE

La lithiase biliaire est une maladie caractérisée par la formation de petites pierres, les calculs biliaires, dans la vésicule biliaire. Fréquente dans les pays industrialisés, surtout chez les femmes, elle est favorisée par l'âge, l'obésité, le jeûne, certains traitements hormonaux, la grossesse et des maladies comme la maladie de Crohn ou la mucoviscidose. Le principal symptôme, qui ne se manifeste que dans 20 % des cas, est une douleur vive (colique hépatique), apparaissant brusquement sous le sternum ou sous les côtes, du côté droit. Si elle persiste plusieurs heures, elle peut être le signe d'une complication et nécessite une prise en charge médicale. L'ablation chirurgicale de la vésicule biliaire, ou cholécystectomie, peut devenir nécessaire. Cette intervention est généralement réalisée par **cœliochirurgie**, sous **anesthésie** générale.



## LES **CALCULS BILIAIRES**

Un calcul biliaire est un agrégat solide de 1 mm à plusieurs centimètres de longueur, qui se forme dans la vésicule biliaire. Composé principalement de cholestérol et de pigment biliaire, il apparaît lorsque la quantité de cholestérol produite par le foie est supérieure à la quantité qui peut être dissoute dans la bile. Dans la plupart des cas, les calculs biliaires restent dans la vésicule biliaire et ne provoquent aucun symptôme. Toutefois, lorsqu'un calcul emprunte les voies biliaires, il bloque l'excrétion de la bile et provoque la distension des parois des conduits. Cette situation provoque une douleur aiguë, la colique hépatique. Si l'obstruction se prolonge, elle peut entraîner l'inflammation de la vésicule biliaire et, éventuellement, son infection. On parle alors de cholécystite. Au contraire, si le calcul est expulsé dans le duodénum ou s'il reflue vers la vésicule, les symptômes disparaissent.

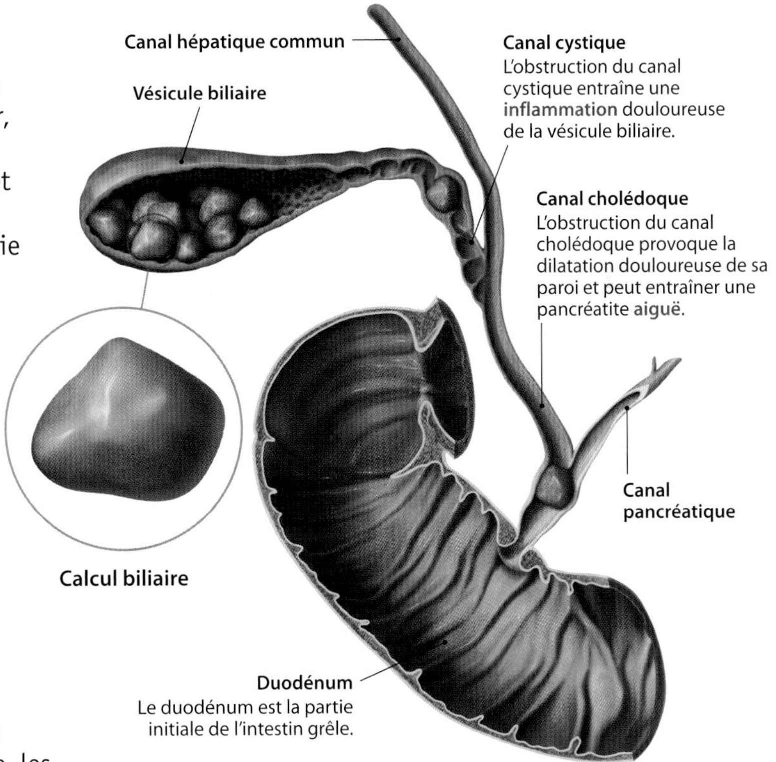

Canal hépatique commun
Vésicule biliaire
Canal cystique
L'obstruction du canal cystique entraîne une **inflammation** douloureuse de la vésicule biliaire.
Canal cholédoque
L'obstruction du canal cholédoque provoque la dilatation douloureuse de sa paroi et peut entraîner une pancréatite **aiguë**.
Canal pancréatique
Calcul biliaire
Duodénum
Le duodénum est la partie initiale de l'intestin grêle.


## LA COLIQUE HÉPATIQUE

L'obstruction des voies biliaires par un calcul biliaire provoque une douleur aiguë appelée colique hépatique. Siégeant sous le sternum et sur le côté droit de l'abdomen, elle irradie fréquemment dans le dos, à la pointe de l'omoplate. La colique hépatique dure de 15 minutes à quelques heures. Plus intense à l'inspiration, elle peut entraîner une gêne respiratoire et s'accompagne parfois de vomissements. Elle peut cesser aussi brusquement qu'elle est apparue.

### LA LITHIASE BILIAIRE

**SYMPTÔMES :**
Souvent asymptomatique. Parfois, douleur vive sous le sternum.

**TRAITEMENTS :**
**Analgésiques**, **antibiotiques**, ablation de la vésicule biliaire.

**PRÉVENTION :**
Éviter les excès alimentaires et les régimes amaigrissants draconiens.

# LA PANCRÉATITE

La pancréatite est une **inflammation aiguë** ou **chronique** du pancréas. Elle se manifeste par une douleur intense dans le milieu et le haut de l'abdomen, irradiant sur les côtés et dans le dos et s'accompagnant parfois de vomissements et de ballonnement. Lors d'une pancréatite chronique, les symptômes peuvent être moins marqués et apparaître tardivement.

## LA PANCRÉATITE AIGUË

Les principales causes de la pancréatite aiguë sont la lithiase biliaire et l'alcoolisme. Plus rarement, elle peut être une complication survenue à la suite d'une opération chirurgicale de l'appareil digestif. Dans la plupart des cas, la pancréatite se limite à la formation d'un œdème. Plus rarement, elle conduit à une destruction progressive du pancréas qui, selon sa gravité, peut entraîner des complications locales (hémorragies digestives, kystes ou abcès) ou générales (insuffisance respiratoire, insuffisance rénale, état de choc). Le traitement de la pancréatite aiguë consiste à soulager la douleur et à alimenter le malade par voie intraveineuse. La cause de la pancréatite doit être traitée : sevrage d'alcool, cholécystectomie (ablation de la vésicule biliaire), etc.

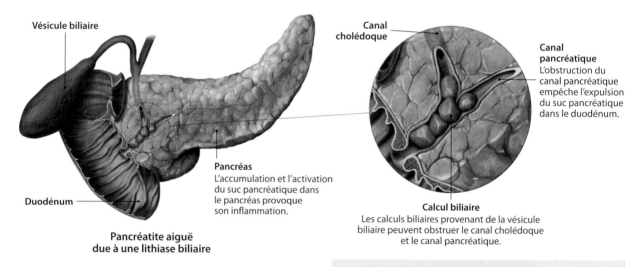

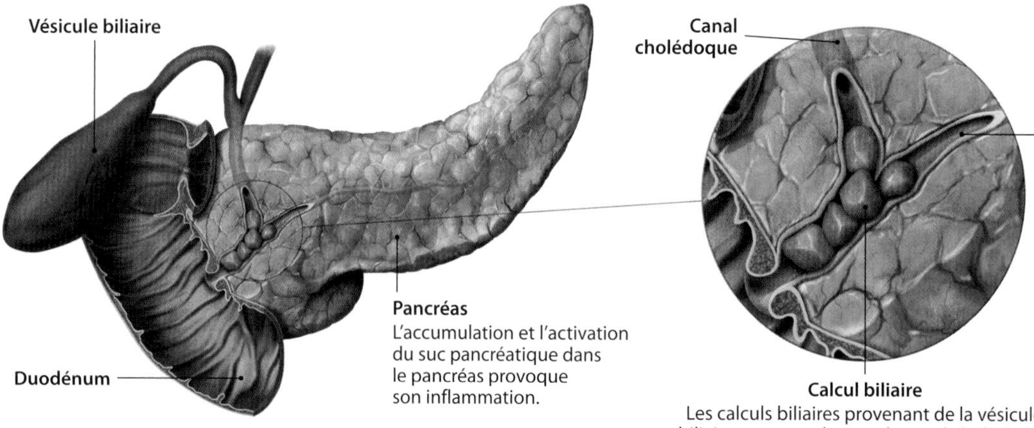
Vésicule biliaire
Canal cholédoque
Canal pancréatique
L'obstruction du canal pancréatique empêche l'expulsion du suc pancréatique dans le duodénum.
Pancréas
L'accumulation et l'activation du suc pancréatique dans le pancréas provoque son inflammation.
Duodénum
Calcul biliaire
Les calculs biliaires provenant de la vésicule biliaire peuvent obstruer le canal cholédoque et le canal pancréatique.

**Pancréatite aiguë due à une lithiase biliaire**

## LA PANCRÉATITE CHRONIQUE

La pancréatite chronique, causée le plus souvent par l'alcoolisme, se caractérise par la destruction progressive et irréversible du pancréas. Le dysfonctionnement du pancréas entraîne une mauvaise assimilation des aliments par manque de suc pancréatique, ce qui se traduit par une perte de poids et par des selles molles, nauséabondes et huileuses. La fonction endocrine du pancréas est également affectée, ce qui induit généralement un diabète. Le traitement de la pancréatite chronique vise à soulager les douleurs et à compenser le dysfonctionnement du pancréas par des suppléments en enzymes digestives et par de l'insuline en cas de diabète. Chez l'enfant, la pancréatite chronique est le plus souvent due à la mucoviscidose.

### LA PANCRÉATITE

**SYMPTÔMES :**
Forme aiguë : douleur intense dans le milieu et le haut de l'abdomen irradiant sur les côtés et dans le dos, plus marquée après les repas et accompagnée de ballonnements et de vomissements. Forme chronique : amaigrissement, selles molles, nauséabondes et huileuses, douleurs à l'abdomen et au dos.

**TRAITEMENTS :**
Forme aiguë : jeûne strict, hydratation, traitement de la cause, sonde gastrique pour soulager le patient.
Forme chronique : suppléments enzymatiques, insuline en cas de diabète. Traitement chirurgical possible.

**PRÉVENTION :**
Éviter la consommation excessive d'alcool.

# LE CANCER DU PANCRÉAS



Le cancer du pancréas est une tumeur maligne rare dont la formation est favorisée par une **inflammation chronique** du pancréas (pancréatite chronique) et par le tabagisme. Il touche majoritairement les hommes à partir de 45 ans. La maladie, dont les symptômes apparaissent tardivement, peut se traduire par une douleur dans la partie supérieure de l'abdomen et par une coloration jaune de la peau et des muqueuses (ictère), souvent accompagnée de démangeaisons, ainsi que par l'émission d'urine foncée et de selles claires. Ces symptômes s'accompagnent souvent d'autres signes moins précis : amaigrissement, diarrhée, hémorragies digestives, gonflement de l'abdomen (ascite), diabète, dépression. Le traitement le plus efficace du cancer du pancréas consiste à retirer chirurgicalement la tumeur, mais cette opération est délicate et parfois impossible. Les cancers du pancréas ont un pronostic peu favorable.

*Les cancers ... page 55*

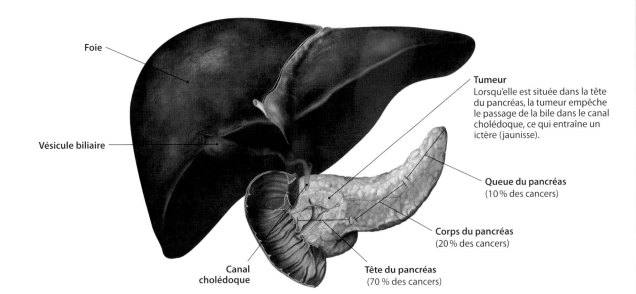

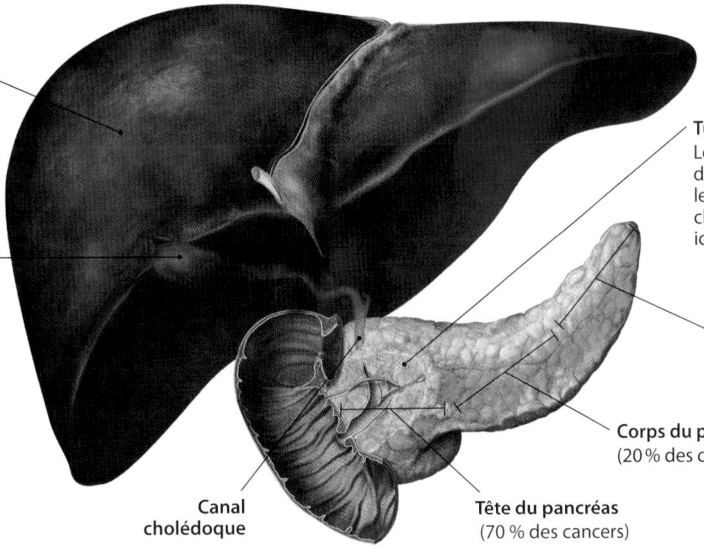
Foie
Vésicule biliaire
Tumeur
Lorsqu'elle est située dans la tête du pancréas, la tumeur empêche le passage de la bile dans le canal cholédoque, ce qui entraîne un ictère (jaunisse).
Queue du pancréas
(10 % des cancers)
Corps du pancréas
(20 % des cancers)
Tête du pancréas
(70 % des cancers)
Canal cholédoque

## L'INSULINOME

L'insulinome est une tumeur rare et généralement bénigne des tissus endocriniens du pancréas. Il entraîne une sécrétion excessive d'insuline, qui se traduit par une **hypoglycémie** provoquant différents troubles : troubles de la vision, palpitations, transpiration, faiblesse, vertige, confusion, tremblements, perte de connaissance. Ces symptômes se manifestent principalement entre les repas et disparaissent rapidement avec l'ingestion de sucre. Le traitement de l'insulinome consiste à extraire chirurgicalement la tumeur ou, si l'ablation est impossible, à inhiber la production d'insuline à l'aide de médicaments.

### LE CANCER DU PANCRÉAS

**SYMPTÔMES :**
Ictère (jaunisse), douleur dans la partie supérieure de l'abdomen, détérioration de l'état général (amaigrissement, **anorexie**, grande faiblesse).

**TRAITEMENTS :**
Ablation chirurgicale de la tumeur (possible dans 20 % des cas), **radiothérapie**, **chimiothérapie**.

**PRÉVENTION :**
Éviter de fumer, éviter l'excès d'alcool.

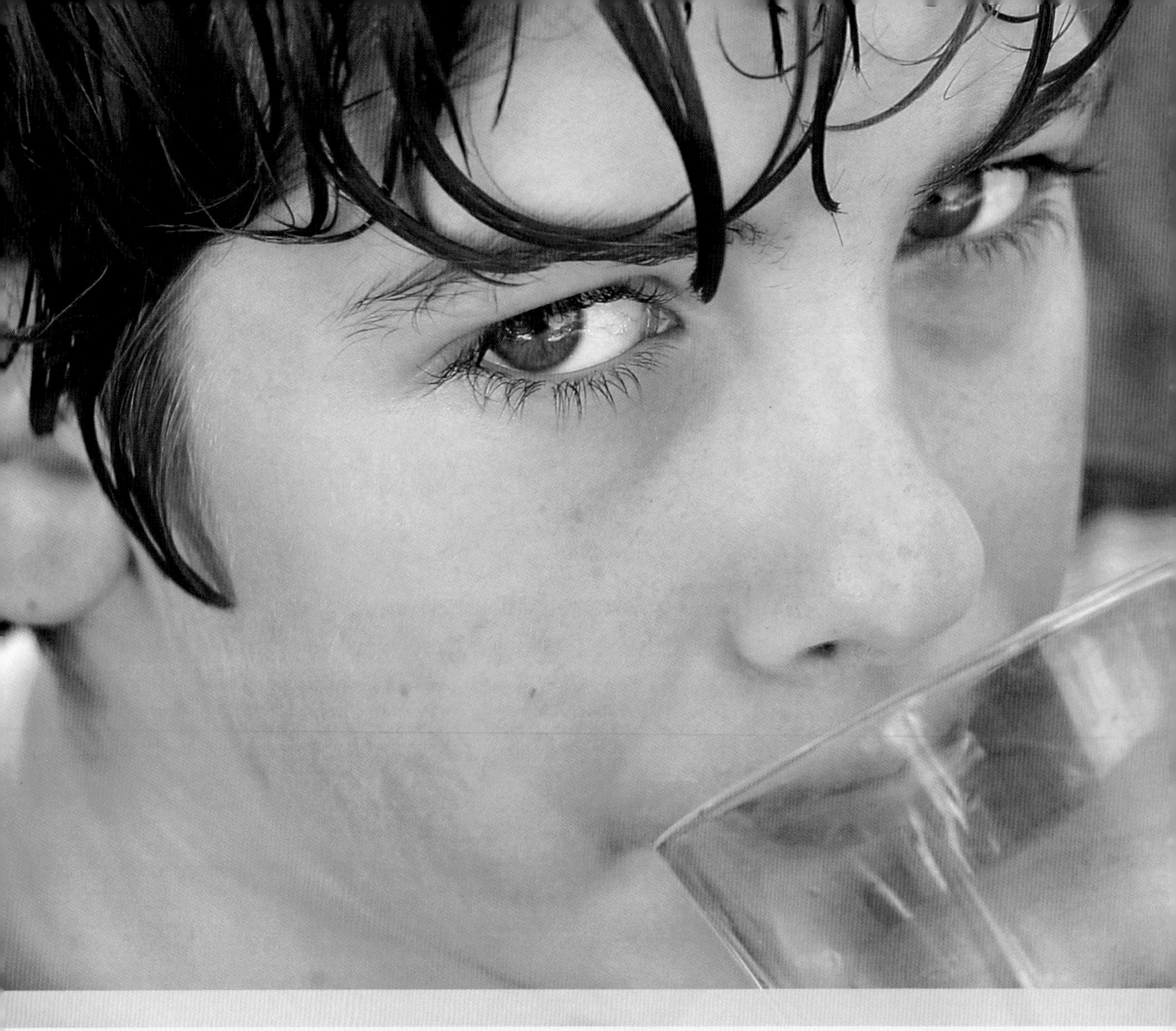

# L'APPAREIL URINAIRE

L'appareil urinaire est l'ensemble des organes qui élaborent l'urine, la véhiculent, l'emmagasinent et l'évacuent hors de notre organisme. Il communique avec le système sanguin au niveau des reins. Ceux-ci filtrent le sang afin de le débarrasser des déchets de l'organisme et de l'excédent d'eau, et d'équilibrer les taux de sels minéraux dans notre corps. Le produit de cette filtration, l'urine, est temporairement stocké dans la vessie avant d'être éliminé lors de la miction.

L'appareil urinaire peut être le siège de divers troubles comme l'**infection** urinaire, les calculs urinaires et l'incontinence. Si elles ne sont pas soignées, certaines affections peuvent altérer dangereusement le fonctionnement des reins, ce qui peut avoir des conséquences graves sur la santé. Le corps peut néanmoins fonctionner avec un seul rein sain et, aujourd'hui, les traitements comme la dialyse rénale ou la greffe d'un rein permettent aux personnes qui souffrent d'insuffisance rénale de mener une vie presque normale.

## LE CORPS



## LES MALADIES

# LE FONCTIONNEMENT DE L'APPAREIL URINAIRE

Les éléments nutritifs provenant de l'alimentation ainsi que les déchets produits par le fonctionnement des cellules voyagent dans notre corps mêlés à l'eau, qui forme 60 % de notre poids total. Cette eau circule à travers l'organisme principalement par le sang, dont l'appareil urinaire règle la composition en éliminant certaines substances sous forme d'urine. Les organes principaux de l'appareil urinaire sont les reins, qui filtrent le sang et élaborent l'urine, ainsi que la vessie, qui stocke celle-ci jusqu'au moment de son élimination par l'urètre.

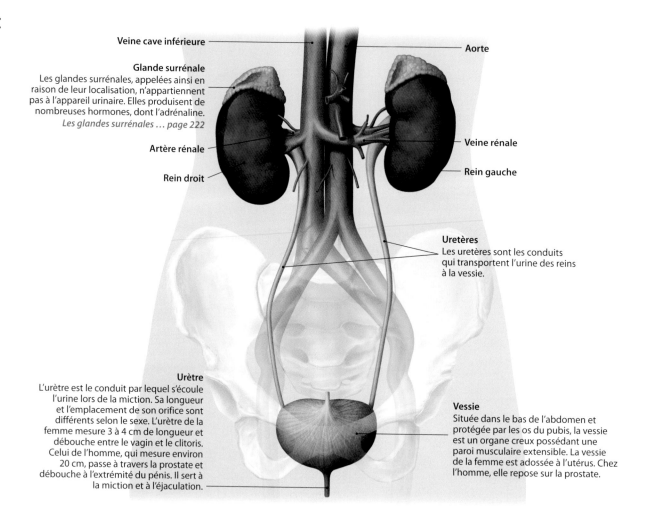

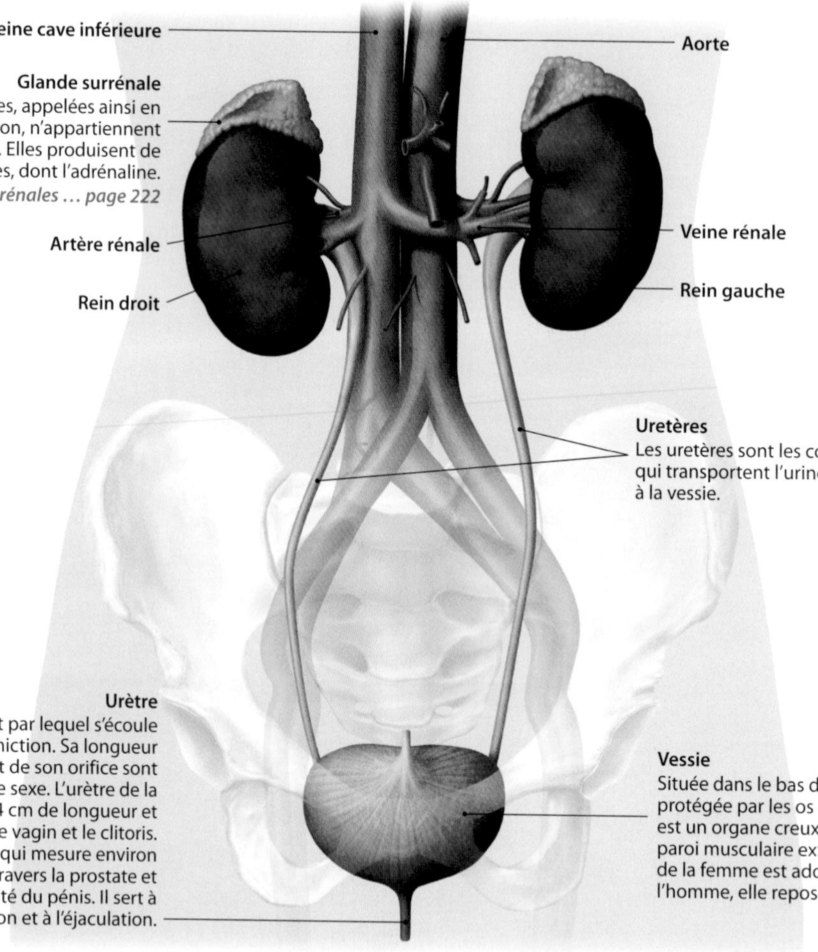
Veine cave inférieure
Aorte
Glande surrénale
Les glandes surrénales, appelées ainsi en raison de leur localisation, n'appartiennent pas à l'appareil urinaire. Elles produisent de nombreuses hormones, dont l'adrénaline.
Artère rénale
Veine rénale
Rein droit
Rein gauche
Uretères
Les uretères sont les conduits qui transportent l'urine des reins à la vessie.
Urètre
L'urètre est le conduit par lequel s'écoule l'urine lors de la miction. Sa longueur et l'emplacement de son orifice sont différents selon le sexe. L'urètre de la femme mesure 3 à 4 cm de longueur et débouche entre le vagin et le clitoris. Celui de l'homme, qui mesure environ 20 cm, passe à travers la prostate et débouche à l'extrémité du pénis. Il sert à la miction et à l'éjaculation.
Vessie
Située dans le bas de l'abdomen et protégée par les os du pubis, la vessie est un organe creux possédant une paroi musculaire extensible. La vessie de la femme est adossée à l'utérus. Chez l'homme, elle repose sur la prostate.

*Les glandes surrénales ... page 222*

**1. Filtration du sang**
Le sang vicié entre dans les reins par les artères rénales. Il y est filtré en plusieurs étapes qui aboutissent à la production de sang épuré et d'urine. Celle-ci est composée d'eau, de déchets et de sels minéraux.

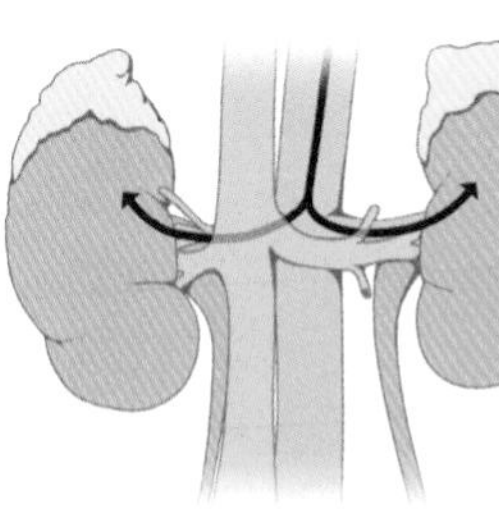

**2. Évacuation des déchets**
Le sang épuré retourne dans le système sanguin par l'intermédiaire des veines rénales, tandis que l'urine s'écoule par les uretères pour atteindre la vessie, où elle est stockée provisoirement avant d'être évacuée lors de la miction.

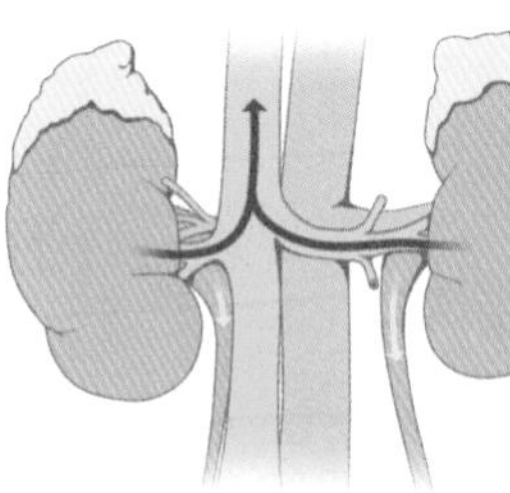

## LES **REINS**

Situés en arrière de l'abdomen à la hauteur des premières vertèbres lombaires, les deux reins ont la forme d'un haricot. Ils sont de couleur rouge foncé et mesurent environ 12 cm de longueur. Leur fonction principale consiste à produire de l'urine par filtration du sang. La totalité du sang est filtrée toutes les 45 minutes environ, mais seulement 0,5 à 2 litres d'urine sont éliminés quotidiennement car la plus grande partie du filtrat est réabsorbée par le système sanguin. Les reins sont des organes vitaux, mais un seul rein peut répondre aux besoins de l'organisme.

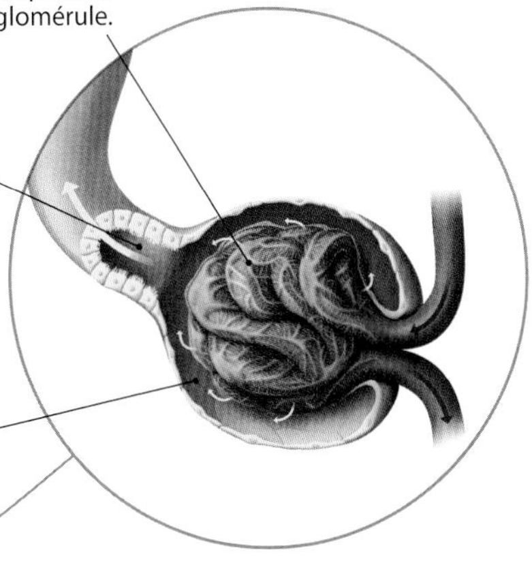
Capillaires sanguins
Les plus petits éléments du sang traversent la paroi des capillaires sanguins du glomérule.
Tube rénal
Urine

**Glomérule rénal**
Le glomérule filtre le sang en laissant passer les petites molécules (eau, sels minéraux, glucose, etc.) dans le tube rénal. Les plus grosses molécules, comme les protéines, restent dans le sang.

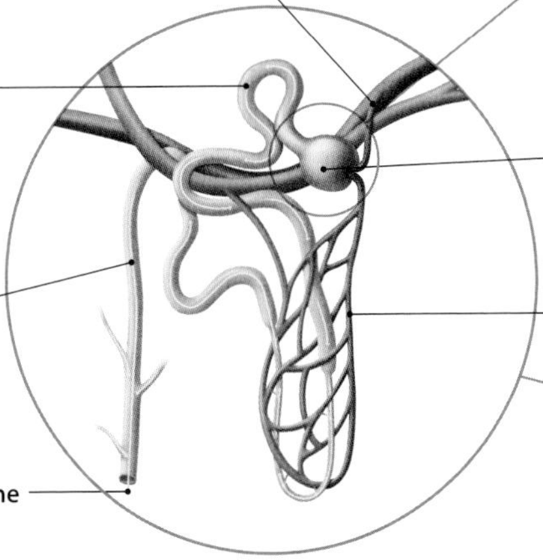
Artériole
Le sang est conduit dans le glomérule par une artériole issue de l'artère rénale.
Tube rénal
e tube rénal conduit l'urine vers le tube collecteur. Une partie des substances contenues dans l'urine est réabsorbée par les capillaires sanguins lors de ce passage.
Tube collecteur
Le tube collecteur recueille l'urine élaborée par plusieurs néphrons.
Urine
Glomérule rénal
Capillaires sanguins

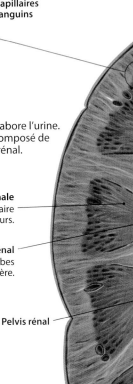

**Néphron**
Le néphron est l'unité fonctionnelle du rein qui filtre le sang et élabore l'urine. Chaque rein en renferme environ un million. Un néphron est composé de deux éléments principaux, le glomérule rénal et le tube rénal.

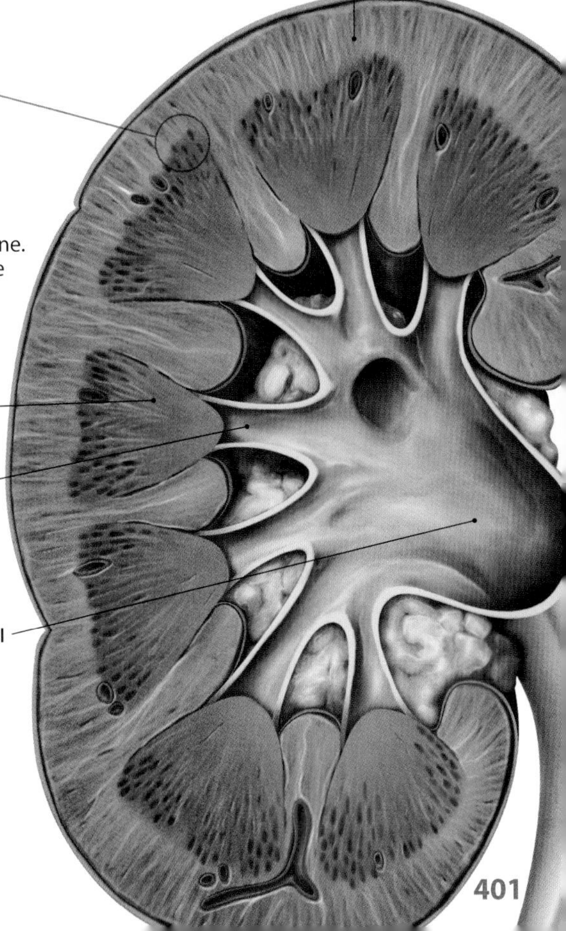
Cortex rénal
Le cortex rénal est la partie externe du rein, où se fait la filtration du sang par les néphrons.
Pyramide rénale
La pyramide rénale collecte l'urine par l'intermédiaire de plusieurs milliers de tubes collecteurs.
Calice rénal
Chaque calice rénal recueille l'urine provenant des tubes collecteurs et la dirige vers le pelvis rénal de l'uretère.
Pelvis rénal

### LA PRODUCTION D'URINE

L'appareil urinaire produit en moyenne 45 000 litres d'urine au cours d'une vie, soit suffisamment pour remplir une piscine d'environ 5 mètres de diamètre et de 1,8 mètre de profondeur.

## LA **MICTION**

La miction est l'évacuation de l'urine emmagasinée dans la vessie. Celle-ci peut contenir jusqu'à un demi-litre d'urine, mais le besoin d'uriner est un réflexe qui se déclenche dès que la vessie est à moitié pleine. La miction peut être retardée volontairement pendant un certain temps, mais le réflexe s'impose à nouveau et devient de plus en plus difficile à contrôler.

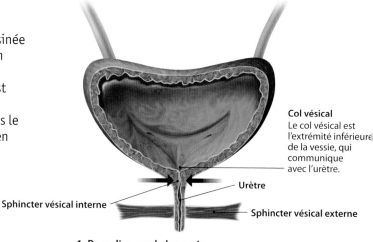

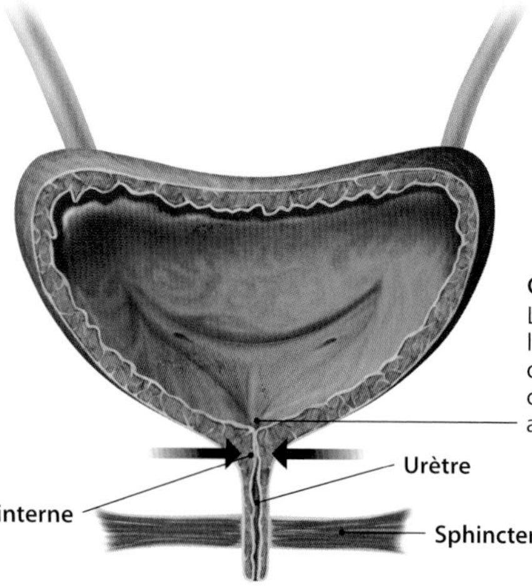
Col vésical
Le col vésical est l'extrémité inférieure de la vessie, qui communique avec l'urètre.
Urètre
Sphincter vésical interne
Sphincter vésical externe

**1. Remplissage de la vessie**
Les sphincters vésicaux sont des muscles entourant le col vésical et l'urètre. Entre deux mictions, ces sphincters se contractent pour empêcher l'émission d'urine.

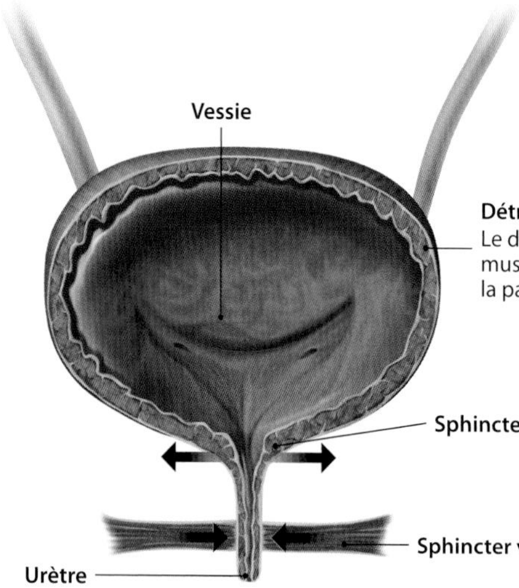
Vessie
Détrusor
Le détrusor est le muscle qui constitue la paroi de la vessie.
Sphincter vésical interne
Sphincter vésical externe
Urètre

**2. Rétention de l'urine**
Lorsque la vessie se remplit, l'étirement de sa paroi déclenche la contraction réflexe du détrusor et le relâchement involontaire du sphincter vésical interne. La miction est retardée par la contraction volontaire du sphincter vésical externe. Les contractions s'interrompent alors temporairement.

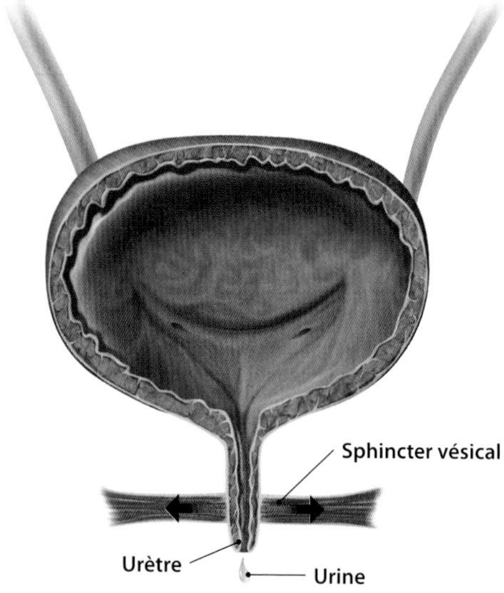
Sphincter vésical externe
Urètre
Urine

**3. Émission de l'urine**
Le remplissage de la vessie se poursuit et le réflexe d'uriner se déclenche à nouveau. Le relâchement volontaire du sphincter vésical externe entraîne l'évacuation de l'urine par l'urètre au moment désiré.

### L'URINE

Généralement jaune pâle, limpide et légèrement odorante, l'urine est composée de 95 % d'eau, dans laquelle sont dissoutes différentes substances organiques (urée, créatinine, acide urique, vitamines, hormones, etc.) et minérales (sodium, potassium, calcium, etc.). Chez une personne en bonne santé, elle ne contient pas ou peu de protéines, de glucose, de cellules sanguines ou d'hémoglobine. Elle est normalement exempte de germes et la présence de bactéries est le signe d'une **infection** urinaire. Tout changement dans l'aspect de l'urine (couleur, odeur ou limpidité) peut traduire une maladie des voies urinaires. Toutefois, certains médicaments, ainsi que certains aliments, comme la betterave et l'asperge, peuvent teinter ou modifier l'odeur de l'urine, sans avoir de répercussions sur la santé.

# LES **EXAMENS** DE L'**APPAREIL URINAIRE**

En cas de troubles de l'appareil urinaire, différentes méthodes comme l'imagerie médicale ou la **biopsie** sont utilisées afin d'établir un diagnostic. Toutefois, l'examen de base pour évaluer la fonction urinaire demeure l'analyse d'urine, qui renseigne également sur d'autres maladies, comme le diabète.

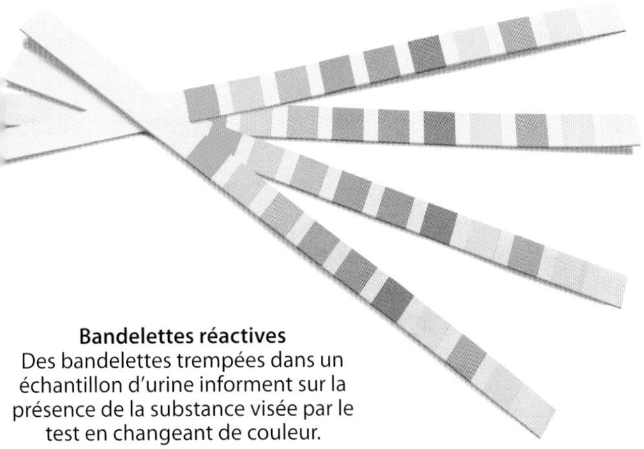

**Bandelettes réactives**
Des bandelettes trempées dans un échantillon d'urine informent sur la présence de la substance visée par le test en changeant de couleur.

## LES **ANALYSES** D'**URINE**

Les analyses d'urine permettent de détecter plusieurs maladies, en particulier celles de l'appareil urinaire, en reconnaissant et en dosant chacun des constituants de l'urine. Elles sont aussi pratiquées dans des contextes autres que le diagnostic d'une maladie ; par exemple pour confirmer une grossesse ou contrôler l'absorption de substances illicites. Le degré d'analyse peut varier d'un simple test qualitatif utilisant des bandelettes colorées (test de grossesse) à des dosages précis effectués en laboratoire. Parmi ces derniers, l'examen cytobactériologique, ou ECBU, consiste à dénombrer les cellules sanguines présentes dans l'urine et à trouver quels sont les germes responsables d'une **infection**. La présence de globules rouges dans l'urine peut être un signe de certaines maladies : cystite, lithiase urinaire, glomérulonéphrite, maladie polykystique des reins, cancer de la vessie.

## LA **CYSTOSCOPIE**

Il peut être utile d'examiner l'intérieur de la vessie à la recherche, par exemple, d'une tumeur ou d'une autre lésion. Cet examen visuel s'appelle la cystoscopie. Il consiste à introduire par l'urètre un tube fin, souple ou rigide, qui contient un système optique et un éclairage. Cet examen inconfortable mais indolore est rapide et pratiqué sous **anesthésie** locale. La vessie est gonflée avec de l'eau stérile afin de déplier et pouvoir observer sa paroi. Après la cystoscopie, le patient peut ressentir une envie fréquente d'uriner et une brûlure pendant deux à trois jours. Ces troubles disparaissent d'autant plus vite que la personne boit et urine fréquemment.

*Les tumeurs de l'appareil urinaire ... page 411*

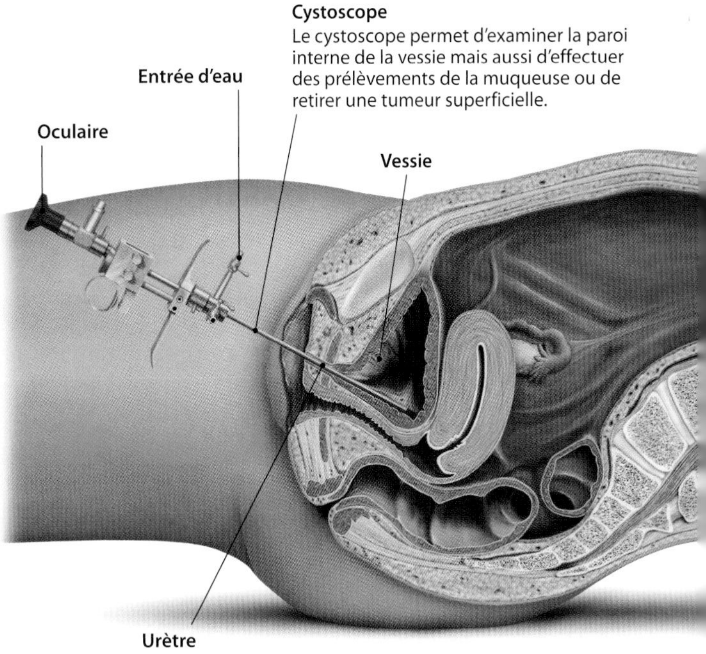
Cystoscope
Le cystoscope permet d'examiner la paroi interne de la vessie mais aussi d'effectuer des prélèvements de la muqueuse ou de retirer une tumeur superficielle.
Entrée d'eau
Oculaire
Vessie
Urètre

**Cystoscopie**

# L'INCONTINENCE URINAIRE

L'incontinence urinaire est une perte involontaire d'urine. On en distingue plusieurs types, dont les deux plus fréquents sont l'incontinence d'effort et la vessie hyperactive. Celles-ci peuvent avoir différentes causes, telles qu'un affaiblissement des muscles qui contrôlent la vessie, un prolapsus génital, un trouble neurologique ou un **traumatisme**. L'incontinence ne doit pas être confondue avec les mictions nocturnes chez l'enfant, ou énurésie, qui sont des troubles passagers.

*L'énurésie ... page 178*
*Les prolapsus génitaux ... page 433*

## L'INCONTINENCE D'EFFORT

L'incontinence d'effort est la plus fréquente des incontinences. Elle est déclenchée par la contraction des muscles abdominaux, causée notamment par un éternuement, une toux, un éclat de rire ou un effort musculaire. Elle est due à un affaiblissement du périnée (plancher pelvien, qui s'étend de l'anus aux parties génitales), en particulier du sphincter vésical externe. Favorisée par des grossesses nombreuses ou des accouchements difficiles, l'incontinence d'effort est plus fréquente chez les femmes âgées.

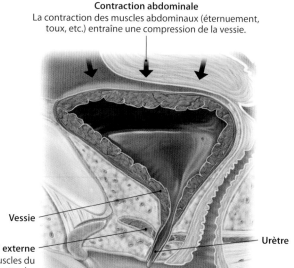

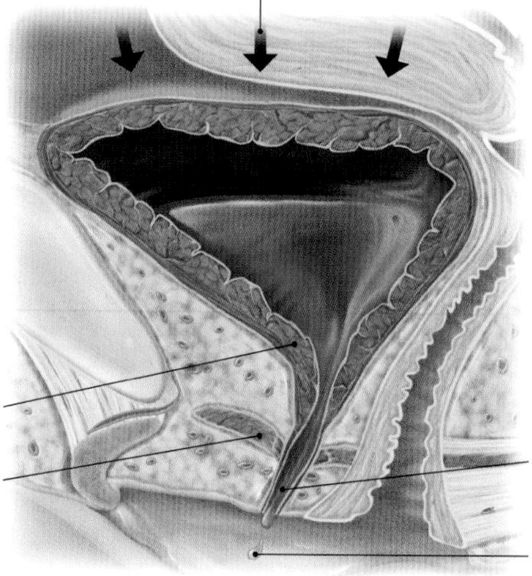
**Contraction abdominale**
La contraction des muscles abdominaux (éternuement, toux, etc.) entraîne une compression de la vessie.
Vessie
**Sphincter vésical externe**
Le sphincter vésical externe est constitué de muscles du périnée qui entourent l'urètre et permettent de retarder volontairement la miction. Lorsqu'ils sont affaiblis, ces muscles laissent échapper une petite quantité d'urine.
Urètre
Perte d'urine

**Incontinence d'effort**

## LA VESSIE HYPERACTIVE

La vessie hyperactive occasionne des mictions incontrôlables, parfois abondantes. Elle est causée par des contractions involontaires du muscle de la vessie, d'origine parfois inconnue, mais qui peuvent résulter d'une lésion du système nerveux, d'une fracture du bassin, ou d'une **infection** de la vessie ou de l'urètre.

*Les infections urinaires ... page 406*

### L'INCONTINENCE URINAIRE

**SYMPTÔMES :**
Incontinence d'effort : pertes limitées d'urine lors de contractions musculaires abdominales.
Vessie hyperactive : besoins soudains et incontrôlables d'uriner.

**TRAITEMENTS :**
Incontinence d'effort : la rééducation des muscles du périnée donne souvent de bons résultats.
Vessie hyperactive : le traitement de la cause est indispensable.

**PRÉVENTION :**
Limiter les boissons **diurétiques** (café, thé), le sucre et l'alcool qui irritent la vessie, boire beaucoup d'eau, lutter contre la constipation, ne pas retenir les mictions. Exercices de musculation du sphincter vésical externe et du périnée.

## LA PRÉVENTION DE L'INCONTINENCE URINAIRE

- ÉVITEZ LES EFFORTS TROP VIOLENTS

  Préférez les sports légers, notamment pendant et après une grossesse.

- RENFORCEZ LES MUSCLES DU PLANCHER PELVIEN

  Le renforcement du périnée et du sphincter vésical externe, grâce à des exercices particuliers, permet de mieux soutenir la vessie et de réduire l'urgence et la fréquence des mictions. Les exercices de Kegel consistent à contracter ces muscles pendant 10 secondes et à les relâcher quelques secondes, 10 à 20 fois de suite, au moins 6 fois par jour. Pour prendre conscience des muscles à contracter, stoppez la miction plusieurs fois de suite, sans contracter les muscles de l'abdomen, des fesses et des cuisses.

- ÉVITEZ LES ALIMENTS IRRITANTS ET DIURÉTIQUES

  Évitez les aliments **diurétiques**, notamment ceux qui contiennent de la caféine tels que le thé, le café, le chocolat et les boissons gazeuses. Limitez aussi la consommation d'aliments irritants pour la vessie comme l'alcool, les agrumes, le sucre et les édulcorants (sucres artificiels).

- MAINTENEZ UN POIDS SANTÉ

  Un excès de poids augmente la pression sur la vessie et favorise les pertes d'urine.

- PRÉVENEZ ET SOIGNEZ LA CONSTIPATION, LES INFECTIONS URINAIRES AINSI QUE LES TROUBLES DE LA PROSTATE

  La constipation favorise les pertes d'urine en exerçant une pression sur la vessie. Pour la prévenir, consommez des aliments riches en fibres comme les légumineuses, les légumes verts, les fruits ou les céréales entières. Soignez les **infections** urinaires et de la prostate, qui provoquent des envies urgentes d'uriner.

  *La santé de l'appareil digestif … page 352*

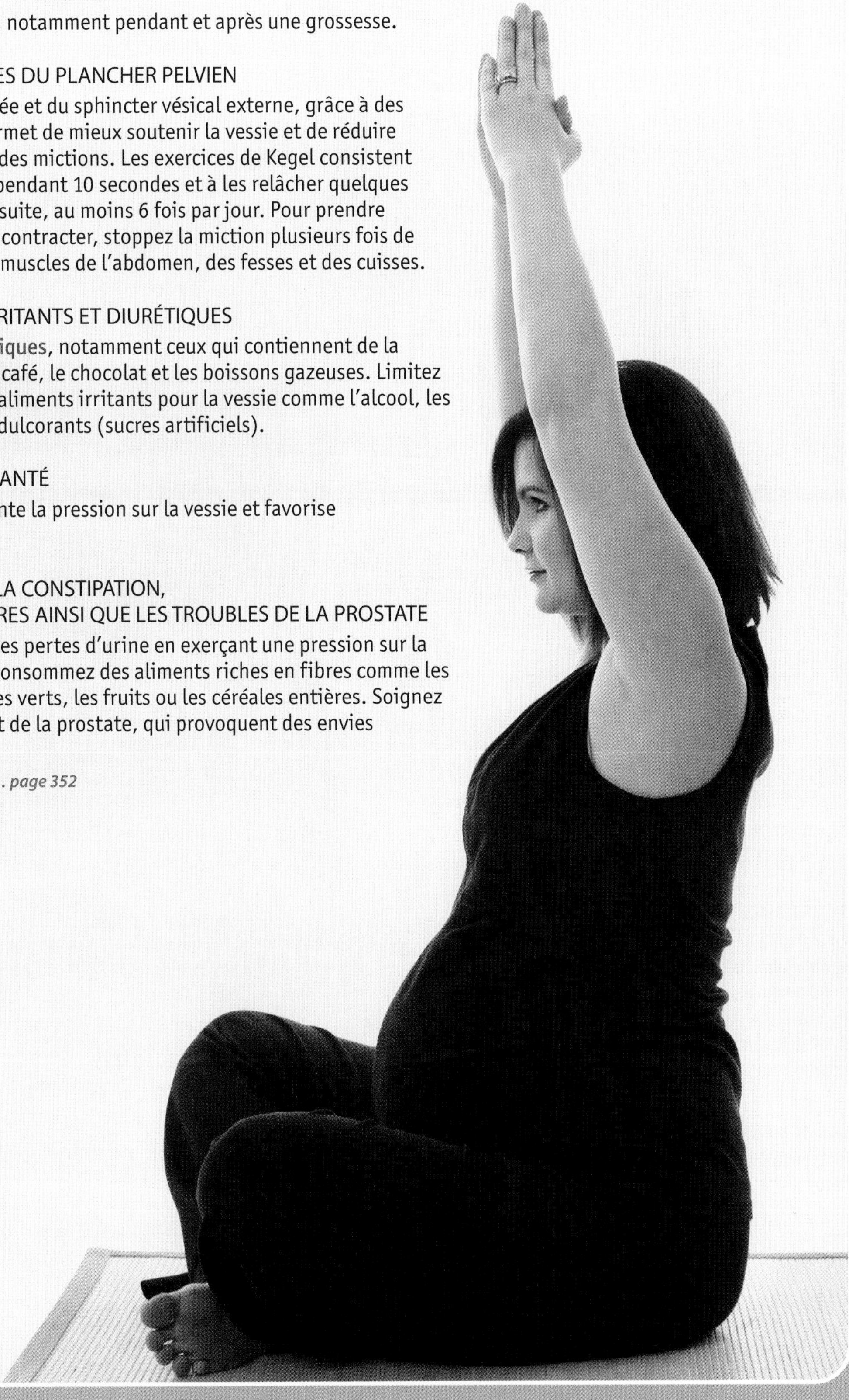

# LES **INFECTIONS URINAIRES**

Des bactéries peuvent s'introduire dans les voies urinaires et s'y multiplier, causant une **infection** urinaire. Le germe responsable est souvent *Escherichia coli,* une bactérie qui fait partie de la flore intestinale normale. La contamination des voies urinaires peut se faire à l'occasion d'une relation sexuelle, mais peut aussi être due à une négligence de l'hygiène, à une malformation des voies urinaires ou à un obstacle au passage de l'urine (calcul urinaire, adénome de la prostate, etc.). Les infections urinaires peuvent également résulter des modifications physiologiques accompagnant une grossesse, ou survenir spontanément chez les fillettes de moins de 2 ans.

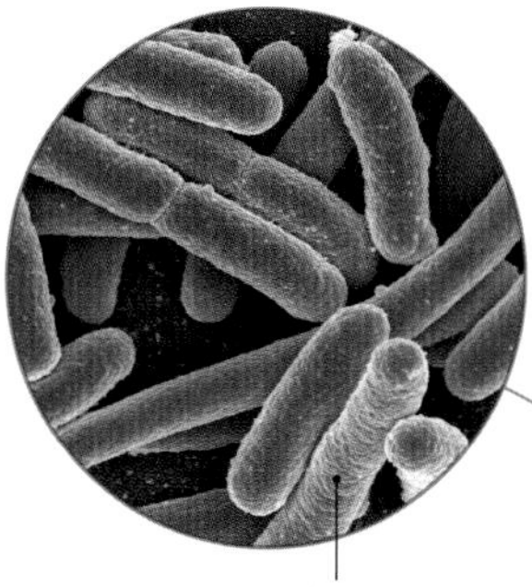

***Escherichia coli***
*Escherichia coli*, aussi appelée colibacille, est l'une des principales bactéries du tube digestif. Elle est la première cause des infections urinaires.

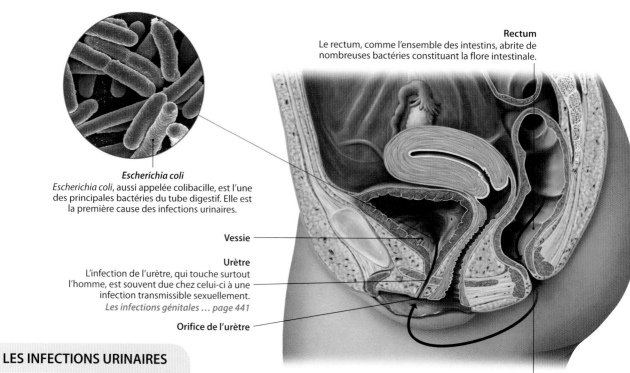

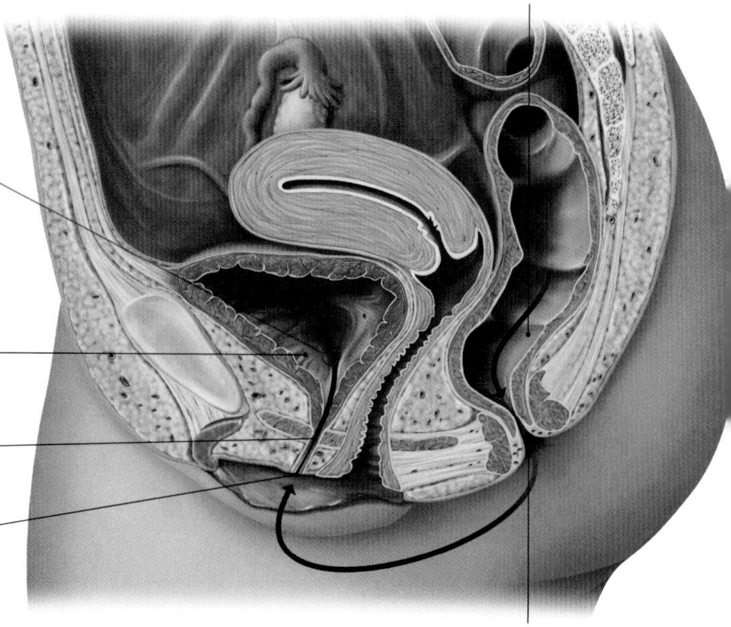
**Rectum**
Le rectum, comme l'ensemble des intestins, abrite de nombreuses bactéries constituant la flore intestinale.
**Vessie**
**Urètre**
L'infection de l'urètre, qui touche surtout l'homme, est souvent due chez celui-ci à une infection transmissible sexuellement.
**Orifice de l'urètre**
**Anus**
*Les infections génitales ... page 441*

**Coupe sagittale des voies urinaires basses de la femme**
Chez la femme, les infections urinaires sont souvent dues au passage de bactéries du rectum vers l'orifice de l'urètre, puis vers la vessie.

### LES INFECTIONS URINAIRES

**SYMPTÔMES :**
Mictions douloureuses, urgentes, fréquentes, urine trouble et malodorante, contenant du sang. Pyélonéphrite : douleurs au dos et douleurs abdominales du côté du rein atteint, forte fièvre avec frissons.

**TRAITEMENTS :**
**Antibiotiques** et élimination des facteurs de risques.

**PRÉVENTION :**
Hydratation suffisante, mictions fréquentes, bonne hygiène intime.

## LA **CYSTITE**

L'infection de la vessie, ou cystite, est généralement bénigne et relativement fréquente. L'anatomie de la femme, caractérisée par la faible longueur de l'urètre ainsi que par la proximité de l'anus et de l'orifice de l'urètre, la rend plus sensible à ce type d'infection. Une cystite entraîne notamment des mictions douloureuses, urgentes et fréquentes. Une analyse cytobactériologique de l'urine permet de reconnaître un agent infectieux et d'amorcer un traitement antibiotique si une bactérie est décelée. Une cystite peut récidiver et, en l'absence de traitement, l'infection peut se propager aux reins.

*Les analyses d'urine ... page 403*

## LA PYÉLONÉPHRITE

La pyélonéphrite désigne une **infection** des reins. Dans sa forme **aiguë**, elle fait souvent suite à une cystite, lorsque les bactéries présentes dans la vessie parviennent à remonter par les uretères jusqu'aux reins. Le ralentissement du débit urinaire, causé par la présence d'un calcul urinaire ou d'une malformation, favorise également la multiplication des bactéries dans la vessie et leur remontée dans les reins. La pyélonéphrite **chronique**, qui est plus rare et évolue lentement, peut conduire à une atrophie du rein et à une insuffisance rénale.

*L'insuffisance rénale … page 412*

## LA PRÉVENTION DES INFECTIONS URINAIRES

Voici quelques conseils pour prévenir les infections urinaires et leurs récidives.

- BUVEZ SUFFISAMMENT

  Buvez 1,5 à 2 litres d'eau par jour. Les jus à base de baies comme le jus de canneberge sont également conseillés pour prévenir les rechutes d'infection urinaire.

- URINEZ DÈS QUE LE BESOIN SE FAIT SENTIR

  Se retenir d'uriner favorise la prolifération des germes.

- MAINTENEZ UNE BONNE HYGIÈNE INTIME

  Lavez régulièrement les régions anales et vulvaires, mais sans excès. Évitez les douches vaginales ainsi que les savons et les produits cosmétiques irritants (déodorants, produits pour le bain, etc.). Après l'évacuation de selles, essuyez-vous de l'avant vers l'arrière et lavez-vous les mains avec de l'eau et du savon.

- PORTEZ LES BONS VÊTEMENTS

  Évitez les vêtements trop serrés et les sous-vêtements synthétiques, qui favorisent la transpiration et la prolifération des germes. Changez régulièrement de sous-vêtements.

- URINEZ APRÈS UN RAPPORT SEXUEL

  Urinez après chaque rapport sexuel pour éliminer certains germes.

- LUTTEZ CONTRE LA CONSTIPATION

  Soignez ou prévenez la constipation afin d'éviter la prolifération et la propagation de bactéries vers l'urètre. Les fibres contenues dans les aliments tels que les légumineuses, les légumes verts, les fruits ou les produits céréaliers entiers favorisent le bon fonctionnement des intestins.

- N'HÉSITEZ PAS À CONSULTER UN MÉDECIN

  Évitez l'automédication qui peut masquer les symptômes d'affections plus graves et consultez un médecin, en particulier en cas de récidive de l'infection.

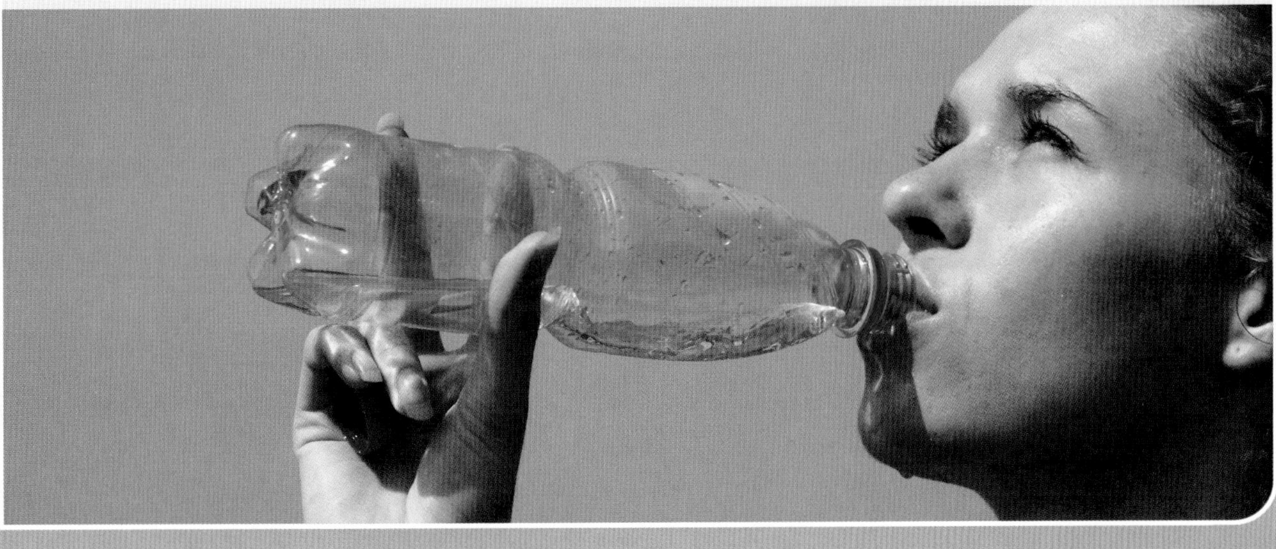

# LA LITHIASE URINAIRE

Des petites pierres, ou calculs, peuvent se former dans les organes ou les voies urinaires et causer une lithiase urinaire. Le plus souvent, les calculs mesurent moins de 5 mm de diamètre et s'éliminent spontanément par les voies naturelles. Parfois, un calcul plus gros peut obstruer un uretère et provoquer des douleurs intenses de la région lombaire, appelées coliques néphrétiques. Le calcul doit alors être supprimé rapidement afin de soulager la douleur et d'éviter l'apparition de complications. En effet, la présence de ces pierres dans l'uretère ou dans les reins peut favoriser le développement d'une pyélonéphrite (**infection** d'un rein).

*Les infections urinaires ... page 406*

## LES **CALCULS RÉNAUX**

Certaines substances contenues dans l'urine peuvent former des cristaux qui s'agglomèrent pour former des calculs rénaux. Il s'agit le plus souvent de calcium, de phosphate ou d'acide urique. Leur cristallisation est favorisée par un manque d'hydratation ou une alimentation riche en produits lactés. La formation des calculs est également favorisée par des infections urinaires répétées, par un trouble du **métabolisme** (hypercalciurie) et, chez l'homme, par le ralentissement de l'écoulement de l'urine dû à une malformation ou un adénome de la prostate.

*L'adénome de la prostate ... page 429*

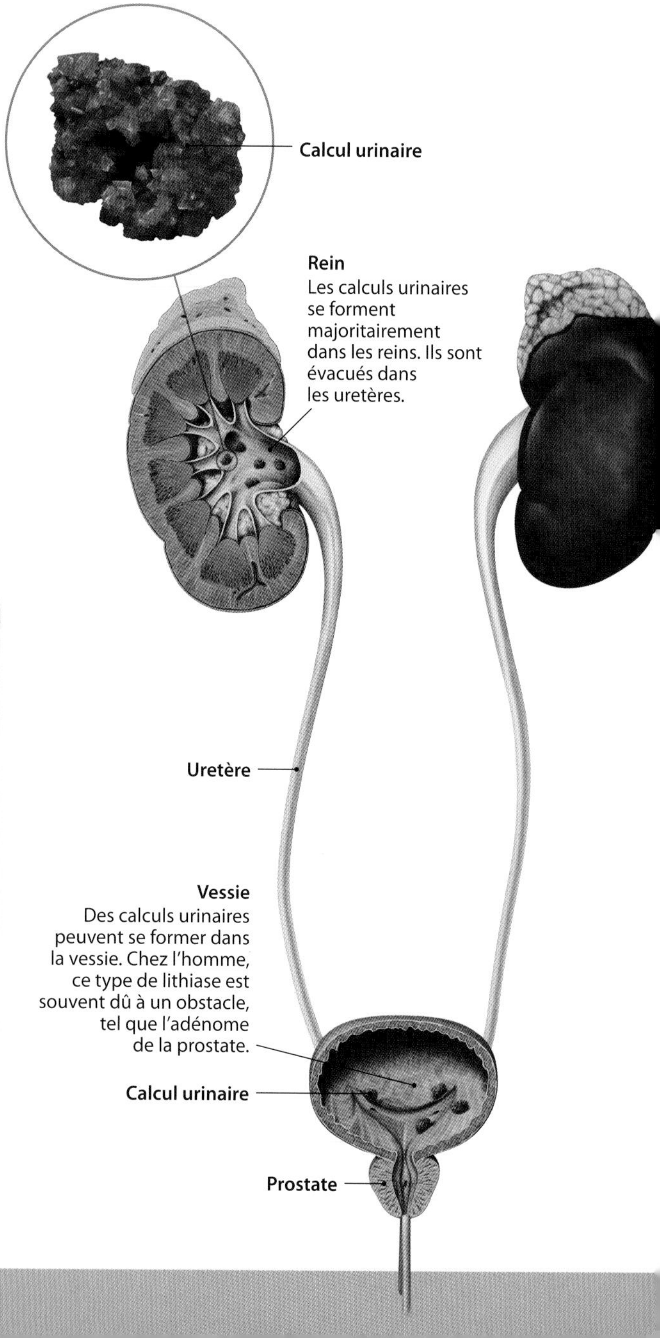
Calcul urinaire
Rein
Les calculs urinaires se forment majoritairement dans les reins. Ils sont évacués dans les uretères.
Uretère
Vessie
Des calculs urinaires peuvent se former dans la vessie. Chez l'homme, ce type de lithiase est souvent dû à un obstacle, tel que l'adénome de la prostate.
Calcul urinaire
Prostate

### LA LITHIASE URINAIRE

**SYMPTÔMES :**
Présence de sang dans l'urine, douleur et sensation de brûlure lors de la miction, fausse envie d'uriner, coliques néphrétiques (douleurs intenses dans la région lombaire) en cas de blocage d'un calcul dans l'uretère. Les petits calculs ne présentent souvent aucun symptôme.

**TRAITEMENTS :**
**Analgésiques**, **anti-inflammatoires**, médicaments capables de dissoudre certains types de calculs, lithotripsie, chirurgie par **endoscopie**, chirurgie ouverte. L'absorption d'eau minérale alcaline favorise la dissolution des calculs d'acide urique.

**PRÉVENTION :**
Le traitement de la cause permet d'éviter les récidives. Hydratation suffisante, régime alimentaire adapté.

## LA LITHOTRIPSIE

La lithotripsie est un traitement des calculs urinaires, consistant à les fragmenter ou à les pulvériser au moyen d'une pince, d'ultrasons, d'ondes de choc ou d'un rayon laser. La lithotripsie extracorporelle est le traitement le plus courant et le moins traumatisant. Elle consiste à émettre des ondes de choc en direction des calculs, sans intervention chirurgicale, afin de les réduire en fragments qui sont ensuite éliminés naturellement avec l'urine.

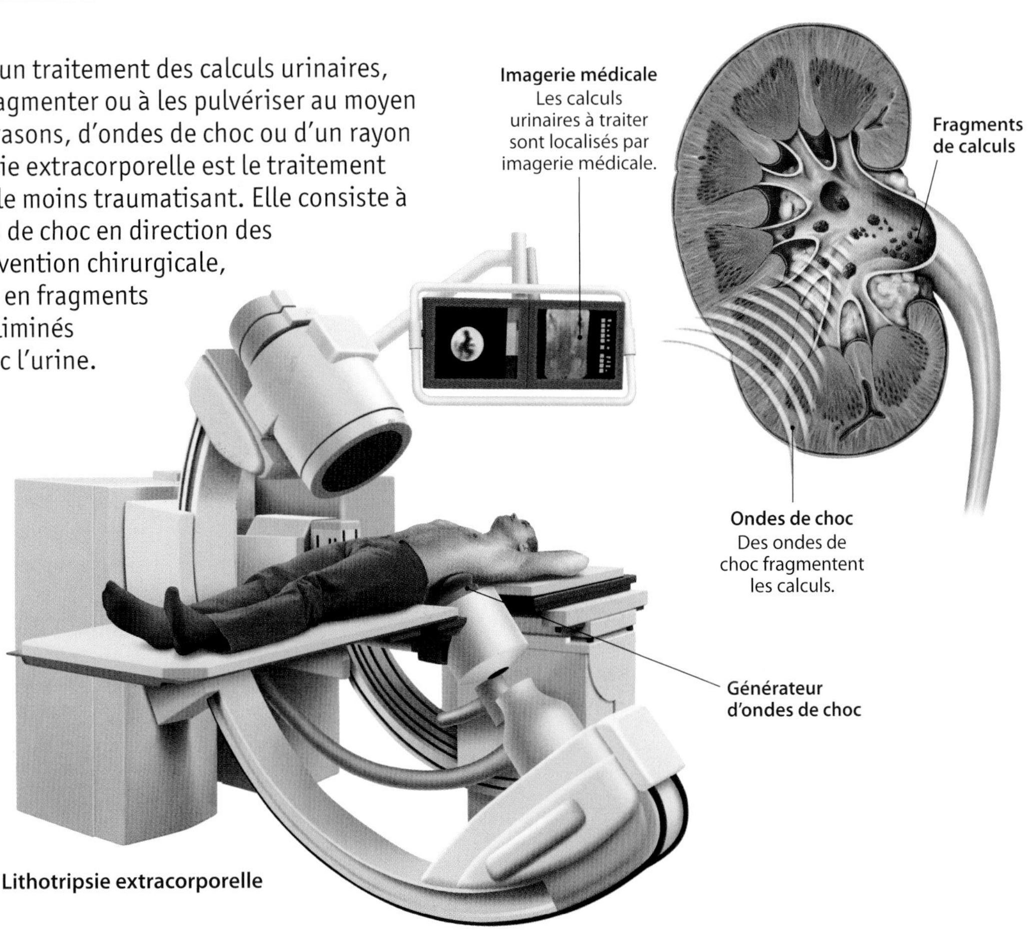
Imagerie médicale
Les calculs urinaires à traiter sont localisés par imagerie médicale.
Fragments de calculs
Ondes de choc
Des ondes de choc fragmentent les calculs.
Générateur d'ondes de choc

Lithotripsie extracorporelle

## LA PRÉVENTION DES CALCULS URINAIRES

Les calculs urinaires ont tendance à récidiver. Aussi, voici quelques conseils préventifs qui s'adressent particulièrement aux personnes ayant déjà souffert de ce trouble.

### HYDRATEZ-VOUS

Une bonne hydratation est la principale recommandation à suivre pour éviter la formation de calculs urinaires. Buvez plus de 2 litres de liquide (au moins 10 verres) par jour, répartis tout au long de la journée et de la nuit, et augmentez la quantité en cas de transpiration importante due à la chaleur ou à un exercice physique. Consommez surtout de l'eau et limitez l'absorption d'alcool et de boissons très sucrées.

### AJUSTEZ VOTRE ALIMENTATION

Si vous avez déjà souffert de calculs d'oxalate de calcium, ne dépassez pas les 800 à 1 000 mg de calcium quotidiens conseillés et évitez les aliments riches en oxalate, comme le chocolat, le thé et les poireaux. Abstenez vous également de consommer des quantités importantes de vitamine C (4 g et plus par jour). Les fruits et légumes riches en potassium comme la pomme de terre non pelée, le cantaloup, l'avocat, l'haricot de Lima et la banane seraient bénéfiques dans la prévention des calculs.

### CONSULTEZ UN MÉDECIN

Après avoir analysé le type de calcul auquel vous êtes prédisposé, un médecin peut vous prescrire un traitement médical adéquat.

# LES GLOMÉRULONÉPHRITES

La glomérulonéphrite est une **inflammation** des glomérules rénaux. La forme **aiguë** est souvent une complication d'une **infection** par un streptocoque. Elle affecte surtout les enfants, mais se guérit bien dans la plupart des cas. Les glomérulonéphrites **chroniques**, qui peuvent être primitives (limitées aux reins) ou secondaires (consécutives à une autre maladie comme le diabète ou le lupus), peuvent entraîner une insuffisance rénale. Elles se traduisent par un taux élevé de protéines dans l'urine, un faible taux d'albumine dans le sang et de l'œdème.

*L'angine ... page 319*
*Les reins ... page 401*

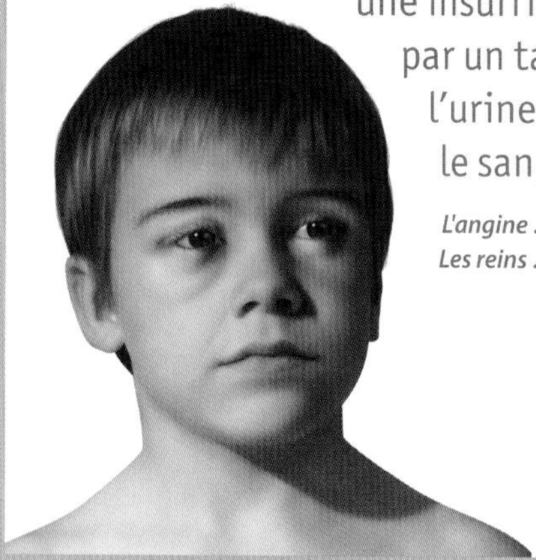

**Œdème**
L'œdème (enflure) du visage, en particulier aux paupières, est l'un des symptômes les plus visibles de la glomérulonéphrite aiguë.

### LES GLOMÉRULONÉPHRITES

**SYMPTÔMES :**
**Œdème**, urine foncée, peu abondante et mousseuse, douleurs lombaires, maux de tête, vomissements.

**TRAITEMENTS :**
**Antibiotiques** (pour éliminer le streptocoque ayant déclenché l'inflammation), régime sans sel, **diurétiques**, **corticostéroïdes**, **immunosuppresseurs**, **anticoagulants** (afin de prévenir les complications).

# LES KYSTES RÉNAUX

Souvent associés au vieillissement, les kystes qui apparaissent de manière isolée sur un rein sont généralement bénins et asymptomatiques. Par contre, des kystes multiples et présents sur les deux reins sont le signe d'une affection plus grave : la maladie polykystique des reins. Cette maladie héréditaire touche 1 personne sur 1 000 dans les pays occidentaux. La forme récessive de la maladie, transmise par les deux parents, apparaît dès l'enfance, voire avant la naissance, et perturbe le développement des reins et du foie. La forme dominante, transmise par un seul parent, se manifeste habituellement après 40 ans. Les kystes se développent progressivement et affectent peu à peu le fonctionnement des reins, ce qui peut conduire à une insuffisance rénale. Ils peuvent également atteindre d'autres organes comme le foie ou le cerveau.

*L'hérédité ... page 50*
*Les kystes ... page 52*

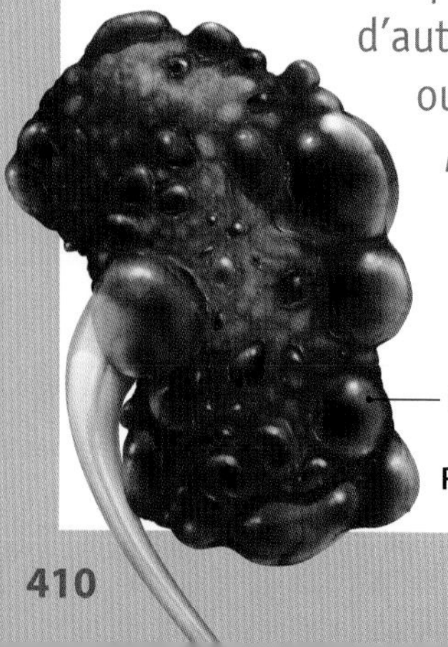
Kyste

**Rein polykystique**

### LES KYSTES RÉNAUX

**SYMPTÔMES :**
Kyste simple : le plus souvent asymptomatique. Maladie polykystique des reins : hypertension artérielle, parfois douleurs abdominales et présence de sang dans l'urine.

**TRAITEMENTS :**
Kyste simple : généralement aucun. Suivi en cas d'aspect anormal (possibilité de tumeur).
Maladie polykystique des reins : diminution de la pression artérielle, ponction des kystes, dialyse, greffe d'un rein.

**PRÉVENTION :**
Maladie polykystique des reins : dépistage des membres de la famille du sujet atteint.

# LES TUMEURS DE L'APPAREIL URINAIRE



Les tumeurs qui touchent l'appareil urinaire affectent le plus souvent la vessie et, dans une moindre mesure, les reins. Le tabagisme a été reconnu comme une des causes principales de ces maladies. L'obésité, l'exposition à certaines substances chimiques ainsi que les cystites **chroniques** sont aussi des facteurs de risques importants.

*Les cancers ... page 55*

## LE **CANCER** DU **REIN**

Le cancer du rein est une maladie rare qui évolue lentement avant de produire des métastases dans les os, les poumons et le foie. Asymptomatique au début, la tumeur est souvent découverte par hasard, à l'occasion d'une **échographie** ou d'un scanner de l'abdomen. Tant qu'elle ne produit pas de métastases, elle peut être traitée efficacement par l'ablation totale ou partielle du rein touché. Lorsque des métastases sont apparues, des traitements anticancéreux sont nécessaires, mais leur efficacité est limitée.

## LES **TUMEURS** DE LA **VESSIE**

Les tumeurs de la vessie naissent dans la muqueuse qui tapisse l'intérieur de la vessie. Elles se signalent très souvent par la présence de sang dans l'urine. Les tumeurs malignes de la vessie doivent être traitées chirurgicalement par l'ablation de la vessie et la mise en place d'une vessie de remplacement. Les tumeurs superficielles sont généralement bénignes et peuvent être retirées par cystoscopie.

*Les examens de l'appareil urinaire ... page 403*

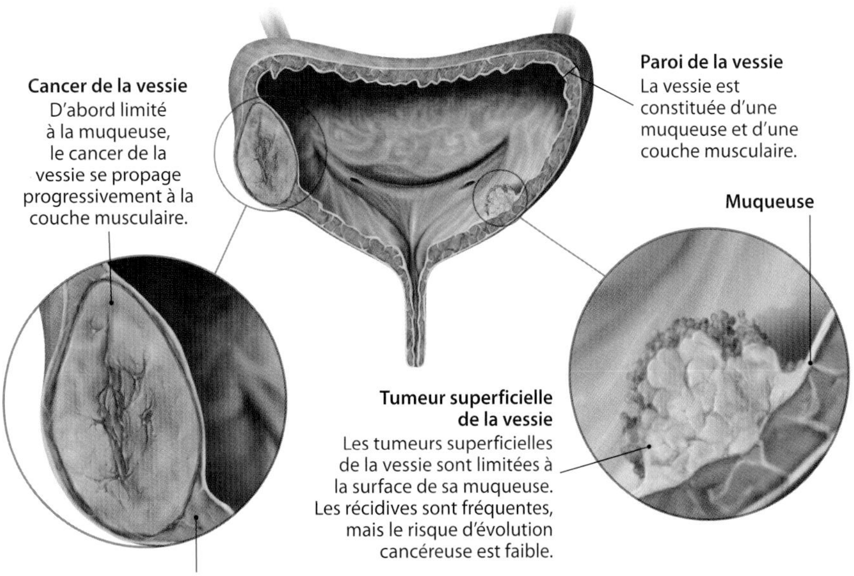
Coupe frontale de la vessie
Cancer de la vessie
D'abord limité à la muqueuse, le cancer de la vessie se propage progressivement à la couche musculaire.
Paroi de la vessie
La vessie est constituée d'une muqueuse et d'une couche musculaire.
Muqueuse
Tumeur superficielle de la vessie
Les tumeurs superficielles de la vessie sont limitées à la surface de sa muqueuse. Les récidives sont fréquentes, mais le risque d'évolution cancéreuse est faible.
Muscle

### LES TUMEURS DE L'APPAREIL URINAIRE

**SYMPTÔMES :**
Présence de sang dans l'urine, parfois douleurs.

**TRAITEMENTS :**
Chirurgie, **radiothérapie**, **chimiothérapie**, médicaments empêchant la formation et la dissémination des cellules cancéreuses (antiangiogéniques), **immunothérapie** en cas de métastases.

**PRÉVENTION :**
Limiter les facteurs de risques : tabagisme (qui multiplie le risque par quatre), longue exposition à des produits toxiques (encres, peintures), cystites chroniques.

# L'INSUFFISANCE RÉNALE



L'insuffisance rénale est la diminution ou la perte de la capacité des reins à remplir leur fonction de filtration et d'élimination des déchets du sang. C'est un trouble grave qui peut entraîner la mort s'il n'est pas traité rapidement. Dans sa forme **aiguë**, l'insuffisance apparaît brutalement, lorsque les reins s'arrêtent de fonctionner à la suite d'une chute de la pression artérielle, d'une intoxication, d'une **infection**, de la présence d'un obstacle (calcul urinaire, tumeur) ou encore d'une glomérulonéphrite. La guérison ne laisse généralement pas de séquelles. L'insuffisance rénale **chronique** s'installe progressivement et de façon irréversible. Elle peut résulter d'une insuffisance rénale aiguë ou de toute autre forme de maladie rénale. Une insuffisance rénale doit être traitée rapidement par la dialyse (**hémodialyse**, dialyse péritonéale) ou par la greffe du rein.

## L'HÉMODIALYSE

L'hémodialyse consiste à dériver le sang hors du réseau cardiovasculaire, à l'épurer grâce à une membrane artificielle située à l'extérieur du corps, puis à le réintroduire dans le système sanguin. La purification du sang est effectuée grâce à un dialyseur, ou rein artificiel, qui absorbe les déchets du sang. L'hémodialyse peut être prescrite à court terme en cas d'insuffisance rénale aiguë ou à long terme en cas d'insuffisance rénale chronique. Une séance d'hémodialyse se déroule à l'hôpital, dans un centre spécialisé ou à domicile. Elle dure de quatre à cinq heures et, en cas d'insuffisance rénale chronique, elle doit être pratiquée au moins trois fois par semaine.

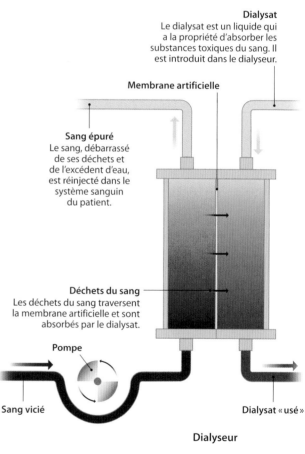

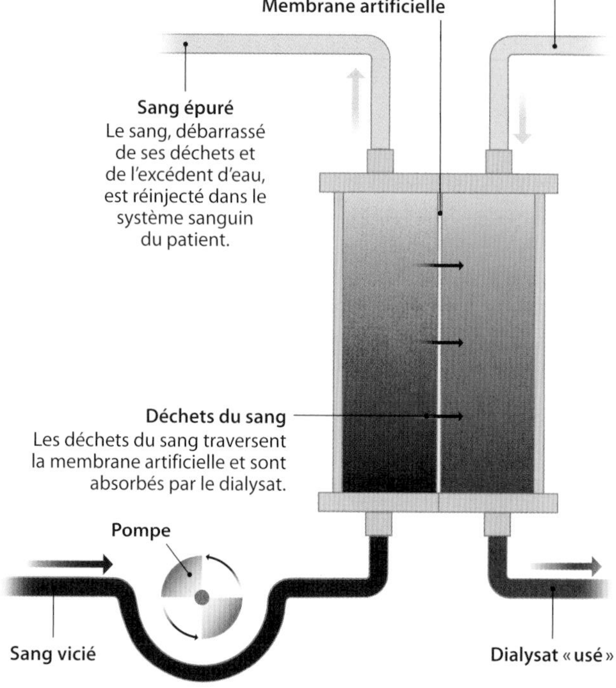
Dialysat
Le dialysat est un liquide qui a la propriété d'absorber les substances toxiques du sang. Il est introduit dans le dialyseur.
Membrane artificielle
Sang épuré
Le sang, débarrassé de ses déchets et de l'excédent d'eau, est réinjecté dans le système sanguin du patient.
Déchets du sang
Les déchets du sang traversent la membrane artificielle et sont absorbés par le dialysat.
Pompe
Sang vicié
Dialysat « usé »

Dialyseur

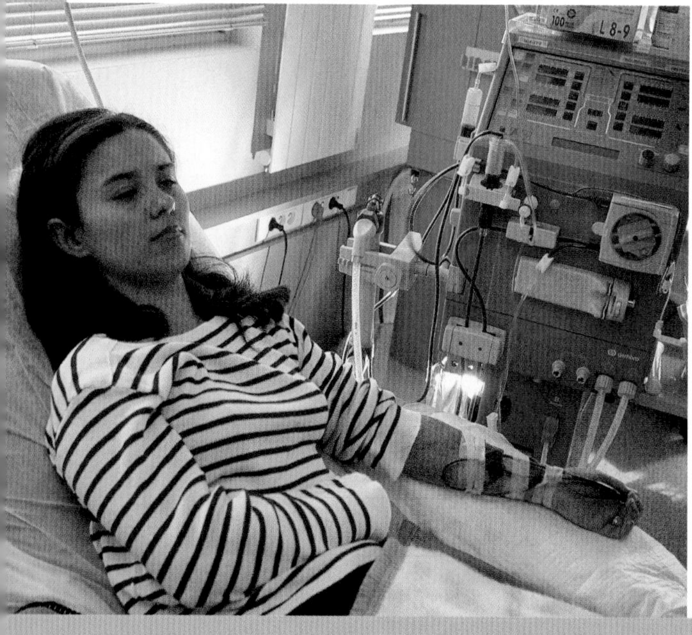

## LA **DIALYSE PÉRITONÉALE**

La dialyse péritonéale consiste à filtrer le sang grâce à une membrane naturellement présente à l'intérieur de l'abdomen, le péritoine. Le dialysat, identique à celui qui est utilisé pour l'**hémodialyse**, est introduit dans la cavité abdominale par un petit tube implanté à travers la peau. Au cours des heures suivantes, le dialysat se charge des déchets du sang issus des nombreux petits vaisseaux sanguins du péritoine. Quatre fois par jour, le patient doit évacuer le dialysat « usé » et réintroduire du dialysat neuf, ce qui peut être effectué manuellement dans la journée ou automatiquement pendant la nuit. La dialyse péritonéale est moins agressive pour l'organisme que l'hémodialyse et elle n'immobilise pas le patient, qui peut vaquer à ses occupations quotidiennes.

## LA **GREFFE DU REIN**

Lorsque les deux reins ont cessé de fonctionner, la greffe de rein peut être proposée comme une alternative à la dialyse dans le traitement de l'insuffisance rénale. Le rein sain, prélevé sur un donneur décédé ou vivant, est implanté plus bas que le rein malade afin de faciliter l'opération. Après l'opération, réalisée sous **anesthésie** générale, le patient doit rester environ deux semaines à l'hôpital. La prise d'**immunosuppresseurs** à vie permettra d'éviter le rejet du nouvel organe par le système immunitaire.

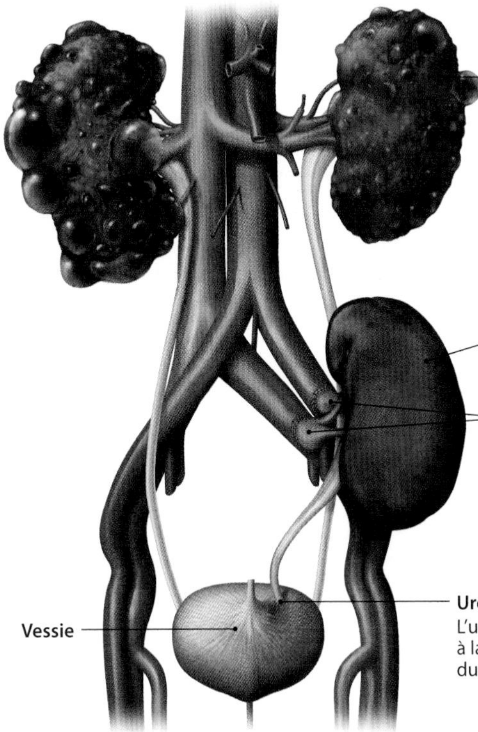

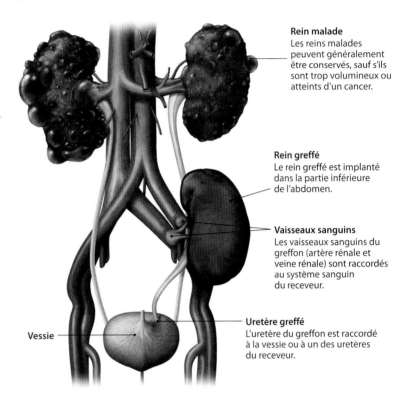

**Rein malade**
Les reins malades peuvent généralement être conservés, sauf s'ils sont trop volumineux ou atteints d'un cancer.
**Rein greffé**
Le rein greffé est implanté dans la partie inférieure de l'abdomen.
**Vaisseaux sanguins**
Les vaisseaux sanguins du greffon (artère rénale et veine rénale) sont raccordés au système sanguin du receveur.
**Uretère greffé**
L'uretère du greffon est raccordé à la vessie ou à un des uretères du receveur.
Vessie


## L'INSUFFISANCE RÉNALE

**SYMPTÔMES :**
Nausées, vomissements, fatigue importante, douleurs lombaires, soif dans les cas **chroniques**, mictions fréquentes ou rares, selon la cause de l'insuffisance.

**TRAITEMENTS :**
Insuffisance rénale **aiguë** : traitement de la cause, dialyse temporaire. Insuffisance rénale chronique : régime alimentaire pauvre en protéines et en sel, médicament faisant baisser la pression artérielle (antihypertenseurs). Stade avancé : dialyse et greffe de rein.

**PRÉVENTION :**
Traitement des maladies rénales.

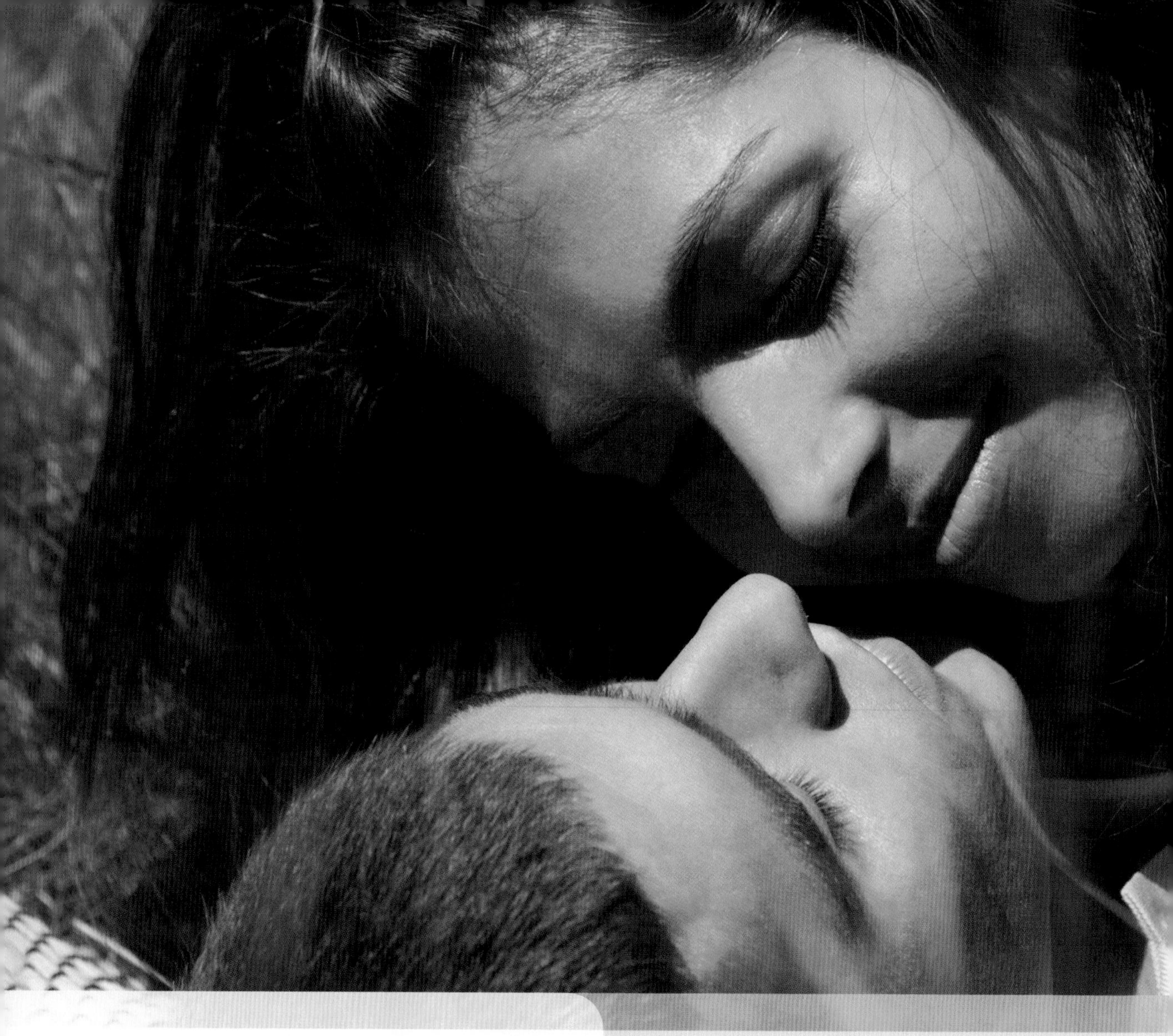

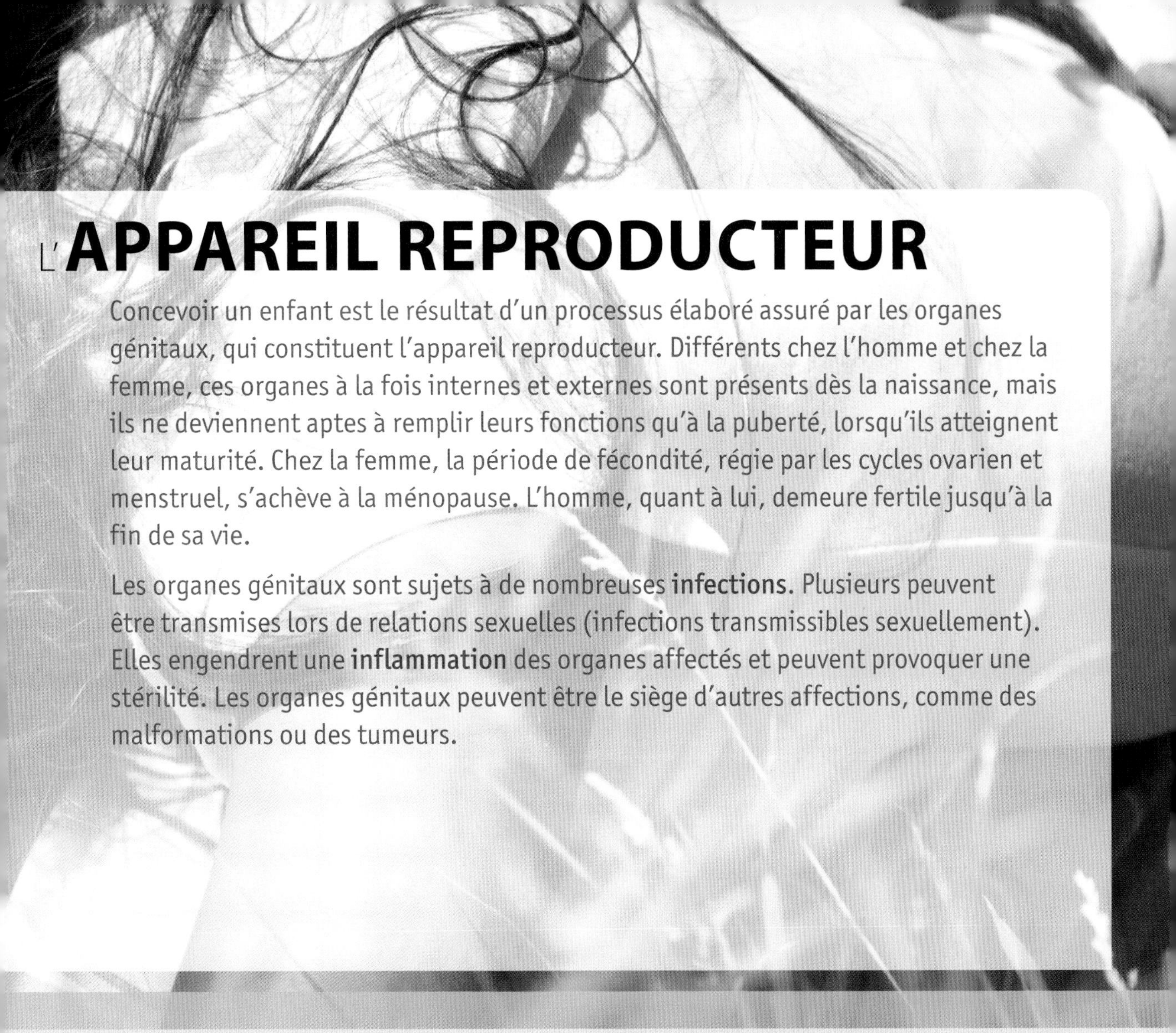

# L'APPAREIL REPRODUCTEUR

Concevoir un enfant est le résultat d'un processus élaboré assuré par les organes génitaux, qui constituent l'appareil reproducteur. Différents chez l'homme et chez la femme, ces organes à la fois internes et externes sont présents dès la naissance, mais ils ne deviennent aptes à remplir leurs fonctions qu'à la puberté, lorsqu'ils atteignent leur maturité. Chez la femme, la période de fécondité, régie par les cycles ovarien et menstruel, s'achève à la ménopause. L'homme, quant à lui, demeure fertile jusqu'à la fin de sa vie.

Les organes génitaux sont sujets à de nombreuses **infections.** Plusieurs peuvent être transmises lors de relations sexuelles (infections transmissibles sexuellement). Elles engendrent une **inflammation** des organes affectés et peuvent provoquer une stérilité. Les organes génitaux peuvent être le siège d'autres affections, comme des malformations ou des tumeurs.

## LES MALADIES PROPRES À LA FEMME



## LES MALADIES INFECTIEUSES

# LES ORGANES GÉNITAUX

L'appareil reproducteur est constitué d'organes qui assurent les fonctions de reproduction. Différents selon le sexe, les organes génitaux comprennent les gonades (testicules, ovaires), d'autres glandes sexuelles (prostate, vésicules séminales, glandes de Cowper, glandes de Bartholin), les voies génitales (conduits déférents, utérus, trompes de Fallope, vagin) et les organes externes (pénis, vulve). Les organes génitaux doivent avoir atteint leur maturité, au cours de la puberté, pour remplir leurs fonctions de reproduction. Celle-ci est possible grâce, notamment, à la production des cellules sexuelles (spermatozoïdes et ovules), dont le caractère unique garantit la diversité des êtres humains.

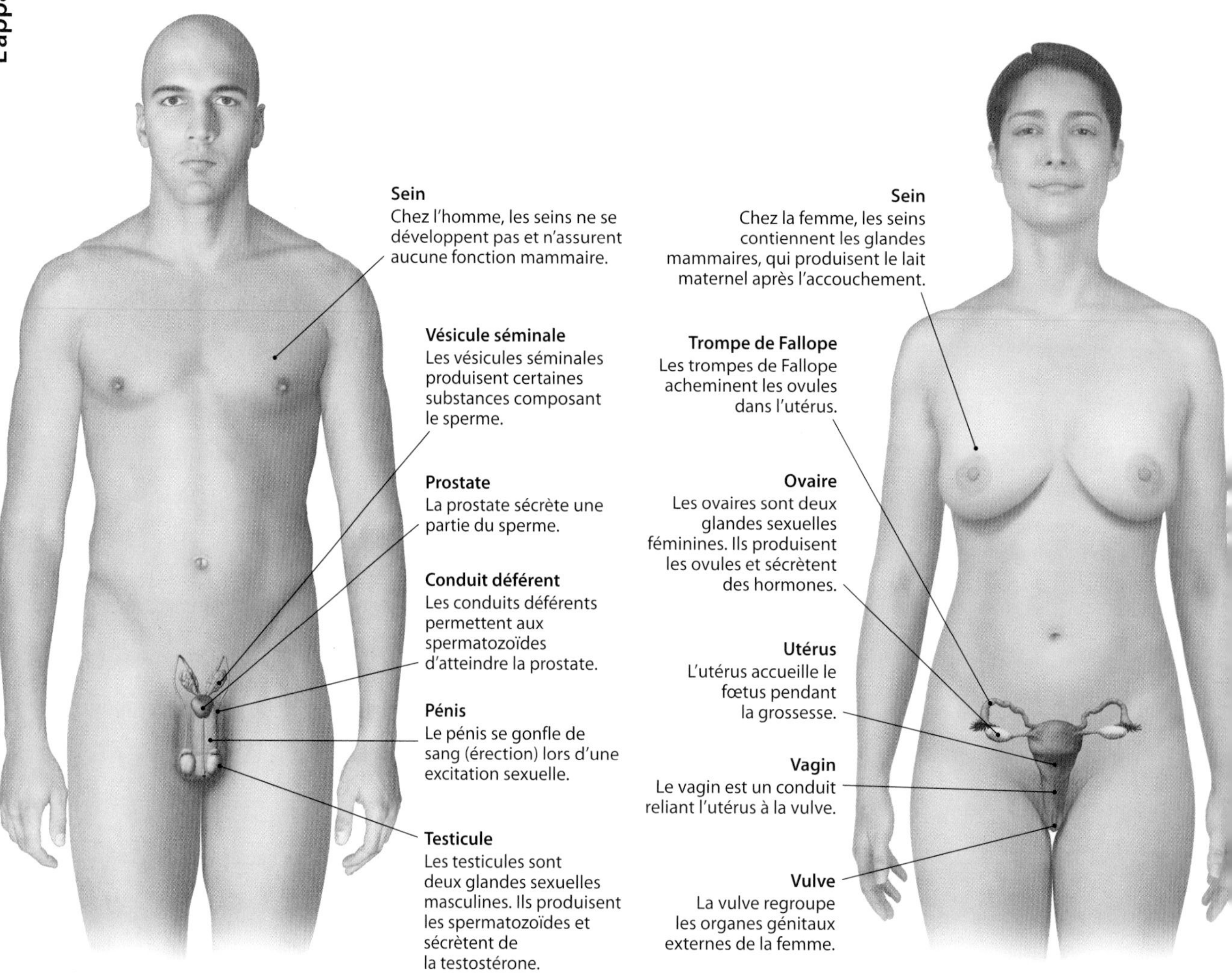
Sein
Chez l'homme, les seins ne se développent pas et n'assurent aucune fonction mammaire.
Vésicule séminale
Les vésicules séminales produisent certaines substances composant le sperme.
Prostate
La prostate sécrète une partie du sperme.
Conduit déférent
Les conduits déférents permettent aux spermatozoïdes d'atteindre la prostate.
Pénis
Le pénis se gonfle de sang (érection) lors d'une excitation sexuelle.
Testicule
Les testicules sont deux glandes sexuelles masculines. Ils produisent les spermatozoïdes et sécrètent de la testostérone.
Sein
Chez la femme, les seins contiennent les glandes mammaires, qui produisent le lait maternel après l'accouchement.
Trompe de Fallope
Les trompes de Fallope acheminent les ovules dans l'utérus.
Ovaire
Les ovaires sont deux glandes sexuelles féminines. Ils produisent les ovules et sécrètent des hormones.
Utérus
L'utérus accueille le fœtus pendant la grossesse.
Vagin
Le vagin est un conduit reliant l'utérus à la vulve.
Vulve
La vulve regroupe les organes génitaux externes de la femme.

**Organes génitaux masculins**

**Organes génitaux féminins**

## DES MILLIONS DE SPERMATOZOÏDES ET QUELQUES CENTAINES D'OVULES

À partir de la puberté, les testicules d'un homme produisent de 100 à 400 millions de spermatozoïdes par jour. Au contraire, sur les centaines de milliers d'ovocytes contenus dans les ovaires à la naissance, seuls 400 environ se transformeront en ovules au cours de la vie adulte d'une femme.

## LES **ORGANES GÉNITAUX MASCULINS**

Les organes génitaux qui constituent l'appareil reproducteur masculin assurent des fonctions endocrines et sexuelles. Certains sont situés à l'extérieur du corps, comme les testicules. Ceux-ci sont enveloppés dans le scrotum (ou bourses), dont la peau épaisse les soutient et les protège. Également externe, le pénis (ou verge) est traversé par l'urètre et se termine par le gland. Il est constitué de trois parties cylindriques : l'urètre, le corps caverneux et le corps spongieux. En dehors des périodes d'excitation sexuelle, il est mou et pend devant le scrotum. Une excitation sexuelle provoque un afflux de sang dans le pénis, l'érection, et aboutit à l'expulsion de sperme par l'urètre, l'éjaculation. Les glandes masculines internes (prostate, vésicules séminales et glandes de Cowper) sécrètent le liquide séminal dans lequel baignent les spermatozoïdes et qui compose le sperme.

*Les glandes endocrines et les hormones ... page 220*

### LA CONCEPTION A BESOIN DE FRAÎCHEUR

Les testicules sont situés à l'extérieur du corps car la production des spermatozoïdes ne peut s'effectuer qu'à une température inférieure d'environ 2 °C à celle de l'organisme.

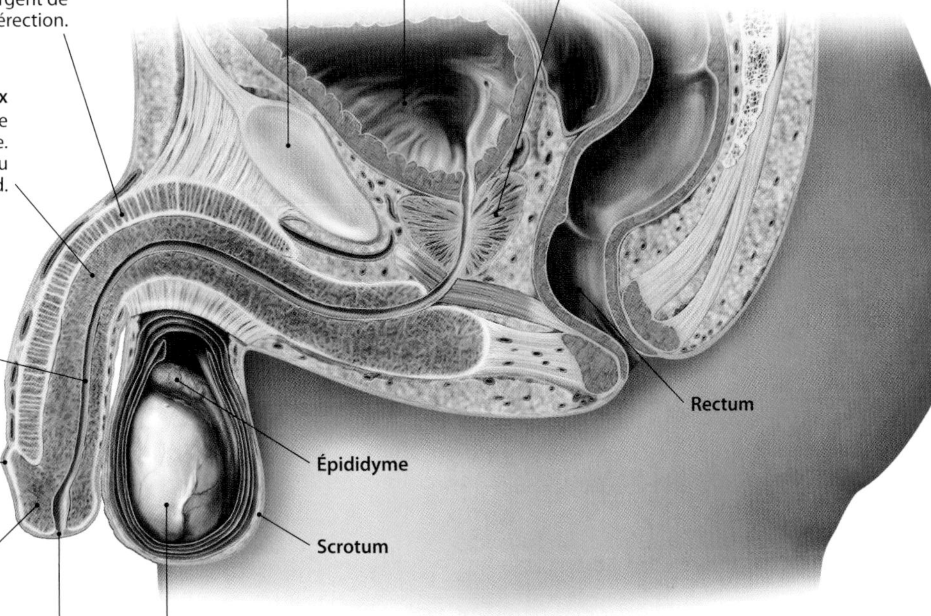
Pubis
Vessie
Prostate
Rectum
Épididyme
Scrotum

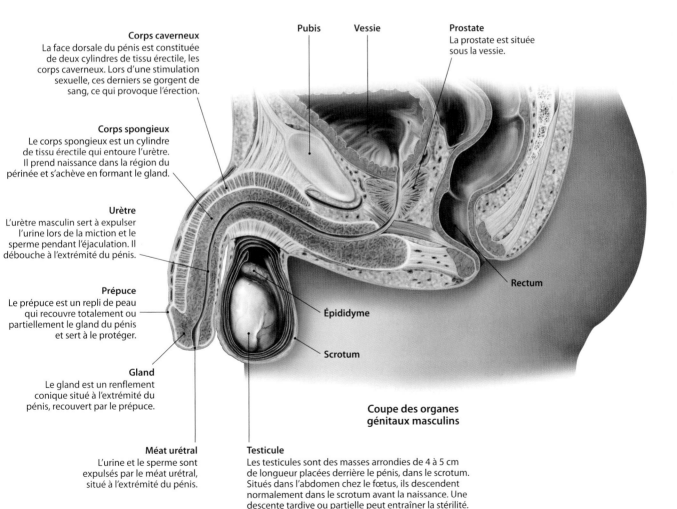

**Corps caverneux**
La face dorsale du pénis est constituée de deux cylindres de tissu érectile, les corps caverneux. Lors d'une stimulation sexuelle, ces derniers se gorgent de sang, ce qui provoque l'érection.

**Corps spongieux**
Le corps spongieux est un cylindre de tissu érectile qui entoure l'urètre. Il prend naissance dans la région du périnée et s'achève en formant le gland.

**Urètre**
L'urètre masculin sert à expulser l'urine lors de la miction et le sperme pendant l'éjaculation. Il débouche à l'extrémité du pénis.

**Prépuce**
Le prépuce est un repli de peau qui recouvre totalement ou partiellement le gland du pénis et sert à le protéger.

**Gland**
Le gland est un renflement conique situé à l'extrémité du pénis, recouvert par le prépuce.

**Prostate**
La prostate est située sous la vessie.

**Méat urétral**
L'urine et le sperme sont expulsés par le méat urétral, situé à l'extrémité du pénis.

**Testicule**
Les testicules sont des masses arrondies de 4 à 5 cm de longueur placées derrière le pénis, dans le scrotum. Situés dans l'abdomen chez le fœtus, ils descendent normalement dans le scrotum avant la naissance. Une descente tardive ou partielle peut entraîner la stérilité.

**Coupe des organes génitaux masculins**

## LE **TESTICULE**

Le testicule est à la fois une glande exocrine et endocrine. Son activité exocrine consiste à produire des spermatozoïdes, qui sont conduits hors du testicule par un réseau complexe de canaux (tubes séminifères, épididyme, conduit déférent). Les sécrétions endocrines du testicule (testostérone et autres hormones mâles) proviennent du tissu situé entre les tubes séminifères.

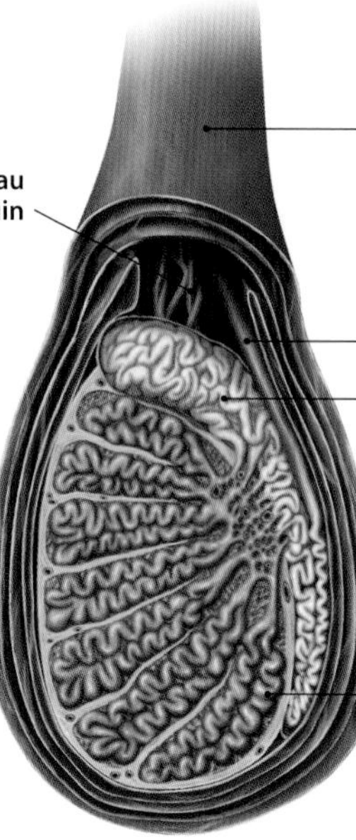
Vaisseau sanguin
**Cordon spermatique**
Le cordon spermatique est une enveloppe cylindrique qui relie le testicule à la cavité abdominale et qui contient le conduit déférent, des vaisseaux sanguins, des vaisseaux lymphatiques et des nerfs.
**Conduit déférent**
**Épididyme**
L'épididyme est un long conduit pelotonné sur lui-même, situé au-dessus et en arrière du testicule. Les spermatozoïdes produits par les tubes séminifères y sont stockés et y achèvent leur maturation, jusqu'à l'éjaculation.
**Tube séminifère**
Les tubes séminifères sont de petits conduits situés dans les testicules. Ils produisent les spermatozoïdes. Ceux-ci sont ensuite acheminés jusqu'à l'épididyme.

**Coupe du testicule**

## LE **SPERME**

Liquide blanchâtre et légèrement collant, le sperme est composé de spermatozoïdes (environ 60 millions par millilitre) et d'un ensemble de sécrétions, le liquide séminal. Ce dernier contient des substances chimiques comme des sels minéraux, des sucres et des protéines qui, notamment, protègent les spermatozoïdes et favorisent leur déplacement.

*L'éjaculation … page 453*

## LA **TESTOSTÉRONE**

La testostérone est la principale hormone mâle. Surtout sécrétée par les testicules, elle est notamment responsable du développement des organes génitaux, de la formation des spermatozoïdes et des caractères sexuels secondaires. Les glandes surrénales, les ovaires et le placenta sécrètent également de la testostérone.

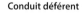

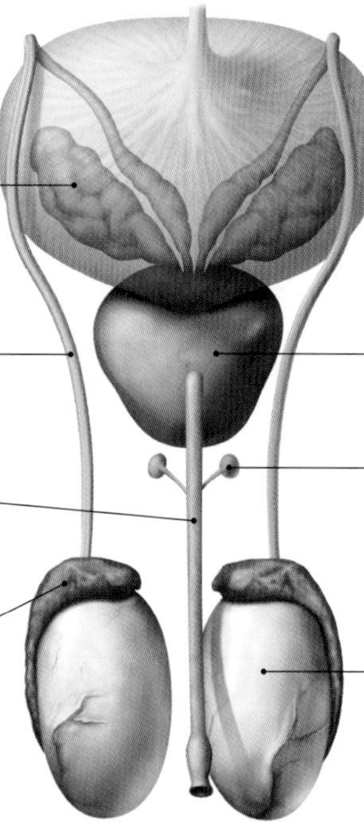
**Vésicule séminale**
Situées au-dessus de la prostate, derrière la vessie, les vésicules séminales sont deux glandes génitales masculines dont les sécrétions forment environ 60 % du sperme.
**Conduit déférent**
**Urètre**
L'urètre masculin sert à expulser l'urine (miction) et le sperme (éjaculation). Il débouche à l'extrémité du pénis.
**Épididyme**
Les spermatozoïdes stockés dans l'épididyme sont conduits vers la prostate par le conduit déférent au moment de l'éjaculation.
**Vessie**
**Prostate**
La prostate entoure l'urètre et y libère ses sécrétions, qui composent environ 30 % du sperme.
**Glande de Cowper**
Les glandes de Cowper sont deux glandes masculines situées sous la prostate. Elles sécrètent une partie du sperme dans l'urètre.
**Testicule**
Les testicules sont des glandes sexuelles qui sécrètent notamment de la testostérone et produisent les spermatozoïdes. Une fois formés, ces derniers sont acheminés jusqu'à l'épididyme.

**Vue antérieure des voies excrétrices masculines**

## LES **ORGANES GÉNITAUX FÉMININS**

L'appareil génital de la femme comprend essentiellement des organes internes (ovaires, trompes de Fallope, utérus, vagin) situés dans la cavité pelvienne, laquelle est délimitée par les os du bassin. La vulve représente l'ensemble des organes génitaux externes de la femme. Constituée de deux grandes lèvres recouvrant partiellement deux petites lèvres, elle protège le clitoris ainsi que l'ouverture du vagin. Les seins ne sont pas des organes génitaux, mais ils participent à la reproduction en permettant l'allaitement et à la sexualité en constituant une zone érogène.

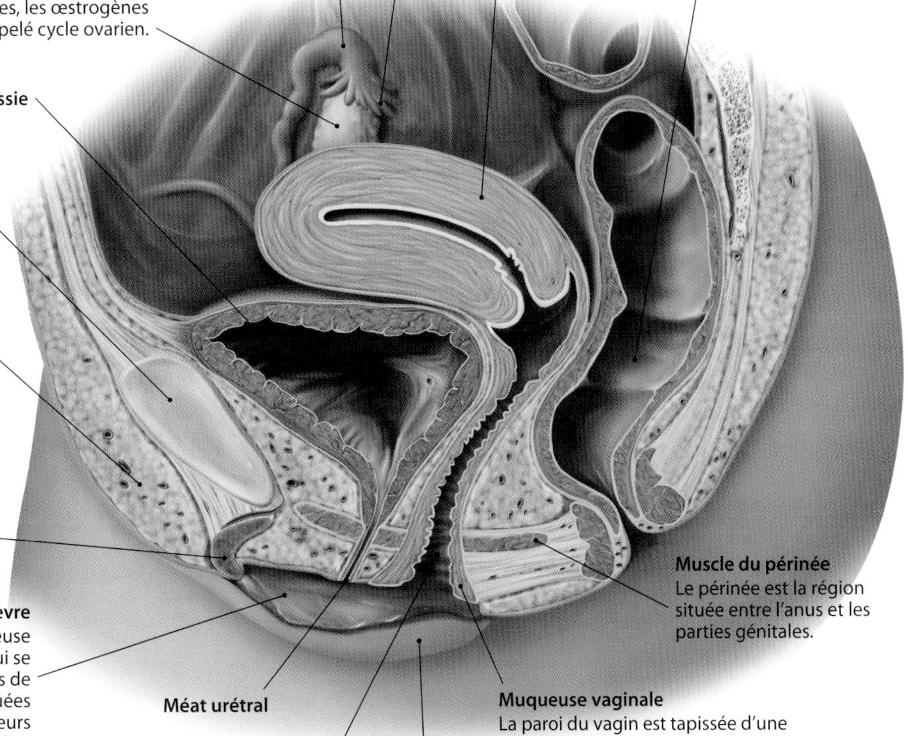
Trompe de Fallope
Les trompes de Fallope, ou trompes utérines, sont deux conduits mesurant de 10 à 12 cm de longueur, qui débouchent dans la partie supérieure de l'utérus. À leur autre extrémité, elles se terminent par des franges qui effleurent les ovaires et recueillent les ovules. Sièges de la fécondation, les trompes de Fallope conduisent l'ovule, fécondé ou non, jusqu'à l'utérus.
Frange ovarienne
Prolongement de la trompe de Fallope, la frange ovarienne ondule et balaie l'ovaire au moment de l'ovulation, créant ainsi un courant qui amène l'ovule vers la trompe.
Utérus
L'utérus est normalement incliné vers l'avant et s'appuie sur la vessie.
Ovaire
Les ovaires sont deux glandes génitales féminines situées de part et d'autre de l'utérus. Elles se présentent comme de petites masses ovoïdes, longues de 3 à 4 cm, soutenues par des ligaments. De la puberté à la ménopause, les ovaires libèrent des ovules et sécrètent des hormones sexuelles, les œstrogènes et la progestérone, suivant un cycle appelé cycle ovarien.
Rectum
Vessie
Pubis
Le pubis est un os du bassin qui forme une saillie devant le bas-ventre.
Mont de Vénus
Chez la femme, le pubis est couvert de tissu adipeux formant un coussin protecteur au-dessus de la vulve, le mont de Vénus.
Clitoris
Le clitoris est un petit organe situé au-dessus du méat urétral de la femme. Richement innervé et vascularisé, il a pour seule fonction de procurer du plaisir sexuel. Lors des relations sexuelles, il se gorge de sang et entre en érection.
Muscle du périnée
Le périnée est la région située entre l'anus et les parties génitales.
Petite lèvre
Les petites lèvres sont deux replis de muqueuse situés à l'intérieur des grandes lèvres et qui se rejoignent au niveau du clitoris. Les glandes de Bartholin sont des glandes féminines situées entre les grandes lèvres et les petites lèvres. Leurs sécrétions lubrifient la vulve.
Méat urétral
Muqueuse vaginale
La paroi du vagin est tapissée d'une muqueuse fortement plissée qui sécrète une substance lubrifiante pendant les relations sexuelles.
Vagin
Le vagin est un conduit long d'environ 8 cm, qui s'étend du col de l'utérus à la vulve. Ses parois sont normalement accolées, mais elles peuvent s'écarter pour accueillir le pénis lors du coït. À la suite de stimulations sexuelles, sa muqueuse sécrète des substances lubrifiantes et la partie supérieure de sa paroi musculeuse se dilate. C'est par le vagin que s'écoule le sang lors des règles et que passe le bébé pendant l'accouchement.
Grande lèvre
La vulve est délimitée par deux replis de peau appelés grandes lèvres. Leur face interne est recouverte d'une muqueuse et leur face externe est pourvue de glandes sudoripares, de glandes sébacées et de poils pubiens.

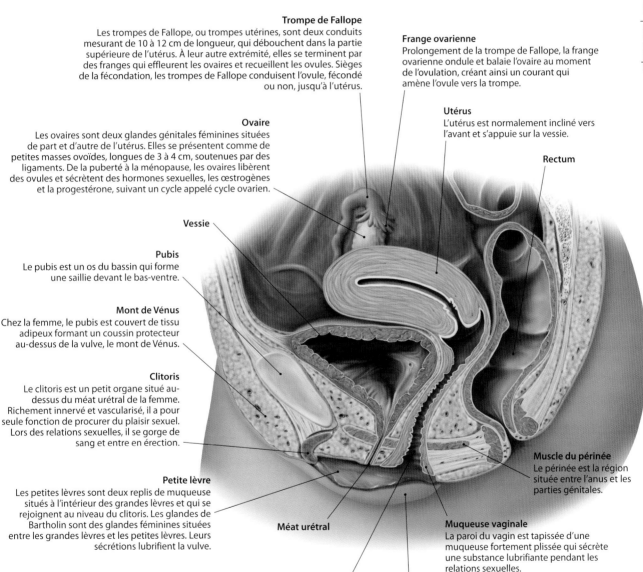

**Coupe de l'appareil génital féminin**

## L'UTÉRUS

L'utérus est un organe creux, situé entre la vessie et le rectum, dans lequel se développe le fœtus au cours de la grossesse. Il communique avec les trompes de Fallope et avec le vagin. L'utérus est constitué d'une épaisse paroi de muscle lisse, le myomètre, tapissée d'une muqueuse, l'endomètre. Très extensible, l'utérus se dilate pendant la grossesse pour atteindre 30 fois sa taille initiale.

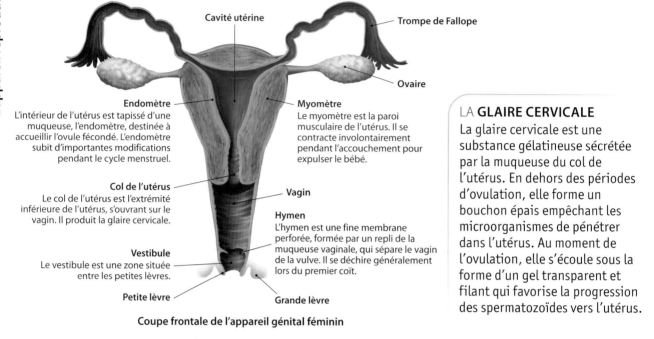

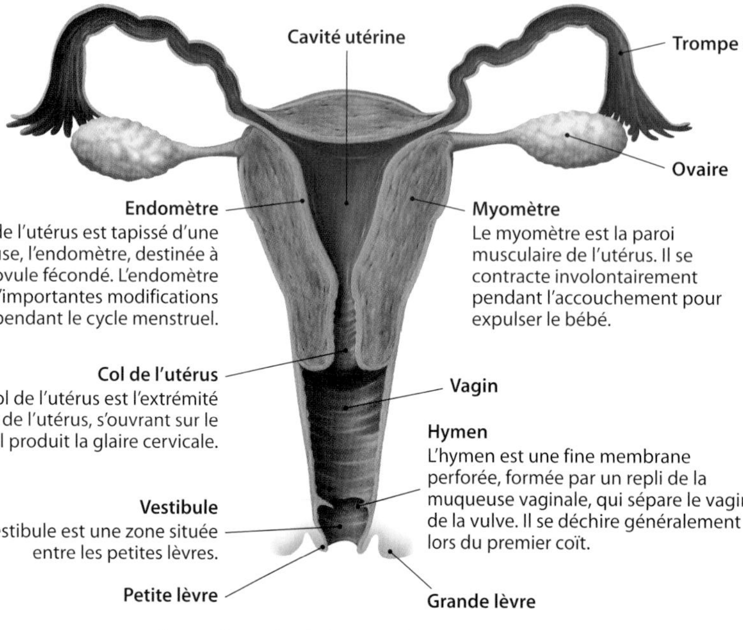
Cavité utérine
Trompe de Fallope
Ovaire
Endomètre
L'intérieur de l'utérus est tapissé d'une muqueuse, l'endomètre, destinée à accueillir l'ovule fécondé. L'endomètre subit d'importantes modifications pendant le cycle menstruel.
Myomètre
Le myomètre est la paroi musculaire de l'utérus. Il se contracte involontairement pendant l'accouchement pour expulser le bébé.
Col de l'utérus
Le col de l'utérus est l'extrémité inférieure de l'utérus, s'ouvrant sur le vagin. Il produit la glaire cervicale.
Vagin
Hymen
L'hymen est une fine membrane perforée, formée par un repli de la muqueuse vaginale, qui sépare le vagin de la vulve. Il se déchire généralement lors du premier coït.
Vestibule
Le vestibule est une zone située entre les petites lèvres.
Petite lèvre
Grande lèvre

Coupe frontale de l'appareil génital féminin

### LA GLAIRE CERVICALE

La glaire cervicale est une substance gélatineuse sécrétée par la muqueuse du col de l'utérus. En dehors des périodes d'ovulation, elle forme un bouchon épais empêchant les microorganismes de pénétrer dans l'utérus. Au moment de l'ovulation, elle s'écoule sous la forme d'un gel transparent et filant qui favorise la progression des spermatozoïdes vers l'utérus.

## LES SEINS

Les seins sont deux organes glandulaires riches en tissu adipeux, qui recouvrent les muscles pectoraux. Chez la femme, chaque sein contient une glande mammaire. Sous l'action de différentes hormones, ces glandes augmentent légèrement de volume au cours des jours précédant les règles, alors que pendant la grossesse elles se développent considérablement pour se préparer à sécréter le lait destiné au nouveau-né. Elles s'atrophient à la ménopause. Les mamelons et la zone pigmentée qui les entoure, appelée aréole, sont constitués de tissu musculaire qui se contracte involontairement lors d'une exposition au froid ou d'une stimulation sexuelle.

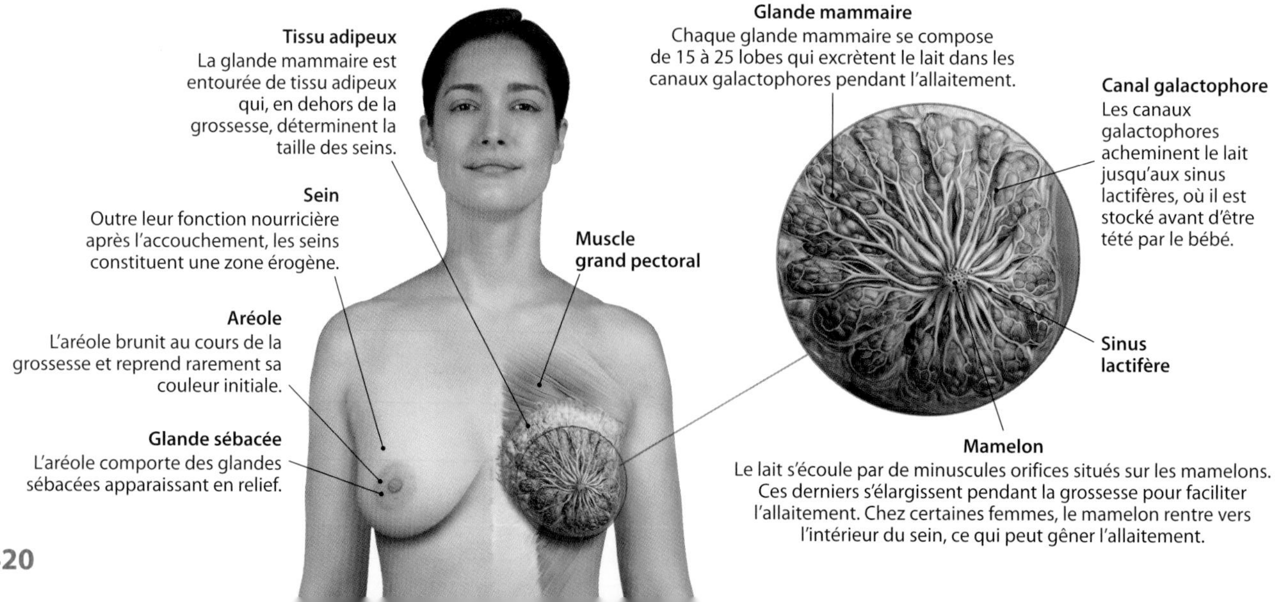
Tissu adipeux
La glande mammaire est entourée de tissu adipeux qui, en dehors de la grossesse, déterminent la taille des seins.
Sein
Outre leur fonction nourricière après l'accouchement, les seins constituent une zone érogène.
Aréole
L'aréole brunit au cours de la grossesse et reprend rarement sa couleur initiale.
Glande sébacée
L'aréole comporte des glandes sébacées apparaissant en relief.
Muscle grand pectoral
Glande mammaire
Chaque glande mammaire se compose de 15 à 25 lobes qui excrètent le lait dans les canaux galactophores pendant l'allaitement.
Canal galactophore
Les canaux galactophores acheminent le lait jusqu'aux sinus lactifères, où il est stocké avant d'être tété par le bébé.
Sinus lactifère
Mamelon
Le lait s'écoule par de minuscules orifices situés sur les mamelons. Ces derniers s'élargissent pendant la grossesse pour faciliter l'allaitement. Chez certaines femmes, le mamelon rentre vers l'intérieur du sein, ce qui peut gêner l'allaitement.

# LES CELLULES SEXUELLES



Les cellules sexuelles mâles, appelées spermatozoïdes, et les cellules sexuelles femelles, appelées ovules, sont produites par les gonades (testicules et ovaires). Elles sont issues d'un mécanisme de division cellulaire particulier, la méiose. Toutes différentes génétiquement, les cellules sexuelles ne comprennent que 23 chromosomes, soit un chromosome de chacune des 23 paires que comportent les autres cellules de l'organisme.

*La cellule humaine ... page 46*

## LA FORMATION DES SPERMATOZOÏDES

La production des spermatozoïdes commence à la puberté pour ne plus cesser jusqu'au décès. Elle a lieu par division cellulaire dans les tubes séminifères des testicules, à partir de cellules souches, les spermatogonies. Celles-ci donnent naissance aux spermatocytes, qui produisent des spermatides, lesquelles évoluent en spermatozoïdes. Le processus s'étend sur 74 jours environ. Une fois constituées, les cellules sexuelles sont acheminées dans l'épididyme, où elles achèvent leur maturation. Certains facteurs peuvent provoquer la formation de spermatozoïdes anormaux, comme l'exposition à des radiations ou une surconsommation d'alcool.

*La division cellulaire ... page 49*
*Le testicule ... page 418*

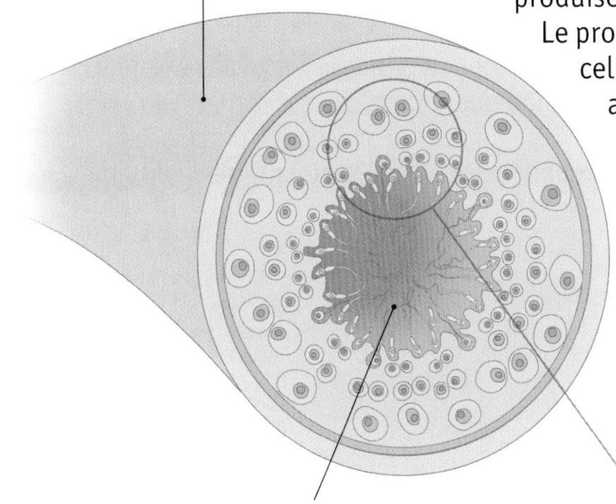

**Tube séminifère**
Les tubes séminifères sont situés dans les testicules. Ils sont le siège de la formation des spermatozoïdes.

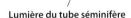

**Lumière du tube séminifère**
Au fur et à mesure de leur transformation, les spermatozoïdes se rapprochent de la lumière du tube séminifère, par laquelle ils sont évacués afin d'être acheminés vers l'épididyme.

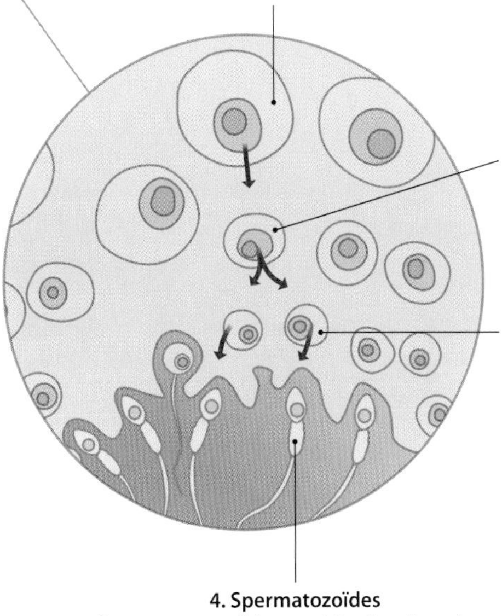

**1. Spermatogonie**
Une spermatogonie est une cellule souche des tubes séminifères, précurseur des spermatozoïdes. Les spermatogonies se reproduisent par division cellulaire afin d'assurer leur renouvellement. Mais certaines se transforment en spermatocytes.

**2. Spermatocyte**
Le spermatocyte donne naissance aux spermatides par méiose. Au cours de ce processus de division cellulaire particulier, la cellule mère, qui compte 46 chromosomes, produit des cellules filles possédant 23 chromosomes.

**3. Spermatide**
Une spermatide est une cellule à 23 chromosomes issue de la division d'un spermatocyte. Elle subit un processus de maturation (disparition d'une partie de son cytoplasme, apparition d'un flagelle) qui la transforme en spermatozoïde.

**4. Spermatozoïdes**
Les spermatozoïdes produits dans les tubes séminifères possèdent une mobilité et une capacité de fécondation imparfaites. Ils achèvent leur maturation dans l'épididyme.

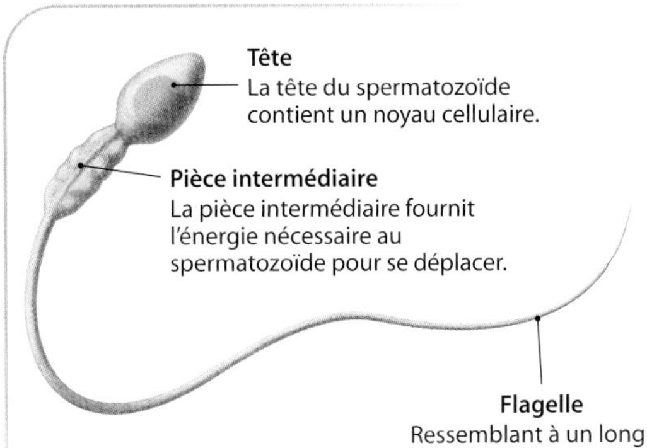

**Tête**
La tête du spermatozoïde contient un noyau cellulaire.

**Pièce intermédiaire**
La pièce intermédiaire fournit l'énergie nécessaire au spermatozoïde pour se déplacer.

**Flagelle**
Ressemblant à un long cil vibratile, le flagelle permet au spermatozoïde de se déplacer.

**Spermatozoïde**
Les spermatozoïdes ont pour fonction d'atteindre et de pénétrer un ovule pour le féconder. Ils se déplacent à la vitesse d'un millimètre par minute environ et leur durée de vie dans l'utérus est de 72 heures en moyenne.

## LA FORMATION DES OVULES

La production d'ovules se déroule dans les ovaires. Commencée pendant la vie fœtale et interrompue à la naissance, elle reprend à la puberté et se poursuit jusqu'à la ménopause. Un ovule est produit à l'issue d'un cycle d'environ 28 jours qui débute en même temps que le cycle menstruel. L'expulsion de l'ovule hors de l'ovaire, ou ovulation, a lieu entre le 11e et le 14e jour du cycle ovarien. Elle peut provoquer des douleurs dans le bas-ventre. Il arrive que plusieurs ovules soient expulsés en même temps, ce qui peut causer des grossesses multiples.

*Les grossesses multiples ... page 461*

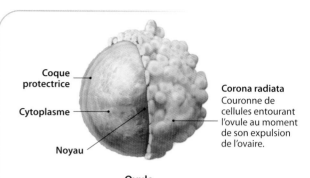

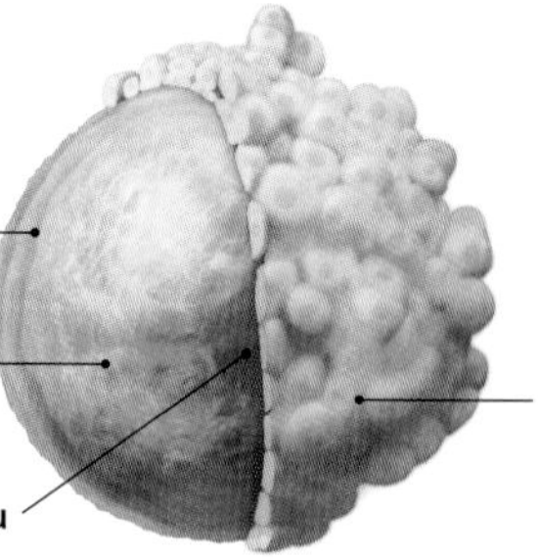
Coque protectrice
Cytoplasme
Noyau
Corona radiata
Couronne de cellules entourant l'ovule au moment de son expulsion de l'ovaire.

**Ovule**
Après l'ovulation, l'ovule chemine vers l'utérus par les trompes de Fallope, où il peut être fécondé par un spermatozoïde. Sans fécondation, sa durée de vie est de 24 heures environ.

## LE CYCLE OVARIEN

Le cycle ovarien est l'ensemble des modifications qui interviennent périodiquement dans les ovaires et leur permettent de produire des ovules et des hormones. Il se déroule parallèlement au cycle menstruel. Le cycle ovarien commence le premier jour des menstruations et dure environ 28 jours. Il se divise en trois phases successives (phase folliculaire, phase ovulatoire, phase lutéale) pendant lesquelles un follicule se développe, expulse un ovule puis se transforme en corps jaune.

**1. Phase folliculaire**
Pendant les 10 premiers jours du cycle ovarien, un follicule ovarien poursuit sa maturation.

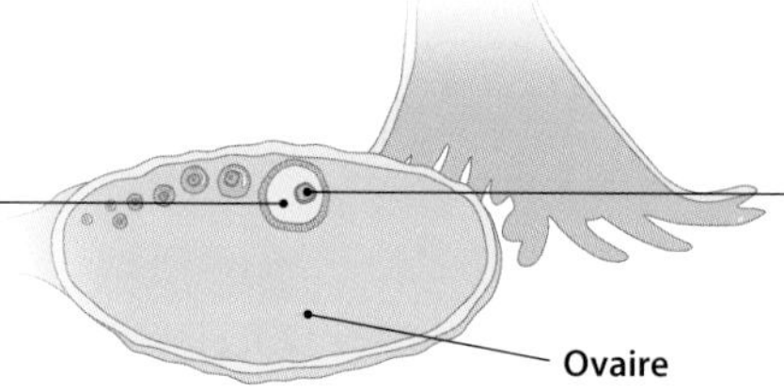
Follicule ovarien
Un follicule ovarien est une petite structure de l'ovaire à l'intérieur de laquelle se développe un ovocyte au cours du cycle ovarien.
Ovaire
Ovocyte
L'ovocyte est une cellule sexuelle en développement. À la naissance, un ovaire contient des centaines de milliers d'ovocytes, mais seuls 400 environ se transformeront en ovules (de la puberté à la ménopause).

**2. Phase ovulatoire**
La phase ovulatoire se produit au milieu du cycle ovarien, lorsque la paroi de l'un des ovaires se rompt au niveau de la saillie formée par un follicule de De Graaf. Un ovule est expulsé de l'ovaire.

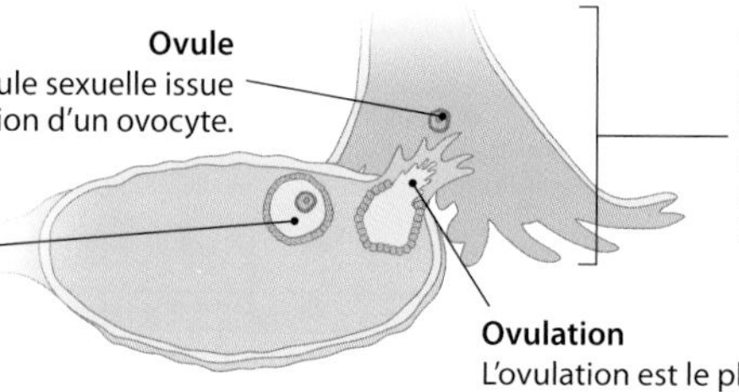
Ovule
Un ovule est une cellule sexuelle issue de la maturation d'un ovocyte.
Follicule de De Graaf
Un follicule de De Graaf est un follicule ovarien contenant un ovocyte mature (ou ovule) prêt à être expulsé dans la trompe de Fallope.
Trompe de Fallope
L'ovule, expulsé de l'ovaire, chemine dans la trompe de Fallope jusqu'à l'utérus.
Ovulation
L'ovulation est le phénomène par lequel un ovule est expulsé d'un ovaire puis capté par une trompe de Fallope.

**3. Phase lutéale**
La phase lutéale est caractérisée par la transformation du follicule de De Graaf en corps jaune, qui sécrète la progestérone.

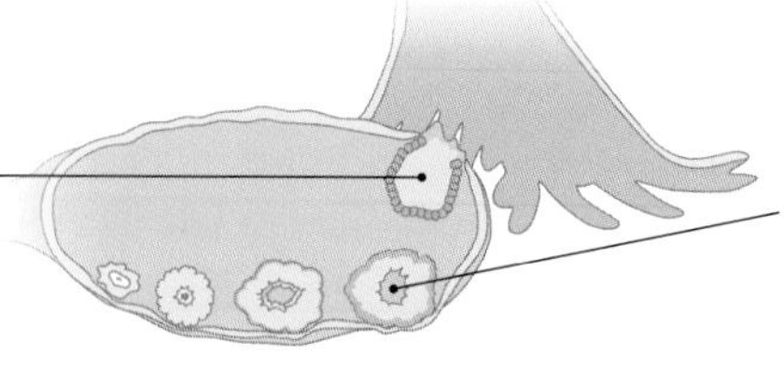
Follicule de De Graaf
Après avoir expulsé l'ovule, le follicule de De Graaf se transforme en corps jaune.
Corps jaune
Le corps jaune est une glande endocrine temporaire sécrétant la progestérone, une hormone qui a pour fonction principale de préparer la gestation. Il se développe dans l'ovaire, à partir d'un follicule de De Graaf rompu pendant l'ovulation. Si l'ovule n'est pas fécondé, le corps jaune dégénère à la fin du cycle ovarien.

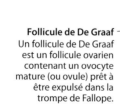

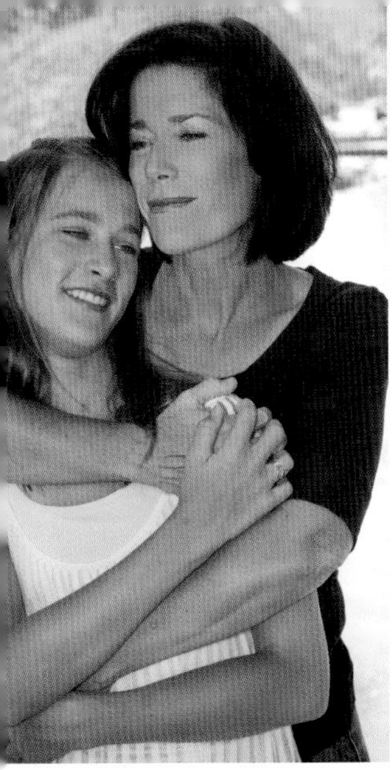

# LE CYCLE MENSTRUEL

Pour qu'un éventuel ovule fécondé puisse se fixer sur la muqueuse de l'utérus, celle-ci subit périodiquement un ensemble de transformations appelé cycle menstruel. Ce cycle est régi par les hormones produites par les ovaires et par l'hypophyse et se déroule parallèlement au cycle ovarien. Le cycle menstruel a lieu chez toutes les femmes en bonne santé, de la puberté à la ménopause et en dehors des périodes de grossesse. Il peut s'accompagner de douleurs abdominales, notamment lors de l'ovulation ou des règles. Le syndrome prémenstruel correspond à divers troubles qui affectent certaines femmes pendant les jours précédant les règles.

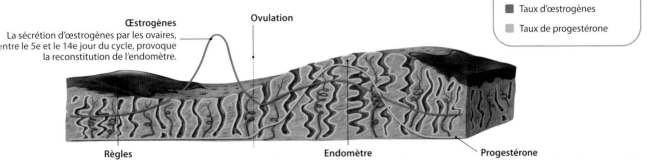

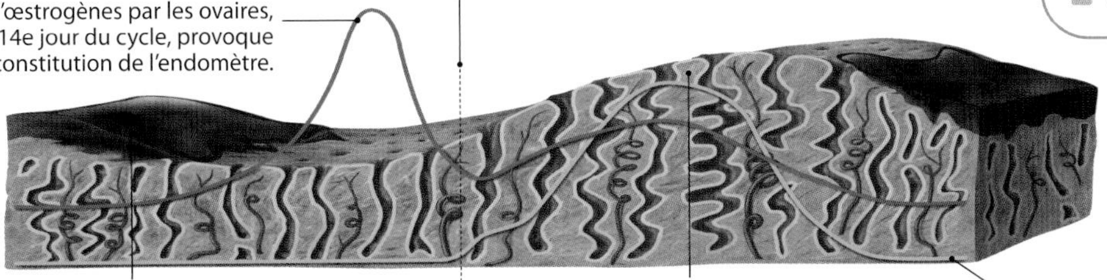
Taux d'œstrogènes
Taux de progestérone
Œstrogènes
La sécrétion d'œstrogènes par les ovaires, ntre le 5e et le 14e jour du cycle, provoque la reconstitution de l'endomètre.
Ovulation
Règles
Les règles, ou menstruations, sont un écoulement de sang et de fragments de l'endomètre par le vagin. L'écoulement dure de trois à six jours et son volume varie selon les femmes. Par convention, le premier jour des règles marque le début des cycles menstruel et ovarien.
Endomètre
Entre le 14e et le 28e jour du cycle, la sécrétion de progestérone par le corps jaune entraîne l'épaississement de l'endomètre et l'augmentation de sa vascularisation. Si l'ovule est fécondé, il s'implante dans l'endomètre et commence son développement.
Progestérone
Si la fécondation n'a pas lieu, la sécrétion d'hormones ovariennes s'arrête, ce qui provoque la destruction de la couche supérieure de l'endomètre puis son évacuation lors des règles.

## LES PHASES DU CYCLE MENSTRUEL

Comme le cycle ovarien, le cycle menstruel dure en moyenne 28 jours. Il comprend trois phases : la phase menstruelle, au cours de laquelle l'endomètre se desquame et s'écoule par le vagin (règles), la phase proliférative où l'endomètre se reconstitue et la phase sécrétoire pendant laquelle il épaissit pour accueillir l'ovule fécondé. Ces phases, qui se succèdent de façon cyclique, sont étroitement liées aux hormones (œstrogènes et progestérone) sécrétées par les ovaires pendant le cycle ovarien.

## LES RÈGLES ABONDANTES

Une femme souffre de ménorragie lorsque ses règles durent plus de sept jours et lorsque la surabondance de l'écoulement la pousse à changer très fréquemment de protection intime. Ce trouble peut être accompagné de douleurs abdominales handicapantes et peut causer une anémie en fer provoquant fatigue et essoufflement. La ménorragie est fréquente à l'approche de la ménopause et au début de l'adolescence, des périodes marquées par d'importantes fluctuations hormonales qui provoquent un développement exagéré de l'endomètre. Plus rarement elle résulte d'affections de l'utérus, de l'endomètre, des ovaires, etc. Une grossesse extra-utérine et une fausse couche provoquent également des saignements vaginaux abondants mais en dehors de la période menstruelle.

*L'anémie ferriprive ... page 242*

## LE SYNDROME PRÉMENSTRUEL

Chez certaines femmes, les modifications hormonales du cycle ovarien peuvent provoquer plusieurs troubles physiques et psychologiques quelques jours avant et parfois au début des règles. Regroupés sous le nom de syndrome prémenstruel, ces symptômes très variés affecteraient de 5 % à 10 % des femmes de façon sévère et très handicapante. Le syndrome prémenstruel apparaît généralement autour de 30 ans, en particulier chez les femmes ayant des antécédents familiaux et chez celles qui souffrent de stress, d'anxiété ou qui ont souffert de dépression. Chez certaines femmes, les douleurs dans le bas-ventre persistent et s'intensifient au cours des menstruations. Ce trouble, appelé dysménorrhée, est fréquent à l'adolescence. Il diminue généralement avec l'âge et souvent après une grossesse. Même si elle résulte souvent de facteurs hormonaux, la dysménorrhée peut parfois révéler une anomalie au niveau des organes reproducteurs : endométriose, **infection**, tumeur, etc.

## L'ABSENCE DE RÈGLES

L'absence de règles, ou **aménorrhée**, est dite primaire lorsqu'une femme n'a pas encore eu de règles après l'âge de 16 ans. Elle résulte alors généralement d'une anomalie **génétique** ou anatomique. Une aménorrhée est secondaire si une femme normalement réglée n'a pas de règles pendant trois cycles consécutifs. Elle peut être provoquée par une grossesse, une **chimiothérapie** ou une maladie : tuberculose, insuffisance rénale, adénome hypophysaire, **anorexie**, etc. Elle peut également être liée à la pratique intensive du sport ou avoir une origine psychologique. À partir de 40 ans, une aménorrhée associée à d'autres signes caractéristiques évoque un diagnostic de ménopause, qui peut être confirmé par un dosage sanguin des hormones sexuelles. Chez une femme plus jeune, l'aménorrhée secondaire peut également être le signe d'une ménopause précoce.

*La ménopause ... page 426*

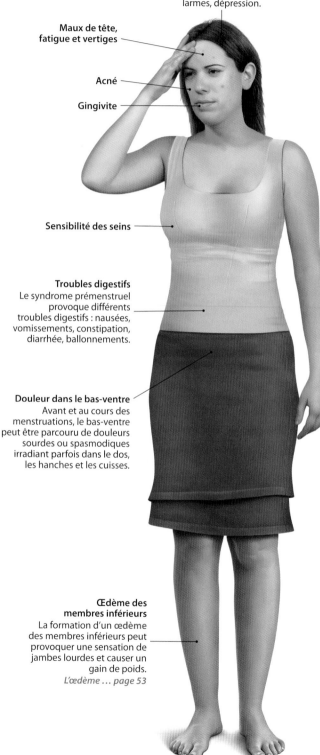

**Symptômes psychologiques**
Les symptômes psychologiques sont nombreux : irritabilité, nervosité, agressivité, hypersensibilité, sautes d'humeur, crises de larmes, dépression.
**Maux de tête, fatigue et vertiges**
**Acné**
**Gingivite**
**Sensibilité des seins**
**Troubles digestifs**
Le syndrome prémenstruel provoque différents troubles digestifs : nausées, vomissements, constipation, diarrhée, ballonnements.
**Douleur dans le bas-ventre**
Avant et au cours des menstruations, le bas-ventre peut être parcouru de douleurs sourdes ou spasmodiques irradiant parfois dans le dos, les hanches et les cuisses.
**Œdème des membres inférieurs**
La formation d'un œdème des membres inférieurs peut provoquer une sensation de jambes lourdes et causer un gain de poids.
*L'œdème ... page 53*

**Symptômes du syndrome prémenstruel**

## LE SOULAGEMENT DES DOULEURS MENSTRUELLES

Certaines mesures peuvent contribuer à soulager les troubles divers qui surviennent avant et pendant les règles, notamment les douleurs dans le bas-ventre, les maux de dos et l'**œdème** des jambes. Cependant, si les symptômes sont particulièrement intenses ou inhabituels, il est préférable de consulter un médecin.

- FAITES DE L'EXERCICE

La pratique d'un exercice physique régulier (marche, natation) serait bénéfique pour prévenir ou soulager les symptômes liés aux règles. Pour atténuer les douleurs abdominales, vous pouvez également adopter des postures de yoga comme l'arc ou le cobra.

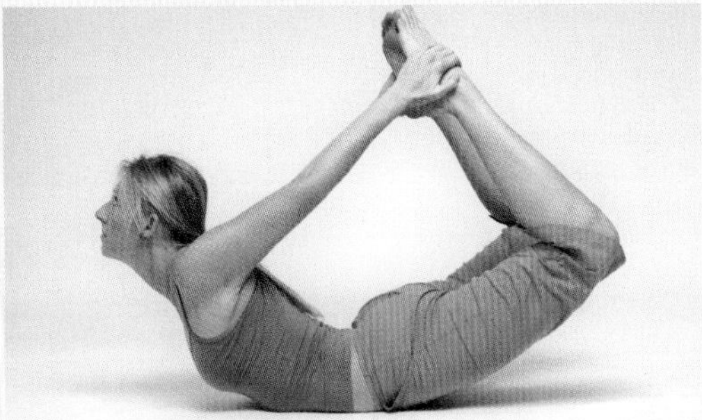

**Arc**

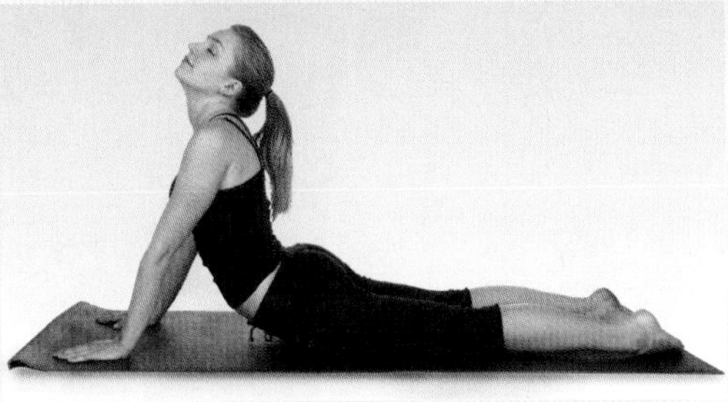

**Cobra**

**Attention ! Si vous avez un problème de santé, consultez votre médecin avant d'entreprendre un programme d'exercices physiques. Certaines postures peuvent alors être contre-indiquées. Si une posture ou un mouvement provoquent de la douleur, cessez de les pratiquer.**

- METTEZ-VOUS AU CHAUD

Comme la chaleur peut atténuer les crampes dans le bas-ventre, prenez un bain chaud ou appliquez une bouillotte ou une bouteille remplie d'eau chaude sur votre abdomen. Si ces méthodes ne sont pas efficaces, vous pouvez, au contraire, appliquer un sac de glace sur votre abdomen pendant une quinzaine de minutes.

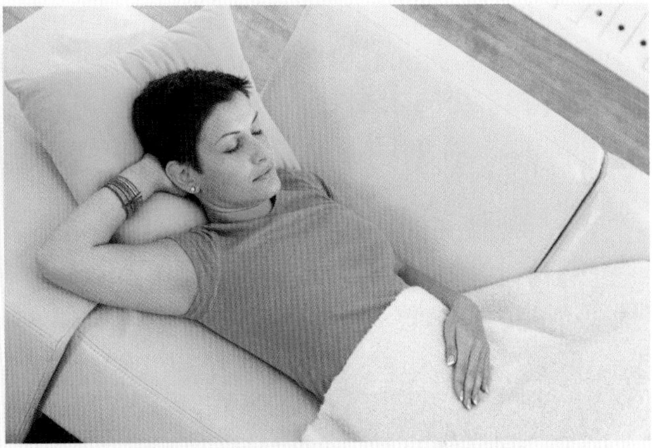

- REPOSEZ-VOUS ET RELAXEZ

Avant et pendant vos menstruations, n'hésitez pas à vous reposer et à pratiquer des activités de relaxation : respiration profonde et régulière par le ventre, massage des zones douloureuses, etc.

- ADAPTEZ VOTRE ALIMENTATION

Votre alimentation doit être équilibrée, riche en fruits et légumes. Favorisez également la consommation d'aliments riches en acides gras insaturés comme les poissons gras (saumon, maquereau, etc.), les huiles végétales, les graines, etc. Un bon apport en calcium, surtout présent dans les produits laitiers, serait également bénéfique. Veillez aussi à limiter votre consommation de sel et d'aliments excitants comme l'alcool, le café, le thé, les épices, les sucreries et les graisses saturées (viandes rouges, produits laitiers entiers, etc.).

*La nutrition ... page 11*

- PRENEZ DES MÉDICAMENTS AU BESOIN

Les **anti-inflammatoires non stéroïdiens** comme l'ibuprofène peuvent atténuer les troubles liés aux règles. S'ils ne sont pas efficaces, un médecin pourra vous prescrire différents traitements bloquant l'ovulation et d'autres adaptés aux différents symptômes : médicament **diurétique**, **antispasmodique**, **anxiolytique**, etc.

# LA **MÉNOPAUSE**

La ménopause est une étape normale de la vie d'une femme qui correspond à l'arrêt de l'activité des ovaires. Elle implique la fin de la production hormonale d'œstrogènes et de progestérone, la fin de l'ovulation et donc de la fertilité, ainsi que l'arrêt des règles. La ménopause survient généralement entre 45 et 55 ans. Les fluctuations hormonales qui la précèdent engendrent un ensemble de changements physiologiques accompagnés de divers troubles physiques et psychologiques. Elles favorisent également l'apparition de l'ostéoporose et de maladies cardiovasculaires. Afin d'atténuer les effets négatifs de la ménopause, il est recommandé d'avoir une bonne hygiène de vie, notamment en ayant une alimentation équilibrée et en faisant régulièrement de l'exercice. Des traitements hormonaux substitutifs, qui compensent la carence hormonale, peuvent également être prescrits. Outre le processus naturel de vieillissement, la ménopause peut avoir des causes **génétiques**, **auto-immunes** ou médicales, comme une ablation des ovaires ou une **chimiothérapie**.

*L'ostéoporose ... page 106*

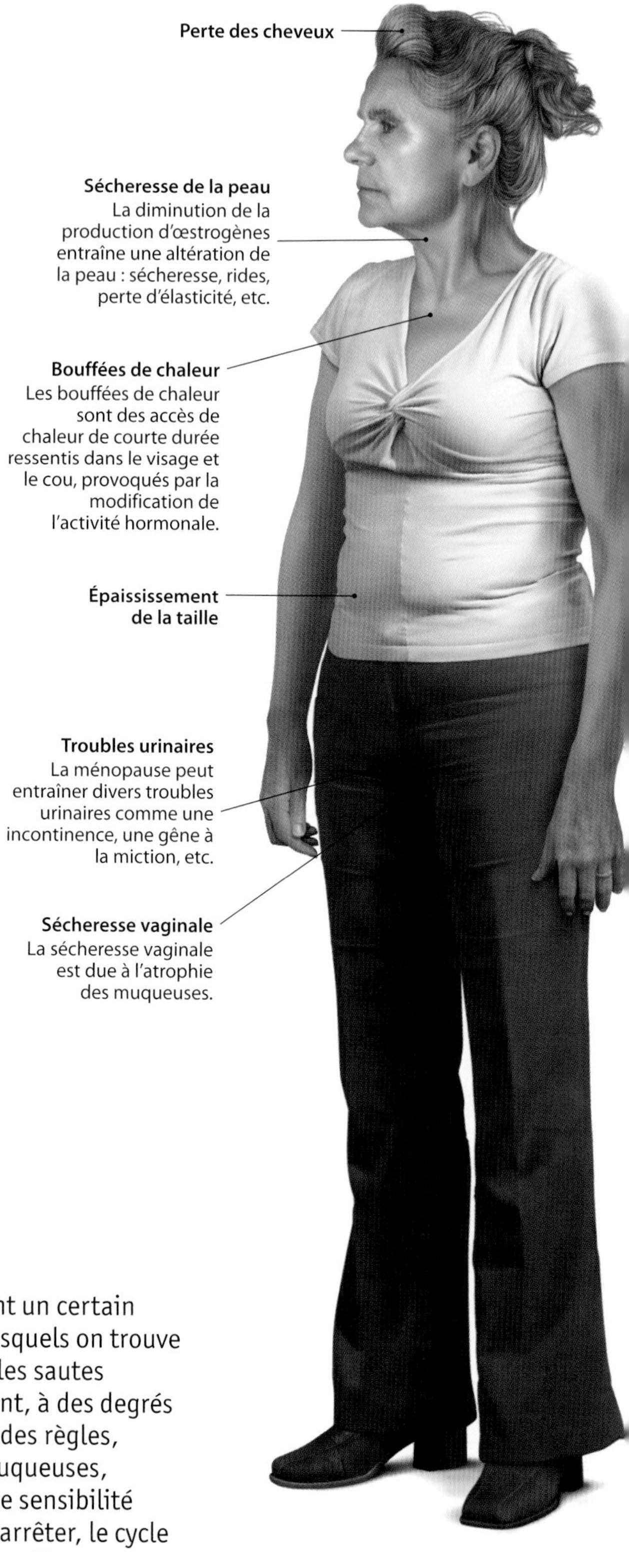
**Perte des cheveux**
**Sécheresse de la peau**
La diminution de la production d'œstrogènes entraîne une altération de la peau : sécheresse, rides, perte d'élasticité, etc.
**Bouffées de chaleur**
Les bouffées de chaleur sont des accès de chaleur de courte durée ressentis dans le visage et le cou, provoqués par la modification de l'activité hormonale.
**Épaississement de la taille**
**Troubles urinaires**
La ménopause peut entraîner divers troubles urinaires comme une incontinence, une gêne à la miction, etc.
**Sécheresse vaginale**
La sécheresse vaginale est due à l'atrophie des muqueuses.

## LES **SIGNES** DE LA **MÉNOPAUSE**

À l'approche de la ménopause, 80 % des femmes ressentent un certain nombre de troubles physiques et psychologiques, parmi lesquels on trouve les bouffées de chaleur, les sueurs nocturnes, l'insomnie, les sautes d'humeur et l'irritabilité. La ménopause entraîne également, à des degrés divers, des changements dans le corps de la femme : arrêt des règles, modification de la peau, des ongles, des cheveux et des muqueuses, diminution du volume des glandes mammaires, plus grande sensibilité aux **infections** urinaires, parfois incontinence. Avant de s'arrêter, le cycle menstruel est irrégulier. Il est recommandé de continuer à utiliser un moyen de contraception pendant les 12 premiers mois d'**aménorrhée**.

## LE TRAITEMENT HORMONAL SUBSTITUTIF

Afin d'atténuer ou de faire disparaître les troubles fonctionnels liés à la ménopause, certaines femmes peuvent se faire prescrire un traitement hormonal substitutif (THS). Cette **hormonothérapie**, destinée à remplacer les hormones dont la production par les ovaires cesse au moment de la ménopause, associe généralement des œstrogènes et un progestatif. Il en existe plusieurs types qui diffèrent par le dosage et par le mode d'administration (comprimés, timbres transdermiques, gels, solutions nasales). La prise d'un THS peut être contre-indiquée, notamment en cas de maladie du foie, de saignement vaginal inexpliqué et d'antécédents de thrombose ou de cancer du sein. Comme le THS n'empêche pas l'ovulation, il ne peut être utilisé comme contraceptif.

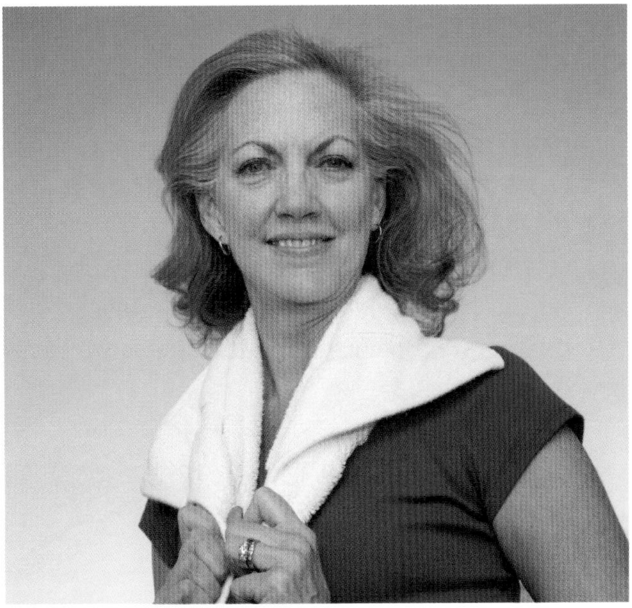

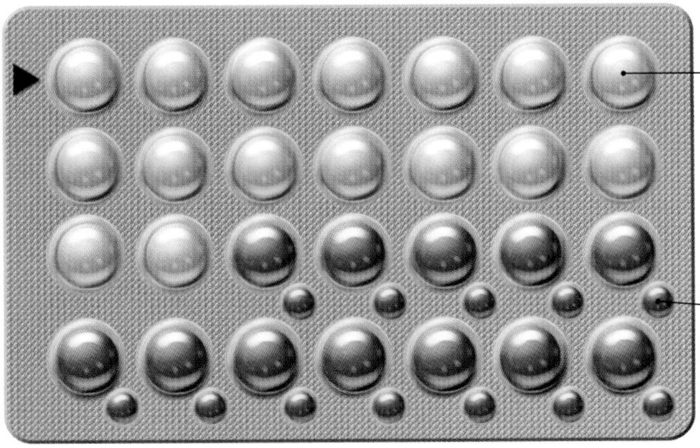
**Œstrogènes**
L'administration d'œstrogènes permet de lutter contre les symptômes désagréables de la ménopause.
**Progestatif**
Un progestatif est une substance naturelle ou artificielle qui produit des effets semblables à ceux de la progestérone. Les progestatifs administrés par THS compensent les effets négatifs des œstrogènes sur l'endomètre (risque de cancer).

**Traitement hormonal substitutif sous forme de comprimés**

### LA CONTROVERSE AUTOUR DU THS

Les THS permettent à de nombreuses femmes de limiter les effets négatifs de la ménopause comme les bouffées de chaleur, les sautes d'humeur, la sécheresse vaginale et la transpiration nocturne. Ce traitement permettrait également de diminuer les risques de cancer du côlon et d'ostéoporose. Cependant, de nombreuses études viennent relativiser les effets bénéfiques des THS. Elles ont mis en évidence que certains types de THS, surtout s'ils sont pris à long terme, pourraient augmenter les risques de troubles cardiovasculaires (thromboses veineuses, infarctus du myocarde, accidents vasculaires cérébraux). Ils pourraient également accroître les risques de développer un cancer du sein ou des ovaires. Des études à plus grande échelle devraient compléter ces résultats, mais en attendant, un médecin peut déterminer au cas par cas la nécessité de suivre le traitement et les facteurs de risque existants. Un dosage adapté et un traitement à moyen terme, complétés par un suivi médical régulier (examen gynécologique, mammographie, **coloscopie**, etc.), pourraient présenter moins de risques.

# LES CANCERS DU TESTICULE

Les cancers du testicule sont des tumeurs malignes qui se développent aux dépens des tissus du testicule et dont il existe différents types. Il s'agit de maladies rares, mais qui constituent les formes de cancer les plus fréquentes chez les hommes jeunes, notamment dans les cas de testicule non descendu ou d'atrophie testiculaire. Leur traitement nécessite l'ablation du testicule touché. Le cancer n'affecte généralement qu'un seul testicule, mais il est susceptible de provoquer la stérilité. Par précaution, une réserve de spermatozoïdes est souvent constituée dès que le diagnostic est établi. Un autoexamen des testicules effectué régulièrement peut permettre de déceler une tumeur et de la traiter le plus tôt possible, ce qui augmente les chances de guérison. Les testicules sont aussi le siège de tumeurs bénignes ou de kystes.

*Les cancers ... page 55*

## L'AUTOEXAMEN DES TESTICULES

Afin de dépister un cancer du testicule, un homme devrait, dès la puberté, effectuer un autoexamen de ses testicules chaque mois, de préférence après un bain ou une douche chaude, lorsque la peau du scrotum est assouplie. L'examen consiste à palper délicatement chaque testicule à deux mains, en plaçant les pouces sur le dessus et les autres doigts au-dessous. Les testicules doivent normalement être lisses et fermes. Si on détecte une grosseur suspecte, il est recommandé de consulter un médecin.

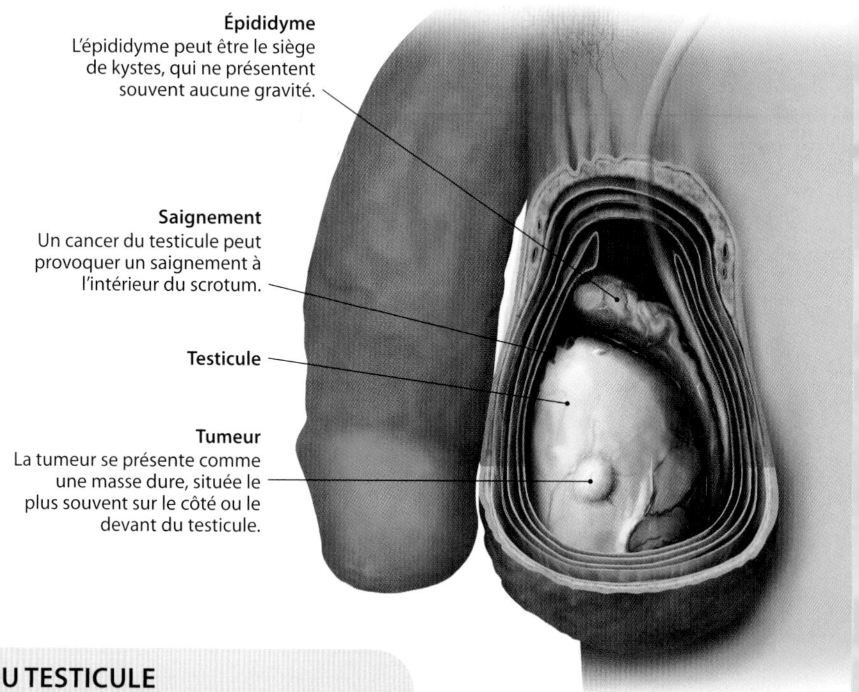
**Épididyme**
L'épididyme peut être le siège de kystes, qui ne présentent souvent aucune gravité.
**Saignement**
Un cancer du testicule peut provoquer un saignement à l'intérieur du scrotum.
**Testicule**
**Tumeur**
La tumeur se présente comme une masse dure, située le plus souvent sur le côté ou le devant du testicule.

## LES CANCERS DU TESTICULE

**SYMPTÔMES :**
Masse dure palpable (nodule), augmentation de volume d'un testicule, troubles de la fertilité, parfois augmentation du volume de l'un ou des deux seins. Le cancer du testicule est généralement indolore.

**TRAITEMENTS :**
Ablation du testicule puis **radiothérapie** ou **chimiothérapie** complémentaire. Pour des raisons esthétiques, le testicule retiré peut être remplacé par une **prothèse**.

## UN CANCER RARE ET CURABLE

Le cancer du testicule affecte entre 3 et 6 hommes sur 100 000 dans les pays industrialisés et son taux de guérison dépasse 95 %.

# LES MALADIES DU CORDON SPERMATIQUE

Les cordons spermatiques relient la cavité abdominale et les testicules. Ils contiennent les vaisseaux sanguins qui assurent l'irrigation de ceux-ci. Les cordons spermatiques peuvent être le siège de différentes maladies comme la torsion spontanée du testicule ou la dilatation permanente des veines spermatiques (varicocèle), qui entraînent des dysfonctionnements de la circulation sanguine et peuvent provoquer des dommages irréversibles, comme la stérilité ou la **nécrose** du testicule.

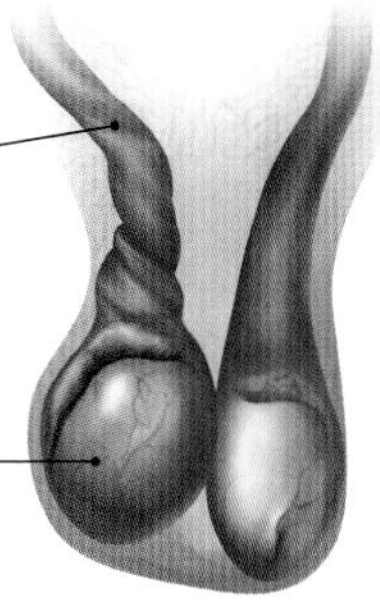
**Cordon spermatique**
Le cordon spermatique s'enroule sur lui-même, ce qui entraîne la compression des vaisseaux sanguins. La torsion du cordon est favorisée par une mobilité anormale du testicule ou par un cordon trop long.
**Testicule**
Privé de sang, le testicule gonfle, devient douloureux et légèrement surélevé.

**Torsion du testicule**

## LES MALADIES DU CORDON SPERMATIQUE

**SYMPTÔMES :**
Torsion du testicule : douleur subite **aiguë** se propageant dans le bas-ventre, gonflement du testicule. Varicocèle : sensation de lourdeur. La varicocèle est souvent asymptomatique.

**TRAITEMENTS :**
Torsion du testicule : intervention chirurgicale en urgence.
Varicocèle : ligature ou embolisation des veines spermatiques.

**PRÉVENTION :**
Torsion du testicule : fixation chirurgicale du testicule au scrotum en cas de douleurs aiguës ponctuelles indiquant un risque de torsion, ou pour éviter la récidive.

# L'ADÉNOME DE LA PROSTATE

L'adénome de la prostate est une tumeur bénigne qui se développe dans la partie centrale de la prostate, entourant l'urètre. L'augmentation du volume de la prostate qui en résulte comprime l'urètre, ce qui peut causer divers troubles urinaires. L'adénome de la prostate ne provoque pas de troubles sexuels et ne peut pas dégénérer en cancer de la prostate. Il s'agit d'une maladie fréquente qui affecte près de 50 % des hommes de 60 ans et environ 90 % des hommes de 80 ans.

*Les tumeurs bénignes ... page 54*

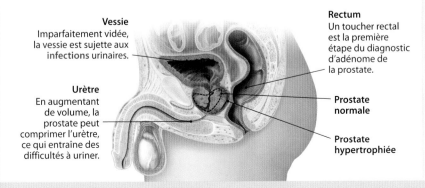

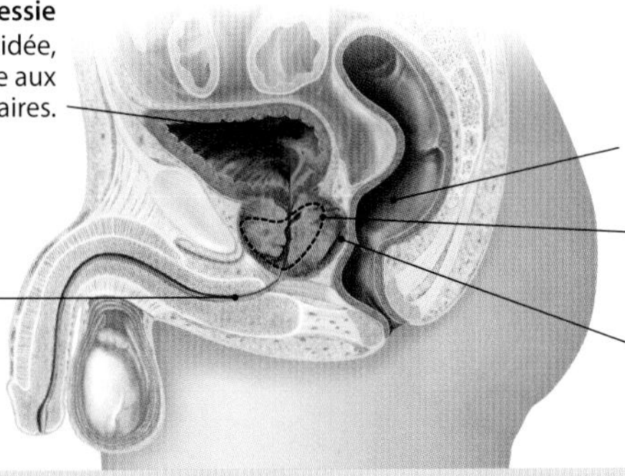
**Vessie**
Imparfaitement vidée, la vessie est sujette aux **infections** urinaires.
**Urètre**
En augmentant de volume, la prostate peut comprimer l'urètre, ce qui entraîne des difficultés à uriner.
**Rectum**
Un toucher rectal est la première étape du diagnostic d'adénome de la prostate.
**Prostate normale**
**Prostate hypertrophiée**

## L'ADÉNOME DE LA PROSTATE

**SYMPTÔMES :**
Envie fréquente et parfois incontrôlable d'uriner, gêne à la miction, diminution de la force du jet d'urine, présence de sang dans l'urine. Souvent, aucun symptôme particulier dans les premiers temps.

**TRAITEMENTS :**
Traitement médicamenteux, ablation de l'adénome s'il est très volumineux, implantation d'une **prothèse** dans l'urètre.

**PRÉVENTION :**
Certaines règles de vie permettent de minimiser la gêne due à un adénome de la prostate : éviter les plats épicés, les boissons alcoolisées et les boissons gazeuses, pratiquer une activité physique régulière.

# LE CANCER DE LA PROSTATE

Le cancer de la prostate est une forme de tumeur maligne très fréquente qui touche près des trois quarts des hommes à partir de 80 ans, mais qui provoque relativement peu de décès en raison de son apparition tardive et de son évolution généralement très lente (le tiers des hommes atteints en décéderont). Il survient le plus souvent après 50 ans et est favorisé par une alimentation riche en graisses animales, le tabagisme, l'abus d'alcool, les antécédents familiaux et une carence en sélénium. Son traitement dépend du stade de développement de la tumeur et peut nécessiter l'ablation de la prostate. L'opération requiert une hospitalisation de 5 à 10 jours et la pose d'une sonde dans l'urètre pour évacuer l'urine. L'ablation de la prostate provoque la stérilité et est susceptible de causer une dysfonction érectile, parfois une incontinence urinaire.

*Les cancers … page 55*

## LE TOUCHER RECTAL

Pour déceler un cancer colorectal, un cancer de la prostate ou un adénome de la prostate, le médecin peut effectuer un toucher rectal. Il introduit un doigt ganté et lubrifié dans le rectum du patient et palpe l'anus, le rectum et la prostate pour détecter toute anomalie suspecte. D'autres examens, comme une analyse sanguine ou une **échographie**, permettent de compléter un diagnostic de cancer de la prostate, mais seule une **biopsie** permet de le confirmer. Un toucher rectal devrait être réalisé régulièrement à partir de 50 ans, voire plus tôt dans les cas d'antécédents familiaux.

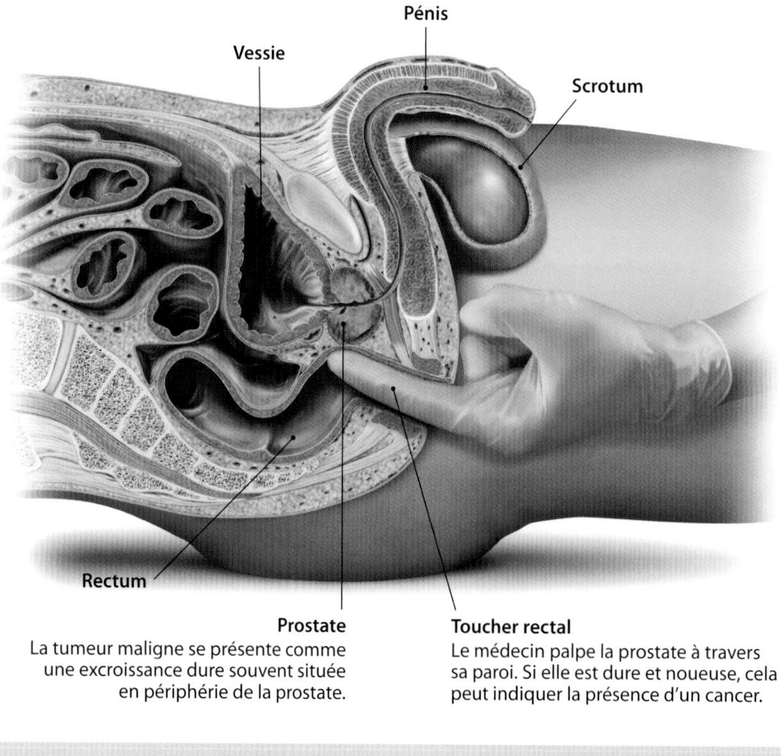

Pénis
Vessie
Scrotum
Rectum


**Prostate**
La tumeur maligne se présente comme une excroissance dure souvent située en périphérie de la prostate.

**Toucher rectal**
Le médecin palpe la prostate à travers sa paroi. Si elle est dure et noueuse, cela peut indiquer la présence d'un cancer.

## LE CANCER DE LA PROSTATE

**SYMPTÔMES :**
Présence de sang dans l'urine, troubles de la miction, fatigue, **anémie**, perte de poids. Le cancer de la prostate est souvent asymptomatique et découvert fortuitement.

**TRAITEMENTS :**
Ablation de la prostate, **radiothérapie**, **hormonothérapie**, **chimiothérapie**, **cryothérapie**, traitement par ultrasons. L'hormonothérapie vise à supprimer la production de testostérone, qui favorise le développement des cellules cancéreuses.

**PRÉVENTION :**
Une alimentation pauvre en graisses et riche en vitamine E (huiles végétales, noix, graines), en sélénium (produits de la mer) et en lycopène (fruits et légumes, notamment les tomates) diminuerait le risque de développer la maladie. Après une ablation de la prostate, des analyses sanguines permettent de dépister une récidive.

# LE PHIMOSIS

Le phimosis est une étroitesse de l'orifice du prépuce, rendant difficile ou impossible la rétractation du prépuce en arrière du gland (décalottage), notamment lors de relations sexuelles. Chez les nourrissons, la présence d'un phimosis est normale et temporaire. Mais un phimosis peut persister ou encore apparaître à la suite d'**infections** répétées, d'une maladie (diabète, syphilis, cancer du gland) ou de manœuvres de décalottage endommageant l'extrémité du prépuce. L'ablation du prépuce (circoncision) peut alors être nécessaire.



## LE PHIMOSIS CONGÉNITAL

La plupart des garçons naissent avec un phimosis **congénital** qui disparaît presque toujours spontanément avec le développement des organes génitaux. Dans environ 1 % des cas cependant, le phimosis persiste à l'âge adulte, causant des infections et des douleurs lors des érections et des relations sexuelles. Le décalottage forcé du gland, autrefois recommandé, est aujourd'hui fortement déconseillé. Il risque en effet de déchirer l'extrémité du prépuce ou de provoquer l'étranglement de la base du gland. Dans ce dernier cas, l'étranglement entraîne un **œdème** douloureux du prépuce qui nécessite un traitement en urgence, car il peut causer des lésions ou une **nécrose** du gland et du prépuce.

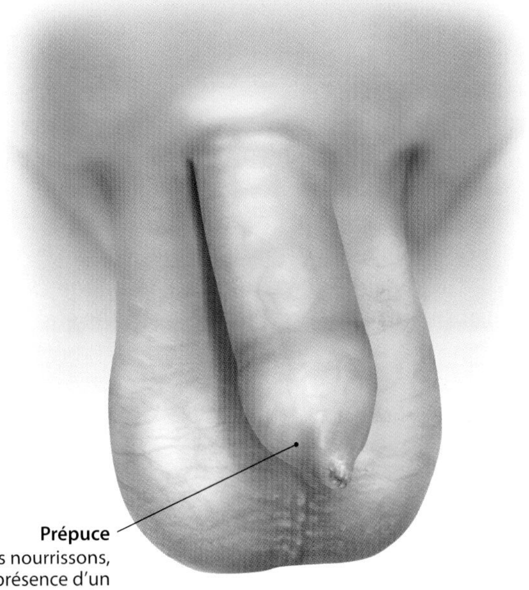
**Prépuce**
Chez les nourrissons, la présence d'un phimosis ne perturbe aucunement l'hygiène du pénis.

**Phimosis congénital**

## LA CIRCONCISION

L'ablation chirurgicale du prépuce, appelée circoncision, est un rituel pratiqué par certains peuples pour des raisons religieuses ou culturelles. Elle constitue également le principal traitement médical du phimosis pathologique. Cependant elle est déconseillée par la plupart des organisations médicales chez les enfants présentant un phimosis congénital. Lorsqu'elle est nécessaire, la circoncision peut être effectuée à n'importe quel âge, sous **anesthésie** générale ou locale. Les rapports sexuels et la masturbation doivent être évités jusqu'à la cicatrisation complète, qui est obtenue en deux à quatre semaines. Une fois le prépuce excisé, le gland demeure toujours apparent. Avec le temps, le frottement permanent avec les vêtements provoque l'épaississement et l'assèchement de sa surface, ce qui peut entraîner une perte de sensibilité.

### LE PHIMOSIS

**SYMPTÔMES :**
Décalottage difficile ou impossible. Si l'orifice est très étroit, difficulté à uriner.

**TRAITEMENTS :**
Élargissement chirurgical du prépuce avec risque de récidive, circoncision. Lorsque le phimosis n'est pas trop serré, certains médecins préconisent l'application d'une pommade à base de **corticoïdes**.

**PRÉVENTION :**
Hygiène intime rigoureuse, éviter le décalottage forcé.

# L'ENDOMÉTRIOSE



L'endométriose est une maladie gynécologique caractérisée par la présence, en dehors de l'utérus, de cellules de l'endomètre (muqueuse de l'utérus). Elle touche environ 10 % des femmes âgées de 25 à 45 ans et celles-ci présentent souvent des antécédents familiaux. Généralement diagnostiquée tardivement, l'endométriose entraîne la stérilité dans un tiers des cas environ et est traitée par **hormonothérapie** ou **cœliochirurgie**. Elle n'évolue qu'exceptionnellement en cancer et disparaît en général à la ménopause, en raison des modifications hormonales.

## LES **LÉSIONS CAUSÉES** PAR L'**ENDOMÉTRIOSE**

Les cellules de l'endomètre sont normalement détruites par le système immunitaire si elles quittent l'utérus. Chez les femmes atteintes d'endométriose, ces cellules parviennent à s'implanter sur d'autres organes de la cavité péritonéale : péritoine, ovaires, trompes de Fallope, ligaments et paroi externe de l'utérus, intestins et vessie. Elles y forment des lésions caractéristiques, les implants endométriosiques. Ces fragments d'endomètre se développent sous l'influence des hormones produites par les ovaires. Soumis au cycle menstruel, ils saignent pendant les règles. Ce phénomène cause des douleurs, une **inflammation** locale et peut entraîner la formation de nodules, de kystes ovariens et d'adhérences (accolements anormaux) entre les organes touchés. L'endométriose cause fréquemment des adhérences entre l'utérus et les ovaires ou les trompes de Fallope, ce qui peut entraîner la stérilité (réversible dans certains cas).

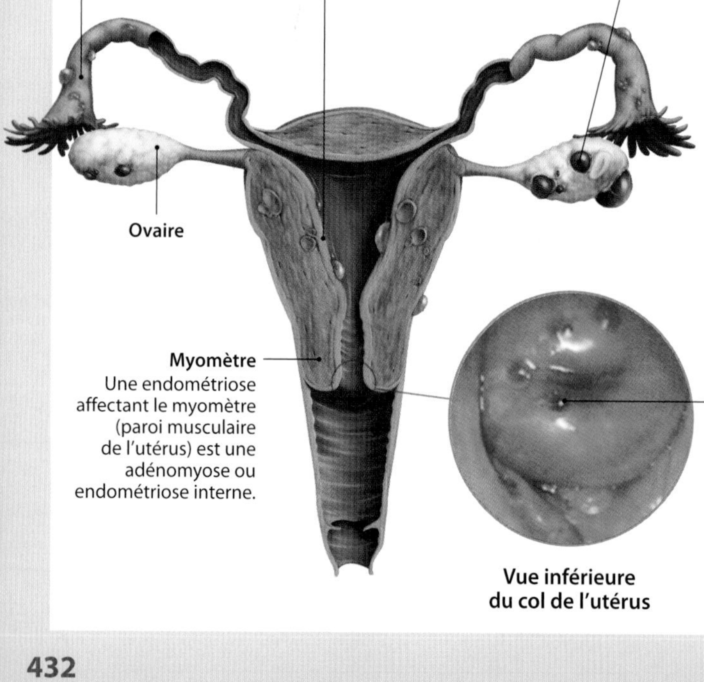
**Endométriome**
L'endométriome (ou kyste endométriosique) est un kyste se formant dans l'ovaire chez une femme souffrant d'endométriose. Constitué de cellules de l'endomètre, il est souvent rempli de sang, présente une couleur rouge sombre et peut se rompre et saigner au moment des règles.
**Endomètre**
L'endomètre est la muqueuse qui recouvre l'intérieur de l'utérus.
**Trompe de Fallope**
**Ovaire**
**Myomètre**
Une endométriose affectant le myomètre (paroi musculaire de l'utérus) est une adénomyose ou endométriose interne.
**Implant endométriosique**
Un implant endométriosique est un nodule caractéristique de l'endométriose, constitué d'un amas de cellules de l'endomètre.
**Vue inférieure du col de l'utérus**

## LA **CŒLIOSCOPIE**

La **cœlioscopie**, ou laparoscopie, est une technique qui permet de visualiser l'intérieur de l'abdomen au moyen d'un instrument optique, le cœlioscope, introduit à travers la paroi abdominale. Elle est utilisée pour le diagnostic et le traitement chirurgical (cœliochirurgie) de plusieurs maladies : endométriose, kyste ovarien, fibrome utérin, cancer de la prostate, cholécystite, appendicite, etc. Son caractère peu invasif permet de limiter la durée de l'hospitalisation et de la convalescence.

## L'ENDOMÉTRIOSE

**SYMPTÔMES :**
Douleurs abdominales, en particulier pendant les règles et au cours des rapports sexuels. Règles longues et abondantes, ou irrégulières. Les symptômes disparaissent à la ménopause. Stérilité.

**TRAITEMENTS :**
Hormonothérapie destinée à inhiber la sécrétion hormonale des ovaires, ablation chirurgicale des kystes par cœliochirurgie, ablation de l'utérus.

# LES PROLAPSUS GÉNITAUX

Le prolapsus génital (ou descente d'organe) est un glissement progressif vers le bas d'un ou de plusieurs organes pelviens de la femme, en particulier l'utérus, mais aussi la vessie, le rectum ou l'urètre. Il est causé par le relâchement des ligaments et des muscles qui les soutiennent, le plus souvent à la suite d'accouchements répétés ou après la ménopause. Les prolapsus génitaux sont des troubles relativement fréquents qui concernent environ 40 % des femmes de plus de 45 ans. Ils sont traités par le port d'un pessaire ou par la chirurgie, selon leur stade d'évolution, l'âge de la patiente et son activité sexuelle.

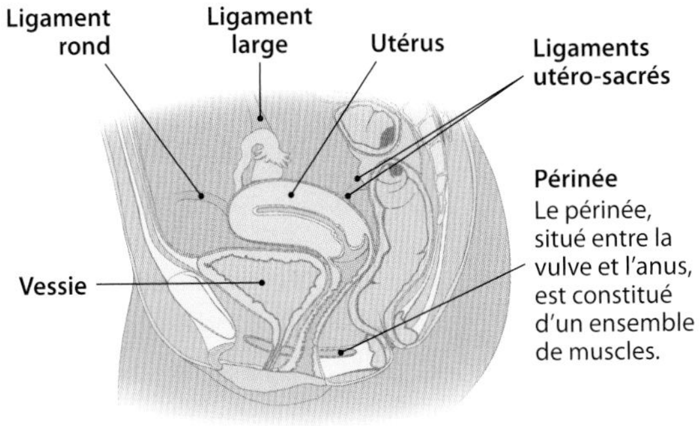
Ligament rond
Ligament large
Utérus
Ligaments utéro-sacrés
Vessie
Périnée
Le périnée, situé entre la vulve et l'anus, est constitué d'un ensemble de muscles.

**Utérus à l'état normal**

À l'état normal, l'utérus est suspendu par une série de ligaments et soutenu par le périnée. Incliné vers l'avant, il s'appuie sur la vessie.

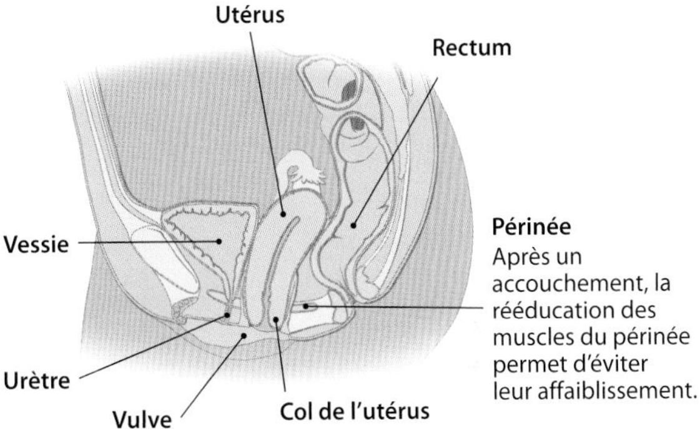
Utérus
Rectum
Vessie
Périnée
Après un accouchement, la rééducation des muscles du périnée permet d'éviter leur affaiblissement.
Urètre
Vulve
Col de l'utérus

**Prolapsus utérin**

Le prolapsus utérin est la descente progressive de l'utérus dans le vagin. Dans un prolapsus très prononcé, le col de l'utérus fait saillie par l'orifice du vagin. L'utérus peut même sortir entièrement de la vulve. Une intervention chirurgicale est alors nécessaire.

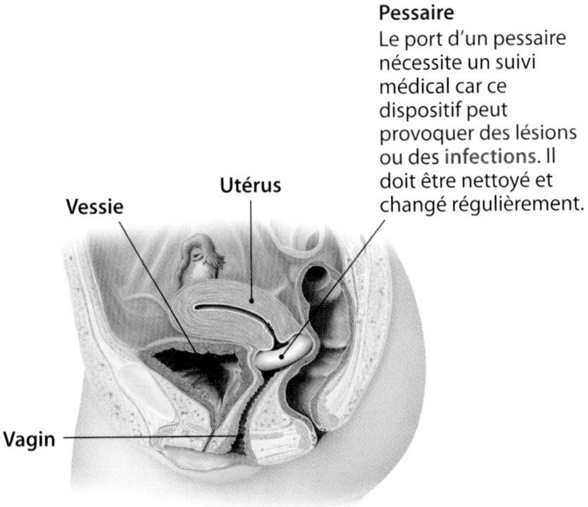
Pessaire
Le port d'un pessaire nécessite un suivi médical car ce dispositif peut provoquer des lésions ou des **infections**. Il doit être nettoyé et changé régulièrement.
Utérus
Vessie
Vagin

**Port d'un pessaire**

Le pessaire est un dispositif flexible que l'on introduit dans le vagin pour soutenir l'utérus ou d'autres organes faisant saillie dans le vagin, en cas de prolapsus génital. Le port d'un pessaire constitue une alternative à la chirurgie dans les cas de prolapsus modérés.

## LA **CYSTOCÈLE**

La cystocèle, ou prolapsus de la vessie, apparaît généralement à la ménopause et touche surtout les femmes qui ont accouché de plusieurs enfants. La vessie fait alors saillie dans le vagin, ce qui provoque des douleurs et de la difficulté à vidanger complètement la vessie.

### LES PROLAPSUS GÉNITAUX

**SYMPTÔMES :**
Sensation de pesanteur, douleurs lombaires, incontinence d'effort, difficulté à uriner ou à déféquer, col de l'utérus sortant par la vulve.

**TRAITEMENTS :**
Pessaire, chirurgie (fixation des organes à l'aide de ligaments ou de **prothèses**), ablation de l'utérus.

**PRÉVENTION :**
Rééducation périnéale après un accouchement.

*Le post-partum ... page 474*

# LES **TUMEURS** DE L'**UTÉRUS**

L'utérus peut être sujet à différents types de tumeurs bénignes, comme les fibromes utérins et les polypes, ou de tumeurs malignes, comme les cancers du col de l'utérus ou de l'endomètre. Des examens gynécologiques et des cytologies effectuées régulièrement permettent de les dépister et de les traiter le plus tôt possible. Selon la maladie, les traitements font appel à l'**hormonothérapie**, à la **chimiothérapie** ou à la chirurgie.

## LES **FIBROMES UTÉRINS**

Le muscle de l'utérus, le myomètre, peut être le siège de tumeurs bénignes appelées fibromes utérins, ou myomes utérins. Souvent asymptomatiques et évoluant lentement, ils se transforment très rarement en cancer et régressent à la ménopause. Les causes et les facteurs favorisant l'apparition de ces tumeurs, qui pourraient affecter 70 % des femmes, sont mal connues. La taille des fibromes est très variable. Leur présence peut provoquer des hémorragies menstruelles, des douleurs ou encore perturber la grossesse et l'accouchement ainsi que le fonctionnement des organes voisins.

*Les tumeurs bénignes ... page 54*

## LES **CANCERS** DE L'**UTÉRUS**

Les cancers de l'utérus sont des tumeurs malignes qui peuvent se développer dans le col de l'utérus ou dans la muqueuse qui le tapisse, l'endomètre. Le cancer du col de l'utérus est favorisé par certains virus transmissibles sexuellement de la famille des papillomavirus. Un **vaccin** ou l'utilisation d'un préservatif lors des relations sexuelles permettent de s'en protéger (l'efficacité du vaccin doit encore être confirmée). Dans les pays occidentaux, le cancer de l'endomètre est plus fréquent que le cancer du col de l'utérus. Rare avant 40 ans, il se développe sous l'influence des hormones féminines, les œstrogènes, et est favorisé par une puberté précoce, une ménopause tardive, l'absence de grossesse, mais surtout par l'obésité. Le diagnostic précoce d'un cancer de l'utérus grâce à un frottis cervical ou à une **biopsie** de l'endomètre permet de le traiter rapidement et d'éviter sa propagation. Les chances de guérison augmentent alors considérablement.

*Les cancers ... page 55*

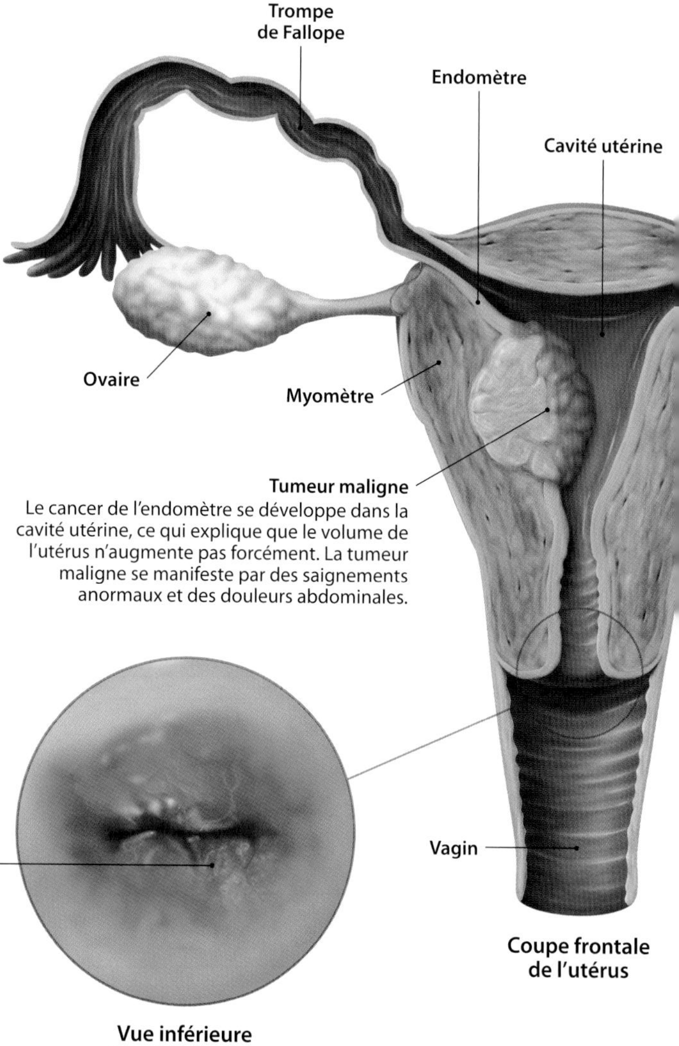
Trompe de Fallope
Endomètre
Cavité utérine
Ovaire
Myomètre
**Tumeur maligne**
Le cancer de l'endomètre se développe dans la cavité utérine, ce qui explique que le volume de l'utérus n'augmente pas forcément. La tumeur maligne se manifeste par des saignements anormaux et des douleurs abdominales.
Vagin

**Coupe frontale de l'utérus**

**Lésions précancéreuses**
L'évolution du cancer du col de l'utérus se caractérise par l'apparition de lésions précancéreuses, détectables par une cytologie et une colposcopie. Les saignements anormaux sont les premiers symptômes d'un cancer du col de l'utérus.

**Vue inférieure du col de l'utérus**

## LES **EXAMENS GYNÉCOLOGIQUES** ET LES **CYTOLOGIES**

Chaque année, les femmes devraient subir un examen gynécologique de routine comprenant une palpation des seins et un toucher vaginal. Il permet de déceler d'éventuelles anomalies comme une **infection**, une malformation, un prolapsus génital ou des kystes de l'endomètre et des tissus qui l'entourent. Tous les ans pour les femmes de moins de 30 ans et tous les trois ans par la suite, l'examen devrait être complété par une cytologie gynécologique (test Pap), c'est-à-dire une analyse au microscope de cellules prélevées dans le col de l'utérus (frottis cervical). Ce test permet de déceler des cellules anormales pouvant indiquer un début de cancer. Pour ne pas fausser les résultats, le prélèvement ne doit pas être précédé d'une douche vaginale, de rapports sexuels ou d'un traitement local et ne peut pas être fait pendant les règles. Lorsque les résultats du frottis sont anormaux, un examen visuel du vagin et du col de l'utérus, la colposcopie, peut être effectué à l'aide d'un instrument optique grossissant, le colposcope. Il permet de repérer des lésions et de guider une **biopsie**. Un examen de l'utérus, l'hystéroscopie, peut également être effectué pour diagnostiquer ou soigner des maladies telles que les fibromes utérins ou un cancer de l'endomètre.

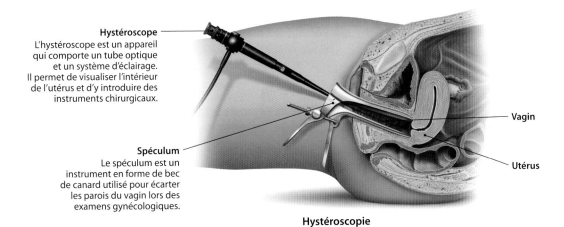

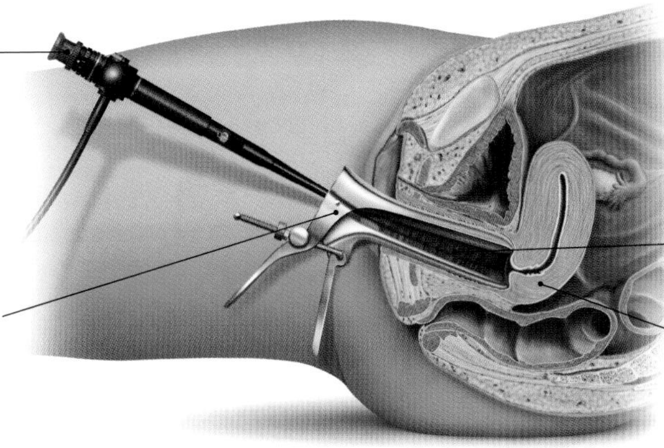
Hystéroscope
L'hystéroscope est un appareil qui comporte un tube optique et un système d'éclairage. Il permet de visualiser l'intérieur de l'utérus et d'y introduire des instruments chirurgicaux.
Spéculum
Le spéculum est un instrument en forme de bec de canard utilisé pour écarter les parois du vagin lors des examens gynécologiques.
Vagin
Utérus

**Hystéroscopie**

## L'**ABLATION** DE L'**UTÉRUS**

L'ablation chirurgicale de l'utérus, ou hystérectomie, est réalisée pour traiter différentes affections gynécologiques : endométriose, fibromes utérins, cancer de l'endomètre, prolapsus utérin. L'hystérectomie provoque l'arrêt des règles et entraîne une stérilité irréversible. Elle est donc principalement réservée aux femmes ménopausées ou qui ne souhaitent plus avoir d'enfants. Chez les femmes en âge de procréer, elle est envisagée seulement après l'échec des autres traitements. L'hystérectomie peut être sub-totale si le col de l'utérus est laissé en place, totale en cas d'ablation complète de l'utérus, ou radicale lorsqu'une petite partie du haut du vagin et certains ganglions pelviens sont retirés aussi. L'hystérectomie peut s'accompagner d'une ablation des ovaires et des trompes de Fallope. Elle peut être réalisée par voie abdominale ou vaginale.

## LES TUMEURS DE L'UTÉRUS

**SYMPTÔMES :**

Fibromes utérins : règles abondantes, saignements entre les règles, douleurs dans le bas-ventre, sensation de pesanteur, troubles urinaires, constipation. Cancer du col de l'utérus : souvent asymptomatique, parfois saignements lors de rapports sexuels, pertes blanches striées de sang. Cancer de l'endomètre : règles abondantes, saignements entre les règles ou après la ménopause, douleurs abdominales, pertes blanches, difficultés à uriner.

**TRAITEMENTS :**

Fibromes utérins: **hormonothérapie**, chirurgie.
Cancers : chirurgie, **radiothérapie**, **curiethérapie**, **chimiothérapie**.

**PRÉVENTION :**

Cancer du col de l'utérus : utilisation de préservatifs lors des rapports sexuels, **vaccination**, suivi gynécologique régulier pour le dépister à un stade précoce.

# LES KYSTES OVARIENS

Un mauvais fonctionnement des ovaires, notamment à l'adolescence et en début de grossesse, peut entraîner la formation de kystes fonctionnels sur ceux-ci. La plupart d'entre eux sont bénins et disparaissent spontanément. Plus rarement, une altération de la structure des ovaires peut provoquer l'apparition de kystes organiques, susceptibles de dégénérer en cancer de l'ovaire. Certains kystes ovariens sécrètent des hormones masculines en excès, ce qui cause souvent un développement anormal du système pileux, de l'acné et de l'obésité. C'est notamment le cas lorsque les ovaires présentent de nombreux kystes (syndrome des ovaires polykystiques). Ce syndrome entraîne fréquemment la stérilité et augmente le risque de diabète et d'infarctus du myocarde.

*Les kystes … page 52*

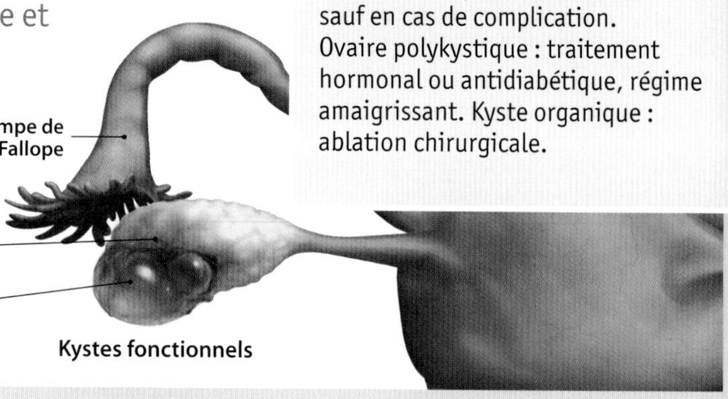
Trompe de Fallope
Ovaire
Kyste
Les kystes sont des cavités fermées par une paroi et remplies de liquide.

**Kystes fonctionnels**

## LES KYSTES OVARIENS

**SYMPTÔMES :**
Sensation de pesanteur, douleur pendant les relations sexuelles, **aménorrhée**, saignements, difficulté à uriner. Les kystes ovariens sont souvent asymptomatiques. Torsion, rupture ou **infection** du kyste : douleur violente, parfois fièvre.

**TRAITEMENTS :**
Détermination de la taille et de la nature des kystes par **échographie** et radiographie. Kyste fonctionnel : pas de traitement, sauf en cas de complication. Ovaire polykystique : traitement hormonal ou antidiabétique, régime amaigrissant. Kyste organique : ablation chirurgicale.

# LE CANCER DE L'OVAIRE

Le cancer de l'ovaire est une tumeur maligne qui se développe dans un ovaire. Assez peu fréquent, il survient généralement après la ménopause et plus souvent en cas d'antécédents familiaux. Les symptômes étant peu spécifiques, la maladie est souvent détectée tardivement, après s'être étendue à d'autres organes et structures de l'abdomen, ce qui diminue considérablement les chances de guérison. Le diagnostic repose sur une **échographie** et sur une exploration chirurgicale par **cœlioscopie**. Des analyses sanguines et des examens complémentaires permettent de suivre l'évolution de la maladie.

*Les cancers … page 55*

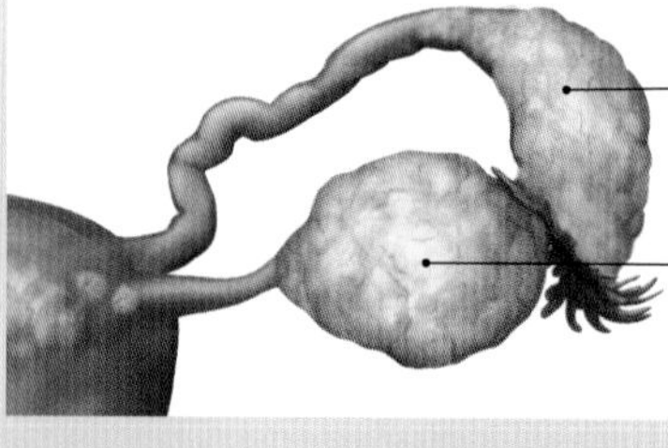
Trompe de Fallope
Ovaire
La tumeur maligne peut se développer à l'intérieur d'un ovaire ou à sa surface, et se propager à la trompe de Fallope et aux organes avoisinants (utérus, vessie). Elle se présente comme une masse dure et irrégulière.

## LE CANCER DE L'OVAIRE

**SYMPTÔMES :**
Douleurs abdominales, gonflement de l'abdomen (ascite), changement de la fréquence ou de l'aspect des selles, fatigue, amaigrissement, **anémie**.

**TRAITEMENTS :**
Ablation des ovaires et des tissus graisseux environnants, des trompes de Fallope, de l'utérus, d'une partie du péritoine et des ganglions lymphatiques locaux. **Chimiothérapie** complémentaire.

**PRÉVENTION :**
Dépistage précoce par suivi gynécologique régulier. La prise d'un contraceptif oral et le fait d'avoir mis au monde plusieurs enfants semblent être des facteurs protecteurs.

# LES TUMEURS BÉNIGNES DU SEIN

Les tumeurs du sein forment des masses palpables, uniques ou multiples, pouvant provoquer un gonflement ou une douleur. Découvertes lors d'un examen gynécologique, d'une mammographie ou d'un autoexamen des seins, environ 80 % d'entre elles sont bénignes. Toutefois, quand on détecte une masse suspecte, il est préférable de consulter un médecin car la distinction entre une tumeur bénigne et un cancer du sein ne peut être établie que par l'examen de prélèvements par ponction ou par **biopsie**. Par ailleurs, certaines tumeurs bénignes du sein doivent être retirées car elles peuvent devenir malignes.

*Les tumeurs bénignes ... page 54*

## LES DIFFÉRENTES TUMEURS BÉNIGNES DU SEIN

Plusieurs types de tumeurs bénignes peuvent se développer dans les seins. Les plus courantes sont les adénofibromes et les kystes. Généralement sans gravité, ils sont souvent laissés en place et surveillés régulièrement. Les adénofibromes du sein touchent essentiellement les femmes de moins de 40 ans, alors que les kystes du sein surviennent surtout chez les femmes de 40 à 50 ans. Les kystes peuvent être traités par ponction, parfois par ablation. Ils ne dégénèrent jamais en cancer et disparaissent parfois spontanément. Les papillomes intracanalaires, qui se développent à l'intérieur d'un canal galactophore, et les tumeurs phyllodes, volumineuses et évoluant rapidement, sont systématiquement retirés car ils sont susceptibles de dégénérer en cancers.

*Les kystes ... page 52*

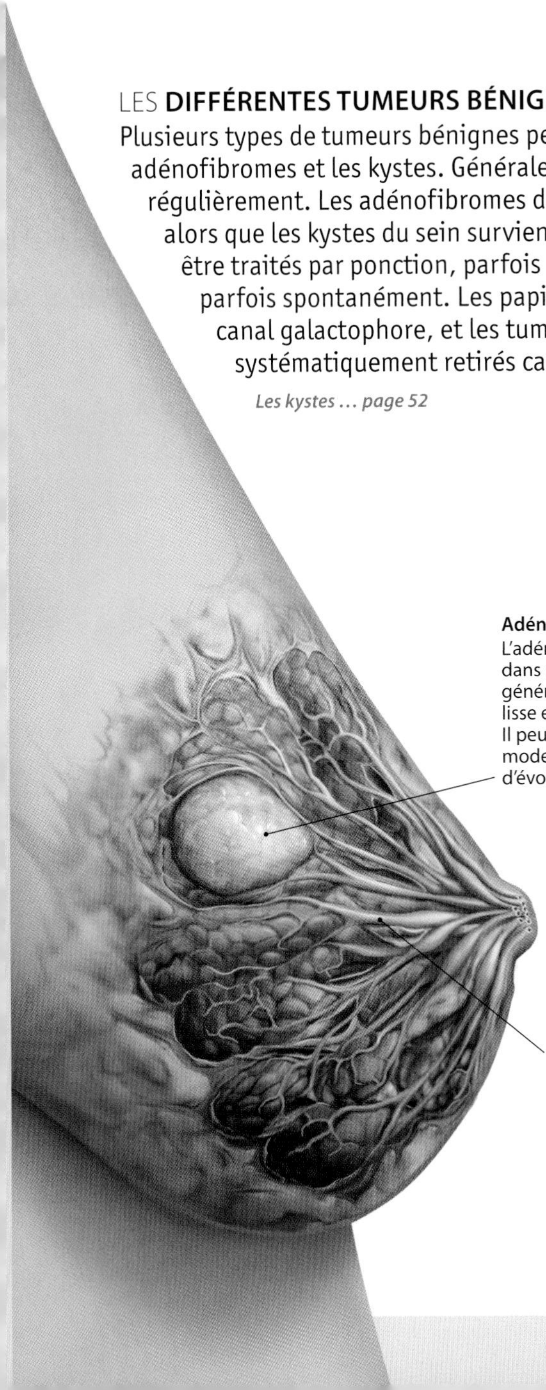

**Adénofibrome du sein**
L'adénofibrome du sein se développe dans une glande mammaire et se présente généralement comme une boule ferme, lisse et mobile, habituellement indolore. Il peut être laissé en place si sa taille est modeste et qu'il ne présente pas de risque d'évolution cancéreuse.

**Canal galactophore**
Un papillome intracanalaire se développe à l'intérieur d'un canal galactophore (conduit par lequel le lait est excrété). Il peut provoquer un écoulement de sang par le mamelon. Les papillomes multiples sont un facteur de risque de cancer du sein.

### LES TUMEURS BÉNIGNES DU SEIN

**SYMPTÔMES :**
Masse palpable unique ou multiple, gonflement, douleur, écoulement de sang par le mamelon (papillome intracanalaire).

**TRAITEMENTS :**
Kystes : ponction ou ablation. Adénofibrome : simple surveillance ou ablation. Tumeur phyllode et papillome intracanalaire : ablation. Les prélèvements effectués sont systématiquement analysés pour s'assurer du caractère bénin de la tumeur.

**PRÉVENTION :**
L'autoexamen des seins et la surveillance régulière par un médecin permettent de détecter rapidement les tumeurs et de s'assurer de leur caractère bénin.

# LES CANCERS DU SEIN

Les cancers du sein sont des tumeurs malignes qui se développent dans les glandes mammaires. Ces tumeurs sont principalement situées dans la moitié supérieure externe du sein ou dans le mamelon. Elles touchent plus fréquemment le sein gauche que le sein droit et, dans de rares cas, elles sont présentes dans les deux seins. Certaines tumeurs évoluent très lentement alors que d'autres se propagent rapidement aux tissus voisins et créent des métastases, en particulier chez les femmes jeunes. Le cancer du sein constitue le type de cancer le plus fréquent et parmi les plus mortels chez la femme occidentale. La pratique régulière d'examens de dépistage, comme l'autoexamen des seins et la mammographie, permet cependant de déceler la maladie à un stade précoce et d'augmenter les chances de guérison.

*Les cancers ... page 55*

## LES **FACTEURS** DE **RISQUE** DES **CANCERS** DU **SEIN**

Certains facteurs contribuent à augmenter les risques de contracter un cancer du sein. Les plus importants sont le vieillissement et les prédispositions **génétiques**. En effet, les femmes dont plusieurs proches (mère, sœur, fille, etc.) ont souffert d'un cancer du sein, notamment avant 50 ans, ont plus de risques de développer la maladie. C'est également le cas des femmes ayant eu une puberté précoce, une grossesse ou une ménopause tardives, ainsi que celles qui n'ont jamais eu de grossesse. Prise à long terme, la pilule contraceptive favorise très légèrement l'apparition de cancers du sein alors que certains traitements hormonaux substitutifs pour la ménopause en augmentent les risques de façon significative. Une mauvaise hygiène de vie (obésité, sédentarité) peut également augmenter les risques de cancers.

## LES **TYPES** DE **CANCERS** DU **SEIN**

Près de 95 % des cancers du sein se développent dans les canaux galactophores (carcinome canalaire) ou dans les lobules mammaires (carcinome lobulaire). Le carcinome canalaire est la forme la plus fréquente de cancer du sein (80 % des cas). Il s'agit le plus souvent d'un cancer invasif, qui crée des métastases dans les ganglions lymphatiques axillaires (de l'aisselle) et dans les organes environnants et distants. Moins fréquents que les carcinomes canalaires, les carcinomes lobulaires deviennent aussi moins souvent invasifs. Ils ne présentent parfois aucun symptôme et peuvent affecter les deux seins.

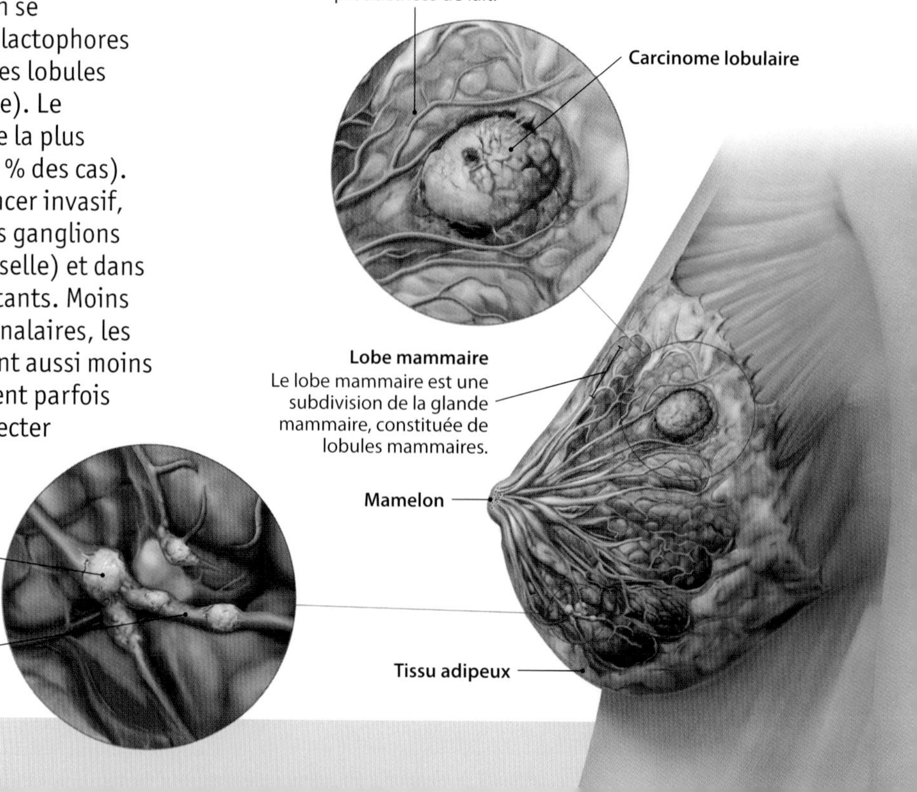
Lobule mammaire
Le lobule mammaire est la plus petite subdivision de la glande mammaire, regroupant les cellules productrices de lait.
Carcinome lobulaire
Lobe mammaire
Le lobe mammaire est une subdivision de la glande mammaire, constituée de lobules mammaires.
Mamelon
Carcinome canalaire
Canal galactophore
Le canal galactophore est le conduit par lequel le lait est excrété.
Tissu adipeux

## LA **MAMMOGRAPHIE**

L'examen radiographique de la glande mammaire, appelé mammographie, vise à dépister un cancer du sein ou à préciser le diagnostic d'une anomalie détectée par un examen clinique du sein. Cependant, environ 20 % des cancers échappent à la détection par cette technique. La mammographie doit être effectuée tous les 2 ans, à partir de 50 ans, ou à partir de 40 ans pour les femmes qui courent un risque plus élevé de cancer du sein (antécédents familiaux).

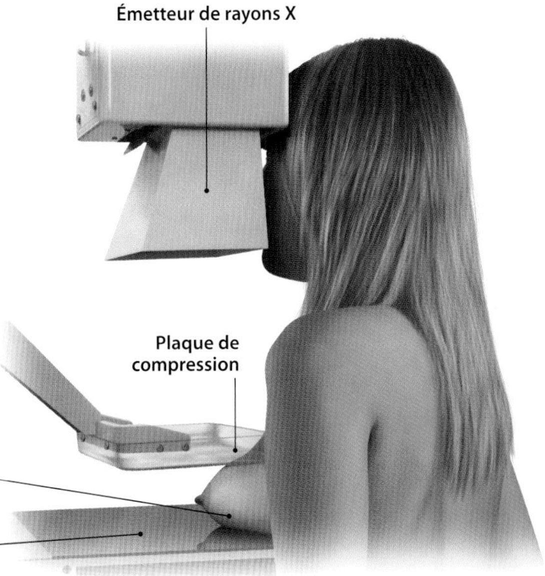
Émetteur de rayons X
Plaque de compression
**Sein**
Chaque sein est radiographié sous différents angles. L'examen peut provoquer une sensation plus ou moins désagréable en fonction de la sensibilité des seins de la patiente, car ceux-ci sont comprimés entre deux plaques.
**Plaque de compression**
Le sein est maintenu en place grâce à deux plaques qui le compriment. La plaque inférieure contient un film sensible aux rayons X.

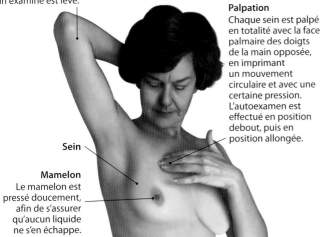

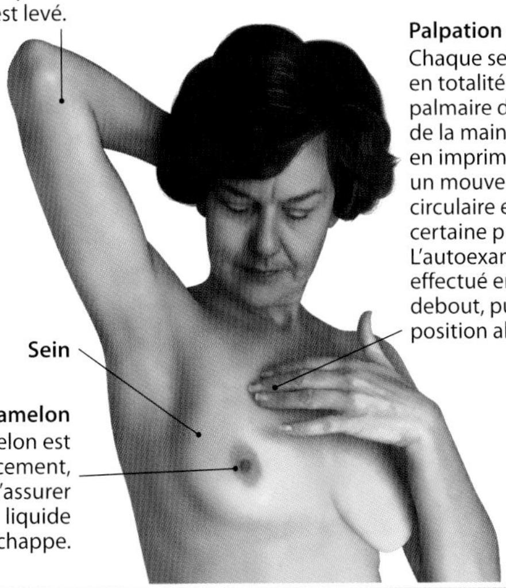
**Bras levé**
Le bras situé du même côté que le sein examiné est levé.
**Palpation**
Chaque sein est palpé en totalité avec la face palmaire des doigts de la main opposée, en imprimant un mouvement circulaire et avec une certaine pression. L'autoexamen est effectué en position debout, puis en position allongée.
**Sein**
**Mamelon**
Le mamelon est pressé doucement, afin de s'assurer qu'aucun liquide ne s'en échappe.

## L'**AUTOEXAMEN** DES **SEINS**

L'autoexamen des seins est un examen de dépistage qui consiste à observer et à palper ses propres seins pour y déceler une anomalie susceptible d'indiquer un cancer. Tout changement doit immédiatement être signalé à un médecin. Il peut s'agir d'une masse palpable, d'un épaississement de la peau, d'un changement de forme, de taille ou de couleur du sein ou du mamelon, d'un écoulement sanglant spontané, d'une bosse au niveau des aisselles, d'une rétraction du mamelon ou d'une rougeur permanente. À partir de 25 ans, il est conseillé d'effectuer un autoexamen des seins une fois par mois, 5 à 7 jours après le début des règles, en complément d'examens réguliers par un médecin.

## DES PERSPECTIVES PROMETTEUSES

Entre 1980 et 2000, l'incidence du cancer du sein augmenta fortement, en partie à cause de la généralisation du dépistage, ce qui poussa les experts à évoquer une véritable épidémie. Mais depuis, ce nombre a baissé de façon significative, notamment grâce à la diminution des traitements hormonaux substitutifs chez les femmes ménopausées. D'après les statistiques actuelles, environ 1 femme sur 9 sera atteinte d'un cancer du sein au cours de sa vie et 1 sur 27 en mourra. Le taux de mortalité par cancer du sein diminue toutefois régulièrement. Les dépistages plus fréquents et plus efficaces permettent un diagnostic précoce et un meilleur pronostic. Les traitements du cancer du sein se sont également améliorés. Ils sont aujourd'hui plus ciblés et suscitent moins d'effets secondaires indésirables. De plus, de nombreux chercheurs développent de nouvelles pistes prometteuses, comme les traitements anti-angiogéniques qui visent à bloquer le développement des vaisseaux sanguins qui nourrissent la tumeur cancéreuse. Le dépistage **génétique** et la résonance magnétique chez les femmes à haut risque ou prédisposées à un cancer du sein laisse également entrevoir de grands progrès.

## LES TRAITEMENTS DES CANCERS DU SEIN

La chirurgie est le principal traitement des cancers du sein. Selon la taille de la tumeur, on effectue une ablation partielle ou totale du sein, la mastectomie (ou mammectomie). L'opération est généralement associée à l'ablation des ganglions lymphatiques axillaires (de l'aisselle) et parfois suivie de **radiothérapie**. Une reconstruction mammaire peut ensuite être envisagée. La **chimiothérapie** anticancéreuse a connu d'importants progrès dans le traitement du cancer du sein, de même que l'**hormonothérapie** anticancéreuse.

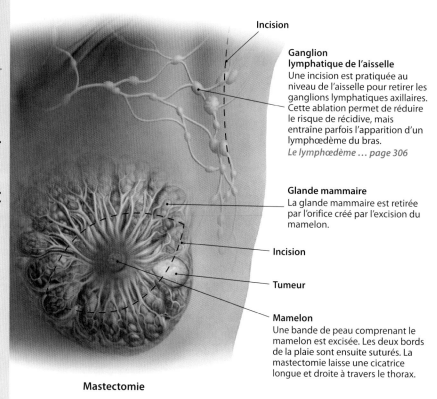

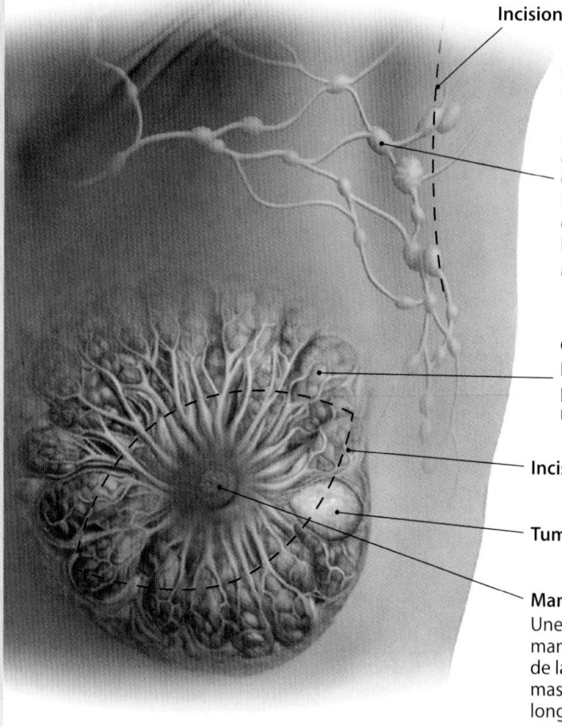
Incision
Incision
Tumeur

**Ganglion lymphatique de l'aisselle**
Une incision est pratiquée au niveau de l'aisselle pour retirer les ganglions lymphatiques axillaires. Cette ablation permet de réduire le risque de récidive, mais entraîne parfois l'apparition d'un lymphœdème du bras.
*Le lymphœdème ... page 306*

**Glande mammaire**
La glande mammaire est retirée par l'orifice créé par l'excision du mamelon.

**Mamelon**
Une bande de peau comprenant le mamelon est excisée. Les deux bords de la plaie sont ensuite suturés. La mastectomie laisse une cicatrice longue et droite à travers le thorax.

**Mastectomie**

### LA RECONSTRUCTION MAMMAIRE

La reconstruction mammaire est une technique chirurgicale réparatrice qui permet de reconstituer le sein et le mamelon après leur ablation. Le galbe du sein peut être reconstruit à l'aide d'un lambeau de muscle et de peau prélevé dans le dos ou sur le ventre, parfois combiné à l'implantation d'une **prothèse** mammaire. Trois mois plus tard, le mamelon et l'aréole sont reconstitués grâce à un tatouage ou à une greffe de peau prélevée sur l'intérieur de la cuisse, sur la vulve ou sur l'aréole du sein opposé. Les suites opératoires de la reconstruction mammaire sont assez douloureuses.

### LES CANCERS DU SEIN

**SYMPTÔMES :**
Masse dure palpable, gonflement, épaississement de la peau, amas graisseux dans les tissus du sein, écoulement d'un liquide clair ou sanglant par le mamelon, rougeur permanente, rétraction du mamelon, déformation du galbe du sein. La douleur est rare. Le cancer du sein est parfois asymptomatique.

**TRAITEMENTS :**
Ablation du sein (partielle ou totale) avec curage ganglionnaire, radiothérapie, chimiothérapie, hormonothérapie si le cancer est hormonodépendant.

**PRÉVENTION :**
Un dépistage précoce améliore le pronostic : autoexamen des seins, examen régulier par un médecin, mammographie.

### LE CANCER DU SEIN CHEZ L'HOMME

Environ 100 fois plus rare que chez la femme, le cancer du sein chez l'homme est souvent diagnostiqué plus tardivement, ce qui le rend plus dangereux. Il se manifeste généralement par une petite masse ferme et indolore et est traité par chirurgie ou par hormonothérapie. Le cancer du sein masculin est associé à des troubles hormonaux ou à des affections des testicules.

# LES INFECTIONS GÉNITALES

Des bactéries, des virus, des champignons ou des parasites peuvent causer des **infections** au niveau des organes génitaux. Ces maladies entraînent une **inflammation** caractérisée par une rougeur, une douleur, un gonflement ou une sensation de chaleur, ainsi que des écoulements, des démangeaisons, de la fièvre et parfois la formation d'un abcès. Leur traitement, le plus souvent par **antibiotiques**, dépend de l'organe touché et de la cause de l'infection. Certaines infections génitales comme l'orchite, l'épididymite et la salpingite peuvent être une cause de stérilité.

## LA **PROSTATITE**

La prostatite est une inflammation de la prostate, d'origine infectieuse ou non. C'est une affection fréquente dont la prévalence augmente avec l'âge. Parfois associée à une infection urinaire, la prostatite bactérienne aiguë se traduit par de la fièvre, des frissons et des troubles de la miction. Mal soignée, elle peut évoluer en prostatite bactérienne chronique, provoquant notamment des douleurs lors de l'éjaculation. Les prostatites non bactériennes sont les plus fréquentes. Leurs causes sont mal connues et leur traitement consiste surtout en des mesures diététiques (éviter les aliments épicés et l'alcool) et d'hygiène.

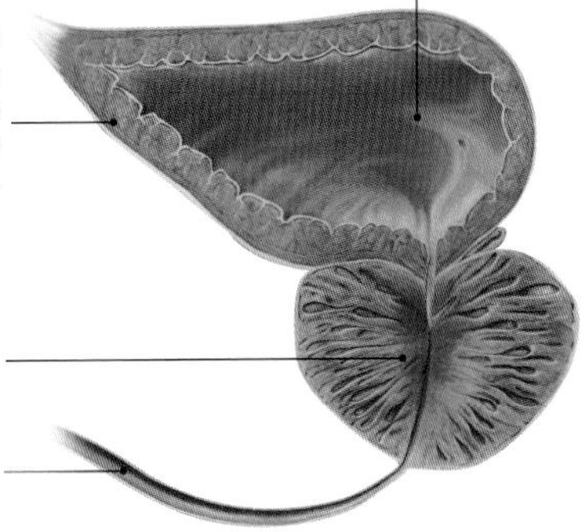
Urine
Vessie
La prostatite aiguë peut causer une rétention totale de l'urine dans la vessie, ce qui nécessite une hospitalisation en urgence.
Prostate gonflée
Le toucher rectal révèle une prostate douloureuse et gonflée.
Urètre
L'urètre est comprimé par le gonflement de la prostate, ce qui entraîne des difficultés à uriner.

Prostatite aiguë

## LES **INFECTIONS** DU **TESTICULE**

Les infections du testicule peuvent être causées par une infection urinaire, par une infection transmissible sexuellement (chlamydiose, blennorragie) ou par les oreillons. Elles provoquent une inflammation du testicule (orchite), de l'épididyme (épididymite), et souvent des deux tissus (orchiépididymite). Les symptômes sont caractérisés par des douleurs et un gonflement du testicule.

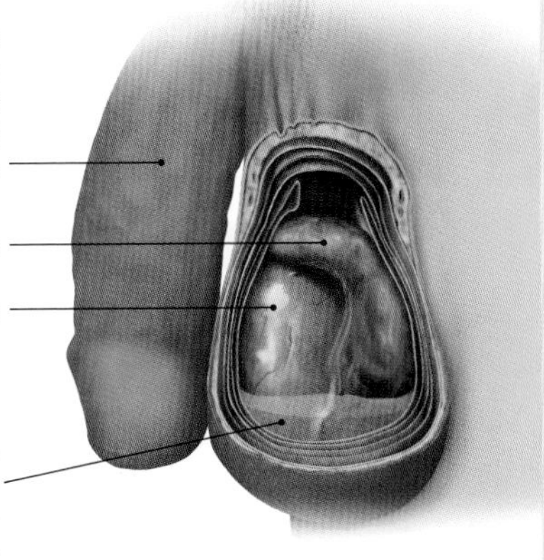
Pénis
Un écoulement de pus peut se produire par le pénis et des troubles de la miction peuvent être observés.
Épididymite
Orchite
Hydrocèle
L'hydrocèle est une accumulation de liquide séreux autour du testicule, entraînant une augmentation de volume du scrotum. Elle peut être causée par la réaction inflammatoire en cas d'orchiépididymite.

Orchiépididymite

## LES **INFECTIONS** DU **PÉNIS**

Les infections du pénis touchent principalement le gland (balanite) et l'urètre (urétrite). La balanite peut avoir une origine infectieuse (candidose, chlamydiose, herpès génital, syphilis) ou être causée par une dermatose. Elle peut également résulter d'un manque d'hygiène, par exemple en cas de phimosis, ou d'une irritation causée par certains produits d'hygiène ou par certains préservatifs. La balanite peut provoquer un érythème (rougeur) douloureux du gland ou une démangeaison intense. Quant à l'urétrite, elle affecte surtout l'homme jeune, chez lequel elle est généralement causée par une infection transmissible sexuellement (blennorragie, chlamydiose). Elle provoque un écoulement, des brûlures accentuées par la miction et parfois de la fièvre.

## LA VAGINITE

La vaginite est une **inflammation** des parois du vagin qui se traduit généralement par des écoulements (leucorrhées), des brûlures, des démangeaisons et des douleurs pendant les rapports sexuels. Elle est souvent associée à une inflammation de la vulve, ou vulvite. Les vaginites **infectieuses** peuvent être provoquées par un déséquilibre de la flore vaginale ou par l'introduction d'un agent pathogène dans le vagin (candidose, vaginose, streptocoque). Le traitement est souvent local, mais la prise d'**antibiotiques** par voie orale est parfois nécessaire. Les vaginites peuvent également résulter d'une irritation causée par un corps étranger oublié (tampon hygiénique notamment) ou par une allergie à un produit d'hygiène. Elles sont parfois causées par l'atrophie de la muqueuse vaginale observée à la ménopause.

### LA FLORE VAGINALE

La flore vaginale est un ensemble de bactéries normalement présentes à la surface de la muqueuse du vagin et assurant sa défense contre les infections. Plusieurs facteurs (antibiotiques, diabète, troubles hormonaux, certains produits d'hygiène, certains moyens de contraception, port de sous-vêtements synthétiques ou de pantalons serrés) peuvent déséquilibrer la flore vaginale et causer une vaginose bactérienne ou une mycose vaginale, responsables de vaginites.

## L'INFECTION GÉNITALE HAUTE

L'infection génitale haute, ou syndrome inflammatoire pelvien, est une infection des organes génitaux internes de la femme. Elle peut être une cause de stérilité. L'infection progresse par le col de l'utérus (cervicite) puis par l'endomètre (endométrite), avant de toucher les trompes de Fallope (salpingite) et les ovaires. Elle peut aussi se propager au péritoine. Les infections génitales hautes sont souvent dues à une chlamydiose ou, plus rarement, à une gonorrhée ou à une blennorragie. Leur diagnostic peut être difficile car leurs symptômes sont peu spécifiques (douleurs dans le bas-ventre, leucorrhées, douleurs pendant les règles et les rapports sexuels) et souvent peu marqués, voire inexistants.

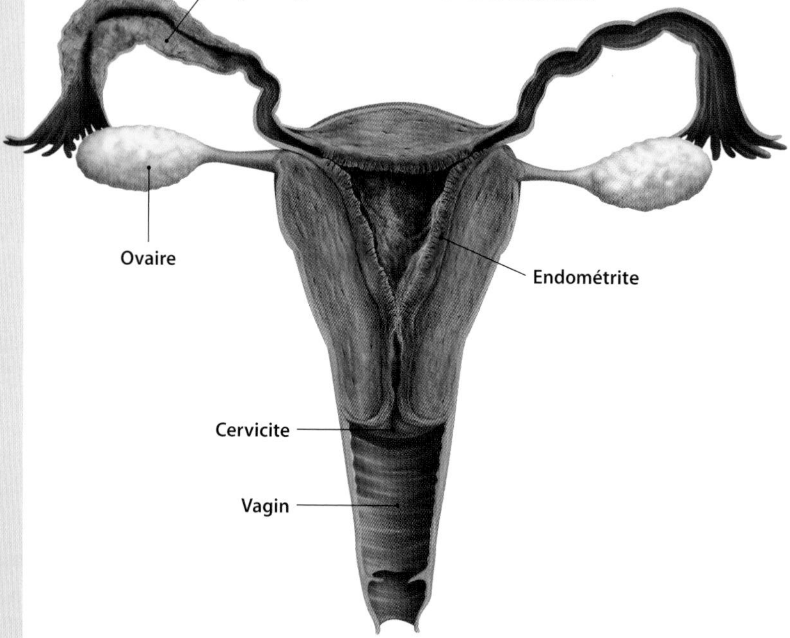
**Salpingite**
La salpingite est l'inflammation d'une trompe de Fallope. Elle provoque la formation de tissu cicatriciel susceptible d'obstruer les trompes, ce qui entraîne un risque de grossesse extra-utérine et de stérilité.
Ovaire
Endométrite
Cervicite
Vagin

**Infection génitale haute**

### LES LEUCORRHÉES

Les leucorrhées, aussi appelées pertes vaginales ou pertes blanches, sont des écoulements par le vagin plus abondants que les sécrétions vaginales habituelles et ne contenant pas de sang. Les leucorrhées peuvent être le symptôme d'une infection génitale, comme la vaginite. Elles peuvent être plus ou moins abondantes, fluides ou épaisses, parfois grumeleuses, de couleur variable (blanchâtre, jaunâtre ou verdâtre), parfois nauséabondes. Leur apparence donne des indications sur la cause de l'infection.

## LA PRÉVENTION DES VAGINITES

Les vaginites sont favorisées par différents facteurs et ont tendance à récidiver. Voici quelques mesures à prendre pour prévenir leur apparition.

### ADOPTEZ UNE HYGIÈNE ADÉQUATE

Votre hygiène intime doit être régulière mais pas excessive. Veillez à nettoyer la zone génitale de l'avant vers l'arrière et à bien la sécher. N'utilisez pas de produits parfumés ou acides et évitez les douches vaginales qui endommagent la flore vaginale. Durant vos règles, changez régulièrement de tampon ou de serviette hygiénique.

### ÉVITEZ L'HUMIDITÉ

Un environnement humide favorise le développement de vaginites **infectieuses** à champignons (candidose). Préférez donc les sous-vêtements en matières naturelles (coton blanc) à ceux qui sont faits de fibres synthétiques, changez-les chaque jour et lavez-les à l'eau chaude avec éventuellement un peu d'eau de javel. Évitez de porter des pantalons serrés. Les lieux tels que les piscines publiques, saunas et hammams sont propices au développement de champignons. Évitez-les si vous êtes sujette aux vaginites. Après une baignade ou une séance de sauna, rincez-vous rapidement à l'eau claire et ne portez pas trop longtemps un maillot de bain mouillé.

### ADAPTEZ VOTRE ALIMENTATION

Pour éviter les récidives de vaginites, ayez une alimentation équilibrée. Veillez notamment à limiter votre consommation de sucreries car elles favorisent la prolifération de champignons impliqués dans les mycoses vaginales. Vous pouvez également consommer des produits laitiers riches en bactéries bénéfiques pour les flores intestinale et vaginale : yaourt (yogourt), kéfir, produits enrichis en probiotiques, etc.

*La nutrition ... page 11*

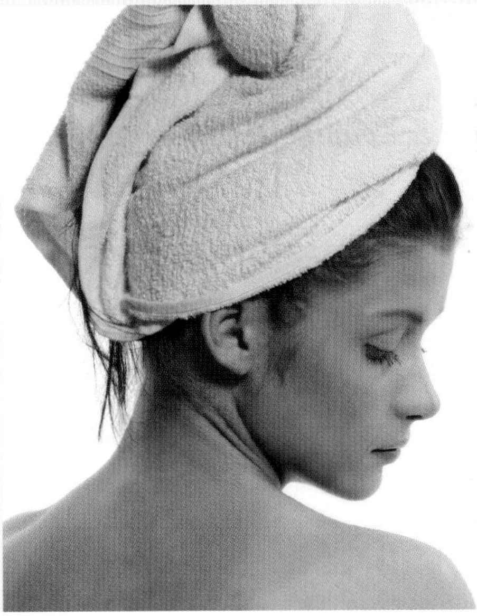

## LES INFECTIONS GÉNITALES

**SYMPTÔMES :**
Fièvre, **inflammation** de l'organe touché (douleur, gonflement, rougeur, démangeaison), troubles de la miction, douleurs lors des rapports sexuels, écoulements sanguinolents, purulents ou malodorants.

**TRAITEMENTS :**
**Antibiotiques, antifongiques, analgésiques.** Le traitement doit parfois être aussi administré aux partenaires sexuels.

**PRÉVENTION :**
Utiliser des préservatifs lors des rapports sexuels. Utiliser des produits d'hygiène adaptés. Prostatite **chronique** : éviter les aliments épicés et l'alcool. Mycose vaginale : éviter les environnements humides, les aliments trop sucrés, le port de sous-vêtements synthétiques et de pantalons serrés.

*Le préservatif ... page 454*

# LES INFECTIONS TRANSMISSIBLES SEXUELLEMENT

Une **infection** transmissible sexuellement (ITS), ou maladie transmissible sexuellement (MTS), est une maladie infectieuse qui se transmet généralement par les relations sexuelles. Elle peut être causée par un virus, une bactérie, un champignon microscopique ou un parasite. Ces infections peuvent se manifester par des sensations de brûlure ou de démangeaison, des écoulements anormaux, des troubles de la miction, des douleurs dans le bas-ventre et parfois par des lésions de la peau ou des muqueuses. Certaines d'entre elles peuvent avoir de graves conséquences : stérilité, douleur **chronique**, cancer, accouchement prématuré, grossesse extra-utérine, troubles majeurs chez un enfant à qui la mère a transmis la maladie avant ou pendant l'accouchement (malformations **congénitales**, atteintes cérébrales ou pulmonaires, etc.). En outre, plusieurs ITS augmentent les risques de contracter d'autres infections du même type, dont le sida. Le diagnostic d'une ITS peut être établi par un examen clinique, par l'examen au microscope des écoulements ou par une analyse sanguine.

*Le sida ... page 292*

## LA PRÉVENTION DES ITS

Les infections transmissibles sexuellement sont souvent très contagieuses. Le meilleur moyen de vous en protéger est d'être informé de leur mode de transmission et de suivre les recommandations qui suivent.

### PARLEZ DES ITS

N'hésitez pas à demander à un nouveau partenaire sexuel s'il a une ITS ou à l'informer sur votre état de santé. Discutez également des moyens de vous protéger des ITS.

### PROTÉGEZ-VOUS

Il est faux de croire que la pilule contraceptive, le retrait avant éjaculation ou l'absence de pénétration empêchent de contracter une ITS. Seule l'utilisation systématique d'un préservatif lors des rapports sexuels, y compris oraux, peut vous éviter d'être contaminé ou d'infecter vos partenaires.

*Le préservatif ... page 454*

### EFFECTUEZ UN TEST DE DÉPISTAGE

Si vous avez des rapports sexuels réguliers ou non protégés, avec un ou plusieurs partenaires, il est conseillé d'effectuer périodiquement des tests de dépistage. Il est en effet possible que vous soyez porteur sans le savoir, certaines maladies étant asymptomatiques.

### SI VOUS ÊTES ATTEINT D'UNE ITS

Adoptez des mesures d'hygiène personnelle minutieuses pour ne pas disséminer l'infection. Suivez scrupuleusement votre traitement jusqu'à la fin. Il est aussi important que votre partenaire soit soigné afin d'éviter une récidive.

### PRÊTEZ ATTENTION AUX AIGUILLES

Veillez à ce que l'on utilise des aiguilles stériles pour tout traitement médical, mais aussi lorsque l'on vous fait un piercing ou un tatouage.

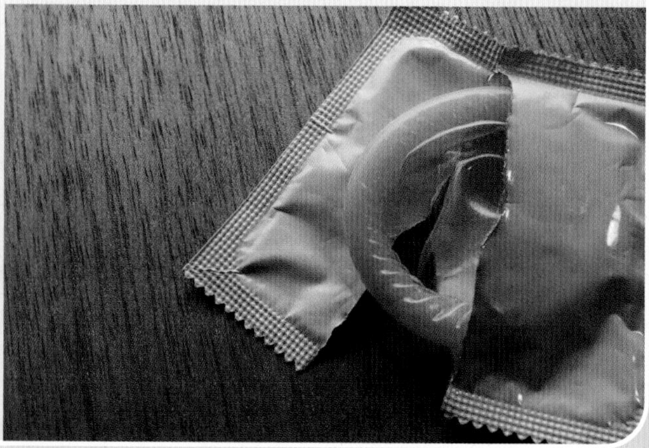

# LA SYPHILIS

La syphilis, ou vérole, est une **infection** transmissible sexuellement grave et très contagieuse, causée par une bactérie, le tréponème pâle. Cette bactérie pénètre habituellement dans l'organisme par des lésions de la peau ou des muqueuses. Elle peut être évitée grâce à l'utilisation de préservatifs lors des relations sexuelles. Transmissible au fœtus à partir du quatrième mois de la grossesse, la syphilis peut provoquer des malformations **congénitales**.



## L'ÉVOLUTION DE LA SYPHILIS

Après une période d'incubation qui dure de deux à six semaines, la syphilis évolue en trois stades caractérisés par des symptômes différents et séparés par des périodes de latence plus ou moins marquées au cours desquelles les symptômes disparaissent. L'évolution de la maladie peut être accélérée en cas de séropositivité au VIH ou de sida.

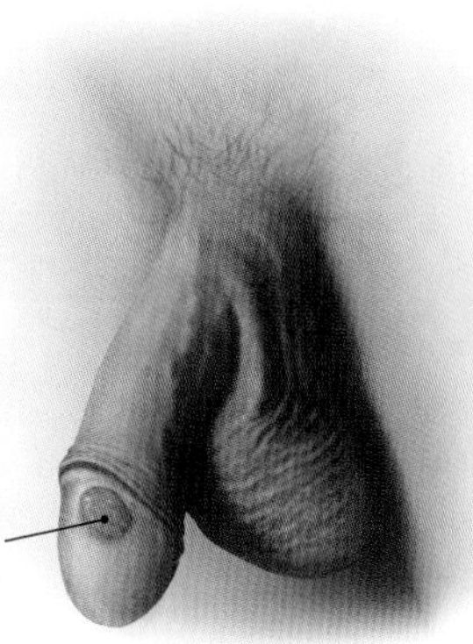

**Chancre**
Le chancre syphilitique, riche en tréponèmes pâles, est très contagieux.

**1. Stade primaire**
Le stade primaire est caractérisé par l'apparition au point d'infection (organes génitaux, bouche, langue) d'une ulcération dure au toucher et généralement indolore, appelée chancre. Elle est accompagnée du gonflement des ganglions lymphatiques situés dans la même zone.

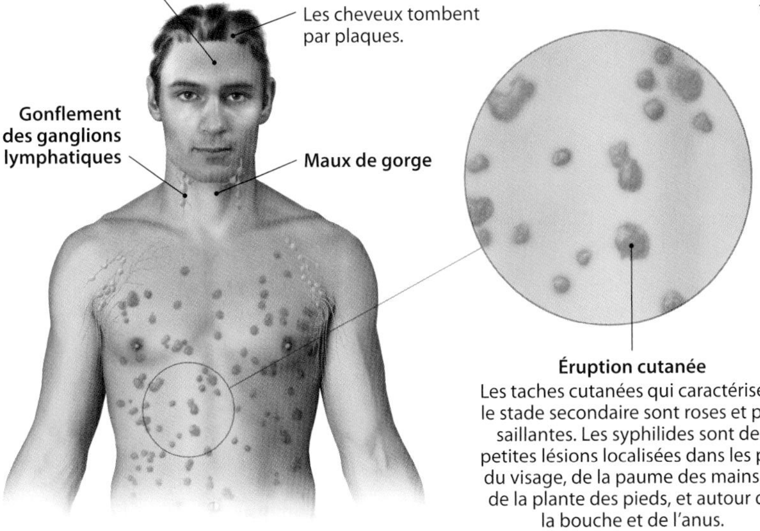

**Maux de tête**

**Chute de cheveux**
Les cheveux tombent par plaques.

**Gonflement des ganglions lymphatiques**

**Maux de gorge**

**Éruption cutanée**
Les taches cutanées qui caractérisent le stade secondaire sont roses et peu saillantes. Les syphilides sont des petites lésions localisées dans les plis du visage, de la paume des mains et de la plante des pieds, et autour de la bouche et de l'anus.

**2. Stade secondaire**
Le stade secondaire débute entre un et trois mois après l'infection et dure deux ans en moyenne. Il correspond à la dissémination de la bactérie dans le corps. Ce stade est caractérisé par des éruptions cutanées (taches rosées puis syphilides), accompagnées d'un syndrome grippal et du gonflement généralisé des ganglions lymphatiques.
*Le syndrome grippal … page 320*

**3. Stade tertiaire**
Le stade tertaire survient après une période de latence pouvant atteindre plusieurs années. Il est marqué par l'apparition de lésions au niveau de la peau (gomme syphilitique), des muqueuses et de certains organes internes (os, foie, pylore, larynx, reins, système cardiovasculaire, système nerveux central), à l'origine de troubles parfois graves : cécité, paralysie, démence, maladie coronarienne, etc.

**Gomme syphilitique**
La gomme syphilitique est un gros nodule qui se ramollit progressivement, s'ulcère et laisse une cicatrice ronde.

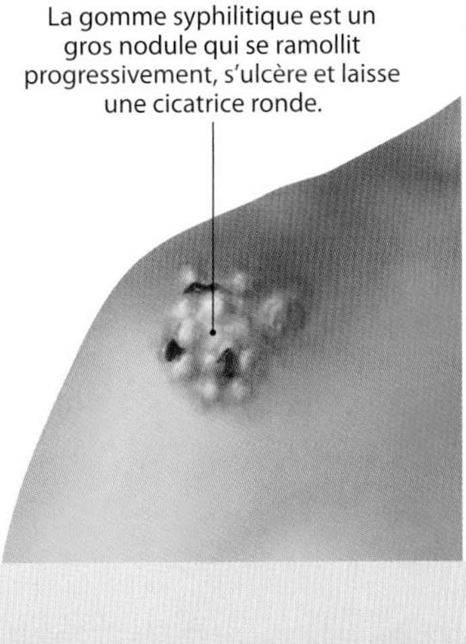

### LA SYPHILIS

**SYMPTÔMES :**
Stade primaire : chancre, gonflement des ganglions lymphatiques.
Stade secondaire : syndrome grippal, lésions cutanées et muqueuses (taches roses, syphilides). Stade tertiaire : lésions cutanées, nombreuses lésions internes (système nerveux, os, foie, estomac, reins, etc.).

**TRAITEMENTS :**
Traitement aux **antibiotiques** (pénicilline en particulier) plus ou moins prolongé selon le stade. Les partenaires sexuels doivent également être traités.

**PRÉVENTION :**
Utiliser un préservatif pendant les relations sexuelles, y compris orales.

# LES CHLAMYDIOSES

Les chlamydioses sont des maladies **infectieuses** causées par des bactéries du genre Chlamydia. Il s'agit principalement d'infections transmissibles sexuellement comme la chlamydiose génitale et la lymphogranulomatose vénérienne. Les bactéries peuvent aussi infecter les yeux et causer une conjonctivite ou un trachome. Elles peuvent également toucher les poumons et provoquer une pneumonie ou une psittacose. Les chlamydioses peuvent entraîner des complications graves : stérilité, grossesse extra-utérine, cécité, etc.

## LE TRACHOME

Le trachome est une maladie infectieuse due à la bactérie *Chlamydia trachomatis*, qui touche la conjonctive et la cornée. Il provoque une déformation de la paupière supérieure et une opacification de la cornée. La maladie se transmet par contacts directs ou indirects avec les sécrétions oculaires (mouchoirs, doigts, etc.) et par l'intermédiaire de certaines mouches. Elle sévit principalement dans les régions pauvres du monde et constitue la première cause de cécité évitable.

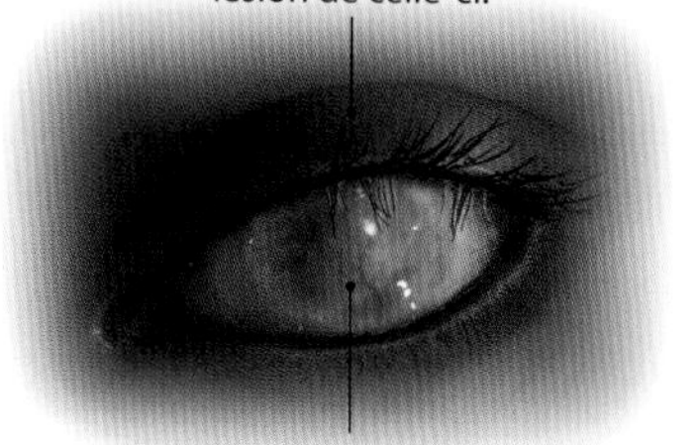
**Paupière supérieure**
La face interne de la paupière s'épaissit, se sclérose et se déforme, entraînant le frottement des cils contre la cornée et la lésion de celle-ci.
**Cornée**
L'opacification de la cornée, provoquée par les lésions successives, masque progressivement la pupille, entraînant la cécité.

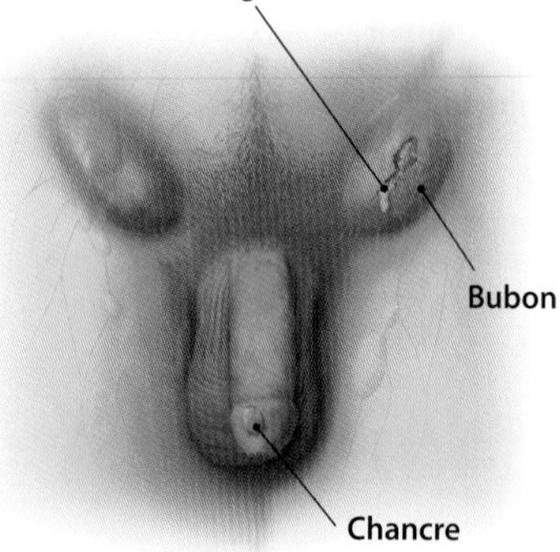
Pus sanguinolent
Bubon
Chancre

## LA LYMPHOGRANULOMATOSE VÉNÉRIENNE

Aussi appelée maladie de Nicolas-Favre, la lymphogranulomatose vénérienne est causée par la bactérie *Chlamydia trachomatis* et touche principalement le système lymphatique. Elle peut provoquer l'apparition d'un chancre sur le pénis, un gonflement douloureux des ganglions lymphatiques des aines (bubons) et un écoulement de pus sanguinolent.

### LES CHLAMYDIOSES

**SYMPTÔMES :**
Chlamydiose génitale : souvent asymptomatique. Écoulements vaginaux jaunâtres et malodorants, douleurs abdominales basses, saignements vaginaux, fièvre, **inflammation** de l'urètre chez les hommes avec écoulements, brûlures pendant la miction. Lymphogranulomatose vénérienne : chancres, bubons aux aines, inflammation du rectum en cas de contamination par voie anale. Trachome : inflammation de la conjonctive, opacification de la cornée.

**TRAITEMENTS :**
**Antibiotiques.** Les partenaires sexuels doivent être traités. Recontaminations possibles.

**PRÉVENTION :**
Rapports sexuels, y compris oraux, protégés par un préservatif. Test de dépistage recommandé aux personnes à risque, ayant des rapports sexuels non protégés ou des partenaires multiples.

*Le préservatif ... page 454*

## LA CHLAMYDIOSE GÉNITALE

La chlamydiose génitale est une infection transmissible sexuellement très fréquente et très contagieuse, causée par la bactérie *Chlamydia trachomatis*. Plus courante chez la femme, elle affecte surtout le col de l'utérus ainsi que les trompes de Fallope et est souvent asymptomatique. Chez l'homme, la maladie touche l'urètre et peut se propager aux épididymes. Souvent dépistée tardivement, la chlamydiose génitale constitue la première cause de stérilité féminine dans le monde.

# HERPÈS GÉNITAL

L'herpès génital est une **infection** transmissible sexuellement causée par le virus *Herpes simplex*. Elle est caractérisée par l'éruption de petites cloques transparentes, les vésicules herpétiques, sur les organes génitaux ou à proximité. Le virus reste latent dans les ganglions nerveux et provoque la réapparition périodique des symptômes (poussée d'herpès). Une personne infectée reste porteuse du virus toute sa vie. L'herpès génital est une affection fréquente qui se transmet par contact direct avec les lésions, très contagieuses. Le traitement vise à soulager les crises et doit être administré dès les premiers signes pour diminuer la durée des symptômes. La propagation de la maladie aux yeux ou au cerveau entraîne des risques de cécité, d'encéphalite ou de méningite. La contamination d'un nouveau-né lors de l'accouchement peut provoquer des atteintes cérébrales, voire le décès.

*L'herpès labial ... page 86*

## LES **SYMPTÔMES** DE L'**HERPÈS GÉNITAL**

Les poussées d'herpès génital se manifestent par l'éclosion de vésicules herpétiques sur les organes génitaux, accompagnée d'une sensation de brûlure, de démangeaisons et parfois de fièvre, de maux de tête et de maux de ventre. Au bout de quelques jours, les vésicules éclatent et provoquent des ulcérations, puis forment des croûtes et disparaissent. La première poussée d'herpès génital est généralement très douloureuse et dure deux ou trois semaines. La douleur, très vive, est exacerbée par le contact avec l'urine. Moins longues et moins intenses, les récidives sont favorisées par les chocs émotionnels, la fatigue, le stress, les règles, la grossesse et le port de pantalons serrés. Certaines personnes ressentent les signes annonciateurs des poussées d'herpès (picotement, démangeaison, brûlure) de quelques heures à quelques jours avant le début d'une crise. Il est possible d'être porteur du virus et de le transmettre sans présenter aucun symptôme. L'usage d'un préservatif doit donc être systématique.

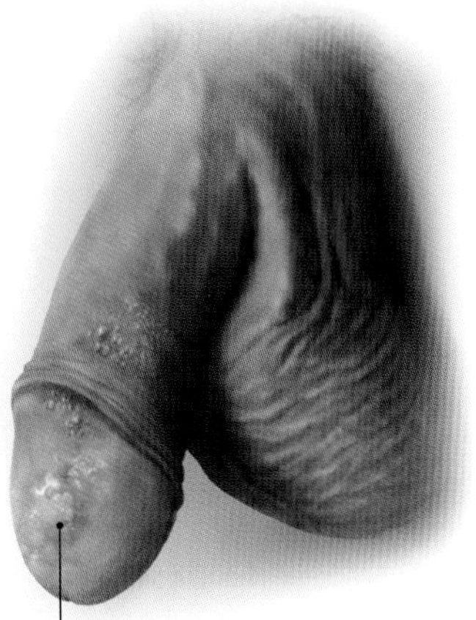

**Herpès génital chez l'homme**

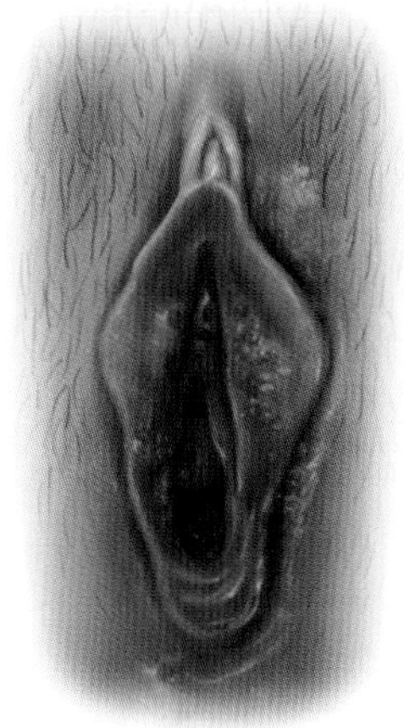

**Herpès génital chez la femme**

**Vésicule herpétique**
Les vésicules herpétiques sont de petites cloques remplies de liquide, regroupées en bouquet. Chez l'homme, les vésicules de l'herpès génital se situent généralement sur le pénis et parfois sur les testicules. Chez la femme, elles sont localisées sur la vulve, mais aussi dans le vagin ou même sur le col de l'utérus. Chez les deux sexes, elles peuvent également être présentes sur l'anus, les fesses et le haut des cuisses.

### L'HERPÈS GÉNITAL

**SYMPTÔMES :**
Vésicules herpétiques douloureuses, plaies à vif, croûtes. Brûlure, picotements, démangeaisons.

**TRAITEMENTS :**
Antiviral (aciclovir) en crème ou en comprimé, parfois en intraveineuse, permettant de diminuer la durée des symptômes et de ralentir la multiplication du virus.

**PRÉVENTION :**
Avoir des rapports sexuels protégés, même lorsque le malade ne présente pas de symptômes. S'abstenir de rapports sexuels pendant les poussées d'herpès. Adopter des mesures d'hygiène personnelle pour ne pas disséminer le virus.

# LES CONDYLOMES GÉNITAUX

Les condylomes génitaux sont des excroissances bénignes indolores causées par un papillomavirus et localisées sur la peau et les muqueuses des organes génitaux et de l'anus. Ces lésions se multiplient et croissent plus ou moins rapidement selon les individus. Elles causent parfois des irritations, des démangeaisons et des douleurs lors des rapports sexuels ou la défécation. Les condylomes génitaux sont parmi les ITS les plus fréquentes et les personnes affectées restent porteuses du virus toute leur vie. La transmission du virus a essentiellement lieu par contact direct, lors de rapports sexuels. La période d'incubation peut durer de trois semaines à huit mois et la maladie est souvent discrète à ses débuts, ce qui favorise sa transmission.

## LA LOCALISATION DES CONDYLOMES

Chez l'homme, les condylomes génitaux peuvent se situer sur le pénis, les testicules, l'urètre et l'anus. Chez la femme, ils sont surtout localisés sur la vulve et parfois dans le vagin et sur le col de l'utérus. Plats ou en relief, les condylomes peuvent présenter une couleur rosée, grisâtre ou blanchâtre. Ils peuvent s'étendre considérablement, grossir et prendre l'aspect d'un chou-fleur. Les lésions peuvent aussi suinter et, bien que très rarement, dégager une odeur nauséabonde.

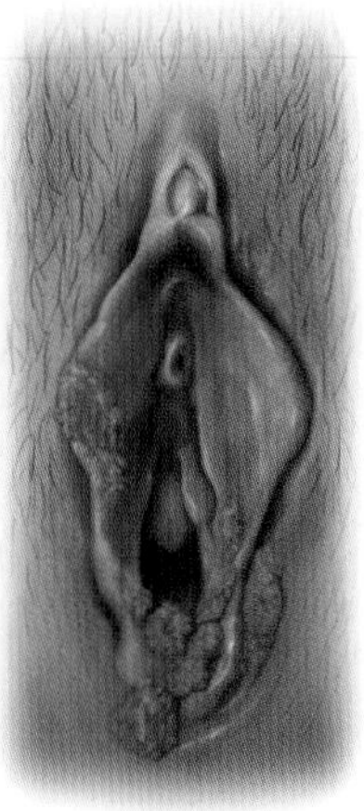

**Condylomes génitaux chez la femme**

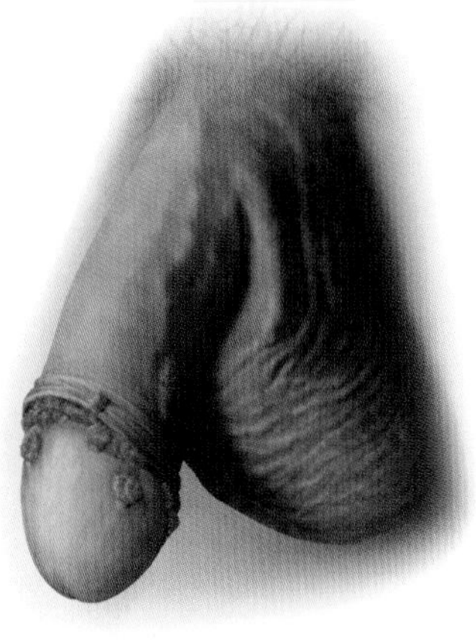

**Condylomes génitaux chez l'homme**

## LE PAPILLOMAVIRUS

Le papillomavirus, ou virus du papillome humain, est un virus dont certains types provoquent l'apparition de tumeurs bénignes sur la peau, les verrues, ou sur les organes génitaux, les condylomes génitaux. Il peut favoriser le développement de certaines tumeurs malignes, notamment le cancer du col de l'utérus. Si l'un ou l'autre des partenaires est affecté par des condylomes génitaux, un dépistage périodique du cancer du col (test pap) est recommandé. Chez les personnes immunodéprimées, en particulier les malades du sida, le papillomavirus provoque souvent des lésions étendues et tenaces.

*Les verrues ... page 75*

## LES CONDYLOMES GÉNITAUX

**SYMPTÔMES :**
Excroissances sur la peau ou les muqueuses, pouvant atteindre une très grande taille avec l'aspect d'un chou-fleur (notamment chez les sujets immunodéprimés). Les condylomes peuvent être gênants, mais ils sont rarement douloureux. Parfois asymptomatiques.

**TRAITEMENTS :**
Ablation (acide trichloroacétique, podophylline, cryothérapie, électrocoagulation, laser, chirurgie). Application de pommade antivirale. Les partenaires sexuels doivent être traités. Les condylomes génitaux sont difficiles à traiter et les récidives sont fréquentes, notamment quand le système immunitaire est défaillant.

**PRÉVENTION :**
Rapports sexuels protégés par un préservatif.

*Le préservatif ... page 454*

# LA BLENNORRAGIE

La blennorragie, ou gonorrhée, est une **infection** transmissible sexuellement causée par une bactérie, le gonocoque. Particulièrement fréquente, sa transmission se fait généralement par contact direct, au cours d'une relation sexuelle. Elle est souvent associée à une chlamydiose génitale. Non traitée, l'infection s'étend à l'utérus, aux trompes de Fallope et aux ovaires chez la femme, à l'épididyme chez l'homme, et peut devenir une cause de grossesse extra-utérine ou de stérilité. Souvent asymptomatique (notamment chez la femme), la blennorragie peut se manifester par des écoulements anormaux par le vagin ou l'urètre (purulent chez l'homme), des brûlures au moment de la miction et une inflammation des organes infectés (col de l'utérus chez la femme, urètre chez l'homme). Dans certains cas, la blennorragie se manifeste par des symptômes atypiques : des relations orogénitales peuvent provoquer l'infection de la bouche ou de la gorge.

### LA BLENNORRAGIE

**SYMPTÔMES :**
Chez l'homme : **inflammation** de l'urètre (écoulements jaunâtres purulents, brûlures à la miction). La blennorragie est souvent asymptomatique, notamment chez la femme.

**TRAITEMENTS :**
**Antibiotiques**. Les partenaires sexuels doivent être traités. Les recontaminations sont possibles.

**PRÉVENTION :**
Rapports sexuels, y compris oraux, protégés par un préservatif. Test de dépistage recommandé pour les personnes à risque, ayant des rapports sexuels non protégés ou des partenaires multiples.

*Le préservatif... page 454*

# LA TRICHOMONASE

La trichomonase est une infection transmissible sexuellement due au protozoaire *Trichomonas vaginalis*. Très fréquente, elle se manifeste chez la femme par une vaginite accompagnée de fortes démangeaisons et de pertes vaginales importantes, souvent malodorantes. Chez l'homme, elle peut provoquer une urétrite, mais elle est souvent asymptomatique. Sa transmission s'effectue principalement par voie sexuelle, mais elle est également possible par contact avec des objets contaminés : serviettes, maillots de bain, bancs de sauna. La maladie est favorisée chez la femme par un déséquilibre de la flore vaginale et une diminution de l'acidité naturelle du vagin.

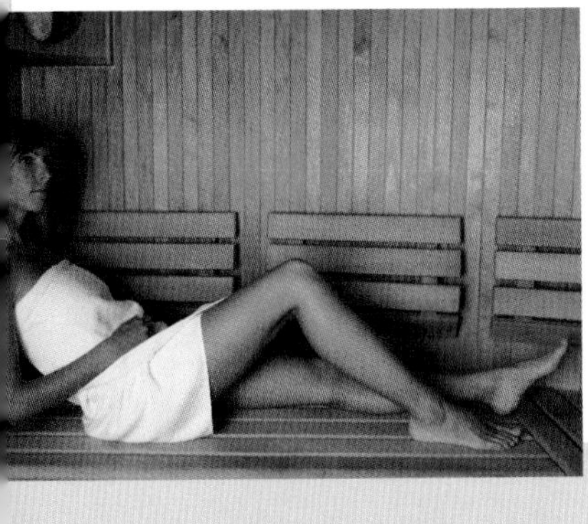

### LA TRICHOMONASE

**SYMPTÔMES :**
Souvent asymptomatique, notamment chez l'homme. Femme : vaginite avec écoulements vaginaux verdâtres, abondants et nauséabonds, fortes démangeaisons, troubles de la miction. Homme : inflammation de l'urètre.

**TRAITEMENTS :**
Antibiotiques. Les partenaires sexuels doivent être traités. La recontamination est possible.

**PRÉVENTION :**
Rapports sexuels protégés par un préservatif.

*Le préservatif... page 454*

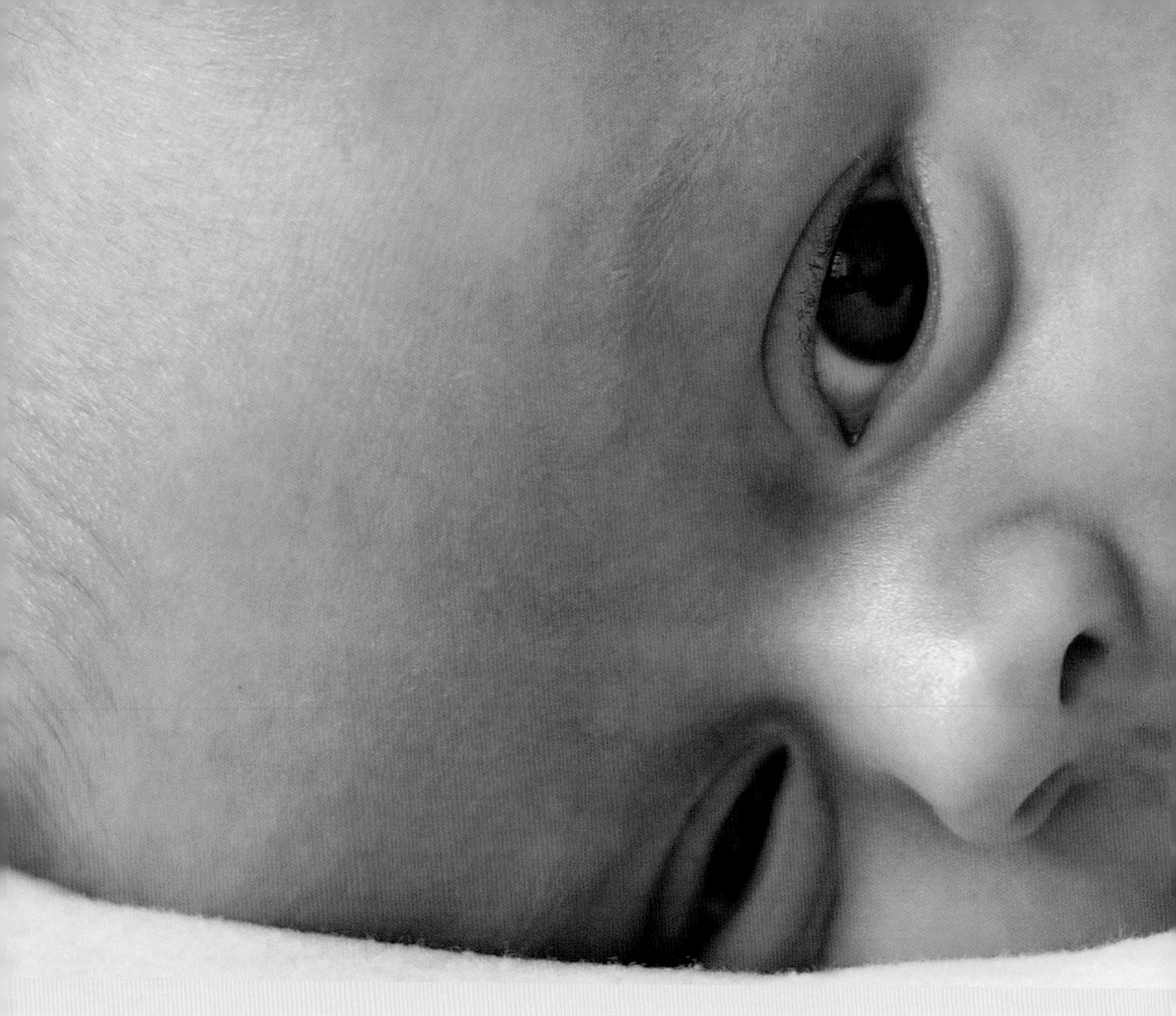

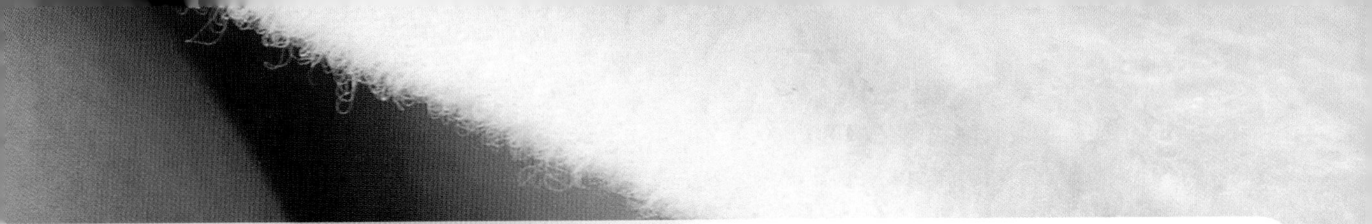

# LA REPRODUCTION

La reproduction est l'ensemble des processus mis en œuvre par les êtres vivants pour donner naissance à une autre génération. Chez les êtres humains, c'est normalement la relation sexuelle entre un homme et une femme (coït) qui permet la fécondation, soit la rencontre d'un spermatozoïde et d'un ovule. La fusion des deux cellules crée un embryon, qui s'implante dans l'utérus maternel. L'embryon se transforme progressivement en fœtus, lequel se développe grâce au placenta, qui joue le rôle de filtre et permet les échanges de gaz, d'hormones, d'anticorps et de nutriments entre lui et la mère. L'accouchement a normalement lieu après neuf mois de grossesse, lorsque le développement de ses organes permet à l'enfant de vivre hors de l'utérus.

Le développement de l'embryon ou du fœtus peut être perturbé par divers troubles. Selon les cas, il peut en résulter une souffrance fœtale, un retard de croissance, un accouchement prématuré, des malformations ou un avortement spontané. Certaines grossesses doivent être suivies attentivement et peuvent donner lieu à un accouchement par césarienne. Différents facteurs touchant l'homme, la femme ou le couple peuvent également empêcher la fécondation, provoquant la stérilité.

## LE CORPS



## LES MALADIES ET LES COMPLICATIONS

# LA SEXUALITÉ

La sexualité est l'ensemble des comportements, en partie instinctifs, liés à la reproduction et à la recherche du plaisir sexuel. Elle se développe principalement à partir de l'adolescence et met en jeu à la fois des phénomènes psychologiques (amour, libido) et physiques (érection, éjaculation, orgasme). Ces phénomènes se concrétisent par des relations sexuelles. Celles-ci impliquent au moins deux partenaires et sont généralement précédées d'une période d'excitation, favorisée par la libido. Au cours de la relation sexuelle, les partenaires ressentent un plaisir qui, exacerbé par la stimulation de zones érogènes, peut aller jusqu'à l'orgasme. L'épanouissement de la sexualité contribue au développement du bien-être.

## LE COÏT

Le coït est une relation sexuelle entre un homme et une femme, avec pénétration du pénis en érection dans le vagin. Les mouvements répétitifs du pénis et du vagin aboutissent généralement à l'orgasme et à l'expulsion de sperme (éjaculation) dans le vagin. Le coït peut ainsi mener à la fécondation d'un ovule par un spermatozoïde et à la conception d'un enfant.

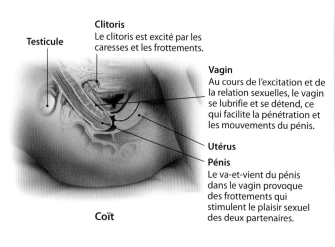

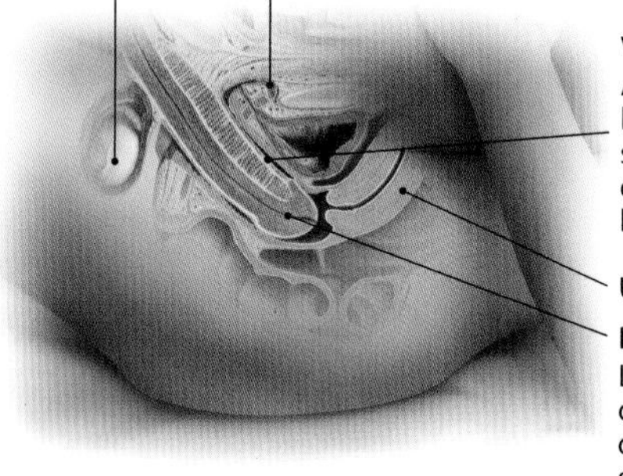
Testicule
Clitoris
Le clitoris est excité par les caresses et les frottements.
Vagin
Au cours de l'excitation et de la relation sexuelles, le vagin se lubrifie et se détend, ce qui facilite la pénétration et les mouvements du pénis.
Utérus
Pénis
Le va-et-vient du pénis dans le vagin provoque des frottements qui stimulent le plaisir sexuel des deux partenaires.
Coït

## LA LIBIDO

La libido, ou désir sexuel, est l'énergie psychique à l'origine des pulsions sexuelles. Elle résulte de stimulations visuelles, chimiques (hormones) et psychiques (fantasmes). Chez l'homme, la libido déclenche la sécrétion d'hormones mâles (testostérone) qui stimulent à leur tour le désir. Chez la femme, la libido est maximale au moment de l'ovulation, lorsque les hormones femelles (œstrogènes) sont sécrétées en grande quantité.

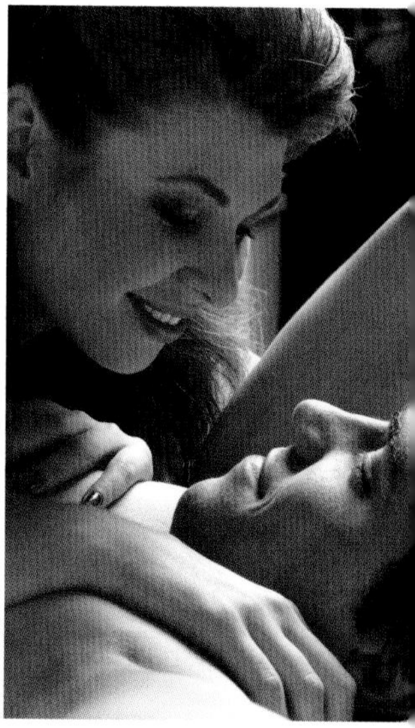

## L'ORGASME

L'orgasme est une sensation de plaisir intense qui survient au terme de l'excitation sexuelle, lors d'une relation sexuelle ou de la masturbation. Il résulte de la stimulation répétitive des organes sexuels et des zones érogènes. Chez l'homme, l'orgasme est associé à l'éjaculation. Chez la femme, il s'accompagne de contractions du vagin et d'une augmentation des sécrétions vaginales. L'orgasme est suivi d'une relaxation musculaire et psychologique provoquant une chute de l'excitation sexuelle, qui se prolonge plus longtemps chez l'homme que chez la femme.

## LES ZONES ÉROGÈNES

Les zones érogènes sont des parties du corps très sensibles, dont la stimulation tactile peut entraîner l'excitation et le plaisir sexuels. Le pénis, le gland et le prépuce chez l'homme, le clitoris et le vagin chez la femme, sont des zones érogènes. Il en existe de nombreuses autres, notamment autour des organes génitaux, sur les seins, les fesses, les lèvres, etc.

## L'ÉRECTION

L'érection est le gonflement et le durcissement de certains organes et tissus : pénis, clitoris, mamelons. L'érection pénienne correspond à l'afflux soudain de sang dans le pénis et à sa rétention dans les corps caverneux. Elle est commandée par un réflexe nerveux et souvent déclenchée par une stimulation sexuelle. L'érection est indispensable au coït. L'incapacité à obtenir une érection et à la maintenir assez longtemps pour obtenir une éjaculation peut survenir occasionnellement ou de façon **chronique**, notamment avec l'âge ou dans le cas de maladies comme le diabète. Le tabagisme et l'alcoolisme peuvent aussi affecter l'érection.

*La stérilité ... page 486*

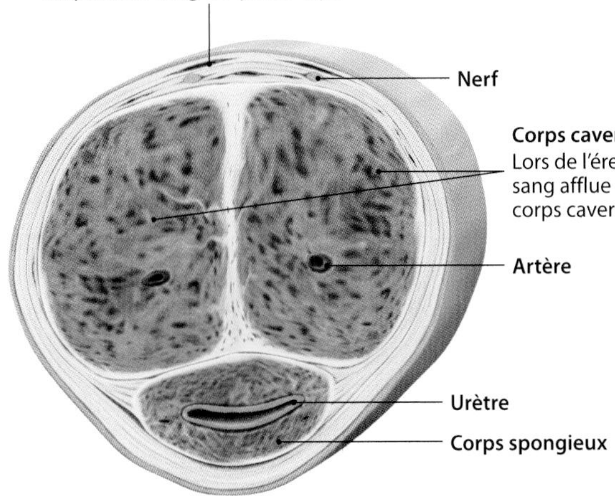
Veine
La dilatation des corps spongieux et caverneux lors de l'érection comprime les veines, ce qui empêche le sang de quitter le pénis.
Nerf
Corps caverneux
Lors de l'érection, le sang afflue dans les corps caverneux.
Artère
Urètre
Corps spongieux

**Coupe du pénis en érection**
Le pénis en érection durcit, grossit, s'allonge et se redresse.

## L'ÉJACULATION

L'éjaculation est l'expulsion de sperme par l'urètre au moment de l'orgasme masculin. Elle survient lors de relations sexuelles ou de la masturbation, après la stimulation répétitive du pénis. Un réflexe nerveux entraîne d'abord la contraction des conduits déférents et des glandes annexes (vésicules séminales, prostate, glandes de Cowper), qui déversent leurs sécrétions (spermatozoïdes et liquide séminal) dans l'urètre. Les 2 à 5 millilitres de sperme ainsi accumulés sont ensuite projetés à l'extérieur du pénis par des contractions spasmodiques des muscles du périnée. L'éjaculation est suivie d'un arrêt rapide de l'érection.

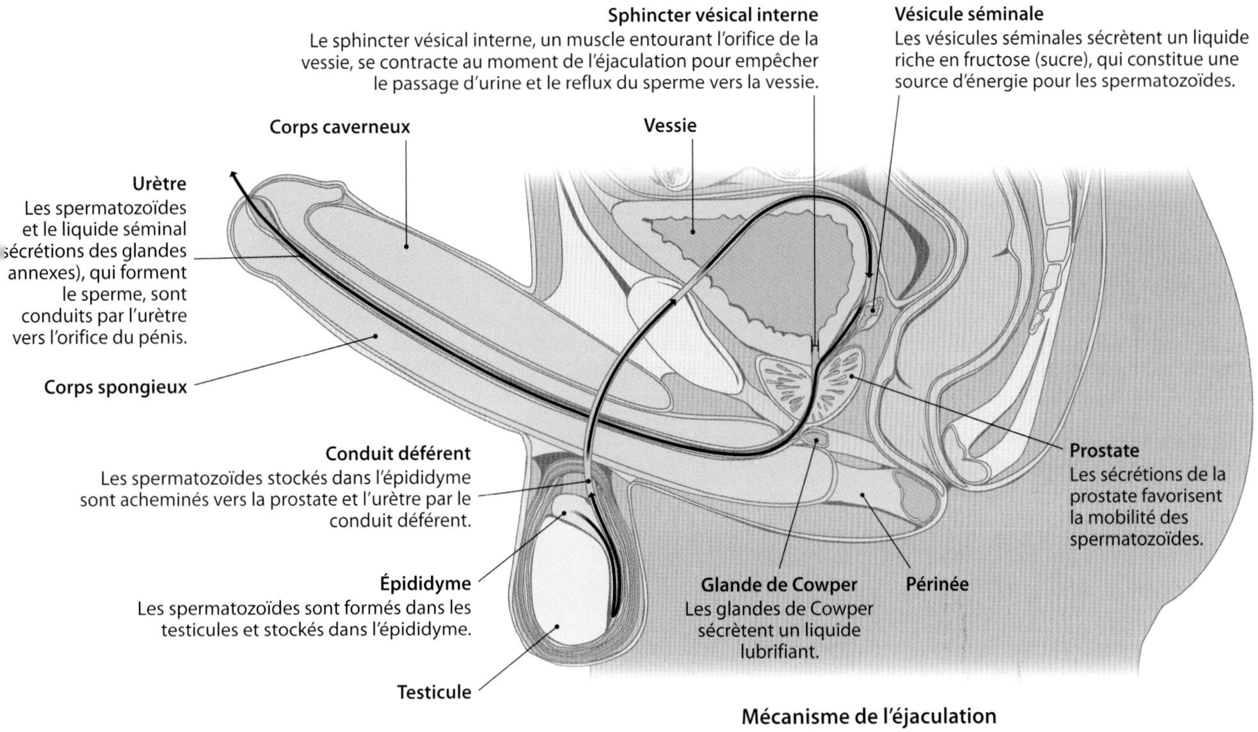
Sphincter vésical interne
Le sphincter vésical interne, un muscle entourant l'orifice de la vessie, se contracte au moment de l'éjaculation pour empêcher le passage d'urine et le reflux du sperme vers la vessie.
Vésicule séminale
Les vésicules séminales sécrètent un liquide riche en fructose (sucre), qui constitue une source d'énergie pour les spermatozoïdes.
Corps caverneux
Vessie
Urètre
Les spermatozoïdes et le liquide séminal (sécrétions des glandes annexes), qui forment le sperme, sont conduits par l'urètre vers l'orifice du pénis.
Corps spongieux
Conduit déférent
Les spermatozoïdes stockés dans l'épididyme sont acheminés vers la prostate et l'urètre par le conduit déférent.
Prostate
Les sécrétions de la prostate favorisent la mobilité des spermatozoïdes.
Épididyme
Les spermatozoïdes sont formés dans les testicules et stockés dans l'épididyme.
Glande de Cowper
Les glandes de Cowper sécrètent un liquide lubrifiant.
Périnée
Testicule

**Mécanisme de l'éjaculation**

# LA CONTRACEPTION

La contraception est l'utilisation d'une méthode destinée à empêcher une grossesse, ce qui permet de planifier une naissance et de réduire le nombre d'enfants non désirés. Les moyens de contraception peuvent être mécaniques (préservatif, stérilet, diaphragme), hormonaux (pilule contraceptive, timbre transdermique, anneau vaginal, implant sous-cutané) ou chirurgicaux (ligature des trompes, vasectomie). En cas de fécondation non voulue, une interruption volontaire de grossesse peut être envisagée dans de nombreux pays.

## LE **PRÉSERVATIF**

Le préservatif, ou condom, est utilisé comme moyen de contraception et comme protection contre les **infections** transmissibles sexuellement. Il s'agit d'un étui de latex ou de polyuréthane imperméable dont on recouvre le pénis en érection avant une relation sexuelle. Le préservatif est d'une grande efficacité lorsqu'il est manipulé soigneusement et lorsque sa date de péremption est respectée. Facile à acquérir et à utiliser, il n'occasionne pas d'effet secondaire, à l'exception de rares allergies au latex. Il modifie néanmoins les sensations tactiles des deux partenaires et sa mise en place nécessite une brève interruption de la relation.

*Les infections transmissibles sexuellement … page 444*

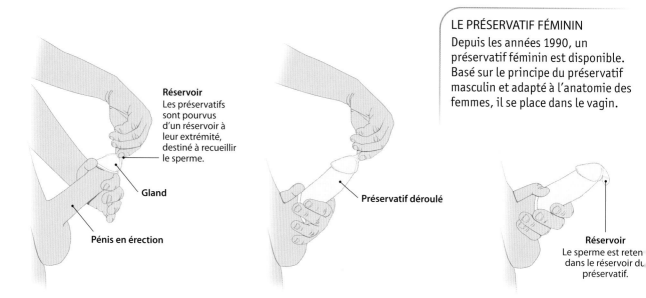

### LE PRÉSERVATIF FÉMININ

Depuis les années 1990, un préservatif féminin est disponible. Basé sur le principe du préservatif masculin et adapté à l'anatomie des femmes, il se place dans le vagin.

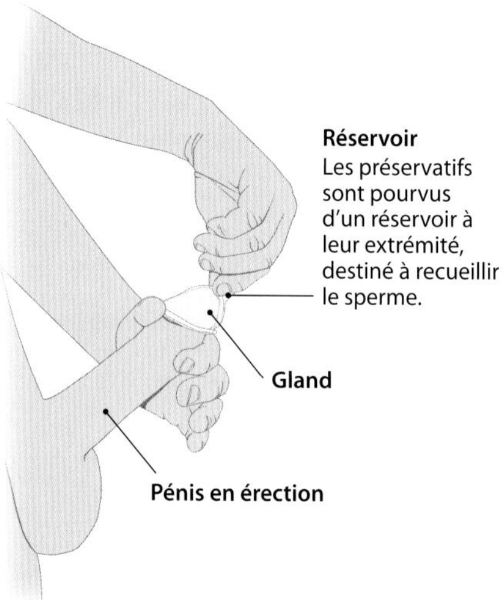
Réservoir
Les préservatifs sont pourvus d'un réservoir à leur extrémité, destiné à recueillir le sperme.
Gland
Pénis en érection

**1. Application**
L'emballage doit être ouvert sans utiliser d'instruments coupants, d'ongles ou de dents, afin de ne pas perforer le préservatif. Celui-ci est appliqué sur l'extrémité du pénis en érection (gland), en pinçant légèrement le réservoir afin d'en chasser l'air.

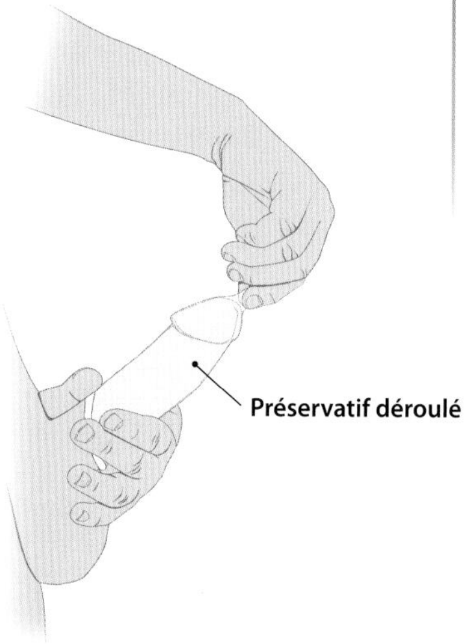
Préservatif déroulé

**2. Déroulement**
Le préservatif est déroulé jusqu'à la base du pénis en prenant soin de ne pas introduire d'air.

Réservoir
Le sperme est reten
dans le réservoir du
préservatif.

**3. Retrait**
Après l'éjaculation, l'homme doit se retirer rapidement, avant la perte de l'érection, tout en maintenant le préservatif à la base du pénis.

## LES **MÉTHODES** DE **CONTRACEPTION « NATURELLES »**

Le retrait du pénis avant l'éjaculation ou l'abstinence périodique, associée au suivi du cycle menstruel et de la période de fécondabilité de la femme (méthode des variations de température, méthode Ogino), sont des méthodes de contraception dites naturelles. Toutefois, leur efficacité est limitée et le taux d'échec reste élevé.

## LA PILULE CONTRACEPTIVE

La pilule contraceptive permet de contrôler le cycle menstruel à l'aide d'hormones sexuelles administrées oralement, sous forme de comprimés. Les pilules les plus utilisées et les plus efficaces contiennent un mélange d'œstrogènes et d'un dérivé de la progestérone, le progestatif. Elles bloquent l'ovulation, modifient la glaire cervicale (sécrétée au niveau du col de l'utérus) et empêchent la préparation de l'endomètre à la nidation. En cas de contre-indication liée aux œstrogènes, des pilules ne contenant que le progestatif (micropilules) peuvent être prescrites, mais elles sont moins efficaces. La pilule contraceptive nécessite une prescription et un suivi médical. Son utilisation peut entraîner des effets secondaires négatifs comme une fatigue, une prise de poids, des douleurs dans les seins, des migraines ou des nausées. La pilule peut aussi avoir des effets positifs : diminution des kystes fonctionnels de l'ovaire, de l'acné et des risques de cancer de l'ovaire.

*Le cycle menstruel ... page 423*
*La nidation ... page 459*

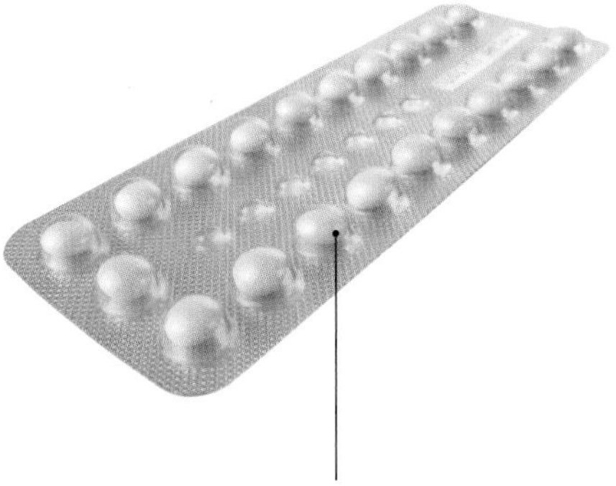

**Comprimé**
La pilule contraceptive la plus courante se présente sous la forme d'une plaque de 21 comprimés. Lorsque l'on commence à utiliser la méthode, le premier comprimé doit être avalé le premier jour des règles. Les comprimés suivants sont pris chaque jour, à heure fixe. Un arrêt de sept jours est ensuite observé pour permettre aux règles de se produire. Lorsque les plaques contiennent 28 comprimés, ils doivent être pris sans interruption.

## LE STÉRILET

Le stérilet est un dispositif amovible placé dans la cavité utérine dans un but contraceptif. Son contact avec la paroi de l'utérus crée une **inflammation** légère mais suffisante pour empêcher la nidation (implantation de l'œuf fécondé dans l'endomètre). La pose du stérilet est réalisée par un médecin en quelques minutes, après avoir vérifié l'absence de contre-indications. Sa mise en place doit être vérifiée régulièrement par la femme. Au début, le stérilet peut causer des spasmes de l'utérus, quelques saignements et des règles plus abondantes et plus longues. Il augmente par ailleurs le risque de grossesse extra-utérine et d'**infection** pelvienne.

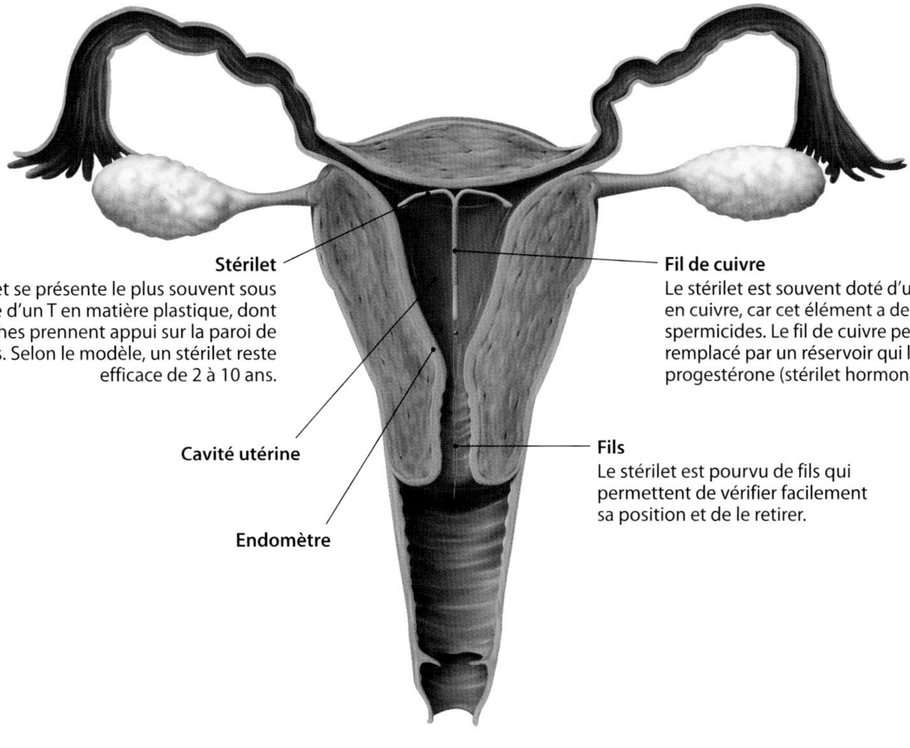

**Stérilet**
Le stérilet se présente le plus souvent sous la forme d'un T en matière plastique, dont les branches prennent appui sur la paroi de l'utérus. Selon le modèle, un stérilet reste efficace de 2 à 10 ans.

**Fil de cuivre**
Le stérilet est souvent doté d'une partie en cuivre, car cet élément a des effets spermicides. Le fil de cuivre peut être remplacé par un réservoir qui libère de la progestérone (stérilet hormonal).

**Cavité utérine**

**Fils**
Le stérilet est pourvu de fils qui permettent de vérifier facilement sa position et de le retirer.

**Endomètre**

## LA **STÉRILISATION**

La stérilisation est une méthode de contraception permanente, le plus souvent irréversible, réalisée par opération chirurgicale. Elle peut être pratiquée pour des raisons médicales, notamment lorsqu'une grossesse présenterait un risque vital, ou pour convenances personnelles. Dans ce cas, elle est généralement soumise à des règles et à des critères d'évaluation variables selon les pays : information sur les conséquences, respect d'un délai de réflexion, nombre d'enfants, âge, etc.

### LA VASECTOMIE

Les hommes peuvent avoir recours à la vasectomie, qui consiste à interrompre le passage des spermatozoïdes dans les conduits déférents, le plus souvent en sectionnant ces derniers. Après une opération chirurgicale sous **anesthésie** locale qui dure moins de 30 minutes, le patient retourne chez lui et mène une activité normale, même s'il peut ressentir une gêne pendant trois ou quatre jours. La vasectomie n'affecte ni l'érection, ni l'éjaculation. Elle n'est totalement efficace qu'après un délai de deux à trois mois, pendant lesquels le liquide éjaculé contient encore des spermatozoïdes. L'opération est réversible dans environ 25 % des cas.

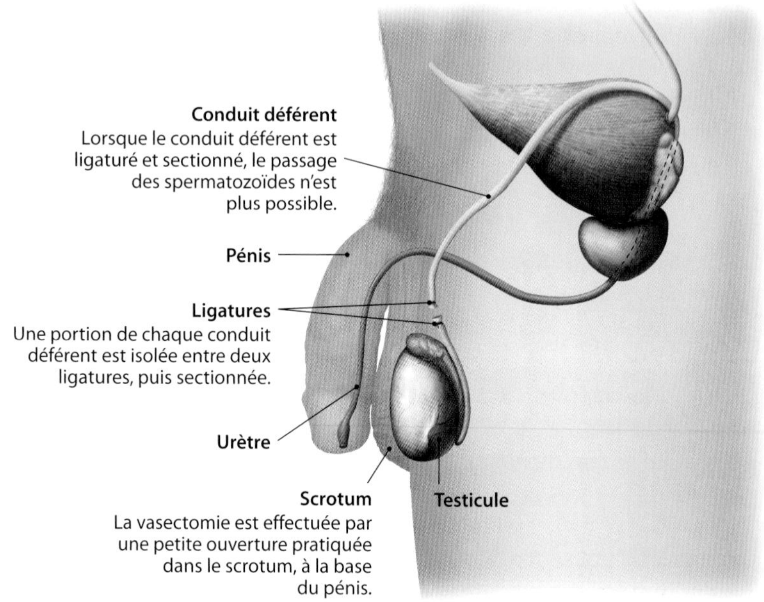
**Conduit déférent**
Lorsque le conduit déférent est ligaturé et sectionné, le passage des spermatozoïdes n'est plus possible.
**Pénis**
**Ligatures**
Une portion de chaque conduit déférent est isolée entre deux ligatures, puis sectionnée.
**Urètre**
**Scrotum**
La vasectomie est effectuée par une petite ouverture pratiquée dans le scrotum, à la base du pénis.
**Testicule**

**Vasectomie**

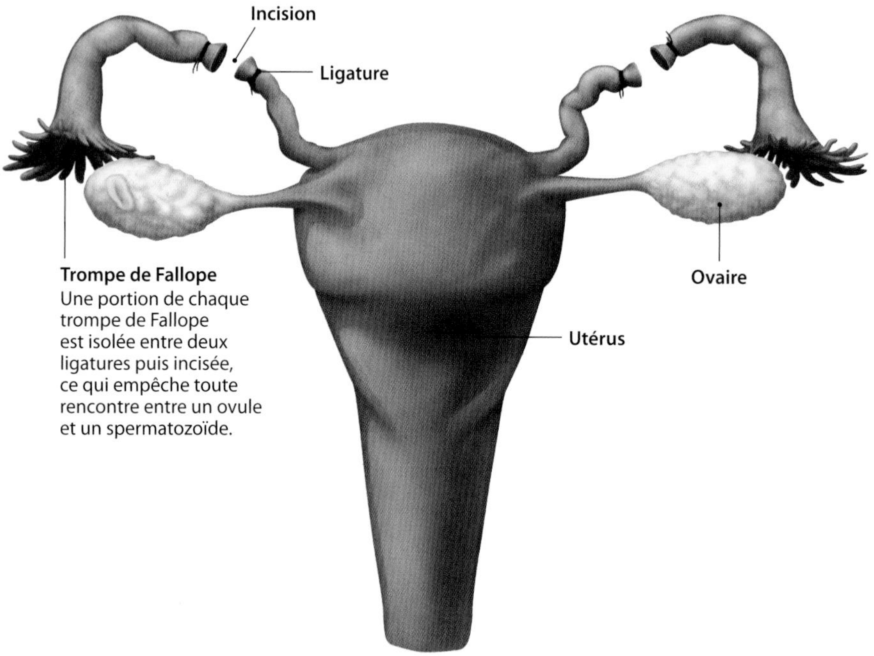
**Incision**
**Ligature**
**Trompe de Fallope**
Une portion de chaque trompe de Fallope est isolée entre deux ligatures puis incisée, ce qui empêche toute rencontre entre un ovule et un spermatozoïde.
**Ovaire**
**Utérus**

**Ligature des trompes de Fallope**

### LA LIGATURE DES TROMPES

Les femmes peuvent avoir recours à la ligature des trompes, qui vise à empêcher le passage des ovules dans les trompes de Fallope. Elle peut être réalisée en sectionnant les trompes ou en les fermant à l'aide d'agrafes. L'opération chirurgicale, qui nécessite une hospitalisation de tout au plus une journée, se fait dans la plupart des cas sous anesthésie générale en pratiquant une petite incision dans la paroi de l'abdomen. La ligature des trompes peut également se faire par les voies naturelles en déposant dans les trompes un dispositif qui entraîne leur obturation. La ligature des trompes est une méthode de contraception efficace qui ne modifie pas le cycle menstruel. Elle est généralement irréversible.

# L'INTERRUPTION VOLONTAIRE DE GROSSESSE



L'interruption volontaire de grossesse, ou avortement, est un arrêt de la gestation provoqué à la demande de la mère. Elle peut être réalisée par la prise de médicaments abortifs, qui arrêtent la nidation et provoquent les contractions utérines et l'expulsion naturelle, ou par une intervention chirurgicale qui requiert une journée d'hospitalisation. La principale méthode chirurgicale utilisée est l'aspiration endo-utérine, qui consiste à aspirer le contenu de l'utérus par le vagin. Elle peut également être réalisée après un avortement spontané. L'aspiration endo-utérine se fait sous **anesthésie** locale, régionale ou générale, après la dilatation du col de l'utérus. L'opération peut provoquer des saignements pendant quelques jours, mais elle occasionne rarement des complications. Dans les pays où l'interruption volontaire de grossesse est légale, son application est soumise à des conditions strictes définies par la loi : délai de réflexion, âge, circonstances, avancement de la grossesse, etc.

## L'AVORTEMENT THÉRAPEUTIQUE

Lorsque l'arrêt de la gestation est provoqué pour des raisons médicales, on parle d'avortement thérapeutique, ou interruption médicale de grossesse. Dans de nombreux pays, il peut avoir lieu durant toute la durée de la grossesse après accord parental et médical. L'avortement thérapeutique peut notamment être envisagé si la mère souffre d'une maladie grave : insuffisance cardiaque, rénale ou respiratoire, sida, cancer, etc. Il peut aussi être pratiqué lorsque les examens prénataux révèlent une grave anomalie chez le fœtus : trisomie, spina bifida, etc.

## LA PILULE DU LENDEMAIN

La pilule du lendemain n'est pas un médicament abortif, mais une méthode de contraception d'urgence utilisée en cas de risque de grossesse, après un rapport sexuel sans contraception ou lors de la rupture d'un préservatif, le décrochement d'un stérilet ou l'oubli d'une pilule contraceptive. La pilule du lendemain, qui empêche la fécondation ou la nidation de l'œuf, doit être prise le plus rapidement possible après le rapport sexuel. Elle peut provoquer des effets secondaires mineurs et de courte durée, tels que des nausées, des maux de tête et de ventre ou des petits saignements.

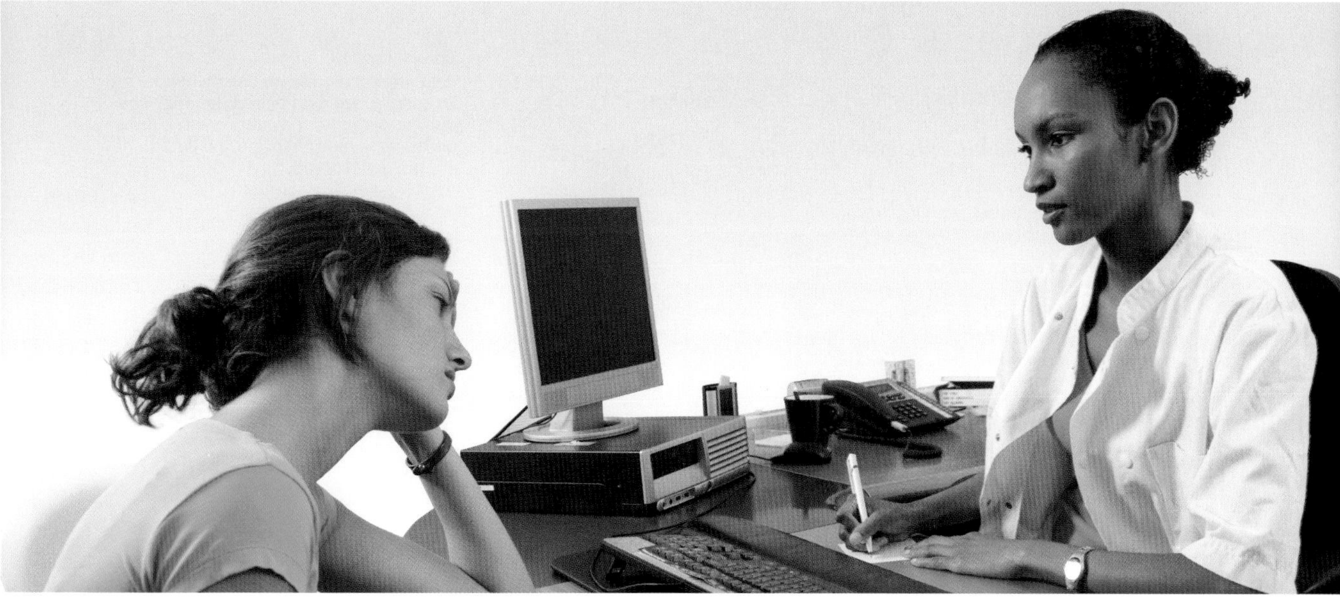

# LA FÉCONDATION

La fécondation est la fusion entre un ovule et un spermatozoïde. Elle se produit à la suite d'un coït dont le terme est marqué par l'éjaculation de l'homme dans le vagin de la femme, pendant sa période d'ovulation. La rencontre des cellules sexuelles mâle et femelle, si elle n'est pas empêchée volontairement par une contraception ou involontairement par une stérilité, se fait dans les trompes de Fallope. L'œuf fécondé migre ensuite jusqu'à l'utérus, où il s'implante dans l'endomètre lors de la nidation.

## LES **ÉTAPES** DE LA **FÉCONDATION**

Après avoir été déposés dans le fond du vagin lors de l'éjaculation, des millions de spermatozoïdes progressent dans l'utérus vers les trompes de Fallope. Seules quelques centaines d'entre eux parviennent à rejoindre l'ovule. La pénétration de l'un des spermatozoïdes dans l'ovule, ou fécondation, entraîne la fusion de leur noyau cellulaire respectif. L'ovule fécondé, appelé zygote, descend le long de la trompe de Fallope vers l'utérus. Il se divise progressivement en plusieurs cellules pour former un embryon, ou blastocyste, qui se fixe dans l'endomètre (nidation).

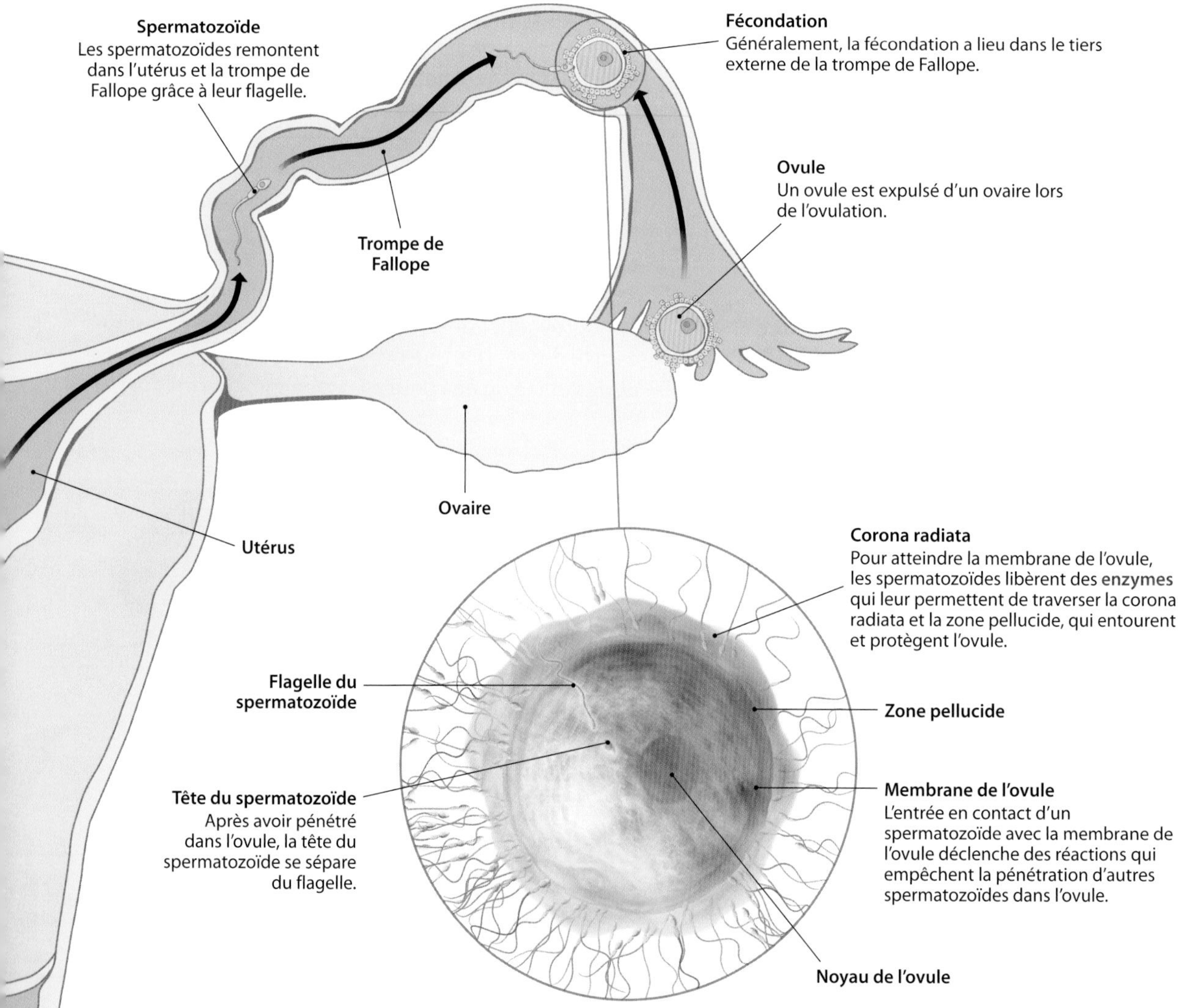

Spermatozoïde
Les spermatozoïdes remontent dans l'utérus et la trompe de Fallope grâce à leur flagelle.
Fécondation
Généralement, la fécondation a lieu dans le tiers externe de la trompe de Fallope.
Ovule
Un ovule est expulsé d'un ovaire lors de l'ovulation.
Trompe de Fallope
Ovaire
Utérus
Corona radiata
Pour atteindre la membrane de l'ovule, les spermatozoïdes libèrent des enzymes qui leur permettent de traverser la corona radiata et la zone pellucide, qui entourent et protègent l'ovule.
Flagelle du spermatozoïde
Zone pellucide
Tête du spermatozoïde
Après avoir pénétré dans l'ovule, la tête du spermatozoïde se sépare du flagelle.
Membrane de l'ovule
L'entrée en contact d'un spermatozoïde avec la membrane de l'ovule déclenche des réactions qui empêchent la pénétration d'autres spermatozoïdes dans l'ovule.
Noyau de l'ovule


Fécondation

## LA NIDATION

La nidation est l'implantation d'un œuf fécondé dans l'endomètre, six ou sept jours après la fécondation. Les cellules de sa couche externe (trophoblaste) se multiplient et érodent l'endomètre, ce qui permet au blastocyste de s'y ancrer. L'implantation dure environ une semaine.

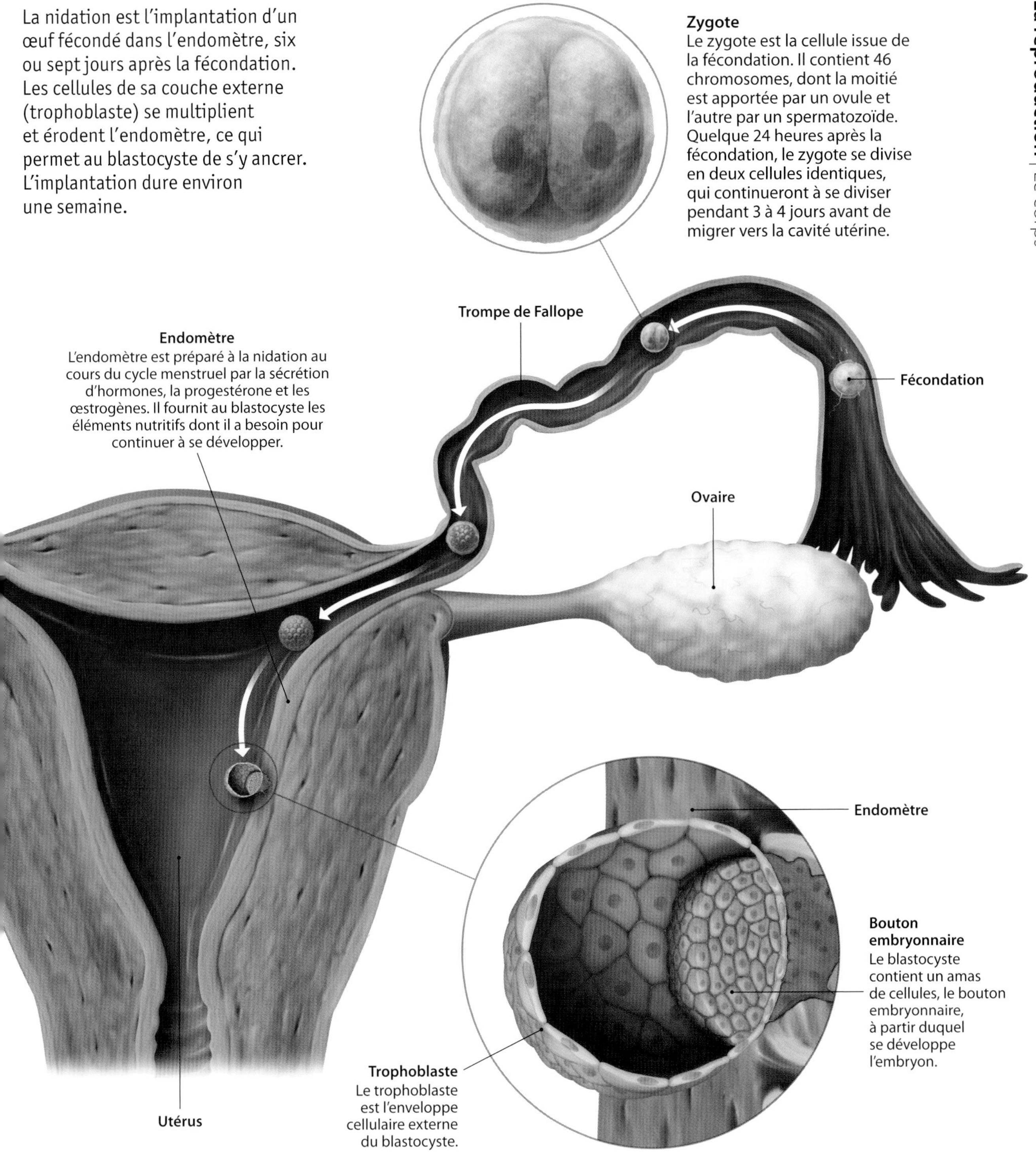
**Zygote**
Le zygote est la cellule issue de la fécondation. Il contient 46 chromosomes, dont la moitié est apportée par un ovule et l'autre par un spermatozoïde. Quelque 24 heures après la fécondation, le zygote se divise en deux cellules identiques, qui continueront à se diviser pendant 3 à 4 jours avant de migrer vers la cavité utérine.
Trompe de Fallope
**Endomètre**
L'endomètre est préparé à la nidation au cours du cycle menstruel par la sécrétion d'hormones, la progestérone et les œstrogènes. Il fournit au blastocyste les éléments nutritifs dont il a besoin pour continuer à se développer.
Fécondation
Ovaire
Endomètre
**Bouton embryonnaire**
Le blastocyste contient un amas de cellules, le bouton embryonnaire, à partir duquel se développe l'embryon.
**Trophoblaste**
Le trophoblaste est l'enveloppe cellulaire externe du blastocyste.
Utérus

**Blastocyste**
Un blastocyste est un embryon âgé de cinq à sept jours, après la fécondation. Il est constitué d'une cavité centrale et de deux types de cellules distincts, le trophoblaste et le bouton embryonnaire.

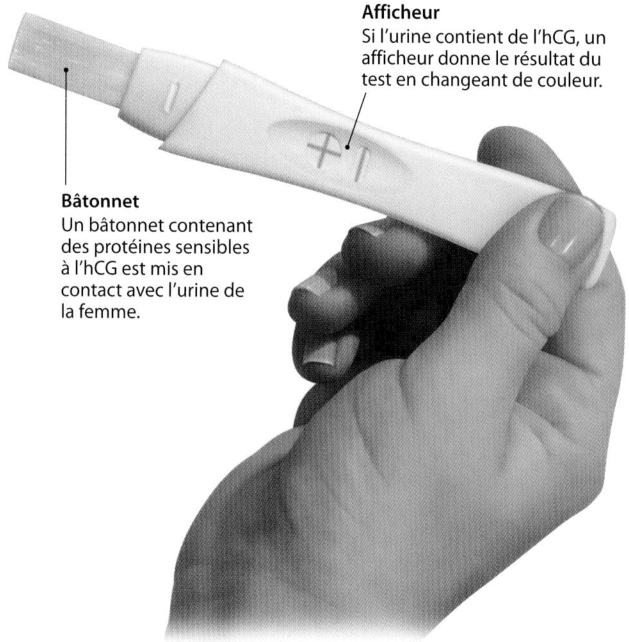
Afficheur
Si l'urine contient de l'hCG, un afficheur donne le résultat du test en changeant de couleur.
Bâtonnet
Un bâtonnet contenant des protéines sensibles à l'hCG est mis en contact avec l'urine de la femme.

## LE **TEST** DE **GROSSESSE**

Un test de grossesse est un examen qui permet de déterminer si une femme est enceinte ou non. Il est basé sur la détection d'une hormone, l'hormone chorionique gonadotrope humaine (hCG), dans l'urine ou le sang. Une semaine après la fécondation, des cellules du blastocyste commencent à sécréter de l'hCG, qui prolonge la production d'hormones femelles (progestérone, œstrogènes) et qui empêche le déclenchement des règles pendant le temps nécessaire au blastocyste pour se fixer dans l'endomètre. La quantité d'hCG augmente jusqu'au deuxième mois de grossesse avant de baisser subitement. Les tests d'urine peuvent être réalisés facilement par la femme elle-même, alors que les analyses sanguines doivent être pratiquées en laboratoire.

## LA **DÉTERMINATION** DU **SEXE**

Les cellules sexuelles (ovules et spermatozoïdes) sont haploïdes, c'est-à-dire qu'elles contiennent 23 chromosomes, dont un seul participant à la détermination du sexe de l'enfant à naître, le chromosome sexuel. Lors de la fécondation, un ovule et un spermatozoïde fusionnent pour former une cellule diploïde, le zygote. Ce dernier contient donc 46 chromosomes, dont deux chromosomes sexuels. Chaque enfant du couple hérite de l'un des deux chromosomes X de sa mère, ainsi que du chromosome X ou du chromosome Y de son père.

*L'ADN et les gènes ... page 48*

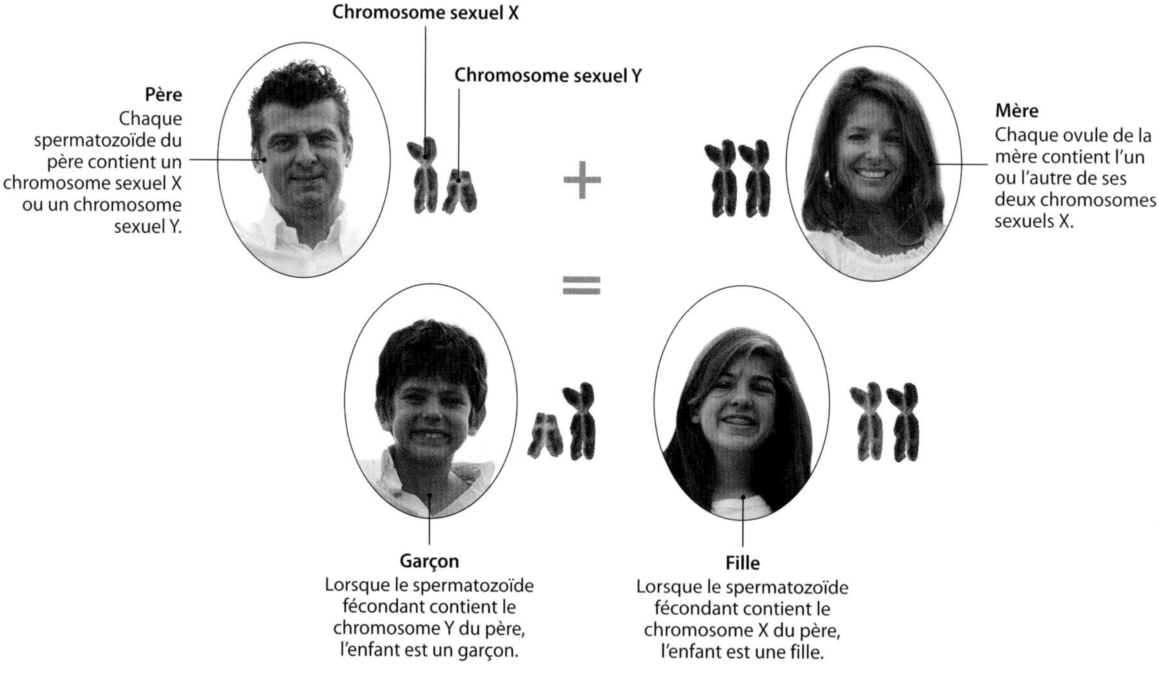
Chromosome sexuel X
Chromosome sexuel Y
Père
Chaque spermatozoïde du père contient un chromosome sexuel X ou un chromosome sexuel Y.
+
Mère
Chaque ovule de la mère contient l'un ou l'autre de ses deux chromosomes sexuels X.
=
Garçon
Lorsque le spermatozoïde fécondant contient le chromosome Y du père, l'enfant est un garçon.
Fille
Lorsque le spermatozoïde fécondant contient le chromosome X du père, l'enfant est une fille.

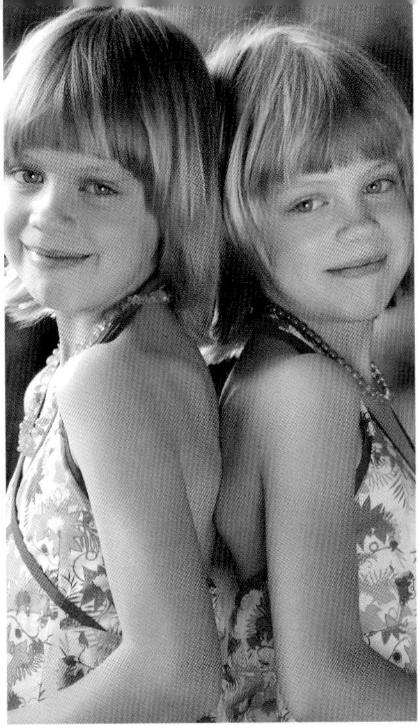

# LES GROSSESSES MULTIPLES

Lorsque plusieurs fœtus se développent simultanément dans l'utérus, on parle de grossesse multiple, ou grossesse plurifœtale. Le cas le plus fréquent est la présence de deux fœtus, des jumeaux, mais il arrive parfois que les fœtus soient plus nombreux (triplés, quadruplés, etc.). Il existe deux types de grossesses multiples, dues à deux processus très différents. Les jumeaux monozygotes sont issus d'un seul ovule alors que les jumeaux dizygotes proviennent de deux ovules distincts. Les grossesses multiples doivent être surveillées étroitement et s'achèvent souvent par un accouchement prématuré.

*La formation des ovules ... page 422*

## LES **JUMEAUX MONOZYGOTES**

Des jumeaux monozygotes, ou « vrais jumeaux », sont deux personnes nées à partir d'un même ovule fécondé (zygote), qui s'est divisé en deux. Cette division survient pour des raisons encore inconnues, dans les 14 premiers jours après la fécondation. Si elle a lieu tôt, les embryons possèdent des placentas séparés, mais il arrive souvent qu'ils partagent le même placenta. Les jumeaux monozygotes sont de même sexe, possèdent le même patrimoine génétique et se ressemblent beaucoup.

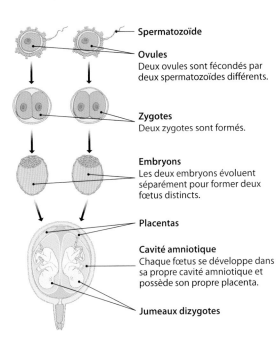

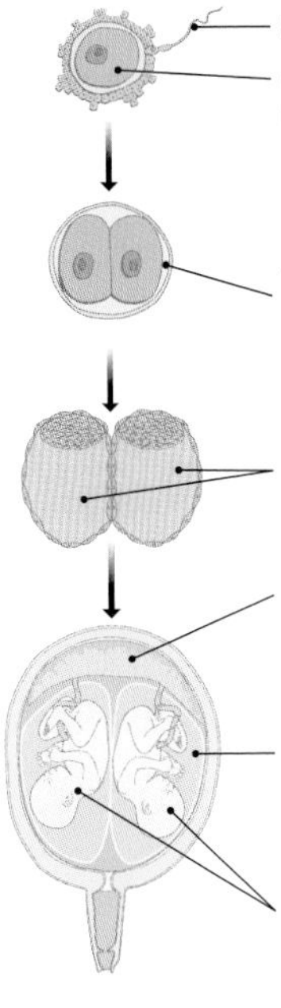
**Spermatozoïde**
**Ovule**
Un seul ovule est fécondé par un seul spermatozoïde.
**Zygote**
Le zygote issu de la fécondation peut se scinder en deux avant la nidation.
**Embryons**
La division du zygote entraîne le développement de deux embryons identiques.
**Placenta**
**Cavité amniotique**
Le plus souvent, chaque jumeau monozygote possède sa propre cavité amniotique, mais tous deux partagent le même placenta. Il arrive parfois qu'ils partagent aussi la même cavité amniotique.
**Jumeaux monozygotes**

## LES **JUMEAUX DIZYGOTES**

Des jumeaux dizygotes, ou « faux jumeaux », sont deux personnes issues de la même grossesse, mais qui se sont développées à partir de deux ovules distincts. Les ovules fécondés par des spermatozoïdes différents produisent deux zygotes qui évoluent séparément. Les jumeaux dizygotes peuvent être de sexe opposé et possèdent leur propre patrimoine **génétique**. La fréquence de ce type de grossesse augmente en raison des traitements de la stérilité comme l'insémination artificielle. Elle est aussi plus élevée dans certains groupes ethniques et chez les femmes de plus de 30 ans.

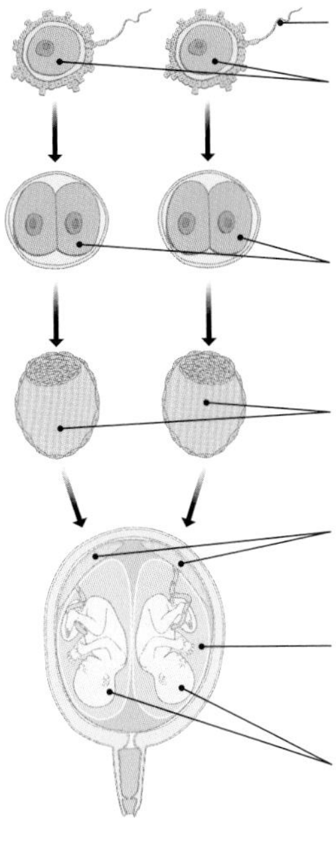
**Spermatozoïde**
**Ovules**
Deux ovules sont fécondés par deux spermatozoïdes différents.
**Zygotes**
Deux zygotes sont formés.
**Embryons**
Les deux embryons évoluent séparément pour former deux fœtus distincts.
**Placentas**
**Cavité amniotique**
Chaque fœtus se développe dans sa propre cavité amniotique et possède son propre placenta.
**Jumeaux dizygotes**

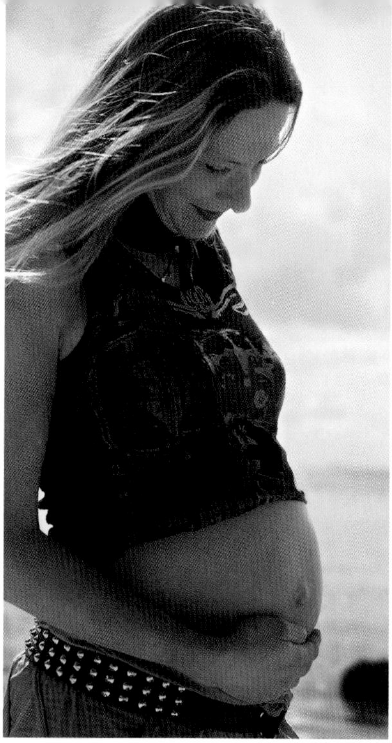

# LA GROSSESSE

La grossesse est l'ensemble des phénomènes physiologiques qui surviennent chez une femme enceinte, entre la fécondation et l'accouchement. Elle dure normalement de 40 à 42 semaines à partir des dernières règles. Après la fécondation, l'œuf se divise pour former un embryon, qui s'implante dans la paroi de l'utérus et se transforme progressivement en fœtus. Pendant la grossesse, la femme subit de nombreuses transformations physiques, lesquelles entraînent souvent des troubles bénins. Dans certains cas, la grossesse ne peut être menée à son terme et s'achève par une naissance prématurée ou une fausse couche. Dans les pays industrialisés, les femmes enceintes bénéficient d'examens prénataux qui permettent de détecter d'éventuelles complications.

## L'EMBRYON

De la fécondation à la huitième semaine de grossesse, l'être humain en développement dans l'utérus est appelé embryon. Celui-ci se développe à partir d'un œuf fécondé (blastocyste), implanté dans l'endomètre. Certains tissus du blastocyste évoluent pour constituer le placenta, le cordon ombilical et le sac amniotique. D'autres sont à l'origine des différents organes. Dès la fin de la troisième semaine, l'embryon possède une ébauche de système nerveux. Son cœur commence à battre et la circulation sanguine se met en place, tandis qu'une ébauche de son système digestif et de son système urinaire apparaît. Par la suite, les organes se développent et le squelette s'ossifie. Au bout de huit semaines, l'embryon présente un aspect humain et ses membres sont bien définis : il devient un fœtus.

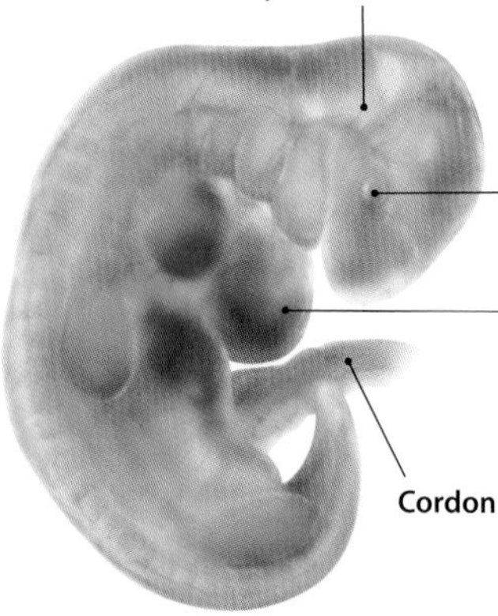
Ébauche du système nerveux
Cristallin
Bourgeon de membre
Cordon ombilical

**Embryon de quatre semaines**
Un embryon de quatre semaines est courbé en forme de C et mesure environ 5 mm. Il possède des bourgeons de membres et ses cristallins commencent à se former.
*L'œil ... page 190*

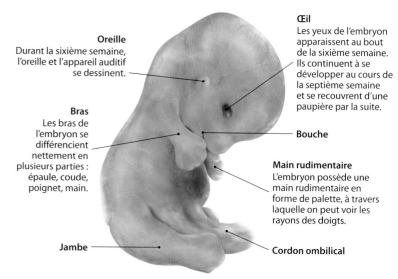

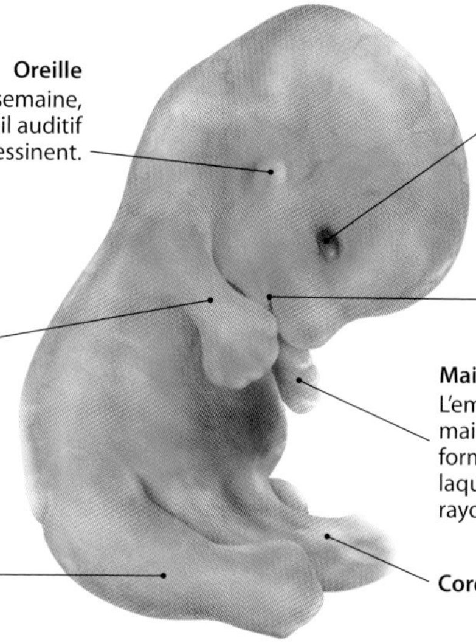
Oreille
Durant la sixième semaine, l'oreille et l'appareil auditif se dessinent.
Œil
Les yeux de l'embryon apparaissent au bout de la sixième semaine. Ils continuent à se développer au cours de la septième semaine et se recouvrent d'une paupière par la suite.
Bras
Les bras de l'embryon se différencient nettement en plusieurs parties : épaule, coude, poignet, main.
Bouche
Main rudimentaire
L'embryon possède une main rudimentaire en forme de palette, à travers laquelle on peut voir les rayons des doigts.
Jambe
Cordon ombilical

**Embryon de six semaines**
Un embryon de six semaines mesure près de 13 mm et pèse environ 1,5 g. Ses membres sont bien différenciés et son visage commence à avoir une apparence humaine.

## LE **FŒTUS**

Entre la huitième semaine de la grossesse et la naissance, l'être humain en développement dans l'utérus est appelé fœtus. Celui-ci grandit beaucoup, surtout au second trimestre, passant de 8 à 50 cm environ. Il se redresse et ses traits s'affinent, tandis que son poids passe de près de 8 g à 3,2 kg. Dès la 12e semaine, ses reins fonctionnent et il commence à uriner dans le liquide amniotique. Son système cardiovasculaire se développe jusqu'à trois mois et son système digestif jusqu'à sept mois. Le fœtus a conscience des stimulus tactiles dès le quatrième mois et commence à percevoir les sons du monde extérieur au septième mois. À la naissance, le squelette est formé, mais les os sont encore partiellement cartilagineux. Les os ainsi que plusieurs autres organes, comme le cerveau, le cervelet et les organes génitaux, poursuivent leur maturation après la naissance.

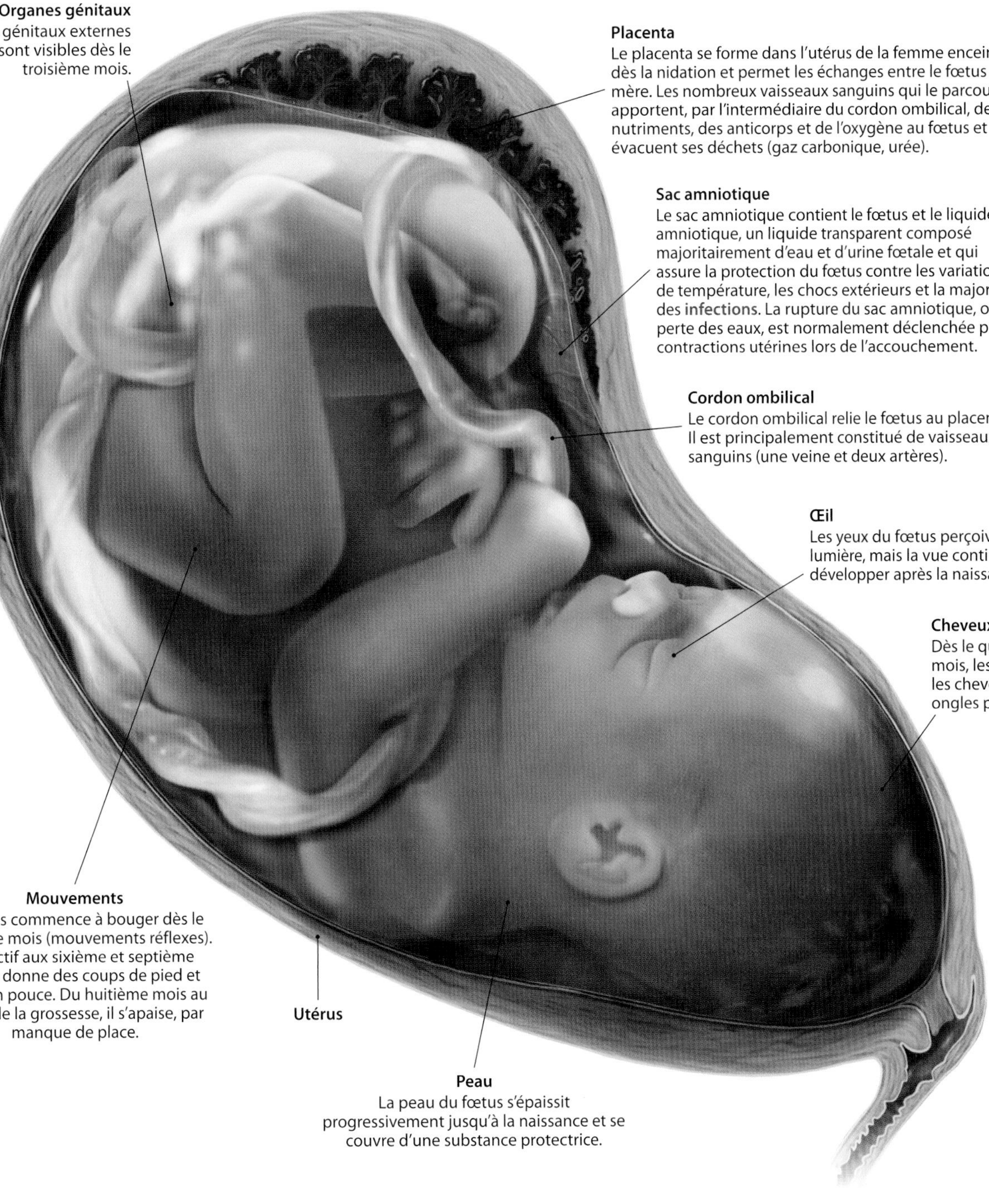
**Organes génitaux**
…s organes génitaux externes du fœtus sont visibles dès le troisième mois.
**Placenta**
Le placenta se forme dans l'utérus de la femme enceinte dès la nidation et permet les échanges entre le fœtus et la mère. Les nombreux vaisseaux sanguins qui le parcourent apportent, par l'intermédiaire du cordon ombilical, des nutriments, des anticorps et de l'oxygène au fœtus et évacuent ses déchets (gaz carbonique, urée).
**Sac amniotique**
Le sac amniotique contient le fœtus et le liquide amniotique, un liquide transparent composé majoritairement d'eau et d'urine fœtale et qui assure la protection du fœtus contre les variations de température, les chocs extérieurs et la majorité des **infections**. La rupture du sac amniotique, ou perte des eaux, est normalement déclenchée par les contractions utérines lors de l'accouchement.
**Cordon ombilical**
Le cordon ombilical relie le fœtus au placenta. Il est principalement constitué de vaisseaux sanguins (une veine et deux artères).
**Œil**
Les yeux du fœtus perçoivent la lumière, mais la vue continue à se développer après la naissance.
**Cheveux**
Dès le quatrième mois, les poils, les cheveux et les ongles poussent.
**Mouvements**
Le fœtus commence à bouger dès le troisième mois (mouvements réflexes). Très actif aux sixième et septième mois, il donne des coups de pied et suce son pouce. Du huitième mois au terme de la grossesse, il s'apaise, par manque de place.
**Utérus**
**Peau**
La peau du fœtus s'épaissit progressivement jusqu'à la naissance et se couvre d'une substance protectrice.

## LA **FEMME ENCEINTE**

Au cours de la grossesse, la femme enceinte subit de nombreuses transformations physiologiques et souffre fréquemment de troubles bénins. Elle prend du poids (en moyenne 12,5 kg au terme), son abdomen et son utérus se distendent au fur et à mesure que le fœtus grandit, et ses seins grossissent. Ces modifications morphologiques entraînent parfois des douleurs dans les seins, l'aine, le pubis et le dos, ainsi qu'un essoufflement. Il est fréquent que la femme enceinte souffre d'**anémie**, ce qui cause un état de faiblesse général (fatigue, somnolence, malaises), surtout marqué au premier trimestre. Elle devient plus sensible aux **infections**, notamment aux infections de l'appareil urinaire (cystite), et son système digestif est perturbé : nausées, vomissements, constipation. Les troubles circulatoires tels que les varices, les hémorroïdes et les **œdèmes** (enflures) sont également fréquents, car la masse sanguine augmente et le rythme cardiaque s'accélère. On observe aussi des pertes vaginales et des démangeaisons, ainsi qu'une salivation et une transpiration plus importantes. À ces troubles physiologiques s'ajoutent parfois des troubles psychologiques, plus ou moins prononcés : nervosité, irritabilité, émotivité, insomnies, envies et dégoûts alimentaires.

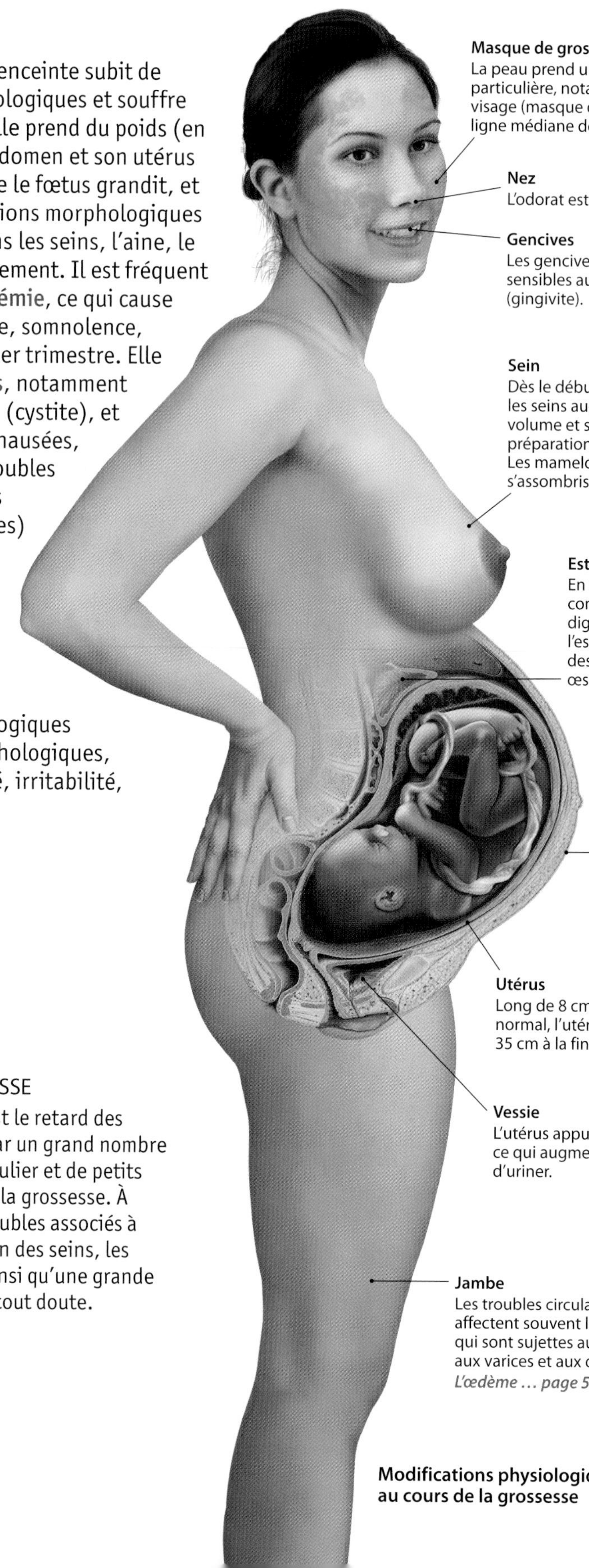
**Masque de grossesse**
La peau prend une pigmentation particulière, notamment au niveau du visage (masque de grossesse) et de la ligne médiane de l'abdomen.
**Nez**
L'odorat est plus développé.
**Gencives**
Les gencives sont plus sensibles aux **inflammations** (gingivite).
**Sein**
Dès le début de la grossesse, les seins augmentent de volume et s'alourdissent en préparation de la lactation. Les mamelons gonflent et s'assombrissent.
**Estomac**
En se dilatant, l'utérus compresse les organes digestifs et fait remonter l'estomac, ce qui cause des reflux gastro-œsophagiens fréquents.
**Peau**
L'étirement de la peau entraîne parfois une altération des fibres élastiques qui se traduit par des vergetures, notamment sur les seins, les fesses et l'abdomen.
**Utérus**
Long de 8 cm en temps normal, l'utérus atteint près de 35 cm à la fin de la grossesse.
**Vessie**
L'utérus appuie sur la vessie, ce qui augmente le besoin d'uriner.
**Jambe**
Les troubles circulatoires affectent souvent les jambes, qui sont sujettes aux crampes, aux varices et aux œdèmes.
*L'œdème ... page 53*

**Modifications physiologiques au cours de la grossesse**

### LES PREMIERS SIGNES D'UNE GROSSESSE

Le signe de grossesse le plus probant est le retard des règles, mais il n'est pas systématique car un grand nombre de femmes ont un cycle menstruel irrégulier et de petits saignements peuvent survenir pendant la grossesse. À cela peuvent s'ajouter les nombreux troubles associés à la grossesse, notamment la modification des seins, les troubles psychologiques et digestifs, ainsi qu'une grande fatigue. Un test de grossesse dissipera tout doute.

## DES ASTUCES POUR LIMITER LES NAUSÉES

Au cours du premier trimestre de grossesse, les nausées sont fréquentes chez la femme enceinte. Voici quelques recommandations qui vous aideront à les atténuer :

- Mangez dès le réveil, si possible avant de vous lever, et ne faites pas trop d'efforts le matin ;
- Mangez moins et plus souvent : trois repas et deux collations par jour ;
- Évitez de boire pendant les repas ;
- Mangez ce dont vous avez envie, mais évitez les aliments au goût prononcé, ainsi que les odeurs fortes ;
- Humez l'odeur d'un citron coupé ou mangez-en un morceau ;
- Respirez de l'air frais.

*Une grossesse et un enfant en santé ... page 466*

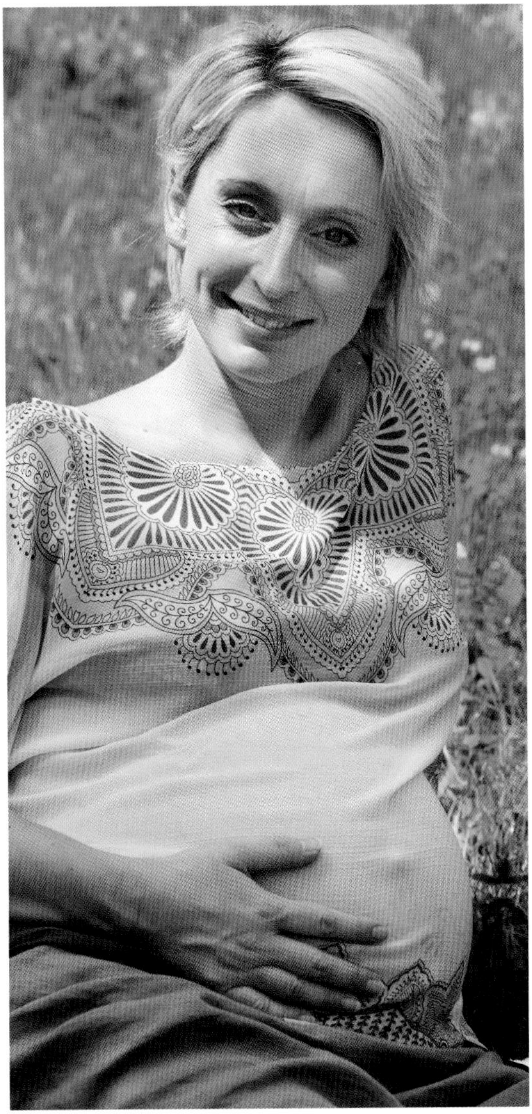

## LA **GROSSESSE TARDIVE**

La fertilité d'une femme diminue significativement à partir de 35 ans et décline progressivement jusqu'à la ménopause (entre 45 et 55 ans). Avoir un enfant après 35, voire 40 ans est tout à fait possible, mais la grossesse comporte plus de risques : diabète gestationnel, hypertension gravidique, fibromes, pré-éclampsie, etc. Après 35 ans, une femme enceinte est plus fatiguée et est aussi plus exposée aux avortements spontanés ainsi qu'à un accouchement prématuré ou par césarienne. Avec l'âge qui avance, les risques de malformation du fœtus augmentent peu, mais les cas de trisomie 21 se multiplient (un dépistage prénatal permet de les déceler). Malgré tout, les grossesses tardives ont de bonnes chances de bien se dérouler si la mère est en bonne santé et si elle fait l'objet d'un suivi médical régulier.

*Le diabète gestationnel ... page 229*
*La ménopause ... page 426*

## LA DURÉE DE LA GROSSESSE

À partir de la fécondation, dont la date est déterminée lors de la première **échographie**, la durée moyenne d'une grossesse est de 38 à 40 semaines. La date de début des dernières règles est également souvent utilisée comme date de référence, la moyenne étant alors de 40 à 42 semaines d'**aménorrhée**. Ces deux méthodes de calcul sont valables, l'important est de savoir laquelle est utilisée dans une documentation ou lors d'une consultation. Pour évaluer facilement la date approximative d'une naissance, on peut soustraire trois mois à la date de début des dernières règles, puis ajouter une semaine.

## UNE GROSSESSE ET UN ENFANT EN SANTÉ

Au cours de la grossesse, il est important d'observer quelques règles au quotidien afin de prévenir certains troubles, parfois graves, comme l'avortement spontané et l'apparition de maladies **congénitales** chez l'enfant.

### ■ NE CONSOMMEZ PAS DE PRODUITS NOCIFS ET NE VOUS EXPOSEZ PAS À DES SUBSTANCES DANGEREUSES

Le tabac, l'alcool et les drogues peuvent perturber le développement du fœtus et provoquer certaines maladies, des malformations physiques ou un retard mental. Leur consommation augmente également le risque d'accouchement prématuré et de mort subite du nourrisson. De même, les produits toxiques tels que les peintures et certains détergents sont à éviter dès les premières tentatives de grossesse.

*Le syndrome d'alcoolisation fœtale ... page 479*

### ■ ÉVITEZ LES LONGS DÉPLACEMENTS

Au cours des longs déplacements en voiture, arrêtez-vous toutes les heures pour marcher un peu. Au-delà de 300 km de distance, préférez le train. Lors d'un trajet en avion, bougez, marchez et hydratez-vous afin de prévenir la phlébite ou l'embolie. Évitez les longs trajets et les parcours en avion à la fin de la grossesse.

### ■ REPOSEZ-VOUS

La grossesse, et en particulier les premier et troisième trimestres, occasionnent souvent de la fatigue. Prenez le temps de vous reposer lorsque vous en ressentez le besoin. Évitez le stress, le surmenage, l'activité physique trop intense et le transport de charges lourdes, surtout en fin de grossesse.

*Le contrôle du stress ... page 28*

### ■ FAITES DE L'EXERCICE, MAIS ÉVITEZ LES SPORTS INTENSIFS OU VIOLENTS

La pratique d'un sport modéré, comme la marche, la natation ou le yoga, est recommandée pendant la grossesse. Le yoga prépare notamment à supporter les douleurs de l'accouchement. Évitez les sports qui provoquent des secousses (équitation, tennis, etc.) ou des coups (sports de combat, sports collectifs, etc.) ainsi que les sports extrêmes (alpinisme, plongée, etc.).

### ■ SURVEILLEZ LES SIGNES ANORMAUX

Si des signes d'un avortement spontané apparaissent (saignements, contractions utérines, etc.), cessez toute activité et consultez rapidement un médecin.

*L'avortement spontané ... page 476*

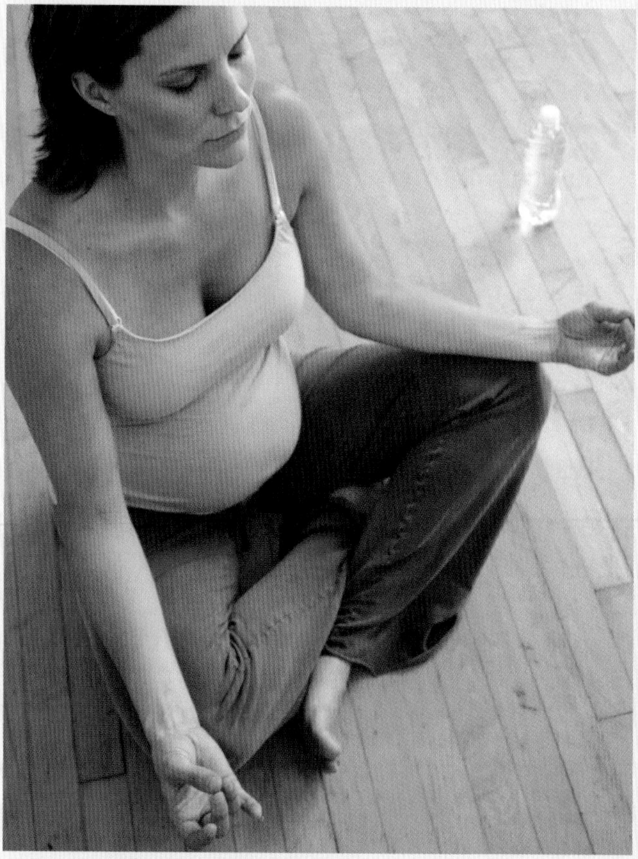

### ■ ÉVITEZ LA CHALEUR EXCESSIVE

Une trop forte augmentation de la température corporelle de la mère peut provoquer des malaises et être dangereuse pour le fœtus. Évitez notamment les bains très chauds (température supérieure à 38 °C), les baignades en spas et l'activité physique à la chaleur.

### ■ MAINTENEZ UNE BONNE HYGIÈNE

Une bonne hygiène permet d'éviter les **infections** qui pourraient nuire au fœtus. Nettoyez-vous régulièrement les mains. Lavez les légumes et les fruits que vous consommez et évitez le contact avec les excréments de chat afin de minimiser les risques de contracter la toxoplasmose.

*La toxoplasmose ... page 478*

## UNE GROSSESSE ET UN ENFANT EN SANTÉ

### ADOPTEZ UNE ALIMENTATION ÉQUILIBRÉE

Les carences alimentaires peuvent être à l'origine de malformations fœtales et d'un avortement spontané. Prenez trois repas principaux, le petit-déjeuner étant très important, et une ou deux collations par jour. Mangez de façon variée et équilibrée, et suivez votre appétit sans abuser des produits gras ou sucrés. Pour être bien hydratée, buvez au moins un litre et demi de liquide par jour : eau, tisane, lait, jus de fruits. La consommation régulière de poisson est aussi conseillée.

*La nutrition ... page 11*

### ÉVITEZ CERTAINS ALIMENTS

Certains aliments peuvent présenter un danger pour le fœtus, en particulier dans les premières semaines de son développement. C'est le cas des produits laitiers crus, des viandes et des poissons crus ou mal cuits, des charcuteries non séchées et des pâtés, qui peuvent provoquer des maladies comme la listériose et la toxoplasmose. Évitez ces aliments ou faites-les cuire convenablement et lavez les fruits et les légumes crus avant de les consommer. Limitez votre consommation d'édulcorants (comme l'aspartame), de produits riches en caféine (café, thé, sodas, etc.) et de poissons prédateurs comme le thon, l'espadon et la daurade, qui contiennent souvent une forte quantité de mercure.

*La listériose ... page 302*

### SURVEILLEZ LA QUALITÉ DE L'EAU

Consommer de l'eau de ville est généralement sans danger, mais il est préférable de ne pas la conserver plus d'une journée dans un pichet. L'eau d'un puits doit être analysée régulièrement. N'utilisez pas d'eau non traitée, que ce soit pour boire, vous brosser les dents, laver la vaisselle ou rincer les fruits et les légumes. Évitez de boire de l'eau chaude du robinet et laissez l'eau couler un peu après une longue période sans utilisation (le matin, après un voyage).

### PRENEZ DES COMPLÉMENTS ALIMENTAIRES

Les besoins énergétiques de la femme augmentent pendant la grossesse et une alimentation équilibrée peut suffire à les combler. Mais il est parfois recommandé de prendre des compléments afin d'augmenter les apports en fer, en iode, en calcium, en vitamine D et en vitamine B9 (acide folique). On retrouve l'acide folique dans des aliments comme les légumes feuillus (laitue, épinards, oseille, chou), les noix et les œufs, mais le taux quotidien recommandé de 0,4 mg étant difficile à atteindre, prenez de l'acide folique en compléments, idéalement au moins trois mois avant le début de la grossesse et jusqu'à la fin du premier trimestre.

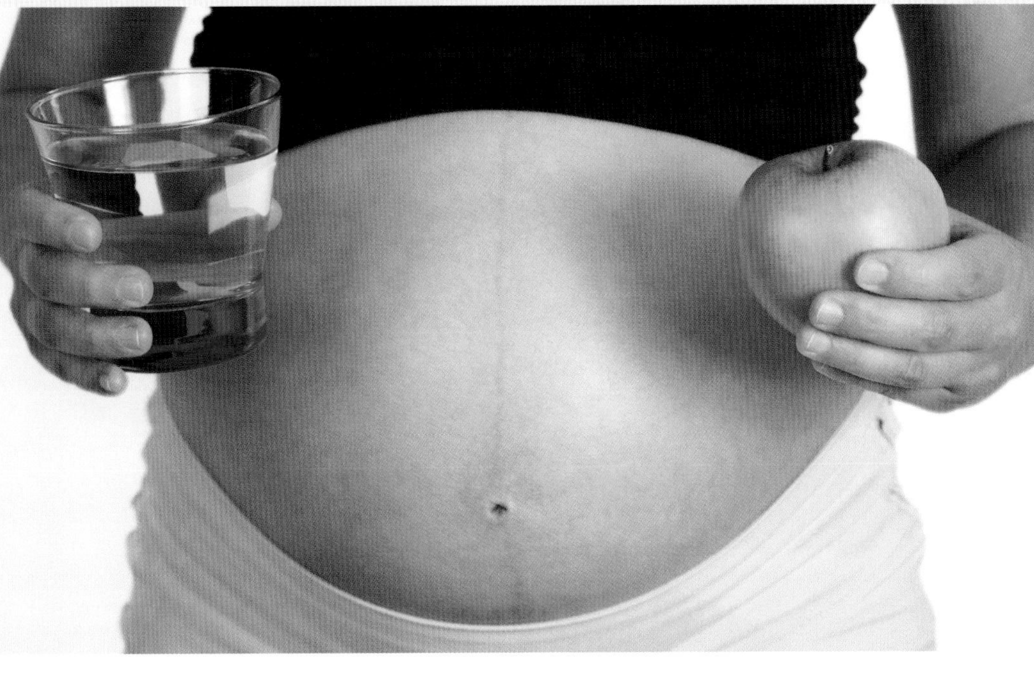

# LES EXAMENS PRÉNATAUX

Les examens prénataux sont des examens médicaux destinés à surveiller l'évolution de la grossesse. Surtout effectués dans les pays industrialisés, ils permettent de suivre le développement du fœtus et de détecter d'éventuelles maladies ou anomalies. La femme enceinte est pesée et examinée régulièrement. Elle subit plusieurs analyses d'urine et de sang afin de détecter toute **infection** ou maladie dangereuse pour sa santé ou celle du fœtus : diabète gestationnel, rubéole, toxoplasmose, syphilis, etc. Les analyses sanguines permettent également de détecter une éventuelle incompatibilité Rhésus entre la mère et l'enfant. Grâce aux examens **échographiques** prénataux, on observe la morphologie, le développement et la vitalité du fœtus, ainsi que la position du placenta.

*Le diabète gestationnel ... page 229*
*L'incompatibilité Rhésus ... page 480*

## L'EXAMEN ÉCHOGRAPHIQUE PRÉNATAL

L'examen échographique prénatal, ou échographie obstétricale, permet de visualiser le fœtus ainsi que l'intérieur de l'utérus d'une femme enceinte. La sonde d'un échographe, placée contre l'abdomen de la mère, envoie des ultrasons qui traversent les tissus. Selon leur densité, ces derniers renvoient un écho variable qui est transformé en une image assez précise, l'échographie. Rapide et indolore, l'examen est généralement pratiqué autour des 12e, 22e et 32e semaines d'**aménorrhée**. Le premier examen échographique établit les dates précises de la fécondation et du terme de la grossesse. Il permet également de déceler certaines malformations et de mesurer la clarté nucale. Le second examen est pratiqué pour détecter d'éventuelles anomalies morphologiques. Il permet souvent de déterminer le sexe de l'enfant. Lors de la dernière séance, le médecin vérifie la position, la taille et la vitalité du fœtus, ainsi que l'abondance de liquide amniotique et la position du placenta. Si une anomalie est remarquée (mauvais positionnement, signes vitaux faibles, etc.), il pourra prescrire des rencontres avec des spécialistes, ou déterminer si des mesures particulières devront être prises lors de l'accouchement.

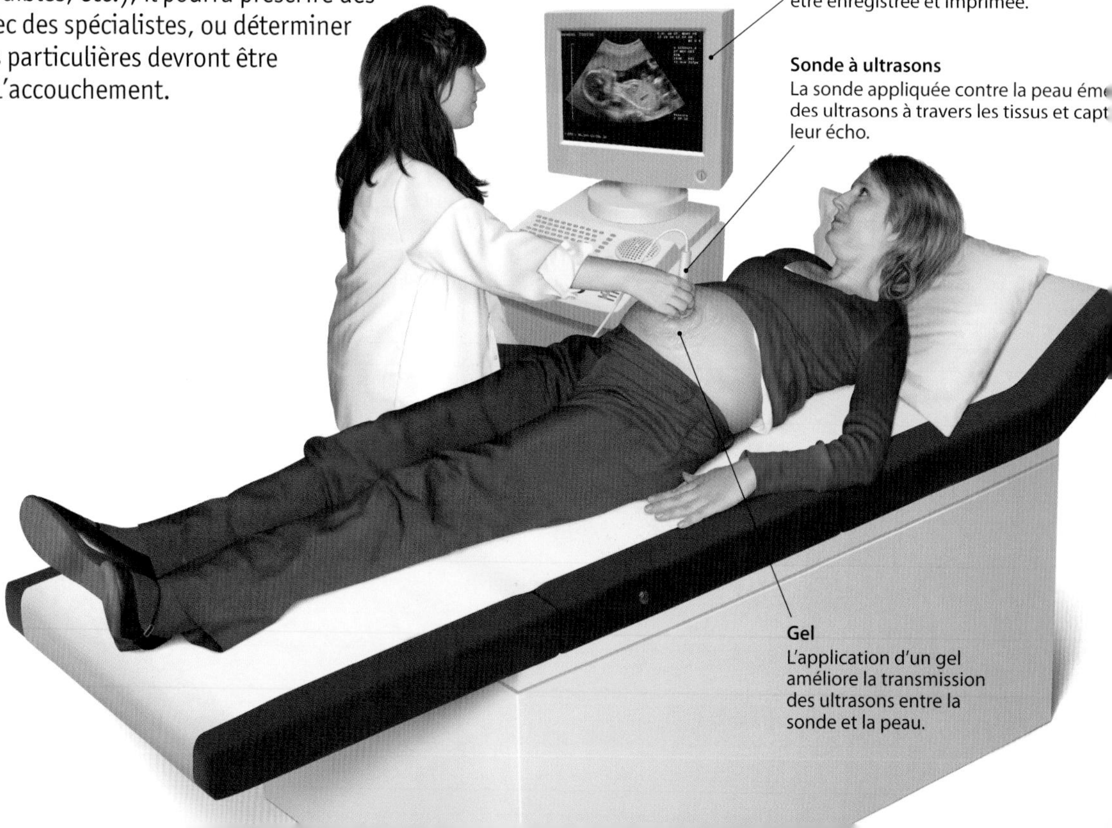
**Échographe**
L'échographe est un appareil d'imageri
médicale à ultrasons. Il transforme
l'écho capté par la sonde en une image
apparaissant sur un écran et pouvant
être enregistrée et imprimée.
**Sonde à ultrasons**
La sonde appliquée contre la peau ém
des ultrasons à travers les tissus et capt
leur écho.
**Gel**
L'application d'un gel améliore la transmission des ultrasons entre la sonde et la peau.

## L'ÉCHOGRAPHIE

L'**échographie** varie du noir au blanc en passant par des teintes de gris selon la nature des éléments traversés par les ultrasons. Elle permet de surveiller la croissance du fœtus et de diagnostiquer d'éventuelles malformations, notamment en mesurant la taille de ses organes.

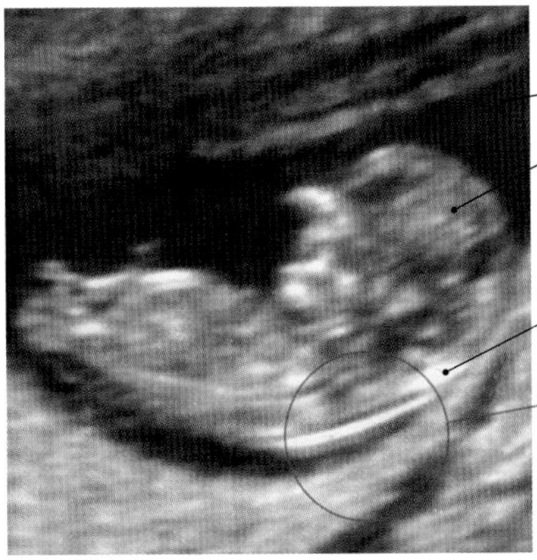
Liquide amniotique
Le liquide amniotique, qui laisse passer les ultrasons et produit très peu d'écho, apparaît en noir.
Tête du fœtus
Os
Les structures solides, comme les os, renvoient beaucoup d'écho et apparaissent donc en blanc.

Échographie

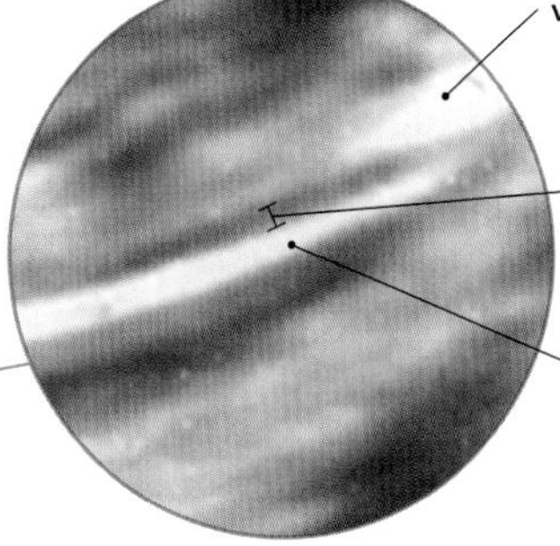
Colonne vertébrale
Clarté nucale
Peau de la nuque

**Clarté nucale**
La clarté nucale est une poche de liquide située au niveau de la nuque du fœtus. Son épaisseur peut être évaluée au cours du premier examen échographique prénatal. Lorsqu'elle est supérieure à 3 mm, la probabilité que le fœtus soit atteint d'une anomalie chromosomique, comme la trisomie 21, est plus élevée.

### L'ÉCHOGRAPHIE EN TROIS DIMENSIONS

Il est maintenant possible d'obtenir une image plus précise du fœtus grâce à l'échographie en trois dimensions. L'examen, complémentaire à l'échographie classique, est surtout réalisé à des fins affectives. Il nécessite une plus grande dose d'ultrasons, ce qui provoque un échauffement et des vibrations importantes dont les effets sur le fœtus sont encore mal connus. Plusieurs agences sanitaires recommandent donc d'utiliser cette technique avec prudence.

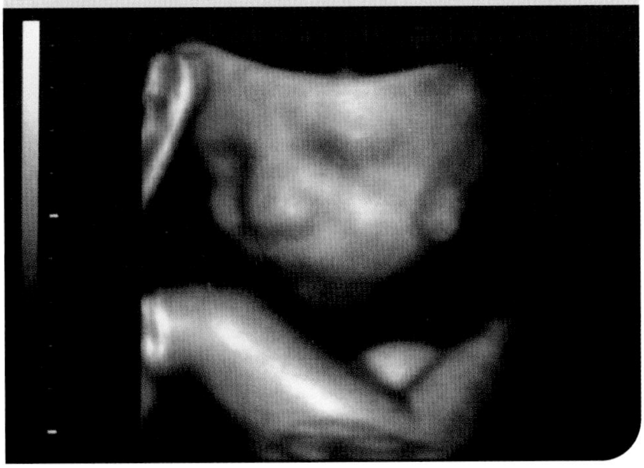

## L'AMNIOCENTÈSE

L'**amniocentèse** est un examen prénatal proposé lorsqu'il existe un risque d'anomalie chromosomique ou d'**infection** fœtale, notamment lorsque la mère est âgée de plus de 38 ans, lorsqu'une anomalie a été détectée par échographie ou lorsqu'un parent est porteur d'une anomalie chromosomique. L'examen consiste à prélever du liquide amniotique à travers la paroi abdominale de la femme enceinte en vue de l'analyser. L'amniocentèse peut être pratiquée entre la 14^e^ et la 18^e^ semaine d'**aménorrhée**. Les cellules du fœtus contenues dans le liquide amniotique sont analysées afin d'établir une carte des chromosomes, ce qui permet de détecter des anomalies chromosomiques et des maladies héréditaires. L'examen sert aussi à vérifier la maturité du fœtus et à diagnostiquer une malformation neurologique ou digestive, ou encore une maladie infectieuse comme la toxoplasmose et le cytomégalovirus. Une amniocentèse comporte certains risques pour le fœtus, notamment en cas d'incompatibilité Rhésus. Elle peut par ailleurs entraîner une fuite du liquide amniotique, rompre le sac amniotique ou transmettre une maladie infectieuse de la mère vers l'enfant (sida, hépatite B). Au total, on estime qu'un avortement spontané se produit dans moins de 1 % des cas.

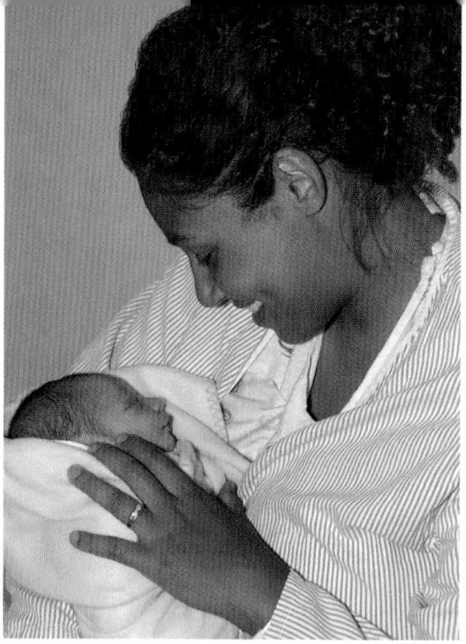

# L'ACCOUCHEMENT

L'accouchement est l'ensemble des phénomènes survenant dans le corps de la femme enceinte qui conduisent à la naissance de son enfant. Il se produit généralement entre la 37e et la 42e semaine d'**aménorrhée**. Un accouchement ayant lieu avant la 37e semaine est considéré prématuré. S'il survient plus de 10 jours après le terme prévu, on parle de prolongation de grossesse. L'accouchement a normalement lieu par les voies naturelles, mais une intervention chirurgicale, la césarienne, est parfois nécessaire.

## L'ACCOUCHEMENT EN MILIEU MÉDICALISÉ

Dans les pays industrialisés, la plupart des accouchements ont lieu en milieu médicalisé afin d'intervenir rapidement en cas de complication. Une infirmière, ou une sage-femme, suit l'évolution du travail en évaluant régulièrement la dilatation du col de l'utérus et en surveillant les contractions utérines. Les battements cardiaques du fœtus sont également surveillés grâce à un capteur à ultrasons disposé sur l'abdomen de la mère (monitorage fœtal). La sage-femme est habilitée à accoucher le bébé, mais un médecin intervient en cas de complication ou si la naissance présente certains risques, notamment en cas d'accouchement prématuré ou de grossesse multiple. Par ailleurs, la douleur ressentie par la mère peut être atténuée par une anesthésie péridurale, technique également utilisée en cas d'accouchement par césarienne.

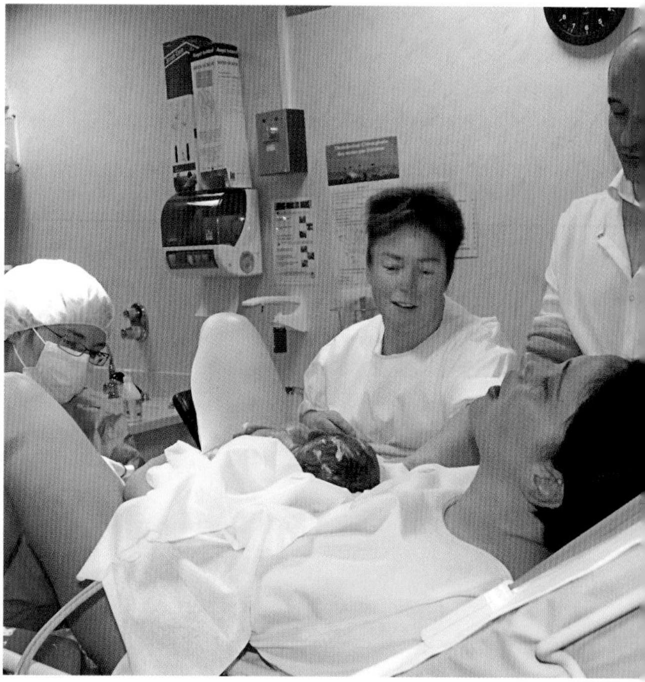

## L'ACCOUCHEMENT À DOMICILE

Dans le monde, la majorité des accouchements se déroulent à domicile, mais on préfère l'accouchement en milieu médicalisé dans la plupart des pays industrialisés. Une femme peut envisager d'accoucher à domicile si sa grossesse ne montre aucun risque : fœtus unique se présentant normalement, placenta bien positionné, etc. Toutefois, ce type d'accouchement nécessite de prendre certaines précautions. Le praticien qui accompagne le travail doit notamment disposer du matériel médical nécessaire pour faire face à une éventuelle complication.

## LES PREMIÈRES CONTRACTIONS

Au cours des dernières semaines de grossesse, la femme enceinte peut ressentir des contractions peu douloureuses et irrégulières, mais qui n'annoncent pas forcément le début du travail. Les premières « véritables » contractions provoquent une vague de douleur dans le dos et le ventre, qui durcit l'utérus et qui rappelle les douleurs menstruelles. Les contractions sont régulières, de plus en plus longues, rapprochées et douloureuses, et peuvent perturber la respiration.

## LE **DÉROULEMENT** DE L'**ACCOUCHEMENT**

Au cours des dernières semaines de la grossesse, le fœtus place généralement sa tête en direction du col de l'utérus. L'accouchement commence lorsqu'une hormone, l'ocytocine, déclenche la dilatation du col de l'utérus et les contractions spasmodiques des muscles de l'utérus. Le sac amniotique peut se rompre, libérant le liquide amniotique, tandis que les contractions utérines deviennent plus fréquentes et s'intensifient. C'est le travail. L'expulsion de l'enfant survient en moyenne après 10 heures de travail, mais cette durée est plus courte chez les femmes ayant déjà accouché. L'accouchement s'achève par l'expulsion du placenta, ou délivrance.

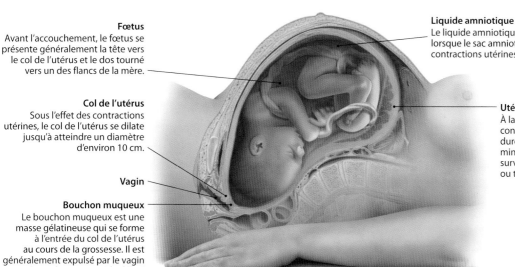

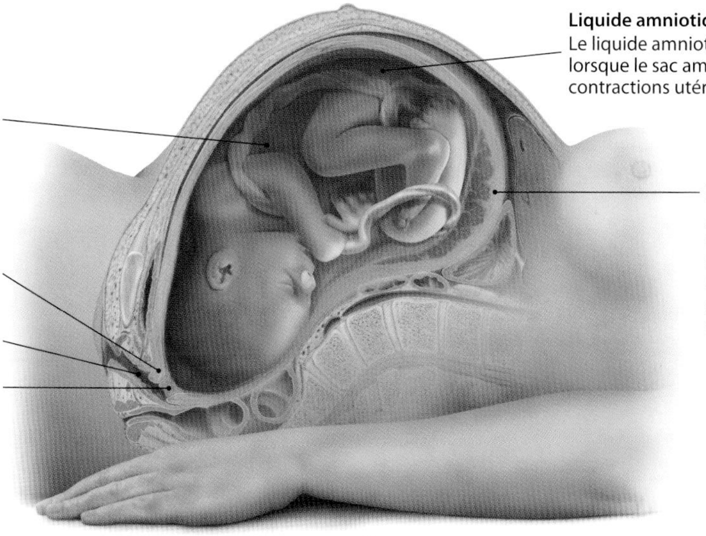
**Fœtus**
Avant l'accouchement, le fœtus se présente généralement la tête vers le col de l'utérus et le dos tourné vers un des flancs de la mère.
**Col de l'utérus**
Sous l'effet des contractions utérines, le col de l'utérus se dilate jusqu'à atteindre un diamètre d'environ 10 cm.
**Vagin**
**Bouchon muqueux**
Le bouchon muqueux est une masse gélatineuse qui se forme à l'entrée du col de l'utérus au cours de la grossesse. Il est généralement expulsé par le vagin quelques heures avant le début du travail.
**Liquide amniotique**
Le liquide amniotique s'écoule par le vagin lorsque le sac amniotique est rompu par les contractions utérines. C'est la perte des eaux.
**Utérus**
À la fin du travail, les contractions utérines durent environ une minute et peuvent survenir toutes les deux ou trois minutes.

**Travail**
Le travail est la phase principale de l'accouchement, caractérisée par des contractions utérines fortes et rapprochées, et par la dilatation du col de l'utérus. Le bébé est progressivement poussé vers le bassin par les contractions utérines et sa tête descend dans le vagin.

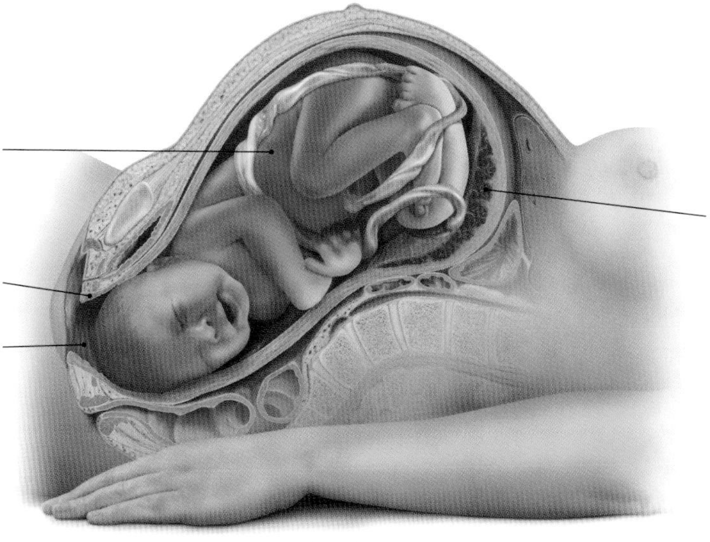
**Fœtus**
Pour passer dans le vagin, le fœtus doit courber la tête vers l'avant et tourner le dos vers le ventre de sa mère.
**Col de l'utérus**
**Vagin**
Au moment de l'expulsion, le vagin et le col de l'utérus ne forment plus qu'un même conduit.
**Placenta**
L'expulsion du placenta (délivrance) survient généralement dans la demi-heure qui suit la naissance et peut s'accompagner de saignements temporaires. Il ne doit subsister aucun résidu de placenta dans l'utérus afin d'éviter une **infection** ou une hémorragie.

**Expulsion**
Le bébé est expulsé lorsque le travail a suffisamment dilaté le col de l'utérus pour lui permettre de passer. L'expulsion, facilitée par les contractions utérines et les contractions abdominales volontaires de la mère, dure en moyenne une demi-heure.

## LES TECHNIQUES D'AIDE À L'ACCOUCHEMENT

Plusieurs techniques médicales sont utilisées lors de l'accouchement pour déclencher le travail ou pour favoriser l'expulsion du fœtus. Une rupture artificielle du sac amniotique ou une injection d'ocytocine (hormone qui stimule les contractions utérines) peut être pratiquée afin de provoquer le travail. Le forceps est un instrument médical en forme de grande pince, utilisé en cas d'accouchement difficile pour tirer la tête du fœtus hors du vagin. Le médecin y a recours en cas d'insuffisance des contractions utérines, de fatigue de la mère ou de ralentissement du rythme cardiaque du fœtus (souffrance fœtale). Cette manipulation est effectuée sous **anesthésie** péridurale et s'accompagne généralement d'une incision préventive du périnée (épisiotomie).

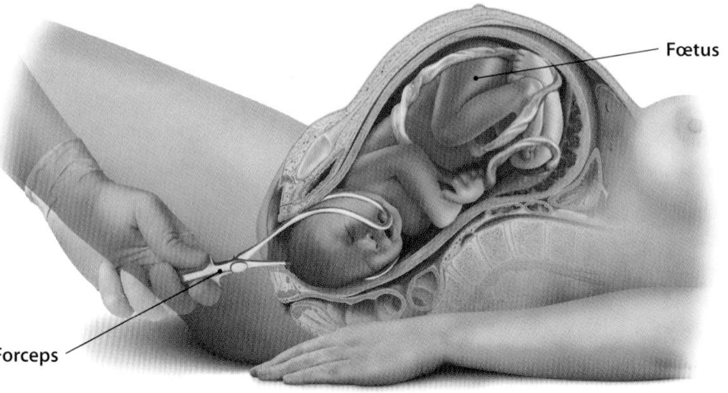
Fœtus
Forceps

**Forceps**
Pour utiliser le forceps, le col de l'utérus doit être totalement dilaté, le sac amniotique rompu et la tête du fœtus engagée dans le bassin maternel. Les branches du forceps sont placées de part et d'autre de la tête du bébé. Le médecin tire délicatement au moment des contractions utérines.

### L'ÉPISIOTOMIE

L'épisiotomie est une incision chirurgicale de la paroi de la vulve et du périnée. Elle est pratiquée lors d'un accouchement afin de faciliter le passage du fœtus, notamment lorsque l'enfant est fragile, gros ou qu'il se présente par le siège. On a aussi recours à l'épisiotomie lorsque le forceps est utilisé ou pour prévenir les déchirures du périnée, qui se distend fortement pendant l'expulsion du bébé. L'incision, de 2,5 à 5 cm de longueur, est effectuée sous anesthésie locale, lors d'une contraction et pendant la poussée. Elle peut être réalisée en biais ou en direction de l'anus et requiert ultérieurement des points de suture. Plus longue à cicatriser qu'une déchirure bénigne, l'épisiotomie n'est normalement pratiquée qu'en cas de nécessité.

### L'ANESTHÉSIE PÉRIDURALE

L'anesthésie péridurale, ou anesthésie épidurale, est souvent pratiquée au cours de l'accouchement pour supprimer localement les sensations douloureuses de la mère, sans altérer sa conscience. Le produit anesthésique est injecté dans le bas du dos, généralement entre la troisième et la quatrième vertèbre lombaire, dans l'espace épidural entourant la mœlle épinière. L'anesthésie péridurale peut entraîner certains effets secondaires pour la mère : vertiges, maux de tête, douleurs lombaires, difficultés à uriner, troubles sensitifs dans les jambes, etc. Elle ne présente cependant aucun risque pour le fœtus. Si le travail est trop avancé, elle peut ne pas produire d'effet.

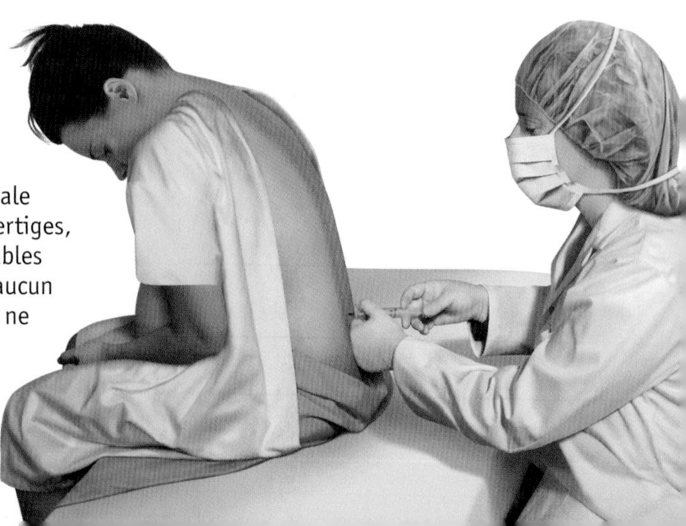

## L'ACCOUCHEMENT PAR CÉSARIENNE

L'accouchement par césarienne est une intervention chirurgicale qui vise à extraire le fœtus par une ouverture pratiquée dans la paroi de l'abdomen et de l'utérus. L'opération se déroule en bloc opératoire, sous anesthésie générale ou péridurale, et dure environ une heure. L'accouchement par césarienne est pratiqué si l'accouchement par les voies naturelles représente un danger pour la mère ou l'enfant, notamment en cas de dilatation insuffisante du col de l'utérus, de bassin trop étroit, de placenta mal placé, de présentation par le siège, de fœtus particulièrement gros ou fragile ou de souffrance fœtale. Ce type d'accouchement présente de rares complications et laisse une cicatrice discrète, de 10 cm de longueur environ, au-dessus du pubis. Toutefois, la période qui le suit (post-partum) est plus pénible qu'après une naissance naturelle : lactation plus tardive, fatigue, douleurs abdominales et cicatrisation plus longue. Quelques jours d'hospitalisation sont donc nécessaires. La césarienne sous péridurale permet à la mère de rester consciente au cours de son accouchement et de voir son enfant dès sa naissance.

## LA PRÉSENTATION PAR LE SIÈGE

Avant l'accouchement, il arrive parfois que le fœtus se présente les fesses dirigées vers le col de l'utérus. C'est la présentation par le siège (environ 3 % des accouchements). Certaines manœuvres permettent de retourner le fœtus afin qu'il engage sa tête dans le bassin maternel. Si les manœuvres échouent, l'accouchement par les voies naturelles est néanmoins possible si la taille du bassin de la mère le permet, si le bébé n'est pas trop gros, si la quantité de liquide amniotique est suffisante et si le cordon ombilical et la tête du bébé sont bien placés. Dans le cas contraire, on pratique un accouchement par césarienne. Il arrive aussi que le bébé se présente par l'épaule, ce qui exclut tout accouchement par voie naturelle.

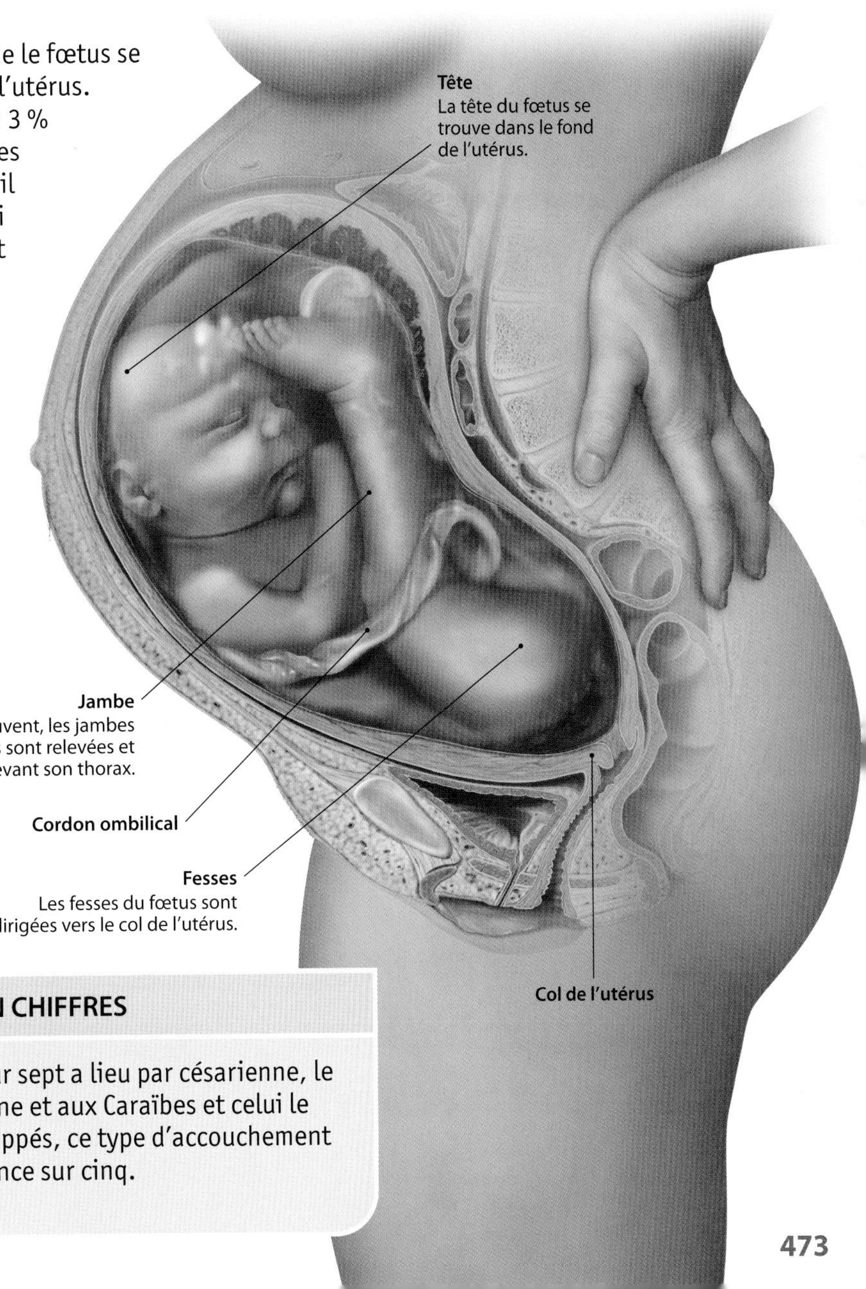
Tête
La tête du fœtus se trouve dans le fond de l'utérus.
Jambe
Le plus souvent, les jambes du fœtus sont relevées et étendues devant son thorax.
Cordon ombilical
Fesses
Les fesses du fœtus sont dirigées vers le col de l'utérus.
Col de l'utérus

### LA CÉSARIENNE EN CHIFFRES

Dans le monde, environ une naissance sur sept a lieu par césarienne, le taux le plus élevé étant en Amérique latine et aux Caraïbes et celui le plus bas en Afrique. Dans les pays développés, ce type d'accouchement concerne approximativement une naissance sur cinq.

# LE POST-PARTUM

La période qui suit l'accouchement jusqu'au retour des règles est appelée post-partum, ou suite de couches. Elle dure jusqu'à la fin de l'allaitement ou, chez les femmes qui n'allaitent pas, de quatre à neuf semaines suivant la naissance de l'enfant. Après l'accouchement, la femme subit plusieurs transformations physiques : son corps reprend progressivement sa morphologie et son fonctionnement normaux.

## LES MODIFICATIONS PHYSIQUES DU POST-PARTUM

Dès la naissance de l'enfant, le poids de la mère diminue d'environ 5 kg, puis de 2 à 3 kg dans les jours qui suivent. L'abdomen, l'utérus et le vagin retrouvent progressivement leur taille initiale. Les seins deviennent très sensibles et l'utérus se contracte douloureusement. Perturbé, le transit intestinal ne redevient normal qu'après quelques jours. Des pertes vaginales sanglantes, les lochies, se produisent durant quelques semaines.

**Vergetures**
Au cours de la grossesse, la forte distension de la peau provoque souvent l'apparition de stries, les vergetures, sur les seins, les fesses et l'abdomen. On peut tenter de les prévenir par l'application régulière de crèmes assouplissant les fibres de la peau, mais leur efficacité est incertaine.

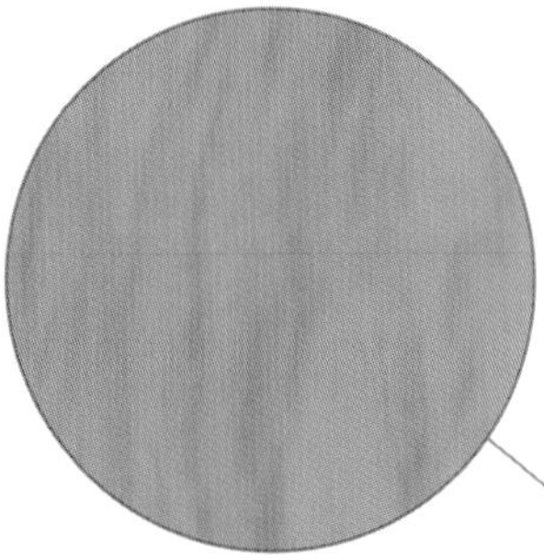

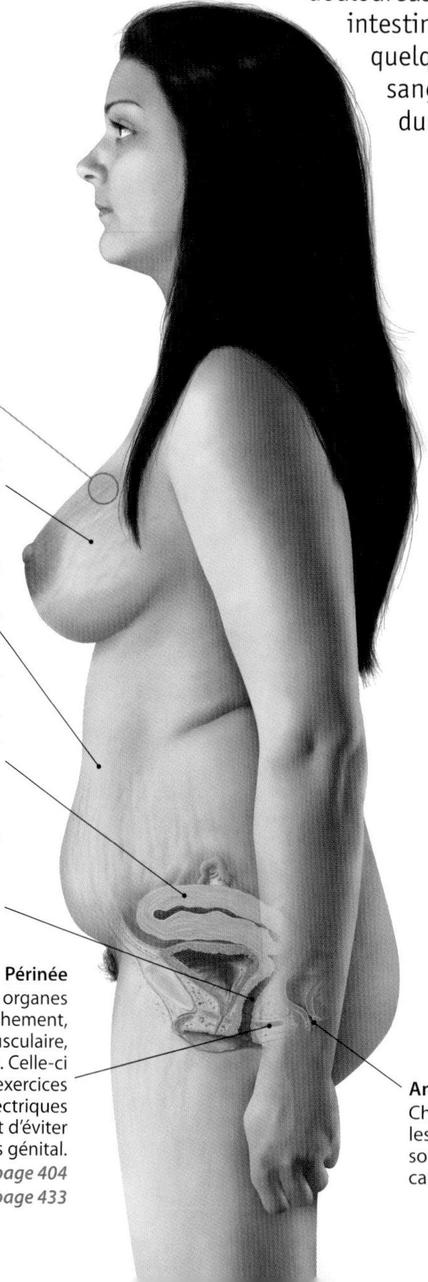

**Sein**
Après l'accouchement, la production de lait rend les seins sensibles et douloureux.

**Abdomen**
Dès l'accouchement, l'abdomen perd beaucoup de volume, mais il demeure mou car les muscles abdominaux sont distendus.

**Utérus**
Au cours des jours suivant l'accouchement, les muscles de l'utérus se contractent fortement pour évacuer les lochies, des pertes vaginales sanglantes constituées de débris des membranes utérines.

**Vagin**
Les lochies s'écoulent par le vagin. Rouge vif au début du post-partum, l'écoulement devient rosé puis brunâtre, avant de cesser au bout de quelques semaines.

**Périnée**
Le périnée est la région située entre l'anus et les organes génitaux. Fortement distendu par l'accouchement, il retrouve progressivement son tonus musculaire, éventuellement à l'aide d'une rééducation périnéale. Celle-ci vise à renforcer la musculature du périnée à l'aide d'exercices de contractions volontaires ou de stimulations électriques de faible intensité. La rééducation périnéale permet d'éviter les fuites d'urine et peut aider à prévenir le prolapsus génital.

*L'incontinence urinaire ... page 404*
*Les prolapsus génitaux ... page 433*

**Anus**
Chez les femmes qui viennent d'accoucher, les vaisseaux sanguins entourant l'anus sont souvent dilatés (hémorroïdes), ce qui peut causer des troubles de la défécation.

## LE « BABY-BLUES »

Les importantes fluctuations hormonales qui suivent l'accouchement peuvent provoquer un trouble affectif bénin et passager, le « baby-blues ». Il touche la plupart des mères et ne dure généralement que quelques jours. Le « baby-blues » se traduit par des changements d'humeur marqués (euphorie, pleurs), de l'anxiété, de la tristesse, de l'insomnie et une perte d'appétit. Plus rarement, il se prolonge et évolue en dépression post-natale, qui nécessite un suivi médical. Dans tous les cas, il est important pour la mère d'obtenir le soutien de ses proches.

# LA FIÈVRE PUERPÉRALE

La fièvre puerpérale est une maladie **infectieuse** qui se déclare chez une femme qui vient d'accoucher. Elle découle le plus souvent d'une infection bactérienne de l'utérus, des voies urinaires, du vagin, des seins ou d'une plaie secondaire à une intervention chirurgicale (césarienne, épisiotomie). La contamination par un streptocoque, un staphylocoque, *Clostridium* ou *Escherichia coli* peut survenir lorsqu'il subsiste des résidus de placenta dans l'utérus ou à l'occasion de certaines manipulations hospitalières pendant l'accouchement (infection nosocomiale).

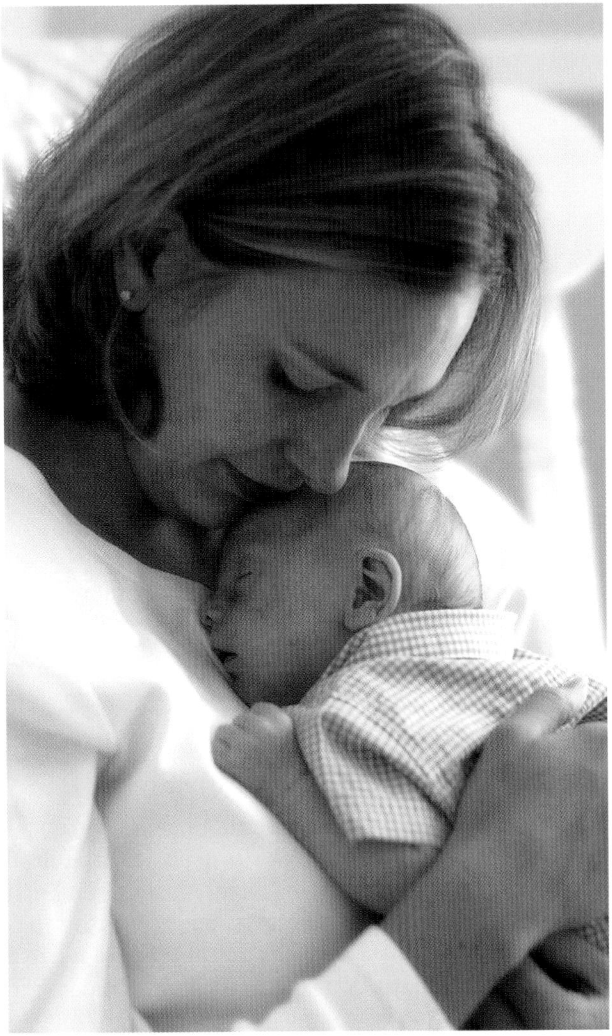

## LES **RISQUES** DE LA **FIÈVRE PUERPÉRALE**

De gravité variable, la fièvre puerpérale se manifeste par de la fièvre, des douleurs et des écoulements vaginaux nauséabonds et purulents. En l'absence de traitements **antibiotiques**, l'infection peut se disséminer et provoquer de graves complications : adhérences (accolements anormaux entre deux tissus ou organes) dans la cavité pelvienne, infection généralisée, péritonite, embolie, stérilité.

## LES **INFECTIONS NOSOCOMIALES**

Une maladie infectieuse contractée à l'hôpital est appelée infection nosocomiale, ou infection hospitalière. Touchant surtout les patients fragiles comme les nouveau-nés, les personnes âgées et les personnes **immunodéprimées**, elle est favorisée par la concentration d'agents infectieux et par les techniques médicales invasives : perfusion, **prothèse**, sondes, etc. Les bactéries les plus souvent mises en cause (staphylocoque doré, *Clostridium difficile* et *Escherichia coli*) proviennent du patient lui-même, des autres patients ou des personnes extérieures. Elles peuvent aussi proliférer à cause d'un manque d'hygiène et en raison d'une résistance croissante aux antibiotiques.

### LA FIÈVRE PUERPÉRALE

**SYMPTÔMES :**
Fièvre, douleurs pelviennes, écoulement vaginal purulent et nauséabond.

**TRAITEMENTS :**
Antibiotiques. Aspiration endo-utérine en cas de résidus placentaires.

**PRÉVENTION :**
Bonne hygiène pendant et après l'accouchement.

# L'AVORTEMENT SPONTANÉ

L'avortement spontané, ou fausse couche, est une interruption involontaire de la grossesse, qui survient avant que le fœtus ne soit viable, c'est-à-dire avant la 20e semaine de grossesse. Souvent d'origine inconnue, il peut être lié à divers facteurs : anomalie chromosomique du fœtus, maladie **infectieuse**, excès ou déficit de liquide amniotique, grossesse multiple, forte fièvre, malformation ou fibrome utérin, **anémie**, carence nutritionnelle, insuffisance hormonale, diabète gestationnel, **traumatisme**. Plus l'avortement survient tôt, moins les risques (hémorragie grave, infection) pour la mère sont importants. Après une fausse couche, il est recommandé de passer un examen gynécologique et éventuellement de subir un curetage utérin.

## LES **SYMPTÔMES ANNONCIATEURS**

Relativement fréquent, en particulier au stade embryonnaire, l'avortement spontané peut passer inaperçu. Toutefois, il est souvent précédé par des symptômes annonciateurs : saignements plus ou moins abondants et contractions utérines légères, ressemblant aux douleurs des règles. De faibles saignements en début de grossesse ne constituent pas nécessairement un danger. Un examen gynécologique permet de trouver leur origine et de diagnostiquer une éventuelle menace d'avortement. Il peut être complété par une **échographie** qui permet de vérifier la présence du fœtus et son emplacement, car une grossesse extra-utérine se traduit parfois par des symptômes similaires.

## LA **PRÉVENTION** DE L'**AVORTEMENT SPONTANÉ**

Pour prévenir un avortement spontané, la femme enceinte doit s'abstenir de fumer ou de consommer de l'alcool ou des drogues. Elle ne doit pas s'exposer à des substances dangereuses et doit éviter les longs déplacements et les sports violents. Son alimentation doit être équilibrée et doit exclure certains aliments pouvant transmettre des agents pathogènes (produits laitiers crus et viandes crues, etc.). En cas de menace d'avortement, le repos complet ainsi qu'un traitement **antispasmodique** et **antalgique** permettent parfois de mener la grossesse à son terme. Si le col de l'utérus apparaît ouvert prématurément, un cerclage du col peut être effectué.

*Une grossesse et un enfant en santé ... page 466*

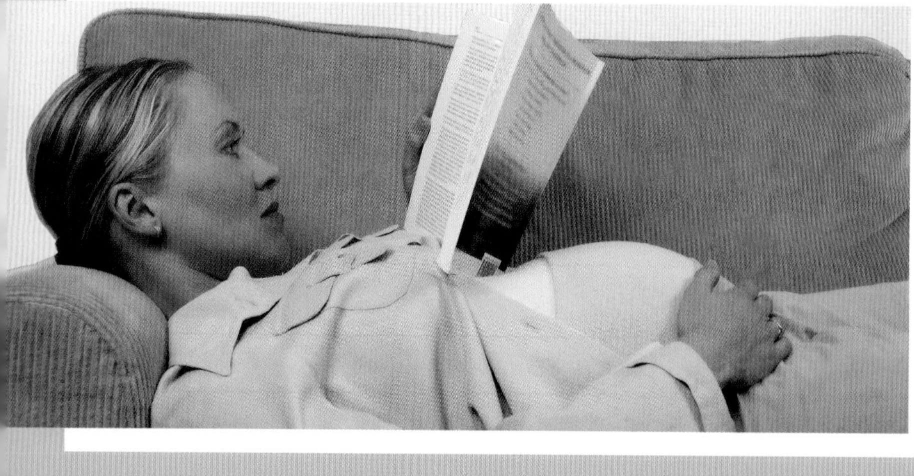

### L'AVORTEMENT SPONTANÉ

**SYMPTÔMES :**
Peut passer inaperçu. Saignements et contractions utérines plus ou moins importants. Disparition des signes de grossesse.

**TRAITEMENTS :**
Menace d'avortement : repos complet, traitements antispasmodique et antalgique. Après un avortement spontané : curetage utérin en cas d'expulsion incomplète.

**PRÉVENTION :**
Éviter tabac, alcool, exposition à des produits dangereux, longs déplacements, sports violents, produits laitiers et viandes crus. Bonne hygiène.

# LA GROSSESSE EXTRA-UTÉRINE



Chez environ 1 femme enceinte sur 60, l'embryon se développe hors de l'utérus. C'est la grossesse extra-utérine, ou grossesse ectopique. Dans la plupart des cas, l'œuf fécondé ne parvient pas à migrer jusqu'à l'utérus et reste bloqué dans la trompe de Fallope (grossesse tubaire). Plus rarement, il se loge dans l'ovaire, dans le col de l'utérus ou dans la cavité abdominale. Une grossesse extra-utérine peut se manifester par des douleurs abdominales et des saignements utérins survenant après trois à six semaines d'**aménorrhée**. Elle nécessite une surveillance accrue pour éviter une rupture de la trompe, qui peut avoir des conséquences graves. Généralement, la grossesse extra-utérine ne régresse pas spontanément et nécessite un traitement médicamenteux ou chirurgical.

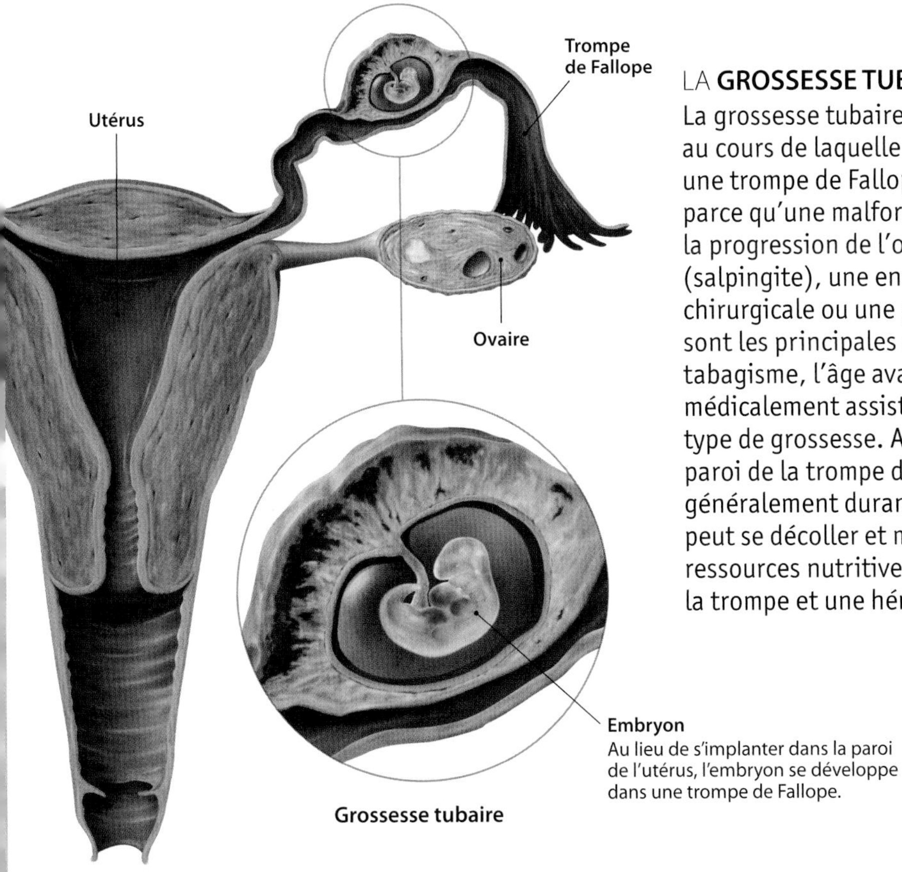
Trompe de Fallope
Utérus
Ovaire
Embryon
Au lieu de s'implanter dans la paroi de l'utérus, l'embryon se développe dans une trompe de Fallope.
Grossesse tubaire

## LA **GROSSESSE TUBAIRE**

La grossesse tubaire est une grossesse extra-utérine au cours de laquelle l'embryon se développe dans une trompe de Fallope. Elle survient le plus souvent parce qu'une malformation ou une lésion gêne la progression de l'œuf fécondé. Une **infection** (salpingite), une endométriose, une opération chirurgicale ou une grossesse tubaire antérieure sont les principales causes de lésion de la trompe. Le tabagisme, l'âge avancé de la mère et la procréation médicalement assistée favorisent également ce type de grossesse. Après s'être implanté dans la paroi de la trompe de Fallope, l'embryon grossit généralement durant six ou sept semaines, puis il peut se décoller et mourir par manque d'espace et de ressources nutritives, ou provoquer une rupture de la trompe et une hémorragie interne.

## LES RISQUES DE LA GROSSESSE TUBAIRE

Lorsqu'une grossesse tubaire n'est pas diagnostiquée et traitée à temps, elle peut provoquer une rupture de la trompe de Fallope. L'hémorragie interne qui en résulte entraîne souvent des lésions irréversibles, voire le décès. Les grossesses extra-utérines représentent 10 % des causes de mortalité chez les femmes enceintes. Par ailleurs, la lésion ou l'ablation des trompes consécutives à une grossesse tubaire sont des causes importantes de stérilité.

### LA GROSSESSE EXTRA-UTÉRINE

**SYMPTÔMES :**
Douleurs dans le bas-ventre, saignements de couleur brune.

**TRAITEMENTS :**
Injection médicamenteuse destinée à détruire l'embryon, chirurgie.

# LA TOXOPLASMOSE

La toxoplasmose est une maladie **infectieuse** causée par un protozoaire parasite, le toxoplasme. L'infection est bénigne et passe souvent inaperçue. Elle peut cependant avoir de graves conséquences sur le développement du fœtus si elle est contractée par une femme enceinte. Pendant le premier trimestre de la grossesse, l'infection peut entraîner le décès du fœtus. Plus tard, elle peut lui causer des lésions aux yeux, au cerveau et au foie qui peuvent ne se manifester qu'après la naissance. Une analyse sanguine permet de déterminer si une femme est immunisée contre la toxoplasmose.

## LA **CONTAMINATION** PAR LE **TOXOPLASME**

Résidant principalement dans les intestins des chats, le toxoplasme est dispersé sous forme d'œufs contenus dans les excréments du félin, qui peuvent contaminer l'eau, le sol, les végétaux et les animaux se nourrissant de ces végétaux. Un être humain peut contracter la toxoplasmose en consommant de la viande insuffisamment cuite ou en ingérant des œufs de toxoplasme par l'intermédiaire d'éléments souillés (mains, objets, légumes du potager, eau, terre, etc).

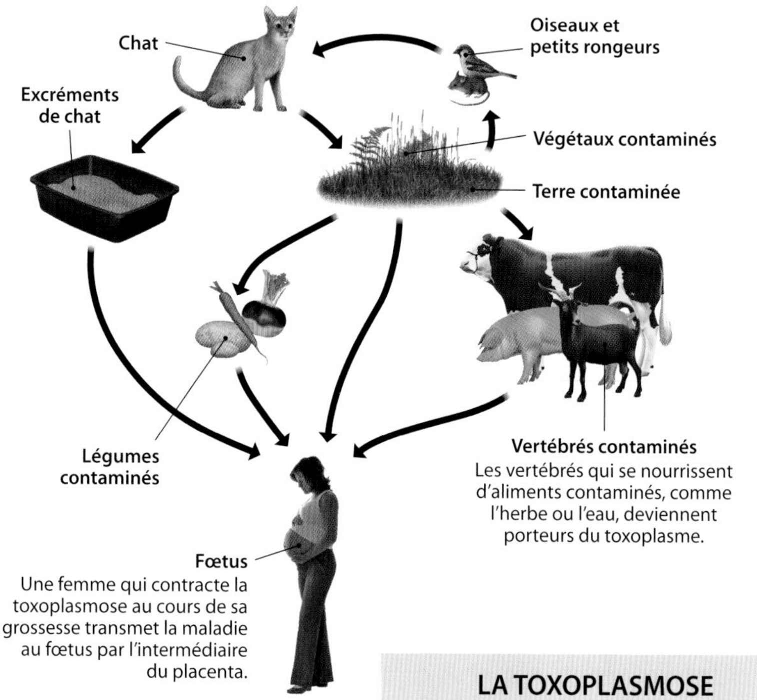
Chat
Oiseaux et petits rongeurs
Excréments de chat
Végétaux contaminés
Terre contaminée
Légumes contaminés
Vertébrés contaminés
Les vertébrés qui se nourrissent d'aliments contaminés, comme l'herbe ou l'eau, deviennent porteurs du toxoplasme.
Fœtus
Une femme qui contracte la toxoplasmose au cours de sa grossesse transmet la maladie au fœtus par l'intermédiaire du placenta.

## LA PRÉVENTION DE LA TOXOPLASMOSE

Lorsqu'une femme enceinte n'est pas immunisée contre la toxoplasmose, des précautions s'imposent pendant toute la durée de la grossesse :

- Évitez le contact avec des chats (en particulier ceux qui ont l'habitude d'aller dehors) et avec leurs excréments ;
- Mangez de la viande et du poisson bien cuits et évitez les œufs crus ainsi que les produits laitiers crus ou non pasteurisés ;
- Portez des gants pour jardiner, changer la litière d'un chat ou nettoyer des chaussures ;
- Lavez soigneusement les fruits et les légumes ;
- Lavez-vous les mains régulièrement, en particulier après avoir manipulé de la viande, des fruits ou des légumes crus, ainsi que de la terre.

## LA TOXOPLASMOSE

**SYMPTÔMES :**
Généralement asymptomatique. Parfois fièvre, **inflammation** des ganglions lymphatiques, grande faiblesse.

**TRAITEMENTS :**
Guérison spontanée ou traitement par **antibiotiques** et **corticostéroïdes**.

**PRÉVENTION :**
Immunisation naturelle avant la grossesse. Chez une femme enceinte non immunisée : ne pas manger de viande crue, éviter le contact avec les excréments de chat, se laver les mains après manipulation de terre, de légumes, etc.

# LE SYNDROME D'ALCOOLISATION FŒTALE

Le syndrome d'alcoolisation fœtale, ou syndrome d'alcoolisme fœtal, est un ensemble de troubles dus à l'intoxication de l'embryon ou du fœtus par l'alcool consommé par sa mère, au cours de la grossesse. Il touche environ 1 % des naissances. L'alcool ingéré passe du sang maternel à l'enfant par l'intermédiaire du placenta et perturbe le développement de ses organes. La consommation d'alcool, même modérée, représentant un danger pour l'enfant, il est recommandé aux femmes enceintes de s'abstenir d'en consommer tout au long de leur grossesse.

## LES **CONSÉQUENCES** DE L'**ALCOOLISATION FŒTALE**

L'alcoolisation fœtale a des conséquences variables selon la quantité d'alcool absorbée et la période de la grossesse. Si l'intoxication a lieu au cours des premiers mois de grossesse, l'enfant peut subir un retard de croissance. Il peut souffrir de malformations cardiaques, génitales, articulaires, urinaires ou digestives et présente souvent des traits caractéristiques : tête petite, lèvre supérieure mince, sillon absent entre le nez et la bouche, etc. Lorsque l'alcoolisation fœtale survient après le premier trimestre de grossesse, l'effet toxique de l'alcool sur les neurones du fœtus peut entraîner des malformations du système nerveux ainsi que des troubles de la motricité et du comportement (hyperactivité, troubles de l'apprentissage). L'alcoolisation fœtale est aussi la première cause de retard mental non **génétique**. Dans tous les cas, la consommation excessive d'alcool peut causer un avortement spontané ou un accouchement prématuré.

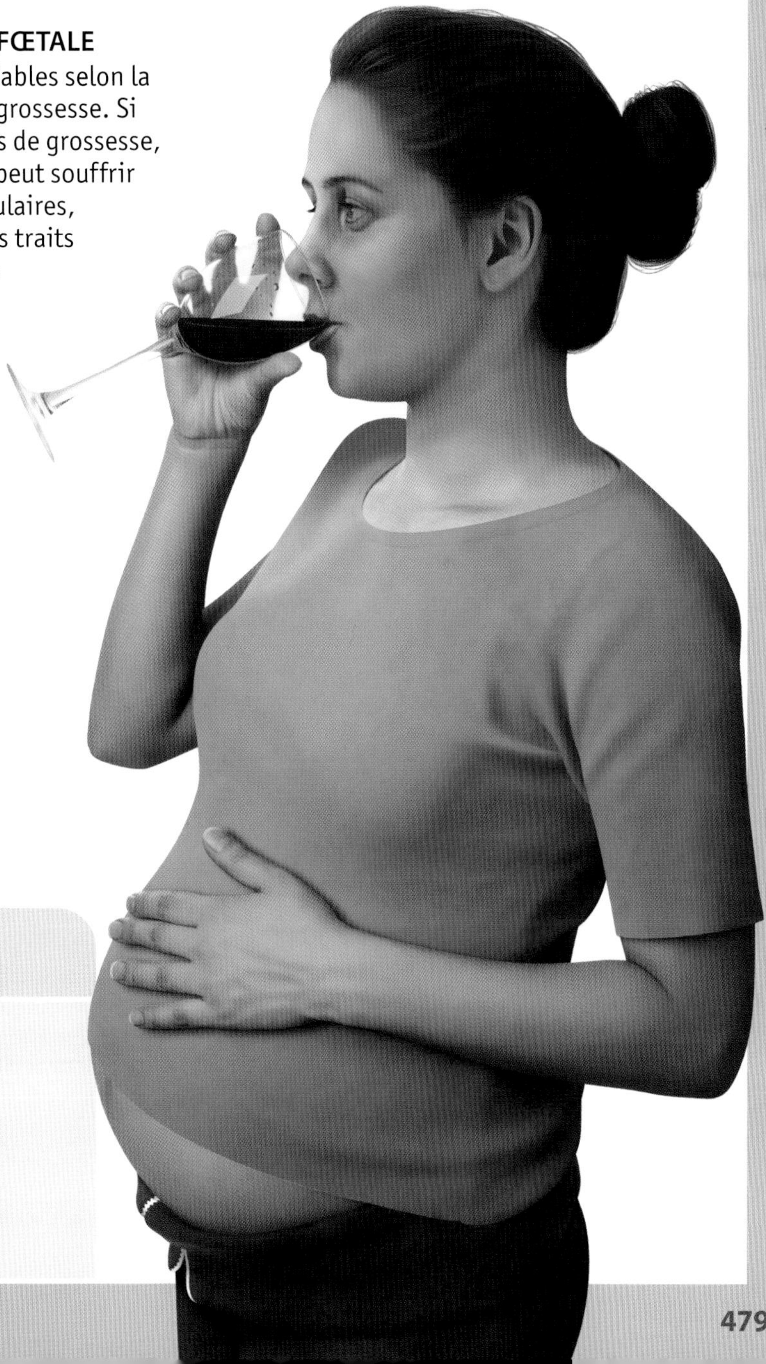

### LE SYNDROME D'ALCOOLISATION FŒTALE

**SYMPTÔMES :**
Traits du visage caractéristiques, malformations, troubles neurologiques.

**PRÉVENTION :**
Ne pas consommer d'alcool pendant la grossesse.

# L'INCOMPATIBILITÉ RHÉSUS

Lorsque deux personnes ont des groupes sanguins de Rhésus opposés, leurs sangs sont antagonistes : s'ils sont mis en contact, par exemple lors d'une transfusion sanguine ou d'une grossesse, la personne de Rhésus négatif (Rh-) développe une réaction immunitaire en créant des anticorps contre le sang de Rhésus positif (Rh+). Il s'agit de l'incompatibilité Rhésus. Chez une femme enceinte de Rh-, l'incompatibilité Rhésus se développe à la suite de grossesses successives où les fœtus sont de Rh+. Elle provoque une **anémie** sévère chez l'enfant, appelée maladie hémolytique du nouveau-né. Cette situation peut être prévenue par l'injection d'anticorps anti-Rhésus à la mère.

*Les groupes sanguins ... page 237*

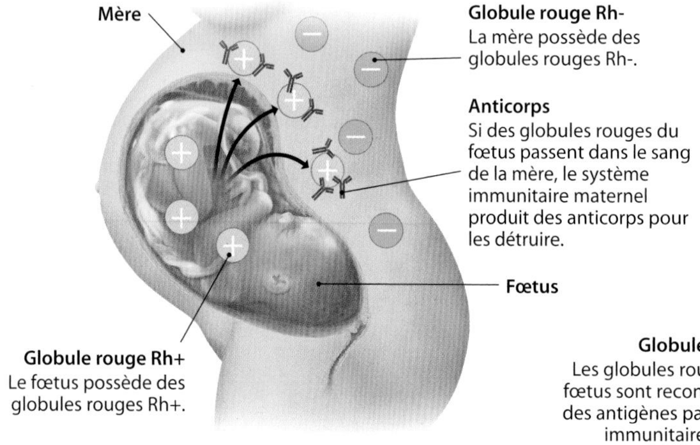

Mère
Globule rouge Rh-
La mère possède des globules rouges Rh-.
Anticorps
Si des globules rouges du fœtus passent dans le sang de la mère, le système immunitaire maternel produit des anticorps pour les détruire.
Fœtus
Globule rouge Rh+
Le fœtus possède des globules rouges Rh+.


**Première grossesse**
Lorsqu'une femme de Rh- et un homme de Rh+ conçoivent un enfant, il est possible que celui-ci soit de Rh+. Si des globules rouges du fœtus passent dans le sang de la mère, par exemple lors d'une hémorragie survenant au cours de l'accouchement, le système immunitaire maternel produit des anticorps pour les détruire.

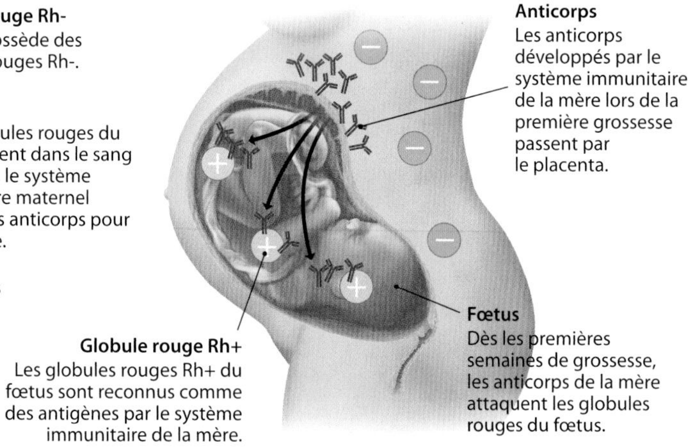

Anticorps
Les anticorps développés par le système immunitaire de la mère lors de la première grossesse passent par le placenta.
Globule rouge Rh+
Les globules rouges Rh+ du fœtus sont reconnus comme des antigènes par le système immunitaire de la mère.
Fœtus
Dès les premières semaines de grossesse, les anticorps de la mère attaquent les globules rouges du fœtus.


**Grossesse ultérieure**
Lors d'une grossesse ultérieure, les anticorps de la mère attaquent les globules rouges du fœtus si celui-ci est aussi de Rh+. Leur éclatement provoque une anémie grave qui peut entraîner une insuffisance cardiaque, des **œdèmes** et la mort du fœtus. Chez le nouveau-né, l'anémie s'accompagne d'un ictère (jaunisse) important qui peut entraîner des lésions irréversibles au cerveau.

*Le système immunitaire ... page 278*

## L'INCOMPATIBILITÉ RHÉSUS

**SYMPTÔMES :**
Anémie et ictère (jaunisse) chez le nouveau-né.

**TRAITEMENTS :**
Injection d'anticorps anti-rhésus à la mère pendant et après la grossesse, s'il y a risque de passage du sang fœtal de Rh+ dans le sang maternel. Fœtus et nouveau-né : transfusion sanguine en cas d'atteinte sévère.

**PRÉVENTION :**
Analyse sanguine des futurs parents. S'ils sont de groupes sanguins différents, dosage régulier des anticorps maternels pendant la grossesse.

# LE SYNDROME TRANSFUSEUR-TRANSFUSÉ

Le syndrome transfuseur-transfusé, ou syndrome de transfusion fœto-fœtale, est une complication grave de la grossesse multiple où les fœtus partagent le même placenta. La communication des vaisseaux sanguins des fœtus entraîne le transfert de sang de l'un des jumeaux (transfuseur) vers l'autre (transfusé). Le syndrome transfuseur-transfusé peut causer de graves lésions aux fœtus (troubles cardiovasculaires et neurologiques), aboutissant souvent à leur décès. Un traitement par occlusion au laser des vaisseaux communicants permet de sauver au moins un des enfants, mais il est encore très peu répandu.

*Les grossesses multiples ... page 461*

## LA **GROSSESSE MONOPLACENTAIRE**

Lors d'une grossesse monoplacentaire (grossesse multiple où les fœtus partagent le même placenta), les vaisseaux sanguins des fœtus sont généralement connectés entre eux par l'intermédiaire du placenta. Selon le nombre et le type de vaisseaux communicants, un transfert de sang peut survenir entre les fœtus. Le jumeau transfuseur bénéficie de moins de sang, ce qui ralentit son développement et réduit la production d'urine et de liquide amniotique. Le jumeau transfusé reçoit du sang en excès et produit trop d'urine et de liquide amniotique.

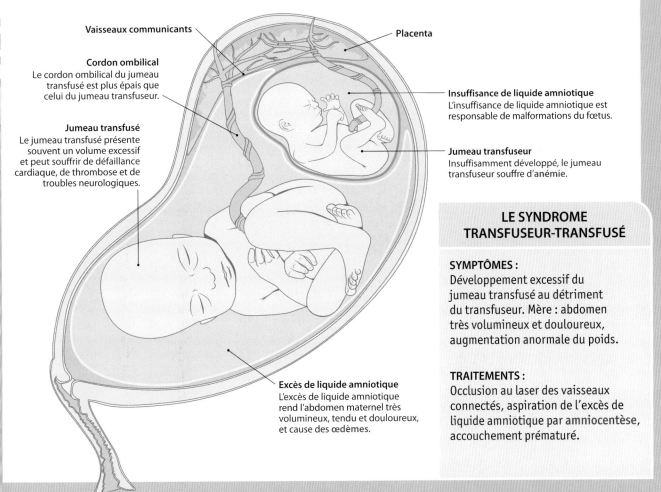

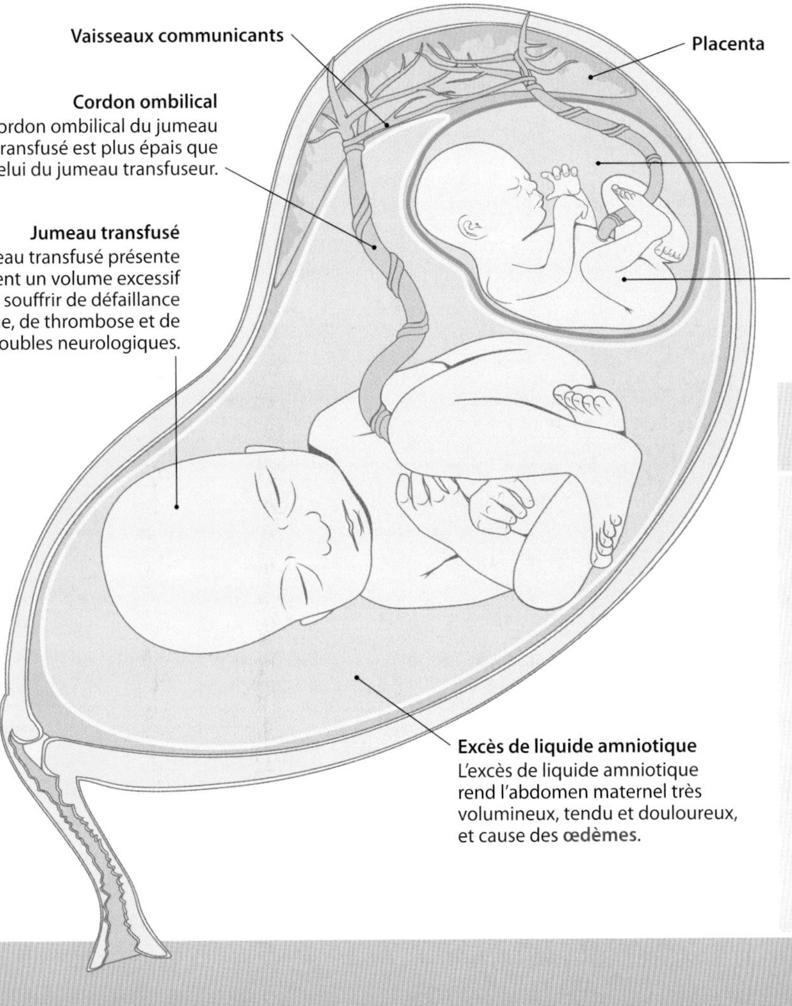
**Vaisseaux communicants**
**Placenta**
**Cordon ombilical**
Le cordon ombilical du jumeau transfusé est plus épais que celui du jumeau transfuseur.
**Insuffisance de liquide amniotique**
L'insuffisance de liquide amniotique est responsable de malformations du fœtus.
**Jumeau transfusé**
Le jumeau transfusé présente souvent un volume excessif et peut souffrir de défaillance cardiaque, de thrombose et de troubles neurologiques.
**Jumeau transfuseur**
Insuffisamment développé, le jumeau transfuseur souffre d'**anémie**.
**Excès de liquide amniotique**
L'excès de liquide amniotique rend l'abdomen maternel très volumineux, tendu et douloureux, et cause des **œdèmes**.

### LE SYNDROME TRANSFUSEUR-TRANSFUSÉ

**SYMPTÔMES :**
Développement excessif du jumeau transfusé au détriment du transfuseur. Mère : abdomen très volumineux et douloureux, augmentation anormale du poids.

**TRAITEMENTS :**
Occlusion au laser des vaisseaux connectés, aspiration de l'excès de liquide amniotique par **amniocentèse**, accouchement prématuré.

# LE PLACENTA PRAEVIA

Le placenta praevia est une complication de la grossesse caractérisée par une localisation anormale du placenta. Placé trop bas dans l'utérus, il recouvre partiellement ou totalement le col de l'utérus. Le placenta praevia est souvent favorisé par la présence d'anomalies de l'utérus (malformations, cicatrices, fibromes utérins), qui perturbent la nidation de l'œuf fécondé. Il s'agit d'un trouble relativement rare, mais qui est plus fréquent chez les femmes d'âge avancé qui ont eu de nombreuses grossesses. Souvent asymptomatique, le placenta praevia peut parfois provoquer des saignements et des contractions utérines précoces au cours du troisième trimestre de la grossesse. Dans les cas les plus graves, il entraîne une hémorragie et un accouchement prématuré qui peuvent être fatals à la mère et à l'enfant.

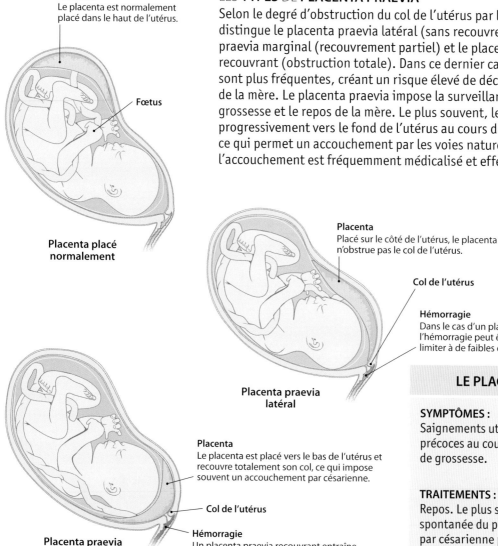

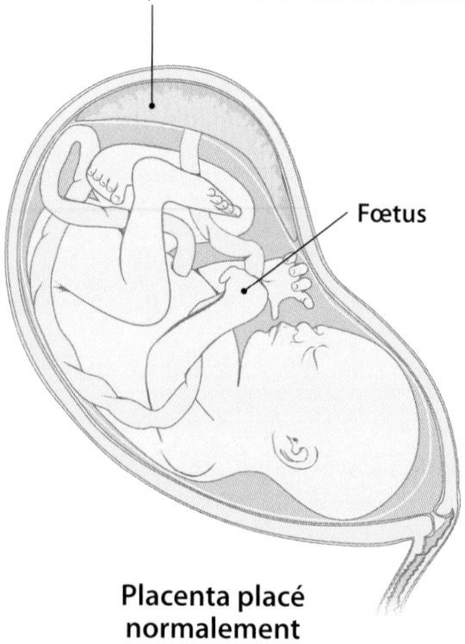
**Placenta**
Le placenta est normalement placé dans le haut de l'utérus.
Fœtus

**Placenta placé normalement**

## LES TYPES DE PLACENTA PRAEVIA

Selon le degré d'obstruction du col de l'utérus par le placenta, on distingue le placenta praevia latéral (sans recouvrement), le placenta praevia marginal (recouvrement partiel) et le placenta praevia recouvrant (obstruction totale). Dans ce dernier cas, les hémorragies sont plus fréquentes, créant un risque élevé de décès du fœtus et de la mère. Le placenta praevia impose la surveillance accrue de la grossesse et le repos de la mère. Le plus souvent, le placenta remonte progressivement vers le fond de l'utérus au cours du dernier trimestre, ce qui permet un accouchement par les voies naturelles. Cependant, l'accouchement est fréquemment médicalisé et effectué par césarienne.

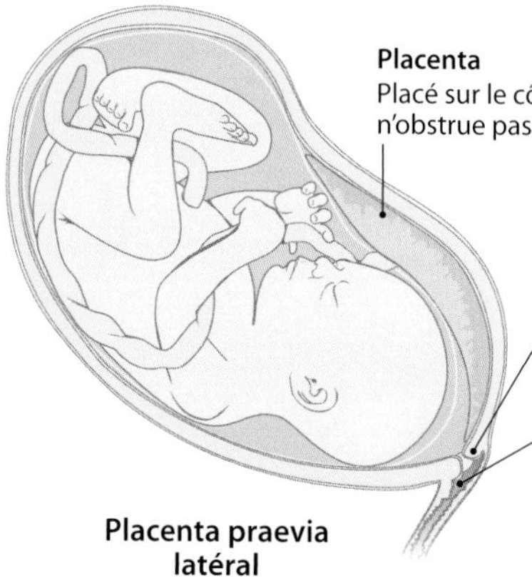
**Placenta**
Placé sur le côté de l'utérus, le placenta n'obstrue pas le col de l'utérus.
**Col de l'utérus**
**Hémorragie**
Dans le cas d'un placenta praevia latéral, l'hémorragie peut être importante ou se limiter à de faibles écoulements rouge vif.

**Placenta praevia latéral**

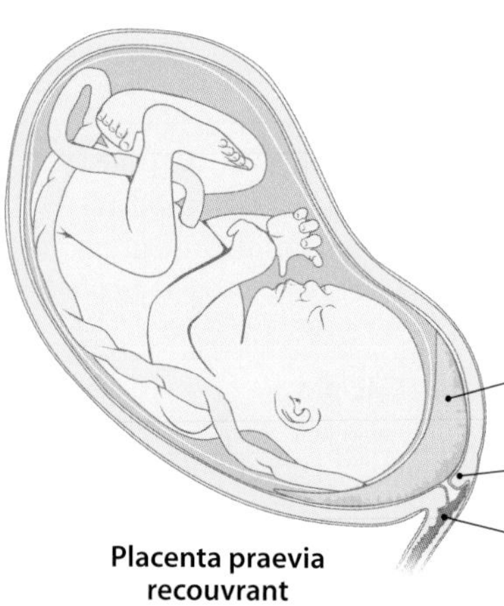
**Placenta**
Le placenta est placé vers le bas de l'utérus et recouvre totalement son col, ce qui impose souvent un accouchement par césarienne.
**Col de l'utérus**
**Hémorragie**
Un placenta praevia recouvrant entraîne souvent des hémorragies importantes.

**Placenta praevia recouvrant**

## LE PLACENTA PRAEVIA

**SYMPTÔMES :**
Saignements utérins et contractions précoces au cours du troisième trimestre de grossesse.

**TRAITEMENTS :**
Repos. Le plus souvent, remontée spontanée du placenta. Accouchement par césarienne parfois nécessaire. En cas d'hémorragie, transfusion sanguine.

# LA SOUFFRANCE FŒTALE

La souffrance fœtale est le manque d'oxygénation du fœtus, survenant de manière **chronique** pendant la grossesse ou sous une forme **aiguë** lors de l'accouchement. C'est une affection grave qui peut provoquer un retard de croissance, des lésions cérébrales et le décès du fœtus. La souffrance fœtale est diagnostiquée par monitorage fœtal (mesure du rythme cardiaque) ou par **échographie** prénatale (taille du fœtus).



## LA SOUFFRANCE FŒTALE AIGUË OU CHRONIQUE

La souffrance fœtale aiguë survient principalement lors de l'accouchement. Elle est causée le plus souvent par la compression du cordon ombilical ou par des contractions utérines trop rapprochées, plus rarement par un **hématome** rétro-placentaire. Dans les cas graves, il peut être nécessaire de pratiquer en urgence un accouchement par césarienne. La souffrance fœtale chronique survient pendant la grossesse. Elle peut être causée par une maladie de la mère (maladie cardiovasculaire, hypertension artérielle gravidique, **anémie**, diabète gestationnel), par des anomalies du cordon ombilical ou du placenta (placenta praevia, hématome rétro-placentaire) ou par une atteinte du fœtus (**infection**, malformation, **traumatisme**). Elle entraîne souvent un retard de croissance du fœtus et peut nécessiter de pratiquer un accouchement prématuré.

*La pré-éclampsie ... page 484*

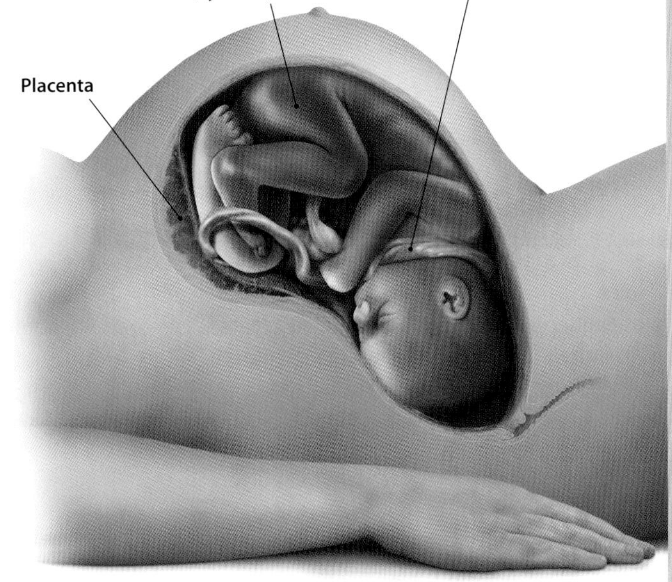
Cordon ombilical
L'enroulement du cordon ombilical autour du cou du fœtus entraîne parfois une compression du cordon, un ralentissement de la circulation sanguine et une souffrance fœtale.
Fœtus
Le fœtus souffrant d'un manque d'oxygénation prend une couleur bleuâtre (cyanose).
Placenta

**Compression du cordon ombilical**

## L'INFIRMITÉ MOTRICE CÉRÉBRALE

Avant, pendant ou peu après l'accouchement, l'enfant peut subir des lésions cérébrales qui entraînent une infirmité motrice cérébrale, communément appelée paralysie cérébrale. Celle-ci provoque des troubles de la motricité d'intensité variable (mouvements lents et crispés, manque de coordination, paralysie) qui peuvent être associés à des problèmes d'audition ou de vision et parfois à un retard mental. L'infirmité motrice cérébrale peut être due à plusieurs facteurs affectant les tissus cérébraux du fœtus ou du nouveau-né : souffrance fœtale (manque d'oxygénation), **inflammation**, infection, intoxication (médicaments, drogues, alcool), traumatisme crânien, etc. L'infirmité motrice cérébrale est incurable, mais certaines mesures, comme une rééducation des mouvements et du langage, peuvent atténuer ses symptômes.

### LA SOUFFRANCE FŒTALE

**SYMPTÔMES :**
Souffrance fœtale chronique : faible taille de l'utérus. Souffrance fœtale aiguë : troubles du rythme cardiaque.

**TRAITEMENTS :**
Traitement des causes si possible, accélération ou déclenchement prématuré de l'accouchement par voie naturelle ou par césarienne.

# LA PRÉ-ÉCLAMPSIE

Environ 5 % des femmes enceintes souffrent de pré-éclampsie durant leur grossesse. Cette complication, caractérisée par une hypertension artérielle et par la présence de protéines dans l'urine, se développe généralement au début du troisième trimestre. Plus fréquente au cours des premières grossesses et des grossesses multiples, la pré-éclampsie est aussi favorisée par l'insuffisance rénale, les troubles de la coagulation sanguine, le lupus, l'obésité et le diabète. Elle se manifeste par des symptômes variés : **œdèmes** (enflures), forte prise de poids, maux de tête et de ventre, vision de taches (corps flottants), bourdonnements d'oreille, nausées, vomissements. La pré-éclampsie peut avoir des conséquences graves, comme l'éclampsie et l'**hématome** rétroplacentaire, pouvant causer une souffrance fœtale, voire le décès de la mère et de l'enfant. Son traitement passe par un repos complet et par le contrôle de la tension artérielle. Dans les cas les plus graves, il peut être nécessaire de provoquer l'accouchement prématurément.

## L'HYPERTENSION ARTÉRIELLE GRAVIDIQUE

Dans les pays industrialisés, la principale cause de mortalité de la femme enceinte est l'augmentation de la tension artérielle au cours de la grossesse. Ce trouble, appelé hypertension artérielle gravidique, est souvent la conséquence d'une mauvaise vascularisation du placenta, qui entraîne une diminution de l'apport sanguin et une contraction excessive des artères. Les femmes de moins de 15 ans ou de plus de 35 ans, souffrant d'une maladie rénale, d'hypertension, de diabète, de lupus ou d'obésité, sont plus à risques. L'hypertension artérielle gravidique disparaît généralement après l'accouchement, mais ses complications peuvent être très graves : pré-éclampsie, éclampsie, hématome rétroplacentaire, accident vasculaire cérébral, etc.

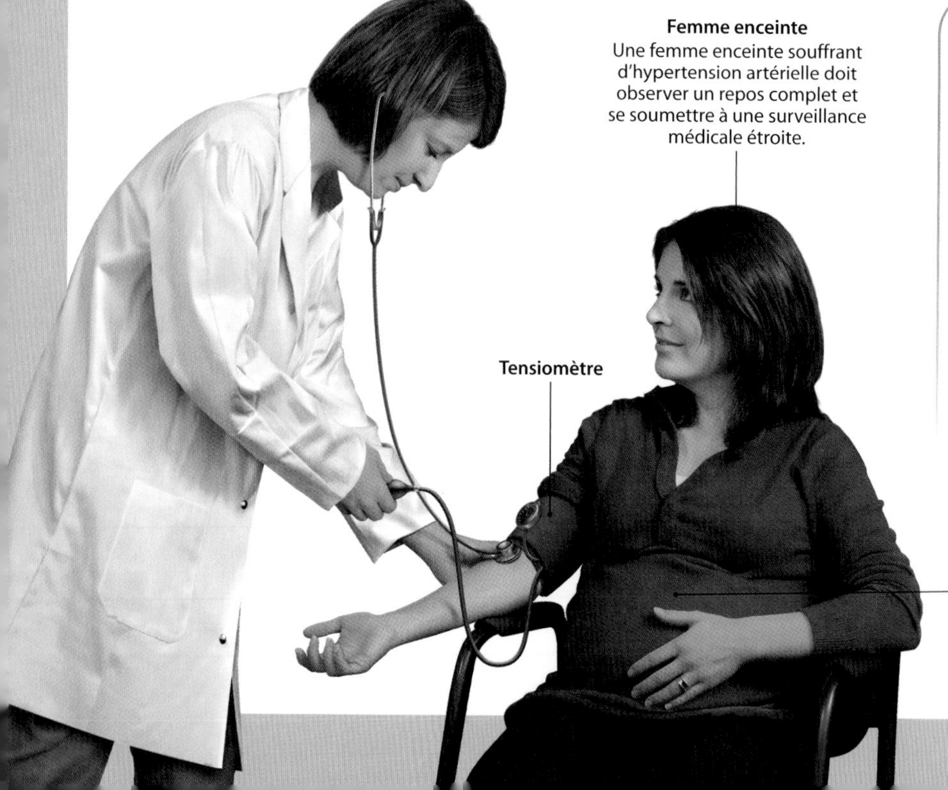
**Femme enceinte**
Une femme enceinte souffrant d'hypertension artérielle doit observer un repos complet et se soumettre à une surveillance médicale étroite.
**Tensiomètre**
**Fœtus**
Le fœtus qui manque de nutriments et d'oxygène (souffrance fœtale) subit un retard de croissance et peut naître prématurément.

**Mesure de la tension artérielle d'une femme enceinte**

## LA PROTÉINURIE

La protéinurie est la présence de protéines dans l'urine, en particulier d'albumine. Elle est caractéristique de plusieurs maladies (pré-éclampsie, syndrome néphrotique, glomérulonéphrite, diabète) et se manifeste souvent par des œdèmes (enflures). On peut détecter une protéinurie par des analyses d'urine.

## L'HÉMATOME RÉTROPLACENTAIRE

L'**hématome** rétroplacentaire est une complication grave de la grossesse, caractérisée par une accumulation de sang entre l'utérus et le placenta. Il peut entraîner le décès du fœtus et de la mère. Souvent causé par une hypertension artérielle gravidique, l'hématome rétroplacentaire peut aussi apparaître après un choc à l'abdomen ou un abus de substances toxiques (tabac, alcool, cocaïne). Il est favorisé par plusieurs facteurs : âge avancé, grossesse multiple, excès de liquide amniotique, diabète. L'hématome rétroplacentaire se manifeste par une hémorragie utérine et des douleurs abdominales violentes. Il entraîne une diminution de l'apport d'oxygène au fœtus, ce qui cause une souffrance fœtale **aiguë**. En outre, l'hémorragie peut causer un **choc hypovolémique** chez la mère. Il est donc urgent de pratiquer une transfusion sanguine et un accouchement par césarienne.

*Le choc hypovolémique ... page 239*

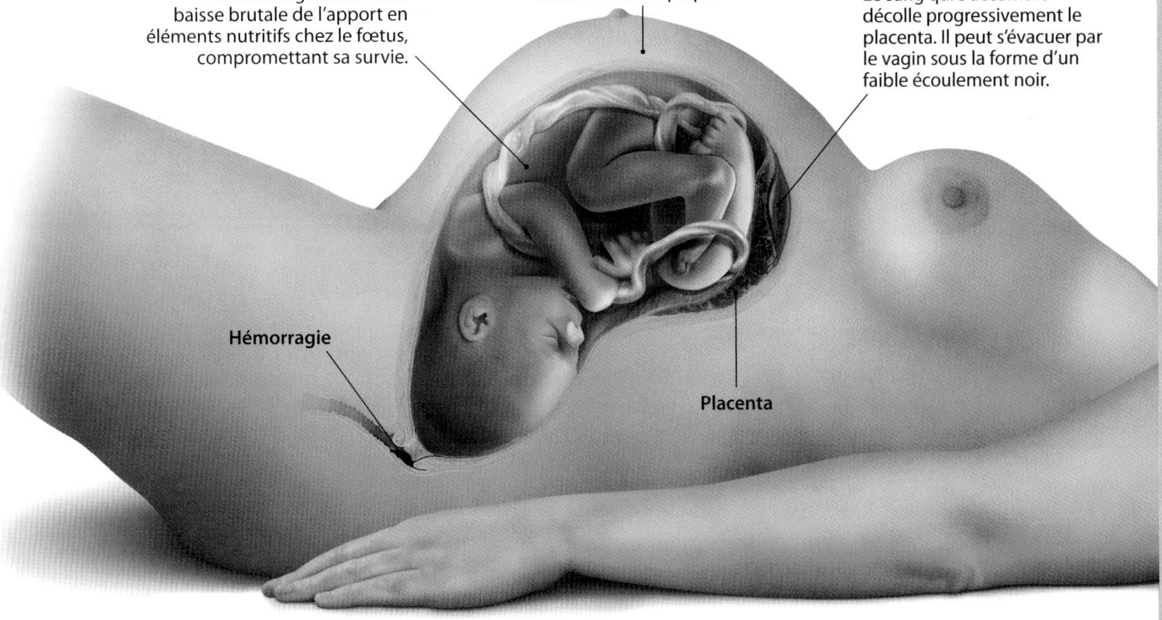

Abdomen
L'abdomen est souvent dur et douloureux à la palpation.
Fœtus
L'hémorragie cause une baisse brutale de l'apport en éléments nutritifs chez le fœtus, compromettant sa survie.
Sang
Le sang qui s'accumule décolle progressivement le placenta. Il peut s'évacuer par le vagin sous la forme d'un faible écoulement noir.
Hémorragie
Placenta


Hématome rétroplacentaire

## L'ÉCLAMPSIE

L'éclampsie est un trouble grave de la femme enceinte caractérisé par des **convulsions** et une perte de conscience temporaire. Les crises peuvent survenir avant, pendant ou après l'accouchement, le plus souvent après une pré-éclampsie. Elles s'accompagnent d'œdèmes importants et d'une augmentation brutale de la tension artérielle. L'éclampsie met en danger la vie de la mère et celle de l'enfant. Elle nécessite une hospitalisation en urgence et un accouchement prématuré. L'éclampsie étant généralement la conséquence d'une pré-éclampsie, le traitement de cette dernière permet de la prévenir.

### LA PRÉ-ÉCLAMPSIE

**SYMPTÔMES :**
Hypertension artérielle importante, **œdèmes** (enflures) des membres, prise de poids élevée, maux de tête, corps flottants, bourdonnements d'oreille, douleurs abdominales, nausées, vomissements, réflexes vifs.

**TRAITEMENTS :**
Hospitalisation et repos complet. Traitement de l'hypertension et surveillance de la mère et du fœtus. Accouchement prématuré si leur vie est en danger.

**PRÉVENTION :**
Surveillance étroite des femmes à risques.

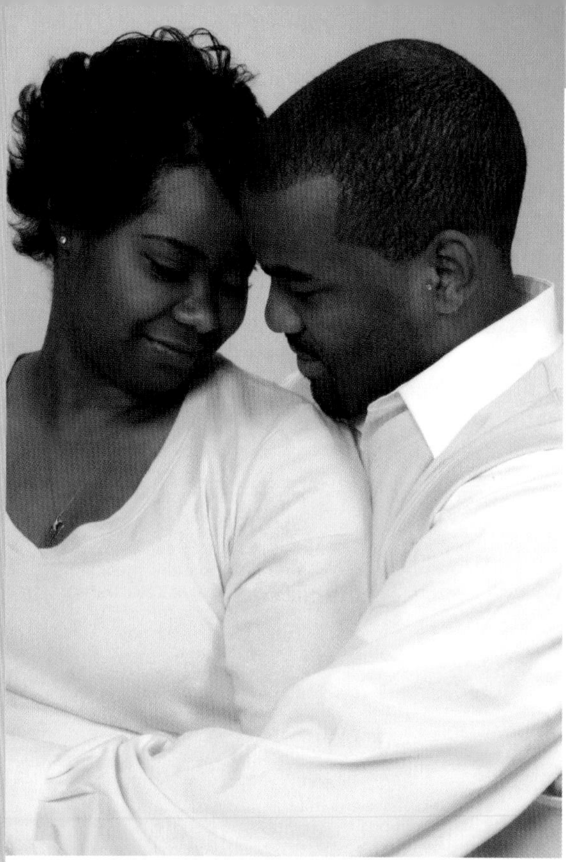

# LA STÉRILITÉ

Un couple est considéré stérile quand aucune grossesse n'a eu lieu après deux années de relations sexuelles régulières et sans contraception. La stérilité, ou infertilité, touche l'homme ou la femme. Elle peut être liée à une anomalie des organes génitaux, à des troubles psychologiques, à certains médicaments ou à la consommation de tabac, d'alcool ou de drogue. Toutefois, dans 10 % des cas, aucune cause n'est trouvée. L'infertilité peut être traitée par des médicaments ou par la chirurgie. Si les traitements ne sont pas efficaces, des techniques de procréation médicalement assistée (insémination artificielle, fécondation in vitro) peuvent être utilisées.

## LA STÉRILITÉ MASCULINE

La stérilité masculine peut être liée à des anomalies du sperme, mais des troubles de l'érection ou de l'éjaculation peuvent également empêcher la procréation et nécessiter une intervention médicale.

### LES ANOMALIES DU SPERME

Les anomalies du sperme sont une cause fréquente de stérilité masculine. Les spermatozoïdes peuvent être insuffisants ou absents, manquer de mobilité ou présenter des anomalies qui les empêchent de féconder un ovule. Ces troubles peuvent avoir diverses origines : **infections**, maladies endocriniennes, excès de chaleur, stress, consommation de drogue, d'alcool, de tabac ou de certains médicaments, facteurs anatomiques (surpoids, malformations ou obstruction des voies génitales) ou immunologiques (production d'anticorps contre les spermatozoïdes). Une analyse du sperme en laboratoire (spermogramme) permet de déceler une anomalie de celui-ci, notamment en déterminant le nombre, la mobilité, la vitalité et la forme des spermatozoïdes.

### L'ÉJACULATION RÉTROGRADE

L'éjaculation rétrograde est une anomalie de l'éjaculation, caractérisée par l'expulsion de sperme dans la vessie. Elle est due au mauvais fonctionnement du sphincter vésical interne, souvent consécutif à une opération chirurgicale au niveau de la prostate. L'éjaculation rétrograde peut aussi découler de certaines maladies (diabète, neuropathie) ou de l'utilisation de certains médicaments.

*L'éjaculation … page 453*

### LA DYSFONCTION ÉRECTILE

La dysfonction érectile, ou impuissance, est l'incapacité persistante à obtenir ou à maintenir une érection du pénis suffisante pour permettre le déroulement normal et satisfaisant d'une relation sexuelle (pénétration vaginale, éjaculation). Elle touche surtout les hommes de plus de 40 ans. Souvent d'origine psychologique (anxiété), la dysfonction érectile peut aussi résulter de troubles vasculaires, neurologiques ou endocriniens liés à l'âge, à certaines maladies (diabète, hypertension artérielle) ou à la consommation de tabac, d'alcool ou de drogue. Une lésion de la mœlle épinière ou l'ablation chirurgicale de la prostate, de la vessie ou du rectum peuvent aussi être à l'origine d'une impuissance.

## LA **STÉRILITÉ FÉMININE**

La stérilité féminine est due notamment à des troubles de l'ovulation, à une anomalie de la glaire cervicale ou à une obstruction des trompes de Fallope.

### LES TROUBLES DE L'OVULATION

La principale cause de stérilité féminine est une anomalie ou une absence d'ovulation, qui peut être révélée par l'irrégularité ou l'absence de règles. Ces troubles de l'ovulation peuvent être causés par des anomalies des centres endocriniens (hypothalamus, hypophyse) qui commandent l'ovulation : maladie **congénitale**, tumeur, choc psychologique, **anorexie**, etc. Ils peuvent aussi être liés à un dysfonctionnement des ovaires d'origine anatomique (lésions, anomalie congénitale, kystes ovariens) ou associé à une maladie comme l'hypothyroïdie ou le diabète. Une stimulation médicamenteuse ou hormonale permet parfois de rétablir l'ovulation.

### LES ANOMALIES DE LA GLAIRE CERVICALE

La stérilité féminine peut être causée par des anomalies de la glaire cervicale, une substance gélatineuse sécrétée par le col de l'utérus et qui favorise la progression des spermatozoïdes vers l'utérus au moment de l'ovulation. L'analyse au microscope de la glaire cervicale après une relation sexuelle (test post-coïtal) peut révéler une anomalie de consistance, d'abondance ou d'acidité, due à un trouble de l'ovulation, une **infection** ou un dysfonctionnement des glandes qui la produisent. Ce test peut aussi mettre en évidence une incompatibilité avec le sperme du partenaire, qui empêche la fécondation : incapacité des spermatozoïdes à traverser la glaire, présence d'anticorps dirigés contre les spermatozoïdes.

### L'OBSTRUCTION DES TROMPES DE FALLOPE

L'obstruction des trompes de Fallope est la seconde cause de stérilité féminine. Elle peut être causée par une maladie, comme l'endométriose. Elle peut également être la conséquence d'une infection (salpingite), liée à une infection transmissible sexuellement, à l'utilisation d'un stérilet, à un accouchement ou à un avortement. L'obstruction peut prendre la forme d'une accumulation de liquide séreux ou de cicatrices (adhérences). Le diagnostic est établi par un examen radiologique ou par une **cœlioscopie**.

### LE VAGINISME

Le vaginisme est caractérisé par la contraction involontaire et douloureuse des muscles de la paroi du vagin au moment de la pénétration du pénis. Ce trouble empêche la relation sexuelle et peut être une cause de stérilité. Bien qu'il soit le plus souvent psychologique, le vaginisme peut parfois être physiologique : malformation, irritation, infection. Son traitement dépend de sa cause (psychothérapie, chirurgie, antibiothérapie, etc.).

## LES **TROUBLES PSYCHOLOGIQUES**

Plusieurs troubles psychologiques peuvent perturber les relations sexuelles et être à l'origine d'une stérilité : absence de désir, souvenir traumatisant, anxiété, stress, colère, etc. Ces troubles se traduisent souvent par une dysfonction érectile chez l'homme ou un vaginisme chez la femme. Leur traitement repose sur un suivi psychologique effectué par un psychothérapeute ou un sexologue.

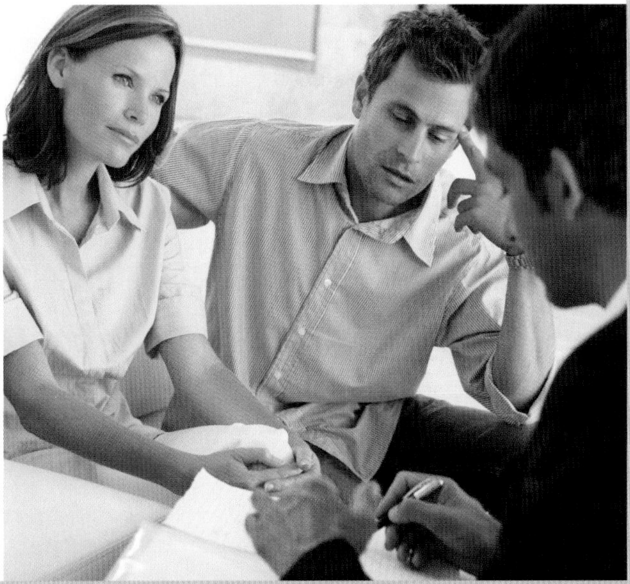

## LES TRAITEMENTS DE LA DYSFONCTION ÉRECTILE

La dysfonction érectile d'origine psychologique peut être traitée par psychothérapie. Des traitements médicaux (inducteurs d'érection) et mécaniques (implant pénien, pompe à vide) peuvent être proposés dans les autres cas. Les inducteurs d'érection sont des médicaments qui favorisent l'afflux de sang dans le pénis. Ils existent sous forme injectable et sous forme de comprimés à avaler. Un implant pénien est un dispositif constitué de deux cylindres implantés dans les corps caverneux du pénis afin de le rigidifier. La pompe à vide est un dispositif aspirant l'air à l'intérieur d'un tube placé autour du pénis, afin de provoquer une érection. Les traitements de la dysfonction érectile peuvent présenter des effets secondaires et des contre-indications à prendre en considération.

## L'INSÉMINATION ARTIFICIELLE

L'insémination artificielle est une technique de procréation médicalement assistée qui consiste à déposer des spermatozoïdes dans l'appareil génital de la femme par voie instrumentale. Elle est pratiquée dans de nombreux pays industrialisés pour traiter certains cas de stérilité, notamment les anomalies du sperme et de la glaire cervicale. Pour que cette technique soit efficace, les organes génitaux de la femme ne doivent pas être altérés et la période d'ovulation doit être bien connue. L'insémination peut se faire avec le sperme du conjoint ou, en cas d'anomalie spermatique irréversible, avec celui d'un donneur provenant d'une banque de sperme. Les chances de succès de l'insémination artificielle sont d'environ 10 % par cycle.

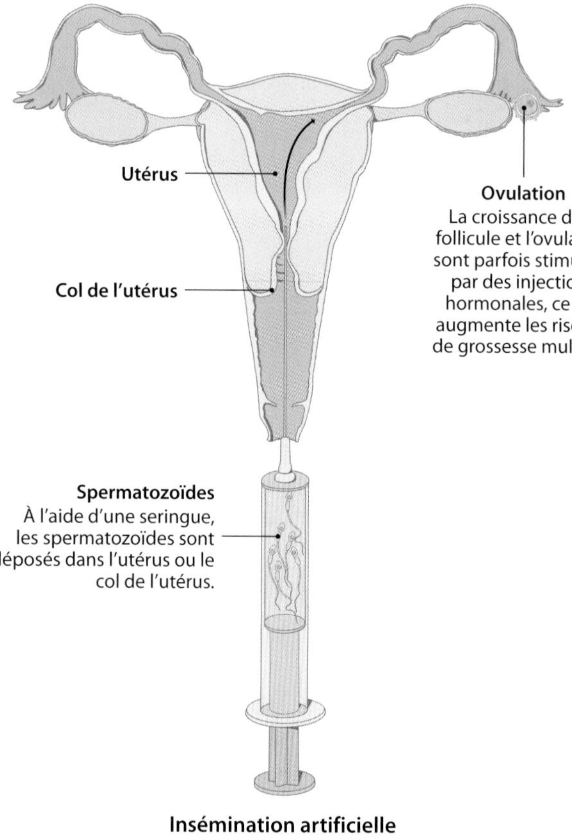
Utérus
Col de l'utérus
Ovulation
La croissance d'un follicule et l'ovulation sont parfois stimulées par des injections hormonales, ce qui augmente les risques de grossesse multiple
Spermatozoïdes
À l'aide d'une seringue, les spermatozoïdes sont déposés dans l'utérus ou le col de l'utérus.

**Insémination artificielle**

### LA STÉRILITÉ

**SYMPTÔMES :**
Impossibilité d'aboutir à une grossesse après des tentatives régulières durant au moins deux ans.

**TRAITEMENTS :**
Traitement hormonal : stimulation de l'ovulation, de la production d'ovocytes ou de spermatozoïdes. Chirurgie des voies génitales masculines et féminines. Procréation médicalement assistée : insémination artificielle, fécondation in vitro.

**PRÉVENTION :**
Prévention contre les infections transmissibles sexuellement, suivi gynécologique régulier, bonne hygiène de vie.

## LES BANQUES DE SPERME

Une banque de sperme est un lieu de collecte et de stockage de sperme. Les donneurs, anonymes ou non, sont soumis à des examens attestant leur bonne santé. Leur sperme est congelé puis conservé dans des réservoirs d'azote liquide, parfois pendant plusieurs années. Par la suite, il est utilisé par un couple stérile dans le cadre d'une insémination artificielle ou d'une fécondation in vitro.

## LA **FÉCONDATION IN VITRO**

La fécondation in vitro est une technique de procréation médicalement assistée qui consiste à recueillir des spermatozoïdes et des ovules, à réaliser la fécondation artificiellement en laboratoire, puis à transférer l'embryon obtenu dans l'utérus maternel. Cette méthode complexe, qui nécessite un suivi régulier, est recommandée dans certains cas de stérilité féminine (obstruction ou absence des trompes de Fallope) et masculine. Son taux de réussite est d'environ 25 %. L'implantation simultanée de plusieurs embryons augmente les chances de réussite, mais elle multiplie les risques de grossesse multiple.

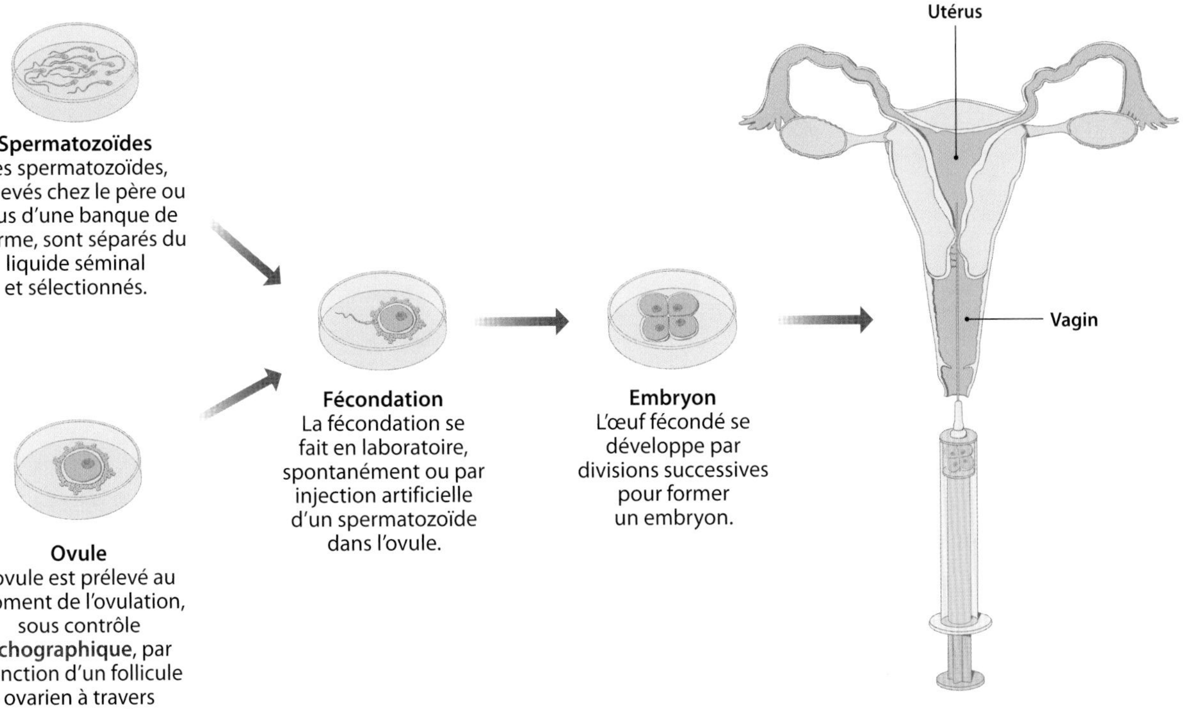
Utérus
Vagin

**Spermatozoïdes**
Les spermatozoïdes, prélevés chez le père ou issus d'une banque de sperme, sont séparés du liquide séminal et sélectionnés.

**Ovule**
L'ovule est prélevé au moment de l'ovulation, sous contrôle **échographique**, par ponction d'un follicule ovarien à travers l'abdomen ou par le vagin.

**Fécondation**
La fécondation se fait en laboratoire, spontanément ou par injection artificielle d'un spermatozoïde dans l'ovule.

**Embryon**
L'œuf fécondé se développe par divisions successives pour former un embryon.

**Transfert d'embryons**
Un ou plusieurs embryons sont transférés dans l'utérus de la mère.

## UNE BONNE HYGIÈNE DE VIE POUR UNE MEILLEURE FERTILITÉ

Un couple sur huit a de la difficulté à concevoir un enfant. Il n'est pas rare que le mode de vie ait un impact sur ce phénomène en provoquant certains dérèglements hormonaux ou en endommageant les organes génitaux.

- Gardez un poids santé et adoptez une alimentation équilibrée et diversifiée. Évitez les régimes draconiens ainsi que les aliments sucrés ou les mauvais gras.
- Limitez votre consommation d'alcool et de caféine, évitez le tabac et les drogues.
- Gérez votre stress et faites de l'exercice modérément et régulièrement.
- Protégez-vous contre les **infections** transmissibles sexuellement et assurez-vous d'avoir des examens de suivi médical régulier.
- Évitez les douches vaginales et les lubrifiants. Les hommes devraient éviter les températures trop élevées pour les testicules (bains chauds, sous-vêtements serrés, couvertures et sièges chauffants, etc.).

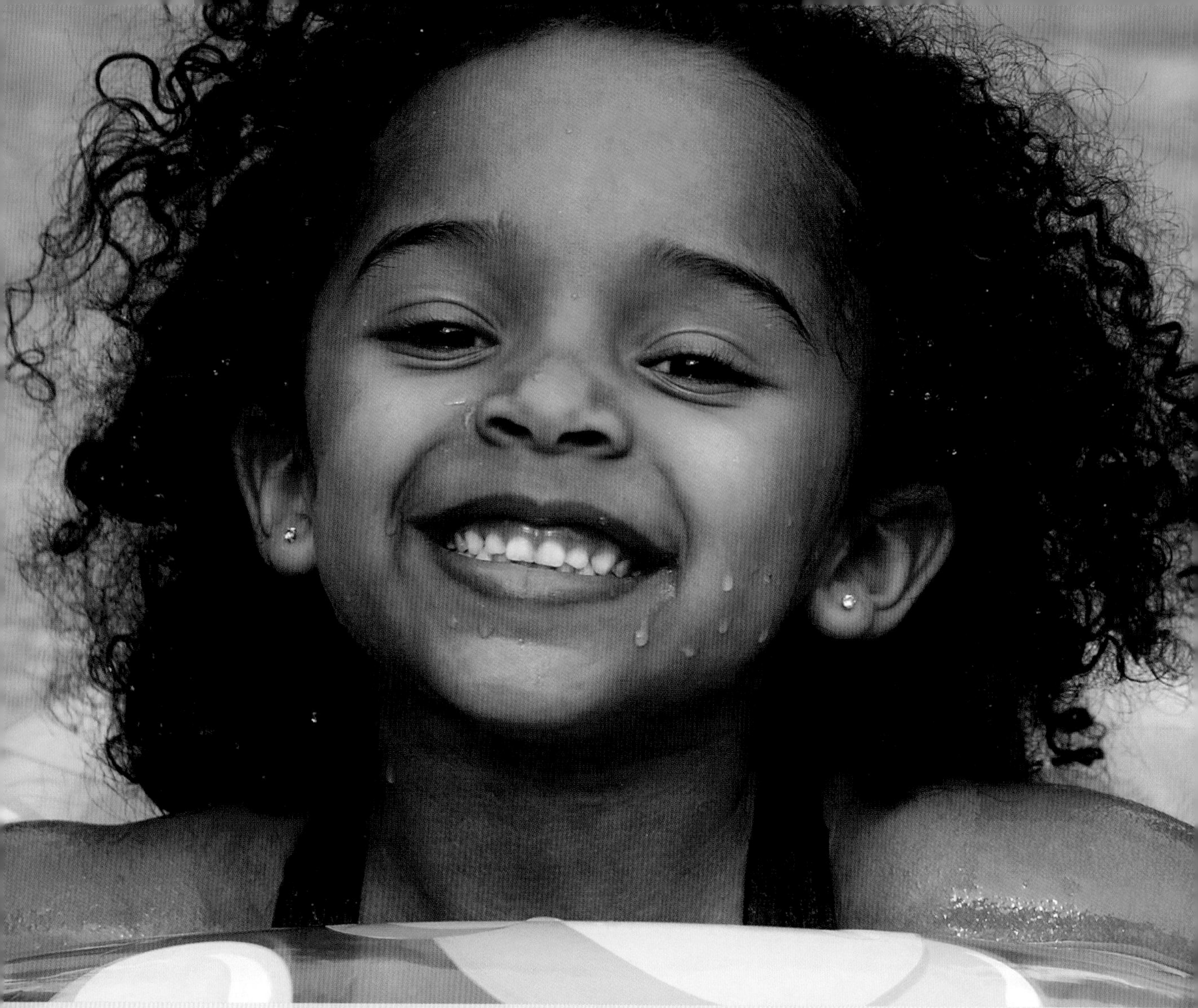

## LE CORPS

# L'ENFANCE ET L'ADOLESCENCE

L'enfance et l'adolescence sont des périodes de changements physiques et psychologiques majeurs. De la naissance à la puberté, l'enfant grandit, développe la coordination de ses mouvements ainsi que ses capacités intellectuelles et sociales. Il apprend à marcher, à parler, à raisonner, à lire, à écrire et crée des liens affectifs avec son entourage. La maturation du corps humain se termine à l'adolescence par l'apparition des caractères sexuels secondaires et par l'acquisition de la capacité de se reproduire.

Le bon déroulement de ces étapes repose essentiellement sur l'alimentation, le sommeil et les expériences sociales et affectives de l'enfant. Des complications au moment de la grossesse ou de l'accouchement ou encore des maladies **génétiques** peuvent néanmoins entraver le développement de l'enfant. Ce dernier doit faire l'objet d'un suivi médical particulier dès sa naissance afin, notamment, de déceler des problèmes **congénitaux** ou de soigner des maladies qui pourraient lui être dommageables.

**LES MALADIES**

# LE DÉVELOPPEMENT DE L'ÊTRE HUMAIN

De la naissance à l'âge adulte, le développement de l'être humain se fait par étapes successives, dont la durée varie en fonction de facteurs **génétiques** et environnementaux. Les indicateurs présentés ci-dessous correspondent à une moyenne.

## LE NOUVEAU-NÉ

Au cours du premier mois, le nouveau-né dort de 14 à 20 heures par jour. Ses sens sont fonctionnels et son attention est attirée par les mouvements et les sons. Ses propres mouvements sont essentiellement réflexes : tétée, réflexe de préhension, de la marche lorsqu'il est tenu en position debout, etc.

## LE NOURRISSON

Entre un mois et deux ans, le développement du nourrisson est marqué par une croissance importante. Son poids double jusqu'à 4 mois et triple jusqu'à 12 mois. Les proportions de son corps changent. Il apprend à maîtriser ses gestes, ses déplacements ainsi que son environnement physique et social. Il commence à parler.

## L'ENFANT DE 2 À 6 ANS

Entre 2 et 6 ans, l'enfant devient autonome. Il développe son langage, la coordination de ses mouvements et ses rapports avec les autres.

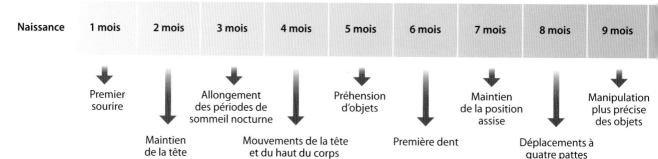

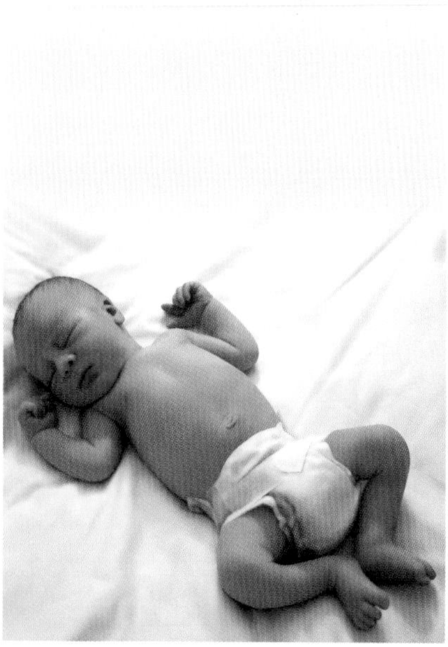

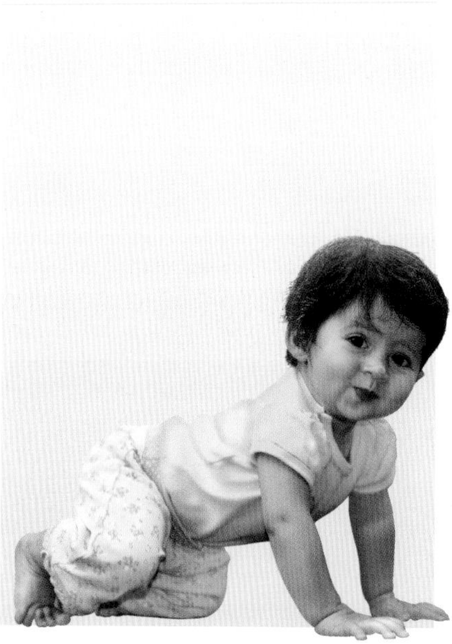

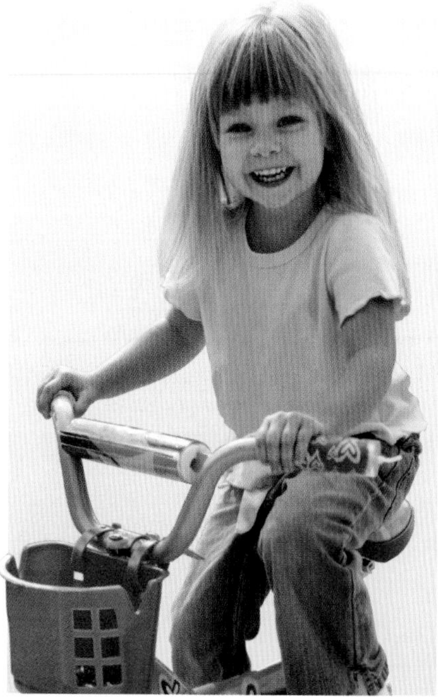

Naissance

1 mois — Premier sourire

2 mois — Maintien de la tête

3 mois — Allongement des périodes de sommeil nocturne

4 mois — Mouvements de la tête et du haut du corps

5 mois — Préhension d'objets

6 mois — Première dent

7 mois — Maintien de la position assise

8 mois — Déplacements à quatre pattes

9 mois — Manipulation plus précise des objets

## L'**ENFANT** DE **6** À **11 ANS**

L'âge de 6 ans marque le début de la scolarisation pour de nombreux enfants. C'est une période d'acquisition de connaissances et de compétences (lecture, raisonnement, etc.), aussi marquée par l'apprentissage de la vie en société.

## L'**ADOLESCENT**

L'adolescent vit une période de transformation physique (croissance, maturation des organes génitaux, développement des caractères sexuels secondaires) qui aboutit à sa maturité sexuelle. Cette transformation, la perspective de l'entrée dans l'âge adulte et les responsabilités qui l'accompagnent sont parfois difficiles à vivre pour l'adolescent.

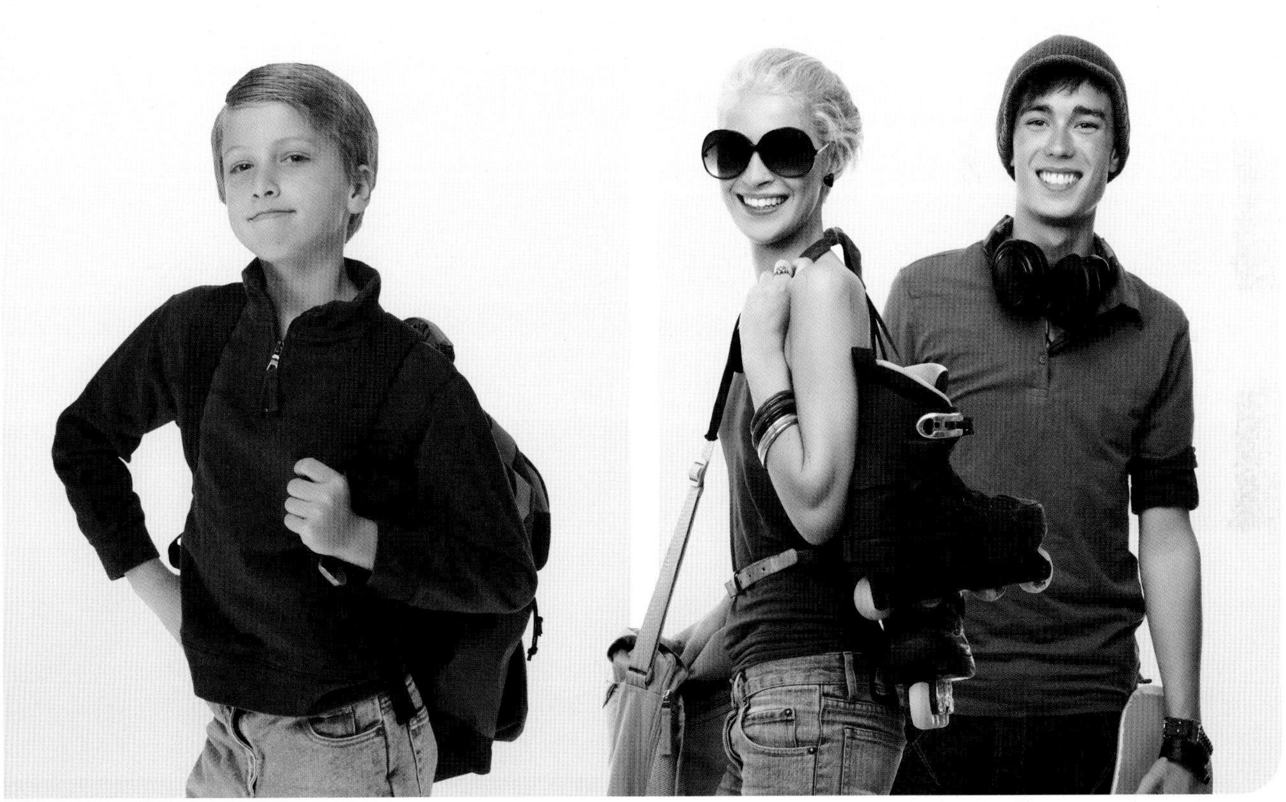

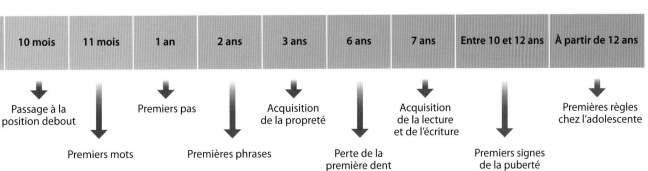

| 10 mois | 11 mois | 1 an | 2 ans | 3 ans | 6 ans | 7 ans | Entre 10 et 12 ans | À partir de 12 ans |
|---|---|---|---|---|---|---|---|---|
| Passage à la position debout | Premiers mots | Premiers pas | Premières phrases | Acquisition de la propreté | Perte de la première dent | Acquisition de la lecture et de l'écriture | Premiers signes de la puberté | Premières règles chez l'adolescente |

# LE NOUVEAU-NÉ

Le nouveau-né est un enfant âgé de moins de 1 mois. Dès sa naissance, il commence à respirer et, après la section du cordon ombilical, il ne dépend plus des apports du placenta de sa mère. Lorsque l'accouchement a lieu en présence de personnel médical, le bébé fait l'objet de plusieurs examens néonataux, qui permettent d'évaluer son état de santé. Les prématurés doivent faire l'objet d'une attention particulière en raison de leur immaturité.

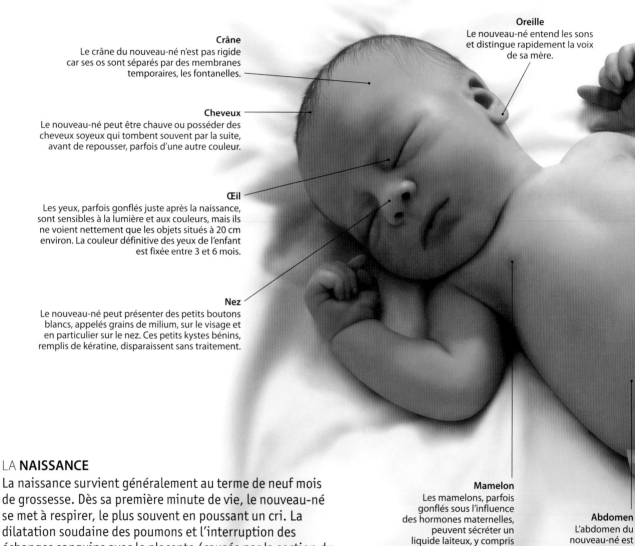

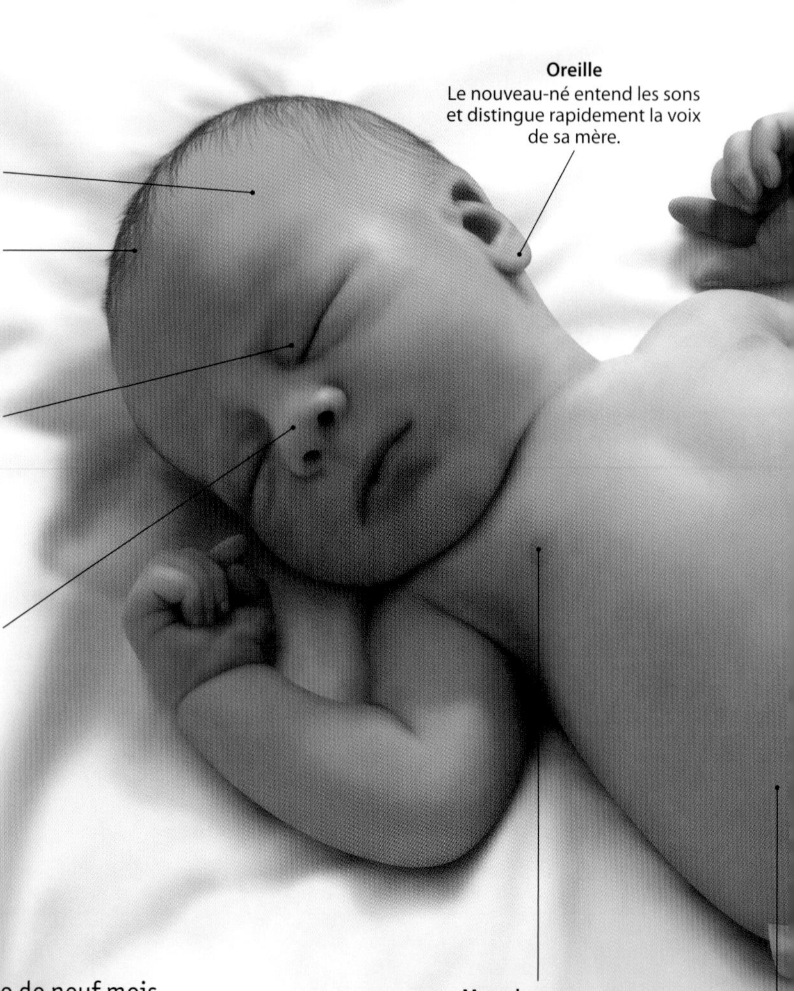
**Crâne**
Le crâne du nouveau-né n'est pas rigide car ses os sont séparés par des membranes temporaires, les fontanelles.
**Oreille**
Le nouveau-né entend les sons et distingue rapidement la voix de sa mère.
**Cheveux**
Le nouveau-né peut être chauve ou posséder des cheveux soyeux qui tombent souvent par la suite, avant de repousser, parfois d'une autre couleur.
**Œil**
Les yeux, parfois gonflés juste après la naissance, sont sensibles à la lumière et aux couleurs, mais ils ne voient nettement que les objets situés à 20 cm environ. La couleur définitive des yeux de l'enfant est fixée entre 3 et 6 mois.
**Nez**
Le nouveau-né peut présenter des petits boutons blancs, appelés grains de milium, sur le visage et en particulier sur le nez. Ces petits kystes bénins, remplis de kératine, disparaissent sans traitement.
**Mamelon**
Les mamelons, parfois gonflés sous l'influence des hormones maternelles, peuvent sécréter un liquide laiteux, y compris chez les garçons.
**Abdomen**
L'abdomen du nouveau-né est souvent proéminent.

## LA NAISSANCE

La naissance survient généralement au terme de neuf mois de grossesse. Dès sa première minute de vie, le nouveau-né se met à respirer, le plus souvent en poussant un cri. La dilatation soudaine des poumons et l'interruption des échanges sanguins avec le placenta (causée par la section du cordon ombilical) permettent à la circulation sanguine de se mettre en place rapidement. À la naissance, la température corporelle du nouveau-né chute brutalement avant de remonter progressivement à 37 °C. Il doit donc être maintenu au chaud. Une fois nettoyé et examiné, l'enfant est confié à sa mère, qui lui donne sa première tétée (allaitement maternel ou au biberon).

*L'alimentation de l'enfant ... page 503*

## LE **CORPS** DU **NOUVEAU-NÉ**

Un nouveau-né pèse généralement entre 2,6 et 4 kg, et mesure entre 45 et 54 cm. Ses sens sont déjà développés, mais ils s'aiguisent progressivement. Stimulé par l'ingestion de lait, l'appareil digestif du nouveau-né poursuit aussi sa maturation au cours des premières semaines de vie. Les organes génitaux du nouveau-né apparaissent gonflés. Le scrotum peut avoir une couleur foncée et un liquide laiteux, parfois teinté de sang, peut s'écouler du vagin.

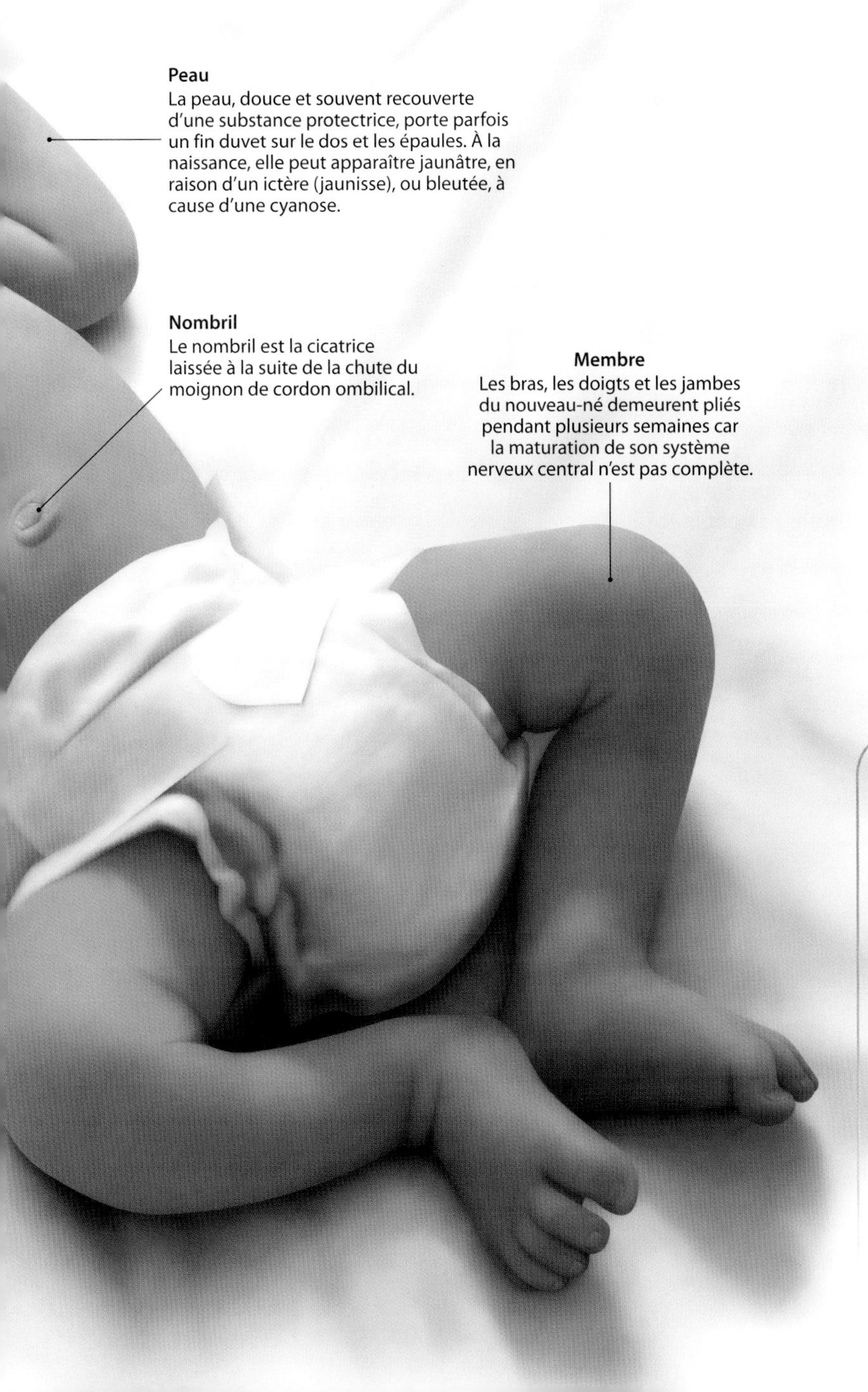
Peau
La peau, douce et souvent recouverte d'une substance protectrice, porte parfois un fin duvet sur le dos et les épaules. À la naissance, elle peut apparaître jaunâtre, en raison d'un ictère (jaunisse), ou bleutée, à cause d'une cyanose.
Nombril
Le nombril est la cicatrice laissée à la suite de la chute du moignon de cordon ombilical.
Membre
Les bras, les doigts et les jambes du nouveau-né demeurent pliés pendant plusieurs semaines car la maturation de son système nerveux central n'est pas complète.

## LA **SECTION** DU **CORDON OMBILICAL**

Quelques minutes après la naissance, deux pinces sont placées sur le cordon ombilical du nouveau-né, à quelques centimètres de son abdomen, ce qui a pour effet d'interrompre la circulation sanguine entre l'enfant et le placenta de sa mère. On sectionne ensuite le cordon entre les pinces, à l'aide de ciseaux. Le moignon restant doit être désinfecté une fois par jour. Au bout de 15 jours environ, complètement desséché, il tombe en laissant une cicatrice, le nombril.

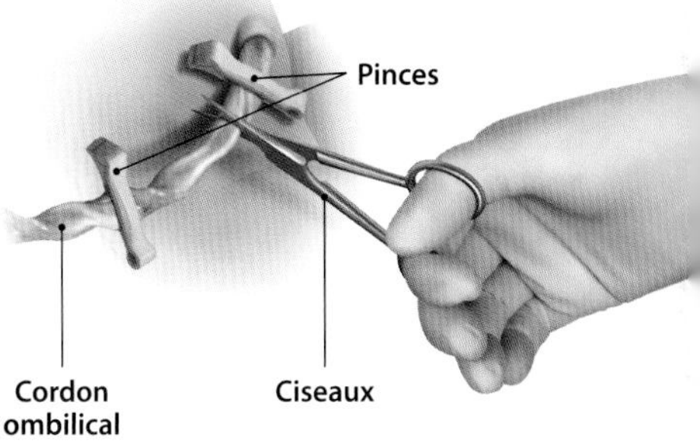
Pinces
Cordon ombilical
Ciseaux

## LE **MÉCONIUM**

Dans le jour qui suit sa naissance, le nouveau-né élimine une substance épaisse et visqueuse par l'anus, le méconium. De couleur brun-vert, il est constitué de bile, de sécrétions digestives et de cellules détachées de l'intérieur du tube digestif. L'absence de méconium 24 heures après la naissance peut révéler une occlusion intestinale chez le nouveau-né. Sa présence dans le liquide amniotique est un signe de souffrance fœtale.

## L'ACCOUCHEMENT PRÉMATURÉ

Dans les pays industrialisés, environ 7 % des accouchements sont prématurés, c'est-à-dire qu'ils surviennent avant 37 semaines de grossesse. Spontanés, ou provoqués médicalement, les accouchements prématurés peuvent être la conséquence d'une complication de la grossesse comme la pré-éclampsie, le placenta praevia ou la souffrance fœtale. Ils sont plus fréquents dans les cas de grossesses multiples, ainsi que chez les femmes de moins de 18 ans ou de plus de 35 ans. Un **traumatisme**, le surmenage ou un stress psychologique peuvent aussi mener à un accouchement prématuré.

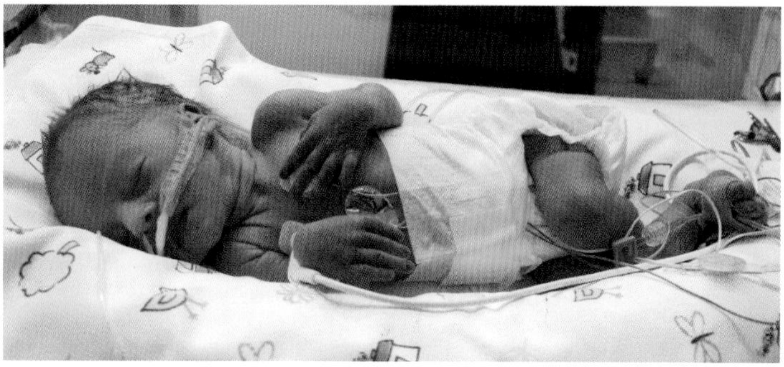

### LE PRÉMATURÉ

Le corps du prématuré est bien proportionné, mais il présente une taille et un poids inférieurs à ceux d'un enfant né à terme. Certains de ses organes sont immatures (système nerveux, appareil respiratoire, système cardiovasculaire, appareil digestif, système immunitaire). Sa peau, rouge et fine, est encore recouverte d'un fin duvet, le lanugo. Sa cage thoracique est étroite et ses membres sont grêles. Comme il a peu de réserves énergétiques, le prématuré est très sensible aux variations de température. Son pouls et sa respiration sont rapides.

### LES RISQUES D'UN ACCOUCHEMENT PRÉMATURÉ

L'immaturité des organes d'un prématuré peut entraîner des complications et mettre sa vie en danger. L'enfant peut être sujet à des apnées et développer une maladie pulmonaire entravant la respiration. La fragilité de ses vaisseaux sanguins augmente les risques d'hémorragie intracrânienne et l'immaturité de son cœur peut se manifester par un souffle cardiaque. Il est aussi plus vulnérable face aux **infections** en raison de la faiblesse de son système immunitaire. Malgré tout, un prématuré né entre 32 et 37 semaines a de grandes chances de vivre en bonne santé. Un enfant né avant 32 semaines (grand prématuré) peut conserver des séquelles neurologiques et psychomotrices. Dans tous les cas, les prématurés sont placés en couveuse.

### LA COUVEUSE

Un nouveau-né fragile (enfant de faible poids ou prématuré) est placé dans une couveuse, ou incubateur. Cet habitacle fermé maintient l'enfant dans des conditions proches de celles de l'utérus. Il peut ainsi poursuivre son développement à l'abri des infections, dans un milieu où la température, le taux d'oxygène et l'humidité sont contrôlés. Constamment surveillé par monitorage, le nouveau-né est soigné à travers des hublots. Il peut être alimenté par sonde gastrique ou par intraveineuse, subir une **photothérapie** en cas d'ictère (jaunisse) et bénéficier d'une assistance respiratoire.

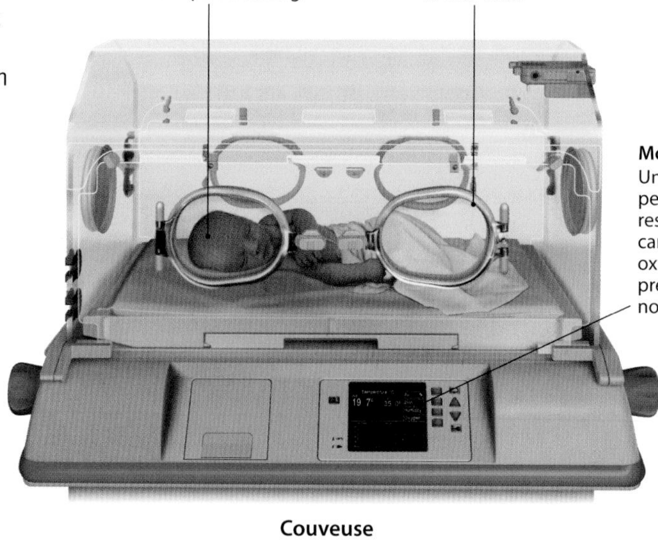
**Enfant**
L'enfant peut généralement être retiré de la couveuse lorsqu'il atteint le poids de 2 kg.
**Hublot**
Des hublots permettent de manipuler l'enfant à l'aide de gants afin d'éviter l'introduction de germes pathologiques dans la couveuse.
**Monitorage**
Un système de monitorage permet de surveiller la respiration, le rythme cardiaque, la teneur en oxygène du sang et la pression artérielle du nouveau-né.

**Couveuse**

## LES **EXAMENS NÉONATAUX**

Lorsque l'accouchement a lieu en milieu médical, le nouveau-né est rapidement soumis à plusieurs examens. Son adaptation à la vie hors de l'utérus est évaluée d'après l'observation de ses fonctions vitales (indice d'Apgar). Sa maturité est estimée selon ses mensurations (taille, poids, périmètre crânien), l'aspect de sa peau (élasticité, épaisseur, etc.) et sa motricité spontanée (réflexes primaires). Le corps du nouveau-né est observé afin de détecter d'éventuelles lésions, malformations ou anomalies **congénitales** : luxation congénitale de la hanche, fente labiale, spina bifida, etc. Enfin, une analyse de sang permet de dépister des maladies rares et de les traiter avant l'apparition de symptômes.

### LES RÉFLEXES PRIMAIRES

Un réflexe primaire, ou réflexe archaïque, est la réponse d'un nouveau-né à une stimulation. Ainsi, dès sa naissance, celui-ci réagit en tournant la tête vers un objet qui lui touche la joue ou la bouche (réflexe des points cardinaux) et il essaie de le sucer s'il est placé dans sa bouche (réflexe de succion). Lorsqu'il est tenu debout sur un plan horizontal, le nouveau-né a le réflexe d'ébaucher quelques pas (marche automatique). Lorsqu'on place un doigt dans sa main, il le sert avec force (réflexe d'agrippement). Enfin, il possède un réflexe de défense appelé réflexe de Moro : lorsqu'il est stimulé soudainement par un bruit, une lumière ou une secousse, il ouvre les bras et les mains, puis il les rapproche vers sa poitrine et pousse un cri.

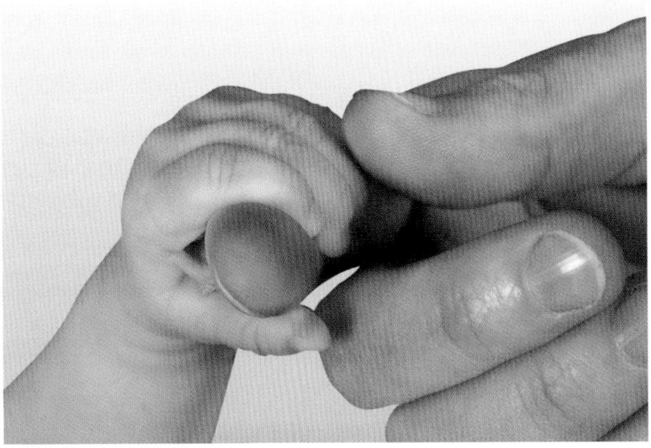

**Réflexe d'agrippement**

### L'INDICE D'APGAR

L'indice d'Apgar est un ensemble de cinq examens permettant d'évaluer la vitalité d'un nouveau-né dès sa première minute de vie : fréquence cardiaque, activité respiratoire, tonus musculaire, réactivité à la stimulation et coloration cutanée. Chaque examen donne lieu à une note de 0 à 2. Si la somme des cinq notes est supérieure à 7, le bébé est considéré en bonne santé. Si l'indice d'Agpar est compris entre 4 et 7, l'enfant subit une désobstruction des voies respiratoires et il est placé sous respiration artificielle. Si l'indice est inférieur à 4, l'état de l'enfant nécessite une prise en charge médicale plus importante (réanimation cardiorespiratoire). L'évaluation est renouvelée cinq minutes plus tard.

**L'INDICE D'APGAR**

| Note / Examen | 0 | 1 | 2 |
|---|---|---|---|
| **Fréquence cardiaque** | < 80 | 80 à 100 | > 100 |
| **Activité respiratoire** | Absente | Lente et irrégulière | Cri vigoureux et respiration régulière |
| **Tonus musculaire** | Faible | Intermédiaire | Normal |
| **Réactivité à la stimulation** | Nulle | Grimace | Vive |
| **Coloration cutanée** | Pâle ou bleue | Imparfaite | Rose |

## LE **SOMMEIL** DU **NOUVEAU-NÉ**

Le nouveau-né ne fait pas de distinction entre le jour et la nuit. Il dort de 14 à 20 heures par jour, par phases de 3 ou 4 heures environ. Ce n'est que vers l'âge de 4 mois qu'il commence à dormir plus de 5 heures de suite. Le sommeil du nouveau-né est d'abord agité, puis il devient calme et profond. Il peut être troublé par différents malaises : reflux gastro-œsophagien, apnée, etc. Le sommeil est une phase essentielle pour le développement du cerveau, l'assimilation des apprentissages et la sécrétion de l'hormone de croissance. Il doit avoir lieu dans de bonnes conditions.

### LES BONNES CONDITIONS DE SOMMEIL

- **UTILISEZ UN LIT ADAPTÉ**

  Couchez le bébé dans un berceau ou dans un lit à bordure afin d'éviter les chutes. Le lit doit avoir des barreaux espacés d'environs 5 ou 6 cm, une surface ferme et plate, un tour de lit mais pas d'oreiller ni de couette. Pour le tenir au chaud sans danger, vous pouvez emmailloter l'enfant ou le vêtir d'un nid d'ange. La température de sa chambre doit être d'environ 19 °C.

- **COUCHEZ L'ENFANT DANS UNE POSITION ADÉQUATE**

  Au moment de le coucher, déposez le bébé sur le dos, le visage dégagé, afin de minimiser les risques d'étouffement et de mort subite. Il ne pourra se retourner seul qu'à partir de 6 mois.

- **INSTAUREZ UNE ROUTINE**

  Essayez de coucher l'enfant à des heures régulières et dès les premiers signes de fatigue, lorsque ses paupières se ferment, qu'il baille ou qu'il pleurniche sans raison apparente. En instaurant une routine avant l'heure de dormir, il se sentira rassuré : dernière tétée, ambiance calme, histoire, chanson, câlin, etc. Quittez la chambre avant qu'il ne s'endorme et laissez-le se réveiller seul.

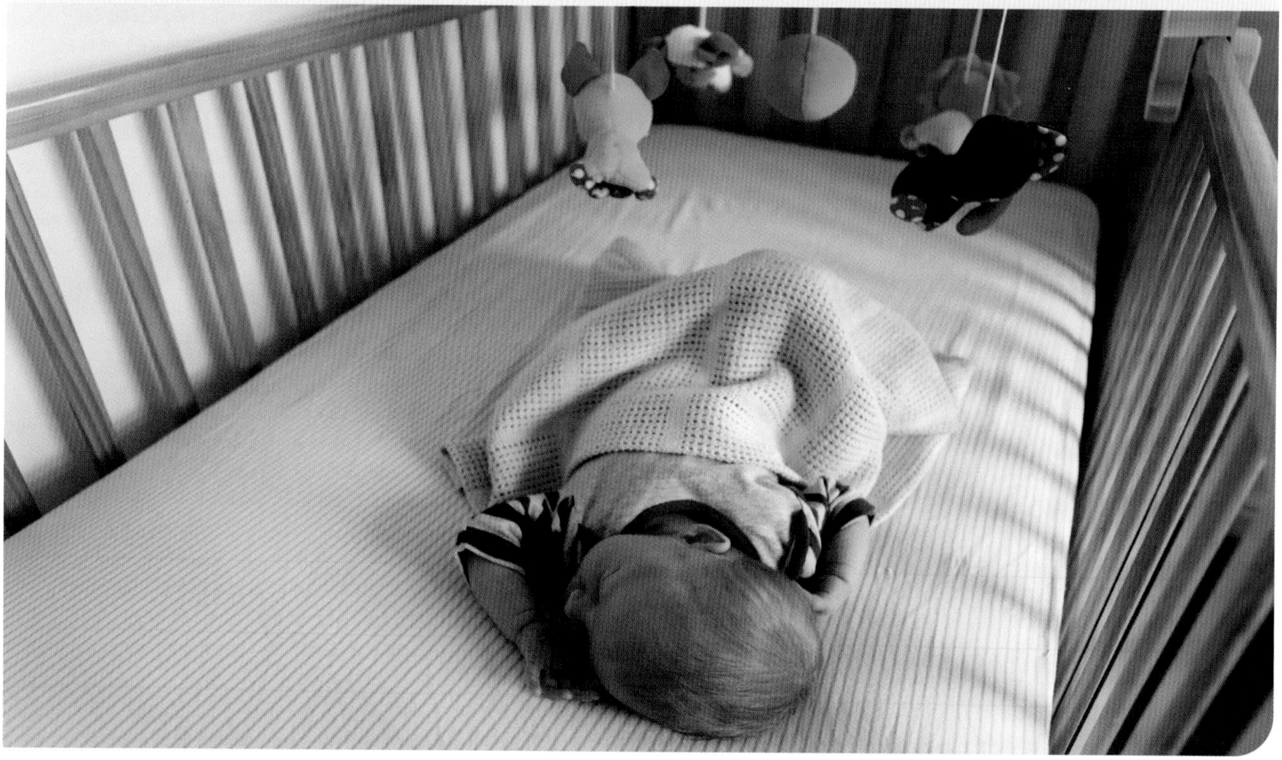

# L'ENFANCE

L'enfance est marquée par la croissance, un développement progressif et global qui dure de la naissance jusqu'à la fin de l'adolescence. Cette période se traduit notamment par le développement des os, par l'éruption des dents et par la maturation de certains organes, dont l'encéphale et les organes génitaux. Elle s'accompagne du développement **psychomoteur**, qui allie l'acquisition de la coordination motrice au développement sensoriel, intellectuel, affectif et social de l'enfant.

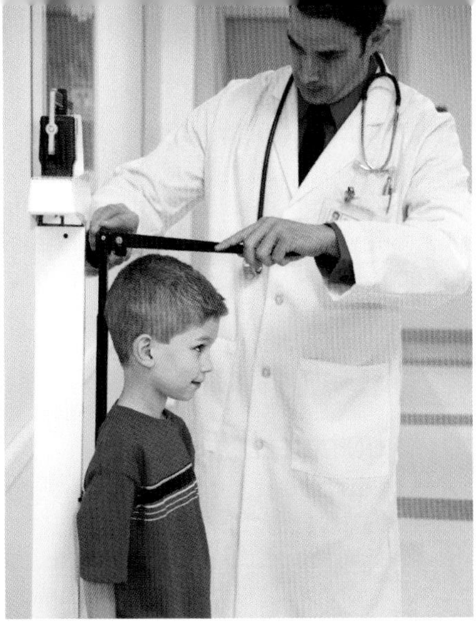

## LES **COURBES** DE **CROISSANCE**

Un enfant grandit constamment, en particulier au cours des premières années et au moment de la puberté. La croissance de l'enfant dépend de son alimentation et de facteurs **génétiques** (groupe ethnique, famille) et hormonaux (hormone de croissance). Afin de suivre la croissance d'un enfant au cours des années, on peut reporter régulièrement sa taille et son poids sur un graphique afin de former une courbe de croissance. Cet exercice permet de comparer sa croissance aux valeurs moyennes (différentes selon le pays et le sexe), matérialisées par des courbes de référence. Un écart important par rapport à ces moyennes ou une courbe irrégulière peuvent révéler une carence alimentaire ou une maladie telle que la maladie cœliaque ou la mucoviscidose. La croissance s'arrête définitivement vers l'âge de 18 à 20 ans.

**Courbes de croissance des garçons**

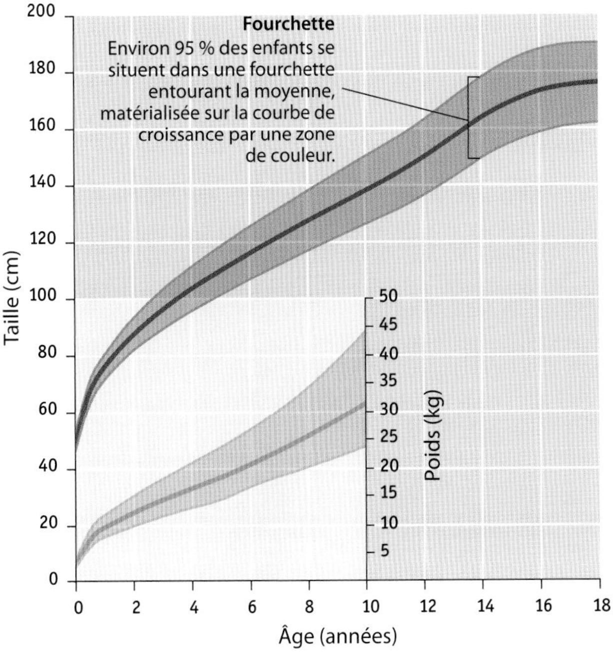
Fourchette
Environ 95 % des enfants se situent dans une fourchette entourant la moyenne, matérialisée sur la courbe de croissance par une zone de couleur.
Taille (cm)
Poids (kg)
Âge (années)

**Courbes de croissance des filles**

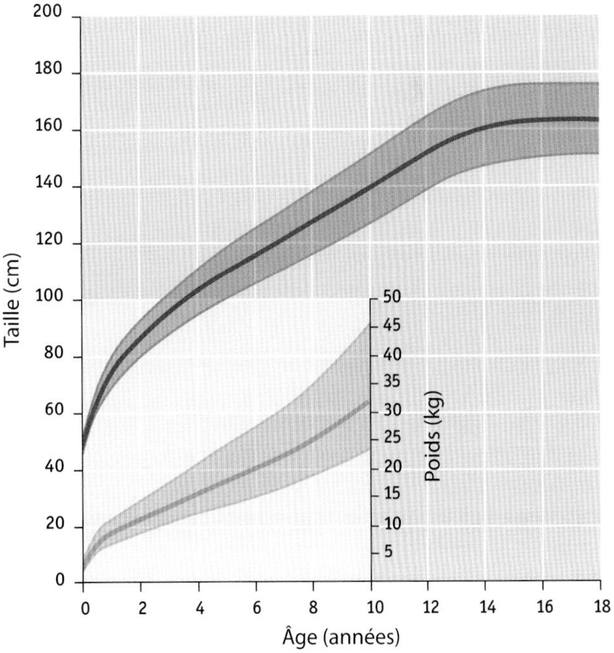
Taille (cm)
Poids (kg)
Âge (années)

Taille moyenne
Poids moyen

*Source : D'après les données de l'Organisation mondiale de la santé, Multicentre Growth Reference Study (0-5 ans) et WHO Reference 2007 (5-18 ans) www.who.int/childgrowth/standards/en et www.who.int/growthref/en/*

## LE **PÉRIMÈTRE CRÂNIEN**

Le périmètre crânien est la longueur du tour du crâne. Le médecin le mesure régulièrement à l'aide d'un ruban, jusqu'à l'âge de 4 à 5 ans. L'encéphale grandit considérablement au cours des deux premières années et atteint sa taille presque définitive vers 5 ans. Le contrôle de la croissance du périmètre crânien permet de déceler précocement une hydrocéphalie ou un défaut de développement du cerveau.

## LES **FONTANELLES**

Les os du crâne d'un jeune enfant sont séparés par des espaces, les fontanelles. Il en existe six de tailles variables dont la principale, la fontanelle antérieure, est située sur le dessus de la tête. La présence des fontanelles permet à la boîte crânienne de demeurer malléable et de s'adapter à la croissance importante de l'encéphale pendant les deux premières années de la vie. Lorsque les os du crâne finissent par se rejoindre, ils se lient entre eux par des articulations fibreuses, les sutures. Une fontanelle antérieure creusée peut être le signe d'une déshydratation et une fontanelle bombée peut indiquer une méningite.

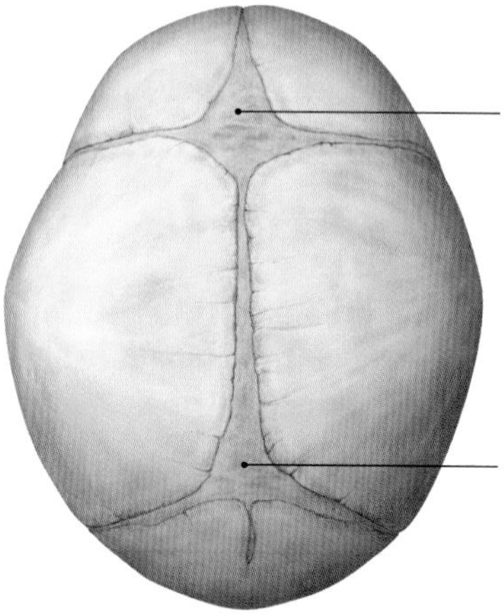

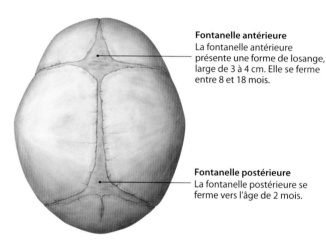

**Fontanelle antérieure**
La fontanelle antérieure présente une forme de losange, large de 3 à 4 cm. Elle se ferme entre 8 et 18 mois.
**Fontanelle postérieure**
La fontanelle postérieure se ferme vers l'âge de 2 mois.


**Vue supérieure du crâne d'un nouveau-né**

## LA **FORMATION** DES **OS**

La formation des os (ossification) débute dès la sixième semaine du développement de l'embryon, à partir d'une ébauche d'os constituée de tissu cartilagineux. Le cartilage est progressivement remplacé par du tissu osseux grâce à des cellules spécialisées, les ostéoblastes. À la naissance, les épiphyses des os longs, toujours formées de tissu cartilagineux, commencent à s'ossifier à leur tour lorsqu'une artère y pénètre. Le cartilage qui subsiste entre l'épiphyse et la diaphyse (plaque épiphysaire) permet la poursuite de l'ossification et l'allongement de l'os tout au long de l'enfance.

*Les os ... page 94*

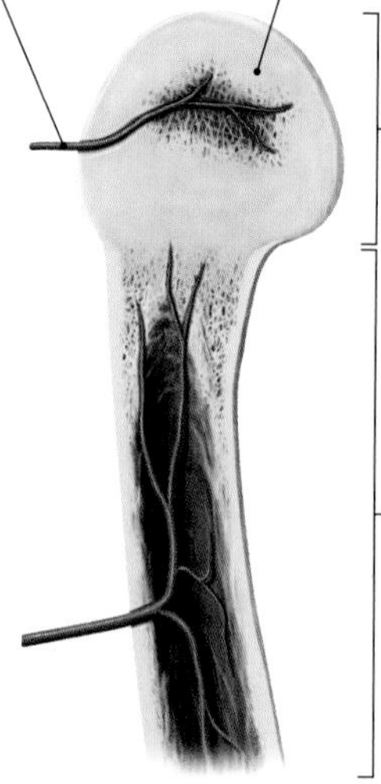

**Artère**
La pénétration d'une artère dans l'épiphyse permet le remplacement du tissu cartilagineux par du tissu osseux.
**Tissu cartilagineux**
Les épiphyses sont constituées de tissu cartilagineux.
Épiphyse
Diaphyse


**Coupe d'un os long à la naissance**

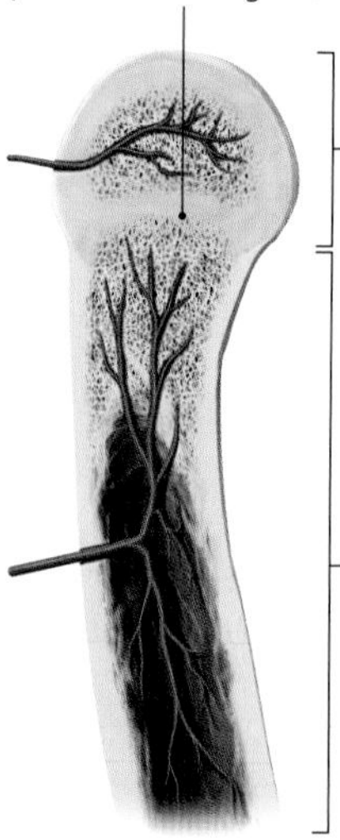

**Plaque épiphysaire**
La plaque épiphysaire est le tissu cartilagineux qui subsiste pendant l'enfance entre la diaphyse et l'épiphyse des os longs, ce qui permet leur allongement.
Épiphyse
Diaphyse


**Coupe d'un os long à l'âge de 7 ans**

## LA **MISE** EN **PLACE** DES **DENTS**

La mise en place de la denture commence dès les premières semaines de vie fœtale et se poursuit jusqu'à l'âge adulte. Présents chez le nouveau-né, les bourgeons dentaires percent les gencives à partir de l'âge de 6 mois pour donner, au cours des trois premières années de la vie, les 20 dents temporaires : 8 incisives, 4 canines et 8 prémolaires. Plus blanches que les dents permanentes, les dents temporaires (ou dents de lait) sont aussi plus sensibles aux caries. Entre l'âge de 6 et 12 ans, les dents temporaires sont peu à peu remplacées par 32 dents permanentes : 8 incisives, 4 canines, 8 prémolaires et 12 molaires.

*Les dents ... page 344*

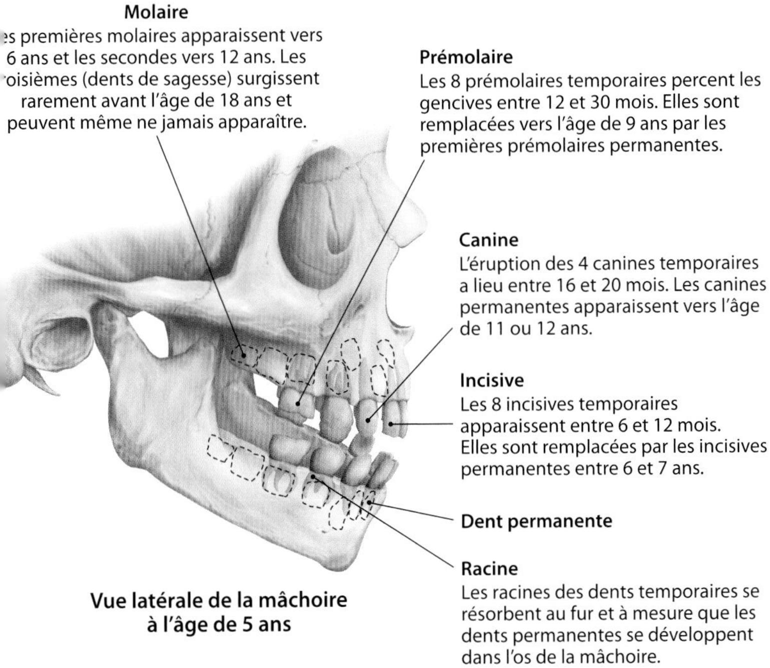
Molaire
...s premières molaires apparaissent vers 6 ans et les secondes vers 12 ans. Les ...oisièmes (dents de sagesse) surgissent rarement avant l'âge de 18 ans et peuvent même ne jamais apparaître.
Prémolaire
Les 8 prémolaires temporaires percent les gencives entre 12 et 30 mois. Elles sont remplacées vers l'âge de 9 ans par les premières prémolaires permanentes.
Canine
L'éruption des 4 canines temporaires a lieu entre 16 et 20 mois. Les canines permanentes apparaissent vers l'âge de 11 ou 12 ans.
Incisive
Les 8 incisives temporaires apparaissent entre 6 et 12 mois. Elles sont remplacées par les incisives permanentes entre 6 et 7 ans.
Dent permanente
Racine
Les racines des dents temporaires se résorbent au fur et à mesure que les dents permanentes se développent dans l'os de la mâchoire.

**Vue latérale de la mâchoire à l'âge de 5 ans**

### LE SOULAGEMENT DES DOULEURS DUES À LA PERCÉE DES DENTS

La percée des dents temporaires est souvent douloureuse et peut s'accompagner de divers troubles : diarrhée, rougeur sur les joues et les fesses, gonflement des gencives, salivation excessive. Pour soulager la douleur de l'enfant, donnez-lui un anneau de dentition réfrigéré à mastiquer, ce qui anesthésiera sa gencive. Vous pouvez aussi avoir recours à un **analgésique** adapté à son âge.

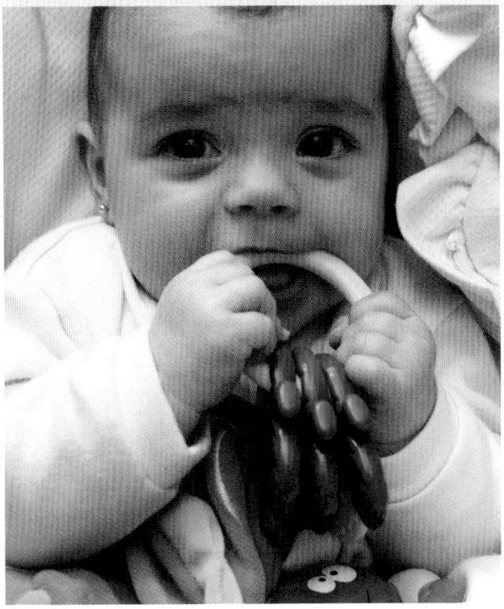

### LE POUCE ET LA TÉTINE

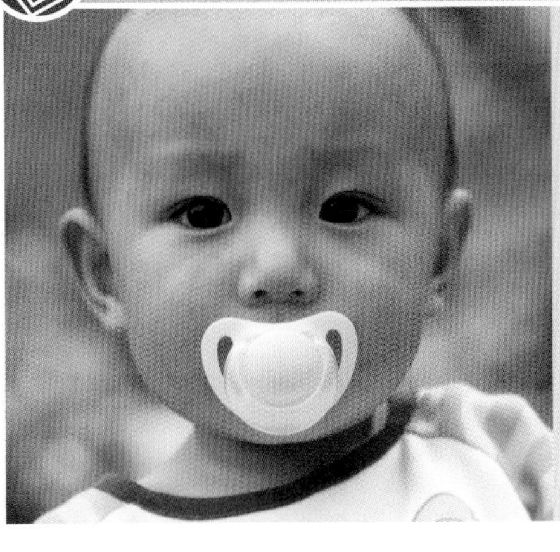

Chez les nourrissons, la succion est un besoin naturel à l'effet rassurant et apaisant que l'allaitement ne suffit pas toujours à combler. Ainsi, nombre d'entre eux sucent leurs doigts ou une tétine (sucette) qu'on leur fournit. Plusieurs spécialistes pointent les inconvénients de la succion du pouce ou de la tétine, surtout lorsqu'elle est excessive. Elle pourrait notamment gêner la croissance de la mâchoire et de la dentition. La succion excessive de la tétine pourrait en outre entraver le développement du langage. Le plus important est de limiter l'usage du pouce ou de la tétine et de le stopper progressivement vers l'âge de 3 ans.

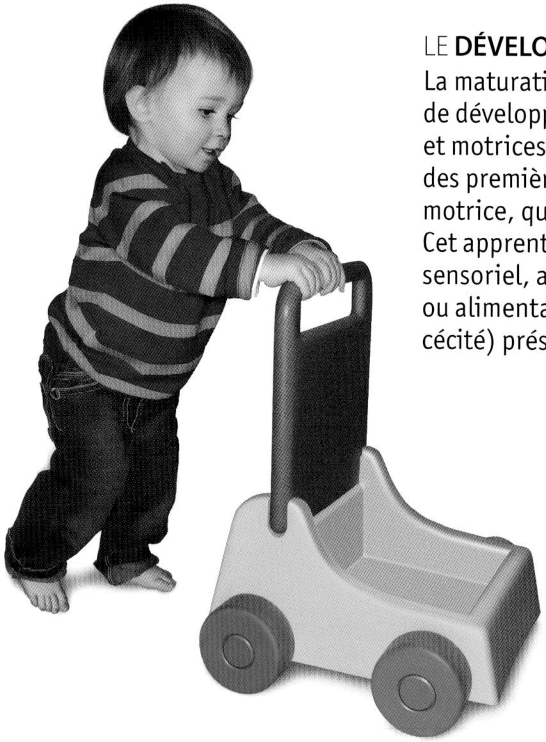

## LE DÉVELOPPEMENT PSYCHOMOTEUR

La maturation du système nerveux et l'apprentissage permettent à l'enfant de développer progressivement ses fonctions psychiques (activité mentale) et motrices. Le développement **psychomoteur** est très important au cours des premières années de vie. Il comprend l'acquisition de la coordination motrice, qui permet de réaliser efficacement des mouvements volontaires. Cet apprentissage est étroitement lié au développement intellectuel, sensoriel, affectif et social. Un enfant qui souffre d'une carence affective ou alimentaire, ou d'un trouble neurologique moteur ou sensoriel (surdité, cécité) présente souvent des troubles de la motricité.

**Mouvements**
À la naissance, l'enfant possède des réflexes primaires. Ils sont progressivement remplacés par des mouvements volontaires qui se perfectionnent avec l'âge (posture, locomotion, préhension, etc.).

## L'APPRENTISSAGE DE LA PROPRETÉ

Souvent spontané, l'apprentissage de la propreté peut avoir lieu entre 2 et 4 ans, lorsque l'enfant est capable de contrôler sa vessie et ses intestins et qu'il est prêt psychologiquement. Cet apprentissage dure souvent plusieurs mois et doit être entrepris dans un moment stable de la vie de l'enfant, par la mise en place d'une routine : mettre l'enfant au pot au lever, au coucher et après les repas, en l'encourageant. L'enfant devient généralement propre d'abord le jour, puis la nuit, et n'acquiert pas toujours le contrôle de la miction et de la défécation en même temps. S'il n'est pas propre après l'âge de 4 ans, il peut souffrir d'énurésie.

*L'énurésie ... page 178*

## LE DÉVELOPPEMENT DU LANGAGE

L'apprentissage du langage, c'est-à-dire sa compréhension et son expression, est possible grâce aux capacités innées de chaque être humain et à ses interactions sociales. Il commence à la naissance et se poursuit jusqu'à l'âge adulte. Le nourrisson communique d'abord par des cris. Entre 4 et 18 mois, il apprend à prononcer des sons (babillage), puis des mots. À 2 ans, l'enfant s'exprime par des phrases simples. Son vocabulaire et sa grammaire s'enrichissent beaucoup jusqu'à 4 ans. À 5 ans, il peut commencer à apprendre le langage écrit. Un enfant peut avoir des difficultés à comprendre et à parler s'il souffre de troubles du développement (autisme, déficience mentale) ou de troubles neurologiques (lésions cérébrales, épilepsie, myopathie). L'acquisition du langage peut également être perturbée par une carence affective, un **traumatisme** psychologique ou d'autres troubles : surdité, dysphasie, dyslexie.

*Les troubles d'apprentissage ... page 532*

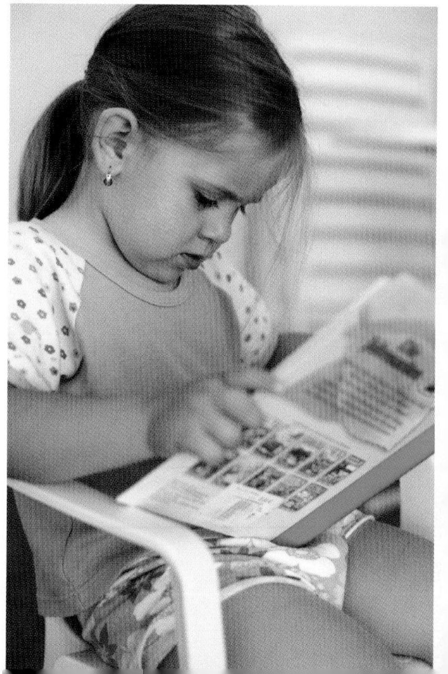

# L'ALIMENTATION DE L'ENFANT

Pendant les premiers mois de sa vie, l'enfant est nourri exclusivement de lait. Il peut s'agir de lait maternel ou de lait infantile (préparation lactée pour nourrisson). À partir du sixième mois, d'autres aliments peuvent être introduits dans sa diète. L'enfant peut progressivement et selon son âge manger les mêmes aliments qu'un adulte, à l'exception de ceux qui peuvent provoquer un étouffement comme les arachides et les noix. Ses besoins nutritifs varient avec l'âge et son alimentation doit être diversifiée et équilibrée pour garantir sa croissance et son développement.

## L'ALLAITEMENT MATERNEL

Alimenter un jeune enfant avec du lait maternel présente plusieurs avantages, notamment ceux de fournir au bébé les éléments nutritifs nécessaires, de lui apporter une protection immunitaire et de favoriser les rapports affectifs avec sa mère. L'allaitement maternel peut commencer dès la naissance de l'enfant. Le colostrum, un lait épais et jaune-orange sécrété au cours des premiers jours, est particulièrement bénéfique au nouveau-né car il est riche en substances nutritives et en anticorps. À partir du troisième jour, le colostrum se modifie progressivement pour devenir du véritable lait. L'allaitement maternel peut se poursuivre pendant plusieurs mois.

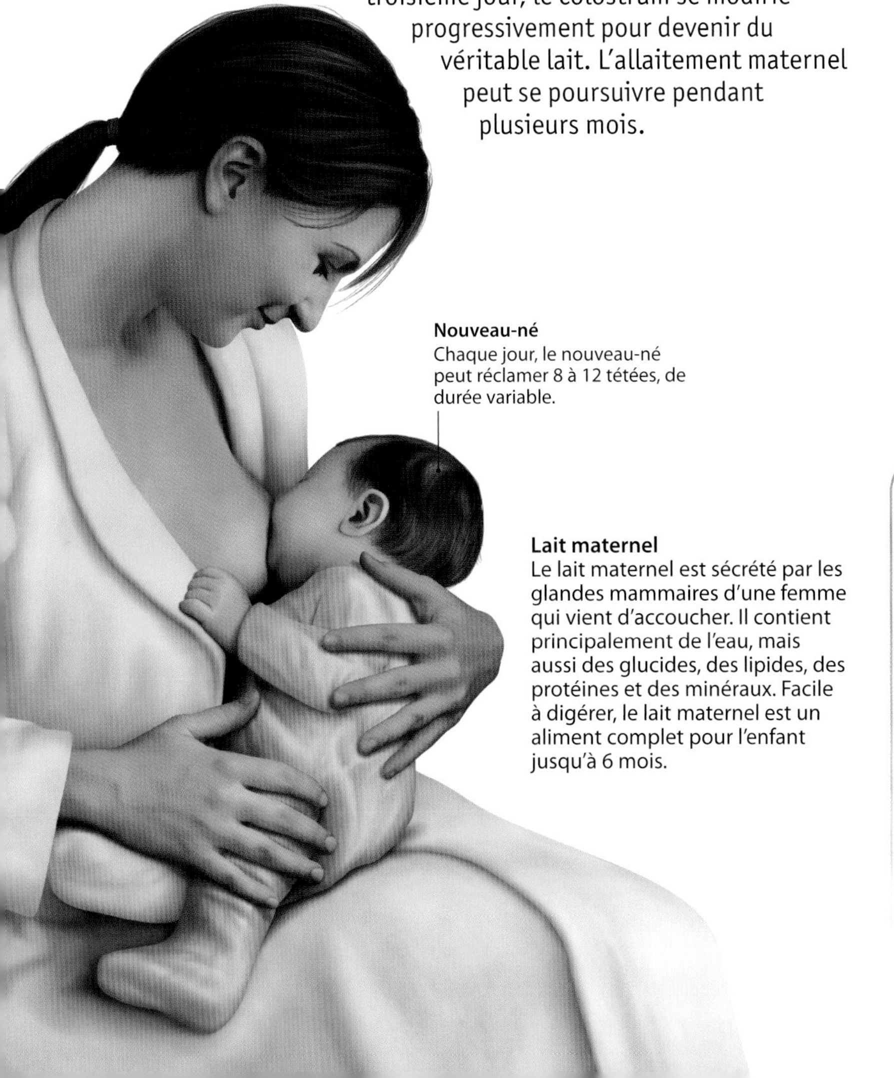
**Nouveau-né**
Chaque jour, le nouveau-né peut réclamer 8 à 12 tétées, de durée variable.
**Lait maternel**
Le lait maternel est sécrété par les glandes mammaires d'une femme qui vient d'accoucher. Il contient principalement de l'eau, mais aussi des glucides, des lipides, des protéines et des minéraux. Facile à digérer, le lait maternel est un aliment complet pour l'enfant jusqu'à 6 mois.

## LA LACTATION

La lactation est la sécrétion et l'excrétion de lait par les glandes mammaires. Contrôlée par des facteurs hormonaux, elle commence après l'accouchement et se prolonge jusqu'au sevrage. Tout au long de la grossesse, les hormones sécrétées par le placenta (œstrogènes, progestérone) préparent les glandes mammaires à l'allaitement. L'accouchement cause une chute du taux de progestérone qui active la sécrétion de lait (montée de lait) par l'intermédiaire d'une autre hormone, la prolactine. Enfin, en tétant l'aréole du sein maternel, le bébé stimule la production d'ocytocine, une hormone qui provoque l'éjection du lait, par jets répétés.

## LE SEVRAGE

Le sevrage est l'arrêt de l'allaitement maternel. Selon l'âge de l'enfant, le lait maternel est remplacé par du lait infantile (préparation lactée) ou par une alimentation solide. Le sevrage devrait se faire progressivement (en 15 à 30 jours) pour habituer l'enfant au goût du lait infantile ou à celui des autres aliments et pour éviter à la mère un engorgement des seins parfois douloureux.

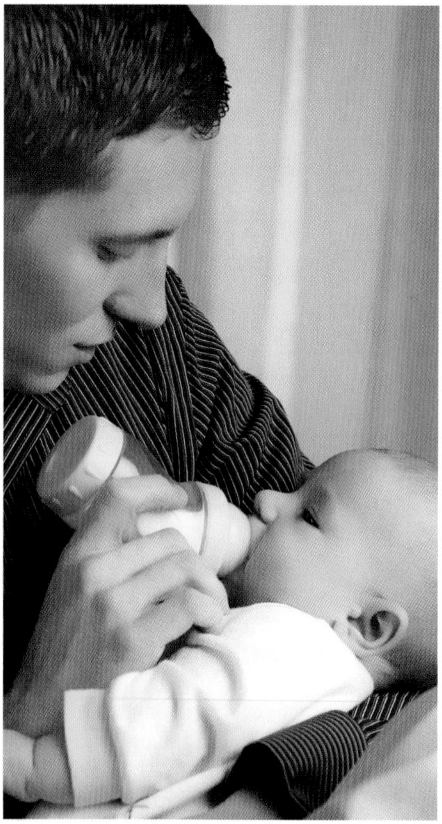

## LE **LAIT INFANTILE**

Le lait infantile, ou préparation lactée pour nourrisson, est un lait de vache modifié dont la composition est proche de celle du lait maternel. Adapté à chaque âge, il est utilisé pour l'alimentation des nourrissons lorsque la mère ne peut pas ou ne veut pas allaiter. Le lait infantile est moins complet et plus difficile à digérer que le lait maternel. Il peut occasionner certains troubles : allergie, intolérance au lactose, coliques, etc. Il en existe toutefois de nombreuses variétés, ce qui permet de choisir celui qui convient à chaque nourrisson.

## LES **RÉGURGITATIONS**

Chez les nourrissons, le renvoi de lait non digéré est un phénomène fréquent et bénin, principalement dû à l'immaturité du sphincter inférieur de l'œsophage. Les régurgitations surviennent généralement lorsque l'enfant a bu trop rapidement ou en trop grande quantité, qu'il a avalé trop d'air pendant son repas ou qu'il est placé en position allongée immédiatement après avoir mangé. Un repas calme, pris dans une position adaptée, permet en général d'éviter les régurgitations, de même que le tapotement délicat du dos de l'enfant au milieu et à la fin du repas (ce qui lui permet de faire un rot). Les régurgitations cessent souvent au moment de la maturation du sphincter ou du passage à une alimentation solide.

## DES CONSEILS POUR L'ALLAITEMENT

Que votre enfant soit nourri au lait maternel ou au lait infantile, voici quelques conseils à suivre pour garantir un allaitement optimal.

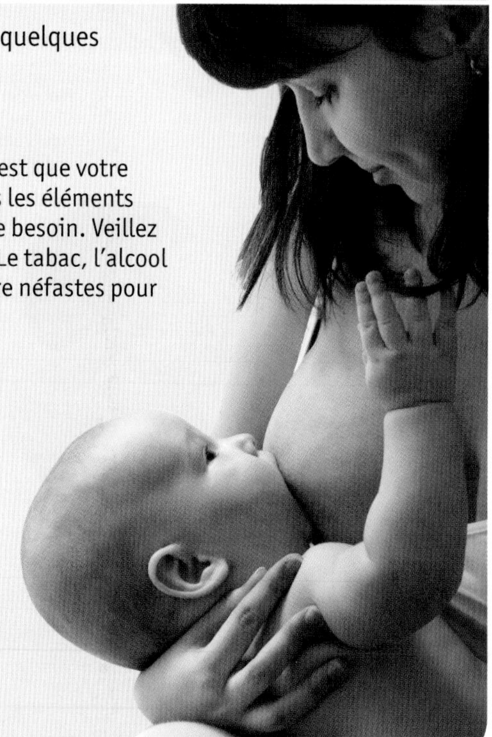

### L'ALIMENTATION PENDANT L'ALLAITEMENT

Lorsque vous allaitez, vous pouvez manger de tout, à satiété. L'important est que votre alimentation soit saine et équilibrée. Le lait maternel fournit au bébé tous les éléments nécessaires, il est donc inutile de manger plus si vous n'en ressentez pas le besoin. Veillez toutefois à boire beaucoup, en consommant café et thé avec modération. Le tabac, l'alcool et certains médicaments se retrouvent dans le lait maternel et peuvent être néfastes pour le bébé.

*La nutrition ... page 11*

### LA POSITION ADÉQUATE

La position de votre enfant lors de l'allaitement garantit son succès et permet d'éviter des douleurs aux seins. Vous pouvez notamment être assise et tenir votre bébé dans un bras, le poser sur un coussin et le soutenir sous un bras ou avec vos deux bras, ou être allongée sur le côté. L'important est que l'enfant ait le corps bien droit, tourné vers vous et la tête face au sein pour pouvoir atteindre facilement le mamelon.

## DES CONSEILS POUR L'ALLAITEMENT

### LES DOULEURS AUX SEINS

L'allaitement maternel provoque parfois des douleurs aux seins. Fréquentes et temporaires lors des premières tétées, elles peuvent perdurer et causer de sérieux désagréments. Les douleurs sont dues à la montée de lait, à une mauvaise position ou succion du bébé et parfois à une **infection**. Il est souvent possible de les soulager et de poursuivre l'allaitement sans problème.

- **Le soulagement de la douleur due à la montée de lait et à l'engorgement des seins**
  Pendant la montée de lait, les seins sont gonflés, chauds et très sensibles. Afin de limiter les douleurs, allaitez souvent votre enfant, rapidement après l'accouchement. Si vos seins sont trop tendus, tirez un peu de votre lait. Pour soulager l'enflure, appliquez de la glace enveloppée dans un linge.
- **Le traitement des lésions du sein**
  Par suite de l'allaitement, des lésions (gerçures, ampoules, etc.) peuvent apparaître sur la peau du mamelon. Pour les traiter, rectifiez la position de votre enfant pendant qu'il tète ou essayez de le rééduquer à la succion, par exemple en appuyant légèrement sur son menton pour aider sa langue à sortir. Puis, après chaque tétée, appliquez une pommade cicatrisante ou hydratante (non nocive pour le bébé) sur votre mamelon.
- **La détection d'une infection mammaire**
  Des lésions sur le mamelon ou un canal lactifère obstrué peuvent permettre à des agents pathogènes de pénétrer ou de proliférer dans le sein. L'infection qui en résulte (candidose, mastite) peut se manifester par de la fièvre, des douleurs, des rougeurs ou une enflure. Si elle ne disparaît pas spontanément, un médecin vous prescrira le traitement adéquat.

### TIRER SON LAIT

Vous pouvez nourrir votre enfant au biberon avec votre propre lait, tiré manuellement ou à l'aide d'un tire-lait. Cette méthode est particulièrement utile lorsque votre enfant a de la difficulté à téter, lorsque vous devez en être séparée durant quelques heures, ou encore pour soulager l'engorgement de vos seins. Tirez votre lait de préférence juste après une tétée et versez-le dans un biberon de verre ou de plastique ou dans un sac prévu à cette fin.

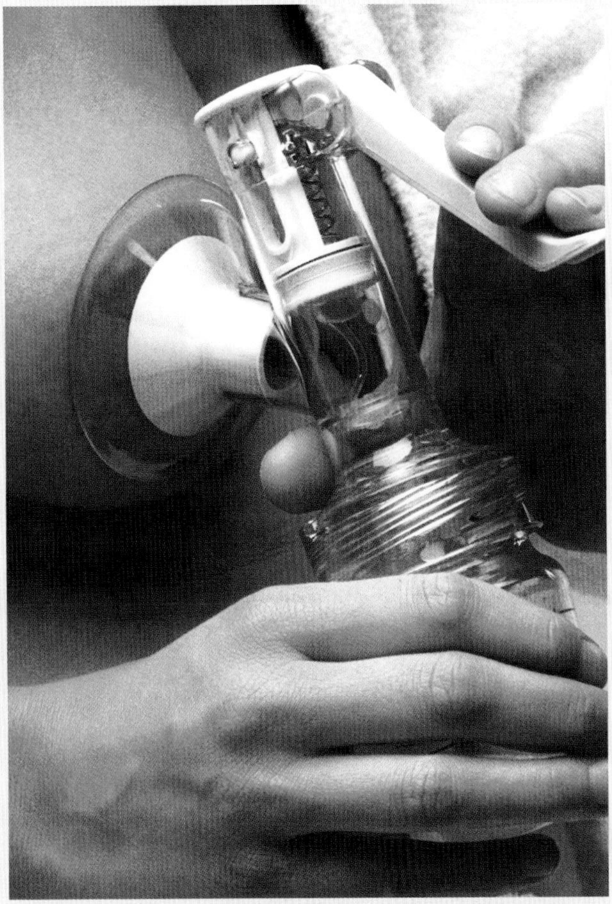

**Tire-lait**

### CONSERVER ET RÉCHAUFFER LE LAIT MATERNEL OU INFANTILE

Le lait maternel se conserve quelques heures à la température ambiante, huit jours au réfrigérateur et deux semaines au congélateur (ou plus, selon le type de congélateur). Le lait maternel décongelé et les biberons de lait infantile peuvent être conservés 24 heures au réfrigérateur et 1 heure à la température ambiante. Le lait doit être consommé tiède (versez quelques gouttes sur votre avant-bras pour vérifier la température). Pour le réchauffer, placez le biberon dans de l'eau chaude et n'utilisez pas de micro-ondes. Si le lait est congelé, passez-le d'abord sous l'eau froide puis chaude.

## LA **DIVERSIFICATION ALIMENTAIRE**

Vers l'âge de 6 mois, un enfant peut manger progressivement de nouveaux aliments, en plus du lait qu'il boit déjà. Réduits en purée d'abord, ils peuvent ensuite être coupés en petits morceaux quand les dents apparaissent. De 1 an à 3 ans, l'enfant développe ses goûts en apprenant à manger des aliments variés. À partir de 4 ans, il peut généralement prendre les mêmes repas qu'un adulte, en adaptant au besoin les quantités et les textures. Une alimentation diversifiée et équilibrée est la source d'éléments nutritifs (vitamines, calcium, fibres, etc.) qui permettent à l'enfant de grandir sainement, en évitant les carences alimentaires. Chaque repas devrait contenir des féculents (pommes de terre, pâtes, riz, pain, céréales, etc.), des produits laitiers et des fruits. Un enfant doit manger des légumes frais, midi et soir, ainsi que de la viande, du poisson, du tofu, des légumineuses ou un œuf au moins une fois par jour. Le sel et le sucre doivent être consommés modérément. Les adolescents mangent plus car leurs besoins énergétiques sont plus élevés. Leur alimentation doit cependant demeurer équilibrée.

*La nutrition … page 11*

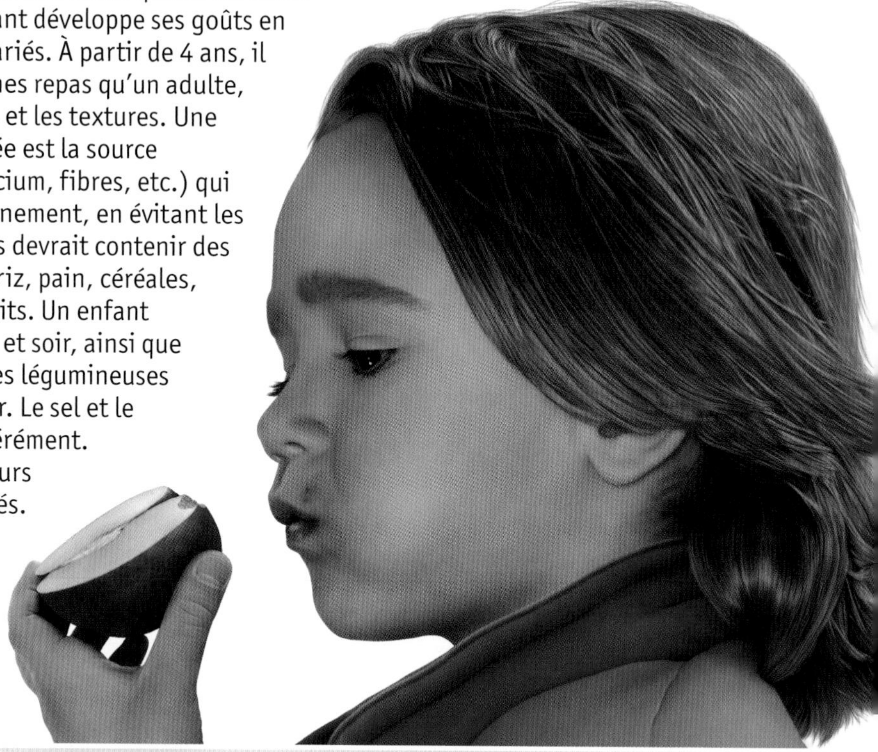

## LES ALLERGIES ALIMENTAIRES

Les allergies alimentaires sont en hausse dans les pays industrialisés. Cette augmentation pourrait être liée à la modification des habitudes alimentaires, à la diversification alimentaire trop précoce, à la présence d'additifs dans les aliments ou au mode de vie trop aseptisé. Particulièrement touchés, les enfants sont surtout sensibles au lait, au soja, aux œufs, au blé, aux noix, au sésame, aux arachides, aux fruits exotiques ainsi qu'aux poissons, crustacés et mollusques. Même si la plupart des allergies disparaissent avant l'âge de 5 ans, il est important de prendre certaines précautions au moment de la diversification alimentaire, en particulier chez les enfants à risques qui ont déjà eu une réaction allergique (urticaire, eczéma, asthme, etc.) ou dont les parents sont allergiques.

Chez les enfants à risques :

- N'introduisez pas les aliments solides avant l'âge de 6 mois ;
- Introduisez le lait de vache entre 9 mois et 1 an environ ;
- Introduisez un aliment à la fois, en attendant de 3 à 7 jours avant d'en introduire un nouveau. Surveillez la manifestation de symptômes d'allergie.

Retarder l'introduction d'aliments allergènes ne protège pas nécessairement un enfant contre une allergie. Néanmoins, il est préférable de n'introduire certains d'entre eux (soja, œuf, légumineuses, produits à base d'arachides, de noix, de sésame, kiwi, poisson, fruits de mer, etc.) qu'à un âge où votre enfant sera en mesure de vous faire part de ses malaises (picotement dans la bouche ou autres).

*Les allergies … page 288*

## L'INTRODUCTION DES ALIMENTS DANS LA DIÈTE DE L'ENFANT

| | Aliments / Âge | 6 mois | 7 mois | 8 mois | 9 mois | 10 mois | 11 mois | 12 mois et + |
|---|---|---|---|---|---|---|---|---|
| 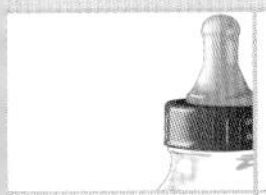 | **Lait** | Dès la naissance, lait maternel ou lait infantile (préparation lactée pour nourrisson). | | | Lait maternel ou lait infantile, complété et remplacé progressivement par du lait de vache entier (3,25 %). | | | |
| 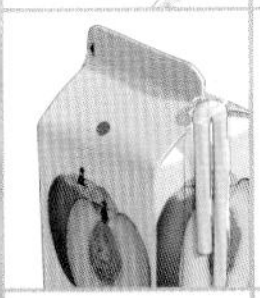 | **Boissons** | Dès la naissance, eau pure en cas de fièvre. | Eau. Jus de fruits pasteurisés et 100 % purs, dilués. | | | | | |
| 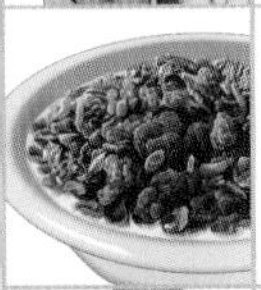 | **Produits céréaliers** | Céréales simples, en purée. | Céréales mélangées, soja, blé. | | Pâtes alimentaires, pain, etc. | | | Produits céréaliers à grains entiers, etc. |
| 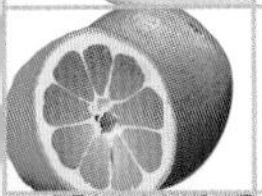 | **Fruits** | Cuits. En purée ou très mous. | | | Cuits ou crus (mous). En petits morceaux. | | | À croquer (pelés). |
| 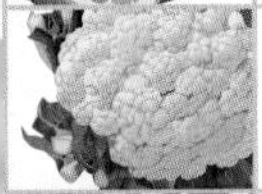 | **Légumes** | Cuits. En purée lisse. | Cuits. En purée grossière. | | Cuits. En petits morceaux. | | | Crus ou cuits. En morceaux. |
| 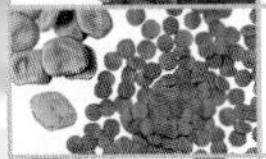 | **Légumineuses Tofu** | | | | En purée ou en petits morceaux. | | | |
| 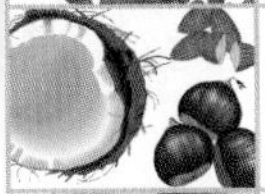 | **Noix et graines** | | | | | | | En beurre crémeux. |
| 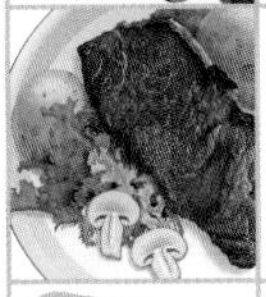 | **Viandes** | *Bien cuites ; éviter les viandes épicées, les charcuteries et les abats de gibiers.* | | | | | | |
| | | En purée. | | Hachées. | | En petits morceaux. | | |
| 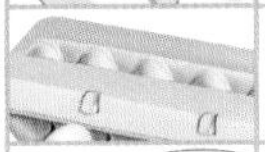 | **Œuf** | | Jaune d'œuf bien cuit. | | | | | Œuf entier. |
| 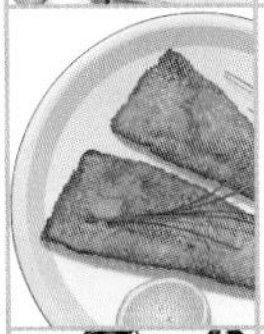 | **Poissons** | | *Limiter les poissons prédateurs : truite grise, doré, brochet, espadon, requin, thon frais, etc. Bien enlever les arêtes.* | | | | | |
| | | | Cuits. En purée. | | | Cuits. En petits morceaux. | | |
| 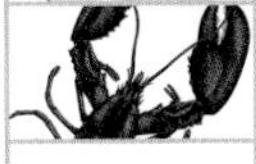 | **Fruits de mer** | | | | | | | En morceaux. |
| 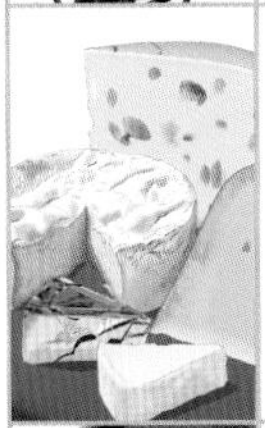 | **Produits laitiers** | | | | Lait de vache entier (3,25 %), fromage et yaourt (yogourt) au lait entier, nature ou avec des morceaux ou de la purée de fruits frais. | | | |
| | | | | | | | | Crème glacée, etc. |
| 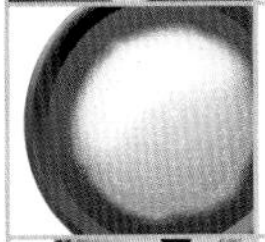 | **Sel** | | | | | | | Un peu dans la cuisson (à limiter). |
| 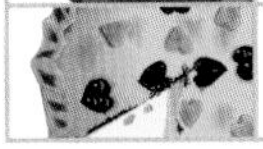 | **Produits sucrés** | À limiter. | | | | | | |

# L'ADOLESCENCE

L'adolescence est une période de transition physique, sociale et psychologique entre l'enfance et l'âge adulte. D'une durée variable selon les cultures et selon les individus, elle s'étend en moyenne entre 10 et 19 ans. L'adolescence est caractérisée par une forte croissance et par de nombreux changements physiologiques liés à l'augmentation de la production d'hormones sexuelles (puberté). Elle peut être marquée par certains troubles physiques (acné, scoliose) ou comportementaux : humeur changeante, dépression, toxicomanie, troubles alimentaires. L'adolescence est aussi une période où la sexualité est une préoccupation importante : premiers flirts, premiers rapports sexuels, recherche de son orientation sexuelle, etc. L'éducation sexuelle permet de prévenir les **infections** transmissibles sexuellement et les grossesses non désirées.

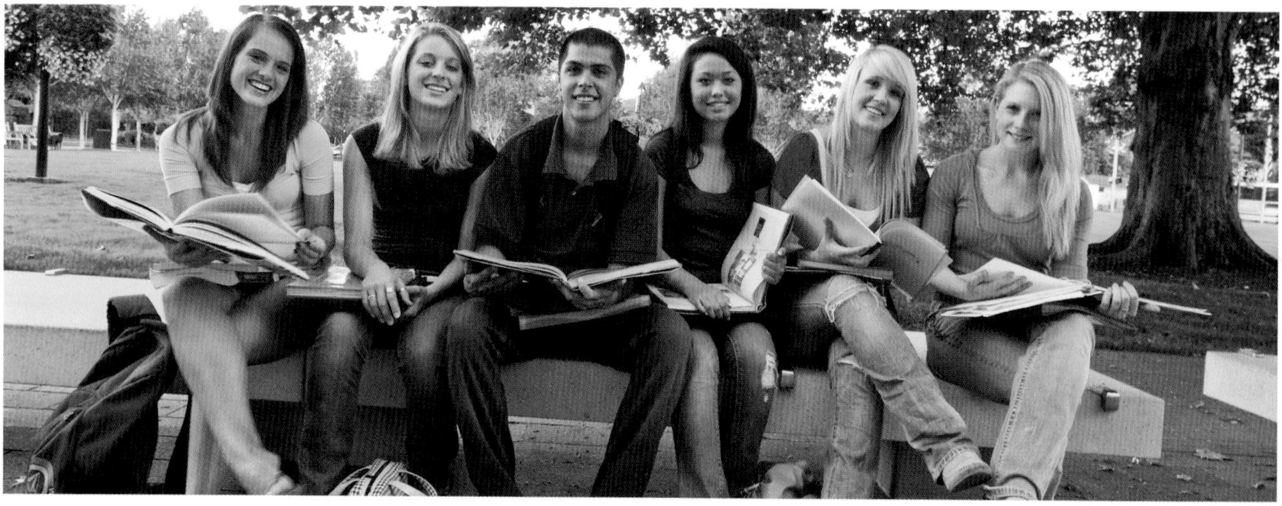

## LA **PUBERTÉ**

La puberté est la période de la vie au cours de laquelle un enfant acquiert sa maturité sexuelle. Il devient alors capable de se reproduire. L'âge de la puberté varie en fonction de différents facteurs, notamment **génétiques**, mais elle est généralement plus précoce chez la fille que chez le garçon. Elle débute lorsque l'hypophyse commence à produire les gonadotrophines, des hormones qui stimulent la croissance des gonades (ovaires ou testicules) et la sécrétion des hormones sexuelles (testostérone, œstrogènes). Celles-ci provoquent le développement des organes génitaux de même que l'apparition progressive des caractères sexuels secondaires, des caractéristiques morphologiques et comportementales qui distinguent les deux sexes mais qui n'appartiennent pas à l'appareil reproducteur. Plus ou moins prononcés selon les individus, les caractères sexuels secondaires comprennent notamment la taille, la voix, l'épaisseur de la peau ainsi que la quantité et la répartition de la pilosité, de la musculature et des tissus adipeux (graisses).

*Les glandes endocrines et les hormones ... page 220*

### LA PUBERTÉ PRÉCOCE

Il arrive de plus en plus fréquemment que la puberté survienne de façon précoce : avant l'âge de 8 ans chez les filles et avant 10 ans chez les garçons. Les causes de ce phénomène sont difficiles à établir. Lorsque la puberté précoce n'est pas d'origine pathologique (lésions cérébrales, tumeur), on soupçonne une cause génétique ou environnementale : alimentation riche en graisses, sédentarité, présence d'hormones (œstrogènes) dans les cosmétiques, les plastiques et les produits chimiques, etc.

## LA PUBERTÉ FÉMININE

La puberté féminine débute généralement entre 10 et 13 ans. Elle est caractérisée par l'augmentation du volume des seins, le développement des organes génitaux, l'augmentation de la pilosité (pubis, aisselles) et l'apparition des règles. La croissance s'accélère (environ 7 cm par an) puis ralentit significativement en moyenne deux ans après les premières règles. La masse graisseuse se répartit sur les hanches, les seins et les cuisses. La peau devient plus grasse.

*Le cycle menstruel … page 423*

## LA PUBERTÉ MASCULINE

La puberté masculine survient le plus souvent entre 12 et 15 ans. Les organes génitaux (testicules, pénis) se développent et la pilosité augmente sur l'ensemble du corps, notamment le pubis, le visage, les aisselles, le torse, l'abdomen et les jambes. La croissance de l'adolescent est très rapide (environ 7,5 cm par an), en particulier au cours des 12 à 18 premiers mois de la puberté. La masse musculaire augmente et les os s'épaississent, tandis que la peau devient plus grasse. La voix se transforme et devient plus grave (mue). La première éjaculation a généralement lieu vers 14 ans, mais le sperme n'est souvent pas fertile.

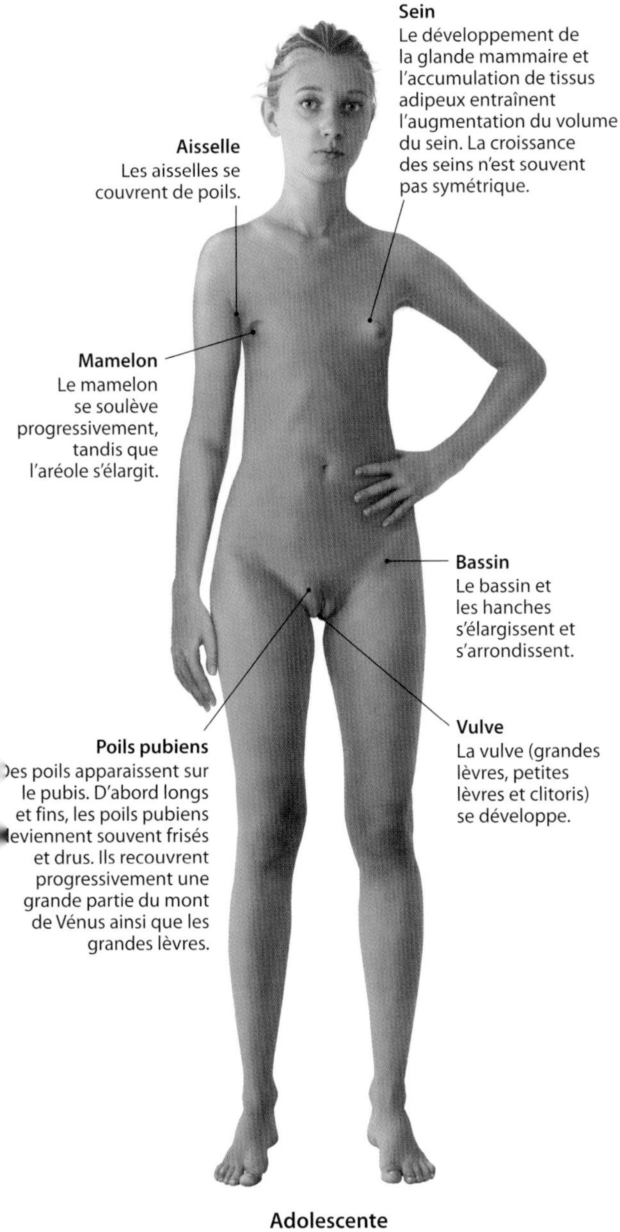
**Sein**
Le développement de la glande mammaire et l'accumulation de tissus adipeux entraînent l'augmentation du volume du sein. La croissance des seins n'est souvent pas symétrique.
**Aisselle**
Les aisselles se couvrent de poils.
**Mamelon**
Le mamelon se soulève progressivement, tandis que l'aréole s'élargit.
**Bassin**
Le bassin et les hanches s'élargissent et s'arrondissent.
**Vulve**
La vulve (grandes lèvres, petites lèvres et clitoris) se développe.
**Poils pubiens**
es poils apparaissent sur le pubis. D'abord longs et fins, les poils pubiens eviennent souvent frisés et drus. Ils recouvrent progressivement une grande partie du mont de Vénus ainsi que les grandes lèvres.

**Adolescente**

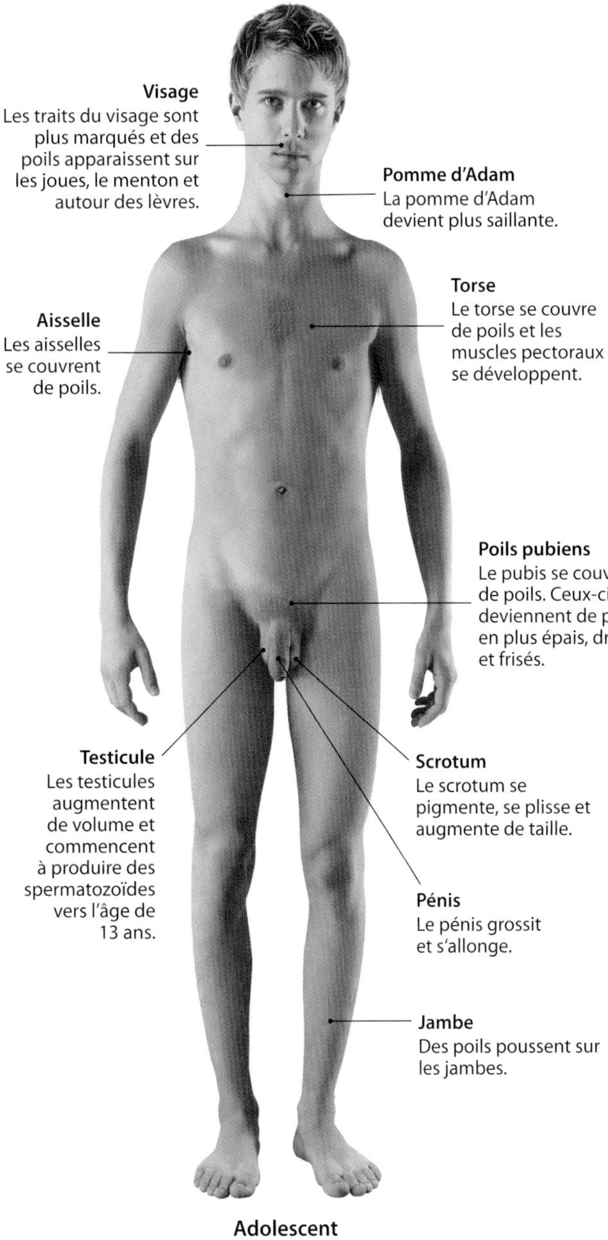
**Visage**
Les traits du visage sont plus marqués et des poils apparaissent sur les joues, le menton et autour des lèvres.
**Pomme d'Adam**
La pomme d'Adam devient plus saillante.
**Torse**
Le torse se couvre de poils et les muscles pectoraux se développent.
**Aisselle**
Les aisselles se couvrent de poils.
**Poils pubiens**
Le pubis se couvre de poils. Ceux-ci deviennent de plus en plus épais, drus et frisés.
**Testicule**
Les testicules augmentent de volume et commencent à produire des spermatozoïdes vers l'âge de 13 ans.
**Scrotum**
Le scrotum se pigmente, se plisse et augmente de taille.
**Pénis**
Le pénis grossit et s'allonge.
**Jambe**
Des poils poussent sur les jambes.

**Adolescent**

# LES **MALFORMATIONS CONGÉNITALES**

La malformation **congénitale** est une anomalie présente à la naissance, qui touche un ou plusieurs organes. Il en existe une grande variété et les plus sévères d'entre elles, comme le spina bifida ou l'hydrocéphalie, peuvent menacer la survie de l'enfant. Dans de nombreux cas, il s'agit d'anomalies relativement mineures, par exemple le pied bot, l'angiome plan, la cryptorchidie, la luxation congénitale de la hanche et la fente labiopalatine. Les malformations congénitales ont différentes causes : défaut de formation d'un organe, immaturité du développement, maladie **génétique**, **infection** (toxoplasmose, rubéole), diabète gestationnel, consommation d'alcool ou de certains médicaments (antiépileptiques, anticancéreux, **anticoagulants**) pendant la grossesse, etc. Selon leur gravité, elles doivent être traitées plus ou moins rapidement après la naissance afin d'éviter qu'elles deviennent irréversibles et entraînent des complications potentiellement graves.

## LE **PIED BOT**

Environ 1 nouveau-né sur 1 000 naît avec un ou deux pieds bots. Cette malformation congénitale, caractérisée par une déformation plus ou moins importante des différents organes du pied (os, articulations, tendons, muscles, peau, etc.), apparaît durant le développement du fœtus et est détectable à l'**échographie**. Elle affecte plus souvent les garçons. Le pied bot est parfois associé à une maladie grave comme le spina bifida ou la dystrophie musculaire, mais ses causes sont souvent inconnues. La malformation peut être corrigée dès la naissance par des exercices de **kinésithérapie**, par le port d'attelles ou de plâtres et éventuellement par une intervention chirurgicale. L'enfant ne garde généralement aucune séquelle, mais il doit être suivi jusqu'à la fin de sa croissance. Un pied bot non traité limite sévèrement la locomotion.

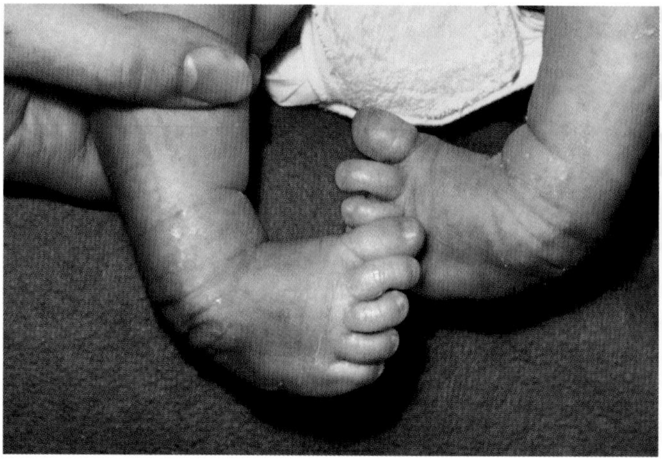

**Pieds bots**

## LA **LUXATION CONGÉNITALE** DE LA **HANCHE**

Chez environ 1 % des nouveau-nés, l'articulation de la hanche est mal formée : la tête du fémur n'est pas emboîtée dans la cavité de l'os iliaque dans laquelle elle s'insère habituellement. Cette malformation congénitale, appelée luxation congénitale de la hanche, affecte plus souvent les filles. Détectées précocement, la plupart des luxations congénitales de la hanche peuvent être corrigées sans intervention chirurgicale, par un traitement **orthopédique**. Dans le cas contraire, elles entraînent une claudication, c'est-à-dire des difficultés à marcher.

*La luxation ... page 111*

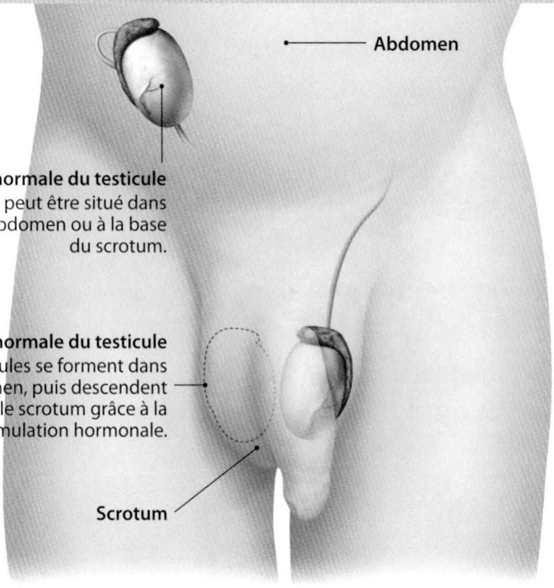
Abdomen
Position anormale du testicule
Le testicule peut être situé dans l'abdomen ou à la base du scrotum.
Position normale du testicule
Les testicules se forment dans l'abdomen, puis descendent dans le scrotum grâce à la stimulation hormonale.
Scrotum

Cryptorchidie

## LA CRYPTORCHIDIE

La cryptorchidie est une anomalie **congénitale** caractérisée par une position anormale d'un ou des deux testicules. Pendant le développement du fœtus, les testicules descendent de l'abdomen vers le scrotum. Pour différentes raisons (malformation, insuffisance hormonale, etc.), cette migration peut être incomplète à la naissance. La cryptorchidie touche 2 % à 3 % des garçons nés à terme et environ 20 % des prématurés. La plupart du temps, le testicule termine spontanément sa migration au cours de la première année. Dans le cas contraire, une intervention chirurgicale peut être pratiquée entre 1 et 2 ans. En l'absence de traitement, il existe des risques de stérilité, d'atrophie ou de cancer du testicule.

## L'ANGIOME PLAN

Un angiome plan, aussi appelé tache de vin ou tache de naissance, est une malformation congénitale permanente du réseau capillaire de la peau. Il se traduit par une tache colorée de forme et d'étendue variables. Environ 3 enfants sur 1 000 naissent avec un angiome plan. Bien que cette anomalie ne provoque aucun trouble fonctionnel, elle peut constituer un handicap esthétique important selon sa localisation sur le corps. Le traitement au laser, sous **anesthésie** locale, permet d'éclaircir efficacement la tache, en particulier au niveau du visage. Il peut être entrepris dès l'âge de 1 an.

*La circulation sanguine et les vaisseaux sanguins ... page 248*

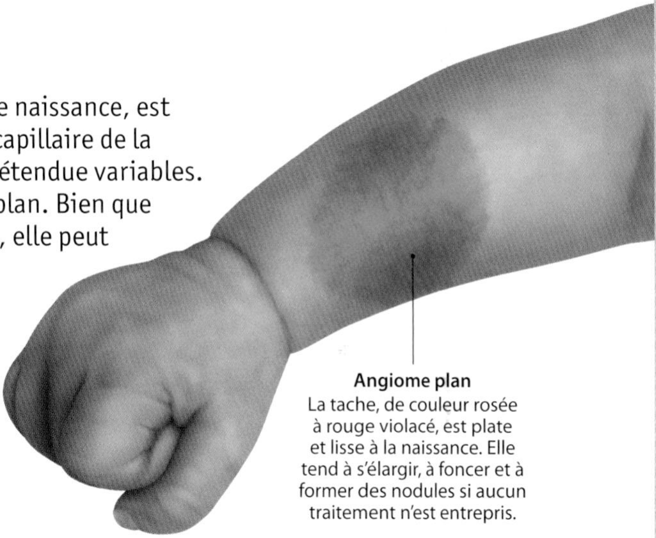

**Angiome plan**
La tache, de couleur rosée à rouge violacé, est plate et lisse à la naissance. Elle tend à s'élargir, à foncer et à former des nodules si aucun traitement n'est entrepris.

## LES MALFORMATIONS CONGÉNITALES

**SYMPTÔMES :**
Pied bot : un ou deux pieds tournés vers l'intérieur ou vers l'extérieur. Luxation congénitale de la hanche : souvent asymptomatique avant plusieurs mois. Cryptorchidie : absence d'un ou de deux testicules dans le scrotum. Angiome plan : tache rouge sur la peau, plus ou moins foncée, plus ou moins étendue.

**TRAITEMENTS :**
Pied bot : chirurgie, **kinésithérapie**, port d'attelles. Luxation congénitale de la hanche : intervention manuelle à la naissance. Cryptorchidie : traitement chirurgical. Angiome plan : laser.

**PRÉVENTION :**
Éviter l'alcool, le tabac et certains médicaments pendant la grossesse.

# LES FENTES LABIOPALATINES

Les fentes labiopalatines sont des malformations **congénitales** du visage caractérisées par un défaut de soudure des tissus de la lèvre supérieure ou du palais. On en distingue plusieurs formes (fentes labiales, fentes palatines), qui peuvent être complètes ou incomplètes et affecter un ou deux côtés du visage. Causées par des facteurs **génétiques** ou environnementaux (consommation de produits nocifs au moment de la grossesse, carences alimentaires, etc.), les fentes labiopalatines touchent 1 enfant sur 700 environ. Selon leur gravité, elles peuvent poser un problème esthétique et entraîner des troubles de la **phonation**, de la mastication, de la déglutition, de la respiration et de l'audition. Dans 30 % des cas, les fentes labiopalatines sont associées à d'autres malformations (cardiaques, cérébrales, etc.). Elles sont souvent détectées par échographie prénatale et leur traitement, essentiellement chirurgical, donne de bons résultats.

## LES FENTES LABIALES

Les fentes labiales sont généralement limitées à la lèvre ou étendues jusqu'à la narine. Lorsqu'elles touchent aussi l'os maxillaire, elles peuvent entraîner des problèmes de malocclusion dentaire, notamment au niveau de l'incisive.

*La malocclusion dentaire ... page 371*

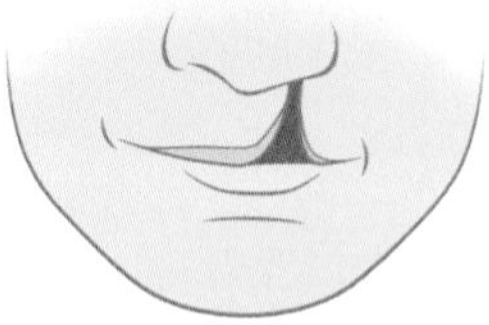

**Fente labiale unilatérale complète**

## LES FENTES PALATINES

Les fentes palatines peuvent toucher le palais osseux, le palais mou ou les deux. Elles entraînent fréquemment des problèmes dus à la communication entre la bouche et les fosses nasales.

*La bouche ... page 343*

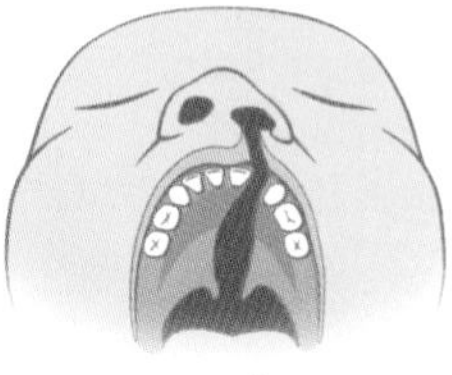

**Fente palatine unilatérale complète**

## LES FENTES LABIOPALATINES

**SYMPTÔMES :**
Malformation morphologique du visage au niveau des lèvres, du palais et du nez.

**TRAITEMENTS :**
Chirurgie réparatrice dans les premiers mois de vie, orthodontie, **orthophonie**, chirurgie esthétique à l'adolescence.

**PRÉVENTION :**
Bonne hygiène de vie lors de la grossesse (éviter le tabac, l'alcool, les drogues, les pesticides, les solvants ménagers, les carences alimentaires).

## LES TRAITEMENTS DES FENTES LABIOPALATINES

Les fentes labiopalatines sont traitées chirurgicalement au cours des premiers mois de vie de l'enfant. Selon l'importance de la malformation, plusieurs interventions chirurgicales successives peuvent être nécessaires. La correction de la lèvre est d'abord effectuée vers 3 ou 4 mois, puis celle du palais osseux vers l'âge de 12 à 18 mois. Entre les deux opérations, une plaque palatine est parfois placée pour obstruer l'orifice entre la bouche et la cavité nasale. Des traitements complémentaires d'orthodontie et d'orthophonie sont parfois nécessaires. La cicatrice qui subsiste sur la lèvre après les opérations est souvent très discrète.

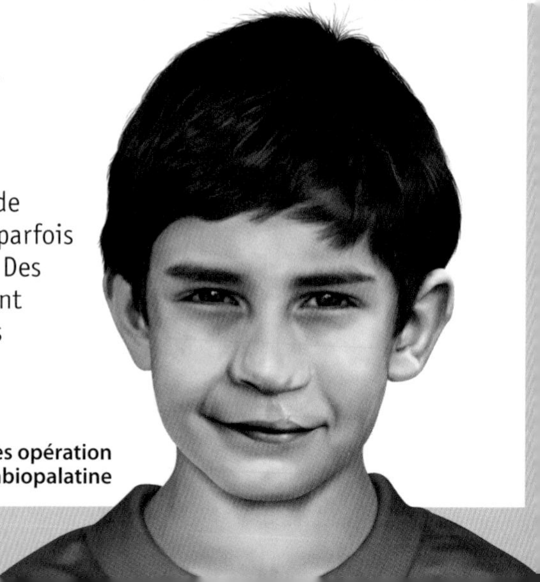

**Visage après opération d'une fente labiopalatine**

# LE SPINA BIFIDA

Le spina bifida est une malformation **congénitale** de la colonne vertébrale, liée à une anomalie du développement du système nerveux central de l'embryon. La malformation peut entraîner la hernie (saillie) des méninges et de la moelle épinière hors de la colonne vertébrale. Le spina bifida touche environ 1 enfant sur 1 000, avec un degré de gravité variable. Il entraîne divers troubles neurologiques : incontinence, dysfonction érectile, troubles de la locomotion, troubles digestifs, troubles sensitifs, parfois retard mental et épilepsie. Le spina bifida peut être détecté à partir de 18 semaines de grossesse par échographie et par **amniocentèse**. Son traitement repose sur la **réduction** de la hernie et la fermeture chirurgicale des tissus affectés.

*Le système nerveux ... page 132*

## LES FORMES DE SPINA BIFIDA

Le spina bifida peut prendre trois formes différentes : deux formes légères (spina bifida occulta et méningocèle) et une forme sévère (myéloméningocèle).

### LE SPINA BIFIDA OCCULTA ET LE MÉNINGOCÈLE

Le spina bifida occulta est la forme la plus bénigne et la plus courante de spina bifida, caractérisée par la présence d'une fente étroite au niveau des vertèbres lombaires. Elle ne s'accompagne pas de hernie, mais peut causer une incontinence urinaire et certains troubles neurologiques mineurs. Également bénin, le méningocèle est une forme rare de spina bifida, caractérisée par la hernie des méninges et du liquide cérébrospinal hors de la colonne vertébrale.

*Les méninges et le liquide cérébrospinal ... page 140*

### MYÉLOMÉNINGOCÈLE

Le myéloméningocèle est la forme la plus grave de spina bifida, caractérisée par la hernie de la moelle épinière, ainsi que des méninges et du liquide cérébrospinal, hors de la colonne vertébrale. Il est souvent associé à une hydrocéphalie et à des troubles neurologiques graves, comme la paralysie des membres inférieurs et le retard mental.

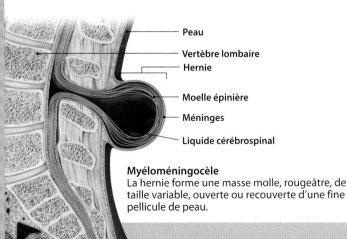

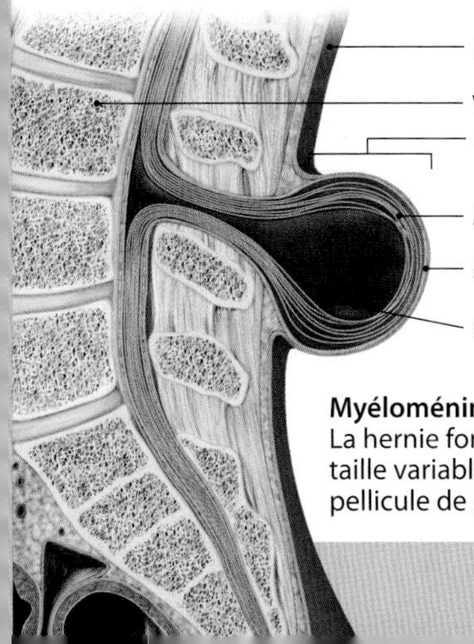
Peau
Vertèbre lombaire
Hernie
Moelle épinière
Méninges
Liquide cérébrospinal

**Myéloméningocèle**
La hernie forme une masse molle, rougeâtre, de taille variable, ouverte ou recouverte d'une fine pellicule de peau.

## L'HYDROCÉPHALIE

L'hydrocéphalie est une malformation neurologique grave caractérisée par l'augmentation de liquide cérébrospinal dans les ventricules cérébraux et les méninges. Innée ou acquise, elle peut être causée par une sécrétion excessive de liquide ou par une obstruction des voies de circulation : tumeur, malformation congénitale, hémorragie méningée, myéloméningocèle, etc. L'hydrocéphalie entraîne souvent une augmentation du volume du crâne ainsi que des troubles mentaux et neurologiques (troubles de la locomotion, incontinence).

*L'encéphale ... page 140*

## LE SPINA BIFIDA

**SYMPTÔMES :**
Spina bifida occulta : incontinence urinaire, troubles neurologiques mineurs. Méningocèle : troubles sensitifs légers. Myéloméningocèle : troubles sensitifs, neurologiques, digestifs, hydrocéphalie.

**TRAITEMENTS :**
Réduction de la hernie et traitement des symptômes.

**PRÉVENTION :**
Consommation d'acide folique avant et pendant les premières semaines de grossesse.

# LA MORT SUBITE DU NOURRISSON

Bien que sa fréquence ait nettement diminué depuis 1990, la mort subite du nourrisson est encore la première forme de mortalité pour les enfants âgés de 1 mois à 1 an dans les pays industrialisés (environ 1 décès pour 2 000 enfants). Le décès, soudain et sans raison apparente, survient couramment pendant le sommeil et plus souvent l'hiver. La mort subite du nourrisson touche principalement les bébés de 2 à 4 mois et ceux qui sont nés avec un faible poids. Les garçons sont aussi plus touchés que les filles. Les causes et les mécanismes de la mort subite du nourrisson sont encore mal connus, mais certains facteurs de risques ont été reconnus.

## LES FACTEURS DE RISQUE DE LA MORT SUBITE DU NOURRISSON

Plusieurs facteurs de risque de la mort subite du nourrisson, évitables ou non, sont connus. Les nourrissons nés prématurés, avec un faible poids, issus d'une grossesse multiple ou ayant souffert à la naissance sont plus exposés que les autres à la mort subite. Certains facteurs socioéconomiques et environnementaux augmentent également les risques : mère jeune, milieu social défavorisé, exposition à la fumée de tabac, position de sommeil sur le ventre ou sur le côté, chaleur excessive, etc.

### LA MORT SUBITE DU NOURRISSON

**SYMPTÔMES :**
Aucun symptôme particulier.

**PRÉVENTION :**
Ne pas exposer l'enfant à la fumée de tabac, privilégier la position de sommeil sur le dos, conserver la chambre à une température entre 18 °C et 20 °C, ne pas couvrir l'enfant excessivement, privilégier l'allaitement maternel, lui faire téter une tétine pendant le sommeil (au cours des premiers mois).

### LA PRÉVENTION DE LA MORT SUBITE DU NOURRISSON

Plusieurs mesures simples peuvent être prises pour réduire les risques de mort subite du nourrisson. Elles résident principalement dans de bonnes conditions de sommeil.

- Couchez votre enfant sur le dos, sauf dans les cas où cette position aggrave un problème de santé, comme le reflux gastro-œsophagien.
- Assurez-vous que votre enfant respire librement, a le visage dégagé et que sa température est maintenue à un niveau normal. Évitez la literie trop lourde (oreiller, couette, couvertures) et l'excès de vêtements. Habillez-le plutôt d'une gigoteuse, un vêtement qui laisse la tête et les bras découverts.
- Maintenez la température de la chambre du nourrisson entre 18 °C et 20 °C.
- N'exposez pas votre enfant à la fumée du tabac, et ce, dès la grossesse.
- Privilégiez l'allaitement maternel, surtout pendant les premiers jours, car il semble réduire les risques de mort subite.

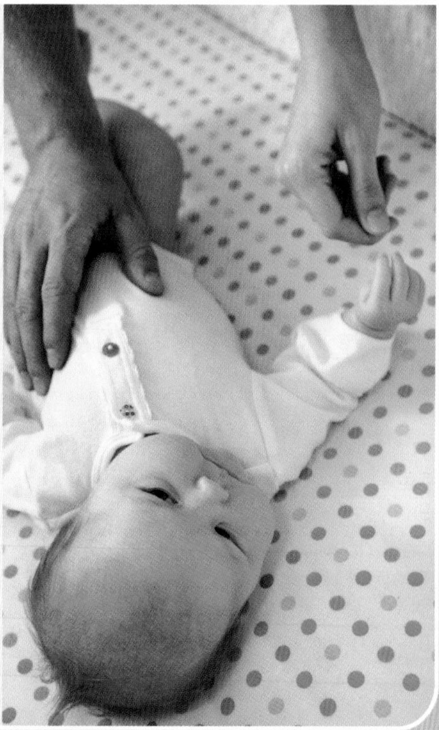

# L'ICTÈRE DU NOUVEAU-NÉ

L'ictère, ou jaunisse, apparaît lorsqu'un pigment brun-jaune, la bilirubine, s'accumule dans le sang. La bilirubine est normalement éliminée par le foie, mais chez un tiers des nouveau-nés, l'immaturité du foie provoque un ictère physiologique. Bénin, il apparaît généralement vers le deuxième jour suivant la naissance et disparaît spontanément vers le dixième jour. L'ictère au lait maternel, également bénin, est causé par la présence dans le lait maternel de certaines femmes d'une substance qui empêche le transport de la bilirubine vers le foie. L'ictère disparaît si le lait maternel est chauffé à 60 °C. Les ictères pathologiques, plus rares mais plus graves, peuvent avoir différentes causes : incompatibilité Rhésus, maladie infectieuse, obstacle dans les voies biliaires, etc. Ils peuvent provoquer des lésions cérébrales.

**L'ICTÈRE DU NOUVEAU-NÉ**

**SYMPTÔMES :**
Coloration jaune de la peau, des muqueuses et du blanc de l'œil. Ictère pathologique : pâleur, selles décolorées, gonflement du foie ou de la rate, durant plus de 10 jours.

**TRAITEMENTS :**
Ictère léger : exposition à la lumière du jour, **photothérapie**, perfusion d'albumine. Ictère grave : traitement de la cause, remplacement total du sang.

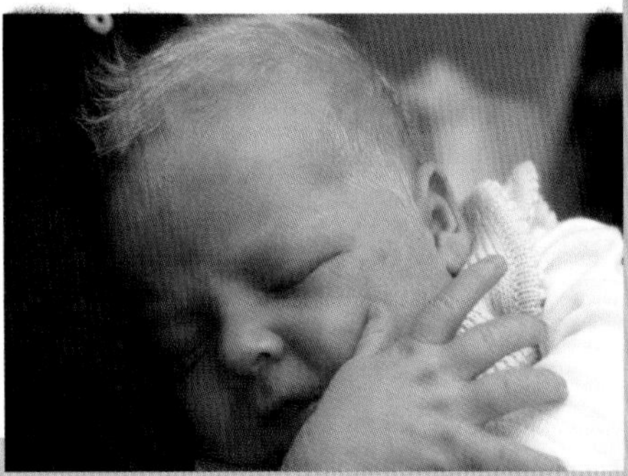

**Ictère physiologique**
La bilirubine s'accumule dans les tissus (peau, muqueuses), qui prennent une coloration jaunâtre.

# L'INVAGINATION INTESTINALE AIGUË

L'invagination intestinale aiguë est le glissement et le retournement d'un segment de l'intestin dans le segment suivant. Elle doit être traitée en urgence car elle peut provoquer de graves complications, comme l'occlusion intestinale et la péritonite. L'invagination intestinale aiguë touche surtout les nourrissons de 2 mois à 2 ans et en particulier les garçons entre 5 et 9 mois. Elle apparaît à la suite d'une inflammation des ganglions lymphatiques, souvent d'origine infectieuse. Elle affecte parfois les enfants plus âgés ou les adultes et résulte alors d'une diverticulite ou d'une tumeur.

*Le tube digestif … page 346*

**L'INVAGINATION INTESTINALE AIGUË**

**SYMPTÔMES :**
Douleurs abdominales intenses et brutales survenant par crises (cris et pleurs), vomissements, refus de s'alimenter, pâleur, manque de tonus, glaires sanglantes dans les selles.

**TRAITEMENTS :**
Injection d'air ou de liquide sous pression, par voie anale, intervention chirurgicale.

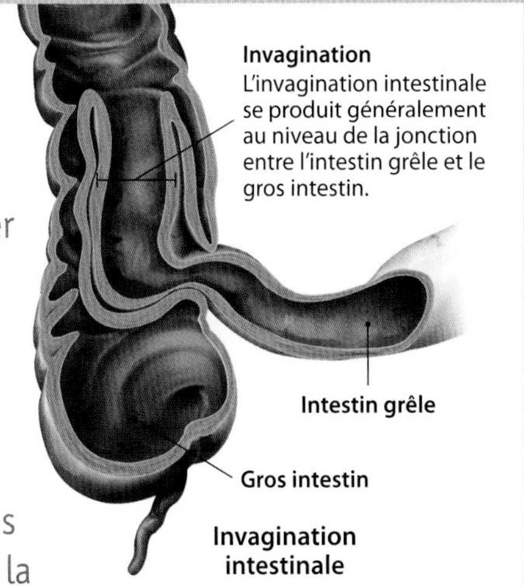
Invagination
L'invagination intestinale se produit généralement au niveau de la jonction entre l'intestin grêle et le gros intestin.
Intestin grêle
Gros intestin

**Invagination intestinale**

# LA STÉNOSE HYPERTROPHIQUE DU PYLORE

La sténose hypertrophique du pylore est un rétrécissement du pylore, c'est-à-dire l'orifice entre l'estomac et le duodénum, dû à l'épaississement du muscle qui l'entoure (sphincter pylorique). D'origine indéterminée, cette maladie relativement fréquente apparaît chez les nourrissons âgés de quelques semaines, majoritairement les garçons, et se traduit par des vomissements puis par des signes de malnutrition. Plus rarement, une sténose du pylore peut aussi survenir chez l'adulte à la suite d'une lésion de l'estomac comme un ulcère gastroduodénal ou une tumeur. La sténose hypertrophique du pylore est traitée chirurgicalement.

*Le tube digestif ... page 346*

## LES SYMPTÔMES DE LA STÉNOSE HYPERTROPHIQUE DU PYLORE

La sténose hypertrophique du pylore se manifeste vers la quatrième ou cinquième semaine par des vomissements de lait caillé survenant en jets, de façon plus ou moins violente, après chaque repas. En quelques jours, le poids du nourrisson stagne et peut même diminuer, malgré l'augmentation de son appétit. Il peut souffrir de constipation, de déshydratation et de carence alimentaire. Le diagnostic est établi à l'aide d'une **échographie**.

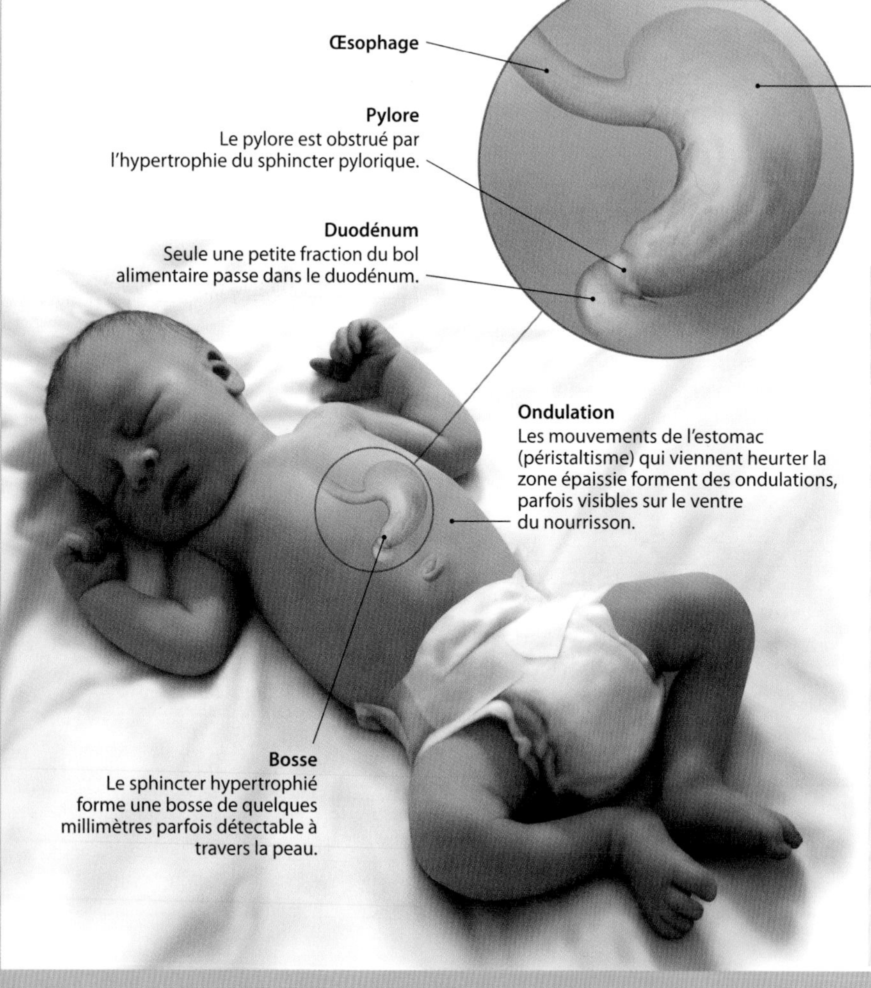
**Œsophage**
**Estomac**
**Pylore**
Le pylore est obstrué par l'hypertrophie du sphincter pylorique.
**Duodénum**
Seule une petite fraction du bol alimentaire passe dans le duodénum.
**Ondulation**
Les mouvements de l'estomac (péristaltisme) qui viennent heurter la zone épaissie forment des ondulations, parfois visibles sur le ventre du nourrisson.
**Bosse**
Le sphincter hypertrophié forme une bosse de quelques millimètres parfois détectable à travers la peau.

### LA STÉNOSE HYPERTROPHIQUE DU PYLORE

**SYMPTÔMES :**
Nourrisson : vomissements en jets, perte de poids, constipation, syndrome de dénutrition et de déshydratation, grosseur au niveau du pylore, ictère (jaunisse).
Adulte : troubles digestifs après ingestion, vomissements, douleurs, perte de poids.

**TRAITEMENTS :**
Nourrisson : incision du sphincter pylorique, réalimentation progressive. Adulte : traitement de la cause (ablation de la tumeur ou prise de médicaments anti-ulcéreux).

# LES MALADIES DE PEAU DU NOURRISSON

Les nourrissons souffrent fréquemment de maladies cutanées car leur peau est fragile et très sensible aux agressions : agents **infectieux**, produits irritants, urine, etc. Les principales maladies de peau du nourrisson peuvent se manifester par des rougeurs, des squames ou des boutons. Elles sont le plus souvent bénignes et disparaissent spontanément ou grâce à des mesures d'hygiène simples. Certaines manifestations cutanées sont cependant le signe de maladies infectieuses qui nécessitent une consultation médicale : rougeole, varicelle, scarlatine, roséole infantile, etc.

*Les dermatites ... page 78*

## L'ÉRYTHÈME FESSIER DU NOURRISSON

Chez les nourrissons, le contact de la peau avec l'urine et les selles ainsi que les frottements répétés de la couche causent souvent un érythème fessier, ou dermite du siège. Cette **inflammation** de la peau très fréquente est caractérisée par des rougeurs sur les fesses, le haut des cuisses et les organes génitaux. Afin d'éviter son apparition ou son aggravation, l'enfant doit être changé régulièrement et nettoyé avec un savon doux. Ses fesses doivent être soigneusement rincées, séchées et aérées. Non traité, l'érythème fessier peut s'étendre rapidement, s'infecter et devenir douloureux. En cas d'érythème infecté, la peau est rouge, luisante et présente des vésicules ou des dépôts blanc-jaunâtre. Une consultation médicale est alors recommandée.

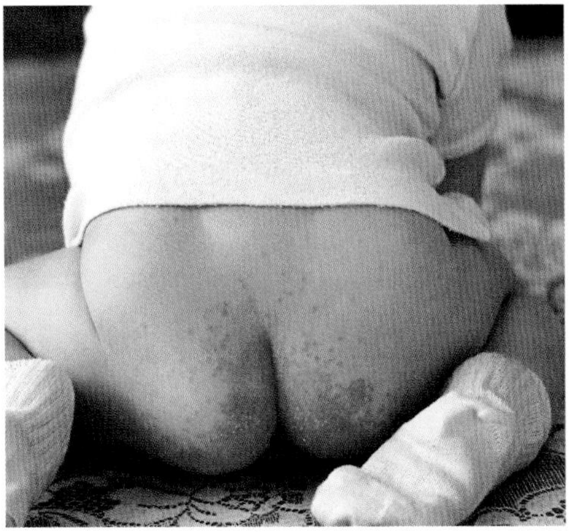

**Érythème fessier**

## LES CROÛTES DE LAIT

Les croûtes de lait sont des lamelles de peau jaunâtres qui se forment sur le cuir chevelu des nourrissons. Ces squames apparaissent généralement au cours de la première année et disparaissent le plus souvent spontanément. Leur cause est mal connue, mais elles semblent être dues à une sécrétion excessive de sébum.

*La structure de la peau ... page 64*

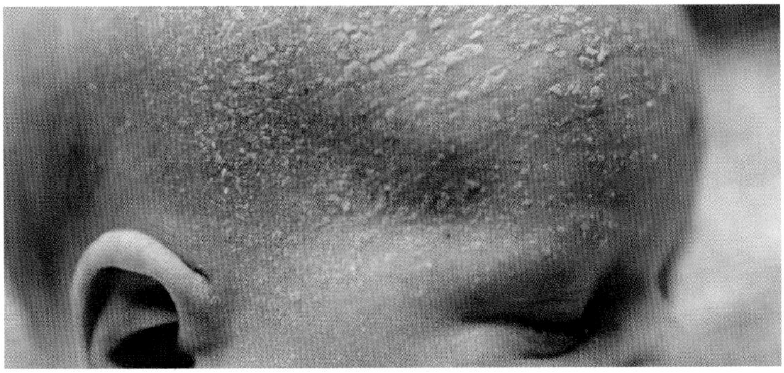

**Croûtes de lait**
Les croûtes de lait forment des plaques écailleuses un peu grasses qui apparaissent sur le crâne, le front, les sourcils, le cou et derrière les oreilles. Pour éviter une irritation, il ne faut pas les gratter à sec.

### LES MALADIES DE PEAU DU NOURRISSON

**SYMPTÔMES :**
Érythème fessier : rougeur de la peau des fesses, du haut des cuisses et des organes génitaux. Croûtes de lait : squames jaunâtres, sèches ou suintantes, sur le cuir chevelu.

**TRAITEMENTS :**
Érythème fessier : bonne hygiène, traitement **antibiotique** en cas d'infection. Croûtes de lait : shampoing doux, huile d'amande douce et léger grattage.

**PRÉVENTION :**
Utilisation de produits de nettoyage non irritants. Érythème fessier : changer l'enfant régulièrement, sécher ses fesses sans frotter, ne pas utiliser de couches parfumées.

# L'ACNÉ

L'acné est une maladie de la peau généralement sans gravité qui affecte 90 % des adolescents et qui disparaît le plus souvent spontanément avant l'âge de 20 ans. À la puberté, l'augmentation de la production d'hormones sexuelles entraîne la sécrétion d'une plus grande quantité de sébum et de kératine par les glandes sébacées et les cellules de l'épiderme. L'accumulation de sébum entraîne une **inflammation** des follicules pileux et favorise la prolifération d'une bactérie de la flore cutanée, *Propionibacterium acnes*. Il en découle des lésions plus ou moins importantes : papules, pustules, nodules et kystes. Les traitements de l'acné visent à combattre le blocage de pores et la multiplication des bactéries.

*La structure de la peau ... page 64*

## LE **COMÉDON**

Un comédon, ou point noir, est un amas de sébum et de kératine qui se forme dans l'orifice d'un follicule pileux. Sa partie supérieure apparaît noire car elle est oxydée par le contact avec l'air. Le comédon empêche l'évacuation du sébum qui s'accumule dans le follicule. Si le blocage persiste, l'accumulation de sébum peut provoquer des lésions de la peau plus ou moins importantes.

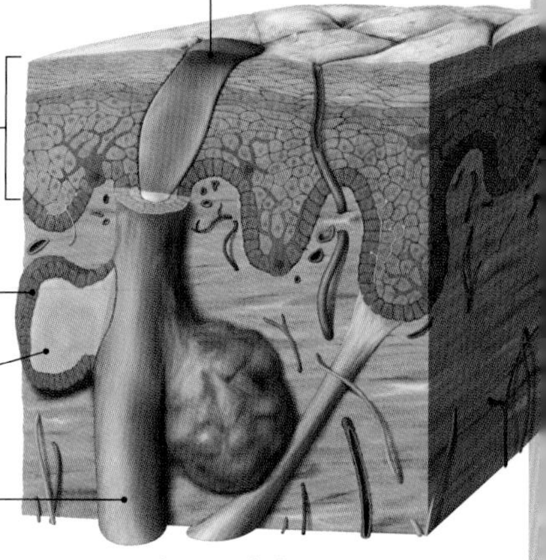
Comédon
Épiderme
Glande sébacée
Sébum
Follicule pileux

**Coupe de la peau**

## LES **LÉSIONS** DE L'**ACNÉ**

Les lésions de l'acné affectent principalement le visage, ainsi que le cou, la poitrine et le dos. Dans ces régions, la peau des adolescents apparaît luisante à cause de la sécrétion importante de sébum.

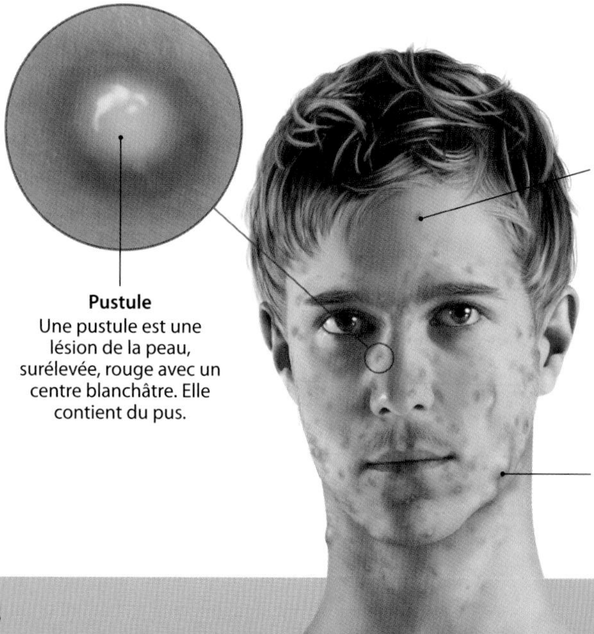

**Papule**
Une papule est une petite lésion de la peau, rouge et légèrement surélevée, qui peut être douloureuse. Elle se résorbe spontanément ou évolue en pustule.

**Nodule**
L'acné nodulokystique est une forme sévère d'acné caractérisée par la présence de nodules et de kystes à l'intérieur de la peau. Ces lésions douloureuses forment de grosses bosses sous la peau et peuvent laisser des cicatrices.

**Pustule**
Une pustule est une lésion de la peau, surélevée, rouge avec un centre blanchâtre. Elle contient du pus.

### L'ACNÉ

**SYMPTÔMES :**
Peau grasse, lésions sur le visage, le dos, les épaules et le torse (comédons, papules, pustules, nodules, kystes).

**TRAITEMENTS :**
Médicaments kératolytiques combattant le blocage des pores, **antibiotiques** en application locale pour l'acné légère à modérée ou par voie orale pour l'acné résistante. Traitements hormonaux pour certaines femmes.

**PRÉVENTION :**
Bonne hygiène de la peau, éviter l'exposition prolongée au soleil.

# LES MALADIES INFECTIEUSES DE L'ENFANT

Les maladies **infectieuses** qui touchent spécifiquement les enfants sont souvent très contagieuses. Transmises par l'inhalation de gouttelettes de salive infectées ou par contact indirect, elles se propagent principalement en hiver et au printemps, en particulier dans les écoles ou les services de garde. Ces maladies sont généralement bénignes et ne nécessitent qu'un traitement des symptômes. Certaines, comme la coqueluche, la rougeole et l'épiglottite, sont toutefois plus graves et peuvent même être mortelles, notamment pour les personnes **immunodéprimées** ou souffrant de malnutrition. Plusieurs maladies infectieuses infantiles peuvent être évitées grâce à la **vaccination**.

*Les maladies infectieuses ... page 284*
*Le vaccin ... page 286*

## LA **VARICELLE**

Très contagieuse, la varicelle affecte principalement les enfants de 2 à 10 ans. Cette maladie infectieuse est causée par le virus varicelle-zona, qui reste présent à l'état latent dans l'organisme et peut se manifester de nouveau à l'âge adulte en causant le zona. Après deux semaines d'incubation, la varicelle provoque une éruption cutanée sur le thorax, qui s'étend progressivement au reste du corps. L'éruption est parfois précédée d'une faible fièvre et d'une légère fatigue et est souvent accompagnée de démangeaisons. Elle disparaît après une dizaine de jours. Le malade est contagieux deux jours avant et dans les cinq jours suivant l'éruption cutanée. Généralement bénigne chez l'enfant, la varicelle guérit spontanément. Une bonne hygiène et l'administration d'un **antihistaminique**, pour soulager les démangeaisons, permettent de limiter les risques de surinfection des lésions par le grattage. La maladie est plus rare mais plus grave chez l'adulte, en particulier chez les personnes immunodéprimées et les femmes enceintes.

*Le zona ... page 162*

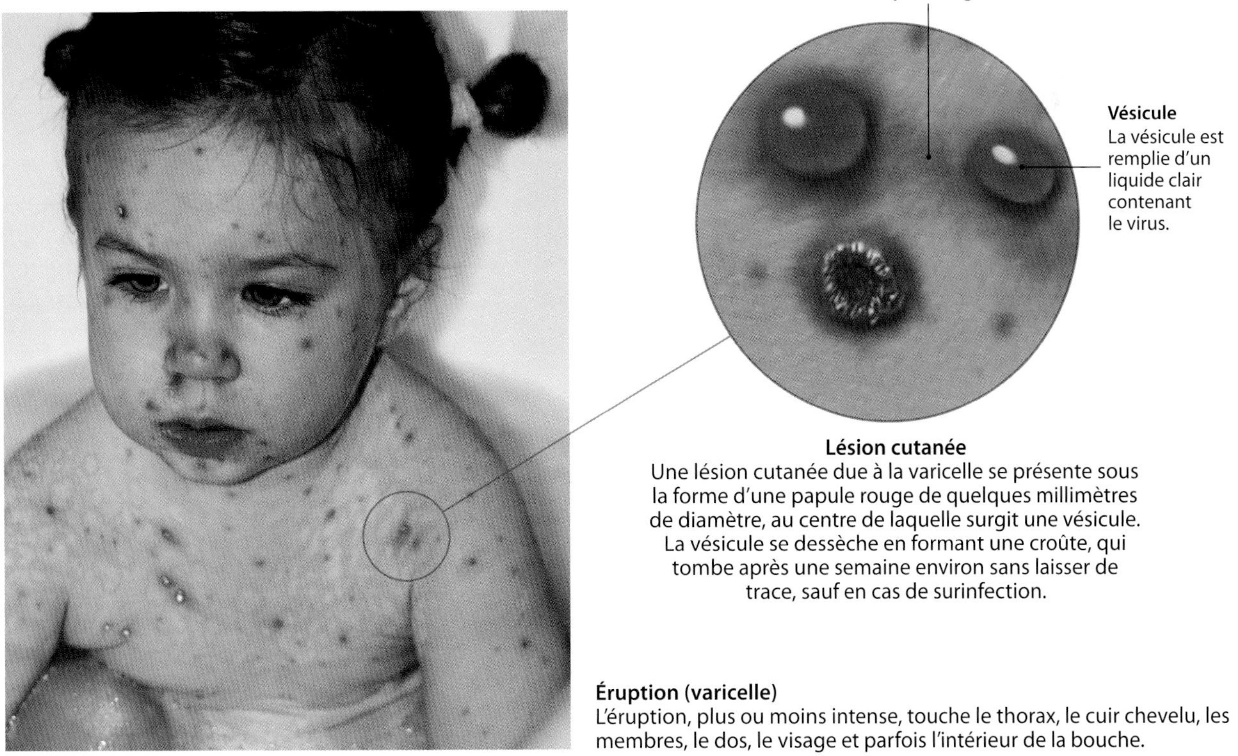
Papule rouge
Vésicule
La vésicule est remplie d'un liquide clair contenant le virus.

**Lésion cutanée**
Une lésion cutanée due à la varicelle se présente sous la forme d'une papule rouge de quelques millimètres de diamètre, au centre de laquelle surgit une vésicule. La vésicule se dessèche en formant une croûte, qui tombe après une semaine environ sans laisser de trace, sauf en cas de surinfection.

**Éruption (varicelle)**
L'éruption, plus ou moins intense, touche le thorax, le cuir chevelu, les membres, le dos, le visage et parfois l'intérieur de la bouche.

## LA **ROUGEOLE**

La rougeole est une maladie **infectieuse** très contagieuse causée par un virus du genre Morbillivirus et caractérisée par une éruption cutanée généralisée. Elle touche principalement les enfants non **vaccinés**. Après 8 à 12 jours d'incubation, la rougeole se manifeste par une forte fièvre (39 °C à 40 °C), une rhinite (rhume), une conjonctivite et une éruption caractéristique dans la bouche appelée signe de Koplik. Puis des taches rouges apparaissent sur le visage et couvrent progressivement tout le corps. Le malade reste contagieux jusqu'à quatre jours après le début de l'éruption. Les complications de la rougeole sont assez fréquentes et parfois graves : diarrhée, otite moyenne **aiguë**, pneumonie, encéphalite, **convulsions** fébriles, etc. La maladie peut être dangereuse chez les jeunes enfants, les femmes enceintes et les personnes **immunodéprimées** ou souffrant de malnutrition. Le traitement de la maladie consiste à soulager ses symptômes et à soigner ses complications éventuelles. La vaccination systématique, pratiquée dans de nombreux pays, a permis de diminuer la fréquence de la maladie, mais près de 350 000 personnes, surtout des enfants, en meurent chaque année dans le monde.

### LE SIGNE DE KOPLIK

Le signe de Koplik se traduit par des petites taches rouges marquées d'un point blanc-bleuâtre saillant en leur centre, qui apparaissent principalement sur la face interne des joues au niveau des prémolaires. Le signe de Koplik apparaît de deux à trois jours avant l'éruption cutanée et ne dure que quelques heures.

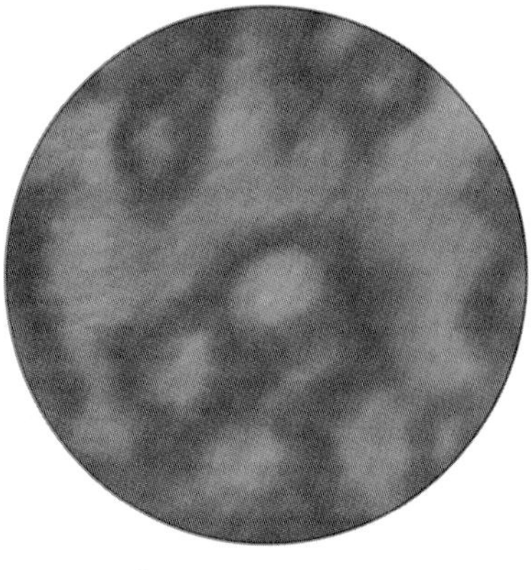

**Éruption (rougeole)**
La rougeole provoque l'éruption de taches rouges plus ou moins en relief, qui apparaissent d'abord derrière les oreilles puis se propagent au visage et au reste du corps en formant de grandes plaques.

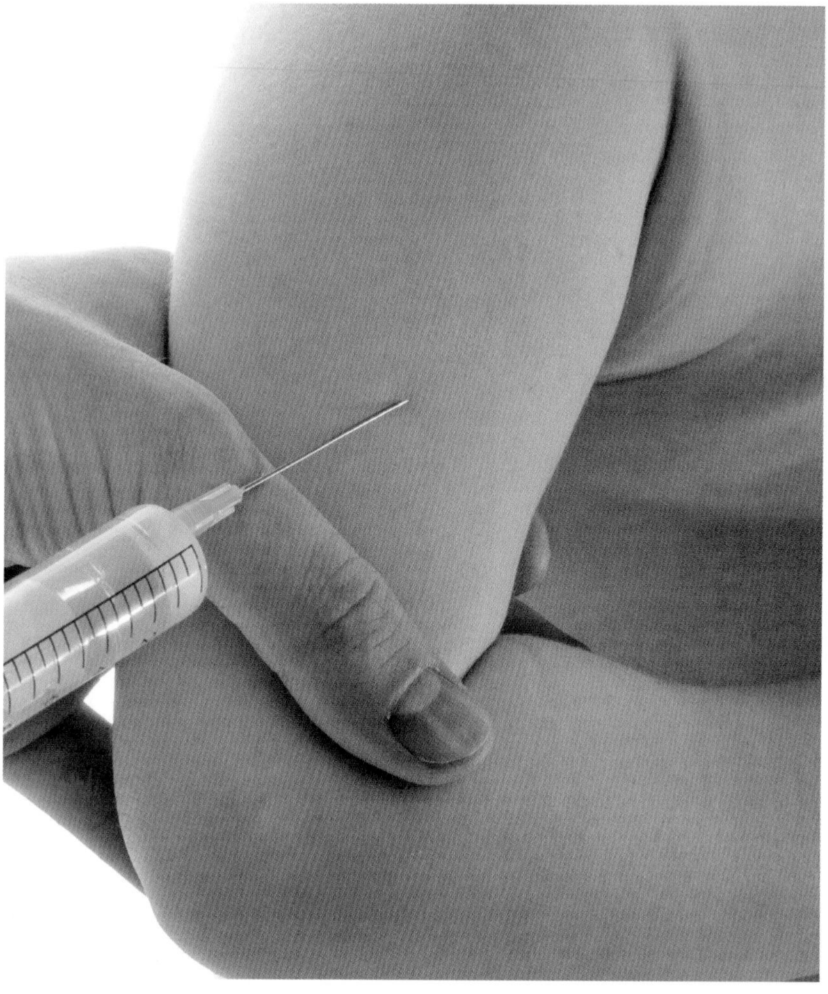

**Vaccination**

## LA **ROSÉOLE INFANTILE**

Relativement répandue et peu contagieuse, la roséole infantile est une infection virale bénigne qui touche les jeunes enfants. La maladie se manifeste par l'apparition subite d'une forte fièvre (39 °C à 40 °C) durant trois jours. Lorsque la fièvre cesse, de petites taches roses apparaissent sur la peau du tronc puis des membres et du visage. L'éruption disparaît spontanément après deux jours. La roséole ne nécessite aucun traitement, mis à part celui de la fièvre.

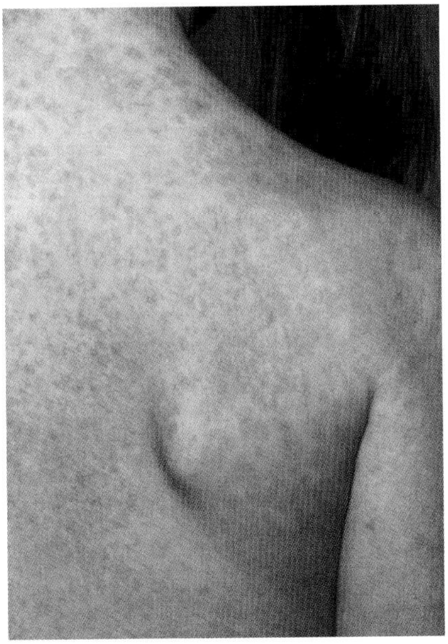

Éruption (rubéole)
L'éruption cutanée débute sur le visage puis s'étend sur le reste du corps en formant des plaques uniformes.

## LA RUBÉOLE

La rubéole est une maladie **infectieuse** causée par un virus du genre Rubivirus, qui touche principalement les enfants et les adolescents. Après une période d'incubation de 15 à 20 jours, la maladie peut se manifester par une fièvre modérée, le gonflement des ganglions lymphatiques du cou, des maux de tête et de gorge et une conjonctivite. Une éruption cutanée de petites taches rosées, légèrement surélevées, apparaît deux jours plus tard. La rubéole est bénigne, sauf chez les femmes enceintes non immunisées en début de grossesse, car le fœtus peut subir de graves malformations. La **vaccination** systématique a fait reculer considérablement la maladie, qui pourrait être totalement éradiquée d'ici quelques années.

## LES OREILLONS

Maladie infectieuse très contagieuse causée par un virus du genre Rubulavirus, les oreillons entraînent une **inflammation** des glandes salivaires parotides, situées en avant des oreilles. La maladie affecte plus souvent les enfants de 4 à 5 ans, mais elle peut aussi toucher les enfants plus âgés et les adultes. Après environ trois semaines d'incubation, les oreillons peuvent provoquer une fièvre modérée, des maux de tête et un gonflement douloureux et parfois spectaculaire du cou. Le malade, contagieux une semaine avant et après l'apparition des symptômes, guérit spontanément en 10 jours. Dans certains cas, le virus affecte aussi les méninges et les testicules, ce qui peut entraîner la stérilité chez les garçons pubères et les hommes adultes.

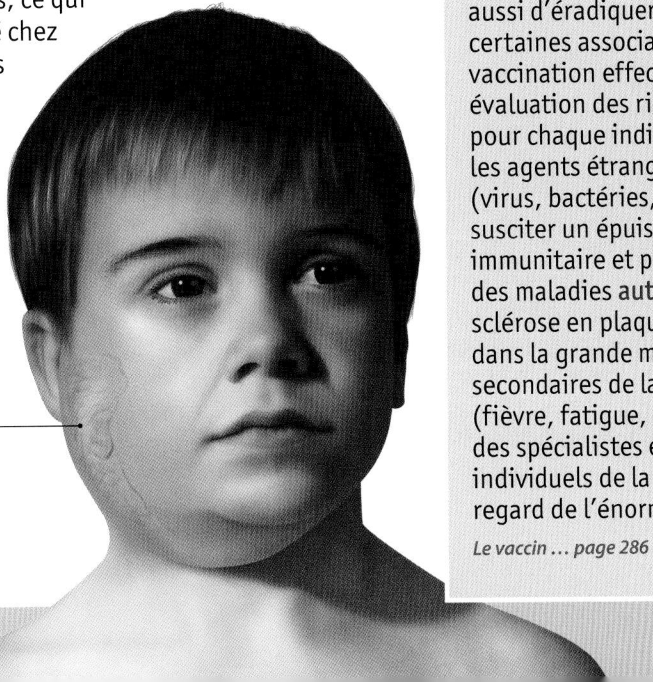
Glande parotide gonflée
(oreillons)

### LE POUR ET LE CONTRE DE LA VACCINATION

Dès leur plus jeune âge, les enfants peuvent être vaccinés contre plusieurs maladies infectieuses : rougeole, oreillons, rubéole, varicelle, coqueluche, hépatite B, etc. La vaccination permet à l'organisme de produire des anticorps qui aident à contrer le développement de maladies dont les complications sont parfois graves. Cette technique de prévention permet non seulement de diminuer la contagion, mais aussi d'éradiquer des maladies. Cependant, certaines associations critiquent la vaccination effectuée de façon massive, sans évaluation des risques qu'elle représente pour chaque individu. Selon leurs membres, les agents étrangers contenus dans le vaccin (virus, bactéries, métaux) peuvent parfois susciter un épuisement précoce du système immunitaire et pourraient même provoquer des maladies **auto-immunes** telles que la sclérose en plaques ou la leucémie. Toutefois, dans la grande majorité des cas, les effets secondaires de la vaccination sont mineurs (fièvre, fatigue, enflure, etc.) et la plupart des spécialistes estiment que les risques individuels de la vaccination sont infimes en regard de l'énorme bénéfice collectif.

*Le vaccin ... page 286*

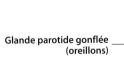

## LA **SCARLATINE**

La scarlatine est une maladie infectieuse causée par les toxines d'une bactérie, le streptocoque du groupe A. Elle touche principalement les enfants âgés de 5 à 10 ans. Après deux à cinq jours d'incubation, elle provoque une fièvre forte et soudaine (39 °C) et des maux de gorge. Les ganglions lymphatiques du cou sont gonflés et douloureux. Deux jours plus tard, de nombreuses taches rouges apparaissent sur la peau. La muqueuse de la langue se couvre d'un enduit blanc qui se décolle après cinq jours pour laisser la place à une coloration rouge vif. La scarlatine est traitée par antibiotiques. En l'absence de traitement, elle peut entraîner des complications graves, comme la glomérulonéphrite et le rhumatisme articulaire aigu.

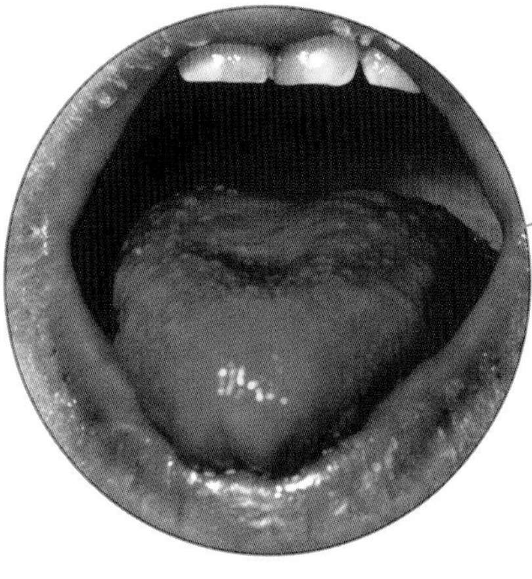

**Langue écarlate**
La langue présente une couleur rouge écarlate avec une granulation caractéristique.

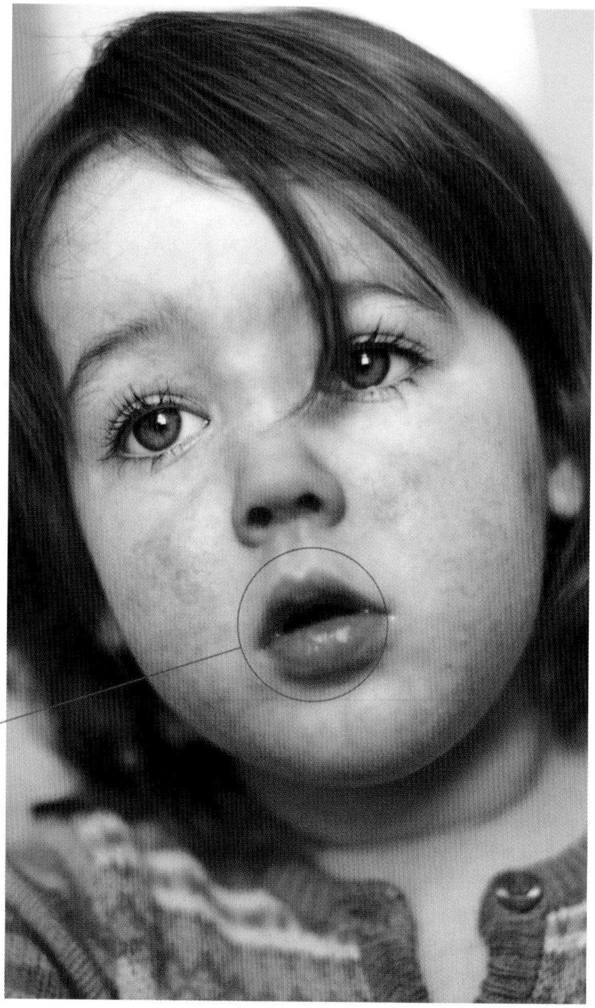

**Rougeurs (scarlatine)**
L'ensemble du corps est couvert de taches rouges, à l'exception des paumes des mains et des plantes des pieds, avec une prédominance dans les plis (genou, coude, aine).

## LA **COQUELUCHE**

La coqueluche est une maladie infectieuse très contagieuse causée par la bactérie *Bordetella pertussis* et qui affecte l'appareil respiratoire. Devenue relativement rare dans les pays industrialisés grâce à la généralisation de la vaccination des enfants, elle est encore fréquente dans les pays en voie de développement et provoque la mort de 300 000 personnes par an. Les premiers symptômes apparaissent après environ une semaine d'incubation : écoulement nasal, fièvre modérée, toux sèche, parfois suivie de vomissements. La toux prend ensuite la forme de quintes violentes qui se terminent par une inspiration bruyante et caractéristique, appelée « chant du coq ». Les symptômes persistent plusieurs semaines et une toux isolée peut même durer plusieurs mois. La coqueluche est traitée par antibiotiques. Non traités, les malades restent contagieux pendant trois semaines. La maladie peut toucher toutes les tranches d'âge, mais elle est particulièrement dangereuse pour les enfants de moins de 1 an en raison des risques d'asphyxie, de pneumonie et d'affections neurologiques.

## LA CINQUIÈME MALADIE

La cinquième maladie, ou mégalérythème épidémique, est une maladie **infectieuse** causée par le parvovirus B19, qui touche principalement les enfants de 4 à 12 ans. Pendant l'incubation, qui dure une dizaine de jours, le malade est contagieux et peut montrer quelques troubles : faible fièvre, écoulement nasal, maux de tête et de gorge, douleurs articulaires. Un érythème apparaît ensuite sur les joues avant de gagner les membres, le tronc et les fesses. Ces symptômes s'estompent spontanément après 10 jours. La cinquième maladie est généralement bénigne, mais elle peut être plus dangereuse chez les personnes **immunodéprimées** ou souffrant de drépanocytose, et chez les femmes enceintes, en raison du risque d'avortement spontané.

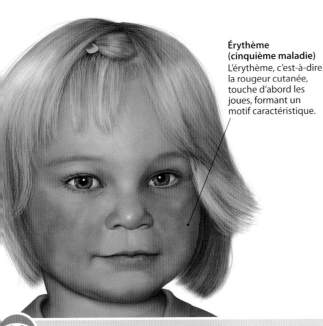

**Érythème (cinquième maladie)**
L'érythème, c'est-à-dire la rougeur cutanée, touche d'abord les joues, formant un motif caractéristique.

### L'ORIGINE DU TERME « CINQUIÈME MALADIE »

La cinquième maladie tire son nom du fait qu'elle est la cinquième maladie infectieuse caractérisée par des éruptions cutanées à avoir été découverte dans un groupe de six pathologies similaires. Hormis la cinquième maladie, ce groupe inclut la rougeole, la rubéole, la scarlatine, la maladie de Dukes (dont les symptômes ressemblent à ceux de la rubéole et de la scarlatine) et la roséole (parfois désignée sous le nom de sixième maladie).

## L'ÉPIGLOTTITE

L'épiglottite est une **inflammation aiguë** de l'épiglotte, une languette cartilagineuse et mobile qui joue un rôle important dans la **déglutition**. Cette maladie infectieuse est le plus souvent causée par la bactérie *Haemophilus influenzae* et touche principalement les enfants non **vaccinés**, âgés de 1 à 6 ans. Elle se manifeste soudainement par une forte fièvre, des maux de gorge, une incapacité à déglutir et une respiration difficile et bruyante. L'épiglotte rouge, gonflée et purulente, bloque le passage de l'air vers les poumons. L'enfant adopte une position caractéristique (penché en avant, la bouche ouverte) qui lui permet de mieux respirer et dans laquelle il doit être maintenu. L'état du malade s'aggrave rapidement (coloration bleue de la peau, asphyxie), ce qui nécessite son transport en urgence à l'hôpital où le passage de l'air dans les voies respiratoires est rétabli et un traitement **antibiotique** est administré. Maladie devenue rare grâce à la vaccination, l'épiglottite peut être très dangereuse, voire mortelle, si elle n'est pas traitée à temps.

### LES MALADIES INFECTIEUSES DE L'ENFANT

**SYMPTÔMES :**
Selon les cas : éruption cutanée, fièvre, maux de tête et de gorge, toux, écoulement nasal, etc.

**TRAITEMENTS :**
Infections virales : traitement des symptômes (**analgésiques**, **antipyrétiques**, repos, hydratation, etc.).
Infections bactériennes : antibiotiques.

**PRÉVENTION :**
Vaccination des jeunes enfants : rougeole, rubéole, oreillons, coqueluche, varicelle, infection par *Haemophilus influenzae* (épiglottite, méningite, pneumonie). Retirer l'enfant de l'école pendant la période de contagion pour éviter la propagation de l'épidémie.

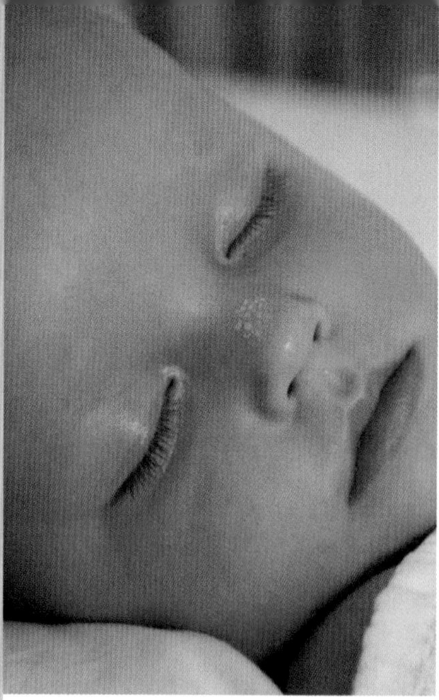

# LES CONVULSIONS FÉBRILES

En réaction à une fièvre supérieure à 39 °C, le cerveau immature de certains jeunes enfants produit une activité électrique intense et soudaine qui provoque la contraction saccadée et incontrôlée des muscles de leur corps. Ce sont les **convulsions** fébriles. Il s'agit d'un trouble fréquent et généralement bénin, sans lien avec une **infection** du système nerveux central, qui survient surtout au cours de la deuxième année. Les crises de convulsions fébriles ne durent normalement pas plus de cinq minutes et sont suivies d'une phase de relâchement. La plupart du temps, elles n'ont aucune conséquence sur la santé de l'enfant.

## LES RISQUES DES CONVULSIONS FÉBRILES

Durant sa crise, l'enfant peut se blesser en se cognant ou s'étouffer s'il est en train de manger. Même si les convulsions fébriles se répètent parfois jusqu'à 5 ans, le risque de développer des troubles neurologiques comme l'épilepsie ou un retard mental est faible. Les convulsions fébriles précoces (survenant avant 1 an) ou qui durent plus de cinq minutes sont plus dangereuses et doivent susciter un examen médical. Dans de rares cas, elles sont un symptôme de troubles graves tels que la méningite.

## COMMENT RÉAGIR EN CAS DE CONVULSIONS FÉBRILES

Lorsqu'un enfant est en crise de convulsions fébriles, il se tend, perd connaissance, ses yeux sont fixes et révulsés, ses membres et son visage s'animent de mouvements saccadés. Plusieurs mesures peuvent être prises pour éviter qu'il se blesse et pour faire baisser sa température corporelle :

- Tournez l'enfant sur le côté en position latérale de sécurité ;
- Éloignez les objets susceptibles de le blesser ;
- Déshabillez l'enfant ;
- Appliquez des compresses fraîches sur son corps ;
- Prévenez les secours si les convulsions se répètent ou durent plus de cinq minutes ou si elles sont suivies de troubles respiratoires ou neurologiques.

**Attention ! Pour écarter toute cause plus grave, un examen médical doit être effectué après la première crise.**

*Premiers soins : La position latérale de sécurité ... page 543*
*Premiers soins : Les convulsions et la fièvre ... page 558*

## LES CONVULSIONS FÉBRILES

**SYMPTÔMES :**
Raidissement, perte de connaissance, yeux fixes et révulsés, mouvements saccadés de l'ensemble du corps. La crise est généralement de courte durée (moins de 5 minutes) et la récupération est rapide (moins de 15 minutes).

**TRAITEMENTS :**
Faire baisser la fièvre (**antipyrétiques**, compresses fraîches, déshabillage). Administration de tranquillisant par voie rectale.

**PRÉVENTION :**
En cas de fièvre, l'effet préventif des antipyrétiques n'est pas démontré. Un traitement préventif d'anticonvulsivant peut être prescrit dans certains cas.

# LES DÉFORMATIONS DU SQUELETTE



La croissance du squelette, qui se déroule jusqu'à la fin de l'adolescence, peut être perturbée par plusieurs facteurs : carence alimentaire, **traumatisme**, malformation **congénitale**, etc. Les déformations qui en résultent sont réversibles si elles sont traitées à temps. Certaines déformations du squelette peuvent aussi toucher les adultes : ostéomalacie (équivalent adulte du rachitisme), ostéoporose, maladie osseuse de Paget, spondylarthrite ankylosante.

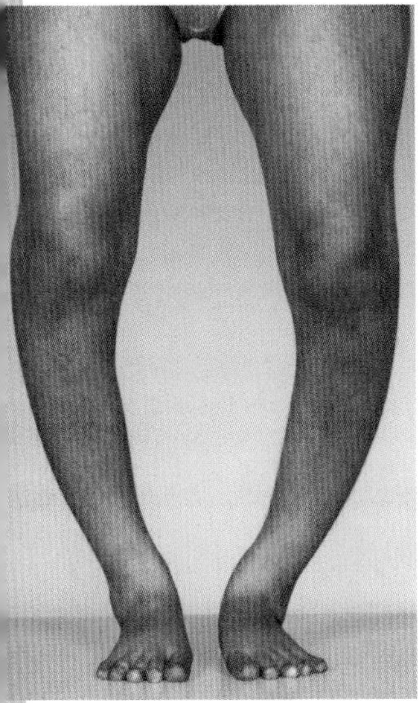

**Rachitisme**
Les membres inférieurs sont courbés.

## LE RACHITISME

Le rachitisme est une maladie causée par une carence en vitamine D. Celle-ci est présente dans certains aliments (produits laitiers, huile de foie de morue, saumon, jaune d'œuf, etc.) et est synthétisée par le corps lorsque la peau est exposée à la lumière du soleil. Une carence en vitamine D entraîne des troubles de la croissance des os chez les jeunes enfants : les os, moins denses, sont sujets aux déformations. D'autres troubles peuvent aussi en découler (faible tonus musculaire, retard du développement **psychomoteur**, dentition incomplète). Le rachitisme touche surtout les enfants de 4 à 18 mois, à la peau foncée, souffrant d'une carence alimentaire ou vivant dans une région peu ensoleillée. Grâce au dépistage et aux suppléments de vitamine D, cette maladie est devenue rare dans les pays industrialisés.

### LES DÉFORMATIONS DU SQUELETTE

**SYMPTÔMES :**
Rachitisme : déformation du squelette, ballonnement, faible tonus musculaire, retard de développement. Scoliose : déformation de la colonne vertébrale, douleurs dorsales.

**TRAITEMENTS :**
Rachitisme : suppléments de vitamine D et de calcium. Scoliose : surveillance régulière, **kinésithérapie**, corset **orthopédique**, chirurgie dans les cas sévères.

**PRÉVENTION :**
Rachitisme : suppléments de vitamine D et de calcium. Scoliose : dépistage précoce.

## LA SCOLIOSE

La scoliose est une déviation de la colonne vertébrale. Le plus souvent de cause inconnue, elle peut aussi être le résultat d'une malformation congénitale, d'une tumeur, de l'adoption d'une mauvaise posture, d'un traumatisme ou d'un trouble neuromusculaire. La scoliose touche surtout les filles et apparaît généralement dès l'enfance. La déformation de la colonne vertébrale s'accentue à la puberté, puis se stabilise normalement à la fin de la croissance. La scoliose est traitée par le port d'un corset orthopédique, par des exercices de kinésithérapie et, plus rarement, par la chirurgie.

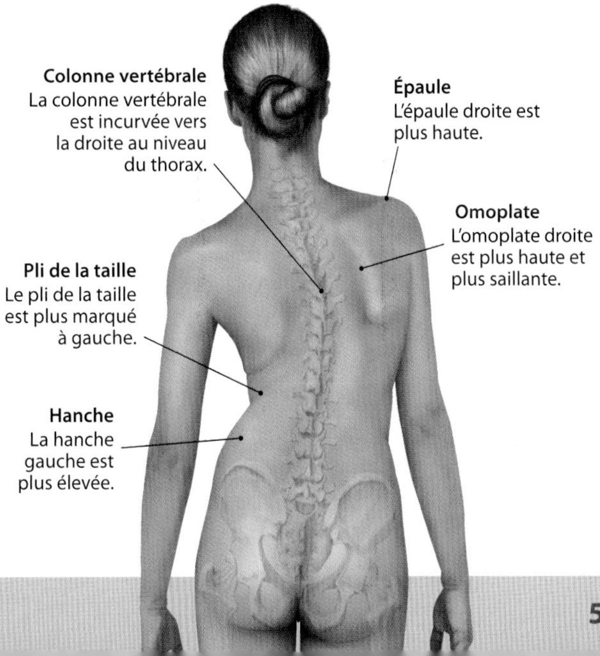
**Colonne vertébrale**
La colonne vertébrale est incurvée vers la droite au niveau du thorax.
**Épaule**
L'épaule droite est plus haute.
**Omoplate**
L'omoplate droite est plus haute et plus saillante.
**Pli de la taille**
Le pli de la taille est plus marqué à gauche.
**Hanche**
La hanche gauche est plus élevée.

**Scoliose thoracique droite**
La scoliose entraîne une modification de la posture. Les adolescents adoptent souvent une « attitude scoliotique » quand leurs jambes sont de longueurs différentes ou quand ils prennent une mauvaise posture, mais il ne s'agit généralement pas d'une véritable scoliose.

# LE NANISME

Le nanisme est un état **chronique** caractérisé par une taille très inférieure à la moyenne. Le nanisme peut être proportionné ou disproportionné, c'est-à-dire qu'il peut respecter ou non les proportions du corps. Selon son origine, il peut se manifester dès le développement du fœtus ou apparaître après la naissance. Les principales causes de nanisme, comme l'achondroplasie ou le syndrome de Turner, sont **génétiques** ou chromosomiques. Le déficit de croissance peut également être le résultat d'un déficit en hormone de croissance (insuffisance hypophysaire ou thyroïdienne), d'une carence alimentaire prolongée ou d'une carence affective.

## L'ACHONDROPLASIE

L'achondroplasie est une maladie génétique incurable qui affecte le développement des os et qui touche environ 1 personne sur 20 000 dans le monde. Cette forme fréquente de nanisme freine surtout la croissance des os longs, ce qui se traduit par une disproportion entre les membres, de petite taille, et le reste du corps. Elle n'a aucune conséquence sur le développement intellectuel des personnes atteintes, mais elle peut entraîner certaines complications, notamment la compression du tronc cérébral ou de la moelle épinière.

*Les os ... page 94*

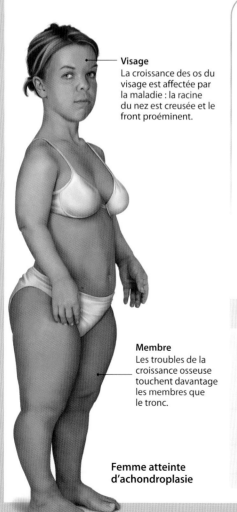

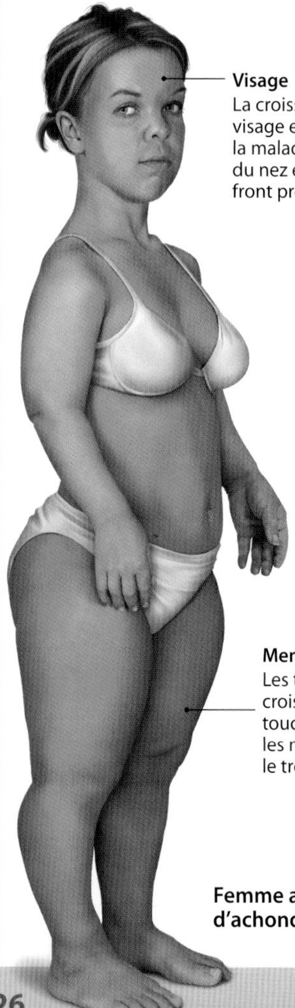

**Visage**
La croissance des os du visage est affectée par la maladie : la racine du nez est creusée et le front proéminent.
**Membre**
Les troubles de la croissance osseuse touchent davantage les membres que le tronc.


**Femme atteinte d'achondroplasie**

## LE SYNDROME DE TURNER

Le syndrome de Turner est une maladie chromosomique caractérisée par l'absence totale ou partielle d'un chromosome X. Cette maladie touche 1 femme sur 2 500 dans le monde et se traduit par un nanisme proportionné et par l'absence de développement des organes génitaux à la puberté, ce qui entraîne généralement la stérilité. D'autres troubles peuvent aussi survenir : malformations cardiaques, surdité, lymphœdème, anomalie thyroïdienne, etc. Des traitements hormonaux permettent d'atténuer le déficit de croissance et de stimuler le développement des caractères sexuels secondaires : injection d'hormone de croissance pendant l'enfance, administration d'œstrogènes et de progestérone à la puberté.

*L'ADN et les gènes ... page 48*

### LE NANISME

**SYMPTÔMES :**
Taille très inférieure à la taille moyenne des individus de même sexe et de même âge en tenant compte des facteurs ethniques et familiaux. Il existe plusieurs autres symptômes qui varient selon les causes.

**TRAITEMENTS :**
Quelques formes peuvent être traitées par des suppléments hormonaux (hormone de croissance, hormone thyroïdienne).

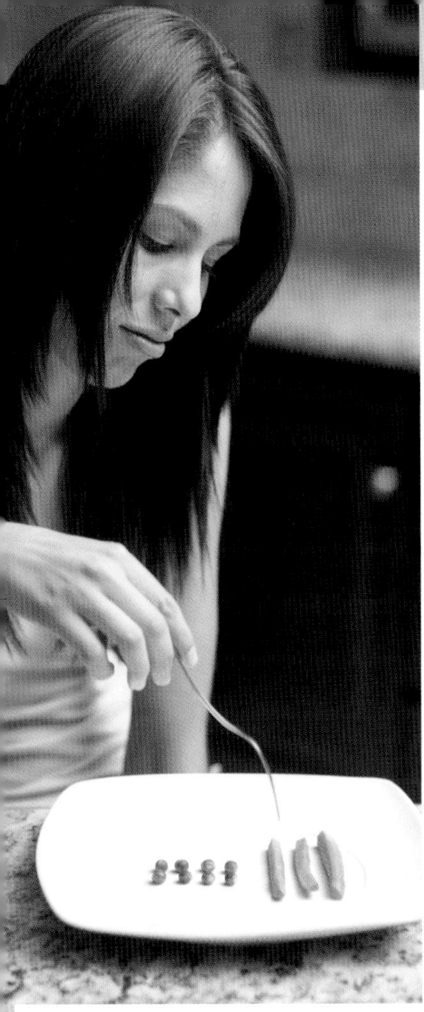

# LES TROUBLES DU COMPORTEMENT ALIMENTAIRE

Les troubles du comportement alimentaire sont des troubles psychologiques caractérisés par un rapport pathologique à la nourriture. Il peut s'agir du refus de s'alimenter, de l'envie soudaine et irrépressible de consommer une grande quantité d'aliments, de l'ingestion de matières non comestibles ou de la régurgitation volontaire des aliments. Les causes de ces troubles sont multiples : carence affective, conflit avec l'entourage, mauvaise image de soi, stress, dépression, retard mental, schizophrénie, causes socioculturelles, etc. Les troubles du comportement alimentaire touchent plus souvent les enfants, les adolescentes et les jeunes femmes. En l'absence de traitement, ils peuvent avoir des répercussions sévères sur l'état de santé : carences alimentaires, intoxication, troubles du **métabolisme**.

*Les carences nutritionnelles ... page 360*

## L'ANOREXIE MENTALE

L'**anorexie** mentale est un trouble du comportement alimentaire caractérisé par la peur pathologique de grossir et qui se traduit par une restriction importante de l'alimentation. Elle doit être distinguée de l'anorexie, qui désigne la perte d'appétit causée par une maladie. L'anorexie mentale touche principalement les jeunes femmes des pays industrialisés, en particulier au moment de l'adolescence, et peut être accompagnée de crises de boulimie. Ses causes peuvent être psychologiques (mauvaise estime de soi, perfectionnisme, introversion, conflit avec l'entourage), socioculturelles (stéréotype féminin) ou **génétiques** (prédisposition familiale). La maladie, qui peut passer inaperçue à ses débuts, se traduit par un amaigrissement important entraînant un arrêt des règles et plusieurs autres troubles potentiellement graves : déshydratation, problèmes cardiaques, retard de croissance, carence alimentaire, etc. Le traitement nécessite souvent une hospitalisation et fait intervenir plusieurs spécialistes, notamment des nutritionnistes et des psychologues.

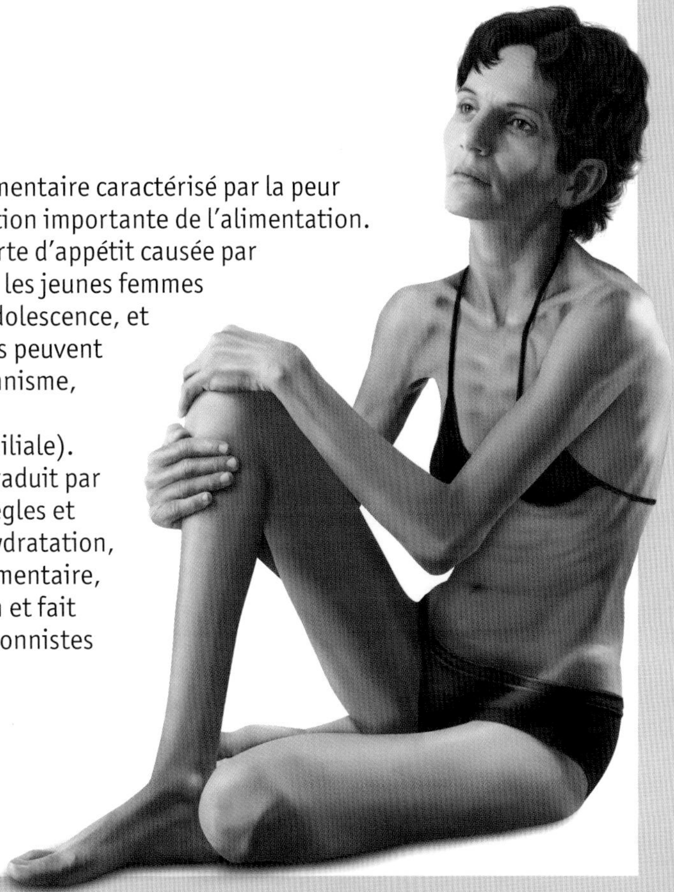

**Amaigrissement**
Une personne atteinte d'anorexie mentale peut perdre jusqu'à 30 % de son poids initial.

## LA **BOULIMIE**

La boulimie est un trouble du comportement alimentaire caractérisé par une hyperphagie, c'est-à-dire une ingestion incontrôlée et excessive d'aliments, suivie de comportements de compensation : vomissements volontaires, usage de laxatifs et de diurétiques, excès d'exercice, restriction alimentaire. Elle affecte principalement les adolescentes et les jeunes femmes des pays industrialisés et résulte de causes socioculturelles et psychologiques : mauvaise estime de soi, stress, dépression, abus sexuels, etc. La boulimie ne provoque pas de variations de poids importantes, mais elle peut avoir des conséquences graves sur la santé en entraînant des problèmes cardiaques et des troubles sévères de l'appareil digestif. Les vomissements et l'usage de laxatifs peuvent en effet causer l'inflammation des gencives, de l'œsophage, de l'estomac et des intestins ainsi que des hémorragies digestives, des caries, etc.

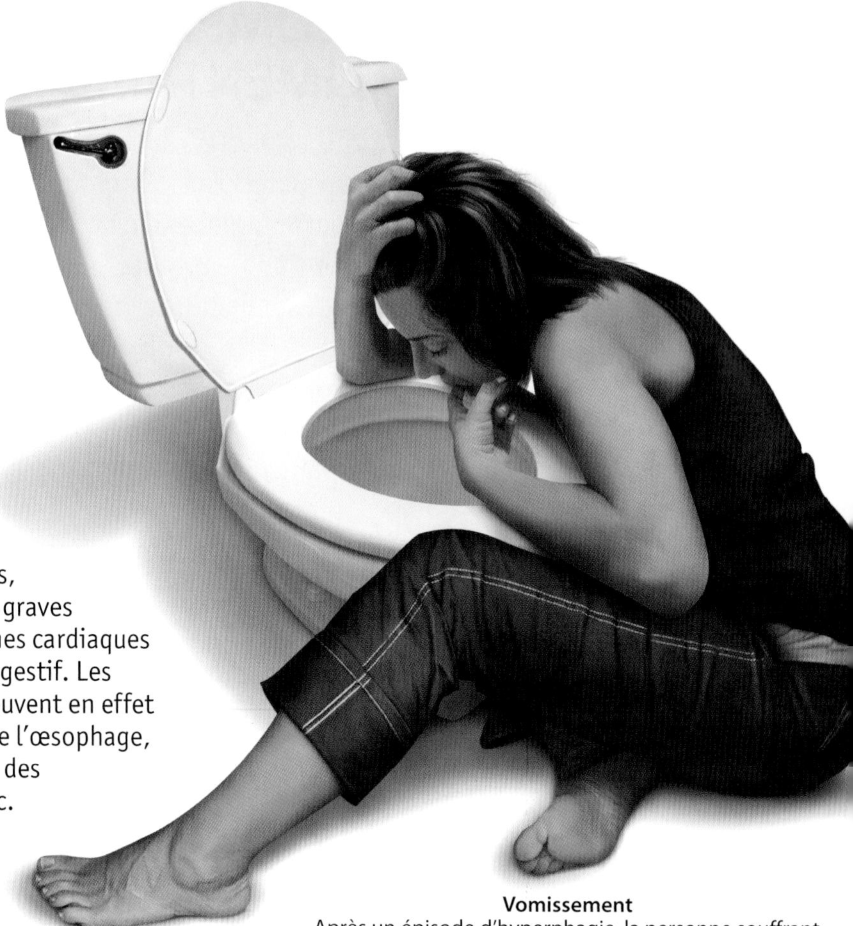

**Vomissement**
Après un épisode d'hyperphagie, la personne souffrant de boulimie cherche à éliminer rapidement son repas, souvent en provoquant des vomissements.

### L'HYPERPHAGIE

L'hyperphagie, ou alimentation compulsive, est caractérisée par l'ingestion incontrôlée de grandes quantités de nourriture pendant un court laps de temps. Souvent lié à des troubles psychologiques (mauvaise estime de soi, dépression, etc.), ce trouble du comportement alimentaire touche presque autant les hommes que les femmes. L'hyperphagie s'accompagne souvent d'une prise de poids et peut entraîner, à plus long terme, des complications comme l'obésité, le diabète de type 2, l'hypercholestérolémie, etc.

## LE **MÉRYCISME**

Le mérycisme est un trouble du comportement alimentaire qui consiste à régurgiter volontairement les aliments et à les remastiquer avant de les ravaler ou à les recracher. Il apparaît chez les jeunes enfants des deux sexes à partir de l'âge de 6 mois. Le mérycisme est généralement lié à un problème relationnel entre l'enfant et ses parents (manque d'attention, carence affective, etc.). Chez des enfants plus vieux, il peut aussi être le signe d'un retard mental. Le mérycisme se manifeste quelques minutes après le repas. L'enfant, semblant absent ou absorbé, se met à mastiquer, parfois pendant une à deux heures, et s'interrompt quand on lui porte attention. Le mérycisme guérit parfois spontanément, mais il peut requérir une psychothérapie impliquant les parents. Une hospitalisation est parfois nécessaire si le trouble s'accompagne de déshydratation ou de carences alimentaires.

## LE **PICA**

Le pica est caractérisé par l'ingestion de matières non comestibles. Normal chez les enfants de moins de 2 ans, ce comportement est considéré comme pathologique au-delà. Le pica touche principalement les jeunes enfants, mais il peut occasionnellement affecter les femmes enceintes. Lorsqu'il n'est pas associé à des troubles psychiatriques comme un trouble envahissant du développement, un retard mental ou une schizophrénie, il est souvent lié à des problèmes familiaux (carence affective, famille désorganisée, négligence parentale, etc.), parfois à une carence en fer. Le pica peut avoir de graves conséquences sur la santé, variables selon les substances ingérées : intoxication alimentaire, empoisonnement par des métaux lourds comme le mercure ou le plomb, **infection** par des parasites intestinaux, occlusion intestinale, perforation du tube digestif, etc.

### LE PICA CHEZ LA FEMME ENCEINTE

Certaines pulsions telles que l'envie de manger de la terre, de l'argile ou encore des allumettes brûlées sont surprenantes, mais pas si rares chez les femmes enceintes. Ce comportement serait lié à une carence en fer et non pas à un trouble psychiatrique.

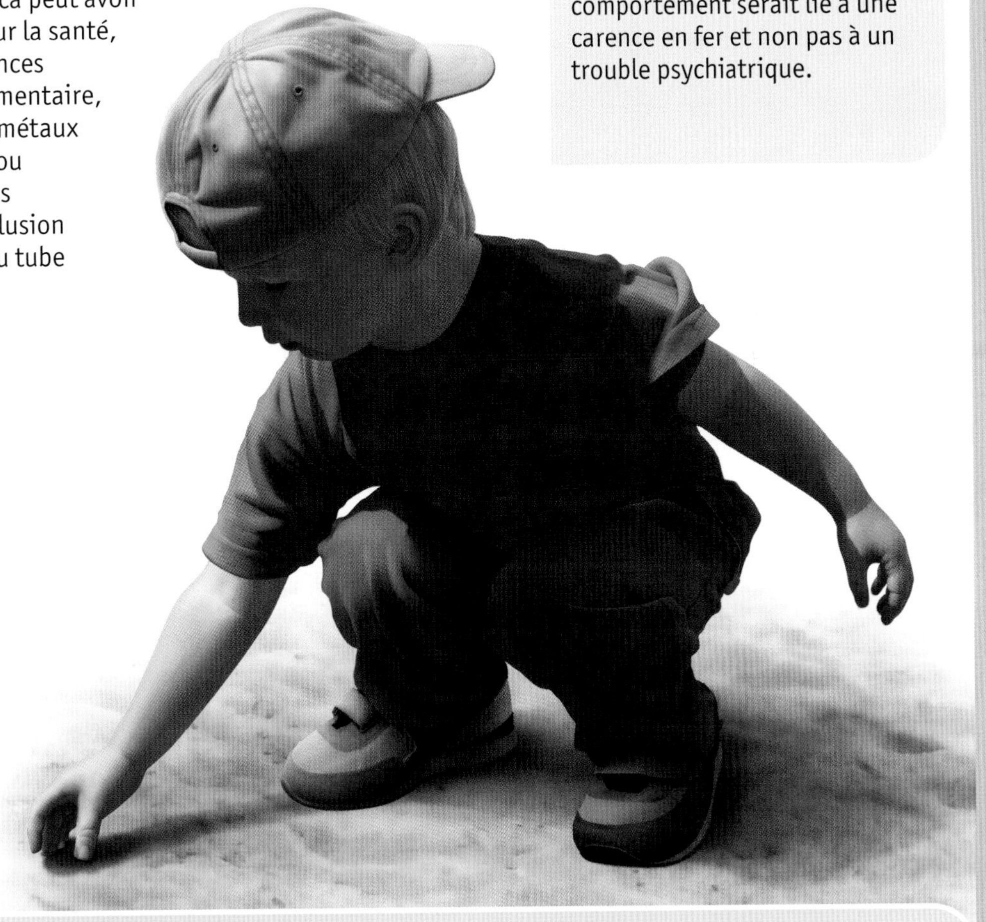

**Ingestion de sable**
L'ingestion de certaines matières peut mettre en danger la vie des enfants : peinture contenant du plomb, terre véhiculant des agents infectieux, etc.

### LES TROUBLES DU COMPORTEMENT ALIMENTAIRE

**SYMPTÔMES :**
Anorexie mentale : restriction alimentaire, amaigrissement, absence de menstruation. Boulimie : hyperphagie suivie de compensation. Mérycisme : régurgitation des aliments et mastication. Pica : ingestion de matières non comestibles.

**TRAITEMENTS :**
Psychothérapie incluant parfois les parents, antidépresseurs, thérapie nutritionnelle.

**PRÉVENTION :**
Porter attention aux jeunes enfants et leur démontrer de l'affection.

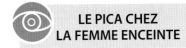

# LES TROUBLES ENVAHISSANTS DU DÉVELOPPEMENT

Les troubles envahissants du développement (TED) sont des troubles caractérisés par des difficultés d'interaction sociale et de communication ainsi que par des comportements répétitifs, qui empêchent l'évolution normale de l'enfant. On en distingue cinq formes dont la plus fréquente est l'autisme. Les TED apparaissent au cours des premières années de la vie pour des raisons qui ne sont pas encore clairement connues (anomalie **génétique**, complication durant la grossesse, troubles du **métabolisme** ou de l'activité cérébrale, facteurs environnementaux, etc.). Les TED peuvent être associés à des troubles neurologiques tels que l'épilepsie, la cécité ou la surdité, ainsi qu'à des troubles psychiatriques : retard mental, automutilation, dépression, troubles obsessionnels compulsifs. Il n'existe aucun traitement curatif, mais des méthodes pédagogiques permettent de développer l'autonomie des enfants qui souffrent de TED.

## LES FORMES DE TED

Les cinq formes de TED sont l'autisme, le trouble envahissant du développement non spécifié, le syndrome d'Asperger, le syndrome de Rett et le désordre désintégratif. Le désordre désintégratif de l'enfance et le syndrome de Rett, plus sévères et plus rares, se manifestent notamment par une grave déficience intellectuelle, ainsi qu'un important retard du langage et des capacités **psychomotrices**. Le trouble envahissant du développement non spécifié et le syndrome d'Asperger, plus légers, sont caractérisés par des difficultés au niveau des interactions sociales, sans retard du langage ou du développement intellectuel, et par des activités et des intérêts restreints qui sont parfois associés à des performances exceptionnelles (musique, mathématique, etc.). L'autisme regroupe un grand nombre de symptômes qui se présentent avec des degrés variables d'une personne à l'autre.

### LES TROUBLES ENVAHISSANTS DU DÉVELOPPEMENT

**SYMPTÔMES :**
Altération des interactions sociales, déficience de la communication verbale et non verbale, intérêts limités et comportements répétitifs.

**TRAITEMENTS :**
Programmes éducatifs spécialisés.

## L'AUTISME

L'autisme affecte 10 à 15 personnes sur 10 000 dans le monde et de 3 à 4 fois plus de garçons que de filles. Il est caractérisé par une altération de la communication verbale et non verbale, par des interactions sociales réduites ou atypiques, par des comportements stéréotypés et par des intérêts restreints. L'autisme apparaît avant l'âge de 3 ans et se manifeste par un regard évitant, des réactions inadaptées au contexte, un isolement social, un retard du langage, la répétition inlassable de mots entendus, l'utilisation répétitive d'objets, le balancement du corps et des mains, etc. Certains autistes possèdent des capacités supérieures à la moyenne dans des domaines particuliers tout en accusant un retard dans d'autres. L'autisme s'accompagne parfois d'insomnie, d'anxiété, de problèmes d'alimentation et de troubles de la coordination motrice. L'évolution de l'enfant autiste dépend de la précocité du diagnostic, du degré de l'atteinte et des méthodes psychopédagogiques mises en place.

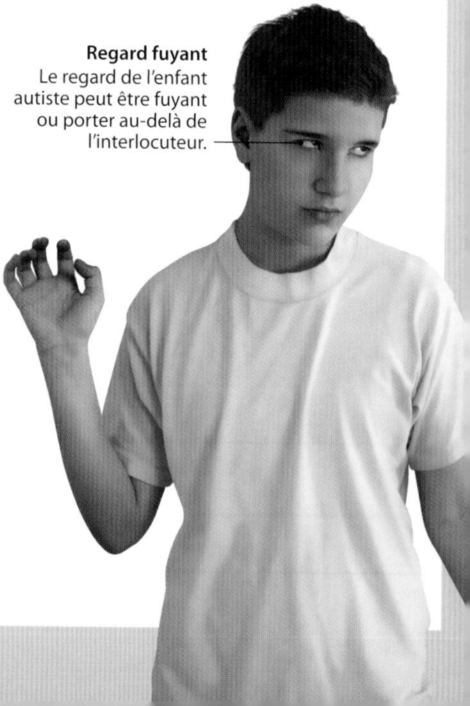
**Regard fuyant**
Le regard de l'enfant autiste peut être fuyant ou porter au-delà de l'interlocuteur.

# LE RETARD MENTAL

Le retard mental, ou arriération mentale, est un trouble du développement qui se traduit par une déficience des capacités intellectuelles : raisonnement, communication, apprentissage, etc. Il a des causes multiples et présente différents degrés de sévérité, mesurés à l'aide de tests permettant d'évaluer les fonctions cognitives et **psychomotrices**. Le retard mental touche de 1 % à 3 % de la population des pays industrialisés et constitue généralement un handicap pour la vie en société. Toutefois, des programmes d'éducation spécialisée, un encadrement et un environnement adaptés permettent, dans plusieurs cas, une amélioration de la condition des personnes affectées.

## LES **CAUSES** DU **RETARD MENTAL**

Les causes du retard mental sont connues dans la moitié des cas seulement. Il s'agit le plus souvent d'incidents survenus au cours de la grossesse : anomalies **génétiques** ou chromosomiques (trisomie, malformations fœtales), **infections** de la mère (rubéole, toxoplasmose), exposition à des substances toxiques (alcoolisation fœtale), pré-éclampsie, prématurité. Le retard mental peut aussi être causé par des événements entourant l'accouchement tels qu'une encéphalite, une méningite, une asphyxie ou un **traumatisme**. Plus rarement, le retard mental est causé par des événements qui surviennent après la naissance : infection, intoxication par des métaux lourds, traumatisme, tumeur du cerveau, etc.

*L'ADN et les gènes … page 48*

## LE **QUOTIENT INTELLECTUEL**

Le quotient intellectuel, ou QI, est le résultat chiffré de tests permettant de quantifier les facultés intellectuelles. Il est obtenu en divisant l'âge mental déterminé par les tests par l'âge réel de l'individu, multiplié par 100. La valeur normale du QI est de 100. Les valeurs inférieures à 70 indiquent un retard mental plus ou moins important : retard léger (50-69), retard moyen (35-49), retard grave (25-34), retard profond (20-24). Les valeurs supérieures à 140 caractérisent les individus surdoués. La validité de ce test et la nature exacte de ce qu'il mesure sont sujettes à de nombreuses controverses.

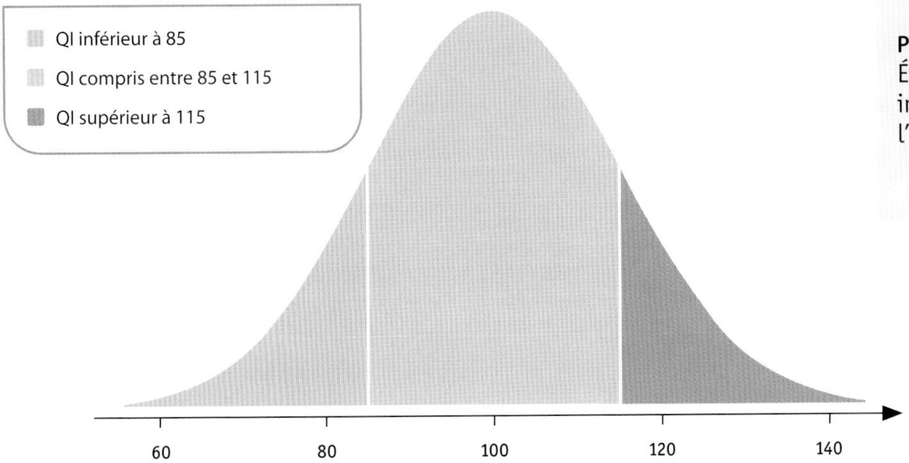
QI inférieur à 85
QI compris entre 85 et 115
QI supérieur à 115
60
80
100
120
140

**Répartition du quotient intellectuel parmi la population**

### LE RETARD MENTAL

**SYMPTÔMES :**
Déficience des capacités intellectuelles (raisonnement, apprentissage, communication), troubles psychomoteurs.

**TRAITEMENTS :**
Une éducation spécialisée permet d'acquérir un certain degré d'autonomie.

**PRÉVENTION :**
Éviter les infections et les intoxications (notamment par l'alcool) pendant la grossesse.

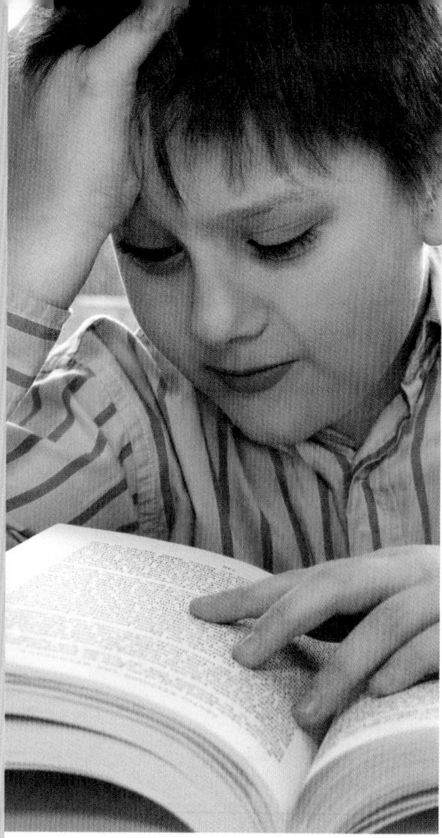

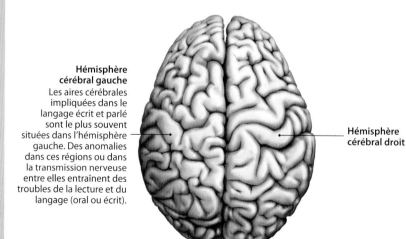

# LES TROUBLES D'APPRENTISSAGE

Un trouble d'apprentissage est une déficience dans l'acquisition de compétences particulières, qui n'est associée ni à un retard mental, ni à une déficience des organes des sens ou à des troubles envahissants du développement tels que l'autisme. Les troubles d'apprentissage peuvent affecter le langage oral (bégaiement, dysphasie) et écrit (dyslexie, dysgraphie), les mathématiques (dyscalculie) et la motricité (dyspraxie). Ils peuvent être causés par divers facteurs, notamment **génétiques** et neurologiques, et peuvent entraîner un problème d'insertion sociale. Les troubles d'apprentissage peuvent être atténués ou surmontés lorsqu'ils sont pris en charge par des spécialistes : neuropsychologue, orthophoniste, éducateur spécialisé.

## LA DYSLEXIE

La dyslexie est un trouble d'apprentissage de la lecture qui entraîne des difficultés à écrire chez un enfant d'intelligence normale. À des degrés divers, elle touche environ 10 % des enfants et plus particulièrement les garçons. Ses causes ne sont pas clairement élucidées mais peuvent être neurologiques, génétiques, psychologiques ou pédagogiques. La dyslexie, généralement dépistée à l'âge de 6 à 8 ans, entraîne des difficultés scolaires. Dans la plupart des cas, le suivi par un orthophoniste permet à l'enfant de combler son déficit et de suivre une scolarité normale.

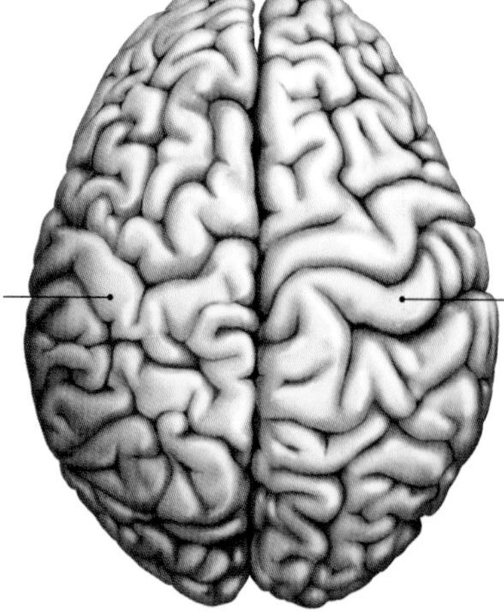
**Hémisphère cérébral gauche**
Les aires cérébrales impliquées dans le langage écrit et parlé sont le plus souvent situées dans l'hémisphère gauche. Des anomalies dans ces régions ou dans la transmission nerveuse entre elles entraînent des troubles de la lecture et du langage (oral ou écrit).
**Hémisphère cérébral droit**

**Cerveau**

## LA DYSPHASIE

La dysphasie est un trouble d'apprentissage du langage oral, caractérisé par une difficulté d'expression, de compréhension ou des deux, sans déficit d'audition. Les problèmes de communication avec l'entourage peuvent entraîner des comportements agressifs. Le diagnostic de la dysphasie est généralement établi entre 3 et 5 ans lorsque les parents remarquent un retard de langage chez leur enfant : manque de vocabulaire, absence de phrases, mauvaise prononciation, utilisation du mime. La prise en charge de l'enfant par un orthophoniste et par un neuropsychologue lui permet de réduire ses déficits et, dans certains cas, d'être scolarisé.

## LE **BÉGAIEMENT**

Le bégaiement est un trouble de la parole caractérisé par des hésitations, une parole saccadée, des répétitions de sons, de syllabes ou de mots, parfois accompagnés de mimiques (grimaces, gestes) inhabituelles. Il peut être la conséquence d'un choc émotif intense, d'une vie familiale perturbée ou être associé à un trouble du langage et à des facteurs **génétiques**. Le bégaiement se manifeste par épisodes, en particulier en cas de stress ou d'excitation, et disparaît lorsque la personne qui en souffre chante, crie ou chuchote. Fréquent, surtout chez les jeunes garçons, il disparaît souvent à l'adolescence. Une rééducation **orthophonique** ou une psychothérapie comportementale peuvent permettre de le contrer.

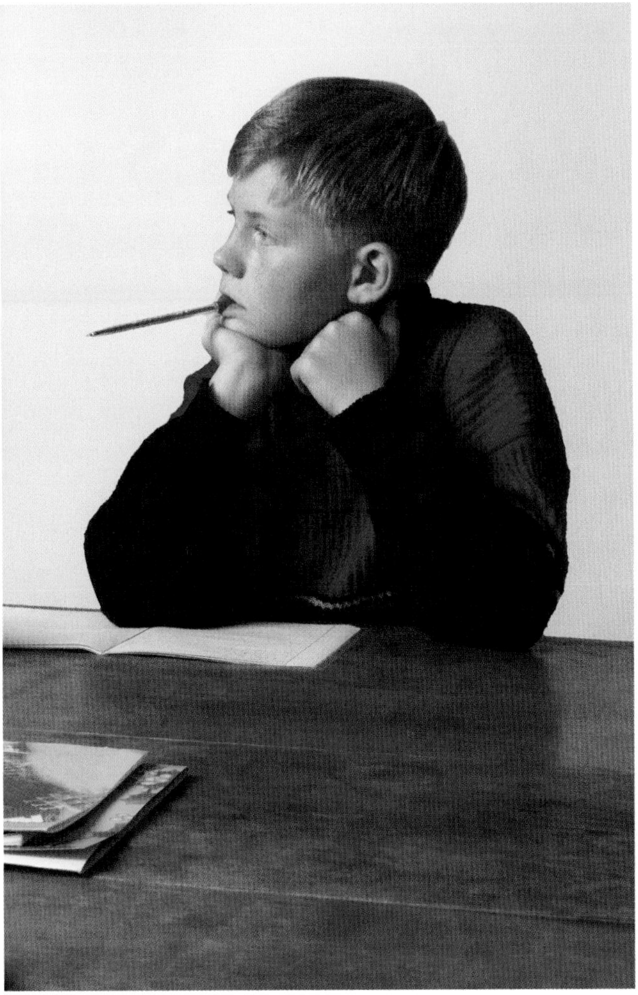

## LE **TROUBLE DÉFICITAIRE** DE L'**ATTENTION** AVEC OU SANS **HYPERACTIVITÉ**

Le trouble déficitaire de l'attention avec ou sans hyperactivité (TDA/H) est un trouble neurologique qui apparaît dès l'enfance et qui perdure souvent à l'âge adulte. Il touche environ 5 % des enfants et 4 % des adultes. Ses causes sont encore mal définies, mais un excès de dopamine lié à une prédisposition génétique est suspectée. Le TDA/H est caractérisé par des difficultés d'attention et de concentration, parfois associées à une hyperactivité : besoin constant de bouger, impulsivité, changements d'humeur, etc. Ce trouble peut perturber l'apprentissage et les relations sociales. Afin de combler ces déficits, l'enfant peut être soutenu par différents intervenants : psychologue, éducateur spécialisé, etc. Le traitement médicamenteux du TDA/H est encore sujet à controverses.

*La dopamine ... page 184*

### LES PRÉJUGÉS ENTOURANT LE TDA/H

Les personnes souffrant de TDA/H font souvent l'objet de préjugés infondés. En aucun cas le TDA/H n'est lié à un retard intellectuel, à des troubles sensoriels, à des problèmes sociaux ou affectifs, à un manque de motivation, à une immaturité ou encore à une mauvaise éducation.

### LES TROUBLES D'APPRENTISSAGE

**SYMPTÔMES :**
Retard de développement ou déficience de la communication verbale et non verbale de l'enfant, difficulté scolaire.
TDA/H : agitation, difficultés d'attention, de concentration, impatience, impulsivité, etc.

**TRAITEMENTS :**
Rééducation par un orthophoniste, suivi par un neuropsychologue. Éducation spécialisée selon la gravité du trouble. TDA/H : adaptation du milieu social (école, loisirs, etc.), approche multidisciplinaire : psychothérapeute, travailleur social, éducateur spécialisé, médicaments, etc.

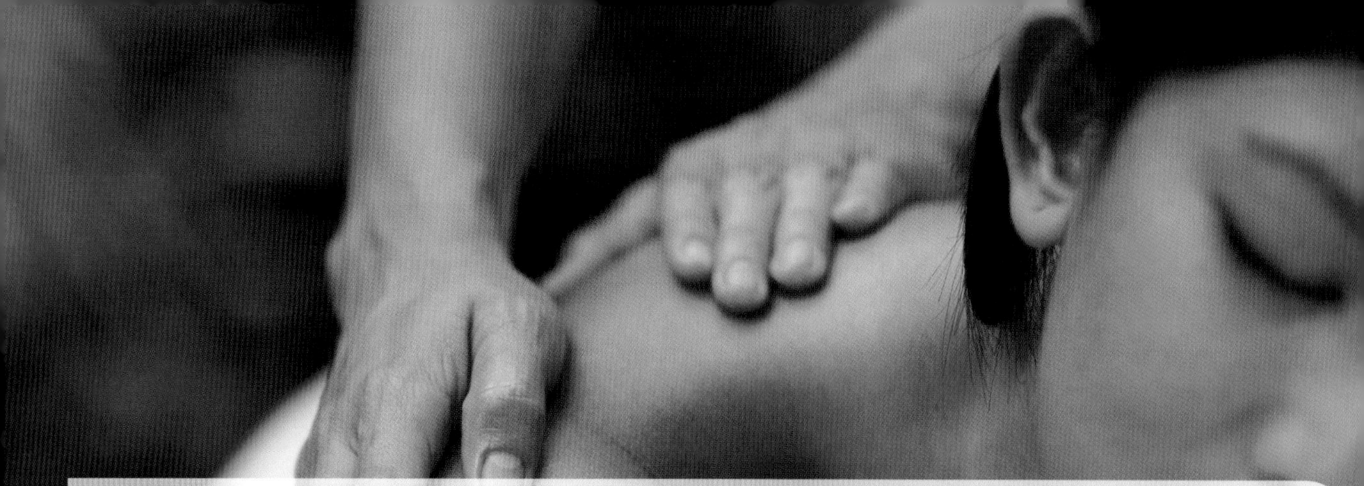

# LES MÉDECINES NON CONVENTIONNELLES

Les médecines non conventionnelles, ou médecines douces, traitent les problèmes de santé par des moyens naturels. Elles n'utilisent pas de médicaments synthétiques. Ces médecines se caractérisent également par une approche globale des problèmes de santé : elles considèrent que l'esprit et le corps sont étroitement liés et que les deux doivent être pris en considération pour déterminer les causes de la maladie et pour stimuler la guérison.

**LES THÉRAPIES PAR LES PRODUITS NATURELS**



**LES THÉRAPIES PAR LE TOUCHER**



**LES THÉRAPIES PAR L'ESPRIT**

# LES **THÉRAPIES** PAR LES **PRODUITS NATURELS**

Les produits naturels d'origine végétale, animale ou minérale sont les éléments curatifs de base de certaines médecines non conventionnelles comme la **phytothérapie**, l'aromathérapie ou la nutrithérapie. Leur utilisation peut aussi être intégrée à d'autres pratiques thérapeutiques, par exemple dans la naturopathie ou la médecine chinoise.

## LA **NATUROPATHIE**

La naturopathie s'est développée à partir de la fin du 19e siècle, mais ses principes ont été énoncés par Hippocrate il y a environ 2 500 ans : le corps est pourvu de mécanismes naturels d'autoguérison et la maladie résulte d'un déséquilibre de l'organisme causé par une mauvaise hygiène de vie. La naturopathie s'attache à rétablir cet équilibre et à stimuler la capacité d'autoguérison par une approche multidisciplinaire intégrant différentes méthodes naturelles (nutrition, phytothérapie, ostéopathie, massage, yoga, etc.). Lors de la première consultation, le praticien essaie de déterminer la cause du trouble de santé en posant des questions et en pratiquant différents examens : prise de tension, examen des réflexes, auscultation, etc. Une fois son diagnostic établi, le naturopathe propose un traitement emprunté à différentes médecines non conventionnelles et pouvant aller d'un changement de régime alimentaire jusqu'à l'utilisation de remèdes à base de plantes. Il peut aussi orienter son client vers la médecine conventionnelle lorsque le trouble l'exige. Plusieurs principes de la naturopathie comme l'influence de l'alimentation, de l'équilibre émotionnel et de l'environnement sur la santé sont maintenant mis de l'avant par la médecine conventionnelle.

## L'**AROMATHÉRAPIE**

L'aromathérapie est une pratique datant de l'Antiquité et utilisant les huiles essentielles. Ces huiles sont des substances chimiques très odorantes extraites de certaines plantes et qui sont le plus souvent appliquées sous forme de massage ou de compresses. Elles peuvent aussi être ajoutées à l'eau du bain ou inhalées. Les huiles essentielles doivent être utilisées avec prudence car elles peuvent être irritantes pour la peau et les muqueuses et causer des allergies.

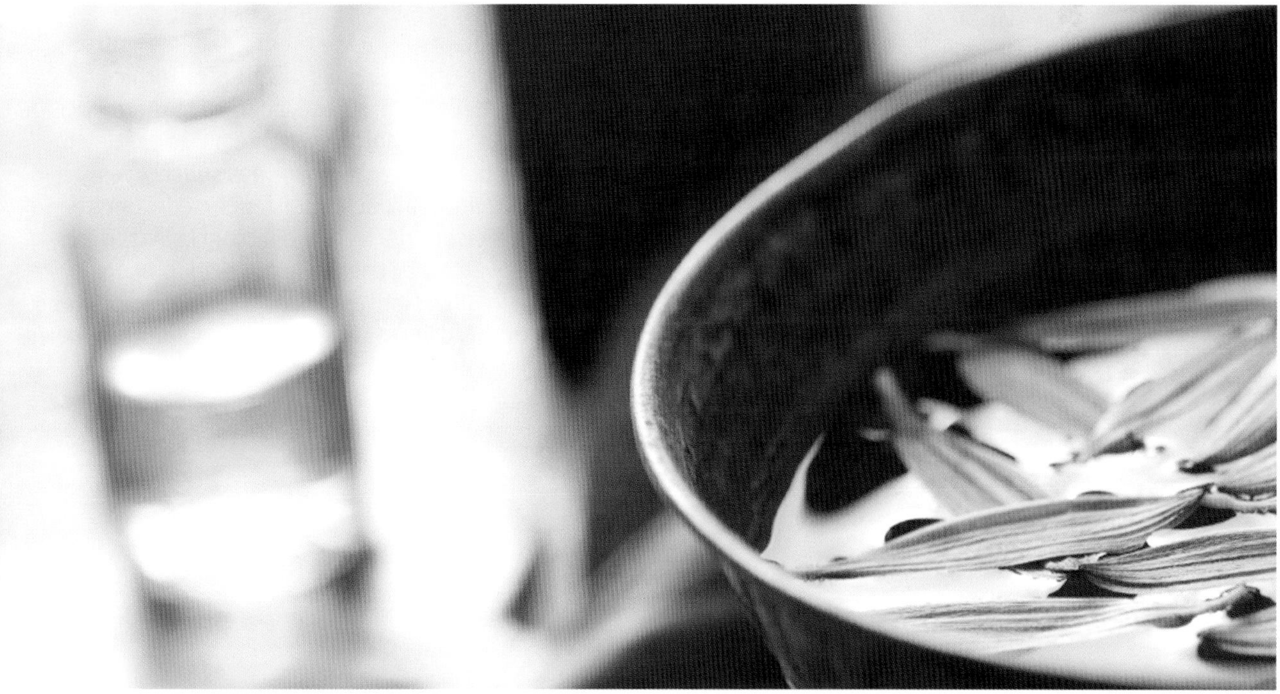

## L'HOMÉOPATHIE

L'homéopathie consiste à soigner par l'ingestion de substances naturelles végétales, animales ou minérales, extrêmement diluées. Ses fondements, établis au début du 19e siècle, reposent sur le principe suivant : une substance provoquant des symptômes semblables à ceux de la maladie chez une personne en bonne santé peut stimuler la capacité de l'organisme à se guérir, lorsqu'elle est donnée dans d'infimes quantités à une personne malade. Au cours de la première consultation, l'homéopathe dresse un profil physique et psychologique du patient ainsi qu'une liste de ses symptômes. Il prescrit ensuite un ou plusieurs médicaments homéopathiques. Les remèdes se présentent sous forme de pilules, de granules ou de poudre à laisser fondre sous la langue. Dans certains pays, notamment en Europe, l'homéopathie est enseignée dans les facultés de médecine et certains médecins l'intègrent dans leur pratique conventionnelle. Bien que l'homéopathie propose de traiter la plupart des maladies, aucune étude ne permet de conclure à une réelle efficacité de cette méthode. Toutefois, elle n'induit aucun effet secondaire, ne présente aucun danger et les traitements peuvent être suivis en parallèle avec des traitements de médecine conventionnelle.

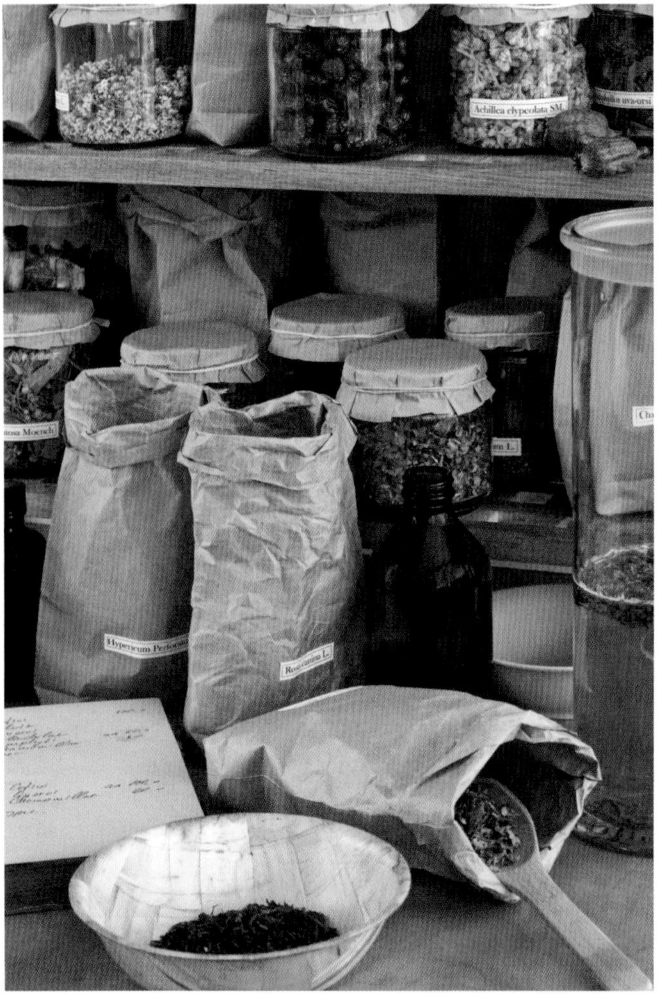
Achillea clypeolata SM.
Hypericum Perforat
Rosa canina L.

## LA PHYTOTHÉRAPIE

La **phytothérapie** utilise les substances chimiques contenues dans certaines plantes pour soigner. Cette utilisation des plantes à des fins thérapeutiques est une pratique traditionnelle et universelle qui fait partie intégrante de la médecine de plusieurs cultures. La phytothérapie est notamment intégrée aux médecines traditionnelles en Chine et en Inde et elle est à l'origine de nombreux médicaments modernes. Lors d'une consultation, le phytothérapeute interroge le malade sur ses symptômes, sur ses habitudes de vie et sur les circonstances entourant l'apparition du malaise. Il prescrit ensuite des plantes ou des parties de plantes (racine, fleurs, feuilles) qui peuvent être utilisées sous différentes formes (infusion, décoction, gélule, comprimé, onguent, etc.), selon une posologie établie par le praticien. Certaines plantes contiennent des substances actives sur l'organisme et plusieurs médicaments de synthèse sont dérivés de substances naturelles d'origine végétale (l'aspirine par exemple). L'utilisation des plantes doit être faite avec prudence car certaines peuvent être toxiques ou interagir avec des traitements déjà en cours.

# LES **THÉRAPIES** PAR LE **TOUCHER**

Plusieurs méthodes de soin non conventionnelles utilisent la manipulation du corps (massothérapie, réflexothérapie, chiropractie, ostéopathie, acuponcture, etc.) ou sa mise en mouvement (qigong, taï chi chuan, yoga, etc.).



## LA **CHIROPRACTIE**

Fondée au Canada en 1895, la chiropractie, aussi appelée chiropraxie ou chiropratique, consiste à manipuler la colonne vertébrale et les articulations afin de rectifier l'alignement des vertèbres. Selon les principes de la chiropractie, toutes les fonctions de l'organisme sont commandées par le système nerveux central. Par conséquent, toute pression exercée sur un nerf au niveau de la colonne vertébrale perturberait le fonctionnement d'une partie du corps et entraînerait un problème de santé. Au cours de la première consultation, le chiropraticien établit son diagnostic à partir de l'observation de la posture et des mouvements du patient. Il examine sa colonne vertébrale et la mobilité de ses articulations et peut demander des examens radiologiques ou autres. Le traitement proprement dit ne commence qu'à la deuxième séance et consiste en différentes manipulations des membres et du dos. Si la chiropratique connaît un certain succès dans le traitement des douleurs dorsales et des migraines, son efficacité reste à démontrer pour d'autres problèmes de santé.

## L'**ACUPONCTURE**

Pratiquée depuis des millénaires en Chine, l'acuponcture s'est développée en Occident principalement dans les années 1970. Dans la tradition médicale chinoise, le corps est composé de matière et d'énergie qui circule dans l'organisme en suivant des voies bien définies, appelés méridiens. La maladie est une manifestation d'un déséquilibre dans la circulation de l'énergie qui peut être rétablie par l'application d'aiguilles en des points précis, parfois complétée par l'application de chaleur ou de ventouses. Au cours de la consultation, l'acuponcteur évalue l'état de santé de son patient en l'interrogeant, l'observant, l'auscultant et en pratiquant une série de palpations dont la prise de pouls. Il lui demande ensuite de s'allonger et applique, sans provoquer de douleur, une série d'aiguilles dont la position varie selon le diagnostic. L'acuponcture prétend pouvoir agir sur la plupart des problèmes de santé. Bien que les principes sur lesquels elle repose soient difficilement quantifiables, des études montrent une certaine efficacité dans le traitement des douleurs (maux de dos, maux de tête) et des nausées.

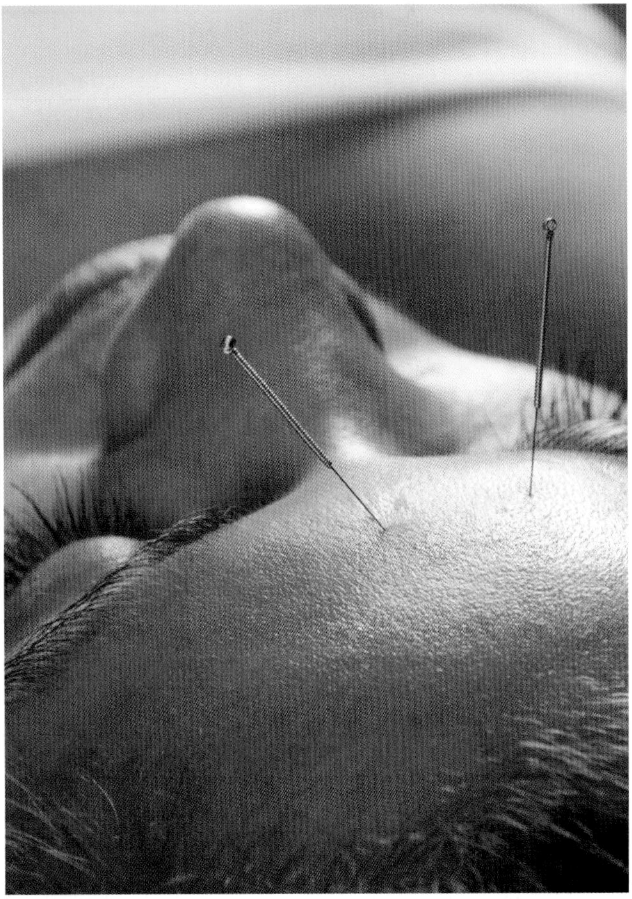

## L'OSTÉOPATHIE

L'ostéopathie, qui est apparue à la fin du 19e siècle aux États-Unis, se sert de la manipulation du corps sous forme de pression ou de mouvements pour prévenir et guérir plusieurs troubles de santé. Les fondements de cette méthode thérapeutique s'appuient sur la relation intime qui unit le système musculo-squelettique et les autres systèmes et organes du corps. Tout problème musculaire, articulaire ou squelettique se traduit par des tensions locales, perceptibles au toucher, et entraîne des troubles fonctionnels. L'ostéopathe examine son patient en l'interrogeant sur ses symptômes et en cherchant notamment des tensions musculaires, des asymétries dans différentes postures ou des changements de température de la peau. Le traitement consiste ensuite en des pressions et des mouvements plus ou moins rapides, imprimés aux articulations. L'efficacité de l'ostéopathie est surtout reconnue dans le traitement des douleurs dorsales et des problèmes articulaires accidentels (entorse, tendinite). Pour les autres problèmes de santé, les études, peu nombreuses, ne permettent aucune conclusion définitive.

## LA MASSOTHÉRAPIE

La massothérapie, dont il est difficile d'établir les origines tant elle est ancienne, regroupe de nombreuses techniques différentes selon les courants de pensée et les pays où elles ont été développées. Leur principe est toutefois identique et repose sur la manipulation du corps, essentiellement avec les mains. Différentes formes de pressions sont exercées sur la peau et les muscles sous-jacents, dans le but de relâcher les tensions musculaires et nerveuses et de stimuler la circulation sanguine et lymphatique. La massothérapie peut être efficace dans le soulagement des douleurs musculaires et des troubles associés au stress : anxiété, insomnie, maux de tête, troubles digestifs. Elle est sans danger, mais les massages sont contre-indiqués dans certains cas, entre autres pour les personnes souffrant de troubles cardiovasculaires, en cas de fièvre, ou sur le site d'une plaie récente. Dans le doute, il convient d'obtenir un avis médical.

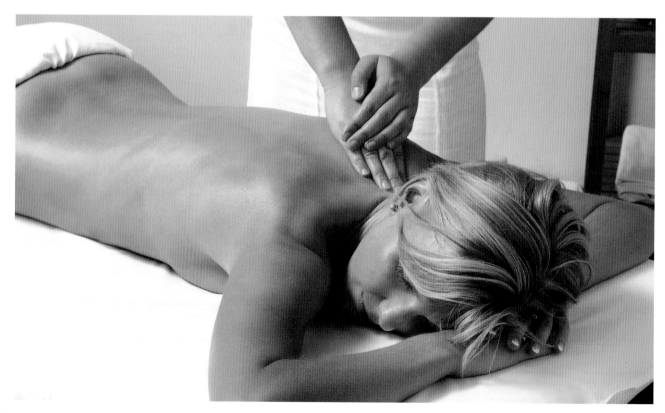

# LES THÉRAPIES PAR L'ESPRIT

Dans la médecine non conventionnelle, l'esprit est une composante de la santé globale au même titre que les composantes physique et environnementale. Le maintien d'une bonne santé mentale contribue donc à la prévention des maladies, et l'esprit participe au processus de guérison lorsque la maladie survient. C'est cet aspect psychique que plusieurs thérapies (sophrologie, musicothérapie, art-thérapie, etc.) ont développé dans leur approche de la santé.

## LA PSYCHOTHÉRAPIE

La psychothérapie regroupe un ensemble de méthodes et d'approches ayant pour but de traiter les souffrances d'origine psychologique. Ses principes ont été en grande partie établis à la fin du 19e siècle par Sigmund Freud, qui a étudié les mécanismes de la psyché humaine (activité mentale) et fondé la psychanalyse. Une psychothérapie se déroule généralement en plusieurs séances. Le traitement consiste à faire prendre conscience au patient des événements à l'origine de son trouble. Ceux-ci peuvent remonter à l'enfance et sont enfouis dans son inconscient. Les méthodes pour y parvenir diffèrent selon les courants de pensée. La psychothérapie est efficace dans le traitement de nombreux problèmes psychologiques comme la dépression, l'anxiété, les phobies, les problèmes relationnels, le deuil, les troubles alimentaires et les maladies psychosomatiques. Le choix du psychothérapeute et de la méthode est un élément fondamental de la réussite du traitement. Il est possible de se renseigner sur les compétences d'un thérapeute auprès de son ordre ou de son association professionnelle. Il est préférable de changer de thérapeute si une relation de confiance ne s'établit pas après quelques séances.

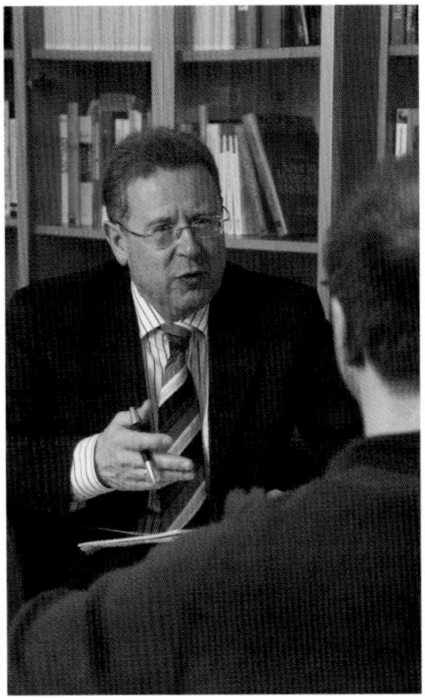

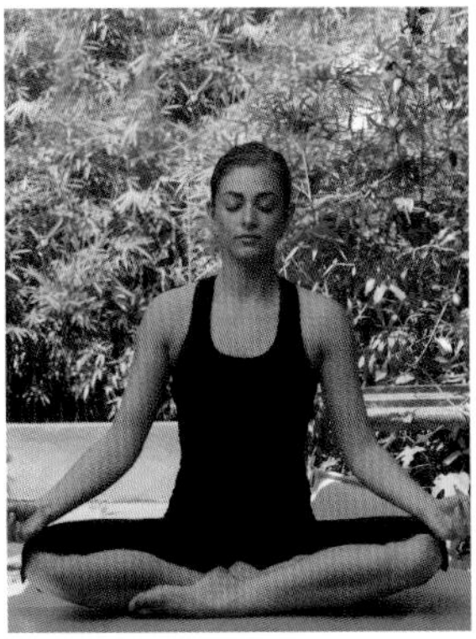

## LA MÉDITATION

Bien qu'elle trouve son origine dans de nombreuses religions, la méditation est un exercice qui peut être pratiqué en dehors de tout système de croyance. Elle vise à atteindre un état de profonde relaxation mentale qui a un effet positif sur le corps. Il existe plusieurs techniques de méditation, mais elles mettent toutes l'accent sur l'importance d'un environnement calme, d'une position favorisant la relaxation et, surtout, d'une respiration lente et profonde. La méditation est un excellent exercice de relaxation et aide à prévenir les maladies liées au stress. Toutefois, pour être efficace, sa pratique doit être, au moins au début, enseignée et encadrée par une personne qui la pratique depuis plusieurs années.

## LA SOPHROLOGIE

Apparue au 20e siècle en Espagne, la sophrologie est une forme de psychothérapie utilisant un ensemble de techniques inspirées de la méditation, de l'hypnothérapie, de la visualisation et d'autres pratiques. Ces techniques permettent de concentrer l'attention du patient sur un problème particulier, qui peut être physique ou psychologique, dans le but de le résoudre et de permettre un meilleur développement personnel. En fonction des problèmes à l'origine de la consultation, le sophrologue propose différents exercices de relaxation dynamiques, empruntés par exemple au yoga. Avec le consentement de son patient, il peut aussi guider la résolution du problème par des techniques de suggestion et de visualisation utilisées dans l'hypnose. La sophrologie peut être employée dans le traitement de l'anxiété, du stress et de la douleur, ainsi que dans la préparation à l'accouchement. Certains professionnels de la santé ont reçu une formation accréditée de sophrologie et l'incluent dans leur pratique.

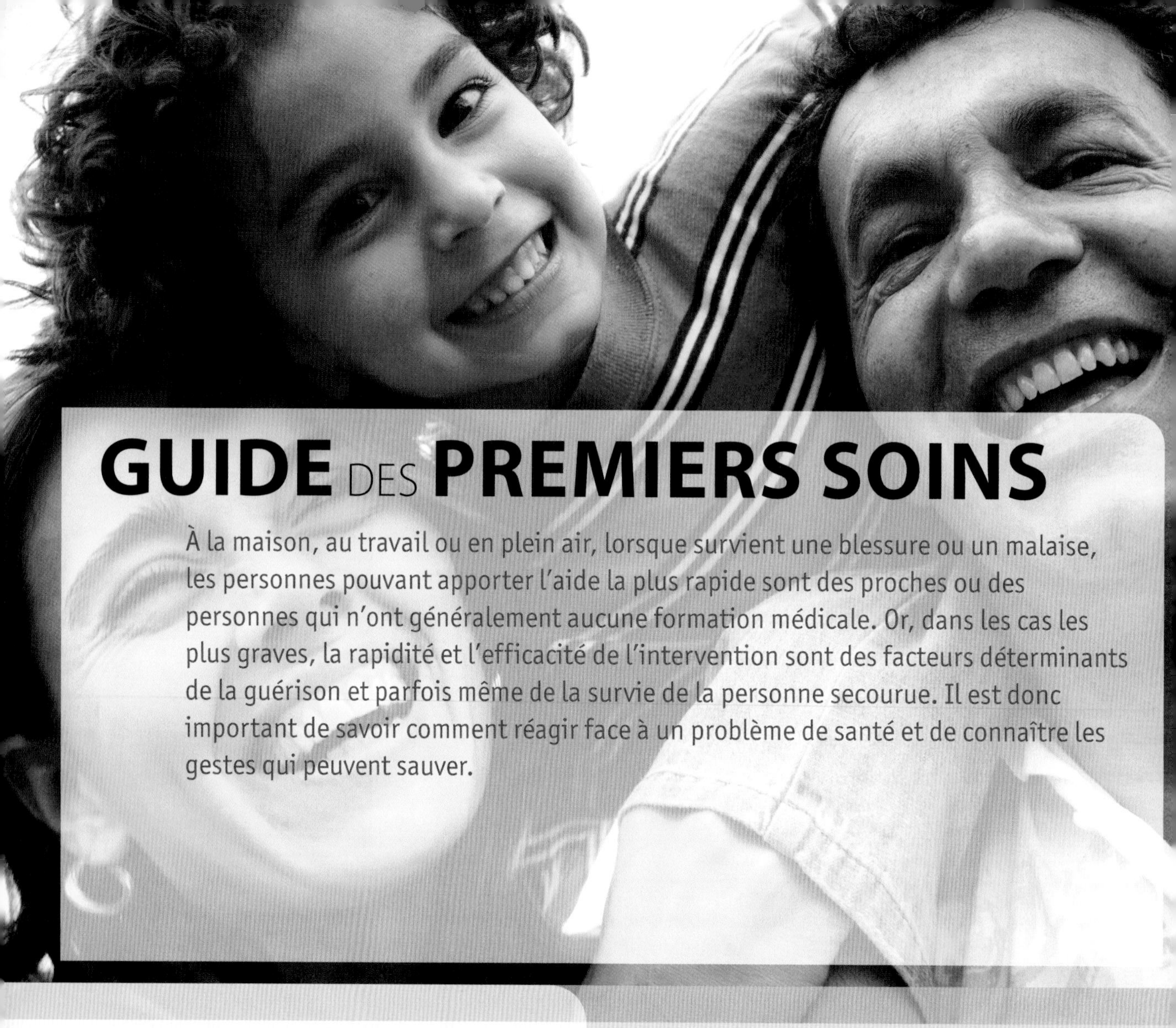

# GUIDE DES PREMIERS SOINS

À la maison, au travail ou en plein air, lorsque survient une blessure ou un malaise, les personnes pouvant apporter l'aide la plus rapide sont des proches ou des personnes qui n'ont généralement aucune formation médicale. Or, dans les cas les plus graves, la rapidité et l'efficacité de l'intervention sont des facteurs déterminants de la guérison et parfois même de la survie de la personne secourue. Il est donc important de savoir comment réagir face à un problème de santé et de connaître les gestes qui peuvent sauver.

## À LA MAISON ET AU QUOTIDIEN



## EN PLEIN AIR

# LE MATÉRIEL ET LES SERVICES DE SECOURS

## LES NUMÉROS D'URGENCE

La plupart des pays se sont dotés de numéros de téléphone, faciles à retenir et à composer, qui permettent de joindre les secours médicaux d'urgence. Les connaître, les programmer dans le téléphone ou les afficher près de celui-ci permet d'alerter rapidement les secours lorsqu'une situation l'exige. En Amérique du Nord, par exemple, le numéro de téléphone à composer pour obtenir des secours médicaux d'urgence est le 911.

*Liens et ressources … page 606*

## LA TROUSSE DE PREMIERS SOINS

Il est indispensable de posséder une trousse de premiers soins propre, complète et en bon état à la maison, dans son automobile et dans son sac à dos lors d'une randonnée, ainsi que de savoir où en trouver une sur son lieu de travail. Cette trousse de secours rassemble le matériel nécessaire au traitement de la plupart des troubles bénins. Elle permet en outre de limiter l'aggravation de troubles plus sévères en attendant l'aide de professionnels de la santé. La trousse de base, dont les éléments sont énumérés ci-dessous, peut être complétée à la maison par un thermomètre et des **analgésiques** à base d'acétaminophène ou d'ibuprofène et, en randonnée, par une crème solaire, un insectifuge et une lotion calmante pour les coups de soleil et les piqûres d'insectes (calamine). Tous les instruments de métal doivent être désinfectés à l'alcool avant et après usage. Quant au matériel périmé et au matériel stérile partiellement utilisé ou dont l'enveloppe a été endommagée par l'humidité, ils doivent être jetés et remplacés.

La trousse de premiers soins de base comprend :

- Une paire de ciseaux en métal à bouts arrondis ;
- Une pince à échardes ;
- Des gants et des masques jetables pour se prémunir contre les **infections** ;
- Des épingles de sûreté de différentes dimensions, qui peuvent servir à fixer un bandage ;
- Des pansements adhésifs de différentes tailles, stériles et enveloppés individuellement, qui servent à protéger une plaie ;
- Des compresses de gaze stériles et enveloppées individuellement, qui servent à recouvrir une plaie étendue ou à comprimer un saignement ;
- Des bandes de gaze en rouleau de différentes largeurs, stériles et enveloppées individuellement ;
- Des pansements compressifs stériles, épais, enveloppés individuellement, à utiliser pour stopper une hémorragie ;
- Des bandes de tissu élastique ;
- Des bandages triangulaires, qui peuvent servir à fabriquer une écharpe ou à maintenir en place une attelle ou un pansement compressif ;
- Un rouleau de ruban adhésif, pour maintenir les pansements ;
- Des tampons humectés d'**antiseptique** emballés individuellement, utilisés pour nettoyer une blessure ;
- Du savon antiseptique.

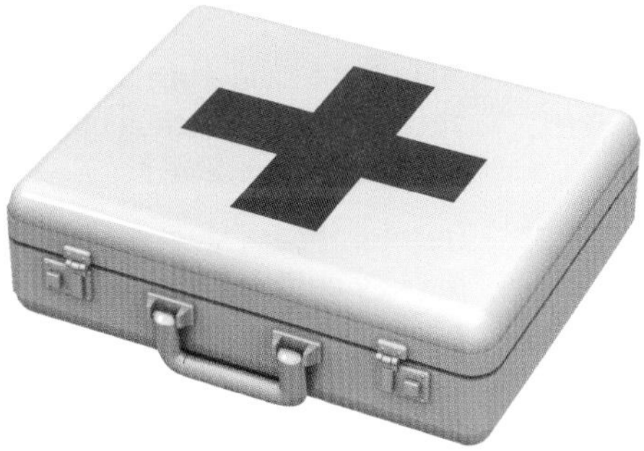

### LE RISQUE D'INFECTION

Toute plaie est une voie d'entrée pour les agents pathogènes et présente un risque d'infection. Les plaies superficielles doivent donc être nettoyées à l'eau et au savon doux et soignées avec des mains gantées ou propres, un produit antiseptique et des pansements stériles. Les signes d'infection d'une plaie sont : une augmentation de la douleur, une enflure et un rougissement autour de la plaie, une augmentation de la chaleur de la peau et l'apparition de pus.

# LES PREMIERS GESTES

La connaissance des premiers gestes à effectuer pour venir en aide à une personne aux prises avec un problème de santé urgent permet souvent d'éviter le pire et de donner aux secours médicaux le temps nécessaire pour intervenir.

## CE QU'IL **FAUT FAIRE** :

1. Restez calme et analysez rapidement la situation. Écartez tout risque d'aggravation en sécurisant les lieux (couper une alimentation électrique, arrêter les voitures, etc.). Évitez de vous mettre en danger ou de vous blesser.
2. Appelez les secours d'urgence, indiquez-leur votre emplacement, l'état de la victime et la cause de l'accident.
3. **Si la victime est consciente :**
   - **A.** Parlez-lui et rassurez-la. Si elle a subi un traumatisme, demandez-lui de ne pas bouger et maîtrisez en priorité tout saignement abondant *(page 550)*.
   - **B.** Dégagez ou désobstruez ses voies respiratoires au besoin *(page 547)*.
   - **C.** En attendant les secours, surveillez son état de conscience, sa respiration et son pouls et établissez son bilan (**SAMMDE**) :
     - **S**ignes et symptômes : Comment la victime se sent-elle ? En cas de malaise, quels ont été les signes avant la situation actuelle ?
     - **A**llergies : La victime a-t-elle des allergies ?
     - **M**édicaments : La victime suit-elle des traitements et lesquels ? Si elle prend un médicament pour le problème qui l'affecte à ce moment, aidez-la à le prendre selon la posologie.
     - **M**aladies : La victime a-t-elle des antécédents médicaux connus ? A-t-elle un bracelet médical ?
     - **D**ernier repas : Quel est le dernier repas pris par la victime et quand ?
     - **É**vénement : Comment s'est produit l'accident ?
4. **Si la victime est à demi consciente ou inconsciente**, évaluez l'état de sa respiration.
   - **A. Si elle respire**, placez-la dans la position latérale de sécurité *(page 543)*.
   - **B. Si elle ne respire pas**, pratiquez la réanimation cardiorespiratoire *(page 546)*.
   - **C.** Évaluez l'état de la circulation sanguine de la victime en contrôlant les hémorragies graves *(page 550)*.
5. Examinez la victime de la tête aux pieds afin de détecter des blessures et prodiguez les premiers soins nécessaires (pansement des plaies, immobilisation des fractures, etc.).
6. Surveillez régulièrement les signes vitaux (respiration, pouls) jusqu'à l'arrivée des secours.

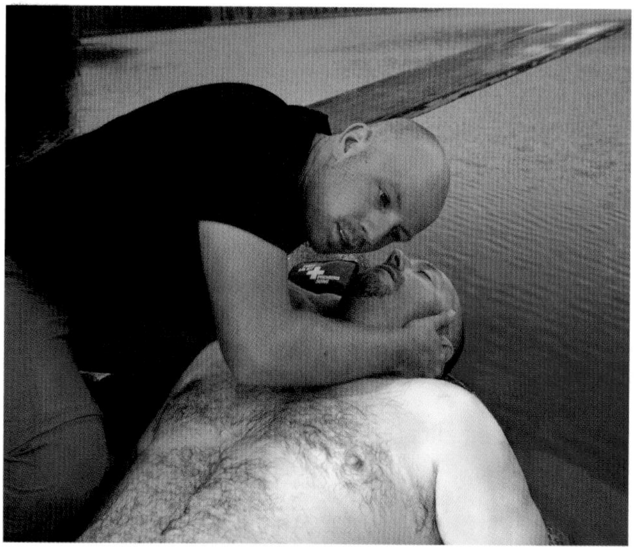

### COMMENT ÉVALUER L'ÉTAT DE CONSCIENCE ?

Une personne est inconsciente si elle n'ouvre pas les yeux à la demande ou sous l'effet d'un pincement de la peau, ou encore si elle ne répond pas aux questions. Une personne qui donne des réponses incohérentes ou incompréhensibles peut être à demi consciente. En situation d'urgence, l'état de la conscience peut changer et doit être vérifié régulièrement.

### COMMENT ÉVALUER LA RESPIRATION ?

Pour vérifier si une personne respire, assurez-vous d'abord que ses voies respiratoires sont libres. Approchez votre joue du nez et de la bouche de la victime en tournant votre visage vers sa poitrine. Tentez de percevoir un souffle, d'entendre un bruit provoqué par la respiration et observez si la poitrine se soulève en plaçant votre main sur celle-ci. Comptez le nombre de soulèvements pendant 15 secondes et multipliez par 4 le chiffre obtenu pour connaître le nombre de respirations par minute. Chez un adulte, un rythme inférieur à 10 respirations par minute ou supérieur à 24 respirations par minute exige une évaluation par du personnel médical spécialisé.
Un problème respiratoire peut se manifester par une respiration bruyante, trop lente, trop rapide, superficielle (halètement), profonde ou irrégulière. Une coloration bleutée de la peau est également un signe de déficience respiratoire.

**Attention ! Si la victime est inconsciente, ne respire pas et ne présente pas de plaie thoracique, il faut pratiquer rapidement la manœuvre de réanimation cardiorespiratoire et informer les secours qu'un défibrillateur peut être requis sur place** *(page 546)***.**

### COMMENT PRENDRE LE POULS ?

Le pouls radial se prend en posant l'index et le majeur sur la face interne du poignet, du côté du pouce. Le pouls carotidien se prend dans le cou avec deux ou trois doigts. Les doigts sont posés sur la pomme d'Adam, puis glissés progressivement sur un côté jusqu'à un creux situé entre la pomme d'Adam et les muscles du cou, où l'on exerce une légère pression. On compte ensuite le nombre de pulsations pendant 30 secondes et on multiplie le résultat par 2. En cas d'arrêt cardiorespiratoire, il importe de rétablir sans délai la circulation. La prise du pouls retardant l'intervention, on recommande de pratiquer la réanimation cardiorespiratoire dès que l'on constate l'insconscience et l'absence de respiration.

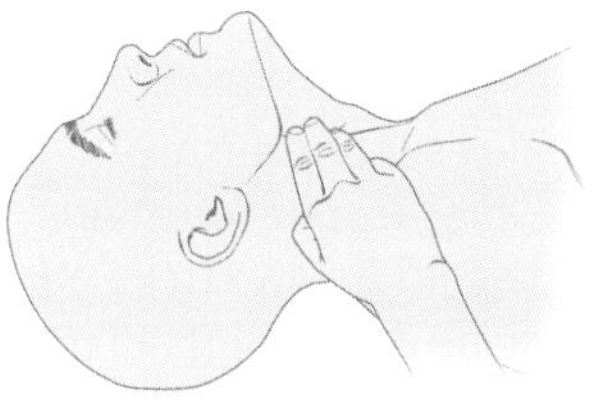

Pouls carotidien

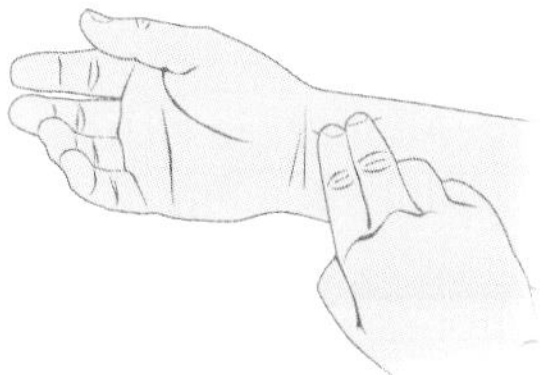

Pouls radial

### LA FRÉQUENCE NORMALE DE LA RESPIRATION

| Âge | Fréquence (respirations par minute) |
|---|---|
| **Moins de 1 an** | 30 à 50 |
| **De 1 à 8 ans** | 20 à 30 |
| **Plus de 8 ans** | 12 à 20 |

### LA FRÉQUENCE NORMALE DU POULS

| Âge | Fréquence (battements par minute) |
|---|---|
| **Moins de 1 an** | 100 à 140 |
| **De 1 à 8 ans** | 80 à 100 |
| **Plus de 8 ans** | 50 à 100 |

## LA **POSITION LATÉRALE** DE **SÉCURITÉ**

Si les blessures le permettent, une victime à demi consciente ou inconsciente doit être placée en position latérale de sécurité, afin de maintenir les voies respiratoires ouvertes et d'empêcher la personne de s'étouffer.

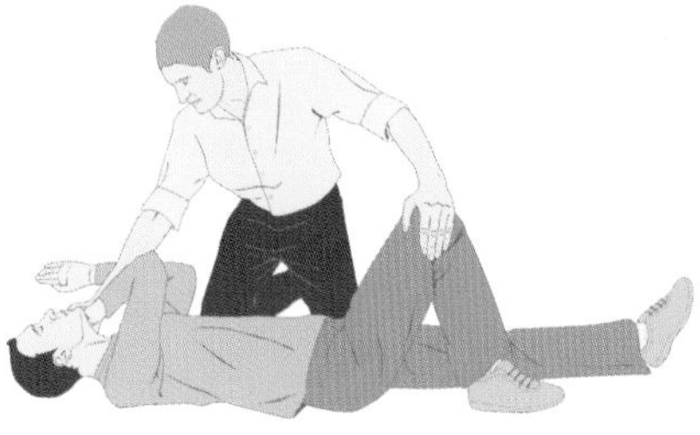

**1. Placez**
Prenez position à côté de la victime allongée. Placez son bras le plus proche perpendiculairement à son corps. Repliez l'autre bras pour appliquer le dos de sa main sur la joue. Soulevez le genou le plus éloigné.

**2. Roulez**
Roulez la victime vers vous en tirant sur le genou replié et en protégeant la tête pendant le mouvement. Ajustez celle-ci vers l'arrière et bloquez-la en extension avec la main appliquée contre la joue. Positionnez les bras et les jambes de façon à stabiliser le corps. Couvrez la victime.

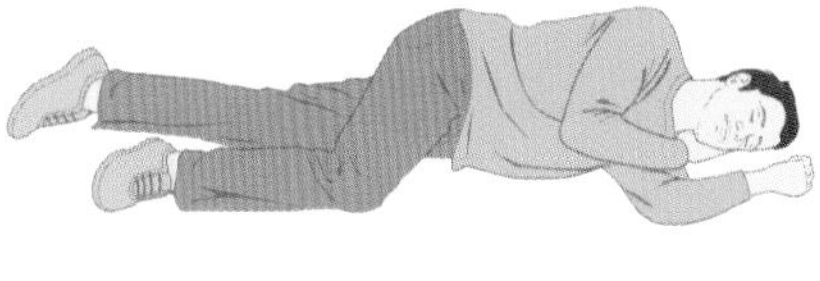

# L'ARRÊT CARDIORESPIRATOIRE

L'arrêt respiratoire est l'interruption de la respiration : les poumons ne reçoivent plus l'oxygène indispensable à la vie des cellules et, par conséquent, de l'organisme en entier. L'arrêt respiratoire est souvent accompagné d'un arrêt cardiaque : le cœur cesse de battre, la circulation sanguine s'interrompt et le pouls disparaît. Cette situation grave nécessite en urgence une réanimation cardiorespiratoire.

## LES SIGNES DE L'ARRÊT CARDIORESPIRATOIRE

**Arrêt cardiorespiratoire :** Inconscience, pâleur de la peau, peau grisâtre ou bleuâtre, bleuissement des lèvres, absence de souffle et de soulèvement de la poitrine, absence de pouls.

### L'ARRÊT CARDIORESPIRATOIRE

CE QU'IL **FAUT FAIRE** :

1. Appelez les secours d'urgence.
2. Allongez la victime sur le dos sur une surface dure et plane. Ouvrez ses voies respiratoires en basculant sa tête : prenez appui sur son front et relevez son menton à l'aide de deux doigts placés sous la mâchoire. Regardez à l'intérieur de sa bouche et enlevez tout corps étranger visible qui l'encombre. Manipulez sa tête avec précaution si vous soupçonnez des blessures au cou ou à la tête.
   - **Pour un enfant de moins de 1 an**, glissez un tissu plié, pas trop épais, sous ses épaules pour les surélever. Sa tête s'étire alors vers l'arrière et ses voies respiratoires sont dégagées.
3. Vérifiez la respiration de la victime en approchant votre oreille de sa bouche et de son nez et en essayant de percevoir un bruit respiratoire ou un souffle. Regardez si sa poitrine se soulève.

   A. **Si elle respire** à un rythme d'au moins 12 respirations par minute et ne présente pas de traumatisme, appliquez la position latérale de sécurité *(page 543)* et attendez les secours d'urgence.

   B. **Si elle ne respire pas**, pratiquez deux insufflations d'environ une seconde *(page 545)*.

   C. **Si la victime ne respire toujours pas**, pratiquez la réanimation cardiorespiratoire *(page 546)*.
   - Si la victime vomit, tournez-la sur le côté jusqu'à l'arrêt des vomissements. Assurez-vous ensuite que sa bouche est vide et reprenez la manœuvre de réanimation en la rallongeant sur le dos.

   D. **Si la victime manifeste des signes de conscience et que sa respiration reprend**, en l'absence de traumatisme, placez-la en position latérale de sécurité *(page 543)* en attendant l'arrivée des secours d'urgence.

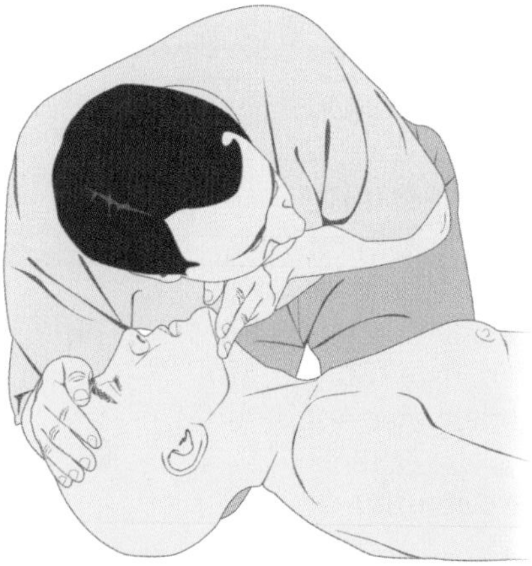

**Dégagement des voies respiratoires et vérification de la respiration**

L'INSUFFLATION

1. Pincez les narines de la victime pour les fermer. Prenez une bonne inspiration et soufflez dans sa bouche en y appliquant la vôtre de façon hermétique.
   - **Pour un adulte**, pratiquez deux insufflations d'environ une seconde.
   - **Pour un enfant de 1 à 8 ans**, pratiquez aussi deux insufflations d'environ une seconde. L'insufflation doit s'arrêter dès que la poitrine se soulève (n'insufflez pas tout votre air).
   - **Pour un enfant de moins de 1 an**, les deux insufflations sont réalisées en couvrant le nez et la bouche de l'enfant avec votre bouche. Chaque insufflation doit durer une seconde et s'arrêter dès que la poitrine se soulève.
2. Écartez ensuite votre bouche et libérez les narines tout en observant si la poitrine de la victime s'abaisse. Si la poitrine de la victime ne bouge pas au premier essai, replacez la tête et insufflez de nouveau. Si l'air ne passe toujours pas, les voies respiratoires sont obstruées et il faut les dégager *(page 547)*.

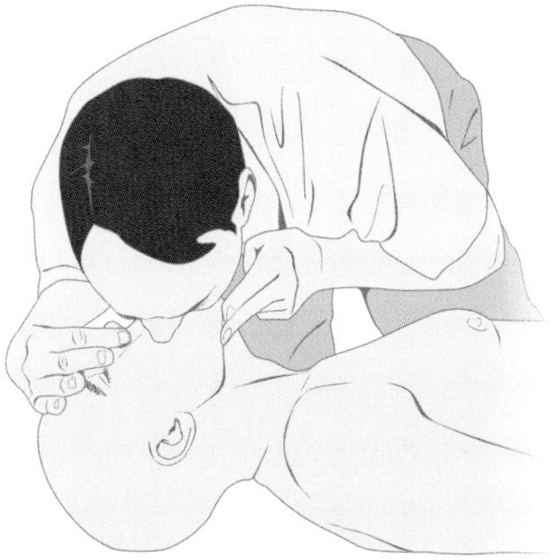

**Insufflation**

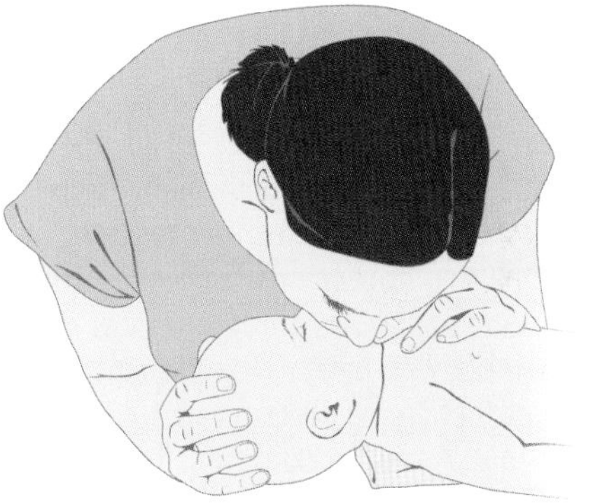

**Insufflation pour un enfant de moins d'un an**

## LA **NOYADE**

La noyade est un arrêt de la respiration provoqué par l'inondation des voies respiratoires. Elle peut se produire dans très peu d'eau, par exemple dans un bain ou une pataugeoire. Retirez toujours la victime de l'eau avant de pratiquer la réanimation cardiorespiratoire.

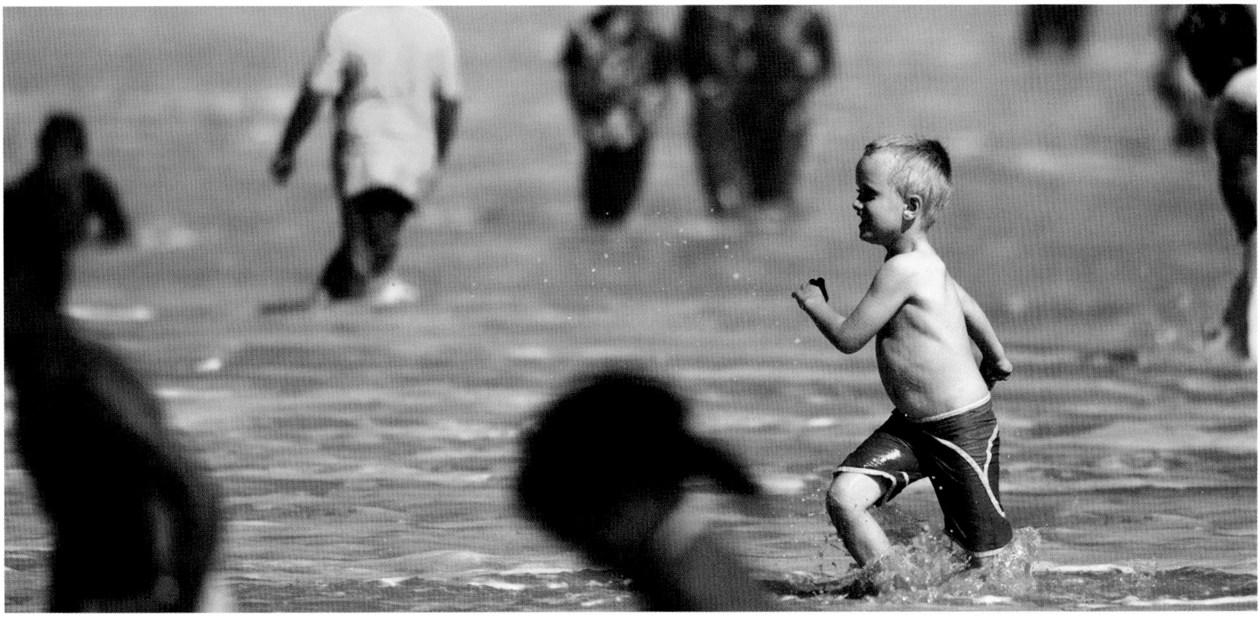

## LA RÉANIMATION CARDIORESPIRATOIRE (RCR)

1. Après avoir appelé les secours d'urgence, allongez la victime sur le dos sur une surface dure et plane et ouvrez ses voies respiratoires *(page 544)*.
2. Agenouillez-vous à côté d'elle, face à sa poitrine.
3. Faites glisser deux doigts le long de la dernière côte de la victime jusqu'au bas de son sternum, c'est-à-dire le point de jonction des côtes, au centre de la cage thoracique. Placez-y le talon de votre main (celle qui est la plus proche de la tête de la victime) et placez votre autre main par-dessus la première.
4. Tout en maintenant vos mains en place, alignez vos épaules directement au-dessus du sternum pour que vos bras tendus forment un axe vertical.
5. En gardant les coudes bloqués et les bras droits, comprimez la poitrine de la victime d'environ 5 centimètres, puis relâchez la pression, à un rythme de 15 compressions toutes les 10 secondes. Vous pouvez, pour vous aider, compter chaque compression à voix haute, comme suit : « 1 et 2 et 3 et 4 et 5 et 1 et 2 et 3 et 4 et 10 et 1 et 2 et 3 et 4 et 15 ». Après 30 compressions, pratiquez 2 insufflations *(page 545)*, le tout équivalant à un cycle de RCR. Reprenez ce cycle jusqu'à l'arrivée des secours. Interrompez la manœuvre et procédez à une nouvelle évaluation de la respiration si la victime manifeste des signes de conscience (mouvement, émission de sons, ouverture des yeux, etc.).
   - **Pour un enfant de 1 à 8 ans**, la compression de la poitrine, qui ne doit pas excéder 3 centimètres, est exécutée avec la paume d'une seule main (ou des deux mains, si l'usage d'une seule main est inefficace en raison de la corpulence de l'enfant) au rythme de 15 compressions toutes les 10 secondes. Chaque cycle de RCR comporte 30 compressions, suivies de 2 insufflations.
   - **Pour un enfant de moins de 1 an**, la compression se fait avec deux doigts au rythme de 15 compressions toutes les 10 secondes. La pression exercée ne doit pas être trop forte, se limitant à environ 1 à 2 centimètres d'amplitude. Chaque cycle de RCR comporte 30 compressions suivies de 2 insufflations.
6. Maintenez ce rythme de compressions et d'insufflations jusqu'à la manifestation de signes de conscience (placez alors la victime en position latérale de sécurité *(page 543)*) ou jusqu'à l'arrivée des secours. La RCR peut être effectuée par deux personnes, l'une pratiquant les compressions et l'autre réalisant les insufflations.

**Attention! Si la victime a subi un traumatisme, essayez de maintenir sa tête dans l'axe de la colonne vertébrale et effectuez la manœuvre avec précaution** *(page 554)*.

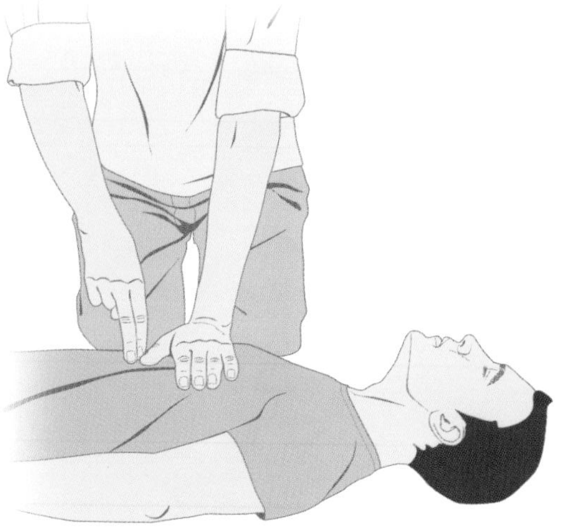

1. Repérage du sternum

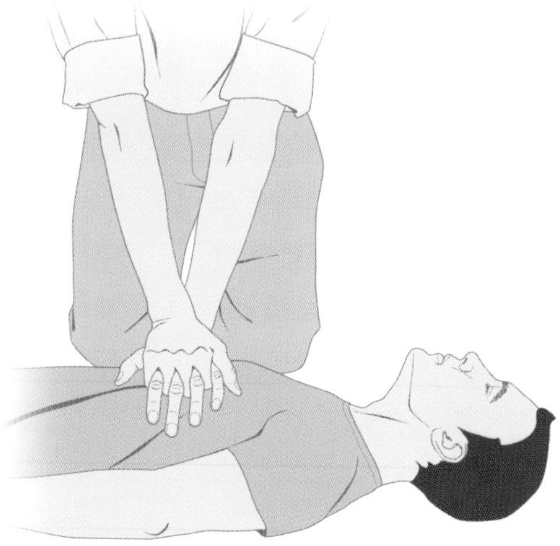

2. Compression de la poitrine

# L'OBSTRUCTION DES VOIES RESPIRATOIRES

L'étouffement est généralement provoqué par la présence d'un corps étranger dans les voies respiratoires. Celui-ci peut bloquer partiellement ou totalement le passage de l'air.



## LES SIGNES DE L'OBSTRUCTION DES VOIES RESPIRATOIRES

**Obstruction partielle :** Panique, mains portées à la gorge, rougeur du visage, toux, respiration anormalement bruyante, difficulté à émettre des sons et à parler.

**Obstruction complète :** Panique, mains portées à la gorge, absence de toux, impossibilité d'émettre des sons, visage grisâtre ou bleuâtre.

CE QU'IL **FAUT FAIRE** :

1. Appelez les secours d'urgence.
2. **Si la victime peut tousser,** encouragez-la à le faire et rassurez-la.
3. **Si la victime ne peut pas tousser ou si sa respiration semble difficile,** pratiquez des poussées abdominales jusqu'à ce que le corps étranger soit délogé.
4. **Si la victime perd connaissance,** allongez-la sur le dos et exercez 30 compressions thoraciques, comme pour la RCR. Soulevez son menton et examinez l'intérieur de sa bouche jusqu'à la base de la langue. À l'aide d'un doigt, retirez tout corps étranger visible, puis pratiquez deux insufflations d'une seconde chacune *(page 545)*. Si l'air ne pénètre pas, répétez les compressions jusqu'à ce que le corps étranger soit délogé et que l'air passe, ou que les secours arrivent.
5. **Si la respiration de la victime reprend**, installez-la en position latérale de sécurité *(page 543)*.

**Attention! Même si la manœuvre de dégagement des voies respiratoires a réussi, il faut procéder à un examen médical pour s'assurer que son application n'a pas causé de lésion interne.**

### LES POUSSÉES ABDOMINALES (MANŒUVRE DE HEIMLICH)

Le principe des poussées abdominales consiste à expulser l'air restant dans les poumons grâce à une pression brusque sur le diaphragme. La manœuvre permet de déloger un corps étranger qui obstrue les voies respiratoires.

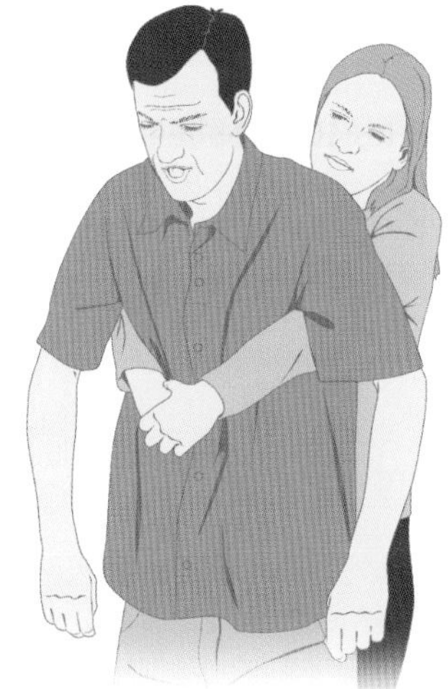

**Enfant et adulte conscient**
Ceinturez la victime avec vos bras, sans appuyer sur les côtes. Placez un poing (le pouce vers l'intérieur) un peu au-dessus de son nombril, sous le sternum. Saisissez le poing avec votre autre main et exercez une pression brusque et forte vers l'intérieur et vers le haut. Si vous êtes seul et que vous vous étouffez, utilisez un meuble (tel que le dossier d'une chaise) ou vos propres mains pour exercer la pression.

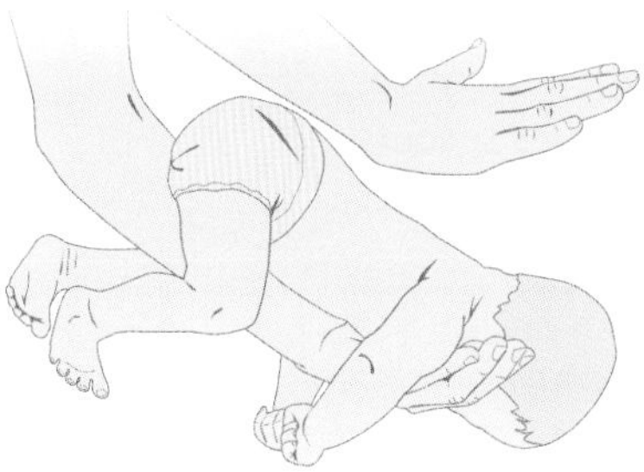

**Enfant de moins de 1 an**
Allongez l'enfant sur votre avant-bras, qui est légèrement incliné vers le bas (appuyez-le au besoin sur votre cuisse). Votre main doit soutenir sa tête, tenue fermement au niveau de la mâchoire. Donnez cinq tapes de la paume de la main sur le dos de l'enfant, entre ses omoplates. Retournez ensuite l'enfant en laissant sa tête toujours plus basse que son tronc et, à l'aide de deux doigts, appliquez à cinq reprises une légère pression (1 à 2 cm) sur son sternum. Celui-ci est le point de jonction des côtes, au centre de la cage thoracique. Répétez l'ensemble de la manœuvre jusqu'à ce que le corps étranger soit délogé.

# LES DIFFICULTÉS RESPIRATOIRES

Les maladies comme l'asthme, la réaction allergique grave ou l'hyperventilation peuvent provoquer une insuffisance respiratoire et mettre la vie d'une personne en danger.

## LES SIGNES DE DIFFICULTÉ RESPIRATOIRE

**Asthme :** Essoufflement, difficulté à parler, respiration sifflante, rapide et superficielle, toux, pâleur du visage et coloration bleutée des lèvres et des ongles, panique, serrement dans la poitrine, pouls rapide et irrégulier, fatigue provoquée par l'effort de la respiration.

**Réaction allergique :** Enflure de la gorge, de la langue, des lèvres ou des paupières, toux, respiration sifflante, difficulté à parler, panique, rougeur du visage.

**Hyperventilation :** Respiration rapide et profonde, sentiment d'étouffement, difficulté à avaler, pouls rapide mais bonne coloration de la peau, mal de tête, douleur thoracique, étourdissement.

CE QU'IL **FAUT FAIRE** :

1. Placez la victime dans la position qui lui semble la plus confortable, généralement assise ou à demi allongée.
   - **Si la personne est asthmatique**, demandez-lui d'utiliser son inhalateur-doseur (pompe) ou aidez-la si elle en est incapable. Agitez-le. Retirez la protection de l'embout buccal. Demandez à la personne d'expirer profondément. Placez l'embout à une distance d'environ quatre largeurs de doigt de sa bouche et appuyez sur le dessus de la pompe en même temps que la personne inspire. Si son état ne s'améliore pas dans les 10 minutes suivantes, appelez les secours.
   - **Si la personne souffre d'une allergie grave** (enflures, difficultés à respirer), demandez-lui d'utiliser son auto-injecteur d'adrénaline EpiPen®. Vérifiez la date de péremption et ne procédez pas à l'injection si elle est dépassée ou si le liquide n'est pas transparent et incolore. Appelez immédiatement les services d'urgence.
   - **En cas d'hyperventilation**, incitez la personne à respirer calmement et essayez de la calmer. Demandez-lui si elle prend des médicaments pour le problème qui l'affecte. Le cas échéant, aidez-la à trouver et à prendre ses médicaments. Si son état ne s'améliore pas dans les 10 minutes suivantes, appelez les secours.
2. Si l'état de conscience de la victime s'altère et que sa respiration n'est plus perceptible, pratiquez la réanimation cardiorespiratoire *(page 546)*.

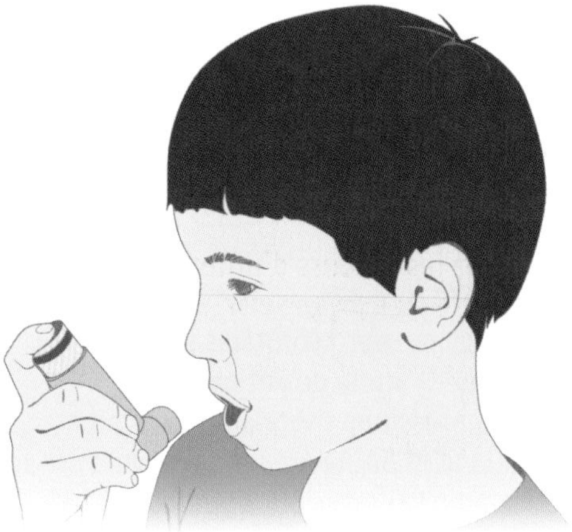

**Utilisation d'un inhalateur-doseur**

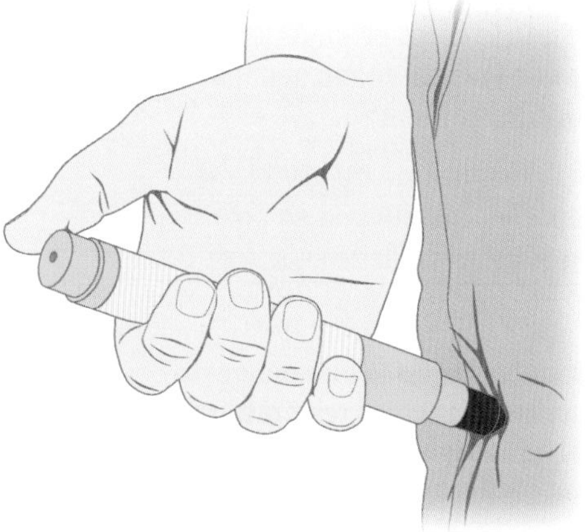

**Auto-injection d'adrénaline**

CE QU'IL NE **FAUT PAS FAIRE** :

- Faire respirer dans un sac en papier en cas d'hyperventilation.

# LES **INTOXICATIONS**

Les poisons sont absorbés le plus souvent par ingestion ou par inhalation, parfois par injection ou par contact avec la peau.

## LES SIGNES D'INTOXICATION

**Par ingestion :** Nausées, vomissements, crampes abdominales, diarrhée, brûlures à l'intérieur et autour de la bouche, décoloration des lèvres, haleine à l'odeur particulière.

**Par inhalation :** Toux, éternuements, douleurs thoraciques, difficultés respiratoires, maux de tête, étourdissements, perte de connaissance, coloration bleuâtre de la peau, arrêt respiratoire, arrêt cardiaque.

**Par la peau :** Rougeurs, ampoules, enflure, brûlure.

**Par injection :** Rougeur et irritation au point d'injection.

### CE QU'IL **FAUT FAIRE** :

Avant d'intervenir, assurez-vous qu'il n'y a pas de risques d'émanation de gaz toxiques ou de contact avec une substance corrosive ou toxique. Protégez-vous en conséquence en aérant la pièce ou en portant un masque ou des vêtements protecteurs, au besoin.

1. Appelez les secours d'urgence ou le centre antipoison et vérifiez les signes vitaux de la victime *(page 543)*.
2. Identifiez la substance toxique, gardez un échantillon des vomissures pour l'identification du poison, estimez la quantité absorbée et le temps écoulé depuis son absorption.
3. S'il s'agit d'une intoxication :
   - **par ingestion** : rincez l'intérieur et le tour de la bouche avec de l'eau ;
   - **par inhalation** : éloignez la victime de la source de gaz et placez-la dans un endroit aéré ;
   - **par contact avec la peau** : rincez abondamment la peau à l'eau froide.
4. **Si la victime respire** : allongez-la en position latérale de sécurité *(page 543)* et attendez les secours.
5. **Si la victime ne respire pas** : pratiquez la réanimation cardiorespiratoire *(page 546)* en veillant à ne pas entrer en contact avec le poison. Si le poison a été ingéré, nettoyez le pourtour et l'intérieur de la bouche de la victime ou insufflez l'air par son nez. Dans le cas où le poison a été inhalé, pratiquez les compressions thoraciques de la réanimation cardiorespiratoire *(page 546)*, mais ne procédez aux insufflations que si vous disposez d'un masque de poche muni d'une valve anti-retour et arrêtez si vous ressentez le moindre malaise.
6. Si la victime vomit, nettoyez et rincez sa bouche.

### POUR **ÉVITER L'EMPOISONNEMENT**

- Gardez les produits dans leur emballage d'origine.
- Lisez l'étiquette d'un produit avant usage et respectez les consignes d'utilisation.
- Aérez les lieux pendant l'utilisation de substances toxiques.
- Ne faites pas marcher un moteur dans un endroit clos.
- Respectez la posologie des médicaments.
- Enfermez les produits dangereux et les médicaments dans des endroits séparés et inaccessibles aux enfants.
- Renseignez-vous sur la toxicité des plantes d'intérieur.

### CE QU'IL NE **FAUT PAS FAIRE** :

- Faire vomir la victime, en raison du risque d'aggravation des brûlures des voies digestives provoquées par une substance corrosive ou d'étouffement si elle est à demi consciente.

# L'HÉMORRAGIE

L'hémorragie est un écoulement de sang hors d'un vaisseau sanguin. Elle est externe lorsque le sang s'écoule par une plaie et interne lorsque l'épanchement de sang se fait à l'intérieur du corps. Si les organes ne reçoivent plus assez de sang, ils cessent progressivement de fonctionner. Cette situation est appelée état de choc (ou **choc hypovolémique**) et peut entraîner la mort si sa cause n'est pas traitée rapidement.

*L'hémorragie ... page 239*

## LES SIGNES D'HÉMORRAGIE

**Hémorragie externe :** Plaie et écoulement de sang visible.

**Hémorragie interne :** Hématome, gonflement, difficulté respiratoire, vomissement de sang, douleurs. Hémorragie intracrânienne : saignement de l'oreille ou du nez, œil injecté de sang. Hémorragie pulmonaire : crachats mousseux de sang rouge vif. Hémorragie digestive : vomissures granuleuses, rouge vif ou brunâtres, présence de sang dans les selles.

**État de choc :** Pâleur et froideur de la peau, coloration bleuâtre des lèvres et des extrémités, pouls rapide et faible, respiration rapide, irrégulière et parfois bruyante, état confus, désorienté et parfois agité, sensation de très grande soif, nausées, perte de connaissance.

## L'HÉMORRAGIE EXTERNE

CE QU'IL **FAUT FAIRE** :

1. **S'il s'agit d'une plaie au thorax**, qui peut avoir endommagé les poumons et causer une grande difficulté respiratoire, appelez les secours d'urgence, puis :
   - Recouvrez entièrement la plaie d'une pellicule plastique propre. Fixez-la sur trois côtés (en laissant le plus bas ouvert).
   - Couvrez la victime. Si elle n'a pas subi de traumatisme pouvant avoir endommagé sa colonne, installez-la en position assise ou en position latérale de sécurité *(page 543)* jusqu'à l'arrivée des secours.
2. **S'il s'agit d'une plaie sévère sur un membre**, appelez les secours d'urgence, puis :
   - Rapprochez les bords de la plaie et comprimez-la avec un ou plusieurs pansements stériles ou encore un linge (le plus propre possible). Posez un bandage compressif autour du pansement, puis un deuxième au besoin.
   - Si l'hémorragie se poursuit après l'application d'un deuxième bandage compressif, exercez une compression indirecte *(page 551)*.
   - Si un corps étranger dépasse de la plaie, n'essayez pas de l'enlever. Vous pourriez aggraver l'hémorragie. Posez plutôt les pansements autour de façon à comprimer la plaie et à immobiliser l'objet sans exercer de pression sur lui.
   - Vérifiez la circulation sanguine autour du pansement en comparant la température et la couleur de la peau à celle du membre intact. Si vous notez une différence, desserrez légèrement le bandage.
   - Faites s'allonger ou s'asseoir la victime. Si le membre ne semble pas fracturé, surélevez-le au-dessus du niveau du cœur.
3. **S'il s'agit d'une plaie superficielle** (écorchure, coupure peu profonde, etc.), lavez-la à l'eau et au savon doux pour éliminer d'éventuels corps étrangers. Séchez-la, appliquez un antiseptique et couvrez-la d'un pansement stérile.

**Attention ! Consultez un médecin pour toute plaie sévère ou particulièrement souillée.**

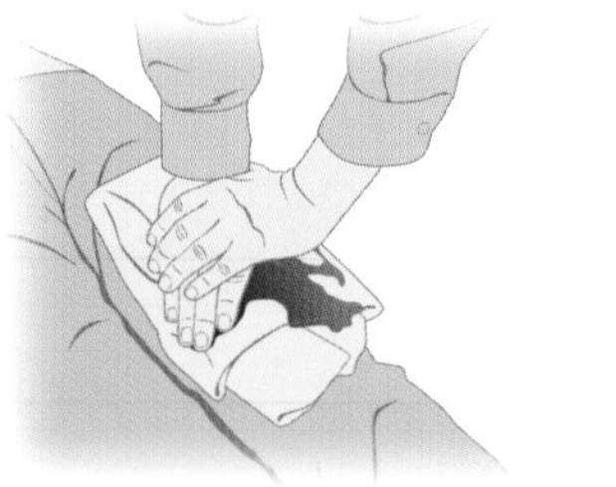

**Compression directe de la plaie**

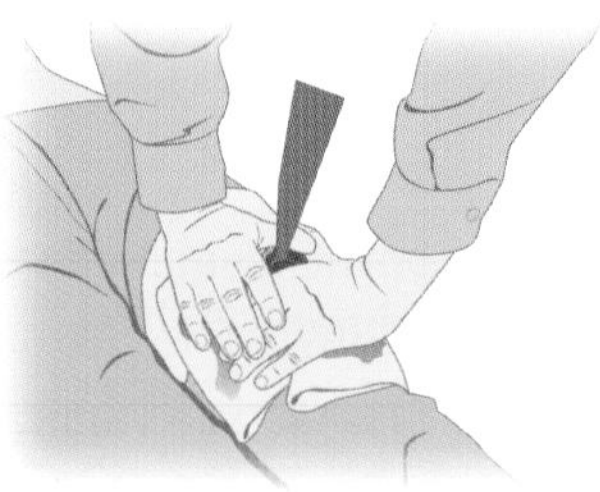

**Pansement d'une plaie contenant un corps étranger**

### LA COMPRESSION INDIRECTE

Lorsque la compression directe est inefficace, le flux sanguin peut être interrompu en comprimant l'artère principale en amont de la blessure, c'est-à-dire entre la plaie et le cœur (le plus près possible de la blessure). Cette technique n'est applicable que pour les hémorragies externes touchant une artère des membres ou du cou.

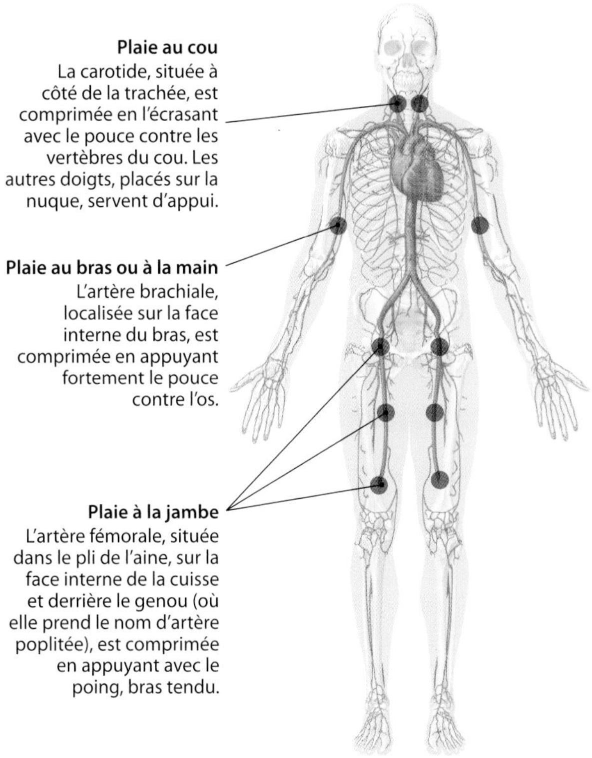
**Plaie au cou**
La carotide, située à côté de la trachée, est comprimée en l'écrasant avec le pouce contre les vertèbres du cou. Les autres doigts, placés sur la nuque, servent d'appui.
**Plaie au bras ou à la main**
L'artère brachiale, localisée sur la face interne du bras, est comprimée en appuyant fortement le pouce contre l'os.
**Plaie à la jambe**
L'artère fémorale, située dans le pli de l'aine, sur la face interne de la cuisse et derrière le genou (où elle prend le nom d'artère poplitée), est comprimée en appuyant avec le poing, bras tendu.

**Principaux points de compression**

### LA POSE D'UN BANDAGE COMPRESSIF

Le bandage simple consiste à poser l'extrémité de la bande sur la blessure (deux tours) et à envelopper progressivement la blessure vers le haut, en recouvrant un tiers de la bande déjà posée à chaque tour. Le bandage est ensuite fixé à l'aide d'une épingle de sûreté. La bande doit être assez serrée, mais ne doit pas couper la circulation sanguine. Pour s'en assurer, il suffit de comparer la température et la couleur de la peau avec l'autre membre et d'ajuster le bandage au besoin.

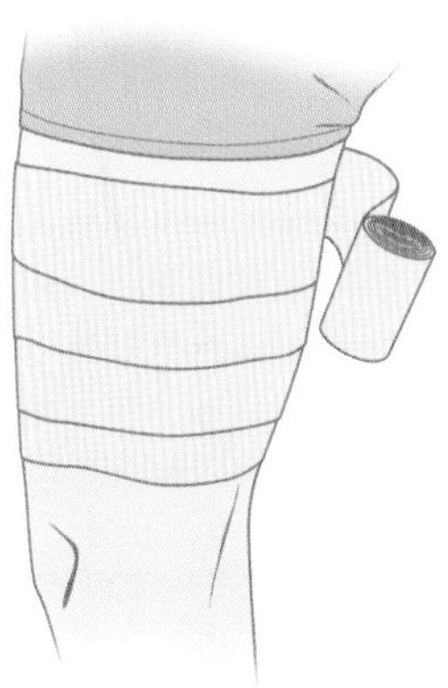

**Bandage simple**

## LE **SAIGNEMENT** DE **NEZ**

Le saignement de nez se contrôle en penchant légèrement la tête en avant et en pinçant le nez sous sa partie osseuse pendant 10 minutes. Une fois le saignement stoppé, il faut éviter de se moucher pendant quelques heures. Si la cause de l'hémorragie est un choc violent à la tête, il faut soupçonner un **traumatisme** crânien ou de la face *(page 554)*. Laissez alors le sang s'écouler et appelez les secours d'urgence.

## L'**ÉTAT** DE **CHOC** ET L'**HÉMORRAGIE INTERNE**

### CE QU'IL **FAUT FAIRE** :

1. Appelez les secours d'urgence.
2. Rassurez et calmez la victime. Humectez ses lèvres avec un linge humide si elle a soif.
3. Maintenez la victime dans la position où elle se trouve. Au besoin, soutenez sa tête dans la position trouvée, sans exercer de traction.
4. Desserrez les vêtements de la victime et couvrez-la.
5. Surveillez sa respiration et son pouls *(page 543)* et pratiquez au besoin la réanimation cardiorespiratoire en attendant les secours *(page 546)*.

### CE QU'IL NE **FAUT PAS FAIRE** :

- Donner à boire ou à manger à une victime d'hémorragie interne.
- Retirer un pansement imbibé de sang. Ajoutez plutôt des pansements supplémentaires par dessus.
- Donner de l'acide acétylsalicilique ou des médicaments dérivés à une victime d'hémorragie.
- Masser un hématome ou appliquer de la chaleur dessus.

# LES **CHUTES** ET LES **TRAUMATISMES**

Les chutes et les faux mouvements peuvent provoquer des **traumatismes** musculaires, articulaires ou osseux, de gravité variable : élongation, déchirure, entorse, luxation, fracture.

## LES SIGNES DE TRAUMATISME

**Élongation, déchirure :** Douleur musculaire intense, apparition d'une ecchymose et d'une enflure, réduction de la mobilité.

*Les lésions musculaires ... page 125*

**Entorse :** Douleur qui est accentuée par les mouvements, réduction de la mobilité, enflure de l'articulation.

*L'entorse ... page 110*

**Luxation :** Douleur intense, déformation et enflure de l'articulation, perte de la mobilité de l'articulation luxée.

*La luxation ... page 111*

**Fracture :** Sensibilité ou douleur dans la région fracturée (accentuée au toucher), réduction ou perte de la mobilité et de la sensibilité, déformation ou position anormale d'un membre, changement de sa couleur et de sa température, enflure, hématome, fragment de l'os pouvant saillir de la plaie.

*Les fractures osseuses ... page 102*

## L'**ÉLONGATION** OU L'**ENTORSE BÉNIGNE** (**FOULURE**)

CE QU'IL **FAUT FAIRE** :

1. Évitez de solliciter la région blessée par un mouvement ou du poids.
2. Appliquez de la glace sur la région douloureuse, le plus tôt possible, en alternant des périodes de 15 minutes (jamais plus de 20) avec et sans glace.
3. Immobilisez la région douloureuse en évitant d'entraver la circulation sanguine.
4. Surélevez, si possible, la région blessée.
5. Consultez un médecin si vous ne constatez pas d'amélioration.

## L'**ENTORSE GRAVE**, LA **LUXATION** OU LA **FRACTURE**

CE QU'IL **FAUT FAIRE** :

1. En cas de blessures à la tête ou à la colonne vertébrale, ne déplacez pas la victime. Dans les autres cas, installez la victime dans une position confortable, en évitant de déplacer le membre blessé.
2. S'il y a une plaie, nettoyez-la délicatement et recouvrez-la d'un pansement stérile, sans exercer de pression.
3. Immobilisez, sans essayer de la remettre en place, la région blessée.
4. Vérifiez la circulation sanguine (température, couleur de la peau, pouls) dans la main ou le pied du membre blessé. Un signe d'absence de circulation nécessite des soins urgents.
5. Selon la situation et la gravité de la blessure, appelez les secours d'urgence ou obtenez rapidement une consultation médicale. Entre-temps, appliquez de la glace sur la région douloureuse, en alternant des périodes de 15 minutes (jamais plus de 20 afin de ne pas provoquer d'hypothermie) avec et sans glace.

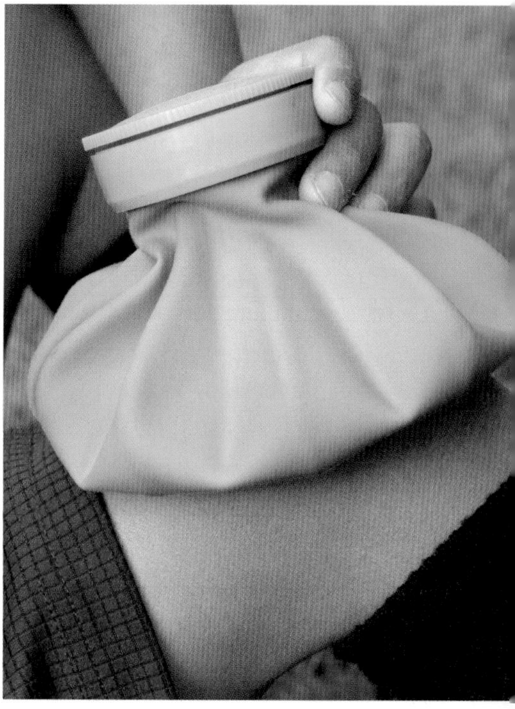

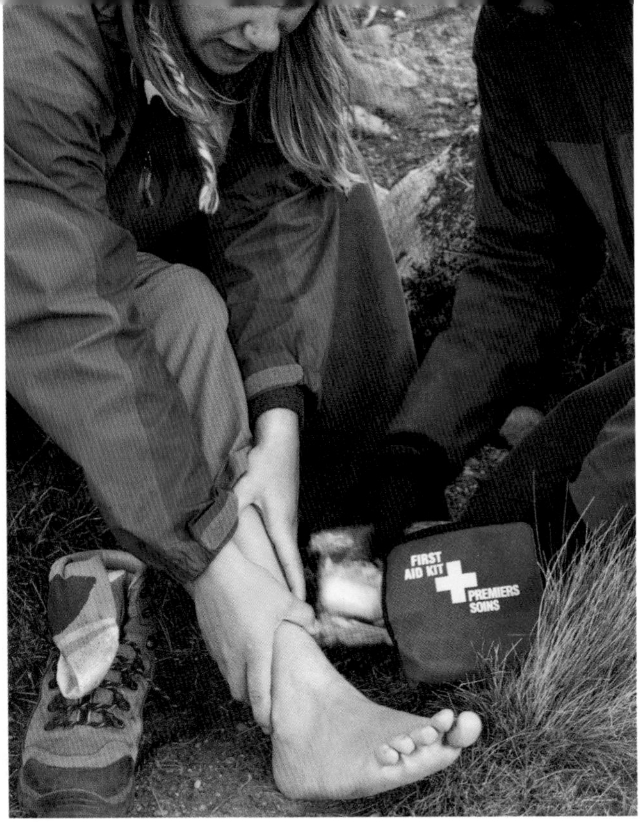
FIRST
AID KIT
PREMIERS
SOINS

CE QU'IL NE **FAUT PAS FAIRE** :

- Déplacer la victime d'une blessure à la colonne vertébrale.
- Tenter de remettre dans sa position normale une articulation ou des os déplacés.
- Manipuler ou bouger une articulation ou un membre douloureux.
- Appliquer de la glace directement sur la peau ou sur une plaie.
- Appliquer un bandage compressif sur une fracture.
- Faire boire ou manger la victime d'une fracture (déconseillé avant une opération chirurgicale sous anesthésie).

## L'IMMOBILISATION D'UN MEMBRE BLESSÉ

Avant de déplacer une personne souffrant d'un traumatisme (élongation, entorse, luxation, fracture), assurez-vous d'immobiliser le membre blessé, de l'articulation se trouvant au-dessus de la blessure à celle se trouvant au-dessous, inclusivement. L'immobilisation permet de limiter la douleur et d'éviter qu'un os lèse un nerf ou un vaisseau sanguin en bougeant. Elle se fait en fixant le membre blessé à un support rigide comme une planche, un parapluie, un bâton de ski, une canne, etc. Il est préférable d'intercaler un rembourrage (pièce de tissu épais, mousse, etc.) entre l'objet et le membre. Les liens (bande, écharpe, cravate, ceinture) doivent être assez serrés pour maintenir le membre en place, mais ne doivent pas couper la circulation, ni être fixés directement sur la blessure ou sur une articulation. À défaut d'objet rigide, un oreiller peut être utilisé pour envelopper le membre blessé. Les jambes peuvent être maintenues en les attachant ensemble. Un bras peut être appuyé contre le corps et immobilisé par une écharpe.

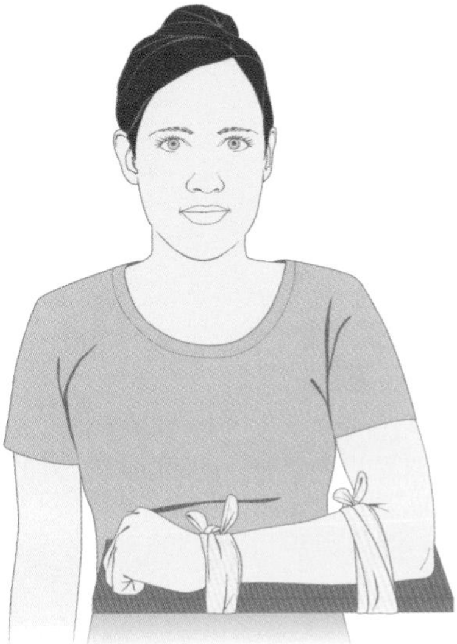

**Immobilisation d'un avant-bras**

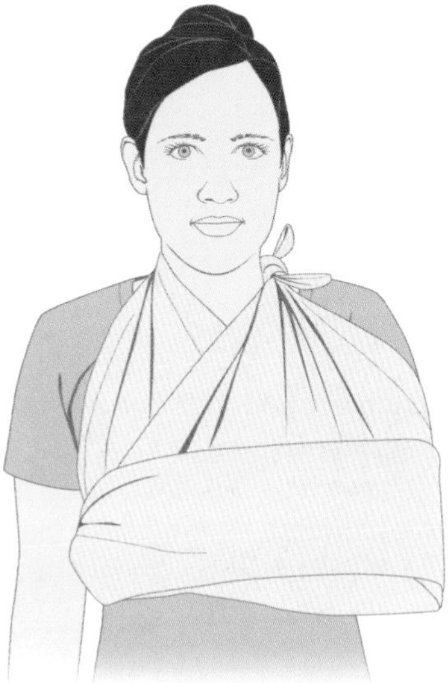

**Écharpe**

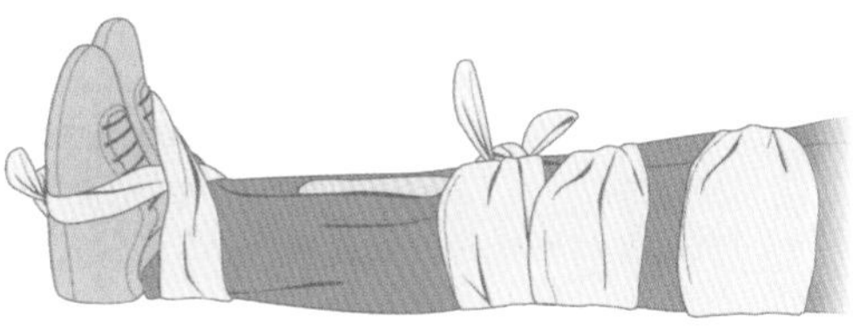

**Immobilisation d'une jambe**

# LES **BLESSURES** À LA **TÊTE** ET À LA **COLONNE VERTÉBRALE**

Si les blessures à la tête et au dos sont souvent sans gravité, il faut néanmoins rester vigilant et surveiller les signes d'une atteinte plus sérieuse. Le crâne et la colonne vertébrale abritent les centres nerveux (encéphale, moelle épinière) et leur lésion peut être irréversible.

*Les traumatismes crâniens ... page 150*

## LES SIGNES D'ATTEINTES DE L'ENCÉPHALE OU DE LA MOELLE ÉPINIÈRE

**Atteinte de l'encéphale :** Enflure ou déformation du crâne, ecchymose sur le crâne ou autour des yeux, écoulement de sang ou d'un liquide clair au niveau du cuir chevelu, du nez ou des oreilles, douleurs et difficultés à tourner la tête ou à avaler, inégalité des deux pupilles ou absence de réaction à la lumière, faiblesse ou paralysie de membres, nausées, vomissements, altération de l'état de conscience (confusion, perte de mémoire, difficulté d'élocution, trouble de la vision ou de l'audition), convulsions, état de choc, inconscience temporaire.

**Atteinte de la moelle épinière :** Enflure ou ecchymose dans le dos, sensation anormale dans un ou plusieurs membres (picotement, engourdissement), difficulté à bouger, paralysie des membres, état de choc.

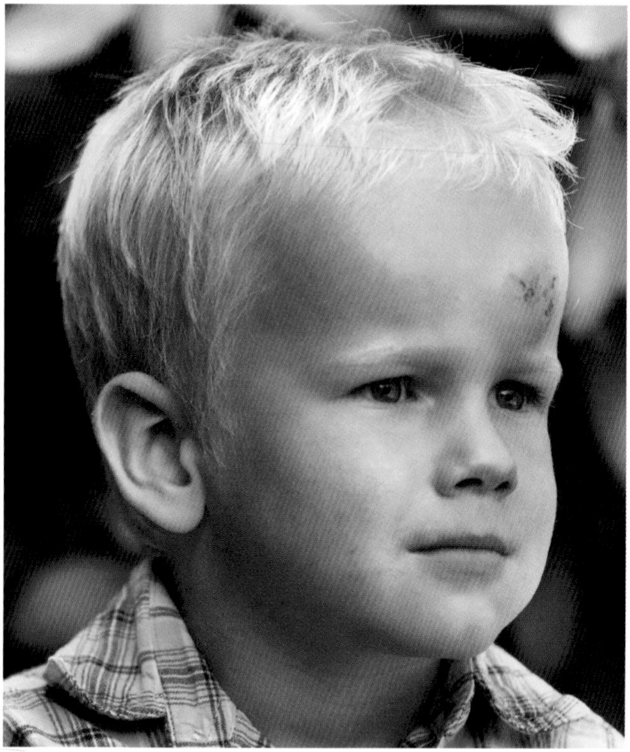

## LA **CONTUSION**

### CE QU'IL **FAUT FAIRE** :

La **contusion**, qui se manifeste par une bosse violacée sur la peau, est une blessure fréquente chez l'enfant. Le plus souvent bénigne, elle peut aussi s'accompagner d'une commotion ou d'une compression cérébrale causée par un **hématome** se développant sous les os du crâne.

1. Assurez-vous que l'enfant ne présente pas de blessure plus grave.
2. Appliquez rapidement une compresse froide ou de la glace, par périodes de 15 minutes.
3. Surveillez l'enfant. S'il présente des signes d'une atteinte cérébrale, même quelques jours après l'incident, obtenez rapidement des secours médicaux.

## LES **BLESSURES** À LA **BOUCHE**

Dans le cas d'une hémorragie, faites cracher le sang et appliquez une petite compresse stérile sur la plaie jusqu'à l'arrêt du saignement. Si une dent a été accidentellement arrachée, enroulez un morceau de compresse de la grosseur de la dent et appliquez-le sur la gencive à l'emplacement de la dent. Si vous trouvez la dent, rincez-la avec de l'eau et conservez-la dans une compresse humide en la manipulant toujours par la couronne, jamais par la racine. Consultez un dentiste. En cas de fracture de la mâchoire, soutenez la mâchoire sans la fermer et obtenez des secours médicaux.

## LES **BLESSURES** À LA **TÊTE** OU À LA **COLONNE VERTÉBRALE**
CE QU'IL **FAUT FAIRE** :

Un choc à la tête peut provoquer un **hématome** entre le cerveau et les os du crâne, sans laisser de trace visible à la surface de la peau. Dans un premier temps, la victime peut être consciente et se sentir bien, mais son état peut s'altérer en quelques minutes ou plusieurs heures. Il est donc important de ne pas négliger une blessure à la tête et de surveiller la personne qui en est victime. Si vous soupçonnez une blessure à la colonne vertébrale, ne déplacez pas la victime.

1. **Si la personne est consciente et debout**, faites-la asseoir. Appliquez un pansement sur les plaies, sans les comprimer. Accompagnez ensuite la victime auprès de secours médicaux.
2. **Si la personne est consciente et allongée**, demandez-lui de ne pas bouger, stabilisez sa tête sans exercer de traction et appelez des secours d'urgence.
   - Maintenez sa tête dans la position où elle se trouve ou stabilisez-la avec des vêtements, des oreillers ou des linges épais.
   - Traitez les hémorragies *(page 550)*.
   - Recherchez une éventuelle blessure à la colonne vertébrale en interrogeant la victime sur les circonstances de l'accident et en lui demandant si elle ressent de la douleur ou d'autres sensations dans les membres. Demandez-lui de bouger un doigt et un orteil de chaque membre.
3. **Si la victime est à demi consciente ou inconsciente**, dégagez ses voies respiratoires et vérifiez sa respiration *(page 543)*.
   - Si elle respire normalement, maintenez-la en position jusqu'à l'arrivée des secours et vérifiez régulièrement sa respiration.
   - Si elle ne respire pas, pratiquez la réanimation cardiorespiratoire *(page 546)* en maintenant la tête et le cou dans l'axe de la colonne vertébrale.
4. Si la victime vomit, tournez-la sur le côté jusqu'à l'arrêt des vomissements, en déplaçant le corps et la tête d'un seul bloc (il est préférable de vous faire aider). Nettoyez sa bouche et replacez la victime sur le dos. Recommencez la manœuvre de réanimation au besoin.

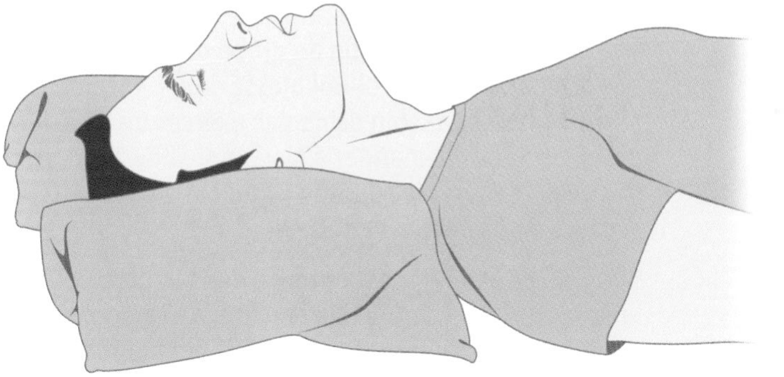

**Immobilisation de la tête avec des objets**

## L'**HÉMORRAGIE** DE L'**OREILLE**
Dans le cas d'une hémorragie de l'oreille, examinez attentivement le sang.

- S'il est mélangé avec un liquide clair, il faut soupçonner une fracture du crâne et appeler les secours. Stabilisez la tête et couvrez l'oreille d'un pansement sans le serrer, pour absorber le sang sans l'empêcher de s'écouler.
- Si le sang est pur, la tête doit être inclinée du côté du saignement. Posez un pansement sans le serrer et consultez rapidement un médecin.

## LA **BLESSURE** À L'ŒIL

### CE QU'IL **FAUT FAIRE** :

L'œil est un organe fragile et très sensible. Tout contact avec sa surface provoque une gêne importante, une irritation, un larmoiement, un rougissement du blanc de l'œil et parfois de la douleur.

1. **Si un corps étranger est posé à la surface de l'œil** (cil, poussière), sans lésion du globe oculaire, vous pouvez essayer de le retirer en rinçant l'œil ou en utilisant la pointe d'un linge propre et humide (mouchoir ou compresse de gaze). Lavez-vous les mains avant toute manipulation et placez l'œil face à la lumière pour mieux repérer le corps étranger.
    - Si le corps étranger est situé sous la paupière supérieure, tirez celle-ci vers le bas, par dessus la paupière inférieure, en la saisissant par les cils. En la relâchant, le frottement entre les deux paupières peut suffire à retirer le corps étranger. Si cette manœuvre ne fonctionne pas, demandez à la personne atteinte de regarder vers le bas. Puis, en retournant délicatement la paupière supérieure, retirez le corps étranger avec la pointe d'un linge propre et humide en le poussant vers l'extérieur de l'œil.
    - S'il est situé sous la paupière inférieure, demandez à la personne atteinte de regarder vers le haut. En tirant la paupière inférieure vers le bas et le côté extérieur, retirez le corps étranger avec la pointe d'un linge propre et humide.
2. Si vous ne parvenez pas à retirer le corps étranger ou **si vous constatez une lésion du globe oculaire ou des tissus environnants**, couvrez l'œil blessé d'un pansement sec et stérile en prenant soin de ne pas exercer de pression sur le globe oculaire. Demandez à la victime d'éviter tout mouvement des yeux (couvrez les deux yeux au besoin) et obtenez des secours médicaux.
3. **Si un corps étranger est enfoncé dans le globe oculaire**, laissez-le en place et recouvrez l'œil de tampons stériles humides, en entourant l'objet pour l'immobiliser sans le déplacer. Demandez à la victime d'éviter tout mouvement des yeux (vous pouvez couvrir l'autre œil d'un pansement sec pour éviter tout mouvement involontaire qui aggraverait la blessure). Obtenez rapidement des secours médicaux.
4. **Si le globe oculaire a été en contact avec un produit chimique**, obtenez des secours médicaux. Rincez abondamment la surface de l'œil en évitant de contaminer l'autre œil (faites pencher la tête du côté de l'œil atteint).

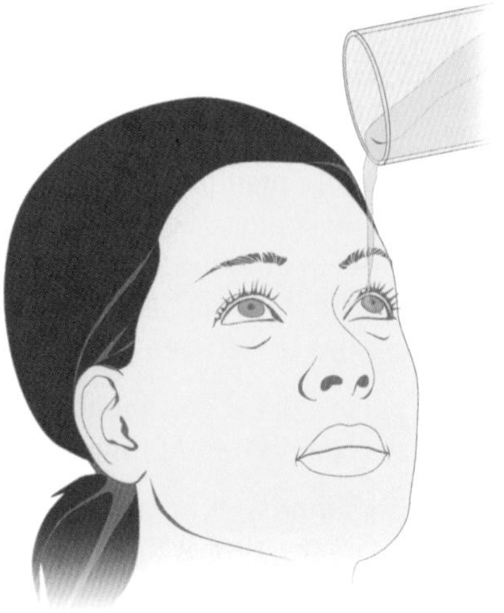

**Rinçage de l'œil**

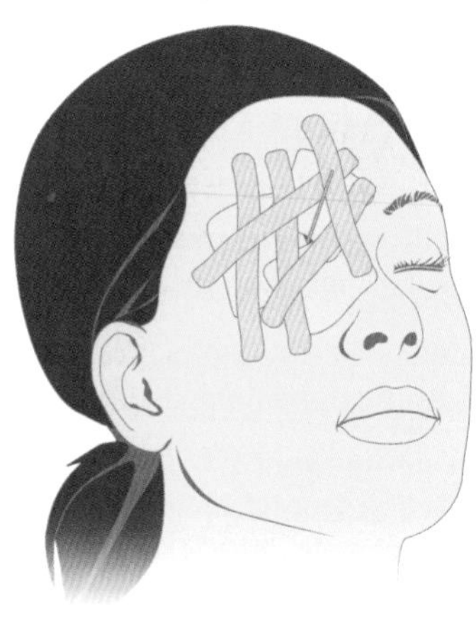

**Pansement autour d'un corps étranger enfoncé dans l'œil**

CE QU'IL NE **FAUT PAS FAIRE** :

- Relever immédiatement un enfant qui tombe. Mieux vaut attendre qu'il se relève seul et ensuite l'examiner.
- Déplacer la victime d'une blessure grave à la tête ou à la colonne vertébrale.
- Frotter un œil blessé, ou appliquer une pression ou un pansement compressif dessus.

# LES **BRÛLURES** ET L'**ÉLECTROCUTION**

Le niveau de gravité d'une brûlure thermique, chimique, électrique ou par radiation est évalué en fonction de l'étendue de la brûlure, de sa profondeur et de la région du corps qui est atteinte.

*Les brûlures … page 72*

## LES SIGNES DE BRÛLURES

**Brûlure du 1^er^ degré :** Peau rougeâtre et desséchée, enflure, douleur.

**Brûlure du 2^e^ degré :** Peau rouge, cloques remplies de liquide, douleur intense.

**Brûlure du 3^e^ degré :** Peau cireuse blanche ou noire, tissus sous-cutanés visibles, insensibilité de la brûlure ou douleur très vive.

**Brûlure par inhalation :** Poils du visage ou cheveux brûlés, toux, respiration sifflante, pâleur du visage, cyanose, respiration difficile.

### CE QU'IL **FAUT FAIRE** :

1. Si la brûlure est profonde, étendue, affecte les voies respiratoires (brûlure située sur le visage ou le cou, ou consécutive à l'inhalation d'un gaz) ou est d'origine électrique ou chimique, des complications peuvent survenir. Appelez rapidement les secours d'urgence.
2. Avant d'intervenir, assurez-vous de sécuriser les lieux d'intervention ou de déplacer la victime vers un endroit sûr (bien aéré, loin de tout fil brisé ou appareil électrique sous tension).
3. Trouvez la cause de la brûlure.
   - **Si elle est causée par une flamme, de l'eau chaude ou un objet chaud**, plongez la brûlure dans l'eau fraîche, placez-la sous l'eau courante ou recouvrez-la de compresses humides. Enlevez ensuite les vêtements ou les bijoux (à moins qu'ils n'adhèrent à la peau) et couvrez la plaie d'un pansement stérile sec. Si la zone brûlée est étendue, utilisez une serviette ou un drap propre.
   - **Si elle est d'origine électrique**, surveillez les signes vitaux de la victime en attendant les secours, des troubles du rythme cardiaque pouvant survenir. Il peut alors s'avérer nécessaire de pratiquer la réanimation cardiorespiratoire *(page 546)*. Recherchez les points d'entrée et de sortie (brûlures très localisées) du courant électrique et couvrez les plaies d'un pansement sec.
   - **Si elle est causée par un produit chimique**, veillez à éviter de vous contaminer ou de recontaminer la victime. Consultez les indications apparaissant sur l'étiquette du produit. S'il s'agit d'un produit en poudre, brossez d'abord les résidus avec un objet (brosse, éponge sèche, papier, etc.). Rincez la zone contaminée à grande eau pendant 30 minutes, à moins d'indication contraire. Faites retirer à la victime tout vêtement ou bijou ayant été en contact avec le produit toxique. Appliquez des pansements secs et couvrez la victime. Surveillez son état en attendant les secours.
   - **Si la brûlure survient à la suite de l'inhalation de vapeur ou d'un produit chimique**, déplacez la victime dans un endroit bien aéré et surveillez attentivement ses signes vitaux en attendant les secours. En cas d'arrêt cardiorespiratoire à la suite d'une intoxication, évitez d'inhaler les gaz expirés par la victime *(page 549)*.

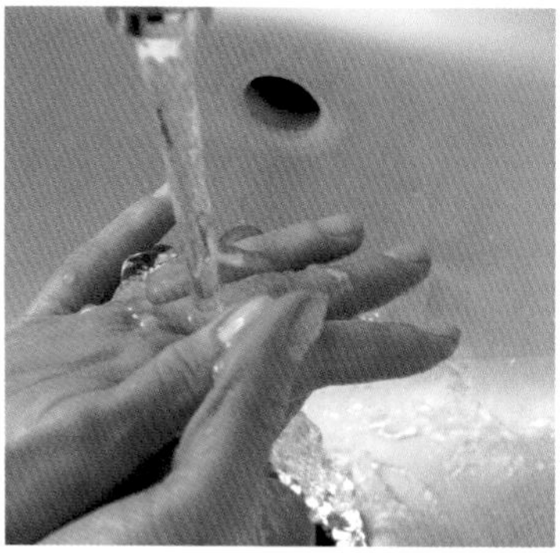

**Immersion ou rinçage de la brûlure à l'eau fraîche**

### CE QU'IL NE **FAUT PAS FAIRE** :

- Toucher une victime d'électrocution si la source électrique n'est pas débranchée.
- Toucher une brûlure à main nue.
- Percer les ampoules ou les cloques.
- Retirer les vêtements qui adhèrent à la brûlure.
- Appliquer des produits gras comme une crème ou un onguent.
- Poser un pansement qui laisse des fibres sur la peau.

# LES CONVULSIONS ET LA FIÈVRE

Les **convulsions** sont des contractions musculaires incontrôlées et passagères, généralement bénignes, causées le plus souvent par l'épilepsie ou par une poussée de fièvre (chez l'enfant de moins de 3 ans surtout). La fièvre est une élévation de la température au-dessus de la normale (qui est d'environ 37,5 °C). Il s'agit d'une réaction du corps pour combattre une **infection**.

## LES SIGNES DE CONVULSIONS OU DE FIÈVRE

**Convulsions :** Raidissement des muscles, contractions et mouvements saccadés d'une partie ou de l'ensemble du corps, perte de connaissance temporaire, respiration bruyante, grincement des dents, écume à la bouche, lèvres bleuâtres.

**Fièvre :** Température supérieure à 37,8 °C, frissons et sensation de froid quand la fièvre augmente, sueur et sensation de chaleur quand elle diminue, fatigue, courbatures, maux de tête. Chez le jeune enfant : agitation ou abattement, pleurs ininterrompus, respiration rapide, rougeurs, rythme cardiaque accéléré, yeux brillants.

## LES **CONVULSIONS**
### CE QU'IL **FAUT FAIRE** :

1. Soutenez et allongez la victime. Desserrez ses vêtements. Glissez un mince coussin sous sa tête ou soutenez-la avec vos mains sans exercer de résistance. Écartez tous les objets auxquels la victime peut se heurter.
2. Si les convulsions sont dues à la fièvre, essayez de faire baisser la température.
3. À la fin de la crise, si la victime est inconsciente, recherchez d'éventuelles blessures et vérifiez sa respiration et son pouls . Placez-la en position latérale de sécurité *(page 543)* et couvrez-la.
4. Appelez les secours si la crise dure plus de cinq minutes, si elle se répète ou si elle est suivie de troubles respiratoires ou neurologiques.

*L'épilepsie ... page 166*
*Les convulsions fébriles ... page 524*

## LA **FIÈVRE**
### CE QU'IL **FAUT FAIRE** :

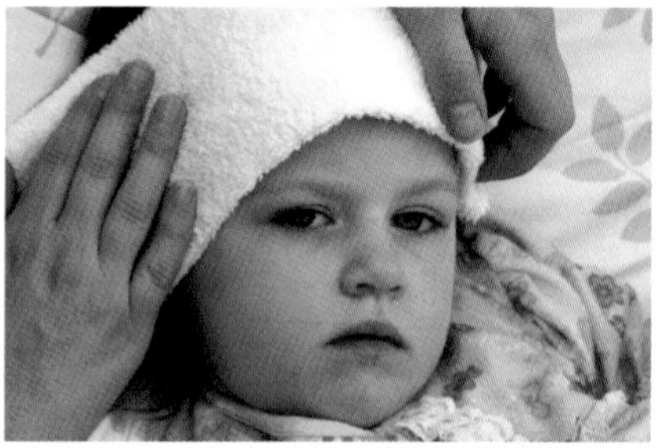

**Épongeage à l'eau tiède**

1. Consultez immédiatement un médecin :
   - Dans les cas de fièvre, même légère, chez un enfant de moins de 6 mois ;
   - Dans les cas de fièvre élevée (40 °C et plus) ;
   - Si un enfant présentant une fièvre modérée devient très irritable, ne répond plus quand on lui parle, refuse de boire, n'urine plus, ou présente d'autres symptômes, tels que des rougeurs, une toux ou une respiration sifflante ;
   - Si la fièvre persiste plus de 72 heures.
2. Faites boire beaucoup de liquide à la personne fiévreuse.
3. Rafraîchissez-la : habillez-la de vêtements légers (sous-vêtements, camisole) et humectez sa peau à l'éponge avec de l'eau tiède (ce qui est plus efficace qu'un bain). Si elle grelotte, couvrez-la.
4. Vous pouvez lui donner un médicament à base d'acétaminophène ou d'ibuprofène (en suivant la posologie selon le poids dans le cas d'un enfant), ce qui fait temporairement baisser la fièvre de 1 °C à 2 °C.

### CE QU'IL NE **FAUT PAS FAIRE** :

- Donner de l'acide acétylsalicylique aux enfants.
- Utiliser de l'eau très froide pour faire baisser la température.
- Essayer de retenir les mouvements de la personne en convulsion.
- Tenter d'introduire quelque chose dans la bouche de la personne en convulsion.

# LE MALAISE ET LA PERTE DE CONNAISSANCE

Le malaise est une sensation de faiblesse, d'inconfort et de dégradation de la condition physique traduisant un trouble de santé qui peut être bénin ou plus sérieux. Cet état peut disparaître spontanément, mais il peut aussi évoluer vers une perte de connaissance (évanouissement).

## LES SIGNES D'UN MALAISE OU D'UNE PERTE DE CONNAISSANCE

**Malaise :** Inconfort, angoisse, faiblesse, étourdissement, éblouissement, douleur dans la poitrine, respiration difficile, bruyante ou irrégulière, somnolence ou agitation, pâleur du visage, transpiration, confusion, difficulté à parler, perte de coordination des mouvements.

**Perte de connaissance :** Yeux fermés, pas de réaction à la voix, insensibilité à la douleur (pincement de la peau).

## LE MALAISE ET LA PERTE DE CONNAISSANCE CE QU'IL FAUT FAIRE :

1. **Lorsque la personne est consciente :**
   - Allongez-la sur le dos en surélevant ses jambes. Si ce n'est pas possible, faites-la asseoir, penchée vers l'avant, en plaçant sa tête plus bas que ses épaules.
   - Desserrez ses vêtements au cou, à la poitrine et à la ceinture.
   - Aérez les lieux, si c'est possible.
   - Rassurez-la et restez à ses côtés jusqu'à son rétablissement.
2. **Lorsque la personne perd connaissance :**
   - Appelez les secours d'urgence.
   - **Si la victime respire**, placez-la en position latérale de sécurité *(page 543)* et desserrez ses vêtements.
   - **Si elle ne respire pas,** pratiquez la réanimation cardiorespiratoire *(page 546)*.

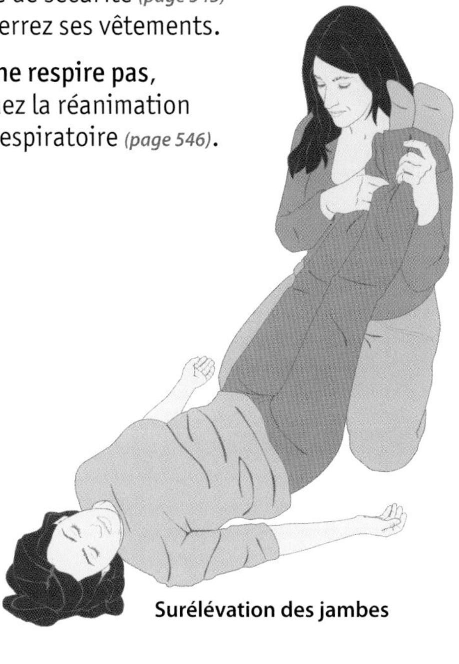

**Surélévation des jambes**

## L'ACCIDENT VASCULAIRE CÉRÉBRAL ET LA CRISE CARDIAQUE

L'accident vasculaire cérébral (AVC) peut être précédé d'un malaise associé à différents symptômes : mal de tête violent, paralysie des muscles de la face, difficulté à parler, perte de salive, engourdissement ou faiblesse des membres (souvent unilatéral), perte de la vision, confusion mentale, étourdissement et perte de connaissance. Quant à la crise cardiaque, elle est associée aux symptômes suivants : sensation d'oppression dans la poitrine, de serrement ou de brûlure, douleur dans le bras ou la mâchoire, pâleur, nausées, transpiration, fatigue, essoufflement. Si vous soupçonnez un AVC ou une crise cardiaque :

1. Appelez immédiatement les secours d'urgence.
2. Placez la victime dans la position qui lui est la plus confortable. Couvrez-la et rassurez-la.
3. Si elle perd connaissance, placez-la en position latérale de sécurité *(page 543)*. Surveillez ses signes vitaux et préparez-vous à pratiquer la réanimation cardiorespiratoire *(page 546)*.

## LE MALAISE DIABÉTIQUE

Si la victime d'un malaise vous dit qu'elle est diabétique ou porte un pendentif ou un bracelet l'indiquant, aidez-la à prendre ses médicaments ou donnez-lui du sucre sous forme solide ou liquide (la victime doit être alerte et doit donner son accord). Si elle perd connaissance, appelez les secours d'urgence et installez-la en position latérale de sécurité *(page 543)*. Ne lui mettez rien dans la bouche.

# LE COUP DE SOLEIL

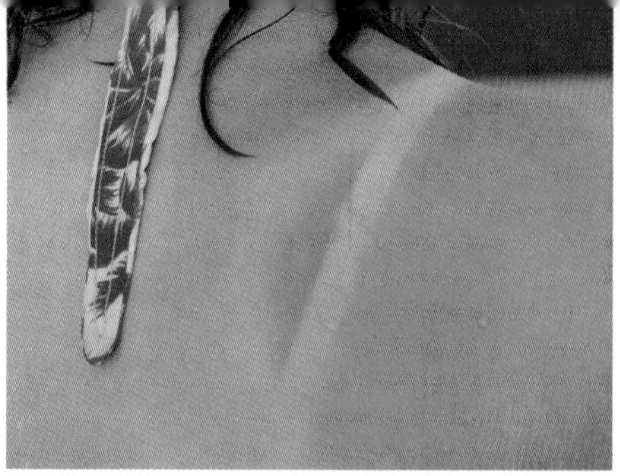

Le coup de soleil est une brûlure causée par une exposition prolongée aux rayons du soleil, sans protection. Il peut s'accompagner d'un coup de chaleur.

*Les brûlures ... page 72*

## LES SIGNES DU COUP DE SOLEIL

**Coup de soleil :** Rougeoiement et sensibilité importante de la peau (au point parfois de ne pas pouvoir supporter le frottement d'un vêtement), cloques se formant sur la peau lorsque la brûlure est plus sévère.

CE QU'IL **FAUT FAIRE** :

1. Appliquez des compresses froides pour soulager la douleur.
2. Obtenez d'un pharmacien ou d'un médecin une crème ou une lotion spécifique pour les coups de soleil. Vous pouvez aussi appliquer sur la brûlure de la gelée à base d'aloès (composée au moins à 70 % d'aloès pur).
3. Buvez beaucoup d'eau.
4. Si vous devez sortir et vous exposer au soleil, couvrez la région brûlée avec des vêtements opaques.
5. Consultez un médecin si la douleur ne s'atténue pas dans les 48 heures ou si les symptômes d'un coup de chaleur apparaissent.

## LA PRÉVENTION DES COUPS DE SOLEIL

Une exposition prolongée au soleil peut causer des coups de soleil et, à plus long terme, accélérer le vieillissement de la peau et augmenter le risque de développer un cancer de la peau. Il est donc nécessaire de protéger sa peau contre les effets nocifs du soleil. Voici quelques renseignements utiles :

- Le rayonnement solaire le plus intense se situe entre 10 et 15 h, particulièrement en été ;
- La force du rayonnement solaire augmente avec l'altitude ;
- Les vêtements opaques et épais ainsi que les chapeaux offrent une bonne protection contre les rayons ultraviolets ;
- Les lunettes de soleil offrent une protection relative contre le rayonnement solaire (les traitements anti-UV renforcent cette protection) ;
- Les écrans solaires sous forme de crème à appliquer sur la peau ont une efficacité limitée, même quand ils sont adéquatement utilisés. Ils constituent des mesures complémentaires de protection. La crème doit être appliquée une demi-heure avant de s'exposer, en une couche épaisse et uniforme. Elle doit être renouvelée régulièrement (suivre la notice d'utilisation), en particulier après une baignade ;
- Les vitres de voiture, même teintées, ne protègent pas contre les rayons ultraviolets ;
- La lumière solaire réfléchie (eau, sable, neige, etc.) a des effets nocifs similaires sur la peau.

# LE **COUP** DE **CHALEUR**

Une activité physique inadaptée ou une exposition prolongée à la chaleur peut causer des problèmes de santé qui sont dus à la déshydratation ou à l'impossibilité pour l'organisme de réguler sa température (on parle d'insolation ou de coup de chaleur).



## LES SIGNES DU COUP DE CHALEUR

**Déshydratation :** Crampes musculaires, fatigue, peau anormalement pâle, froide et moite, pupilles dilatées, pouls rapide et faible, respiration rapide et superficielle, nausée, vomissement, étourdissement, soif, bouche sèche, urine foncée, confusion mentale, perte de conscience progressive.

**Insolation (coup de chaleur):** Peau rouge et chaude, sèche, pouls rapide, respiration bruyante, maux de tête, confusion, agitation, étourdissement, convulsions, perte de conscience progressive.

**Brûlure aux yeux :** Incapacité à supporter la lumière, gonflement des paupières, irritation de l'œil, douleur, sensation de brûlure ou d'avoir des grains de sable sous la paupière, troubles de la vision, cécité temporaire, larmoiement.

## LA **DÉSHYDRATATION** ET LE **COUP** DE **CHALEUR**

CE QU'IL **FAUT FAIRE** :

1. Placez la victime à l'ombre, si possible dans un endroit frais.
   - **En cas de déshydratation**, la priorité est de réhydrater la victime en la faisant boire beaucoup, mais par petites quantités. Ne lui donnez rien si elle vomit.
   - **En cas d'insolation**, la priorité est de rafraîchir la victime par tous les moyens à votre disposition : ventilateur, éventail, couverture imbibée d'eau fraîche, bain, etc. Cessez lorsque la température de la peau semble normale au toucher.
2. **Si la personne est consciente :**
   - Allongez-la sur le dos en surélevant ses jambes.
   - Enlevez-lui le plus de vêtements possible ou desserrez-les.
   - Obtenez des soins médicaux.
3. **Si la personne est inconsciente :**
   - Placez-la en position latérale de sécurité *(page 543)*.
   - Appelez les secours d'urgence.
   - Surveillez sa respiration et son pouls *(page 543)* en attendant les secours.

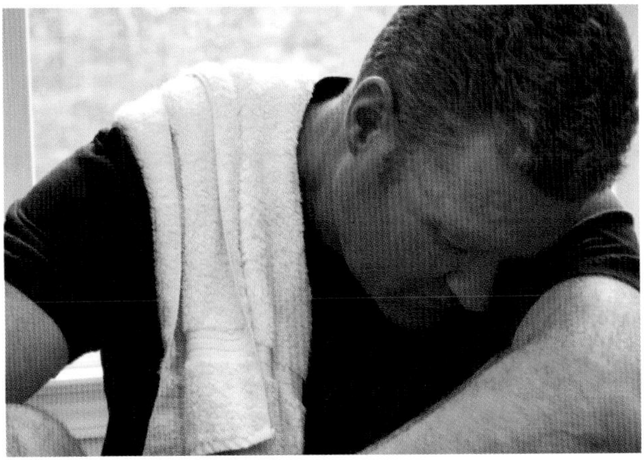

## LA **BRÛLURE** DES **YEUX** PAR LE **SOLEIL**

Le rayonnement solaire, direct ou réfléchi, ainsi que certaines sources lumineuses particulièrement intenses, peuvent provoquer des lésions de la cornée et de la rétine. Les symptômes peuvent apparaître rapidement ou quelques heures après l'exposition.

CE QU'IL **FAUT FAIRE** :

1. Appliquez des compresses humides, froides et opaques sur les deux yeux fermés. Empêchez la victime de se frotter les yeux.
2. Maintenez les compresses en place à l'aide d'un bandage opaque autour de la tête (celui-ci ne doit pas exercer de pression sur les yeux).
3. Rassurez la victime et obtenez des secours médicaux.

# L'HYPOTHERMIE ET LES GELURES

Une personne souffre d'**hypothermie** lorsque sa température interne descend au-dessous de 35 °C. L'hypothermie entraîne un ralentissement des fonctions de l'organisme (respiration, rythme cardiaque, etc.), puis leur arrêt complet si l'hypothermie se prolonge. Les gelures sont des lésions de la peau et des tissus sous-cutanés causées par le froid.

## LES SIGNES D'UNE HYPOTHERMIE OU DE GELURES

**Hypothermie :** Grelottements s'intensifiant puis disparaissant, pouls ralentissant et faiblissant, respiration superficielle ralentissant avec le degré d'hypothermie, état de conscience s'altérant jusqu'à la perte de connaissance.

**Gelure :** Les signes évoluent en fonction de l'aggravation de la gelure : peau froide, blanche et cireuse devenant dure, bleuâtre et grisâtre, rougeur autour de la région gelée, douleur, parfois formation d'ampoules, engourdissement puis perte de sensibilité progressive.

### L'HYPOTHERMIE

CE QU'IL **FAUT FAIRE** :

1. Selon la situation et la gravité de l'hypothermie, faites appel à des secours médicaux.
2. Limitez les sources de refroidissement :
   - Isolez la victime du sol avec une couverture ou des vêtements et protégez-la du vent. Couvrez les parties dénudées de son corps et rechauffez en priorité la tête, le cou et le tronc. Si vous le pouvez, transportez-la lentement à l'intérieur d'une pièce chauffée.
   - Remplacez les vêtements mouillés par des secs, ou essorez les vêtements mouillés avant de les lui remettre.
3. **Si la personne est inconsciente :**
   - Vérifiez sa respiration *(page 543)*. Au besoin, pratiquez la réanimation cardiorespiratoire *(page 546)*.
   - Si elle respire et que vous ne soupçonnez pas de fracture, installez la victime en position latérale de sécurité *(page 543)*.

### LA GELURE

CE QU'IL **FAUT FAIRE** :

1. Retirez délicatement les vêtements couvrant la partie gelée.
2. Réchauffez la région gelée au moyen de votre chaleur corporelle (en la plaçant sous l'aisselle, contre l'abdomen, etc.) ou en la plongeant dans de l'eau à la température de la pièce.
3. Une fois la température normale de la région gelée rétablie, appliquez-y un pansement sec.
4. Couvrez la victime et, si elle est consciente, faites-lui boire une boisson chaude.
5. Obtenez des soins médicaux.

CE QU'IL NE **FAUT PAS FAIRE** :

- Faire boire de l'alcool ou une boisson caféinée à une victime d'hypothermie.
- Laisser fumer une victime d'hypothermie.
- Frictionner ou masser une gelure.
- Appliquer directement une source de chaleur sur une gelure.
- Frotter une région gelée avec de la neige.
- Marcher avec des gelures aux membres inférieurs.

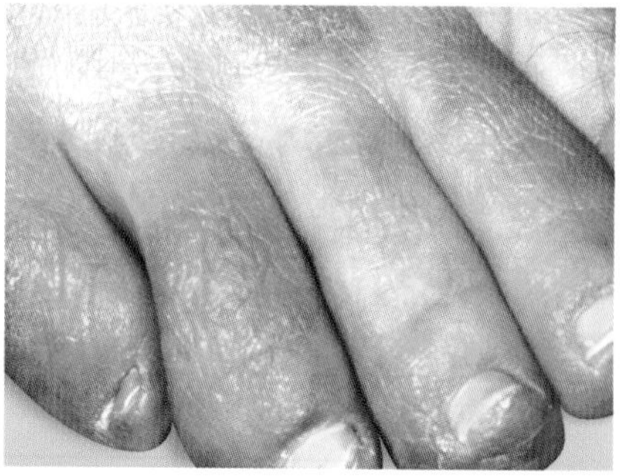

**Gelure**

# LES **PIQÛRES**, LES **MORSURES** ET LES **PLANTES URTICANTES**



Une activité dans la nature expose aux piqûres et aux morsures d'animaux ainsi qu'au contact avec des plantes urticantes ou vénéneuses. Si la plupart de ces incidents sont sans gravité, certaines complications (intoxication, **infection**, réaction allergique) peuvent survenir.

## LES SIGNES D'UNE MORSURE, D'UNE PIQÛRE OU D'UN CONTACT AVEC UNE PLANTE URTICANTE

**Morsure :** Plaie, infection de la plaie. Serpent venimeux : brûlure localisée, enflure, décoloration de la peau, douleur vive, faiblesse, transpiration, vomissements, frissons, possibilité de troubles respiratoires.

**Piqûre :** Démangeaison intense ou douleur, enflure, rougissement de la peau. Possibilité de réaction allergique grave *(page 548)*.

**Plante urticante (ou vénéneuse) :** Démangeaison, douleur, rougeur, enflure, présence de petites vésicules suintantes sur la peau, intoxication *(page 549)*.

### CE QU'IL **FAUT FAIRE** :

1. Que la blessure soit provoquée par un animal ou une plante, nettoyez la plaie avec un savon antiseptique. Posez ensuite un pansement et surveillez les signes d'infection. Demandez un avis médical lorsqu'une morsure entraîne une plaie. Certains animaux peuvent transmettre la rage *(page 160)*.
2. **En cas de morsure par un serpent venimeux**, placez la victime en position à demi allongée et demandez-lui de ne pas bouger. Nettoyez la plaie, posez un bandage et immobilisez le membre atteint. Obtenez des secours ou transportez la victime vers des secours.
3. **En cas de piqûre**, appliquez de la glace ou un onguent spécifique pour apaiser les démangeaisons et ralentir la réaction.
   - **Abeille ou guêpe :** Retirez le dard en grattant la peau avec un objet plat et non tranchant ou avec les ongles. Ne le saisissez pas avec une pince, vous risquez d'augmenter la quantité de venin injecté. Si la personne souffre d'allergie, demandez-lui si elle a en sa possession de l'adrénaline et rendez-la accessible pour qu'elle puisse se l'injecter en cas de difficultés respiratoires *(page 548)*.
   - **Tique :** Retirez la tique en la saisissant par la tête avec une pince et en tirant, sans l'écraser. Conservez-la pour analyse car la tique est vecteur de diverses maladies, notamment la maladie de Lyme *(page 303)*.
4. **En cas de contact avec une plante urticante,** la victime ne doit pas toucher la zone affectée même si elle démange. Nettoyez-la avec de l'eau et du savon. Enlevez et nettoyez les vêtements qui ont été en contact avec la plante.

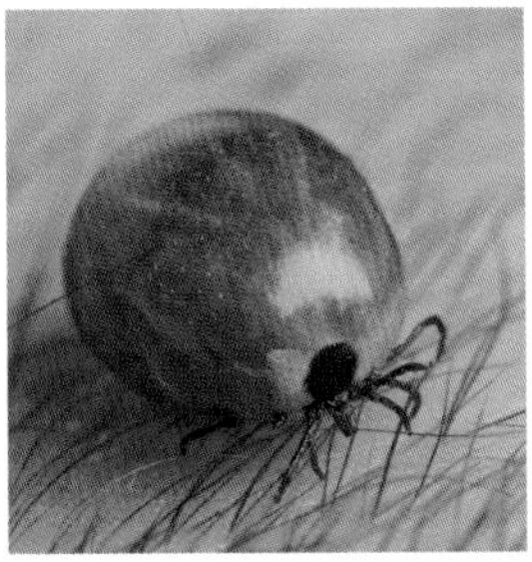

**Tique**

### CE QU'IL NE **FAUT PAS FAIRE** :

- Appliquer de la glace sur une morsure.
- Faire marcher la victime d'une morsure par un serpent venimeux (peut accélérer la diffusion du venin).
- Essayer d'aspirer le venin en suçant la plaie (risque d'intoxication).
- Appliquer de la terre ou de la boue sur une piqûre d'insecte.

### L'**EXTRACTION** D'UNE **ÉCHARDE**

Pour retirer une écharde, nettoyez la peau à l'eau savonneuse ou avec un **antiseptique**. Avec une pince fine, tirez sur l'écharde dans l'axe de la pénétration, sans la briser. Nettoyez la plaie et protégez-la au besoin avec un pansement stérile. Pour les échardes profondes ou dont la pointe est recourbée, obtenez une consultation médicale.

# RÉPERTOIRE DES SYMPTÔMES

Le répertoire des symptômes regroupe les principaux symptômes associés aux pathologies présentées dans l'*Encyclopédie familiale de la santé*. Il constitue un outil de navigation qui permet de repérer rapidement les pages où sont décrites les pathologies. **En aucun cas ce répertoire n'est un outil de diagnostic. Il ne saurait remplacer l'avis d'un médecin.**

Le répertoire des symptômes est divisé en neuf sections. Huit d'entre elles réunissent les symptômes associés à un groupe d'organes. La section « Symptômes généraux » présente, quant à elle, les signes qui ne peuvent pas être reliés à une partie précise du corps. Chaque section comprend plusieurs sous-sections, qui correspondent à un symptôme ou à un groupe de symptômes. Y sont associées les maladies citées dans l'ouvrage avec les différents symptômes qui peuvent les caractériser.

Des renvois (Voir aussi...) guident le lecteur vers d'autres sections du répertoire des symptômes ou de l'encyclopédie. En outre, des pictogrammes permettent de rattacher une pathologie à un groupe de personnes particulier ou de signaler une situation d'urgence.

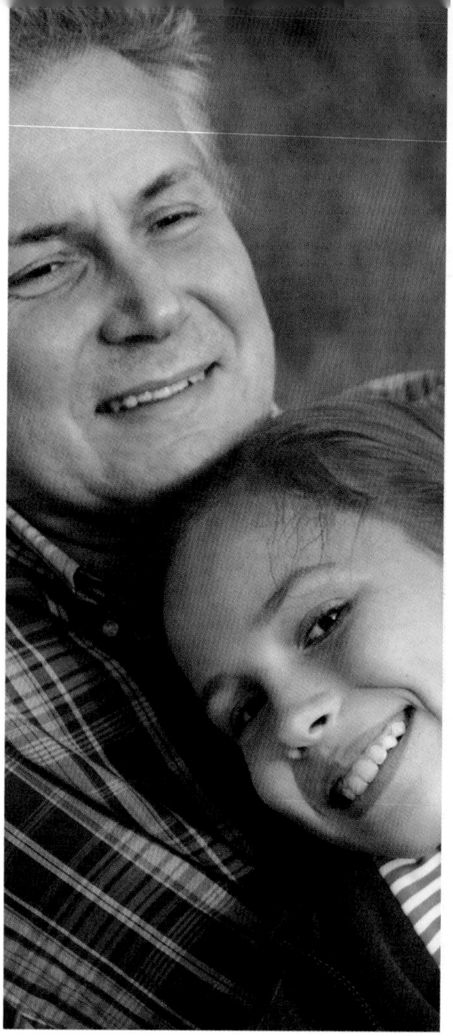



**Légende des pictogrammes**

**Affections qui touchent seulement ou principalement :**

les femmes ..................................

les hommes ..................................

les enfants ..................................

les femmes enceintes .....................

**Affections qui sont liées au vieillissement :** .................

**Affections qui nécessitent de contacter les urgences ou de s'y rendre au plus vite :** ....... *Urgence*

## LES SYMPTÔMES GÉNÉRAUX

### FIÈVRE, FATIGUE, AFFAIBLISSEMENT ET AMAIGRISSEMENT

#### Fatigue et affaiblissement

- Soif, bouche sèche, urines foncées, crampes musculaires, fatigue, pâleur, pouls rapide et faible, respiration rapide et superficielle, nausées et vomissements, confusion et étourdissement.
  *Déshydratation ... page 561*

- Douleurs dans le bas-ventre, changements d'humeur, maux de tête, fatigue et insomnie, vertiges, acné, troubles digestifs (ballonnements, douleurs abdominales), prise de poids, gonflement des membres et des seins, seins douloureux.
  *Syndrome prémenstruel ... page 424*

- Absence de règles, nausées et vomissements, gonflement des seins, changements d'humeur, grande fatigue, etc.
  *Grossesse ... page 462*

- Ronflements, sommeil perturbé et fatigue, somnolence, perte de vigilance, irritabilité et dépression.
  *Apnée du sommeil ... page 316*

- Fatigue persistante, insomnie, sentiments négatifs envers soi et les autres, découragement, troubles cognitifs et troubles physiques liés au stress (douleurs, problèmes cutanés, hypertension), etc.
  *Épuisement professionnel ... page 182*

- Faiblesse (pâleur, fatigue, étourdissement, essoufflement), palpitations, sensation de froid et maux de tête.
  *Anémies ... page 242*

- Douleurs à la pression (cou, nuque, thorax, épaules, fesses, coudes, genoux), maux de tête, fatigue et troubles du sommeil.
  *Fybromyalgie ... page 122*

- Troubles digestifs (diarrhée, douleurs abdominales, ballonnements, etc.) et affaiblissement (amaigrissement et fatigue).
  *Intolérances alimentaires ... page 362*
  *Parasites intestinaux ... page 380*
  *Colites ... page 382*

- Coloration jaune de la peau, du blanc de l'œil et des muqueuses, rougeurs en forme d'étoile (angiomes stellaires) et rougissement de la paume des mains, grande faiblesse, amaigrissement, gonflement des jambes et du ventre, etc.
  *Cirrhose du foie ... page 392*
  *Insuffisance hépatique ... page 393 ... Urgence*

- Nausées et vomissements, fatigue importante, douleurs lombaires, mictions rares ou fréquentes, essoufflement et gonflement des jambes.
  *Insuffisance rénale ... page 412*

- Goître (gonflement du cou), grande faiblesse, variation de poids, sensation de froid ou de chaleur, troubles du rythme cardiaque, troubles intestinaux, tremblements, modification de l'aspect de la peau ou des cheveux, etc.
  *Maladies de la glande thyroïde ... page 225*

- Douleur soudaine, malaise généralisé (faiblesse, pâleur, sudation) et parfois grosseur au niveau d'une artère superficielle.
  *Rupture d'anévrisme ... page 270 ... Urgence*

- Fatigue, gêne respiratoire (la nuit, sensation de manquer d'air), troubles du rythme cardiaque, etc.
  *Arythmie cardiaque ... page 264*
  *Insuffisance cardiaque ... page 262*

#### Fièvre, fatigue et affaiblissement

- Fièvre, fatigue, maux de tête, congestion et écoulements nasaux, toux sèche, etc.
  *Maladies infectieuses ... page 284*
  *Infections respiratoires ... page 318*
  *Grippe ... page 320*
  *Bronchite ... page 322*
  *Sinusite ... page 318*

- Fièvre modérée, maux de tête et gonflement douloureux du cou.
  *Maladies infectieuses ... page 284*
  *Maladies infectieuses de l'enfant ... page 519*

- Fièvre supérieure à 39 °C, raidissement, perte de connaissance et mouvements saccadés de l'ensemble du corps.
  *Convulsions fébriles ... page 524 ... Urgence*

- Fièvre modérée, écoulement nasal, toux sèche et quintes violentes.
  *Coqueluche ... page 522 ... Urgence*

- Fièvre forte et soudaine, maux de gorge, incapacité à déglutir et respiration difficile et bruyante.
  *Épiglottite ... page 523 ... Urgence*

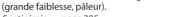

- Forte fièvre et altération de l'état général (grande faiblesse, pâleur).
  *Septicémie ... page 285 ... Urgence*

- Fièvre, douleurs dans le bassin et écoulements vaginaux purulents et nauséabonds.
  *Fièvre puerpérale ... page 475 ... Urgence*

- Douleurs au dos et à l'abdomen, forte fièvre avec frissons et troubles urinaires (brûlure, envie fréquente, urine anormale, etc.).
  *Pyélonéphrite ... page 407*

- Fièvre, fatigue, douleurs musculaires et articulaires, toux, écoulement nasal, maux de tête, troubles de la mémoire et du comportement, somnolence, etc.
  *Encéphalites ... page 159*

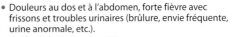

### Fièvre, fatigue et affaiblissement (suite)

- Forte fièvre et maux de tête, intolérance à la lumière, vomissements, raideur à la nuque et convulsions.
  *Méningite ... page 161 ............................ Urgence*

- Fièvre, gonflement des ganglions lymphatiques, grande faiblesse, etc.
  *Maladies infectieuses ... page 284*
  *Mononucléose infectieuse ... page 295*
  *Toxoplasmose ... page 478*
  *Adénite ... page 305*
  *Lymphome ... page 307*
  *Leucémie ... page 245*
  *VIH Primo-infection ... page 292*

- Fièvre, gêne respiratoire et trouble du rythme cardiaque ou douleurs thoraciques.
  *Pneumonies ... page 323*
  *Myocardite ... page 269 ............................ Urgence*
  *Péricardite ... page 269 ............................ Urgence*

### Fièvre, fatigue, affaiblissement et amaigrissement

- Fièvre et fatigue intense, transpiration, rougeurs, pâleur et douleurs articulaires et musculaires.
  *Endocardite infectieuse ... page 269*

- Amaigrissement rapide, gonflement des ganglions lymphatiques, fièvre, diarrhée persistante et infections cutanées et respiratoires.
  *Sida ... page 292*

### Amaigrissement

- Restriction alimentaire et amaigrissement importants, arrêt des règles et nombreux troubles (déshydratation, problèmes cardiaques, etc.).
  *Anorexie mentale ... page 527*

- Troubles digestifs (diarrhée, douleurs abdominales, ballonnements, etc.) et affaiblissement (amaigrissement et fatigue).
  *Intolérances alimentaires ... page 362*
  *Parasites intestinaux ... page 380*
  *Colites ... page 382*

- Amaigrissement, douleurs à l'abdomen et au dos, selles molles, nauséabondes et huileuses.
  *Pancréatite chronique ... page 396*

- Troubles digestifs après les repas, vomissements, douleurs abdominales et amaigrissement.
  *Sténose hypertrophique du pylore ... page 516 ............................ Urgence*

- Soif intense, mictions abondantes et pertes de connaissance ou amaigrissement.
  *Diabète ... page 228*

- Difficulté à avaler, amaigrissement, douleurs thoraciques et parfois vomissements sanguinolents.
  *Œsophagite ... page 373*
  *Cancer de l'œsophage ... page 375 ..........................*

### Voir aussi :

*Premiers soins : Les convulsions et la fièvre ... page 558*
*Rougeurs, éruptions cutanées et fièvre ... page 569*
*Faiblesse musculaire ... page 572*

## TROUBLES DE L'ÉQUILIBRE

### Troubles de l'équilibre ou vertiges

- Crises de déséquilibre transitoires provoquées par un changement de position.
  *Vertige paroxystique positionnel bénin ... page 216*

- Vertiges, baisse de l'audition, acouphènes.
  *Labyrinthite ... page 217*
  *Cholestéatome ... page 215*
  *Maladie de Ménière ... page 216*

- Tension artérielle très élevée, maux de tête, pertes d'équilibre et de mémoire, troubles oculaires.
  *Hypertension artérielle stade 2 ... page 253*

- Perte de connaissance ou saignement de nez ou des oreilles, douleur ou plaie à la tête, troubles de l'équilibre, du langage, de la sensibilité (paralysie) et de la vision, nausées et vomissements, comportement anormal ou convulsions.
  *Traumatisme crânien sévère ... page 150 ........ Urgence*

- Paralysie soudaine, troubles de la sensibilité, de la vision, du langage, de la coordination, vertiges, perte de connaissance, maux de tête ou convulsions, etc.
  *Accidents vasculaires cérébraux ... page 156 .... Urgence*

- Troubles moteurs (affaiblissement musculaire, trouble de l'équilibre, paralysie, etc.), troubles visuels, sensitifs, sexuels et psychologiques (dépression, trouble de la concentration, etc.), douleurs aiguës et chroniques et grande fatigue ; symptômes récurrents.
  *Sclérose en plaques ... page 164*

- Maux de tête, nausées et vomissements, vertiges, troubles visuels, comportementaux, cognitifs, moteurs et sensitifs.
  *Tumeurs du système nerveux ... page 158*

### Étourdissements

- Soif, bouche sèche, urines foncées, crampes musculaires, fatigue, pâleur, pouls rapide et faible, respiration rapide et superficielle, nausées et vomissements, confusion et étourdissements.
  *Déshydratation ... page 561*

- Faiblesse (pâleur, fatigue, étourdissements, essoufflement), palpitations, sensation de froid et maux de tête.
  *Anémies ... page 242*

- Toux, douleurs thoraciques, difficultés respiratoires, maux de tête, étourdissements ou arrêt respiratoire ou cardiaque.
  *Intoxications par inhalation ... page 549 ......... Urgence*

- Perte importante de sang (hémorragie externe), froideur et pâleur des extrémités, étourdissements, vomissements, accélération et faiblesse du pouls, accélération de la respiration et soif intense.
  *État de choc* ... *page 239* ............................ *Urgence*

### Voir aussi :

*Troubles de la sensibilité et de la motricité ... page 576*
*Troubles de la conscience (somnolence, perte de connaissance et troubles du sommeil) ... page 577*
*Troubles psychologiques et comportementaux ... page 579*

## GONFLEMENT

### Gonflement

- Gonflement étendu ou localisé.
  *Œdème ... page 53*

- Gonflement ou rougeur de la peau localisé autour d'une plaie, douleur vive, faiblesse, transpiration, frissons, etc.
  *Plaie infectée ... pages 70 et 541*

- Rougeurs, ampoules, gonflement, urticaire, brûlure, etc.
  *Allergies ... page 288*
  *Intoxications par contact avec la peau ... page 549* ............................ *Urgence*

### Gonflement du visage ou de la bouche

- Rougeur de l'œil, gonflement des paupières, picotement et larmoiement.
  *Conjonctivite ... page 204*

- Rougeur et gonflement de la gencive, douleur ou mobilité des dents, etc.
  *Gingivite ... page 364*
  *Parodontite ... page 364*
  *Abcès dentaire ... page 367*

### Gonflement du visage ou de la bouche et du cou

- Gonflement des lèvres, de la langue, du larynx, du pharynx et des paupières.
  *Maladies infectieuses ... page 284*
  *Allergies (Œdème de Quincke) ... page 290* ...... *Urgence*

### Gonflement du cou ou goître

- Fièvre, gonflement du cou, maux de tête et de gorge, éruption cutanée, etc.
  *Maladies infectieuses ... page 284*
  *Maladies infectieuses de l'enfant ... page 519* .............

- Fièvre modérée, maux de tête et gonflement douloureux du cou.
  *Maladies infectieuses ... page 284*
  *Maladies infectieuses de l'enfant ... page 519* .............

- Goître (gonflement du cou), grande faiblesse, variation de poids, sensation de froid ou de chaleur, troubles du rythme cardiaque, troubles intestinaux, tremblements, modification de l'aspect de la peau ou des cheveux, etc.
  *Maladies de la glande thyroïde ... page 225*

### Gonflement des ganglions lymphatiques (cou, aine, aisselles, etc.)

- Fièvre, gonflement des ganglions lymphatiques, grande faiblesse, etc.
  *Maladies infectieuses ... page 284*
  *Mononucléose infectieuse ... page 295*
  *Toxoplasmose ...page 478*
  *Adénite ... page 305*
  *Lymphome ... page 307*
  *Leucémie ... page 245*
  *VIH Primo-infection ... page 292*

- Amaigrissement rapide, gonflement des ganglions lymphatiques, fièvre, diarrhée persistante et infections cutanées et respiratoires.
  *Sida ... page 292*

### Gonflement de l'abdomen

- Douleurs abdominales intenses, vomissements, gonflement de l'abdomen et arrêt de l'émission de gaz et de selles.
  *Occlusion intestinale ... page 385* ................ *Urgence*

- Gonflement de l'abdomen (nombril, aine ou scrotum) indolore et réductible par une pression des doigts.
  *Hernie ... page 386*

### Gonflement de l'abdomen et des membres

- Coloration jaune de la peau, du blanc de l'œil et des muqueuses, gonflement de l'abdomen, rougeurs en forme d'étoile (angiomes stellaires) et rougissement de la paume des mains, grande faiblesse, amaigrissement, gonflement des jambes.
  *Cirrhose du foie ... page 392*
  *Insuffisance hépatique ... page 393* ............. *Urgence*

### Gonflement des membres

- Gonflement d'un ou de plusieurs membres, sensation de pression, de lourdeur, de picotements, d'étirement de la peau et douleur.
  *Œdème ... page 53*
  *Lymphœdème ... page 306*

- Douleurs dans le bas-ventre, changements d'humeur, maux de tête, fatigue et insomnie, vertiges, acné, troubles digestifs (ballonnements, douleurs abdominales), prise de poids, gonflement des membres et des seins, seins douloureux.
  *Syndrome prémenstruel ... page 424* .......................

- Sensation de jambes lourdes, d'un gonflement et dilatation des veines (cordons bleus).
  *Insuffisance veineuse ... page 272*
  *Varices ... page 272*

### Gonflement des membres (suite)

- Douleur musculaire intense, impotence, gonflement et ecchymose, après un exercice ou un mouvement.
  *Déchirure musculaire ou élongation ... pages 125 et 552*

- Hypertension artérielle importante, gonflement des membres et forte prise de poids, maux de tête et de ventre, vision de taches, bourdonnements d'oreille, nausées et vomissements, convulsions, perte de connaissance.
  *Pré-éclampsie ... page 484 .......................... Urgence*
  *Éclampsie ... page 485 .............................. Urgence*

- Fatigue, gêne respiratoire importante la nuit, troubles du rythme cardiaque et gonflements (veines du cou, jambes, foie, etc.).
  *Insuffisance cardiaque ... page 262*

- Gonflement d'une veine et des tissus environnants, fièvre et douleur vive (mollet, cheville).
  *Thrombose veineuse ... page 274 ................ Urgence*

### Gonflement des articulations

- Douleur et gonflement au niveau des articulations.
  *Entorse ... pages 110 et 552*
  *Polyarthrite rhumatoïde ... page 119*
  *Goutte ... page 121*
  *Bursite ... page 121*
  *Ténosynovite ... page 126*

### Gonflement des organes génitaux

- Fièvre, douleur, gonflement, rougeur ou démangeaisons au niveau des organes génitaux, troubles de la miction ou pendant les rapports sexuels, écoulements sanguinolents, purulents ou malodorants.
  *Infections génitales ... page 441*

- Douleur subite au testicule se propageant dans le bas-ventre et gonflement du testicule.
  *Torsion du testicule ... page 429 ..............................*

- Masse dure sur un testicule et gonflement du testicule ou stérilité. Pas de douleurs.
  *Cancers du testicule ... page 428 ............................*

### Gonflement des seins

- Douleurs dans le bas-ventre, changements d'humeur, maux de tête, fatigue et insomnie, vertiges, acné, troubles digestifs (ballonnements, douleurs abdominales), prise de poids, gonflement des membres et des seins, seins douloureux.
  *Syndrome prémenstruel ... page 424 ......................*

- Absence de règles, nausées et vomissements, gonflement des seins, changements d'humeur, grande fatigue, etc.
  *Grossesse ... page 462 ........................................*

- Gonflement, épaississement de la peau, capitons sur un sein.
  *Tumeurs bénignes du sein ... page 437 ......................*
  *Cancers du sein ... page 438 ..................................*

### Voir aussi :

*Premiers soins : L'hémorragie ... page 550*
*Premiers soins : Les piqûres, les morsures et les plantes urticantes ... page 563*
*Rougeurs et éruptions cutanées avec démangeaisons ... page 569*

## LES PROBLÈMES DE PEAU (PEAU, ONGLES, POILS, CHEVEUX)

### PROBLÈMES CUTANÉS

### Plaie

- Gonflement ou rougeur de la peau localisé autour d'une plaie, douleur vive, faiblesse, transpiration, frissons, etc.
  *Plaie infectée ... pages 70 et 541*

- Plaie chronique.
  *Ulcère cutané ... page 76*
  *Cancers de la peau ... page 88*

- Douleur au site d'une morsure, fièvre puis difficultés à avaler, troubles de l'humeur (abattement, excitation, etc.), peur pathologique de l'eau, hallucinations, contractures et paralysie.
  *Rage ... page 160 ................................... Urgence*

### Plaie à la tête

- Perte de connaissance plus ou moins brève ou saignement de nez ou des oreilles, douleur ou plaie à la tête, troubles de l'équilibre, du langage, de la sensibilité (paralysie) et de la vision, nausées et vomissements, comportement anormal ou convulsions.
  *Traumatisme crânien sévère ... page 150 ........ Urgence*

### Rougeurs

- Gonflement ou rougeur de la peau localisé autour d'une plaie, douleur vive, faiblesse, transpiration, frissons, etc.
  *Plaie infectée ... pages 70 et 541*

- Peau rouge, desquamation, parfois cloque.
  *Brûlures ... page 72*
  *Lupus discoïde ... page 304*

- Peau rouge, chaude, sèche ou moite, pouls rapide, respiration bruyante, maux de tête, confusion, agitation, étourdissements, convulsions et perte de connaissance progressive.
  *Coup de chaleur ... page 561*

- Rougeur chaude et douloureuse formant un tracé irrégulier sur la peau.
  *Lymphangite ... page 305*

### Rougeur sur un sein

- Rougeur permanente sur un sein.
  *Tumeurs bénignes du sein ... page 437 ......................*
  *Cancers du sein ... page 438 ..................................*

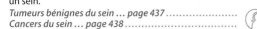

## Rougeurs surtout sur les fesses

- Rougeurs sur les fesses, le haut des cuisses et les organes génitaux.
  *Érythème fessier … page 517*

## Rougeurs et éruptions cutanées

- Rougeurs, ampoules, gonflement, urticaire, brûlure, etc.
  *Allergies … page 288*
  *Dermatite … page 78*
  *Zona … page 162*
  *Intoxications par contact avec la peau … page 549* ……… Urgence

- Peau grasse et lésions variées (comédons, papules, pustules, nodules, kystes) sur la peau du visage, du dos, des épaules et du torse.
  *Acné … page 518*
  *Syndrome prémenstruel … page 424*

- Pustules ou boursouflures autour des poils, surtout sur le visage, les bras et les jambes.
  *Folliculite … page 82*
  *Orgelet … page 204*

- Rougeur circulaire s'étendant en forme d'anneau (morsure d'une tique) suivie plusieurs semaines après par des troubles neurologiques, inflammatoires ou cardiaques.
  *Maladie de Lyme … page 303*

- Rougeurs et petites vésicules dont la rupture forme des croûtes.
  *Herpès circiné … page 84*
  *Impétigo … page 83*

- Coloration jaune de la peau, du blanc de l'œil et des muqueuses, rougeurs en forme d'étoile (angiomes stellaires) et rougissement de la paume des mains, grande faiblesse, etc.
  *Insuffisance hépatique … page 393* ……… Urgence

## Rougeurs, éruptions cutanées et fièvre

- Fièvre, éruption de taches rouges et conjonctivite (yeux rouges et larmoiement), maux de tête, maux de gorge ou écoulement nasal, etc.
  *Maladies infectieuses de l'enfant … page 519*

- Plaques rouges très boursouflées, souvent localisées sur le visage ou les jambes, très douloureuses, recouvertes de cloques et fièvre élevée.
  *Érysipèle … page 83* ……… Urgence

## Rougeurs et éruptions cutanées avec démangeaisons

- Rougeurs et démangeaisons.
  *Urticaire … page 79*
  *Psoriasis … page 80*
  *Intertrigo … page 85*

- Rougeurs, petites vésicules, picotements, démangeaisons, sensation de brûlure, etc.
  *Maladies infectieuses de l'enfant … page 519*
  *Herpès labial … page 86*
  *Herpès génital … page 447*
  *Eczéma … page 78*

- Démangeaisons et lésions plus ou moins douloureuses (rougeur, cloques, squames, fissures) entre les orteils.
  *Pied d'athlète … page 84*

- Démangeaisons intenses et lignes sombres sur la peau, surtout sur les mains et les avant-bras.
  *Gale … page 87*

## Voir aussi :

*Premiers soins : Les blessures à la tête et à la colonne vertébrale … page 554*
*Premiers soins : Les piqûres, les morsures et les plantes urticantes … page 563*
*Éruptions sur les organes génitaux … page 588*

## Tuméfaction (petite bosse)

- Petite bosse lisse ou rugueuse, plus ou moins saillante et pigmentée, généralement indolore, surtout sur les pieds et les mains.
  *Verrue … page 75*

- Bosse arrondie.
  *Grain de beauté … page 89*
  *Kystes … page 52*
  *Tumeurs bénignes … page 54*
  *Cancers de la peau … page 88*

## Tache

- Tache brune plus ou moins saillante, de couleur uniforme et aux contours bien délimités.
  *Grain de beauté … page 89*

- Taches blanches, lisses et bien délimitées.
  *Vitiligo … page 91*

- Tache plus ou moins saillante, aux contours flous et à la pigmentation inégale ou grain de beauté qui change d'aspect, démange ou saigne.
  *Cancers de la peau … page 88*

## Peau bleuâtre, ecchymose

- Douleur musculaire intense, impotence, gonflement et ecchymose, après un exercice ou un mouvement.
  *Déchirure musculaire ou élongation … page 125*

- Doigts et orteils blancs ou bleus et perte de sensibilité.
  *Maladie de Raynaud… page 67*

- Sensation de jambes lourdes, d'un gonflement et dilatation des veines (cordons bleus).
  *Varices … page 272*

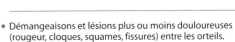

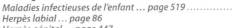

### Peau bleuâtre, ecchymose (suite)

- Douleur thoracique (à la base d'un poumon), sensation d'étouffement, accélération de la respiration et coloration bleutée de la peau.
*Embolie pulmonaire ... page 275 .................. Urgence*

- Saignements prolongés qui peuvent se déclencher spontanément.
*Hémophilie... page 244*
*Effets secondaires des médicaments anticoagulants et antiplaquettaires ... pages 261 et 274*

### Lèvres bleues ou pâles

- Toux sèche, difficultés respiratoires (essoufflement, respiration sifflante, rapide et superficielle), sensation d'oppression dans la poitrine, pouls rapide et irrégulier, pâleur du visage, coloration bleutée des lèvres et des ongles et expectorations claires.
*Asthme ... page 326*
*Allergies ... page 288*

### Peau jaunâtre (ictère)

- Coloration jaune de la peau, du blanc de l'œil et des muqueuses, rougeurs en forme d'étoile (angiomes stellaires) et rougissement de la paume des mains, grande faiblesse, etc.
*Cirrhose du foie ... page 392*
*Insuffisance hépatique ... page 393 ............. Urgence*

- Coloration jaune de la peau, du blanc de l'œil et des muqueuses, douleur dans la partie supérieure de l'abdomen et détérioration de l'état général (anorexie, amaigrissement et grande faiblesse).
*Hépatites ... page 390*
*Cancer du pancréas ... page 397 ............................*

### Voir aussi :

*Premiers soins : L'obstruction des voies respiratoires ... page 547*
*Premiers soins : L'hémorragie ... page 550*
*Premiers soins : Les chutes et les traumatismes ... page 552*
*Premiers soins : Les brûlures et l'électrocution ... page 557*
*Premiers soins : L'hypothermie et les gelures ... page 562*
*Premiers soins : Les piqûres, les morsures et les plantes urticantes ... page 563*
*Fatigue et affaiblissement ... page 565*
*Gonflement ... page 567*
*Lésions de la bouche et de la langue ... page 574*

## AFFECTIONS DES ONGLES

### Ongles jaunâtres ou blanchâtres

- Déformation, épaississement et coloration jaunâtre de l'ongle, taches blanches superficielles, décollement de l'ongle, douleur à la pression et inflammation de son pourtour.
*Onychomycose ... page 85*

### Ongles bleuâtres

- Doigts et orteils blancs ou bleus et perte de sensibilité.
*Maladie de Raynaud... page 67 .............................*

- Toux sèche, difficultés respiratoires (essoufflement, respiration sifflante, rapide et superficielle), sensation d'oppression dans la poitrine, pouls rapide et irrégulier, pâleur du visage, coloration bleutée des lèvres et des ongles et expectorations claires.
*Asthme ... page 326*
*Embolie pulmonaire ... page 275 .................. Urgence*
*Emphysème ... page 329*

### Rougeur près d'un ongle

- Rougeur et gonflement douloureux, souvent au bord d'un ongle, et apparition éventuelle de pus.
*Panaris ... page 82*
*Ongle incarné ... page 71*

## AFFECTIONS DU CUIR CHEVELU ET DE LA PILOSITÉ

### Squames

- Fines squames sèches ou grasses et parfois démangeaisons.
*Pellicules ... page 85*

- Squames jaunâtres, sèches ou suintantes, sur le cuir chevelu.
*Croûtes de lait ... page 517 ..................................*

### Démangeaisons à la tête

- Démangeaisons intenses et points rouges sur la peau.
*Poux ... page 87*

### Chute de cheveux

- Chute progressive et définitive des cheveux.
*Calvitie ... page 66*

- Plaques sur le cuir chevelu couvertes de pus ou de squames et cassure des cheveux.
*Teigne ... page 85 ............................................*

### Pilosité anormale

- Modification de l'aspect physique (peau, pilosité, goître, etc.), troubles de la croissance, de la lactation et sexuels, diabète, maux de tête, troubles visuels, etc.
*Maladies de l'hypophyse ... page 226*

# LES TROUBLES OSSEUX, ARTICULAIRES ET MUSCULAIRES (MEMBRES, DOS, ARTICULATIONS, ETC.)

## TROUBLES OSSEUX ET ARTICULAIRES

### Douleurs dorsales et lombaires

- Douleurs au dos.
  *Maux de dos ... page 114*

- Douleur intense au dos pouvant irradier le long des nerfs, fourmillements et raideur.
  *Hernie discale ... page 112*

- Présence de sang dans l'urine, miction douloureuse, nausées, vomissements et douleurs lombaires intenses.
  *Lithiase urinaire ... page 408*

- Gonflement surtout du visage, urine foncée, peu abondante et mousseuse, douleurs lombaires, maux de tête et vomissements.
  *Glomérulonéphrites ... page 410*

- Douleurs au dos et à l'abdomen, forte fièvre avec frissons et troubles urinaires (brûlure, envie fréquente, urine anormale, etc.).
  *Pyélonéphrite ... page 407*

### Douleurs dorsales et déformation de la colonne

- Douleurs dorsales et lombaires, diminution de la taille et fractures causées par de faibles traumatismes.
  *Ostéoporose ... page 106*
  *Arthrose lombaire ... page 117*

- Déformation de la colonne vertébrale et douleurs au dos.
  *Scoliose ... page 525*

- Douleurs au bassin et au dos, ankylose progressive puis déformation de la colonne vertébrale.
  *Spondylarthrite ankylosante ... page 120*

### Douleurs et déformation de membres

- Membre douloureux, déformé ou impotent, et parfois os saillant et hémorragie externe.
  *Fracture osseuse ... pages 102 et 552*

### Douleurs et gonflements des membres

- Douleur intense et inflammation de l'os atteint, membre impotent, fièvre, frissons, fatigue, nausées, malaises, et refus de marcher ou claudication chez les jeunes enfants.
  *Ostéite ... page 108*

### Douleurs articulaires et musculaires

- Fièvre, douleurs musculaires et articulaires, fatigue, maux de tête, écoulements nasaux et toux sèche.
  *Grippe ... page 320*

- Fièvre et douleurs musculaires et articulaires ou diarrhée.
  *Listériose ... page 302*

- Fièvre et fatigue intense, transpiration, rougeurs, pâleur et douleurs articulaires et musculaires.
  *Endocardite infectieuse ... page 269*

### Douleurs articulaires

- Douleurs articulaires à l'effort, raideurs matinales évoluant par poussées et déformation de certaines articulations (doigts).
  *Arthrose ... page 117*
  *Polyarthrite rhumatoïde ... page 119*

- Faible fièvre, écoulement nasal, maux de tête et de gorge, douleurs articulaires puis rougeur sur les joues, les membres, le tronc et les fesses.
  *Cinquième maladie ... page 523*

### Douleurs et déformations articulaires

- Douleur intense et articulation déformée et impotente ; après un traumatisme.
  *Luxation ... page 111*

- Douleurs articulaires à l'effort, raideurs matinales évoluant par poussées et déformation de certaines articulations (doigts).
  *Arthrose ... page 117*
  *Polyarthrite rhumatoïde ... page 119*

### Douleurs et gonflements articulaires

- Douleur et gonflement au niveau des articulations.
  *Entorse ... pages 110 et 552*
  *Polyarthrite rhumatoïde ... page 119*
  *Goutte ... page 121*
  *Bursite ... page 121*
  *Ténosynovite ... page 126*

### Douleurs dans le dos, les membres, les articulations, etc. et déformation des membres

- Douleurs osseuses, gonflement, parfois fièvre, fractures.
  *Cancer des os ... page 109*

- Douleurs osseuses, articulaires et nerveuses, raideur, maux de tête, déformations osseuses (jambes et bras arqués, élargissement du crâne), fractures spontanées et augmentation de la température cutanée au niveau des lésions.
  *Maladie osseuse de Paget ... page 108*

### Voir aussi :

*Premiers soins : Les chutes et les traumatismes ... page 552*
*Gonflement des membres ... page 567*
*Gonflement des articulations ... page 568*

## TROUBLES MUSCULAIRES

### Contractions musculaires

- Raideur d'un muscle, douleurs et mouvements limités ou impossibles.
  *Contracture ... page 123*

- Contracture de certains muscles du cou entraînant le maintien de la tête dans une position anormale.
  *Torticolis ... page 123*
  *Torticolis spasmodique ... page 128*

- Soif, bouche sèche, urines foncées, crampes musculaires, fatigue, pâleur, pouls rapide et faible, respiration rapide et superficielle, nausées et vomissements, confusion et étourdissement.
  *Déshydratation ... page 561*

- Douleur au site d'une morsure, fièvre, puis difficultés à avaler, troubles de l'humeur (abattement, excitation, etc.), peur pathologique de l'eau, hallucinations, contractures et paralysie.
  *Rage ... page 160 .................................. Urgence*

### Spasmes aux doigts

- Spasmes et blocage des doigts en flexion ou en extension lors de certains gestes précis et répétitifs.
  *Crampe de l'écrivain ... page 128*

### Spasmes à l'anus

- Saignements de l'anus rouge vif peu abondants pendant ou peu après la défecation et parfois démangeaisons, douleurs vives et spasmes au niveau de l'anus.
  *Hémorroïdes ... page 388*
  *Fissure anale ... page 389*

### Douleurs musculaires

- Douleurs musculaires temporaires après l'effort.
  *Douleurs musculaires temporaires et courbatures ... page 122*

- Douleur musculaire intense, impotence, gonflement et ecchymose ; après un exercice ou un mouvement.
  *Déchirure musculaire ou élongation ... page 125*

- Douleur au niveau d'un tendon.
  *Tendinite ... page 126*
  *Ténosynovite ... page 126*

- Douleur au niveau du talon.
  *Fasciite plantaire ... page 127*

- Claquement soudain, douleur intense et impotence ; après un effort ou un traumatisme.
  *Rupture tendineuse ... page 127*

- Douleurs à la pression (cou, nuque, thorax, épaules, fesses, coudes, genoux), maux de tête, fatigue et troubles du sommeil.
  *Fybromyalgie ... page 122*

- Fièvre, maux de tête, douleurs musculaires et faiblesse généralisée, maux de gorge et gonflement des ganglions du cou, des aisselles et de l'aine, etc.
  *Maladies infectieuses ... page 284*
  *Mononucléose infectieuse ... page 295*

### Voir aussi :

*Convulsions ... page 577*

### Faiblesse musculaire ou manque de tonus musculaire

- Troubles moteurs (affaiblissement musculaire, troubles de l'équilibre, paralysie, etc.), troubles visuels, sensitifs, etc.
  *Accidents vasculaires cérébraux ... page 156*
  *Sclérose latérale amyotrophique ... page 163*
  *Sclérose en plaques ... page 164*

- Accès brusque de sommeil et chute de tonus musculaire pendant la journée.
  *Narcolepsie ... page 178*

- Affaiblissement musculaire progressif, anomalies de la posture, visage inexpressif et handicaps fonctionnels.
  *Dystrophie musculaire ... page 130*

- Troubles oculaires et de l'articulation, difficultés de mastication et de déglutition, visage inexpressif, faiblesse des membres et fatigue généralisée.
  *Myasthénie ... page 129*

### Voir aussi :

*Premiers soins : Les chutes et les traumatismes ... page 552*
*Douleurs le long des nerfs ... page 574*
*Mouvements difficiles ou impossibles ... page 576*

# LES PROBLÈMES AUX YEUX, AUX OREILLES ET À LA BOUCHE

## AFFECTIONS DE L'ŒIL

### Mauvaise acuité visuelle

- Vision imparfaite de loin.
  *Myopie ... page 202*

- Vision imparfaite de près provoquant des maux de tête.
  *Hypermétropie ... page 202*

- Vision imparfaite à toutes les distances.
  *Astigmatisme ... page 202*

- Vision imparfaite à courte distance, maux de tête et fatigue visuelle.
  *Presbytie … page 202*

- Baisse de l'acuité visuelle.
  *Cataracte … page 206*
  *Glaucome chronique … page 207*

- Baisse de l'acuité visuelle, rougeur de l'œil, douleurs.
  *Glaucome aigu … page 207 … Urgence*
  *Kératite … page 204*

## Troubles de la vision variés (baisse de l'acuité, déformation de la vision, corps flottants, etc.)

- Trouble de la vision centrale et vision déformée.
  *Dégénérescence maculaire … page 210*

- Déviation d'un œil par rapport à l'autre, mauvaise acuité visuelle et défaut de vision en relief.
  *Strabisme … page 211*

- Difficulté d'adaptation à l'obscurité, apparition de corps flottants, rétrécissement du champ visuel puis baisse de l'acuité visuelle.
  *Rétinopathie … page 208*

- Apparition subite de corps flottants et d'éclairs lumineux puis installation d'un voile sombre dans le champ visuel.
  *Décollement de la rétine … page 208 … Urgence*

- Rougeur sur le pourtour de la cornée, déformation de la pupille, baisse de l'acuité visuelle, sensibilité à la lumière ou trouble de la vision.
  *Uvéite … page 204*

- Troubles oculaires et de l'articulation, difficultés de mastication et de déglutition, visage inexpressif, faiblesse des membres et fatigue généralisée.
  *Myasthénie … page 129*

- Perte de connaissance plus ou moins brève ou saignement de nez ou des oreilles, douleur ou plaie à la tête, troubles de l'équilibre, du langage, de la sensibilité (paralysie) et de la vision, nausées et vomissements, comportement anormal ou convulsions.
  *Traumatisme crânien sévère … page 150 … Urgence*

- Paralysie soudaine, troubles de la sensibilité, de la vision, du langage, de la coordination, vertiges, perte de connaissance, maux de tête ou convulsions, etc.
  *Accidents vasculaires cérébraux … page 156 … Urgence*

- Troubles moteurs (affaiblissement musculaire, troubles de l'équilibre, paralysie, etc.), troubles visuels, sensitifs, sexuels et psychologiques (dépression, troubles de la concen tration, etc.), douleurs aiguës et chroniques et grande fatigue ; symptômes récurrents.
  *Sclérose en plaques … page 164*

- Tension artérielle très élevée, maux de tête, pertes d'équilibre et de mémoire, troubles oculaires.
  *Hypertension artérielle stade 2 … page 253*

- Maux de tête, nausées et vomissements, vertiges, troubles visuels (diplopie), comportementaux, cognitifs, moteurs et sensitifs.
  *Tumeurs du système nerveux … page 158*

## Intolérance à la lumière

- Maux de tête, nausées, vomissements et intolérance à la lumière et au bruit.
  *Migraines … page 148*
  *Glaucome … page 207*

- Forte fièvre et maux de tête, intolérance à la lumière, vomissements, raideur à la nuque et convulsions.
  *Méningite … page 161 … Urgence*

- Convulsions, fièvre, confusion mentale, troubles de la mémoire et troubles sensoriels (photophobie) et moteurs (troubles de la coordination, paralysie).
  *Encéphalite sévère … page 159 … Urgence*

- Baisse de l'acuité visuelle, rougeur de l'œil, larmoiement, douleurs et sensibilité accrue à la lumière.
  *Kératite … page 204*

- Rougeur sur le pourtour de la cornée, déformation de la pupille, baisse de l'acuité visuelle, sensibilité à la lumière ou troubles de la vision.
  *Uvéite … page 204*

## Douleur ou inflammation de l'œil

- Furoncle douloureux sur la paupière.
  *Orgelet … page 204*

- Rougeur du bord de la paupière, larmoiement et gêne.
  *Blépharite … page 204*

- Petite masse sous la peau de la paupière.
  *Chalazion … page 204*

- Gêne, brûlure ou picotements à l'œil et parfois rougeur à l'œil.
  *Sécheresse oculaire … page 205*
  *Allergies … page 288*

- Rougeur de l'œil, gonflement des paupières, picotements et larmoiement.
  *Conjonctivite … page 204*
  *Maladies infectieuses de l'enfant … page 519*

### Douleur ou inflammation de l'œil et troubles de la vision

- Baisse de l'acuité visuelle, rougeur de l'œil, douleurs.
  *Glaucome aigu … page 207 …………………… Urgence*
  *Kératite … page 204*

- Rougeur sur le pourtour de la cornée, déformation de la pupille, baisse de l'acuité visuelle, sensibilité à la lumière ou troubles de la vision.
  *Uvéite … page 204*

## AFFECTIONS DE L'OREILLE

### Baisse de l'audition et acouphènes

- Baisse de l'audition et parfois acouphènes.
  *Surdité … page 212*

- Crises de vertige, baisse de l'audition, acouphènes.
  *Labyrinthite … page 217*
  *Maladie de Ménière … page 216*

### Baisse de l'audition, acouphènes et douleurs à l'oreille

- Douleurs à l'oreille, démangeaisons, baisse de l'audition, acouphènes, parfois fièvre et écoulements dans l'oreille, etc.
  *Otite … page 214*

- Douleurs à l'oreille, acouphènes, vertiges et baisse irréversible de l'audition.
  *Cholestéatome … page 215*

## AFFECTIONS DE LA BOUCHE

### Affections de la gencive et des dents

- Rougeur et gonflement de la gencive et saignements fréquents.
  *Gingivite … page 364*

- Rougeur et gonflement de la gencive, déchaussement et mobilité des dents.
  *Parodontite … page 364*

- Douleur dentinaire parfois vive déclenchée par le froid, la chaleur ou la pression sur la dent ou par certains aliments.
  *Carie … page 367*

- Douleur permanente d'une dent, gonflement et rougeur de la gencive pouvant s'étendre à la joue.
  *Abcès dentaire … page 367*

### Lésions de la bouche et de la langue

- Petite tache jaunâtre ronde ou ovale, entourée d'un halo rouge et douloureuse sur la muqueuse de la bouche.
  *Aphte … page 366*

- Éruption de vésicules.
  *Herpès labial … page 86*

- Changement d'aspect de la langue (gonflement, surface lisse, couleur rouge plus ou moins intense), douleurs et gênes lors de la mastication, la déglutition ou la parole.
  *Glossite … page 365*

- Enduit blanchâtre sur les muqueuses de la bouche.
  *Muguet … page 365*
  *Lichen plan … page 79*
  *Scarlatine … page 522*

- Lésion (petite plaie, plaque rouge, ulcération, nodule) sur la bouche ou aux alentours qui s'aggrave, saignements, douleurs persistantes et engourdissements dans la bouche et à la gorge et difficultés à mâcher, avaler ou bouger la langue.
  *Cancer de la bouche … page 366*

### Voir aussi :

*Gonflement du visage ou de la bouche … page 567*

# LES TROUBLES DU CERVEAU ET DU SYSTÈME NERVEUX (TÊTE, NERFS, TROUBLES COGNITIFS, PSYCHOLOGIQUES, ETC.)

## DOULEURS LE LONG DES NERFS

### Douleurs dans les membres

- Douleur sur la face postérieure d'un membre inférieur, pouvant s'étendre de la fesse au pied et accentuée par la position debout.
  *Sciatique … page 146*

- Trouble de la sensibilité et de la motricité, fourmillements, engourdissements et douleur nerveuse au niveau d'un membre.
  *Syndrome canalaire … page 147*
  *Hernie discale … page 112*

### Douleurs au visage

- Crises de douleurs très brèves et violentes, comparables à des décharges électriques.
  *Migraine … page 148*
  *Névralgie faciale … page 146*

### Douleurs au dos, au visage ou dans les membres

- Sensation de brûlure, apparition de rougeurs et de vésicules sur la peau le long du trajet d'un nerf et douleurs intenses, surtout dans le dos, le visage ou les membres.
  *Zona ... page 162*

### Voir aussi :

*Les troubles osseux, articulaires et musculaires ... page 571*

## DOULEURS À LA TÊTE

### Maux de tête

- Douleurs crâniennes.
  *Céphalées ... page 148*
- Maux de tête, nausées, vomissements et intolérance à la lumière et au bruit.
  *Migraines ... page 148*
- Vision imparfaite à courte distance, maux de tête et fatigue visuelle.
  *Presbytie ... page 202* ........................................ 50+
- Vision imparfaite de près provoquant des maux de tête.
  *Hypermétropie ... page 202*
- Douleurs dans le bas-ventre, changements d'humeur, maux de tête, fatigue et insomnie, vertiges, acné, troubles digestifs (ballonnements, douleurs abdominales), prise de poids, gonflement des membres et des seins, seins douloureux.
  *Syndrome prémenstruel ... page 424* ......................
- Perte de connaissance plus ou moins brève ou saignement de nez ou des oreilles, douleur ou plaie à la tête, troubles de l'équilibre, du langage, de la sensibilité (paralysie) et de la vision, nausées et vomissements, comportement anormal ou convulsions.
  *Traumatisme crânien sévère ... page 150 ........ Urgence*
- Tension artérielle très élevée, maux de tête, pertes d'équilibre et de mémoire, troubles oculaires.
  *Hypertension artérielle stade 2 ... page 253*
- Hypertension artérielle importante, gonflement des membres et forte prise de poids, maux de tête et de ventre, vision de taches, bourdonnements d'oreilles, nausées et vomissements.
  *Pré-éclampsie ... page 484 ......................... Urgence*
- Ronflement ou sifflement, apnée du sommeil, maux de tête, congestion et saignements nasaux.
  *Lésions de la cloison nasale ... page 317*
- Nausées accompagnées de maux de tête et de troubles du sommeil.
  *Mal des montagnes ... page 335*
- Toux, douleurs thoraciques, difficultés respiratoires, maux de tête, étourdissements ou arrêt respiratoire ou cardiaque.
  *Intoxications par inhalation ... page 549 ........ Urgence*
- Douleurs à la pression (cou, nuque, thorax, épaules, fesses, coudes, genoux), maux de tête, fatigue et troubles du sommeil.
  *Fybromyalgie ... page 122*
- Paralysie soudaine, troubles de la sensibilité, de la vision, du langage, de la coordination, vertiges, perte de connaissance, maux de tête ou convulsions, etc.
  *Accidents vasculaires cérébraux ... page 156 .... Urgence*
- Maux de tête, nausées et vomissements, vertiges, troubles visuels, comportementaux, cognitifs, moteurs et sensitifs.
  *Tumeurs du système nerveux ... page 158*

### Maux de tête et fièvre

- Fièvre, fatigue, maux de tête, congestion et écoulements nasaux, toux sèche, etc.
  *Maladies infectieuses ... page 284*
  *Infections respiratoires ... page 318*
  *Grippe ... page 320*
  *Sinusite ... page 318*
- Fièvre, maux de tête et de gorge, éruption de taches rouges, etc.
  *Maladies infectieuses de l'enfant ... page 519 ..............*
- Fièvre modérée, maux de tête et gonflement douloureux du cou.
  *Maladies infectieuses ... page 284*
  *Maladies infectieuses de l'enfant ... page 519 ..............*
- Forte fièvre et maux de tête, intolérance à la lumière, vomissements, raideur à la nuque et convulsions.
  *Méningite ... page 161 .............................. Urgence*
- Fièvre, maux de tête, douleurs musculaires et faiblesse généralisée, maux de gorge et gonflement des ganglions du cou, des aisselles et de l'aine, etc.
  *Mononucléose infectieuse ... page 295*
- Fièvre, fatigue, douleurs musculaires et articulaires, toux, écoulement nasal, maux de tête, troubles de la mémoire et du comportement, somnolence, etc.
  *Encéphalites ... page 159*

### Voir aussi :

*Premiers soins : Les blessures à la tête et à la colonne vertébrale ... page 554*
*Premiers soins : Les convulsions et la fièvre ... page 558*
*Fièvre, fatigue et affaiblissement ... page 565*

## TROUBLES DE LA SENSIBILITÉ ET DE LA MOTRICITÉ (MOUVEMENTS ANORMAUX, IMPOSSIBLES OU DIFFICILES, PERTES DE SENSIBILITÉ, ETC.)

### Mouvements difficiles ou impossibles

- Raideur d'un muscle, douleurs et mouvements difficiles ou impossibles.
  *Contracture ... page 123*

- Contracture de certains muscles du cou entraînant le maintien de la tête dans une position anormale.
  *Torticolis ... page 123*
  *Torticolis spasmodique ... page 128*

- Spasmes et blocage des doigts en flexion ou en extension lors de certains gestes précis et répétitifs.
  *Crampe de l'écrivain ... page 128*

- Membre douloureux, déformé ou impotent, et parfois os saillant et hémorragie externe; après un traumatisme.
  *Fracture osseuse ... pages 102 et 552*

- Douleur intense et articulation déformée et impotente; après un traumatisme.
  *Luxation ... page 111*

- Douleur et gonflement au niveau d'une articulation.
  *Entorse ... page 110*

- Douleur musculaire intense, impotence, gonflement et ecchymose; après un exercice ou un mouvement.
  *Déchirure musculaire ou élongation ... page 125*

- Claquement soudain, douleur intense et impotence; après un effort ou un traumatisme.
  *Rupture tendineuse ... page 127*

- Douleur intense au dos pouvant irradier le long des nerfs, fourmillements et raideur.
  *Hernie discale ... page 112*

- Douleurs articulaires à l'effort, raideurs matinales et déformation de certaines articulations (doigts).
  *Arthrose ... page 117*

- Douleurs, sensation de chaleur, gonflement et raideurs matinales au niveau des articulations, fatigue et amaigrissement.
  *Polyarthrite rhumatoïde ... page 119*

- Convulsions, fièvre, confusion mentale, troubles de la mémoire et troubles sensoriels (photophobie) et moteurs (troubles de la coordination, paralysie).
  *Encéphalite sévère ... page 159 .................. Urgence*

- Dysfonctionnements musculaires (paralysies, atrophies, raideur excessive, crampes, contractions spontanées et irrégulières) et troubles de la respiration, de la parole, de la déglutition. Évolution lente.
  *Sclérose latérale amyotrophique ... page 163*

- Troubles oculaires et de l'articulation, difficultés de mastication et de déglutition, visage inexpressif, faiblesse des membres et fatigue généralisée.
  *Myasthénie ... page 129*

- Douleurs osseuses, articulaires et nerveuses, raideur, maux de tête, déformations osseuses (jambes et bras arqués, élargissement du crâne), fractures spontanées et augmentation de la température cutanée au niveau des lésions.
  *Maladie osseuse de Paget ... page 108 ......................* 50+

- Douleurs au bassin et au dos, ankylose progressive puis déformation de la colonne vertébrale.
  *Spondylarthrite ankylosante ... page 120 .................*

- Douleur intense et inflammation de l'os atteint, membre impotent, fièvre, frissons, fatigue, nausées, malaises et refus de marcher ou claudication chez les jeunes enfants.
  *Ostéite ... page 108*

- Apparition de nodules durs et indolores sous la peau de la paume de la main et à la base des doigts et flexion progressive et irréductible des doigts.
  *La maladie de Dupuytren ... page 129 ......................* 50+

- Douleur au site d'une morsure, fièvre puis difficultés à avaler, troubles de l'humeur (abattement, excitation, etc.), peur pathologique de l'eau, hallucinations, contractures et paralysie.
  *Rage ... page 160 .................................. Urgence*

### Mouvements anormaux (tremblements, tics, etc.), difficiles ou impossibles

- Troubles moteurs (épilepsie, tremblements, paralysie) et mentaux (confusion mentale, hallucinations, délires).
  *Intoxication alcoolique chronique ... page 358*

- Tremblements de repos, mouvements lents ou impossibles, changement de posture, difficulté à marcher, troubles de la mémoire et de la concentration, fatigue, dépression et visage inexpressif.
  *Maladie de Parkinson ... page 167 .........................* 50+

- Affaiblissement musculaire progressif, anomalies de la posture, visage inexpressif et handicaps fonctionnels.
  *Dystrophie musculaire ... page 130*

- Goître (gonflement du cou), grande faiblesse, variation de poids, sensation de froid ou de chaleur, troubles du rythme cardiaque ou des intestins, tremblements, modification de l'aspect de la peau ou des cheveux, etc.
  *Maladies de la glande thyroïde ... page 225*

- Tics, émission de mots orduriers ou répétition de mots ou de phrases.
  *Syndrome de Gilles de la Tourette … page 168*

- Mouvements involontaires, brusques et anarchiques, troubles de la coordination motrice, troubles psychologiques (dépression, psychose) et troubles cognitifs (langage, attention, mémoire).
  *Maladie de Huntington … page 168*

## Mouvements difficiles ou impossibles et troubles de la sensibilité

- Doigts et orteils blancs ou bleus et perte de sensibilité.
  *Maladie de Raynaud… page 67*

- Troubles de la sensibilité et de la motricité, fourmillements, engourdissements et douleur nerveuse au niveau d'un membre.
  *Syndrome canalaire … page 147*

- Douleur intense dans le dos pouvant irradier le long des nerfs, fourmillements et raideur.
  *Hernie discale … page 112*

- Perte de connaissance plus ou moins brève ou saignement de nez ou des oreilles, douleur ou plaie à la tête, troubles de l'équilibre, du langage, de la sensibilité, de la motricité (paralysie) et de la vision, nausées et vomissements, comportement anormal ou convulsions.
  *Traumatisme crânien sévère … page 150 …….. Urgence*

- Troubles moteurs et sensitifs localisés, troubles psychologiques (hallucinations, changement de comportement) ; de courte durée et répétitifs.
  *Épilepsie partielle … page 166*

- Paralysie soudaine, troubles de la sensibilité, de la vision, du langage, de la coordination, vertiges, perte de connaissance, maux de tête ou convulsions.
  *Accidents vasculaires cérébraux … page 156 …. Urgence*

- Troubles moteurs (affaiblissement musculaire, trouble de l'équilibre, paralysie, etc.), troubles visuels, sensitifs, sexuels et psychologiques (dépression, troubles de la concentration, etc.), douleurs aiguës et chroniques et grande fatigue ; symptômes récurrents.
  *Sclérose en plaques … page 164*

- Incapacité à effectuer un mouvement volontaire et parfois perte de sensibilité.
  *Paralysies … page 151*

- Maux de tête, nausées et vomissements, vertiges, troubles visuels, comportementaux, cognitifs, moteurs et sensitifs.
  *Tumeurs du système nerveux … page 158*

### Voir aussi :

*Premiers soins : Les chutes et les traumatismes … page 552*
*Premiers soins : Les blessures à la tête et à la colonne vertébrale … page 554*
*Troubles de l'équilibre … page 566*

## Convulsions

- Fièvre supérieure à 39 °C, raidissement, perte de connaissance et mouvements saccadés de l'ensemble du corps.
  *Convulsions fébriles … page 524 ………………. Urgence*

- Crises de convulsions et absences.
  *Épilepsie généralisée … page 166*

- Convulsions, perte de connaissance temporaire, gonflement important des membres et augmentation brutale de la tension artérielle.
  *Éclampsie … page 485 ………………………. Urgence*

- Perte de connaissance plus ou moins brève ou saignement de nez ou des oreilles, douleur ou plaie à la tête, troubles de l'équilibre, du langage, de la sensibilité (paralysie) et de la vision, nausées et vomissements, comportement anormal ou convulsions.
  *Traumatisme crânien sévère … page 150 …….. Urgence*

- Convulsions, fièvre, confusion mentale, troubles de la mémoire et troubles sensoriels (photophobie) et moteurs (troubles de la coordination, paralysie).
  *Encéphalite sévère … page 159 ………………. Urgence*

- Paralysie soudaine, troubles de la sensibilité, de la vision, du langage, de la coordination, vertiges, perte de connaissance, maux de tête ou convulsions.
  *Accidents vasculaires cérébraux … page 156 …. Urgence*

- Grande atteinte de l'état général (arrêt de l'alimentation, pleurs, teint gris, manque de tonicité musculaire, somnolence, fontanelle bombée, convulsions, apparition de taches rouges sur la peau, etc).
  *Méningite (chez le nourrisson)… page 161 ……. Urgence*

- Forte fièvre et maux de tête, intolérance à la lumière, vomissements, raideur à la nuque et convulsions.
  *Méningite … page 161 ………………………. Urgence*

### Voir aussi :

*Premiers soins : Les convulsions et la fièvre … page 558*
*Troubles musculaires … page 572*

# TROUBLES DE LA CONSCIENCE

## Perte de connaissance

- Accès brusque de sommeil et chute de tonus musculaire pendant la journée.
  *Narcolepsie … page 178*

## Perte de connaissance (suite)

- Perte de connaissance plus ou moins brève ou saignement de nez ou des oreilles, douleur ou plaie à la tête, troubles de l'équilibre, du langage, de la sensibilité (paralysie) et de la vision, nausées et vomissements, comportement anormal ou convulsions.
  *Traumatisme crânien sévère ... page 150 ........ Urgence*

- Soif, bouche sèche, urines foncées, crampes musculaires, fatigue, pâleur, pouls rapide et faible, respiration rapide et superficielle, nausées et vomissements, confusion et étourdissement.
  *Déshydratation ... page 561*

- Paralysie soudaine, troubles de la sensibilité, de la vision, du langage, de la coordination, vertiges, perte de connaissance, maux de tête ou convulsions.
  *Accidents vasculaires cérébraux ... page 156 .... Urgence*

- Fièvre supérieure à 39 °C, raidissement, perte de connaissance et mouvements saccadés de l'ensemble du corps.
  *Convulsions fébriles ... page 524 ................. Urgence*

- Soif intense, mictions abondantes et pertes de connaissance ou amaigrissement.
  *Diabète (hypoglycémie)... page 228*

- Convulsions, perte de connaissance temporaire, gonflement important des membres et augmentation brutale de la tension artérielle.
  *Éclampsie ... page 485 ............................. Urgence*

- Perte de connaissance, coloration pâle, grisâtre ou bleue de la peau et des lèvres, absence de souffle, de soulèvement de la poitrine et de pouls.
  *Arrêt cardiorespiratoire ... page 544 ............. Urgence*

### Voir aussi :

*Premiers soins : L'obstruction des voies respiratoires ... page 547*
*Premiers soins : Les intoxications ... page 549*
*Premiers soins : L'hémorragie ... page 550*
*Premiers soins : Le malaise et la perte de connaissance ... page 559*
*Premiers soins : L'hypothermie et les gelures ... page 562*

## Troubles du sommeil

- Difficulté à s'endormir et à avoir un sommeil suffisant ou satisfaisant.
  *Insomnie ... page 177*

- Absence de règles, modifications du corps (peau, ongles, cheveux, muqueuses, seins), bouffées de chaleur et sueurs nocturnes, troubles de l'humeur et du sommeil, grande sensibilité aux infections urinaires, etc.
  *Ménopause ... page 426 ...................................*

- Fatigue persistante, insomnie, sentiments négatifs envers soi et les autres, découragement, troubles cognitifs et troubles physiques liés au stress (douleurs, problèmes cutanés, hypertension), etc.
  *Épuisement professionnel ... page 182*

- Douleurs à la pression (cou, nuque, thorax, épaules, fesses, coudes, genoux), maux de tête, fatigue et troubles du sommeil.
  *Fybromyalgie ... page 122*

- Déambulation inconsciente pendant la nuit.
  *Somnambulisme ... page 176 ..............................*

- Crises d'éveil et de panique (cris, pleurs, accélération du rythme cardiaque et de la respiration, etc.) pendant la nuit.
  *Terreurs nocturnes ... page 176 ............................*

### Voir aussi :

*Respiration bruyante (ronflements) ... page 581*

# TROUBLES COGNITIFS (MÉMOIRE, CONCENTRATION, ETC.)

## Troubles de la mémoire

- Perte partielle ou totale, temporaire ou permanente de la mémoire ou de la capacité à acquérir de nouveaux souvenirs.
  *Amnésie ... page 169*
  *Épilepsie partielle ... page 166*

- Tension artérielle très élevée, maux de tête, pertes d'équilibre et de mémoire, troubles oculaires.
  *Hypertension artérielle stade 2 ... page 253*

- Fièvre, fatigue, douleurs musculaires et articulaires, toux, écoulement nasal, maux de tête, troubles de la mémoire et du comportement, somnolence, etc.
  *Encéphalites ... page 159*

- Convulsions, fièvre, confusion mentale, troubles de la mémoire et troubles sensoriels (photophobie) et moteurs (troubles de la coordination, paralysie).
  *Encéphalite sévère ... page 159 .................. Urgence*

- Troubles cognitifs (mémoire, langage, raisonnement, attention) et troubles du comportement (agressivité, délire, anorexie, etc.), troubles du sommeil et dépression.
  *Maladie d'Alzheimer et autres démences ... page 170 ....*

## Troubles de la mémoire et de la concentration

- Difficultés d'attention et de concentration, agitation, impatience, impulsivité, etc.
  *Trouble déficitaire de l'attention avec ou sans hyperactivité ... page 533*

- Tremblements de repos, mouvements lents ou impossibles, changement de posture, difficulté à marcher, troubles de la mémoire et de la concentration, fatigue, dépression et visage inexpressif.
  *Maladie de Parkinson ... page 167 .........................*

- Troubles moteurs (affaiblissement musculaire, troubles de l'équilibre, paralysie, etc.), troubles visuels, sensitifs, sexuels et psychologiques (dépression, trouble de la concentration, etc.), douleurs aiguës et chroniques et grande fatigue ; symptômes récurrents.
  *Sclérose en plaques ... page 164*

## Troubles du langage

- Difficultés d'apprentissage de la lecture et difficultés à écrire.
  *Dyslexie ... page 532*
- Difficultés d'expression ou de compréhension ou des deux (manque de vocabulaire, mauvaise prononciation, etc.).
  *Dysphasie ... page 532*
- Trouble de la parole (hésitations, parole saccadée, répétition de sons ou de mots) et parfois mimiques inhabituelles.
  *Bégaiement ... page 533*
- Ralentissement des réflexes, difficulté à parler et à se mouvoir, levée des inhibitions, changement d'humeur, nausées et vomissements, déshydratation et hypothermie.
  *Intoxication alcoolique aiguë ... page 358*
- Perte de connaissance plus ou moins brève ou saignement de nez ou des oreilles, douleur ou plaie à la tête, troubles de l'équilibre, du langage, de la sensibilité (paralysie) et de la vision, nausées et vomissements, comportement anormal ou convulsions.
  *Traumatisme crânien sévère ... page 150 ........ Urgence*
- Paralysie soudaine, troubles de la sensibilité, de la vision, du langage, de la coordination, vertiges, perte de connaissance, maux de tête ou convulsions.
  *Accidents vasculaires cérébraux ... page 156 .... Urgence*
- Tics, émission de mots orduriers ou répétition de mots ou de phrases.
  *Syndrome de Gilles de la Tourette ... page 168*

## Troubles cognitifs variés (mémoire, langage, raisonnement, attention, etc.)

- Fatigue persistante, insomnie, sentiments négatifs envers soi et les autres, découragement, troubles cognitifs et troubles physiques liés au stress (douleurs, problèmes cutanés, hypertension), etc.
  *Épuisement professionnel ... page 182*
- Troubles cognitifs (mémoire, langage, raisonnement, attention) et troubles du comportement (agressivité, délire, anorexie, etc.), troubles du sommeil et dépression.
  *Maladie d'Alzheimer et autres démences ... page 170 ...*
- Déficience des capacités intellectuelles.
  *Retard mental ... page 531*
- Altération des interactions sociales, déficience de la communication, intérêts limités et comportements répétitifs.
  *Trouble envahissant du développement ... page 530*
- Mouvements involontaires, brusques et anarchiques, troubles de la coordination motrice, troubles psychologiques (dépression, psychose) et troubles cognitifs (langage, attention, mémoire).
  *Maladie de Huntington ... page 168*
- Maux de tête, nausées et vomissements, vertiges, troubles visuels, comportementaux, cognitifs, moteurs et sensitifs.
  *Tumeurs du système nerveux ... page 158*

# TROUBLES PSYCHOLOGIQUES ET COMPORTEMENTAUX

## Confusion

- Soif, bouche sèche, urines foncées, crampes musculaires, fatigue, pâleur, pouls rapide et faible, respiration rapide et superficielle, nausées et vomissements, confusion et étourdissement.
  *Déshydratation ... page 561*
- Troubles moteurs (épilepsie, tremblements, paralysie) et mentaux (confusion mentale, hallucinations, délires).
  *Intoxication alcoolique chronique ... page 358*

## Confusion et troubles du comportement

- Obsessions, compulsions, phobies, anxiété, troubles sexuels, difficultés relationnelles, etc.
  *Névroses ... page 173*
- Troubles de la perception, du jugement, du raisonnement et du comportement.
  *Psychoses ... page 172*
- Troubles moteurs et sensitifs localisés, et troubles psychologiques (hallucinations, changement de comportement) ; de courte durée et répétitifs.
  *Épilepsie partielle ... page 166*

## Troubles de l'humeur

- Douleurs dans le bas-ventre, changements d'humeur, maux de tête, fatigue et insomnie, vertiges, acné, troubles digestifs (ballonnements, douleurs abdominales), prise de poids, gonflement des membres et des seins, seins douloureux.
  *Syndrome prémenstruel ... page 424*
- Absence de règles, nausées et vomissements, gonflement des seins, changements d'humeur, grande fatigue, etc.
  *Grossesse ... page 462*

## Troubles de l'humeur (suite)

- Absence de règles, modifications du corps (peau, ongles, cheveux, muqueuses, seins), bouffées de chaleur et sueurs nocturnes, troubles de l'humeur et du sommeil, grande sensibilité aux infections urinaires, etc.
  *Ménopause ... page 426 ......................................*

- Abattement et pensées négatives associés à une forte propension à dormir et à trop manger.
  *Trouble affectif saisonnier ... page 180*

- Fatigue persistante, insomnie, sentiments négatifs envers soi et les autres, découragement, troubles cognitifs et troubles physiques liés au stress (douleurs, problèmes cutanés, hypertension), etc.
  *Épuisement professionnel ... page 182*

- Abattement et pensées négatives (profonde tristesse et désespoir), souffrance morale et incapacité à fonctionner normalement dans la vie de tous les jours.
  *Dépression ... page 180*

- Succession d'épisodes de dépression (abattement et pensées négatives) et de manie (euphorie, exaltation).
  *Trouble affectif bipolaire ... page 179*

- Troubles moteurs (affaiblissement musculaire, troubles de l'équilibre, paralysie, etc.), troubles visuels, sensitifs, sexuels et psychologiques (dépression, trouble de la concentration, etc.), douleurs aiguës et chroniques et grande fatigue ; symptômes récurrents.
  *Sclérose en plaques ... page 164*

## Troubles de l'humeur et du comportement

- Ralentissement des réflexes, difficulté à parler et à se mouvoir, levée des inhibitions, changement d'humeur, nausées et vomissements, déshydratation et hypothermie.
  *Intoxication alcoolique aiguë ... page 358*
  *Toxicomanie ... page 184*

- Troubles cognitifs (mémoire, langage, raisonnement, attention) et troubles du comportement (agressivité, délire, anorexie, etc.), troubles du sommeil et dépression.
  *Maladie d'Alzheimer et autres démences ... page 170 ....*

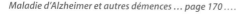

- Mouvements involontaires, brusques et anarchiques, troubles de la coordination motrice, troubles psychologiques (dépression, psychose) et troubles cognitifs (langage, attention, mémoire).
  *Maladie de Huntington ... page 168*

- Douleur au site d'une morsure, fièvre puis difficultés à avaler, troubles de l'humeur (abattement, excitation, etc.), peur pathologique de l'eau, hallucinations, contractures et paralysie.
  *Rage ... page 160 .................................... Urgence*

## Troubles du comportement

- Agitation, difficultés d'attention et de concentration, impatience, impulsivité, etc.
  *Trouble déficitaire de l'attention avec ou sans hyperactivité ... page 533*

- Perte de connaissance plus ou moins brève ou saignement de nez ou des oreilles, douleur ou plaie à la tête, troubles de l'équilibre, du langage, de la sensibilité (paralysie) et de la vision, nausées et vomissements, comportement anormal ou convulsions.
  *Traumatisme crânien sévère ... page 150 ........ Urgence*

- Fièvre, fatigue, douleurs musculaires et articulaires, toux, écoulement nasal, maux de tête, troubles de la mémoire et du comportement, somnolence, etc.
  *Encéphalites ... page 159*

- Altération des interactions sociales, déficience de la communication, intérêts limités et comportements répétitifs.
  *Troubles envahissants du développement ... page 530*

- Maux de tête, nausées et vomissements, vertiges, troubles visuels, comportementaux, cognitifs, moteurs et sensitifs.
  *Tumeurs du système nerveux ... page 158*

## Troubles du comportement alimentaire

- Restriction alimentaire et amaigrissement importants, arrêt des règles et nombreux troubles (déshydratation, problèmes cardiaques, etc.).
  *Anorexie mentale ... page 527*

- Ingestion incontrôlée et excessive d'aliments suivie de comportements de compensation : vomissements volontaires, usage de laxatifs et de diurétiques, excès d'exercices, etc.
  *Boulimie ... page 528*

- Régurgitation volontaire des aliments et remastication avant de les avaler ou de les recracher.
  *Mérycisme ... page 528 ........................................*

- Ingestion de matières non comestibles.
  *Pica ... page 529 ................................................*

## Voir aussi :

*Premiers soins : Les blessures à la tête et à la colonne vertébrale ... page 554*
*Amaigrissement ... page 566*

# LES TROUBLES PULMONAIRES ET RESPIRATOIRES (NEZ, GORGE, POUMONS)

## TROUBLES DU NEZ

### Congestion et écoulements nasaux

- Congestion, écoulements et irritation du nez, éternuements, fatigue et parfois fièvre.
  *Rhume ... page 318*

- Fièvre, fatigue, maux de tête, congestion et écoulements nasaux, toux sèche, etc.
  *Maladies infectieuses ... page 284*
  *Infections respiratoires ... page 318*
  *Grippe ... page 320*
  *Bronchite ... page 322*
  *Sinusite ... page 318*

- Ronflement ou sifflement, apnée du sommeil, maux de tête, congestion et saignements nasaux.
  *Lésions de la cloison nasale ... page 317*
  *Polypes nasaux ... page 336*

- Fièvre, écoulement nasal, éruption de taches rouges et maux de tête, de gorge, etc.
  *Maladies infectieuses de l'enfant ... page 519 .............*

- Fièvre modérée, écoulement nasal, toux sèche et quintes violentes.
  *Coqueluche ... page 522 ........................... Urgence*

## TROUBLES DE LA GORGE

### Maux de gorge

- Maux de gorge intenses et gonflement du cou.
  *Angine ... page 319*

- Inflammation du nez et de la gorge, démangeaisons, éternuements, etc.
  *Allergies ... page 288*

- Fièvre, douleurs musculaires et articulaires, fatigue, maux de tête, écoulements nasaux, toux sèche et douleurs des voies respiratoires (gorge, thorax, etc.).
  *Grippe ... page 320*

- Toux rauque et sèche, maux de gorge et enrouement de la voix.
  *Laryngite ... page 319*

- Fièvre, maux de gorge, gonflement du cou, éruption de taches rouges, etc.
  *Maladies infectieuses de l'enfant ... page 519 .............*

- Fièvre forte et soudaine, maux de gorge, incapacité à déglutir et respiration difficile et bruyante.
  *Épiglottite ... page 523 ........................... Urgence*

- Lésion (petite plaie, plaque rouge, ulcération, nodule) sur la bouche ou aux alentours qui s'aggrave, saignements, douleurs persistantes et engourdissements dans la bouche et la gorge et difficultés à mâcher, avaler ou bouger la langue.
  *Cancer de la bouche ... page 366*

## TROUBLES DES POUMONS ET DE LA RESPIRATION

### Respiration bruyante (ronflements)

- Ronflements, sommeil perturbé et fatigue, somnolence, perte de vigilance, irritabilité et dépression.
  *Apnée du sommeil ... page 316*

- Ronflement ou sifflement, apnée du sommeil, maux de tête, congestion et saignements nasaux.
  *Lésions de la cloison nasale ... page 317*

### Respiration rapide

- Soif, bouche sèche, urines foncées, crampes musculaires, fatigue, pâleur, pouls rapide et faible, respiration rapide et superficielle, nausées et vomissements, confusion et étourdissement.
  *Déshydratation ... page 561*

- Perte importante de sang (hémorragie externe), froideur et pâleur des extrémités, étourdissements, vomissements, accélération et faiblesse du pouls, accélération de la respiration et soif intense.
  *État de choc ... page 239 ........................... Urgence*

### Respiration rapide et difficile

- Respiration rapide et difficile et sensation de manquer d'air, bleuissement de la peau et des muqueuses, arythmie cardiaque, sudation importante et parfois perte de connaissance.
  *Insuffisance respiratoire ... page 332 ........... Urgence*

### Respiration rapide, difficile et bruyante

- Respiration difficile, sifflante et rapide.
  *Bronchiolite ... page 322 ...................................*

### Respiration difficile et bruyante

- Fièvre forte et soudaine, maux de gorge, incapacité à déglutir et respiration difficile et bruyante.
  *Épiglottite ... page 523 ........................... Urgence*

### Respiration difficile

- Chute de la pression artérielle, difficultés respiratoires et symptômes divers : frissons, transpiration, vomissements, diarrhée sanguinolente, urticaire, œdème de Quincke, etc.
  *Choc anaphylactique ... page 290 ............... Urgence*

- Fatigue, gêne respiratoire importante, troubles du rythme cardiaque, etc.
  *Insuffisance cardiaque ... page 262*

## Respiration difficile et douleurs thoraciques

- Douleur thoracique soudaine (à la base d'un poumon), sensation d'étouffement, accélération de la respiration et coloration bleutée de la peau.
  *Embolie pulmonaire ... page 275 .................. Urgence*

- Fièvre, gêne respiratoire et trouble du rythme cardiaque ou douleurs thoraciques.
  *Péricardite ... page 269 ............................. Urgence*
  *Myocardite ... page 269 ............................ Urgence*

## Respiration difficile et toux

- Difficultés respiratoires, toux, expectorations, fatigue et amaigrissement.
  *Emphysème ... page 329*

- Difficultés respiratoires, toux, expectorations rosâtres et mousseuses et parfois troubles de la conscience, sueurs, refroidissement des doigts et des orteils et aspect marbré de la peau.
  *Œdème pulmonaire ... page 335*

## Respiration difficile, toux et douleurs thoraciques

- Toux sèche, difficultés respiratoires (essoufflement, respiration sifflante, rapide et superficielle), sensation d'oppression dans la poitrine, pouls rapide et irrégulier, pâleur du visage, coloration bleutée des lèvres et des ongles et expectorations claires.
  *Asthme ... page 326*

- Toux, douleurs thoraciques, difficultés respiratoires, maux de tête, étourdissements ou arrêt respiratoire ou cardiaque.
  *Intoxications par inhalation ... page 549 ........ Urgence*

- Fièvre élevée, toux sèche, douleurs thoraciques, difficulté et gêne respiratoire, etc.
  *Pneumonies ... page 323*
  *Tuberculose ... page 324*

- Douleur thoracique accentuée par une toux sèche et difficultés respiratoires.
  *Pneumothorax ... page 330*
  *Pleurésie ... page 330*

- Troubles de la voix, de la respiration et de la déglutition, toux, expectoration de sang, douleur thoracique.
  *Tumeurs malignes de l'appareil respiratoire ... page 336*

## Essoufflement

- Faiblesse (pâleur, fatigue, étourdissement, essoufflement), palpitations, sensation de froid et maux de tête.
  *Anémies ... page 242*

- Palpitations, fatigue, essoufflement et parfois sensation d'oppression ou perte de connaissance complète et brutale.
  *Arythmie cardiaque ... page 264*

- Essoufflement et parfois perte de connaissance, douleurs thoraciques, palpitations.
  *Valvulopathie ... page 268*

## Essoufflement et toux

- Essoufflement à l'effort, toux sèche et grande sensibilité aux infections.
  *Tabagisme ... page 338*
  *Pneumonies ... page 323*
  *Pneumoconioses ... page 331*

## Absence de respiration

- Perte de connaissance, coloration pâle, grisâtre ou bleue de la peau et des lèvres, absence de souffle, de soulèvement de la poitrine et de pouls.
  *Arrêt cardiorespiratoire ... page 544 .............. Urgence*

## Apnée du sommeil

- Ronflements, sommeil perturbé et fatigue, somnolence, perte de vigilance, irritabilité et dépression.
  *Apnée du sommeil ... page 316*

- Ronflement ou sifflement, apnée du sommeil, maux de tête, congestion et saignements nasaux.
  *Lésions de la cloison nasale ... page 317*

## Toux, éternuements

- Congestion, écoulements et irritation du nez, éternuements, fatigue et parfois fièvre.
  *Maladies infectieuses ... page 284*
  *Rhume ... page 318*

- Toux rauque et sèche, maux de gorge et enrouement de la voix.
  *Laryngite ... page 319*

- Toux sèche puis grasse, expectorations, écoulements nasaux et faible fièvre.
  *Bronchite ... page 322*

- Toux chronique et expectorations fluides et épaisses.
  *Bronchite chronique ... page 322*

- Fièvre modérée, écoulement nasal, toux sèche et quintes violentes.
  *Coqueluche ... page 522 ............................ Urgence*

## Toux et douleurs thoraciques

- Fièvre, douleurs musculaires et articulaires, fatigue, maux de tête, écoulements nasaux, toux sèche et douleurs des voies respiratoires (gorge, thorax, etc.).
  *Grippe ... page 320*

- Quinte de toux sèche devenant parfois grasse et sensation d'inconfort au niveau de la poitrine.
  *Trachéite ... page 319*

### Voir aussi :

*Premiers soins : L'arrêt cardiorespiratoire … page 544*
*Premiers soins : L'obstruction des voies respiratoires … page 547*
*Premiers soins : L'hémorragie … page 550*
*Premiers soins : L'hypothermie et les gelures … page 562*
*Douleurs thoraciques … pages 582 et 584*

## LES TROUBLES SANGUINS, VASCULAIRES ET CARDIAQUES (SANG, CIRCULATION SANGUINE, CŒUR)

## SAIGNEMENTS

### Saignement d'une plaie

- Membre douloureux, déformé ou impotent, et parfois os saillant et hémorragie externe.
  *Fracture osseuse … pages 102 et 552*

- Perte importante de sang (hémorragie externe), froideur et pâleur des extrémités, étourdissements, vomissements, accélération et faiblesse du pouls, accélération de la respiration et soif intense.
  *État de choc … page 239 ……… Urgence*

### Saignement du nez et des oreilles

- Perte de connaissance plus ou moins brève ou saignement de nez ou des oreilles, douleur ou plaie à la tête, troubles de l'équilibre, du langage, de la sensibilité (paralysie) et de la vision, nausées et vomissements, comportement anormal ou convulsions.
  *Traumatisme crânien … page 150 ……… Urgence*

### Saignements dans la bouche

- Rougeur et gonflement de la gencive et saignements fréquents.
  *Gingivite … page 364*

- Lésion (petite plaie, plaque rouge, ulcération, nodule) sur la bouche ou aux alentours qui s'aggrave, saignements, douleurs persistantes et engourdissements dans la bouche et la gorge et difficultés à mâcher, avaler ou bouger la langue.
  *Cancer de la bouche … page 366*

### Saignements de l'anus

- Saignements de l'anus rouge vif et peu abondants pendant ou peu après la défécation et parfois démangeaisons, douleurs vives et spasmes au niveau de l'anus.
  *Hémorroïdes … page 388*
  *Colites chroniques … page 382*
  *Cancer colorectal … page 376*

### Présence de sang dans les expectorations

- Toux avec expectorations sanguinolentes, douleurs thoraciques, difficultés respiratoires, fièvre, sueurs nocturnes, fatigue, perte d'appétit et amaigrissement.
  *Tuberculose … page 324*
  *Embolie pulmonaire … page 275 ……… Urgence*

- Troubles de la voix, de la respiration et de la déglutition, toux, expectoration de sang, douleur thoracique.
  *Tumeurs malignes de l'appareil respiratoire … page 336*

### Présence de sang dans l'urine

- Présence de sang dans l'urine.
  *Infections urinaires … page 406*
  *Lithiase urinaire … page 408*

- Présence de sang dans l'urine et douleurs dorsales ou abdominales
  *Maladie polykystique des reins … page 410 ………* 50+
  *Lithiase urinaire … page 408*
  *Tumeurs de l'appareil urinaire … page 411*
  *Adénome de la prostate … page 429 ………*
  *Cancer de la prostate … page 430 ………* 50+

### Saignements (nez, urine, anus, etc.)

- Saignements prolongés qui peuvent se déclencher spontanément.
  *Hémophilie… page 244*
  *Effets secondaires des médicaments anticoagulants et antiplaquettaires … pages 261 et 274*

### Voir aussi :

*Premiers soins : L'hémorragie … page 550*
*Selles sanguinolentes … page 587*
*Saignements en dehors des règles … page 587*
*Écoulements anormaux … page 588*

## TROUBLES VEINEUX

### Veine saillante

- Sensation de jambes lourdes, d'un gonflement et dilatation des veines (cordons bleus).
  *Insuffisance veineuse … page 272*
  *Varices … page 272*

### Veine enflammée

- Gonflement d'une veine et des tissus environnants, douleur.
  *Thrombose veineuse … page 274 ……… Urgence*

### Voir aussi :

*Gonflement … page 567*

## DOULEUR THORACIQUE AU NIVEAU DU STERNUM

### Douleur thoracique au niveau du sternum

- Douleur thoracique (sensation d'écrasement et de brûlure au milieu du thorax) pouvant irradier dans le cou et le bras gauche, parfois précédée par une faiblesse généralisée, une gêne respiratoire, des nausées, des vertiges, des troubles digestifs et une transpiration abondante.
  *Angine de poitrine ... page 257*
  *Infarctus du myocarde ... page 257 ............. Urgence*

- Fièvre, douleurs thoraciques et gêne respiratoire.
  *Péricardite ... page 269 ........................... Urgence*

### Voir aussi :

*Douleurs thoraciques ... page 582*

## TROUBLES DU RYTHME CARDIAQUE

### Anomalies du rythme cardiaque

- Palpitations, fatigue, essoufflement et parfois sensation d'oppression ou perte de connaissance complète et brutale.
  *Arythmie cardiaque ... page 264*

- Fatigue, gêne respiratoire importante, troubles du rythme cardiaque, etc.
  *Insuffisance cardiaque ... page 262*

- Respiration rapide et difficile et sensation de manquer d'air, bleuissement de la peau et des muqueuses, arythmie cardiaque, sudation importante et parfois perte de connaissance.
  *Insuffisance respiratoire ... page 332 ............ Urgence*

- Fièvre, gêne respiratoire et troubles du rythme cardiaque.
  *Myocardite ... page 269 ........................... Urgence*

- Souffle cardiaque, coloration bleue de la peau, troubles de la croissance et essoufflement.
  *Malformations cardiaques ... page 267*

- Essoufflement et parfois perte de connaissance, douleurs thoraciques, palpitations.
  *Valvulopathie ... page 268*

- Goître (gonflement du cou), grande faiblesse, variation de poids, sensation de froid ou de chaleur, troubles du rythme cardiaque, troubles intestinaux, tremblements, modification de l'aspect de la peau ou des cheveux, etc.
  *Maladies de la glande thyroïde ... page 225*

### Pouls rapide, palpitations

- Palpitations, fatigue, essoufflement et parfois sensation d'oppression ou perte de connaissance complète et brutale.
  *Arythmie cardiaque ... page 264*

- Faiblesse (pâleur, fatigue, étourdissement, essoufflement), palpitations, sensation de froid et maux de tête.
  *Anémies ... page 242*

### Pouls rapide et faible

- Soif, bouche sèche, urines foncées, crampes musculaires, fatigue, pâleur, pouls rapide et faible, respiration rapide et superficielle, nausées et vomissements, confusion et étourdissement.
  *Déshydratation ... page 561*

- Perte importante de sang (hémorragie externe), froideur et pâleur des extrémités, étourdissements, vomissements, accélération et faiblesse du pouls, accélération de la respiration et soif intense.
  *État de choc ... page 239 ........................... Urgence*

### Absence de pouls

- Perte de connaissance, coloration pâle, grisâtre ou bleue de la peau et des lèvres, absence de souffle, de soulèvement de la poitrine et de pouls.
  *Arrêt cardiorespiratoire ... page 544 ............. Urgence*

- Toux, douleurs thoraciques, difficultés respiratoires, maux de tête, étourdissements ou arrêt respiratoire ou cardiaque.
  *Intoxications par inhalation ou par ingestion ... page 549 ...................... Urgence*

- Douleur au niveau d'un vaisseau sanguin, pâleur, froideur et absence de pouls.
  *Thrombose artérielle ... page 274 ................ Urgence*

### Voir aussi :

*Premiers soins : L'hémorragie ... page 550*
*Premiers soins : L'hypothermie et les gelures ... page 562*

# LES TROUBLES DIGESTIFS (ŒSOPHAGE, ESTOMAC, FOIE, PANCRÉAS, INTESTINS, ANUS)

## TROUBLES DE L'INGESTION ET DE LA DIGESTION

### Difficultés à avaler

- Régurgitations acides, brûlures dans le haut de l'estomac remontant le long de l'œsophage, difficultés à avaler et toux nocturne.
  *Reflux gastro-œsophagien … page 372*

- Changement d'aspect de la langue (gonflement, surface lisse, couleur rouge plus ou moins intense), douleurs et gênes lors de la mastication, la déglutition ou la parole.
  *Glossite … page 365*

- Enduit blanchâtre sur les muqueuses de la bouche, de la gorge et de l'œsophage, picotements, brûlures, difficultés à avaler et perte d'appétit.
  *Muguet … page 365*

- Fièvre forte, maux de gorge, incapacité à déglutir et respiration difficile et bruyante.
  *Épiglottite … page 523 ……………………… Urgence*

- Difficultés à avaler et régurgitations.
  *Sténose de l'œsophage … page 373*

- Troubles de la voix, de la respiration et de la déglutition, toux, expectorations de sang, douleur thoracique.
  *Tumeurs malignes de l'appareil respiratoire … page 336*

- Difficultés à avaler, amaigrissement, douleurs thoraciques et parfois vomissements sanguinolents.
  *Œsophagite … page 373*
  *Cancer de l'œsophage … page 375 ………………………*

### Voir aussi :

*Maux de gorge … page 581*

### Nausées, vomissements et douleurs abdominales

- Diarrhée, vomissements, crampes et douleurs abdominales et parfois fièvre.
  *Gastroentérite … page 378*

- Nausées et vomissements, douleurs abdominales, ballonnements et maux de tête.
  *Indigestion … page 363*

- Absence de règles, nausées et vomissements, gonflement des seins, changements d'humeur, grande fatigue, etc.
  *Grossesse … page 462 ………………………………*

- Ralentissement des réflexes, difficulté à parler et à se mouvoir, levée des inhibitions, changement d'humeur, nausées et vomissements, déshydratation et hypothermie.
  *Intoxication alcoolique aiguë … page 358*

- Nausées et vomissements, douleurs abdominales, brûlures à l'intérieur et autour de la bouche, décoloration des lèvres et haleine à l'odeur particulière.
  *Intoxications par ingestion … page 549 ……… Urgence*

- Douleurs permanentes dans la partie inférieure droite ou gauche de l'abdomen, nausées et vomissements, anorexie, constipation et fièvre.
  *Appendicite … page 387*
  *Diverticulite … page 385*

- Troubles digestifs (diarrhée, douleurs abdominales, ballonnements, etc.) et affaiblissement (amaigrissement et fatigue).
  *Intolérances alimentaires … page 362*
  *Parasites intestinaux … page 380*
  *Colites … page 382*

- Crises de douleurs abdominales intenses et brutales (cris et pleurs), nausées et vomissements, refus de s'alimenter, pâleur, manque de tonus musculaire et glaires sanguinolentes dans les selles.
  *Invagination intestinale aiguë … page 515 ….. Urgence*
  *Occlusion intestinale … page 385*

- Hypertension artérielle importante, gonflement des membres et forte prise de poids, maux de tête et de ventre, vision de taches, bourdonnements d'oreille, nausées et vomissements.
  *Pré-éclampsie … page 484 …………………… Urgence*

- Douleurs abdominales intenses et permanentes et durcissement de l'abdomen, vomissements, constipation, fièvre élevée, faiblesse, pâleur et troubles de la respiration, du rythme cardiaque et de la tension.
  *Péritonite … page 387 ……………………… Urgence*
  *Diverticulose … page 385*

- Selles sanguinolentes, diarrhée ou constipation, douleurs abdominales et vomissements.
  *Colites chroniques … page 382*

- Troubles digestifs après les repas, vomissements, douleurs abdominales et amaigrissement.
  *Cancer de l'estomac … page 376*
  *Cancer colorectal … page 376*
  *Sténose hypertrophique du pylore … page 516 ………………… Urgence*

### Douleurs abdominales

- Diarrhée alternant avec constipation, douleurs et crampes abdominales, ballonnements et selles contenant du mucus.
  *Syndrome du côlon irritable … page 384*

## Douleurs abdominales (suite)

- Régurgitations acides, brûlures dans le haut de l'estomac remontant le long de l'œsophage, difficultés à avaler et toux nocturne.
  *Reflux gastro-œsophagien ... page 372*

- Douleurs et crampes dans l'abdomen au niveau de l'estomac et pouvant s'étendre jusqu'au milieu du dos et, dans les cas graves, vomissements sanguinolents et selles foncées.
  *Ulcère gastroduodénal ... page 374* ........................ 50+

- Douleur intense du côté droit sous le sternum et sous les côtes.
  *Lithiase biliaire ... page 395*

- Douleur intense dans le milieu et le haut de l'abdomen irradiant sur le côté et dans le dos, surtout après les repas, ballonnements et vomissements.
  *Pancréatite aiguë ... page 396*

- Anorexie et amaigrissement, fièvre, faiblesse et douleur au niveau du foie (partie supérieure de l'abdomen).
  *Cancer du foie ... page 394*

- Coloration jaune de la peau, du blanc de l'œil et des muqueuses, douleur dans la partie supérieure de l'abdomen et détérioration de l'état général (anorexie, amaigrissement et grande faiblesse).
  *Hépatites ... page 390*
  *Cancer du pancréas ... page 397* ............................ 50+

### Voir aussi :

*Gonflement de l'abdomen ... page 567*
*Douleur ou gêne dans le bas-ventre ... page 587*

## TROUBLES DE LA DÉFÉCATION (DOULEURS, SELLES ANORMALES)

### Diarrhée

- Diarrhée, vomissements, crampes et douleurs abdominales, etc. et parfois fièvre.
  *Gastroentérite ... page 378*

- Troubles digestifs (diarrhée, douleurs abdominales, ballonnements, etc.) et affaiblissement (amaigrissement et fatigue).
  *Intolérances alimentaires ... page 362*
  *Parasites intestinaux ... page 380*
  *Colites ... page 382*

- Fièvre et douleurs musculaires et articulaires ou diarrhée.
  *Listériose ... page 302*

- Amaigrissement rapide, gonflement des ganglions lymphatiques, fièvre, diarrhée persistante et infections cutanées et respiratoires.
  *Sida ... page 292*

### Diarrhée ou constipation

- Diarrhée alternant avec constipation, douleurs et crampes abdominales, ballonnements et selles contenant du mucus.
  *Syndrome du côlon irritable ... page 384*

- Selles sanguinolentes, diarrhée ou constipation, douleurs abdominales et vomissements.
  *Colites chroniques ... page 382*
  *Cancer colorectal ... page 376*

- Diarrhée et constipation et parfois selles sanguinolentes.
  *Polypes du côlon ... page 383*

### Douleurs à la défécation

- Sensation très douloureuse de brûlure et de déchirure lors de la défécation.
  *Fissure anale ... page 389*

- Saignements de l'anus rouge vif peu abondants pendant ou peu après la défécation et parfois démangeaisons, douleurs vives et spasmes au niveau de l'anus.
  *Hémorroïdes ... page 388*
  *Cancer colorectal ... page 376*

### Selles claires

- Coloration jaune de la peau, du blanc de l'œil et des muqueuses, pâleur, décoloration des selles et gonflement du foie et de la rate qui dure plus de 10 jours.
  *Ictère du nouveau-né pathologique ... page 515* ........................ *Urgence*

- Coloration jaune de la peau, du blanc de l'œil et des muqueuses, selles claires, urine foncée, anorexie, faiblesse, amaigrissement, fièvre et gêne douloureuse dans la région du foie.
  *Hépatites ... page 390*

### Selles huileuses ou contenant du mucus

- Diarrhée alternant avec constipation, douleurs et crampes abdominales, ballonnements et selles contenant du mucus.
  *Syndrome du côlon irritable ... page 384*

- Amaigrissement, douleurs à l'abdomen et au dos, selles molles, nauséabondes et huileuses.
  *Pancréatite chronique ... page 396*

### Selles sanguinolentes

- Diarrhée, vomissements, crampes et douleurs abdominales et parfois fièvre.
  *Gastroentérite ... page 378*

- Troubles digestifs (diarrhée, douleurs abdominales, ballonnements, etc.) et affaiblissement (amaigrissement et fatigue).
  *Parasites intestinaux ... page 380*

- Crises de douleurs abdominales intenses et brutales (cris et pleurs), nausées et vomissements, refus de s'alimenter, pâleur, manque de tonus musculaire et glaires sanguinolentes dans les selles.
  *Invagination intestinale aiguë ... page 515* ...... **Urgence**

- Selles sanguinolentes, diarrhée ou constipation, douleurs abdominales et vomissements.
  *Colites chroniques ... page 382*
  *Cancer colorectal ... page 376*

- Diarrhée et constipation et parfois selles sanguinolentes.
  *Polypes du côlon ... page 383*

- Grande faiblesse, coloration jaune de la peau, du blanc de l'œil et des muqueuses, rougeurs en forme d'étoile (angiomes stellaires) et rougissement de la paume des mains, selles sanguinolentes, infections répétées et troubles neurologiques (confusion, somnolence, coma, etc.).
  *Insuffisance hépatique ... page 393* ............. **Urgence**

### Voir aussi :

*Amaigrissement ... page 566*

## LES TROUBLES DES ORGANES GÉNITAUX (SEXE, SEINS, OVAIRES, TESTICULES, UTÉRUS, VAGIN, PROSTATE, ETC.) ET DE L'APPAREIL URINAIRE (REINS, VESSIE, URÈTRE, ETC.)

### TROUBLES DES ORGANES GÉNITAUX

#### Douleur ou gêne dans le bas-ventre

- Douleurs dans le bas-ventre, changements d'humeur, maux de tête, fatigue et insomnie, vertiges, acné, troubles digestifs (ballonnements, douleurs abdominales), prise de poids, gonflement des membres et des seins, seins douloureux.
  *Syndrome prémenstruel ... page 424* ........................

- Sensation de pesanteur dans le bas-ventre, douleurs lombaires, troubles urinaires et constipation.
  *Prolapsus génitaux ... page 433* ...............................

- Douleurs au dos et à l'abdomen, forte fièvre avec frissons et troubles urinaires (brûlure, envie fréquente, urine anormale, etc.).
  *Cystite ... page 406* ...............................................
  *Pyélonéphrite ... page 407*

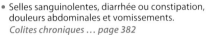

- Douleur violente dans le bas-ventre et parfois fièvre.
  *Torsion, rupture ou infection d'un kyste ovarien ... page 436* ...............................

- Hypertension artérielle importante, gonflement des membres et forte prise de poids, maux de tête et de ventre, vision de taches, bourdonnements d'oreille, nausées et vomissements.
  *Pré-éclampsie ... page 484* ......................... **Urgence**

- Douleur et gonflement de l'abdomen, changement dans la fréquence et l'aspect des selles et affaiblissement (fatigue, amaigrissement).
  *Cancer de l'ovaire ... page 436*

#### Douleur ou gêne dans le bas-ventre et règles abondantes

- Règles abondantes, douleurs abdominales handicapantes et parfois fatigue et essoufflement.
  *Règles abondantes ... page 423* .............................

- Douleurs abdominales surtout pendant les règles et au cours des relations sexuelles, et règles longues, abondantes et irrégulières.
  *Endométriose ... page 432*...................................

#### Douleur ou gêne dans le bas-ventre et saignements en dehors des règles

- Sensation de pesanteur dans le bas-ventre et douleur pendant les relations sexuelles, saignements en dehors des règles, absence de règles et difficultés à uriner.
  *Kystes ovariens ... page 436* ...............................

- Pertes vaginales jaunâtres et malodorantes, douleurs dans le bas-ventre, saignements vaginaux, inflammation et écoulements de l'urètre, fièvre et brûlures pendant la miction.
  *Infections transmissibles sexuellement ... page 444*
  *Chlamydioses ... page 446*

#### Douleur ou gêne dans le bas-ventre, règles abondantes et saignements en dehors des règles

- Règles abondantes et saignements entre les règles ou après la ménopause, troubles urinaires (envie fréquente ou incontrôlable), constipation, douleurs et sensation de pesanteur dans le bas-ventre et pertes blanches.
  *Fibromes utérins ... page 434* ...............................
  *Cancers de l'utérus ... page 434* ............................

#### Douleur ou gêne dans le bas-ventre et saignements pendant la grossesse

- Saignements utérins et contractions utérines ou douleurs abdominales.
  *Grossesse extra-utérine ... page 477* ............ **Urgence**
  *Avortement spontané ... page 476* ............... **Urgence**
  *Placenta praevia ... page 482* ..................... **Urgence**
  *Hématome rétroplacentaire ... page 485* ........ **Urgence**

#### Douleur ou gêne au niveau des testicules

- Sensation de lourdeur au testicule.
  *Varicocèle ... page 429* ........................................

### Douleur ou gêne au niveau des testicules (suite)

- Douleur subite au testicule se propageant dans le bas-ventre et gonflement du testicule.
  *Torsion du testicule … page 429*

### Douleur ou gêne au niveau des organes génitaux et écoulements anormaux

- Fièvre, douleur, gonflement, rougeur ou démangeaisons au niveau des organes génitaux, troubles de la miction ou pendant les rapports sexuels, écoulements sanguinolents, purulents ou malodorants.
  *Infections génitales … page 441*
  *Infections transmissibles sexuellement … page 444*

- Pertes vaginales jaunâtres et malodorantes, douleurs dans le bas-ventre, saignements vaginaux, inflammation et écoulements de l'urètre, fièvre et brûlures pendant la miction.
  *Chlamydioses … page 446*

- Inflammation du vagin (démangeaisons, écoulements verdâtres, abondants et nauséabonds) ou de l'urètre et troubles de la miction.
  *Trichomonase … page 449*

### Douleurs dans le bassin et écoulements anormaux

- Écoulements anormaux par le vagin ou l'urètre accompagnés de brûlures pendant la miction et de douleurs dans le bassin.
  *Blennorragie … page 449*

- Fièvre, douleurs dans le bassin et écoulements vaginaux purulents et nauséabonds.
  *Fièvre puerpérale … page 475 ………… Urgence*

### Écoulements anormaux

- Saignements lors des rapports sexuels et pertes blanches striées de sang.
  *Cancers du col de l'utérus … page 434*

### Absence de règles

- Absence de règles, modifications du corps (peau, ongles, cheveux, muqueuses, seins), bouffées de chaleur et sueurs nocturnes, troubles de l'humeur et du sommeil, grande sensibilité aux infections urinaires, etc.
  *Ménopause … page 426*

- Absence de règles, nausées et vomissements, gonflement des seins, changements d'humeur, grande fatigue, etc.
  *Grossesse … page 462*
  *Maladies de la glande thyroïde … page 225*
  *Maladies de l'hypophyse … page 226*

- Restriction alimentaire et amaigrissement importants, absence de règles et nombreux troubles (déshydratation, problèmes cardiaques, etc.).
  *Anorexie mentale … page 527*

### Grosseur sur un testicule

- Masse dure sur un testicule et gonflement du testicule ou stérilité. Pas de douleurs.
  *Cancers du testicule … page 428*

### Grosseur sur un sein

- Masse palpable dans un sein.
  *Tumeurs bénignes du sein … page 437*
  *Cancers du sein … page 438*

### Éruptions sur les organes génitaux

- Fièvre, douleur, gonflement, rougeur ou démangeaisons au niveau des organes génitaux, troubles de la miction ou pendant les rapports sexuels, écoulements sanguinolents, purulents ou malodorants.
  *Infections génitales … page 441*
  *Infections transmissibles sexuellement … page 444*

- Vésicules herpétiques sur les organes génitaux, plaie à vif et croûtes et brûlures, picotements et démangeaisons.
  *Herpès génital … page 447*

- Excroissances à aspect de chou-fleur sur la peau ou les muqueuses .
  *Condylomes génitaux … page 448*

- Chancres sur la peau ou les muqueuses puis gonflement des ganglions lymphatiques de l'aine, éruptions cutanées, etc.
  *Syphilis … page 445*
  *Lymphogranulomatose vénérienne … page 446*

### Voir aussi :

*Gonflement des organes génitaux … page 568*

## TROUBLES DE L'APPAREIL URINAIRE

### Mictions incontrôlables ou involontaires

- Perte limitée d'urine lors de contractions musculaires abdominales.
  *Incontinence urinaire d'effort … page 404*
  *Prolapsus génitaux … page 433*

50+

- Besoins soudains et incontrôlables d'uriner.
  *Vessie hyperactive … page 404*

- Mictions involontaires pendant le sommeil.
  *Énurésie … page 178*

### Mictions fréquentes et incontrôlables

- Règles abondantes, saignements entre les règles ou après la ménopause, troubles urinaires (envie fréquente ou incontrôlable), constipation, douleurs et sensation de pesanteur dans le bas-ventre et pertes blanches.
  *Fibromes utérins … page 434*
  *Cancers de l'utérus … page 434*

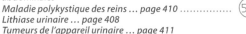

## Mictions douloureuses et fréquentes

- Mictions douloureuses, urgentes et fréquentes produisant une urine trouble, malodorante et contenant du sang.
  *Infections urinaires … page 406*

---

- Troubles urinaires (envie fréquente, gêne, sang, etc.).
  *Adénome de la prostate … page 429*
  *Cancer de la prostate … page 430*

---

- Douleurs au dos et à l'abdomen, forte fièvre avec frissons et troubles urinaires (brûlure, envie fréquente, urine anormale, etc.).
  *Pyélonéphrite … page 407*

---

## Mictions fréquentes et abondantes

- Soif intense, mictions abondantes et pertes de connaissance, amaigrissement.
  *Diabète … page 228*

---

- Nausées et vomissements, fatigue importante, douleurs lombaires, mictions rares ou absentes ou soif et mictions féquentes et abondantes, essoufflement et gonflement des jambes.
  *Insuffisance rénale … page 412*

---

## Mictions douloureuses

- Mictions douloureuses.
  *Infections urinaires … page 406*
  *Lithiase urinaire … page 408*

---

- Écoulements anormaux par le vagin ou l'urètre, brûlures pendant la miction, etc.
  *Infections transmissibles sexuellement … page 444*
  *Infections génitales … page 441*
  *Chlamydioses … page 446*
  *Blennorragie … page 449*
  *Trichomonase … page 449*

---

## Mictions rares ou peu abondantes

- Nausées et vomissements, fatigue importante, douleurs lombaires, mictions rares ou absentes ou soif et mictions fréquentes et abondantes, essoufflement et gonflement des jambes.
  *Insuffisance rénale … page 412*

---

- Gonflement surtout du visage, urine foncée, peu abondante et mousseuse, douleurs lombaires, maux de tête et vomissements.
  *Glomérulonéphrites … page 410*

---

- Sensation de pesanteur dans le bas-ventre et douleur pendant les relations sexuelles, saignements en dehors des règles, absence de règles et difficultés à uriner.
  *Kystes ovariens … page 436*

---

## Présence de sang dans l'urine

- Présence de sang dans l'urine.
  *Infections urinaires … page 406*
  *Lithiase urinaire … page 408*

---

- Présence de sang dans l'urine et douleurs dorsales ou abdominales
  *Maladie polykystique des reins … page 410*
  *Lithiase urinaire … page 408*
  *Tumeurs de l'appareil urinaire … page 411*
  *Adénome de la prostate … page 429*
  *Cancer de la prostate … page 430*

---

## Urine anormale

- Douleurs au milieu du dos et douleurs abdominales, forte fièvre avec frissons et troubles urinaires (brûlure, envie fréquente, urine trouble ou rougeâtre, etc.).
  *Pyélonéphrite … page 407*

---

- Gonflement surtout du visage, urine foncée, peu abondante et mousseuse, douleurs lombaires, maux de tête et vomissements.
  *Glomérulonéphrites … page 410*

---

- Coloration jaune de la peau, du blanc de l'œil et des muqueuses, selles claires, urine foncée, anorexie, faiblesse, amaigrissement, fièvre et gêne douloureuse dans la région du foie.
  *Hépatites … page 390*

---

## Voir aussi :

*Saignements … page 583*

# INDEX

Les sujets principaux sont indiqués en **caractères gras.**

## A

## D

## E

## I

## N



## O

## P

## Q



## R



## S

## T

## U



## V



## X



## Y



## Z

# GLOSSAIRE

**Acouphène**
Sensation auditive anormale (sifflements, tintements, bourdonnements) perçue par le cerveau en l'absence de toute stimulation sonore extérieure.

**Aigu**
Se dit d'une maladie qui apparaît brusquement et évolue rapidement, ou d'une douleur qui est intense et pénétrante.

**Aménorrhée**
Absence de règles chez une femme en âge de les avoir.

**Amniocentèse**
Examen prénatal qui consiste à prélever du liquide amniotique à travers la paroi abdominale de la femme enceinte et à analyser celui-ci afin de vérifier la santé du fœtus (maturité, malformation, anomalie chromosomique, maladie héréditaire ou infectieuse, etc.).

**Analgésique**
Médicament ou substance qui atténue ou supprime la douleur. Syn. antalgique.

**Anémie**
Baisse de la quantité d'hémoglobine dans le sang, provoquant notamment de la fatigue et une pâleur.

**Anesthésie ou anesthésique**
Perte partielle ou complète de la sensibilité d'une partie ou de l'ensemble du corps. L'anesthésie peut être provoquée par une maladie ou un agent anesthésique.

**Anorexie**
Réduction ou arrêt de l'alimentation par perte d'appétit ou refus de se nourrir.

**Antalgique**
*Voir analgésique.*

**Antibiotique**
Substance naturelle ou synthétique capable de détruire ou d'empêcher le développement de certaines bactéries et permettant de lutter contre les infections qu'elles causent.

**Anticoagulant**
Substance qui empêche ou retarde la coagulation du sang.

**Antiémétique**
Médicament qui empêche ou arrête les nausées et les vomissements.

**Antifongique**
Médicament ou substance qui détruit les champignons et qui combat les infections qu'ils provoquent en empêchant leur développement.

**Antihistaminique**
Médicament qui s'oppose à l'action de l'histamine, une substance produite par l'organisme qui déclenche notamment les effets d'une réaction allergique.

**Anti-inflammatoire non stéroïdien (AINS)**
Médicament utilisé pour atténuer certains symptômes d'une inflammation ou d'une maladie inflammatoire, non dérivé de corticostéroïdes naturels (hormones sécrétées par les glandes surrénales).

**Anti-inflammatoire stéroïdien**
*Voir corticoïde.*

**Antipyrétique**
Médicament qui prévient, diminue ou élimine la fièvre.

**Antiseptique**
Produit qui détruit les germes présents sur la peau et les muqueuses.

**Antispasmodique**
Médicament ou substance qui combat les crampes, les contractions et les convulsions.

**Antitussif**
Médicament qui apaise ou supprime la toux.

**Anxiolytique**
Médicament destiné à combattre l'anxiété.

**Apathie**
Diminution des activités et des initiatives due à un état d'indifférence affective marqué.

**Appareil**
Ensemble d'organes et de structures dissemblables dont les fonctions complémentaires permettent d'accomplir une fonction commune (reproduction, digestion, respiration, etc.).

**Auto-immune**
Se dit d'une maladie provoquée par un dysfonctionnement du système immunitaire, lequel produit des éléments de défense (lymphocytes et anticorps) dirigés contre certains constituants de l'organisme même.

**Bêtabloquant**
Médicament ou substance qui s'oppose à l'action de certains neurotransmetteurs de l'organisme (adrénaline, noradrénaline et dopamine) et principalement utilisé dans le traitement des troubles cardiovasculaires.

**Biopsie**
Prélèvement d'un échantillon de tissu ou d'organe afin de l'examiner au microscope.

**Biothérapie**
Type de traitement utilisant des organismes vivants ou des substances provenant de ces organismes.

**Cardiotonique**
Médicament qui augmente la force de contraction du cœur.

**Chimiothérapie**
Traitement par des substances chimiques utilisé pour combattre des infections et des cancers.

**Choc hypovolémique**
Affaiblissement brutal du fonctionnement de l'organisme (état de choc) dû à une diminution importante du volume sanguin.

**Chronique**
Se dit d'une maladie ou d'une affection qui évolue lentement et qui dure longtemps.

**Cœliochirurgie**
Opération chirurgicale utilisant un endoscope introduit dans la paroi abdominale.

**Cœlioscopie**
**Endoscopie** de la cavité abdominale par une incision proche du nombril.

**Colectomie**
Ablation d'une partie ou de la totalité du côlon.

**Coloscopie**
Examen endoscopique du côlon, pratiqué avec ou sans anesthésie générale, qui permet de prélever des échantillons à analyser et d'effectuer l'ablation de polypes.

**Congénital**
Se dit d'une caractéristique (maladie, lésion, malformation, etc.), héréditaire ou non, présente dès la naissance.

**Contusion**
Lésion provoquée par un coup, sans déchirure de la peau ni fracture des os, qui se traduit souvent par une ecchymose.

**Convulsion**
Contraction brusque, involontaire et spasmodique des muscles, localisée ou généralisée à l'ensemble du corps.

**Corset orthopédique**
Appareillage plus ou moins rigide, disposé autour du tronc, destiné à maintenir la colonne vertébrale dans une position adéquate.

**Corticoïde ou corticostéroïde (anti-inflammatoire stéroïdien)**
Médicament utilisé pour atténuer certains symptômes d'une inflammation ou d'une maladie inflammatoire, dérivé de corticostéroïdes naturels (hormones sécrétées par les glandes surrénales).

**Cryothérapie**
Traitement qui utilise le froid intense.

**Curiethérapie**
Technique de **radiothérapie** qui consiste à introduire directement une substance radioactive dans une tumeur cancéreuse ou dans un organe creux affecté par un cancer, limitant ainsi les effets secondaires de la radiothérapie sur les tissus voisins.

**Dégénérescence ou dégénératif**
Aggravation d'une maladie ou détérioration d'une cellule, d'un tissu ou d'un organe avec altération de ses fonctions.

**Déglutition**
Action de faire passer un aliment ou un liquide de la bouche vers l'œsophage (avaler).

**Diurétique**
Médicament ou substance qui augmente la production et l'évacuation d'urine.

**Ecchymose**
Ou bleu. **Hématome** sous-cutané, souvent provoqué par un choc, qui se traduit par une coloration noirâtre ou bleutée de la peau et qui se résorbe en quelques jours.

**Échographie**
Technique d'imagerie médicale qui permet de visualiser les organes internes de l'organisme grâce aux échos produits par des ultrasons lors de leur passage à travers le corps. Image qui résulte de cet examen.

**Électrocoagulation**
Technique qui utilise la chaleur dégagée par un courant électrique pour provoquer la coagulation d'un tissu.

**Endoscopie**
Exploration de l'intérieur d'un organe ou d'une cavité du corps (bronches, côlon, cavité abdominale, etc.) à l'aide d'un tube optique pourvu d'un système d'éclairage, permettant de diagnostiquer et de traiter certains troubles.

**Enzyme**
Protéine qui facilite les réactions biochimiques de l'organisme.

**Ergonomie**
Discipline scientifique qui étudie les conditions de travail (moyens, méthodes, milieux), dans le but de les améliorer pour optimiser le confort, la sécurité et l'efficacité des travailleurs.

**Expectorant**
Se dit d'un médicament qui aide l'expulsion par la bouche des sécrétions provenant des voies respiratoires.

**Génétique**
Science qui a pour objet l'étude de la transmission des caractères d'une génération à une autre (hérédité).

**Glycémie**
Taux de glucose dans le sang.

**Hématome**
Amas de sang dans un tissu ou un organe qui apparaît à la suite de la rupture d'un vaisseau sanguin.

**Hémodialyse**
Technique d'épuration du sang qui consiste à le pomper, à le filtrer grâce à une membrane artificielle située à l'extérieur du corps, puis à le réintroduire dans le système sanguin.

**Hormonothérapie**
Traitement qui utilise des hormones.

**Hypoglycémie**
Insuffisance de la quantité de glucose dans le sang.

**Hypothermie**
Baisse anormale de la température corporelle.

**Immunodépression ou immunodéprimé**
Diminution des défenses immunitaires, personne dont les défenses immunitaires sont amoindries.

**Immunosuppresseur ou immunodépresseur**
Médicaments qui inhibent l'activité du système immunitaire.

**Immunothérapie**
Traitement qui vise à modifier l'activité du système immunitaire en la stimulant ou en l'inhibant.

**Impotence**
État d'une personne qui ne peut se mouvoir ou qui le fait avec beaucoup de difficulté.

**Infection ou infectieux**
Invasion de l'organisme par des microorganismes pathogènes (virus, bactérie, champignon, parasite).

**Inflammation ou inflammatoire**
Réaction de l'organisme à une agression, qui se traduit par une rougeur, un gonflement, une sensation de chaleur et une douleur, localisés au niveau d'un tissu ou d'un organe.

**Kinésithérapie**
Technique thérapeutique qui utilise des mouvements actifs (gymnastique) et passifs (massages, mobilisations, etc.) ou des agents physiques (courants électriques, ondes, etc.), notamment pour traiter des troubles moteurs ou respiratoires.

**Laxatif**
Substance qui stimule l'évacuation des matières fécales.

**Métabolisme ou métabolique**
Ensemble des réactions biologiques et chimiques qui se déroulent dans les cellules et assurent le fonctionnement de l'organisme.

**Microtraumatisme**
Traumatisme léger qui, s'il se répète, peut provoquer des lésions.

**Nécrose**
Mort d'une cellule ou d'un tissu de l'organisme.

**Œdème**
Épanchement de liquide dans un tissu qui se manifeste par une enflure.

**Orthèse**
Appareillage orthopédique destiné à stabiliser une partie du corps et à compenser ou corriger une fonction locomotrice déficiente.

**Orthopédique**
Relatif au traitement des troubles de l'appareil locomoteur (squelette, articulations, muscles, tendons).

**Orthophonie**
Technique thérapeutique qui a pour objectif de diagnostiquer et de traiter les troubles du langage oral et écrit.

**Oxygénothérapie**
Traitement qui consiste à faire inhaler de l'air enrichi en oxygène.

**Palliatif**
Qui atténue les symptômes d'une maladie sans la guérir.

**Phonation**
Ensemble des phénomènes qui participent à la production de la voix et du langage articulé par les organes vocaux.

**Photocoagulation**
Technique thérapeutique qui consiste à appliquer un faisceau lumineux puissant (laser) sur la rétine afin de réduire certaines lésions pouvant entraîner son décollement.

**Photothérapie**
Traitement qui consiste à exposer la peau à la lumière ou à une partie de ses rayons (ultraviolets, infrarouges).

**Phytothérapie**
Utilisation de substances chimiques contenues dans certaines plantes pour soigner des maladies.

**Prothèse**
Appareillage implanté dans l'organisme, destiné à remplacer un organe ou un membre, en partie ou en totalité, pour restaurer une fonction altérée.

**Psychomoteur**
Qui se rapporte à la fois aux fonctions motrices et psychiques.

**Psychotrope**
Substance dont l'action chimique modifie l'activité mentale.

**Radiothérapie**
Traitement reposant sur l'administration de rayons ionisants, utilisé notamment pour traiter le cancer.

**Réduction**
Intervention médicale ou chirurgicale qui a pour but de repositionner un organe déplacé, un os déboîté ou les fragments d'un os fracturé.

**Sclérothérapie**
Traitement qui consiste à injecter un produit atrophiant dans les varices afin de les faire disparaître.

**Septicémie**
Infection généralisée provoquée par la libération dans le sang de quantités importantes et régulières de microorganismes pathogènes à partir d'un foyer infectieux initial.

**Syncope**
Perte de connaissance complète de courte durée, consécutive à une brusque diminution de l'apport en oxygène ou en sang dans l'encéphale.

**Système**
Ensemble d'organes et de structures similaires collaborant à une fonction commune (circulation sanguine, défense immunitaire, etc.).

**Tissu**
Ensemble de cellules qui ont une structure et une fonction relativement similaires.

**Traumatisme**
Ensemble de troubles physiques faisant suite à une lésion ou une blessure causée accidentellement par un agent extérieur. En psychologie : ensemble des troubles psychologiques faisant suite à un événement provoqué par un agent extérieur.

**Vaccin**
Substance préparée à partir d'un élément infectieux transformé (virus, parasite, microbe, toxine) qui, inoculée à un être humain ou à un animal, force son organisme à produire des anticorps qui l'immunisent contre la maladie provoquée par cet élément infectieux.

**Vasoconstricteur**
Se dit d'un élément (nerf, substance, etc.) qui réduit le diamètre des vaisseaux sanguins par contraction de ses fibres musculaires.

**Vasodilatateur**
Se dit d'un élément (nerf, substance, etc.) qui accroît le diamètre des vaisseaux sanguins par relâchement de ses fibres musculaires.

**Veinotonique**
Médicament qui augmente la résistance de la paroi des veines.

# LIENS ET RESSOURCES

## RESSOURCES D'URGENCE ET DE SOUTIEN

| | |
|---|---|
| **Secours d'urgence (police, incendie et ambulance)** | 911 |
| **Centre antipoison du Québec** | 1 800 463-5060 |
| **Info-Santé** | 811 |
| **Jeunesse J'écoute** | 1 800 668-6868 |
| **Tel-jeunes** | 1 800 263-2266<br>www.teljeunes.com<br>www.agressionsexuelle.com |
| **DPJ (Direction de la protection de la jeunesse)** | 1 800 461-9331 |
| **Assistance Parents** | 1 888 603-9100 |
| **Info-Abus aux aînés** | 1 888 489-ABUS (1-888-489-2287) |
| **S.O.S. violence conjugale** | 1 800 363-9010 |
| **Prévention suicide** | 1 866 APPELLE (1-866-277-3553) |
| **Gai Écoute** | 1 888 505-1010 |
| **Alcooliques anonymes du Québec** | www.aa-quebec.org |
| **Drogue : aide et référence** | 1 800 265-2626 |
| **Jeu : aide et référence** | 1 800 461-0140<br>1 866 SOS-JEUX |

## ORGANISMES GOUVERNEMENTAUX

| | |
|---|---|
| **Agence de la santé publique du Canada : Approches complémentaires et parallèles en santé** | www.phac-aspc.gc.ca |
| **Organisation mondiale de la santé** | www.who.int/fr |
| **Régie de l'assurance maladie du Québec** | 1 800 561-9749<br>www.ramq.gouv.qc.ca |
| **Ministère de la Santé et des Services sociaux du Québec** | www.msss.gouv.qc.ca |
| **Santé Canada** | www.hc-sc.gc.ca |
| **Répertoire des centres de santé et de services sociaux** | www.msss.gouv.qc.ca/repertoires/csss |
| **Atlas de la santé et des services sociaux du Québec** | www.msss.gouv.qc.ca/statistiques/atlas/index.php |
| **Guide santé du gouvernement du Québec** | www.guidesante.gouv.qc.ca |
| **Institut national de santé publique du Québec** | www.inspq.qc.ca |

## INFORMATIONS GÉNÉRALES

| | |
|---|---|
| **Collège des médecins du Québec** | www.cmq.org |
| **Ambulance Saint-Jean** | www.sja.ca |
| **Extenso - Le portail d'information de NUTRIUM** | www.extenso.org |
| **PasseportSanté.net** | www.passeportsante.net |
| **Naître et grandir.net** | www.naitreetgrandir.net |
| **Mieux vivre avec notre enfant, de la grossesse à deux ans** | www.inspq.qc.ca/MieuxVivre/PDF.asp |
| **Guide alimentaire canadien** | www.hc-sc.gc.ca/fn-an/food-guide-aliment/index-fra.php |
| **Société canadienne du cancer** | 1 888 939-3333<br>www.cancer.ca |
| **Association canadienne pour la santé mentale** | www.cmha.ca |
| **Portail grand public de l'Association médicale canadienne** | www.cma.ca/Public/index.asp |
| **Ligue La Leche** | 1 866 ALLAITER (1 866 255-2483)<br>www.allaitement.ca |
| **Aidant - La référence pour les proches de personnes âgées** | www.aidant.ca |

# CRÉDITS PHOTOGRAPHIQUES

**COUVERTURE :**
© Veer Incorporated/Mike Watson
© Veer Incorporated/imagesource.com
© Veer Incorporated/Jose Luis Pelaez
© Veer Incorporated/Jose Luis Pelaez
**p. 5 :** © Paul Labelle, photographe
**p. 10 :** © iStockphoto.com/Tatiana Gladskikh
**p. 11 :** © Shutterstock.com/Avava
**p. 12 :** © Mélanie Morin
**p. 13 : d** © iStockphoto.com/Tom Hahn
**g** © iStockphoto.com/Randy Plett
**p. 14 : h** © iStockphoto.com/Sandra Caldwell
**b** © iStockphoto.com/Dirk Richter
**p. 16 :** © iStockphoto.com/Emrah Turudu
**p. 17 :** © Shutterstock.com/Giordano Borghi
**p. 18 : h** © iStockphoto.com/Igor Dutina
**b** © Shutterstock.com/WizData, inc.
**p. 19 :** © Shadia Toumani
**p. 20 :** © iStockphoto.com/Eugene Choi
**p. 21 :** © iStockphoto.com/Stefan Redel
**p. 22 : h** © iStockphoto.com/Ron Chapple Stock
**b** © iStockphoto.com/Derek Latta
**p. 23 : hd** © iStockphoto.com/Jernej Gartner
**cg** © iStockphoto.com/Robert Ginsberg
**cd** © Shutterstock.com/Darko Novakovic
**p. 24 :** © iStockphoto.com/Hubert Grüner
**p. 25 :** © Shutterstock.com/Elena Elisseeva
**p. 26 : h** © iStockphoto.com/Chris Price
**b** © iStockphoto.com/Joanna C. Pecha
**p. 28 :** © iStockphoto.com/Diane Diederich
**p. 29 :** © iStockphoto.com/Diego Cervo
**p. 30 :** © iStockphoto.com/Francisco Romero
**p. 31 :** © Shutterstock.com/
Monkey Business Images
**p. 32 :** © iStockphoto.com/Robert Dant
**p. 33 : h** © iStockphoto.com/Wesley Pohl
**b** © iStockphoto.com/Tomaz Levstek
**p. 34 :** © iStockphoto.com/
Monkey Business Images
**p. 35 :** © iStockphoto.com/Sean Locke
**p. 36 :** © Shutterstock.com/Christopher Futcher
**p. 37 :** © iStockphoto.com/Michelle Scott
**p. 44 :** © Shutterstock.com/absolut
**p.49 :** © iStockphoto.com/Vasiliki
**p. 50 :** © Shutterstock.com/Reflekta
**p. 53 :** © iStockphoto.com/Pidjoe
**p. 55 : h** © iStockphoto.com/Sergey Lukyanov
**b** © iStockphoto.com/Dmytro Strelbytskyy
**p. 56 :** © iStockphoto.com/Matka Wariatka
**p. 57 :** © iStockphoto.com/mandygodbehear
**p. 60 :** © iStockphoto.com/Gerda Smets
**p. 62-63 :** © Shutterstock.com/John Steel
**p. 65 :** © iStockphoto.com/J. Collado -
JDC Photography
**p. 66 :** © iStockphoto.com/Jerry D. Moorman
**p. 68 :** © iStockphoto.com/Luca di Filippo
**p. 74 :** © iStockphoto.com/Jan Tyler
**p. 77 :** © Shutterstock.com/AlexanderRaths
**p. 81 :** © BSIP/Laurent

**p. 85 :** © YourSkinDoctor.com
**p. 87 :** © iStockphoto.com/Kevin Dyer
**p. 88 :** © Science Photo Library/Dr P. Marazzi
**p. 90 :** © iStockphoto.com/Guillermo Perales
**p. 92-93 :** © Shutterstock.com/FOTOCROMO
**p. 100 :** © iStockphoto.com/Phil Date
**p. 101 :** © iStockphoto.com/
Edyta Anna Grabowska
**p. 103 :** © Corbis. All Rights Reserved.
**p. 104 :** © Glenn Rose/flickr.com
**p. 105 :** © Lyne Trudel
**p. 106 :** © iStockphoto.com/Gloria-Leigh Logan
**p. 110 :** © Matthew Asner/flickr.com
**p. 111 :** © iStockphoto.com/Don Wilkie
**p. 112 :** © iStockphoto.com/Pali Rao
**p. 116 :** © Stéphane Batigne
**p. 119 :** © iStockphoto.com/Elena Korenbaum
**p. 122 :** © iStockphoto.com/Baldur Tryggvason
**p. 124 : h** © iStockphoto.com/Robyn Mackenzie
**b** © iStockphoto.com/Jim Jurica
**p. 126 :** © iStockphoto.com/
M. G. Mooij - MaMoPictures
**p. 132-133 :** © iStockphoto.com/Nikolay Suslov
**p. 135 :** © iStockphoto.com/Torben Krog
**p. 138 :** © iStockphoto.com/René Mansi
**p. 142 :** © iStockphoto.com/Acilo
**p. 144 :** © iStockphoto.com/Hilary Brodey
**p. 147 :** © iStockphoto.com/Slawomir Fajer
**p. 149 :** © iStockphoto.com/Eliza Snow
**p. 151 :** © iStockphoto.com/Ian Marchant
**p. 154 :** © Mathieu Douville
**p. 159 :** © Dr Daniel Roy, CHUM – Département
de radiologie, radio-oncologie
et médecine nucléaire
**p. 160 : h** © iStockphoto.com/Ana Abejon
**b** © CDC
**p. 169 :** © iStockphoto.com/Sheryl Griffin
**p. 171 :** © iStockphoto.com/
Joseph Jean Rolland Dubé
**p. 174 :** © iStockphoto.com/Sean Nel
**p. 176 :** © iStockphoto.com/Matka Wariatka
**p. 177 : h** © Sean Richards/flickr.com
**b** © iStockphoto.com/Diane Diederich
**p. 178 :** © iStockphoto.com/Martina Ebel
**p. 180 :** © Nothern Light Technologies
**p. 181 :** © iStockphoto.com/
Maartje van Caspel (mammamaart)
**p. 182 :** © iStockphoto.com/Barbara Reddoch
**p. 183 :** © iStockphoto.com/Jacob Wackerhausen
**p. 185 :** © iStockphoto.com/Ron Hilton
**p. 186-187 :** © Shutterstock.com/Patricia Marks
**p. 189 :** © iStockphoto.com/Mateusz Zagorski
**p. 192 : h** © iStockphoto.com/Amanda Rohde
**b** © iStockphoto.com/Duncan P. Walke
**p. 194 :** © iStockphoto.com/Dana Bartekoske
**p. 196 :** © iStockphoto.com/Jim Jurica
**p. 197 : h** © iStockphoto.com/Kati Neudert
**b** © iStockphoto.com/Eliza Snow
**p. 198 :** © iStockphoto.com/John Clines

**p. 200 :** © iStockphoto.com/David Meharey
**p. 201 :** © Mathieu Douville
**p. 203 :** © iStockphoto.com/Liv Friis-Larsen
**p. 210 :** © iStockphoto.com/Brad Killer
**p. 211 :** © iStockphoto.com/Marc Safran
**p. 212 :** © Institut Raymond-Dewar,
www.raymond-dewar.qc.ca
**p. 214 :** © iStockphoto.com/Carmen Martínez
Banús
**p. 216 :** © iStockphoto.com/Christian Carroll
**p. 217 :** © Shutterstock.com/Kirk Strickland -
U Star PIX
**p. 218-219 :** © Shutterstock.com/Elena Elisseeva
**p. 224 :** © iStockphoto.com/Guillermo Perales
**p. 229 :** © iStockphoto.com/Eugene Bochkarev
**p. 230 : h** © iStockphoto.com/Andrzej Tokarski
**b** © iStockphoto.com/Jorge Salcedo
**p. 232-233 :** © Shutterstock.com/
Leah-Anne Thompson
**p. 238 :** © Dr Odile Fenneteau Service
d'hématologie biologique Hôpital Robert
Debré Paris
**p. 239 :** © Crystal Utter
**p. 242 :** © iStockphoto.com/Dmitry Bezkorovayny
**p. 245 :** © National Cancer Institute/Bill Branson
**p. 246-247 :** © Shutterstock.com/HannaMonika
**p. 252 :** © iStockphoto.com/webphotographeer
**p. 253 :** © iStockphoto.com/webphotographeer
**p. 255 :** © Shutterstock.com/Supri Suharjoto
**p. 256 :** © iStockphoto.com/Fred Goldstein
**p. 258 :** © iStockphoto.com/Leigh Schindler
**p. 259 :** © iStockphoto.com/
M. G. Mooij - MaMoPictures
**p. 264 :** © iStockphoto.com/Tamara Murray
**p. 272 :** © Prof. S.Ricci/
www.circolazionevenosa.it
**p. 276-277 :** © Shutterstock.com/Sergei Telegin
**p. 282 :** © CDC/Dr Mae Melvin
**p. 283 :** Staphylocoque : © CDC/Janice Carr
Plasmodium : © CDC/Dr Mae Melvin
VIH : © CDC/C. Goldsmith
Clostrium Tetani : © Didier Hocquet, CHU
Jean Minjoz
Candida : © Andrew Hall
Influenza : © CDC/Dr. F. A. Murphy
Salmonelle : © Rocky Mountain
Laboratories, NIAID, NIH
EColi : © Rocky Mountain Laboratories,
NIAID, NIH
**p. 284 : h** © iStockphoto.com/
Leah-Anne Thompson
**b** © iStockphoto.com/Matthew Cole
**p. 287 :** © Shutterstock.com/fotohunter
**p. 289 :** © Shutterstock.com/greenland
**p. 293 :** © Zoe Flanagan
**p. 295 :** © Shutterstock.com/Supri Suharjoto
**p. 298 :** © Shutterstock.com/Greg Gardner

**h :** haut ; **b :** bas ; **c :** centre ; **g :** gauche ; **d :** droite

**p. 300 : h** © iStockphoto.com/Klaas Lingbeek-van Kranen, www.digitalrebel.nl
**b** © Shutterstock.com/Alexander S. Petrov
**p. 302 :** © iStockphoto.com/DivaNir4a, DN-Group
**p. 306 :** © CDC
**p. 308-309 :** © iStockphoto.com/Debi Bishop
**p. 310 :** © iStockphoto.com/Andrey Armyagov
**p. 314 : h** © iStockphoto.com/Patrick Herrera
**b** © iStockphoto.com/Anneke Schram
**p. 315 :** © Shutterstock.com/Kapu
**p. 316 :** © iStockphoto.com/Stephanie Horrocks
**p. 317 :** © iStockphoto.com/Howard Sandler
**p. 320 : h** © iStockphoto.com/DIGIcal
**b** © iStockphoto.com/Andreas Reh
**p. 321 :** © iStockphoto.com/Maartje van Caspel (mammamaart)
**p. 322 :** © Shutterstock.com/firemanYU
**p. 323 :** © iStockphoto.com/Lisa F. Young
**p. 325 :** © iStockphoto.com/Mikhail Tolstoy
**p. 327 : h** © iStockphoto.com/Ravi Tahilramani
**b** © iStockphoto.com/Shane Kato - StylePix.com
**p. 327 :** © BSIP/Cacchia
**p. 328 :** © BSIP/Gounot
**p. 329 :** © iStockphoto.com/Maciej Noskowski
**p. 331 : h** © iStockphoto.com/Terry Wilson
**b** © iStockphoto.com/Yuri Kizima
**p. 332 :** © BSIP/Lissac
**p. 333 : h** © iStockphoto.com/Andres Balcazar
**b** © Clinique Hyperbare Magali inc., www.cliniquemagali.com - Éric Delbaere, Pastis Design
**p. 334 :** © Science Photo Library/Ian Hoonton
**p. 338 : h** © iStockphoto.com/David Freund
**b** © Shadia Toumani
**p. 340-341 :** © Shutterstock.com/Yuri Arcurs
**p. 349 :** © www.winclove.nl
**p. 352 :** © iStockphoto.com/Floortje
**p. 353 :** © iStockphoto.com/MorganLane
**p. 354 :** © iStockphoto.com/Tyler Olson
**p. 355 :** © iStockphoto.com/Kati Neudert
**p. 356 :** © iStockphoto.com/Rick Rhay
**p. 358 : h** © iStockphoto.com/EricPhotoArt
**b** © iStockphoto.com/Zilli
**p. 360 : h** © Bo Mathisen/International Federation of Red Cross and Red Crescent Societies
**b** © USAID/OFDA
**p. 361 :** © Mediscan
**p. 362 : h** © iStockphoto.com/Kati Neudert
**b** © iStockphoto.com/Elena Elisseeva
**p. 364 : hg** © iStockphoto.com/Nathan Gleave
**hd** © BSIP
**p. 365 : hd** © Mediscan
**cd** © Mediscan
**bg** © iStockphoto.com/Karen Town
**p. 366 :** © BSIP/Girand
**p. 367 :** © Shutterstock.com/Dusan Zidar
**p. 368 : hg** © Alain Lemire
**hd** © François Hénault
**p. 369 : h** © iStockphoto.com/Vasily Kova
**b** © iStockphoto.com/Peter Hansen
**p. 370 :** © Alain Lemire
**p. 371 :** © Shutterstock.com/John Leung
**p. 372 :** © iStockphoto.com/Ron Sumners
**p. 377 :** © Jon Lund, www.learncolorectalsurgery.com
**p. 378 :** © iStockphoto.com/Steven Allan
**p. 379 :** © iStockphoto.com/Jack Puccio
**p. 381 :** © iStockphoto.com/Sean Warren
**p. 386 : h** © Dr P. MarazziI/Science Photo Library
**b** © O. Damika/Mediscan
**p. 390 :** © iStockphoto.com/Phil Date
**p. 391 :** © Shutterstock.com/Monkey Business Images
**p. 393 :** © Mediscan
**p.398-399 :** © Shutterstock.com/Andi Berger
**p. 405 :** © iStockphoto.com/Leigh Schindler
**p. 406 :** © Rocky Mountain Laboratories, NIAID, NIH
**p. 407 :** © Shutterstock.com/Renny
**p. 412 :** © BSIP/Béranger
**p. 414-415 :** © Shutterstock.com/Dmitriy Shironosov
**p. 423 :** © Shutterstock.com/Phase4Photography
**p. 425 : hg** © Shutterstock.com/Michael Svoboda
**bg** © Shutterstock.com/Sparkling Moments Photography
**hd** © iStockphoto.com/Zsolt Nyulaszi
**p. 427 :** © iStockphoto.com/Steve Debenport
**p. 434 :** © Dr David B. Redwiine
**p. 443 :** © iStockphoto.com/Fotek
**p. 444 :** © iStockphoto.com/Tom Tomczyk
**p. 449 :** © iStockphoto.com/technotr
**p. 450-451 :** © iStockphoto.com/Damir Cudic
**p. 452 :** © iStockphoto.com/Lev Dolgatshjov
**p. 455 :** © Shutterstock.com/ZTS
**p. 457 :** © Shutterstock.com/Simone van den Berg
**p. 461 :** © Shutterstock.com/Miroslav K
**p. 462 :** © iStockphoto.com/Ramona Heim
**p. 465 :** © BSIP/Pinon
**p. 466 :** © iStockphoto.com/Scott Dunlap
**p. 467 :** © iStockphoto.com/Alex Brosa
**p. 469 : h** © Nathalie Fréchette
**b** © iStockphoto.com/lara seregni
**p. 470 :** © iStockphoto.com/Kriss Russell
**p. 471 :** © BSIP/Villareal
**p. 475 :** © iStockphoto.com/Karen Roach
**p. 476 :** © iStockphoto.com/ Adam Przezak
**p. 486 :** © iStockphoto.com/ Justin Horrocks
**p. 487 :** © Shutterstock.com/Yuri Arcurs
**p. 490-491 :** © iStockphoto.com/Miroslav Ferkuniak
**p. 492 : c** © Shutterstock.com/Curtis Kautzer
**d** © Jeffrey Smith/iStockphoto.com
**p. 493 : g** © Shutterstock.com/Thomas M Perkins
**d** © Shutterstock.com/Yuri Arcurs
**p. 496 :** © iStockphoto.com/Gert Vrey
**p. 497 :** © iStockphoto.com/Paul Rosado
**p. 498 :** © iStockphoto.com/David Nigel Owens
**p. 499 :** © iStockphoto.com/Sean Locke
**p. 501 : cg** © iStockphoto.com/Furabolo
**bg** © iStockphoto.com/ping han
**p. 502 :** © iStockphoto.com/brebca
**p. 504 : hg** © iStockphoto.com/Paul Kline
**bd** © iStockphoto.com/Nikolay Suslov
**p. 505 :** © BSIP/Gyssels
**p. 508 :** © Shutterstock.com/Orange Line Media
**p. 510 :** © Science Photo Library/Jim Stevenson
**p. 514 :** © iStockphoto.com/Steve Debenport
**p. 515 :** © BSIP/Humbert
**p. 517 : hd** © BSIP/Houin
**bg** © Science Photo Library/Ian Boddy
**p. 519 :** © iStockphoto.com/Dagmara Ponikiewska
**p. 520 :** © iStockphoto.com/Olga Yakovenko
**p. 521 :** © BSIP/Wellcome Photo Lib.
**p. 522 : g** © BSIP
**d** © iStockphoto.com/Joanne Green
**p. 524 :** © iStockphoto.com/21TORR archives
**p. 525 :** © Science Photo Library/Biophoto Associates
**p. 527 :** © iStockphoto.com/Aldo Murillo
**p. 532 :** © Shutterstock.com/Elena Elisseeva
**p. 533 :** © Shutterstock.com/Kruchankova Maya
**p. 534 :** © Shutterstock.com/Phil Date
**p. 535 :** © iStockphoto.com/Liv Friis-Larsen
**p. 536 :** © iStockphoto.com/Ivan Ivanov
**p. 537 :** © iStockphoto.com/Yanik Chauvin
**p. 538 :** © Shutterstock.com/scantaur
**p. 539 : h** © Shutterstock.com/Erwin Wodicka
**b** © Shutterstock.com/Dallas Events Inc.
**p. 540 :** © Shutterstock.com/Andresr
**p. 541 :** © Shutterstock.com/Maxx-Studio
**p. 542 :** © Shutterstock.com/Laura Hart
**p. 545 :** © iStockphoto.com/Don Bayley
**p. 552 :** © iStockphoto.com/Wendy Shiao
**p. 553 :** © iStockphoto.com/Laura Hart
**p. 554 :** © iStockphoto.com/M. G. Mooij - MaMoPictures
**p. 557 :** © iStockphoto.com/domin_domin
**p. 558 :** © iStockphoto.com/Brad Killer
**p. 560 :** © Joel Carillet
**p. 561 :** © iStockphoto.com/Brad Killer
**p. 562 :** © BSIP
**p. 563 :** © Shutterstock.com/Petr Jilek
**p. 564 :** © Shutterstock.com/cabania